エキゾチックアニマルの治療薬ガイド

JAMES W. CARPENTER

監訳：金田剛治　訳：河原めぐみ

ELSEVIER

緑書房

ELSEVIER

Higashi-Azabu 1-chome Bldg. 3F
1-9-15, Higashi-Azabu,
Minato-ku, Tokyo 106-0044, Japan

EXOTIC ANIMAL FORMULARY
Copyright ©2013, 2005, 2001, 1996 by Saunders, an imprint of Elsevier Inc.
ISBN: 978-1-4377-2264-2

This translation of *Exotic Animal Formulary, Fourth Edition* by **James W. Carpenter** was undertaken by Midori-Shobo Co., Ltd and is published by arrangement with Elsevier Inc.

本書，**James W. Carpenter** 著：*Exotic Animal Formulary, Fourth Edition* は，Elsevier Inc. との契約によって出版されている。

エキゾチックアニマルの治療薬ガイド，by James W. Carpenter

Copyright 2016 Elsevier Japan KK. Reprinted 2020.

ISBN: 978-4-89531-248-6

All rights reserved. No part of this publication may be reproduced or transmitted in any form or by any means, electronic or mechanical, including photocopying, recording, or any information storage and retrieval system, without permission in writing from the publisher. Details on how to seek permission, further information about the Publisher's permissions policies and our arrangements with organizations such as the Copyright Clearance Center and the Copyright Licensing Agency, can be found at our website: www.elsevier.com/permissions.

This book and the individual contributions contained in it are protected under copyright by the Publisher (other than as may be noted herein).

注　意

　獣医学分野における知識と技術は日々進歩している。新たな研究や治験による知識の広がりに伴い，研究や治療，治療の手法について適正な変更が必要となることがある。

　獣医療従事者および研究者は，本書に記載されている情報，手法，化合物，実験を評価し，使用する際には自らの経験と知識のもと，自身や職務上責任を負うべき他者の安全に留意すべきである。

　医薬品や製剤に関して，読者は (i) 記載されている情報や用法についての最新の情報，(ii) 各製剤の製造販売元が提供する最新の情報を検証し，投与量や処方，投与の手法や投与期間および禁忌事項を確認すべきである。獣医療従事者の経験および知識のもとに診断，適切な投与量の決定，最善の治療を行い，かつ安全に関するあらゆる措置を講じることは獣医療従事者の責務である。

　本書に記載されている内容の使用，または使用に関連した人，動物，財産に対して被害や損害が生じたとしても，法律によって許容される範囲において，出版社，著者，寄稿者，編集者，および監訳者，訳者は，一切の責任を負わない。そこには製造物責任の過失の問題，あるいはいかなる使用方法，製品，使用説明書についても含まれる。

献 辞

　本書を私が1991–2012年に教育した34名のレジデントとインターンに捧げる。彼らは私の人生に大きな喜びをもたらし，そして獣医療にとっても誇りである。

Dr. Daniel V. Fredholm, Dr. Rodney Schnellbacher, Dr. Kristin Phair, Dr. Judilee Marrow, Dr. Kim Wojick, Dr. Julie Swenson, Dr. Gretchen Cole, Dr. Karen Wolf, Dr. Jessica Siegal-Willott, Dr. Jennifer D'Agostino, Dr. Adrian Mutlow, Dr. Nancy Boedeker, Dr. Robert Coke, Dr. Greg Fleming, Dr. Peter Helmer, Dr. Tama Cathers, Dr. Cornelia Ketz, Dr. Geoffrey Pye, Dr. Nancy Morales, Dr. R. Scott Larsen, Dr. Pilar Hayes, Dr. Cynthia Stadler, Dr. Ray Ball, Dr. Christine Kolmstetter, Dr. James K. Morrisey, Dr. Edward Gentz, Dr. Lisa Harrenstien, Dr. Janette Ackermann, Dr. Ted Y. Mashima, Dr. Sandra C. Wilson, Dr. Craig A. Harms, Dr. Mel Shaw, Dr. Mitch Finnegan.

James W. Carpenter

　本書を妻，Landaに捧げる。妻のサポートのおかげで現在の私がある。いつも編集に追われていた私を辛抱強く待っていてくれ，理解を示してくれた彼女に深く感謝する。そしてこのプロジェクトに声をかけてくれたDr. James W. Carpenterにも感謝する。私は長年にわたるエキゾチックアニマルの診療において，直接または間接的に彼とつながっていたと言える。

Christopher J. Marion

免責事項

　著者，共著者，執筆者はすべての参考文献，薬用量，その他の情報を確認し，再確認することに努めた。しかしこのような努力にもかかわらず，オリジナルの参考文献そして本書の制作途中でエラーが生じた可能性もある。そのため，読者はすべての薬用量を経験的に評価してから利用していただきたい。記載された使用方法，手順，薬用量によってもたらされた結果もしくは誤記載やエラーについては一切の責任を負わない。さらに著者は本書に記載した特定の製品，手順，薬用量を必ずしも承認していない。また，記載されている薬剤または市販製品のエキゾチックアニマルへの使用は，アメリカ食品医薬品局（FDA）もしくは製造会社によって承認されていることを示していない。

執筆者一覧

Heather W. Barron, DVM, Diplomate ABVP (Avian)
Department Head, Veterinary Clinical Sciences
Professor, Small & Exotic Animal Medicine
School of Veterinary Medicine
St. Matthew's University
Grand Cayman, Cayman Islands, British West Indies

David M. Brust, DVM
President of the Association of Sugar Glider Veterinarians
Sugar Land Pet Hospital
Sugar Land, Texas

James W. Carpenter, MS, DVM, Diplomate ACZM
Professor, Zoological Medicine
Department of Clinical Sciences
College of Veterinary Medicine
Kansas State University
Manhattan, Kansas

Ryan S. DeVoe, DVM, MSPVM, Diplomate ACZM, Diplomate ABVP (Avian)
Senior Veterinarian
North Carolina Zoological Park
Ashboro, North Carolina

Stephen J. Divers, BVetMed, DZooMed, Diplomate ACZM, Diplomate ECZM, Fellow and Recognised Specialist RCVS
Professor, Zoological Medicine
Department of Small Animal Medicine and Surgery
College of Veterinary Medicine
University of Georgia
Athens, Georgia

Christine V. Fiorello, MS, DVM, PhD, Diplomate ACZM
Response Veterinarian
Oiled Wildlife Care Network
Wildlife Health Center
School of Veterinary Medicine
University of California–Davis
Davis, California

Paul M. Gibbons, DVM, MS, Diplomate ABVP (Avian, Reptile/Amphibian)
Managing Director and Veterinarian
Turtle Conservancy
    Behler Chelonian Center
Ojai, California

Natalie H. Hall, DVM
Resident, Zoological Medicine
Department of Small Animal Clinical Science
College of Veterinary Medicine
University of Florida
Gainesville, Florida

Michelle G. Hawkins, VMD, Diplomate ABVP (Avian)
Associate Professor
Companion Avian and Exotic Animal Medicine and Surgery
Department of Medicine and Epidemiology
School of Veterinary Medicine
University of California–Davis
Davis, California

Eric Klaphake, DVM, Diplomate ACZM, Diplomate ABVP (Avian)
Associate Veterinarian
Cheyenne Mountain Zoo
Colorado Springs, Colorado

Marie-Josee Lemoy, DMV, IPSAV
Senior Veterinarian
California National Primate Center
University of California–Davis
Davis, California

Gregory A. Lewbart, MS, VMD,
Diplomate ACZM
Professor, Aquatic Animal Medicine
Department of Clinical Sciences
College of Veterinary Medicine
North Carolina State University
Raleigh, North Carolina

Christopher J. Marion, DVM, MPH
Marion Veterinary Consulting
Manhattan, Kansas

Jörg Mayer, DVM, MSc, Diplomate
ABVP (ECM), Diplomate ECZM
(Small Mammal)
Associate Professor, Zoological Medicine
Department of Small Animal Medicine
and Surgery
College of Veterinary Medicine
University of Georgia
Athens, Georgia

David L. McRuer, MSc, DVM,
Diplomate ACVPM
Director of Veterinary Services
Wildlife Center of Virginia
Waynesboro, Virginia

James K. Morrisey, DVM, Diplomate
ABVP (Avian)
Companion Exotic Animal Medicine
Service
Department of Clinical Sciences
College of Veterinary Medicine
Cornell University
Ithaca, New York

Christal Pollock, DVM, Diplomate
ABVP (Avian)
Lafeber Company Veterinary Consultant
Cleveland Heights, Ohio

Geoffrey W. Pye, BVSc, MSc,
Diplomate ACZM
Senior Veterinarian
San Diego Zoo Veterinary Services
San Diego, California

Brian L. Speer, DVM, Diplomate
ABVP (Avian), Diplomate ECZM
(Avian)
Medical Center for Birds
Oakley, California

Julie Swenson, DVM
Staff Veterinarian
The Phoenix Zoo
Phoenix, Arizona

Valarie V. Tynes, DVM, Diplomate
ACVB
Premier Veterinary Behavior Consulting
Sweetwater, Texas

Celia R. Valverde, DVM, Diplomate
ACVS
Assistant Clinical Professor
University of California–Davis
Davis, California
VCA-Sacramento Veterinary Referral
    Center
Sacramento, California

Kevin Wright, DVM, Diplomate ABVP
(Reptile and Amphibian)
Arizona Exotic Animal Hospital
Mesa, Arizona

序文

　現在，エキゾチックアニマルの獣医療は，多くの伴侶動物の臨床現場においてなくてはならないものになっている。本書は，急激なエキゾチックアニマルの獣医療の成長に対応できるように改訂したものである（原題：EXOTIC ANIMAL FORMULARY, Fourth Edition）。3度目の改訂にあたり多くの著名なスペシャリストを集め，エキゾチックアニマルの薬用量，生物学的および獣医学的情報，参考文献を調査し，臨床家にとって最も役に立つ，関連性のあるものを選出した。

　本書はアップデートを行い，掲載範囲を広げ，無脊椎動物の項目を追加した。魚類，両生類，爬虫類，鳥類，フクロモモンガ，ハリネズミ，げっ歯類，ウサギ，フェレット，ミニブタ，霊長類，野生動物と幅広く掲載している。Appendices もさらに情報を増やし，臨床家のためにエキゾチックアニマルのインターネットでの情報，動物園や野生動物保護施設などのホームページを紹介している。

　本書は，教科書や正しい治療の判断材料としてではなく，エキゾチックアニマルの獣医療におけるガイド本として使用していただきたい。そのため，本書は読者が獣医療をある程度理解していることを前提としている。例えば薬剤の適応法は一般的に特有な状況のみを記載している。表は厳選し，臨床現場で重要な項目を掲載した。

　動物種，薬剤の選択やその他の情報は，参考文献の広範囲な再調査，私たちの教育内容，臨床経験に基づいている。そのため，本書は総合的ではなく，臨床現場でよく聞かれる質問や遭遇する状況のための早見表として使用していただきたい。

　残念ながら，臨床現場で使用される薬剤についてエキゾチックアニマルにおける薬力学に関する研究は，少ない。使用する薬剤の薬物動態学，有効性，安全性に関する研究が進まない限り，エキゾチックアニマルに使用される用量は実験データ，観察，経験に基づくほかない。

　本書はエキゾチックアニマルを取り扱う臨床獣医師，学生，動物看護師のための実用的で使いやすく，早見表として利用できる本である。本書の処方集や表が，エキゾチックアニマルに提供する獣医療の質を高めてくれることを願う。エキゾチックアニマルの臨床獣医師は，薬剤そして臨床ニーズを満たすため，日々チャレンジしている。本書がこれらのニーズに応え，手助けとなることを願っている。

James W. Carpenter, MS, DVM

謝辞

本書は熱心で勤勉な多くの方々の手助けなしでは完成できなかった。第一に本書の共著者である Dr. Christopher J. Marion に感謝したい。彼は編集のアシスト，専門的な助言をしてくれ，そして私を励ましてくれた。彼の努力がなければ第4版は未だ完成していなかっただろう。さらに，数多くの執筆者が的確な助言をしてくれ，時間を割いてくれたことにも非常に感謝し，「本書の成功は彼らのおかげである！」と考えている。本書の準備の手助けをしてくれた Caitlin Burrell，Amy Guernsey，Robert Martinez，表紙デザインの手助けをしてくれたメディカルイラストレーターである Mal Rooks Hoover，鳥類の精神治療薬の表を再調査してくれた Dr. Karen Overall，抗菌薬の付録を再調査してくれた Dr. Butch KuKanich に感謝している。

本書第4版の改訂を激励してくれた同僚たちにも感謝の意を示したい。「うちの病院には Exotic Animal Formulary（本書の原書）が5冊もあるけれど，必要な時に見つからないんだ」という話を聞くたびに本書が獣医療に貢献できていることが分かり，これからも取り組んでいこうと力強い刺激となっている。

さらに，Elsevier 社の出版チームである Penny Rudolph，Brandi Graham，Carol O'Connell の忍耐力，サポート，そしてこの第4版へのこだわりに深く感謝する。

James W. Carpenter

著者プロフィール

著者 James W. Carpenter (MS, DVM, Diplomate ACZM)

　カンザス州立大学獣医学部の教授で，Zoological Medicine Service の長である。エキゾチックアニマル，野生動物，動物園医療の分野において臨床と研究を37 年間行い，34 名のインターンとレジデントを育成した。数多くの学術論文や書籍の筆者でもある。Exotic Animal Formulary (1996，2001，2005，2013)，日本語版（エキゾチックアニマルの薬用量マニュアル，インターズ，2002)，スペイン語版 (2006)，ポルトガル語版 (2010) の著者／共著者，Ferrets, Rabbits, Rodents：Clinical Medicine and Surgery (2004，2012) の共同編集者である。Journal of Zoo and Wildlife Medicine の編集者 (1987-1992)，その編集委員長を務め (1992-1997)，Seminars in Avian and Exotic Pet Medicine の編集委員会の委員 (1994-2005)，Morris Animal Foundation の Wildlife Scientific Advisory 委員会に所属 (1998-2001：委員長 2000-2001)，American Association of Zoo Veterinarians の理事長 (1998-1999)，Directors of the Association of Avian Veterinarians 委員会の理事長 (2005-2008) およびその会員，American College of Zoological Medicine の会計係 (2003-2007) を務め，2000 年の Exotic DVM of the Year 賞を受賞している。動物の健康への貢献として特別賞を 2001 年に Morris Animal Foundation から，そして 2004 年に Emil Dolensek 賞を American Association of Zoo Veterinarians から受賞している。2002 年に KSU 獣医学部より Edwin J. Frick Professorship in Veterinary Medicine を受賞，オクラホマ州立大学獣医学部の Alumni of the Year (2009)，Western Veterinary Conference 2010 の Exotic Speaker of the Year に選ばれている。現在，Journal of Avian Medicine and Surgery の編集長 (1994-現在) を務め，Journal of Exotic Pet Medicine の編集委員会に所属，American College of Zoological Medicine の執行委員会の前会長そして会員である。

共著者 Christopher J. Marion (DVM, MPH)

　カンザス州立大学にて獣医学士，公衆衛生学修士を取得している。過去5年間，臨床研究分野にて臨床試験を監督している。この間 Journal of Avian Medicine and Surgery の年 4 回の出版について Association of Avian Veterinarians と協議している。最近では Ferrets, Rabbits, Rodents：Clinical Medicine and Surgery 第 3 版の編集に加わっている。

監訳をおえて

　現在の日本の獣医学科では，学生が臨床獣医師になるために学ぶ「動物」は産業動物の牛や豚，あるいは伴侶動物の犬や猫が中心であり，コア・カリキュラムの導入で馬や野生動物の学習もやっと標準的なものになってきた。しかし，エキゾチックアニマルに関しては，「実験動物学」の一部として学ぶものの各大学のカリキュラムで異なるのが現状ではないだろうか。卒業後動物病院の現場に出ると犬・猫以外の動物，例えば，小鳥，ウサギ，ハムスターあるいはフェレットなどの診療をする機会があるだろう。しかし，治療を行うにしても薬剤の選択，薬用量，投与方法など，参考になる本がなければ手も足も出ないと思う。私も十数年前に動物病院に勤務していたとき，アライグマ（現在は特定外来生物に指定されたのでペットとして飼育はできない）が尿路疾患で来院したことがあった。麻酔処置が必要となったが薬剤の選択や薬用量が分からず，院長はじめ病院のすべての獣医師が頭を抱えたことを記憶している（確か，最後には上野動物園に問い合わせていた）。輸入規制の強化や外来生物法により，一時よりは動物病院に来院するエキゾチックアニマルは減少したかもしれないが，未だに多くの獣医師を悩ませているのではないだろうか。

　本書「エキゾチックアニマルの治療薬ガイド」は，カンザス州立大学のJames W. Carpenter教授らによって書かれた「EXOTIC ANIMAL FORMULARY, Fourth Edition」の日本語訳である。本書は，ウサギ，フェレットやげっ歯類などの動物から，無脊椎動物，魚類などに対する薬剤などの情報も記載しており，臨床獣医師に対するエキゾチックアニマルの有用な手引書となるであろう。しかし，本書にある薬剤や獣医療用品は日本で必ずしも入手できないものもある。また，薬剤名および製薬会社名などは，原書出版当時（2013年）のものである。本書のエキゾチックアニマルに関する薬剤の薬用量などの情報は，著者らの臨床的経験によることをご理解願いたい。

2016年9月

金田剛治

目次

献辞，免責事項･････････････････････････････････3
執筆者一覧･･･････････････････････････････････4
序文･･･6
謝辞･･･7
著者プロフィール･････････････････････････････8
監訳をおえて･･･････････････････････････････････9
略語一覧･･････････････････････････････････････17

第1章　無脊椎動物

表1-1　無脊椎動物の抗菌薬，抗真菌薬･･････････････19
表1-2　無脊椎動物の抗寄生虫薬････････････････････22
表1-3　無脊椎動物の鎮静薬，麻酔薬，鎮痛薬････････24
表1-4　無脊椎動物の各種薬剤･･････････････････････28
表1-5　一般的な飼育無脊椎動物の分類･･････････････30
参考文献･･32

第2章　魚類

表2-1　魚類の抗菌薬，抗真菌薬････････････････････36
表2-2　魚類の抗寄生虫薬･･････････････････････････45
表2-3　魚類の鎮静薬，麻酔薬，鎮痛薬･･････････････52
表2-4　魚類の各種薬剤････････････････････････････56
表2-5　魚類の血液検査値および血清生化学検査値････60
参考文献･･68

第3章　両生類

表3-1　両生類の抗菌薬････････････････････････････74
表3-2　両生類の抗真菌･････････････････････････････77
表3-3　両生類の抗寄生虫薬････････････････････････79
表3-4　両生類の鎮静薬，麻酔薬，鎮痛薬････････････83
表3-5　両生類のホルモン薬････････････････････････87
表3-6　両生類の各種薬剤･･････････････････････････88
表3-7　両生類の生理学および血液検査値････････････91
表3-8　両生類における主な所見による鑑別診断･･････93
表3-9　器具とケージ内の備品のツボカビを除去することが証明されている消毒薬････････････････････････97

表 3-10	線虫が寄生しているペット両生類の管理ガイドライン	97
表 3-11	両生類の検疫所におけるプロトコール	98
参考文献		101

第4章　爬虫類

表 4-1	爬虫類の抗菌薬	105
表 4-2	爬虫類の抗ウイルス薬	112
表 4-3	爬虫類の抗真菌薬	113
表 4-4	爬虫類の抗寄生虫薬	115
表 4-5	爬虫類の鎮静薬,麻酔薬	122
表 4-6	爬虫類の鎮痛薬	134
表 4-7	爬虫類のホルモン薬,ステロイド薬	137
表 4-8	爬虫類の栄養,ミネラル,輸液	140
表 4-9	爬虫類の各種薬剤	146
表 4-10	爬虫類の血液学検査値および血清生化学検査値	149
表 4-11	爬虫類の環境的,食事的,繁殖学的特徴	179
表 4-12	カメの尿分析	181
表 4-13	強制給餌が必要な,食欲不振または衰弱した爬虫類に選択する製品およびガイドライン	182
表 4-14	爬虫類の気管／肺洗浄と結腸洗浄のガイドライン	183
表 4-15	爬虫類の一般的な静脈穿刺部位	184
表 4-16	爬虫類の難産の治療	185
表 4-17	爬虫類の代謝性骨疾患の治療	187
表 4-18	爬虫類用の食事やその他の市販製品	190
参考文献		194

第5章　鳥類

表 5-1	鳥類の抗菌薬	208
表 5-2	鳥類の抗真菌薬	239
表 5-3	鳥類の抗ウイルス薬,免疫抑制薬	249
表 5-4	鳥類の抗寄生虫薬	252
表 5-5	鳥類の鎮静薬,麻酔薬,鎮痛薬	278
表 5-6	鳥類の非ステロイド性抗炎症薬(NSAID)	302
表 5-7	鳥類のホルモン薬,ステロイド薬	307
表 5-8	鳥類のネブライザー薬	315
表 5-9	鳥類の中毒疾患で使用する薬剤	318
表 5-10	鳥類の向精神薬	323
表 5-11	鳥類の栄養,ミネラルサポート	329
表 5-12	鳥類の点眼薬	335
表 5-13	鳥類の抗がん剤	339

表 5-14	鳥類の抗菌薬含有のポリメタクリル酸メチル（PMMA）	341
表 5-15	油で汚染された鳥類に使用する薬剤	343
表 5-16	鳥類の緊急時に使用する薬剤	344
表 5-17	鳥類の安楽死薬	346
表 5-18	鳥類の各種薬剤	347
表 5-19	オウム科の血液検査値および血清生化学検査値	360
表 5-20	オウム科幼若動物の血液検査値および血清生化学検査値	370
表 5-21	スズメ目の血液検査値および血清生化学検査値	372
表 5-22	キジ目の血液検査値および血清生化学検査値	374
表 5-23	カモ目（水鳥）の血液検査値および血清生化学検査値	376
表 5-24	走鳥類の血液検査値および血清生化学検査値	378
表 5-25	キツツキ目とハト目の血液検査値および血清生化学検査値	380
表 5-26	猛禽類の血液検査値および血清生化学検査値	382
表 5-27	鳥類の生物学および生理学的数値	390
表 5-28	カモ目（水鳥）の生物学および生理学的数値	393
表 5-29	猛禽類の生物学および生理学的数値	394
表 5-30	標準的な鳥類の血液学検査値の異常に関する早見表	396
表 5-31	標準的な鳥類の血清生化学検査値の異常に関する早見表	398
表 5-32	鳥類別および体重別のおおよその安静時呼吸数	401
表 5-33	鳥類のチロキシン（T_4）値	402
表 5-34	鳥類の尿検査値	403
表 5-35	鳥類における眼科検査の検査値	404
表 5-36	コンパニオンバードの支持療法の手順	405
表 5-37	鳥類に推奨される輸液療法	406
表 5-38	オウム科の輸液の投与方法および推奨される最大用量	406
表 5-39	食欲不振の鳥における強制給餌の推奨される量および投与間隔	407
表 5-40	鳥類における経腸栄養必要量の計算方法	408
表 5-41	オウム科のドキシサイクリンのレシピ	410
表 5-42	コンパニオンバードおよび鳥小屋で飼育する鳥のフォーミュラと処方食	411
表 5-43	野生鳥のリハビリのために推奨される栄養	412
表 5-44	鳥類の卵塞症の管理	414
表 5-45	鳥類における抗酸菌症の治療プロトコール	415
表 5-46	鳥類に推奨される化学療法プロトコール	417
表 5-47	鳥類の心肺蘇生（CPR）	418
表 5-48	家禽以外の鳥類に使用するワクチン	420
表 5-49	鳥類の血圧測定値	424
表 5-50	鳥類の精神療法薬に関するガイドライン	426
参考文献		430

第6章　フクロモモンガ

表 6-1	フクロモモンガの抗菌薬，抗真菌薬	467
表 6-2	フクロモモンガの抗寄生虫薬	468
表 6-3	フクロモモンガの鎮静薬，麻酔薬	469
表 6-4	フクロモモンガの鎮痛薬	471
表 6-5	フクロモモンガの各種薬剤	472
表 6-6	フクロモモンガの血液検査値および血清生化学検査値	474
表 6-7	フクロモモンガの生物学および生理学的数値	476
表 6-8	フクロモモンガの尿検査値	477
表 6-9	フクロモモンガの成長と発達	478
表 6-10	飼育下のフクロモモンガの食事性構成要素	479
表 6-11	フクロモモンガに推奨される食事	480
表 6-12	人工保育のフクロモモンガの哺乳量の推定	481
参考文献		482

第7章　ハリネズミ

表 7-1	ハリネズミの抗菌薬	485
表 7-2	ハリネズミの抗真菌薬	487
表 7-3	ハリネズミの抗寄生虫薬	488
表 7-4	ハリネズミの鎮静薬，麻酔薬	490
表 7-5	ハリネズミの鎮痛薬	493
表 7-6	ハリネズミの各種薬剤	494
表 7-7	ハリネズミの血液検査値および血清生化学検査値	496
表 7-8	ハリネズミの生物学および生理学的データ	498
表 7-9	ハリネズミに推奨される食事	499
表 7-10	人工飼育されているハリネズミ	500
表 7-11	ハリネズミの一般的な注射部位および静脈穿刺部位	500
表 7-12	ハリネズミにおける予防獣医学	501
表 7-13	ハリネズミの疾患	501
表 7-14	ハリネズミの鳴き声	501
表 7-15	ハリネズミの心臓の測定値	502
参考文献		504

第8章　げっ歯類

表 8-1	げっ歯類の抗菌薬，抗真菌薬	507
表 8-2	げっ歯類の抗寄生虫薬	514
表 8-3	げっ歯類の鎮静薬，麻酔薬	519
表 8-4	げっ歯類の鎮痛薬	524
表 8-5	げっ歯類の心血管作用薬	527

表 8-6	げっ歯類の緊急薬	528
表 8-7	げっ歯類の各種薬剤	530
表 8-8	げっ歯類の一般的名称および学名	535
表 8-9	げっ歯類の血液検査値および血清生化学検査値	536
表 8-10	げっ歯類の生物学的および生理学的データ	538
表 8-11	げっ歯類の血液量と安全な採血量	539
表 8-12	げっ歯類の尿検査	539
表 8-13	げっ歯類の繁殖学的データ	540
表 8-14	げっ歯類の成熟動物の雌雄鑑別	541
表 8-15	げっ歯類の栄養学的データ	541
表 8-16	げっ歯類の人獣共通感染症	542
表 8-17	げっ歯類の診断的検査法	543
表 8-18	げっ歯類の内分泌検査値	545
表 8-19	げっ歯類の心臓超音波検査測定値	546
参考文献		547

第9章　ウサギ

表 9-1	ウサギの抗菌薬	552
表 9-2	ウサギの抗真菌薬	557
表 9-3	ウサギの抗寄生虫薬	559
表 9-4	ウサギの鎮静薬，麻酔薬，鎮痛薬	563
表 9-5	ウサギの眼科薬	571
表 9-6	ウサギの各種薬剤	573
表 9-7	ウサギの血液検査値および血清生化学検査値	578
表 9-8	ウサギの生物学および生理学的データ	580
表 9-9	ウサギの尿検査	581
表 9-10	ウサギの脳脊髄液組成	582
表 9-11	ウサギの心電図測定値	583
表 9-12	成熟動物の雌雄鑑別	584
表 9-13	ウサギに有毒な薬物	584
表 9-14	ウサギの胃内のうっ滞／閉塞および毛髪胃石の治療	585
表 9-15	ウサギの気管支肺胞洗浄（BAL）	586
表 9-16	正常なペットウサギの行動観察	586
表 9-17	70羽の健康なウサギの結膜の微生物叢	587
参考文献		588

第10章　フェレット

表 10-1	フェレットの抗菌薬，抗真菌薬	597
表 10-2	フェレットの抗寄生虫薬	600
表 10-3	フェレットの鎮静薬，麻酔薬	603

表 10-4	フェレットの鎮痛薬	606
表 10-5	フェレットの心血管作用薬	608
表 10-6	フェレットの副腎疾患治療薬	610
表 10-7	フェレットの各種薬剤	612
表 10-8	フェレットの血液検査値および血清生化学検査値	620
表 10-9	フェレットの生物学および生理学的データ	622
表 10-10	フェレットの尿検査値	624
表 10-11	フェレットのワクチンプログラムおよび予防	624
表 10-12	フェレットの内分泌疾患の臨床症状と治療	625
表 10-13	フェレットのリンパ腫の抗がん剤治療プロトコール	627
参考文献		630

第 11 章　ミニブタ

表 11-1	ミニブタの抗菌薬	635
表 11-2	ミニブタの抗寄生虫薬	637
表 11-3	ミニブタの鎮静薬，麻酔薬	638
表 11-4	ミニブタの鎮痛薬	642
表 11-5	ミニブタの各種薬剤	644
表 11-6	ミニブタの血液検査値および血清生化学検査値	646
表 11-7	ミニブタの尿検査値	647
表 11-8	ミニブタの生物学および生理学的データ	648
表 11-9	ミニブタに推奨の予防獣医学	649
表 11-10	ミニブタの血液採取部位	650
表 11-11	ミニブタに推奨の給餌方法	651
表 11-12	ミニブタの経口投与	651
参考文献		652

第 12 章　霊長類

表 12-1	霊長類の抗菌薬，抗真菌薬	655
表 12-2	霊長類の抗寄生虫薬	662
表 12-3	霊長類の鎮静薬，麻酔薬，鎮痛薬	667
表 12-4	霊長類の各種薬剤	679
表 12-5	霊長類の血液検査値および血清生化学検査値	686
表 12-6	霊長類の生物学および生理学的データ	689
表 12-7	霊長類に推奨の予防獣医学	690
表 12-8	霊長類に推奨の予防接種	691
表 12-9	非ヒト霊長類研究所	693
参考文献		695

第13章　野生動物

表13-1	罹患した野生動物，負傷した野生動物，親のいない野生動物のケア ················703
表13-2	肉食動物／草食動物に推奨の飼育管理 ················706
表13-3	オポッサムに推奨の飼育管理 ················711
表13-4	ワタオウサギに推奨の飼育管理 ················714
表13-5	野生のげっ歯類に推奨の飼育管理 ················716
表13-6	猛禽類に推奨の飼育管理 ················719
図13-1	猛禽類の輸液およびリフィーディングアルゴリズム ················722
表13-7	野生の晩成鳥に推奨の飼育管理 ················723
参考文献 ················726	

Appendices

表A-1	エキゾチックアニマルの抗菌薬の分類 ················729
表A-2	エキゾチックアニマルの原因微生物別の抗菌薬選択 ················732
表A-3	エキゾチックアニマルの感染部位別の抗菌薬選択 ················735
表A-4	エキゾチックアニマルの抗菌薬の組み合わせ ················738
表A-5	エキゾチックアニマルの検査機関 ················739
表A-6	エキゾチックアニマルの獣医師のための専門協会 ················744
表A-7	エキゾチックアニマルのオンライン資料 ················745
表A-8	エキゾチックアニマルの飼育管理に関するホームページ ················748
表A-9	エキゾチックアニマルに使用される薬剤の投与量 ················753
表A-10	エキゾチックアニマルの輸液 ················756
表A-11	略語一覧 ················757
表A-12	重さ，液体量，長さ，パーセンテージ，ミリグラム等量の変換 ················758
表A-13	摂氏，華氏温度の変換表 ················759
表A-14	臨床化学の国際(SI)単位系の換算係数 ················760
表A-15	血液学の国際(SI)単位系の換算係数 ················762

INDEX ················763

略語一覧

EpiCe	体腔外
ICe	体腔内
IM	筋肉内
IO	骨内
IP	腹腔内
IPPV	間欠的陽圧換気
IT	脊髄内
IV	静脈内
IU	国際単位
PD	薬力学的／薬理学的データ
PK	薬物動態学的データ
PO	経口
prn	必要に応じて
q	ごと（例：q8時＝8時間ごと）
SC	皮下内

参考文献

国内の動物用医薬品に関しては，農林水産省動物医薬品検査所のホームページ（http://www.maff.go.jp/nval/）の動物用医薬品データベース，ウェブサイト等を参考にさせていただきました。また，人体用医薬品に関しては，医学書院「治療薬マニュアル2016」，南江堂「今日の治療薬（2016年版）」，ウェブサイト等を参考にさせていただきました。

第1章　無脊椎動物

Gregory A. Lewbart

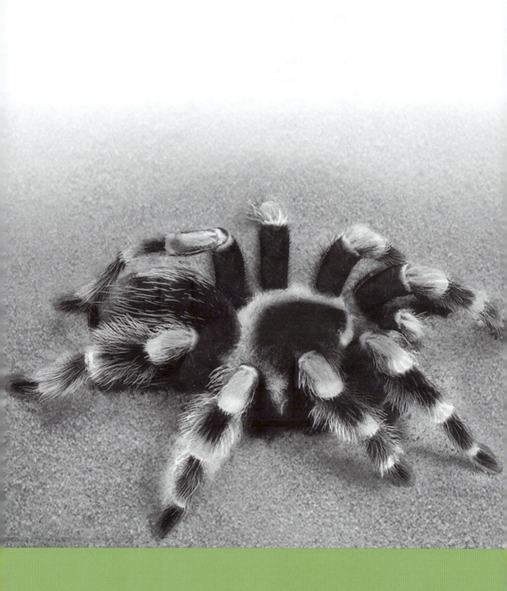

表 1-1　無脊椎動物の抗菌薬，抗真菌薬[a-e]

薬　剤	用　量	特徴など
イトラコナゾール (Sporanox, Janssen)	● 10 mg/kg，IV[1]	● カブトガニ（PD）
ウィンターセイボリーエキス (Satureja montana)	● 砂糖の微結晶内に 0.01 %[15]	● ミツバチ：真菌性チョーク病（*Ascosphaera apis*）。ミツバチのさまざまな疾患に他剤より有効とみられ，数多くの植物性アロマオイルが試されている[20, 70]
塩化ベンザルコニウム	● 0.5 mg/L，長期使用[66] ● 10 mg/L，10 分間[56]	● 広域な抗菌スペクトルをもつ第四級アミン
エンロフロキサシン (Baytril, Bayer)	● 5 mg/kg，IM・IV[28, 59] ● 5 mg/kg，IV[56] ● 10 mg/kg，PO[28, 59] ● 10-20 mg/kg，IM[65] ● 10-20 mg/kg，PO，q24 時[56] ● 2.5 mg/L，5 時間，薬浴（浸漬治療），q12-24 時[28, 59]	● コウイカ，その他の頭足動物 ● クモ ● コウイカ，その他の頭足動物 ● チュウゴクモクズガニ（PD） ● クモ ● コウイカ，その他の頭足動物
オキシテトラサイクリン	● 10 mg/kg，鼻腔内投与[67, 68] ● 25 mg/kg，鼻腔内投与[67] ● 25-50 mg/kg，IV[52] ● 50 mg/kg，PO[67, 68] ● 100 mg/kg，PO[57] ● 200 mg/ コロニー，q4-5 日，3 回[70] ● 10-15 mg/L，q48-72 時，3-5 回[33] ● 1 g/lb，餌[51]	● ブラックタイガー（PD）：調理によって筋肉レベルが 30-60 %，甲殻レベルが 20 %減少する ● クルマエビ（PD） ● カブトガニ（PD） ● クルマエビ（PD），ブラックタイガー（PD）：調理によって筋肉レベル*が 30-60 %，甲殻レベルが 20 %減少する ● ホワイトシュリンプ ● ミツバチ：アメリカ腐蛆病，ヨーロッパ腐蛆病の治療に用いる。休薬期間は 6 週間である。食用ミツバチの巣には使用しない ● コブヒトデ：皮膚の潰瘍。細菌病変を伴う他の棘皮動物にも適応できる ● アメリカロブスター：ガフケミア。食用への使用がアメリカ食品医薬品局（FDA*）に承認されている

（続く）

表 1-1　無脊椎動物の抗菌薬，抗真菌薬[a-e]（続き）

薬　剤	用　量	特徴など
オキソリン酸	● 10 mg/kg，鼻腔内投与[67] ● 50 mg/kg，PO[67]	● クルマエビ（PD）：キノロン。グラム陰性菌。硬水では吸収されにくい。pH＜6.9でより吸収される
クロラムフェニコール	● 75 mg/kg，PO・IM，q12時，6日[59] ● 10-50 mg/L，数日間，薬浴（新しい溶液を用意し，水をすべて換える，q24時）[10, 62, 64]	● 頭足動物 ● サンゴ：可能ならば治療中の照射量を減らす（代謝速度の低下によるストレスの緩和，薬剤耐性の減少）。海水でよく洗浄してから元の生息地に戻す。放出前に廃水をきれいにする。クロラムフェニコールのヒトへのリスクを考慮すると，フロルフェニコールの方がよりよい選択薬となる
スルファジアジン銀クリーム（Silvadene, Marion Merrill Dow）	● 病変に局所投与	● 経験的治療のため注意して使用する（可能ならば動物実験を行う）
スルファジメトキシン	● 50-100 mg/kg，餌，14日[51]	● クルマエビ
スルファジメトキシン・オルメトプリム（Romet–30, Alpharma）	● 42 mg/kg，心膜内投与[4]	● アメリカロブスター（PD）
スルファメトキサゾール・トリメトプリム	● ブラインシュリンプに封入，PO，q12時[13, 40, 49, 50]	● ホワイトシュリンプ（PD）：20-40％スルファメトキサゾール・トリメトプリムと脂肪乳剤（Selco, INVE Aquaculture）を1：5の割合で混合する
セフタジジム（Fortaz, Pfizer）	● 20 mg/kg，心臓内投与，q72時，3週間[56]	● クモ：セファロスポリンはグラム陰性菌（例：*Pseudomonas* spp）に対して良好に作用する。この治療法は安全と思われるが，有効性は評価されていない
タイロシン（Tylan, Elanco）	● 200 mg/コロニー，q7日，3回[70]	● ミツバチ：アメリカ腐蛆病（*Paenibacillus larvae*）予防のために，育房に局所投与する。FDAに承認されている。食用ミツバチの巣には使用しない

表 1-1　無脊椎動物の抗菌薬，抗真菌薬[a-e]（続き）

薬剤	用量	特徴など
テトラサイクリン	● 10 mg/kg，PO，q24 時[59] ● 10 mg/L，薬浴[36, 64]	● 頭足動物 ● サンゴ：海水での効力は疑わしい。細菌感染の治療のに有効という報告がある
トリス EDTA・ネオマイシン（Tricide-Neo, Molecular Therapeutics）	● 100 mL/L，45 分間，q24 時，7 日，薬浴[33]	● マンジュウヒトデ：皮膚の潰瘍。他の棘皮動物にも使用できる
トリフルラリン	● 0.01-0.1 ppm，薬浴[51]	● クルマエビ：幼虫の卵菌症
ナイスタチン	● 50 mg/mL，水中の線虫類の表面消毒[8, 47]	
ニトロフラゾン	● 1.5 mg/L，72 時間，薬浴[59] ● 25 mg/L，q12 時，1 時間，薬浴[59]	● 頭足動物：ニトロフルラン。発がん性。本剤は光により不活化する。水溶性製剤が推奨される
フラゾリドン	● 50 mg/L，q12 時，薬浴[59]	● 頭足動物
フルコナゾール	● 3 mg/kg，q4 日，6 回治療[60]	● カブトガニ
ホルマリン	● 1-1.5 ppm[37]	● カブトガニ：外部片利共生生物
ヨード（5％ルゴール溶液）	● 5-10 滴/L の海水を 10-20 分間，薬浴[10, 64] ● 原液（5％），20-30 秒間，局所投与[64]	● サンゴ：消毒薬。創傷を焼灼する。強力な酸化薬。パルスコーラル（*Xenia* spp），*Anthelia* spp，スターポリプ（*Pachyclavularia* spp）を含む，いくつかのサンゴは感受性がある。最初のストレス兆候（ポリプの排出）が認められたらサンゴを取り除く

a：政府の承認がない場合，食用には使用してはならない
b：毒性を評価する際は群ではなく 1 匹ずつ治療することが望ましい（動物実験）
c：[水槽タンクの治療] 無脊椎動物が生息する水槽内全体を治療する場合，薬剤が除去されないように活性炭ろ過装置を外す。多くの薬剤は硝化細菌に悪影響を及ぼすため，水質に注意して管理する（特にアンモニアと亜硝酸濃度）。適切に水中内へ酸素を供給し，動物を注意して観察する。水換えとろ過装置の再設置は治療後の残留薬剤を取り除くために行う。薬剤を除去後，炭は廃棄する
d：[薬浴（浸漬治療）] 水槽から無脊椎動物を取り出し，既知量の水と治療薬を含んだ容器に移す。中毒症状に注意する
e：無脊椎動物種，温度，水質は多くの薬剤，特に抗菌薬の薬力学的作用に影響し得る
＊FDA：アメリカ食品医薬品局

表 1-2　無脊椎動物の抗寄生虫薬[a-e]

薬　剤	用　量	特徴など
アミトラズ	●指示に従う[70]	●ミツバチ：ダニ症。使用前に添付文書を確認すべきである
イベルメクチン	●1：1の溶液（1％イベルメクチンとプロピレングリコール）を貯蔵液とする。局所には蒸留水で1：50に希釈してから使用する[56]	●クモ：寄生ダニの治療。細い絵筆または似たような道具で注意深く塗布する
過マンガン酸カリウム	●25-30 ppm，30-60分間[51]	●クルマエビ：外部寄生虫
ギ酸	●指示に従う[70]	●ミツバチ：ダニ症。使用前に添付文書を確認すべきである
クロム酸	●0.2％，数分間，薬浴	●ウズムシ綱：*Urceolaria* 原虫
淡水	●1-3分間浸す[64]	●イシサンゴ，ソフトサンゴ：扁虫やその他の外部寄生虫。pH8.2に緩衝化し，新鮮な脱塩素した水を使用する。小型ポリプサンゴや *Xenids* 属に使用してはならない。新種に使用する場合は動物実験を事前に行う
チモール	●指示に従う[70]	●ミツバチ：ダニ症。使用前に添付文書を確認すべきである
トリトンX-100 (Sigma)	●渦虫卵を0.25-1％溶液に4日間培養する[9]	●渦虫卵：原虫（*Thraustochytrium caudivorum*）
氷酢酸	●3-5％溶液，1時間[12]	●カブトガニ
フマギリン	●指示に従う[70]	●ミツバチ：ノゼマ病（微胞子虫による）。使用前に添付文書を確認すべきである
ポビドンヨード	●局所投与，0.75％溶液[56]	●クモ：真菌感染。水性の溶液を使用する
ホルマリン	●50-100 μL/L，4時間，または持続的に 25 μL/L[51]	●エビ：原虫の外部寄生。食用への使用はFDAに承認されている
ミルベマイシンオキシム (Interceptor, Novartis)	●0.625 mg/L，薬浴[24, 32, 38]	●イシサンゴ（*Acropora*）：「赤虫（*Tegastes acroporanus*）」
メトロニダゾール	●50 mg/kg，心臓内投与，1回[56] ●100 mg/L を16時間[59]	●クモ：安全と思われるが有効性は不明である ●頭足動物：抗原虫薬

表 1-2 無脊椎動物の抗寄生虫薬[a-e]（続き）

薬　剤	用　量	特徴など
メントール	● 指示に従う[70]	● ミツバチ：ダニ症。使用前に添付文書を確認すべきである
レバミゾール （Levasole, Schering Plough）	● 8 mg/L，薬浴，24 時間[64]	● サンゴ：後生動物の寄生。*Acropora* spp，*Montipora digitata*，*M. capricornis*，*Seriatopora histrix*，*Stylophora pistillata* で良好な耐容性を示す

a：政府の承認がない場合，食用には使用してはならない
b：毒性を評価する際は群ではなく 1 匹ずつ治療することが望ましい（動物実験）
c：［水槽タンクの治療］無脊椎動物が生息する水槽内全体を治療する場合，薬剤が除去されないように活性炭ろ過装置を外す。多くの薬剤は硝化細菌に悪影響を及ぼすため水質は注意して管理する（特にアンモニアと亜硝酸濃度）。適切に水中内へ酸素を供給し，動物を注意して観察する。水換えとろ過装置の再設置は治療後の残留薬剤を取り除くために行う。薬剤を除去後，炭は破棄する
d：［薬浴（浸漬治療）］水槽から無脊椎動物を取り出し，既知量の水と治療薬を含んだ容器に移す。中毒症状に注意する
e：無脊椎動物種，温度，水質は多くの薬剤，特に抗菌薬の薬力学的作用に影響し得る

表 1-3 無脊椎動物の鎮静薬，麻酔薬，鎮痛薬

薬 剤	用 量	特徴など
2-フェノキシエタノール	● 0.5-3 mL/L[72] ● 1-2 mL/L[30]	● アワビ：導入時間は短く，回復時間は速い ● 導入時間は短く，回復時間は速い
MS-222 (Finquel, Argent)	—	● トリカインメタンスルホン酸塩参照
アジ化ナトリウム	● 100 mM[3, 8]	● 線形動物（*Caenorhabditis elegans*）：麻酔薬。明らかな悪影響はなく2時間生存できる。アジ化ナトリウムは植物細胞および動物細胞の突然変異原である。適切な衛生管理と取り扱いが必要である
イソフルラン	● 麻酔器を用いて使用する	● 陸生腹足動物[27]，クモ形類動物[17, 23, 45, 56]：麻酔薬。興奮期を伴い導入が速い。侵襲性の手術に麻酔深度は適切でない可能性がある[27]。クモ形類動物に5％濃度で投与することが多い
エタノール	● 1.5-3％溶液[34] ● 3％溶液[30] ● 5％溶液[25, 31] ● 5％溶液[16, 42] ● 10％溶液[6, 9, 55, 73] ● 10％溶液[59]	● コウイカ：冷水の頭足動物には有効でないこともある[30] ● アワビ ● 水生腹足動物 ● 貧毛類：*Lumbricus terrestris* のような陸生ミミズに適している ● 渦虫類：麻酔薬 ● 頭足動物：安楽死薬
エタノール・メントール (Listerine, McNeil-PPC)	● 生理食塩水で10％[74]	● 水生腹足動物：麻酔薬
塩化カリウム	● 1 g/kg（330 mg/mL 溶液），IV[5]	● ロブスター：安楽死薬。第2肢の付け根に投与する

表1-3　無脊椎動物の鎮静薬，麻酔薬，鎮痛薬（続き）

薬剤	用量	特徴など
塩化マグネシウム	●体腔内投与[14]	●アメフラシ：導入時間は短く（2-5分間），筋弛緩作用は良好である
	●6.8 g/L[28, 30]	●頭足動物：コウイカの導入時間は6-12分間
	●30-50 g/L[35]	●ホタテ：導入時間は短く，回復時間は速い
	●1：1（等張塩と海水），薬浴[7, 9]	●海生渦虫類
	●7.5 %の1：1混合液[33, 44]	●棘皮動物：麻酔時間の延長には濃度の調整が必要なことがある
	●7.5 %，薬浴[40, 48]	●多毛類
	●10 %溶液，prn[59]	●頭足動物：安楽死薬
キシラジン	●16-22 mg/kg，IV[26]	●オオガニ：導入時間は速く（3-5分），麻酔時間は約30分（用量による）
クロレトン	●0.1 %[9, 55]	●渦虫類：麻酔薬
ケタミン	●40-90 mcg/g，IM[11]	●ザリガニ：導入時間は1分以内，麻酔量が少ない場合の麻酔持続時間は10分，多い場合は2時間
	●0.025-1 mg/kg[26]	●オーストラリアオオガニ：興奮期を伴う短い導入時間（30秒以内）。麻酔持続時間は用量によって異なるが8-40分間
氷	●効果発現のために使用する[9, 22]。純水の氷も使用可能である[9, 55]	●渦虫類：鎮静薬。扁平虫を保護するためにろ紙で氷を包む
重炭酸ナトリウム錠（Alka-Seltzer，Bayer）	●1回の薬浴に2-4錠[29]	●安楽死薬。CO_2を産生する。他の薬剤が入手できない場合に使用する。水生無脊椎動物は呼吸停止後，10分以上溶液内に入れる。用量は魚類の文献に基づく
セボフルラン	●5 %濃度，麻酔器を用いて使用する[30]	●陸生節足動物：投与方法はイソフルラン参照

（続く）

表1-3 無脊椎動物の鎮静薬，麻酔薬，鎮痛薬（続き）

薬剤	用量	特徴など
丁子油（オイゲノール）	● 0.125 mL/L（約 125 mg/L），薬浴[26]	● 甲殻類：原液。丁子油を95％エタノールで10倍釈し（オイゲノールは水に溶けにくい），オイゲノール100 mg/mLにする。多くの薬局で購入できる市販の製品は1gオイゲノールを1mLごとの丁子油に含む
トリカインメタンスルフォネート（MS-222；Finquel, Argent）	● 用量と効力は動物種と投与方法によって大きく異なる。分類学の詳しい文献参照[30, 31]	● 麻酔薬。原液は10 g/L，酸性度を緩衝化するために重炭酸ナトリウムを10 g/Lまたは飽和するまで加える。貯蔵液は遮光し，貯蔵期間は冷蔵または冷凍によって延期する。油膜がはった貯蔵液は廃棄する。低酸素血症を防ぐために，水に空気を入れる。安楽死薬。呼吸停止後，20分間以上動物を溶液内に入れる
二酸化炭素	● ガスを動物に噴出する[9, 41] ● 3-5％[31]	● 陸生渦虫類：安楽死薬 ● 陸生節足動物：安楽死薬。回復までの時間を考慮すると，イソフルランやセボフルランがより推奨される。ミバエのための麻酔器が開発，推奨されている[71]
ヒドロキシルアミン（塩酸塩）	● 1％溶液[9, 55]	● 渦虫類：麻酔薬
ブトルファノール	● 魚類，両生類，爬虫類は用量に注意して使用する	● 鎮痛薬。投与方法は経験的なため，注意して使用する。可能ならば動物実験を行う
プロカイン	● 25 mg/kg, IV[64]	● カニ：導入時間は非常に短く（30秒以内），麻酔時間は延長（2-3時間）する
プロピレンフェノキシエタノール	● 1％溶液，1-3 mL/L[30, 46, 53] ● 2 mL/L[30, 69]	● カキ：麻酔薬。この麻酔濃度は15分以内に麻酔作用をもたらす。回復時間は短い（30分以内）。より高い濃度でも使用できるが，麻酔深度が深くなる。シャコガイにも使用できる[46] ● 棘皮動物

表 1-3　無脊椎動物の鎮静薬，麻酔薬，鎮痛薬（続き）

薬　剤	用　量	特徴など
ベンゾカイン	● 100 mg/L[2, 30]	● アワビ：麻酔薬。アメリカでは麻酔薬として販売されていないが薬品会社で入手できる。哺乳類用の局所麻酔薬を使用してはならない（ベンゾカインは水に溶けにくいため）。エタノール貯蔵液を用意し，遮光瓶，室温で貯蔵する
	● 400 mg/L[19]	● ヒル：注意する必要はあるが他の水生環形動物にも投与できる
	● 2.5-3 g/L[59]	● 頭足動物：安楽死薬
ペントバルビタールナトリウム	● 400 mg/L[43]	● 水生腹足動物：麻酔薬。発現時間は非常にゆっくりだが安全と考えられる。規制医薬品
	● 1 mL/L[2]	● アワビ
リドカイン	● 0.4-1 mg/g, IM[11]	● ザリガニ：導入時間は 2 分以内，尾に投与された場合の麻酔持続時間は 5-30 分間
硫酸マグネシウム	● 体腔内投与[14]	● アメフラシ（巻貝 *Aplysia*）：導入時間は短く (2-5 分)，筋弛緩作用は良好である
	● 4-22 g/100 mL[72]	● アワビ：導入時間と回復時間は速い

表 1-4　無脊椎動物の各種薬剤

薬　剤	用　量	特徴など
イオヘキソール	● 12 mL/kg, IV ● 15 mL, PO[61]	● カブトガニ：X線造影検査に用いる
塩素／塩素中和剤	● 指示に従う	● チオ硫酸ナトリウム参照
過酸化水素（3 %）	● 0.25 mL/L, 水[50]	● 環境中の急激な酸素の低下。投与量は魚類の文献に基づく
活性炭	● 75 g/40 L, 水槽水[51]	● 水中の薬剤やその他の有機物を除去する。水のろ過に使用することが多い。2週間後に廃棄する。75 g ≒ 250 cc 乾物量
酸素（100 %）	● プラスチック袋に 1/3 の水と酸素を入れる[29]	● 輸送による環境中の急激な酸素の低下。袋は輪ゴムでしっかりと結ぶ。正常な泳ぎと呼吸が認められるまで袋に入れておく
ジアトリゾ酸メグルミンナトリウム （Hypaque-76, Amersham Health）	● 4 mL/15 g, 餌[21]	● タランチュラ，サソリ，ヤスデ，マダガスカルゴキブリ：X線造影検査に用いる。検査の 1-3 時間前に餌と一緒に与えるか，もしくは餌内に注入する
硝化細菌	● 市販製品は指示に従う ● 健康な魚と硝化細菌を入れた水槽から取った物質（フロスや砂利など）を新しい水槽に入れる[50]	● アンモニア，亜硝酸塩，硝酸塩を分解するために生物ろ過器として働く。市販製品を極端な温度にさらさず，使用期限内に使いきる ● この方法による疾患の伝染について，リスクを評価すべきである
ゼオライト（例：クリノプチライト） （Ammonex, Argent）	● 指示に従う ● 20 g/L, 水槽水[50]	● イオン交換する樹脂であり，アンモニアをナトリウムイオンに変換する。クリノプチライトはゼオライトの活性体である。アンモニアを減らす，またはアンモニア中毒を予防するために使用する

表 1-4 　無脊椎動物の各種薬剤（続き）

薬　剤	用　量	特徴など
チオ硫酸ナトリウム	● 塩素／塩素中和剤の指示に従う	● 多くの塩素／塩素中和剤の活性成分。塩素／塩素中和剤は水道水の一般的な添加物であり，多くの水生無脊椎動物に有毒である。塩素中和剤の分解によるアンモニアの放出は生物ろ過器の機能（硝化細菌参照）または化学的作用（ゼオライト）によって除去する
	● 10 mg/L，水槽水[39]	
	● 10 g は 1,000 L の水で塩素を中和する（最大 2 mg/L）[39]	
	● 100 mg/L，水槽水[63]	● 塩素曝露
ベンゾカイン（Orabase, Colgate-Palmolive）	● 局所投与[64]	● サンゴや潜在的にその他の水生無脊椎動物：耐水性のペーストとして使用する。局所治療には化学療法薬も併用可能である
ミネラルオイル	● 1 mL/kg，PO	● 昆虫：下剤[18]
メタクリル酸メチル	● 必要に応じて局所投与する[18,56]	● 節足動物（クモ，サソリ，昆虫）：骨折した外骨格を修復する。外科用接着剤の使用方法については数多くの文献があるため，適切な分類学の文献参照
硫酸バリウム	● 4 mL/15 g，餌[21]	● タランチュラ，サソリ，ヤスデ，マダガスカルゴキブリ：X 線造影検査に用いる。イチゴのなかに注入し，ヤスデに与える。肉食性無脊椎動物にはコオロギやその他の餌動物に注射する

表1-5　一般的な飼育無脊椎動物の分類[a]

節足動物

鋏角類の節足動物：
クモ，サソリ，カブトガニが含まれる。一般的にみられる種は以下のとおり[56,60]
チリアン・コモン・タランチュラ（*Grammostola spatulata*）
メキシカン・ファイヤーレッグ・タランチュラ（*Brachypelma boehmei*）
メキシカン・レッドニー・タランチュラ（*Brachypelma smithi*）
ダイオウサソリ（*Pandinus imperator*）
アメリカ・カブトガニ（*Limulus polyphemus*）

多足類（ムカデ類，ヤスデ）[23]：
アフリカシマヤスデ（*Isulus* spp）
デザートヤスデ（*Orthoporus* sp）
ジャイアントデザートムカデ（*Scolopendra heros*）
ジャイアントトレインヤスデ（*Spirostreptida* spp）
マダガスカルファイアームカデ（*Aphistogoniulus* spp）

甲殻類：
十脚甲殻類は容易に見分けられる種の多くのグループを指し，これにはカニ，ロブスター，エビが含まれる。一般的な例として，オトヒメエビ，ザリガニ（多種），海生ヤドカリ，陸生ヤドカリ（*Coenobita* sp）が挙げられる[51]。シーモンキー（*Artemia* sp）[51]

昆虫：
昆虫は時に六脚亜門と呼ばれるが，100万種類が確認されている。一般的な飼育昆虫として甲虫（Order Coleoptera），チョウ，ガ（Order Lepidoptera），コオロギ（グレークリケット［*Acheta domestica*］。ブラックプレーリークリケット［*Gryllus* sp］），ミツバチ（*Apis mellifera*），マダガスカルゴキブリ（*Gromphadorhina portentosa*），カイコ（*Bombyx mori*）が挙げられる[18,23,56,70]

腔腸動物

鉢虫類（クラゲ）：
ペットとして一般的ではないが，個人的または公共施設などにクラゲの水槽が置かれていることがある。人気の種としてサムクラゲ（*Phacellophora camtschatica*），ミズクラゲ（*Aurelia aurita*），ヤナギクラゲ（*Chrysaora* sp）が挙げられる[64]

花虫類（クマノミ，サンゴ）：
数多くのクマノミとサンゴ（ハードとソフト）が一般的にサンゴ礁に生息している。ソフトコーラルにはウミトサカ，チヂミトサカ，ウミアザミ科が含まれる[38]。一般的にみられる石珊瑚目（ハードコーラル）には *Acropora*, *Montipora*, *Porites* が挙げられる[38]

表1-5　一般的な飼育無脊椎動物の分類[a]（続き）

棘皮動物

棘皮動物には5つの網が含まれる[23, 34]
ヒトデ網：ヒトデ
ウミユリ網：ウミシダ，ウミユリ
ウニ網：タコノマクラ，シービスケット，ウニ
ナマコ網：ナマコ
クモヒトデ網：テヅルモヅル，クモヒトデ

軟体動物

腹足動物（ウミウシ，アメフラシ，ナメクジ，カタツムリ）：
　このグループは陸生種，淡水種，海生種と多くの種類がいる[14, 27, 38]

頭足動物（コウイカ，オウムガイ，タコ，イカ）：
　このグループは多くの海生種を含む。タコやオウムガイ（*Nautilus pompilius*）が自宅で飼育されることがある[59]

二枚貝（ハマグリ，イガイ，カキ）：
　このグループは多くの淡水種，海生種を含む。最も一般的なのはオオジャコガイである（*Tridacna* sp）[38, 46, 53]

[a]：表は分類学すべてを網羅していない。分類学とは動的科学であり分類学者は同じグループでも解剖，遺伝，その他の項目によって分類レベルを頻繁に配属することを知っておくべきである

参考文献

1. Allender MC, Schumacher J, Milam J, et al. Pharmacokinetics of intravascular itraconazole in the American horseshoe crab (*Limulus polyphemus*). *J Vet Pharmacol Therap* 2007;31:83-86.
2. Aquilina B, Roberts R. A method for inducing muscle relaxation in the abalone, *Haliotis iris*. *Aquaculture* 2000;190:403-408.
3. Avery L, Horvitz HR. 1990. Effects of starvation and neuroactive drugs on feeding in *Caenorhabditis elegans*. *J Exp Zool* 2000;253:263-270.
4. Barron MG, Gedutis C, James MO. Pharmacokinetics of sulphadimethoxine in the lobster, *Homarus americanus*, following intrapericardial administration. *Xenobiotica* 1988;18:269-276.
5. Battison A, MacMillans R, MacKenzie A, et al. Use of injectable potassium chloride for euthanasia of American lobsters (*Homarus americanus*). *Comp Med* 2000;50:545-550.
6. Best JB, Morita M. Planarians as a model system for in vitro teratogenesis studies. *Teratogen Carcinog Mut* 1982;2:277-291.
7. Blair KL, Anderson PAV. Properties of voltage-activated ionic currents in cells from the brains of the triclad flatworm *Bdelloura candida*. *J Exp Biol* 1993;185:267-286.
8. Bodri M. Nematodes. In: Lewbart GA, ed. *Invertebrate Medicine*. 2nd ed. Ames: Wiley-Blackwell Publishing; 2012:335-354.
9. Bodri M. Turbellarians. In: Lewbart GA, ed. *Invertebrate Medicine*. 2nd ed. Ames: Wiley-Blackwell Publishing; 2012:77-93.
10. Borneman EH. *Aquarium Corals: Selection, Husbandry, and Natural History*. Neptune City, NJ: TFH; 2001.
11. Brown PB, White MR, Chaille J, et al. Evaluation of three anesthetic agents for crayfish (*Orconectes virilis*). *J Shellfish Res* 1996;15:433-435.
12. Bullis RA. Care and maintenance of horseshoe crabs for use in biomedical research. In: Stolen JS, Fletcher TC, Rowley AF, et al, eds. *Techniques in Fish Immunology*. Vol 3. Fair Haven, NJ: SOS Publications; 1994:A9-A10.
13. Chair M, Nelis HJ, Leger P, et al. Accumulation of trimethoprim, sulfamethoxazole, and N-acetylsulfamethoxazole in fish and shrimp fed medicated *Artemia franciscana*. *Antimicrob Agents Chemother* 1996;40:1649-1652.
14. Clark TR, Nossov PC, Apland JP, et al. Anesthetic agents for use in the invertebrate sea snail, *Aplysia californica*. *Contemp Top Lab Anim Sci* 1996;35:75-79.
15. Colin ME, Duclos J, Larribau E, et al. Activité des huiles essentielles de Labiés sur *Ascosphaera apis* et traitement d'un rucher. *Apidologie* 1989;20:221-228.
16. Cooper EL. Transplantation immunity in annelids. *Transplantation* 1968;6:322-337.
17. Cooper JE. Invertebrate anesthesia. *Vet Clin North Am Exotic Anim Pract* 2001;4:57-67.
18. Cooper JE. Insects. In: Lewbart GA, ed. *Invertebrate Medicine*. 2nd ed. Ames: Wiley-Blackwell Publishing; 2012:267-283.
19. Cooper JE, Mahaffey P, Applebee K. Anaesthesia of the medicinal leech (*Hirudo medicinalis*). *Vet Rec* 1986;118:589-590.
20. Davis C, Ward W. Control of chalkbrood disease with natural products. A report for the Rural Industries Research and Development Corporation. RIRDC Publication No 03/107 RIRDC Project No DAQ-269A, 2003:1-23.
21. Davis MR, Gamble KC, Matheson JS. Diagnostic imaging in terrestrial invertebrates: Madagascar hissing cockroach (*Gromphadorhina portentosa*), desert millipede (*Orthoporus* sp), emperor scorpion (*Pandinus imperator*), Chilean rosehair tarantula (*Grammostola spatulata*), Mexican fireleg tarantula (*Brachypelma boehmei*) and Mexican redknee tarantula (*Brachypelma smithi*). *Zoo Biol* 2008;27:109-125.
22. de Campos-Velho NMR, Lopes KAR, Hauser J. Morphometry of the eyes in regenerant of genus *Dugesia* (Platyhelminthes, Turbellaria, Dugesiidae). *Braz J Biol* 2004;64:1-9.
23. Dombrowski D, De Voe R. Emergency care of invertebrates. *Vet Clin North Am Exotic Anim Pract* 2007;10:621-645.

24. Dorton D. The "cure" for red acro bugs. Available at: http://www.reefs.org/forums/viewtopic.php?p=439155. Accessed Jan 18, 2011.
25. Flores DV, Salas PJI, Vedra JPS. Electroretinography and ultrastructural study of the regenerated eye of the snail, *Cryptomphallus aspera*. *J Neurobiol* 1983;14:167-176.
26. Gardner C. Options for immobilization and killing crabs. *J Shellfish Res* 1997;16:219-224.
27. Girdlestone D, Cruickshank SGH, Winlow W. The actions of three volatile anaesthetics on withdrawal responses of the pond-snail, *Lymnaea stagnalis* (L.). *Comp Biochem Physiol C* 1989;92:39-43.
28. Gore SR, Harms CA, Kukanich B, et al. Enrofloxacin pharmacokinetics in the European cuttlefish, *Sepia officinalis*, after a single i.v. injection and bath administration. *J Vet Pharm Therap* 2005;28:433-439.
29. Gratzek JB, ed. *Aquariology: The Science of Fish Health Management: Master Volume (Aquariology Series)*. Morris Plains, NJ: Tetra Press; 1994.
30. Gunkel C, Lewbart GA. Invertebrates. In: West G, Heard D, Caulkett N, eds. *Zoo Animal and Wildlife Immobilization and Anesthesia*. Ames: Blackwell Publishing; 2007:147-158.
31. Gunkel C, Lewbart GA. Anesthesia and analgesia of invertebrates. In: Fish R, Danneman P, Brown M, et al. *Anesthesia and Analgesia in Laboratory Animals*. 2nd ed. St Louis: Elsevier; 2008:535-546.
32. Hadfield CA, Clayton LA, O'Neill KL. Milbemycin treatment of parasitic copepods on *Acropora* corals. *Proc 33rd Eastern Fish Health Workshop* 2008;76.
33. Harms CA. Echinoderms. In: Lewbart GA, ed. *Invertebrate Medicine*. 2nd ed. Ames: Wiley-Blackwell Publishing; 2012:365-379.
34. Harms CA, Lewbart GA, McAlarney R, et al. Surgical excision of mycotic (*Cladosporium* sp.) granulomas from the mantle of a cuttlefish (*Sepia officinalis*). *J Zoo Wildl Med* 2006;37:524-530.
35. Heasman MP, O'Connor WA, Frazer AWJ. Induction of anaesthesia in the commercial scallop, *Pecten fumatus* Reeve. *Aquaculture* 1995;131:231-238.
36. Hodgson G. Tetracycline reduces sedimentation damage to corals. *Mar Biol* 1990;104:493-496.
37. Landy RB, Leibovitz L. A preliminary study of the toxicity and therapeutic efficacy of formalin in the treatment of triclad turbellarid worm infestations in *Limulus polyphemus*. *Proc Annu Meet Soc Invert Pathol* 1983.
38. Lehmann DW. Reef systems. In: Lewbart GA, ed. *Invertebrate Medicine*. 2nd ed. Ames: Wiley-Blackwell Publishing; 2012:57-75.
39. Lewbart GA. Emergency and critical care of fish. *Vet Clin North Am Exotic Anim Pract* 1998;1:233-249.
40. Lewbart G, Riser NW. Nuchal organs of the polychaete *Parapionosyllis manca* (Syllidae). *Invert Biol* 1996;115:286-298.
41. Makino N, Shirasawa Y. Biology of long slender land planarians (Turbellaria) in Tokyo and environs. *Hydrobiologia* 1986;132:229-232.
42. Marks DH, Cooper EL. *Aeromonas hydrophila* in the coelomic cavity of the earthworms *Lumbricus terrestris* and *Eisenia foetida*. *J Invert Pathol* 1977;29:382-383.
43. Martins-Sousa RL, Negrao-Correa D, Bezerra FSM, et al. Anesthesia of *Biomphalaria* spp. (Mollusca, Gastropoda): sodium pentobarbital is the drug of choice. *Mem Inst Oswaldo Cruz* 2001;96:391-392.
44. McCurley RS, Kier WM. The functional morphology of starfish tube feet: the role of a crossed-fiber helical array in movement. *Biol Bull* 1995;188:197-209.
45. Melidone R, Mayer J. How to build an invertebrate surgery chamber. *Exotic DVM* 2005;7.5:8-10.
46. Mills D, Tlili A, Norton J. Large-scale anesthesia of the silver-lip pearl oyster, *Pinctada maxima* Jameson. *J Shellfish Res* 1997;16:573-574.
47. Moens T, Vincx M. On the cultivation of free-living marine and estuarine nematodes. *Helgoländer Meeresunters* 1998;52:115-139.
48. Müller MCM, Berenzen A, Westheide W. Regeneration experiments in *Eurythoe complanata* ("Polychaeta," Amphinomidae): reconfiguration of the nervous system and its function for regeneration. *Zoomorphology* 2003;122:95-103.

49. Nelis HJ, Léger F, Sorgeloos P, et al. Liquid chromatographic determination of efficacy of incorporation of trimethoprim and sulfamethoxazole in brine shrimp (*Artemia* spp.) used for prophylactic chemotherapy of fish. *Antimicrob Agents Chemother* 1991;35:2486-2489.
50. Noga EJ. *Fish Disease: Diagnosis and Treatment*. 2nd ed. Ames: Wiley-Blackwell; 2010.
51. Noga EJ, Hancock A, Bullis R. Crustaceans. In: Lewbart GA, ed. *Invertebrate Medicine*. 2nd ed. Ames: Wiley-Blackwell Publishing; 2012:235-254.
52. Nolan MW, Smith SA, Jones D. Pharmacokinetics of oxytetracycline in the American horseshoe crab, *Limulus polyphemus*. *J Vet Pharmacol Therap* 2007;30:451-455.
53. Norton JH, Dashorst M, Lansky TM, et al. An evaluation of some relaxants for use with pearl oysters. *Aquaculture* 1996;144:39-52.
54. Oswald RL. Immobilization of decapod crustaceans for experimental purposes. *J Mar Biol Assoc UK* 1977;57:715-721.
55. Pennak RW. Turbellaria (flatworms). In: *Freshwater Invertebrates of the United States*. 2nd ed. New York: John Wiley and Sons; 1978:114-141.
56. Pizzi R. Spiders. In: Lewbart GA, ed. *Invertebrate Medicine*. 2nd ed. Ames: Wiley-Blackwell Publishing; 2012:187-221.
57. Reed LA, Siewicki TC, Shah C. The biopharmaceutics and oral bioavailability of two forms of oxytetracycline to the white shrimp, *Litopenaeus setiferus*. *Aquaculture* 2006;258:42-54.
58. Reynoldson TB. The dispersal of *Urceolaria mitra* (Peritricha) epizoic on flatworms. *J Anim Ecol* 1951;20:123-131.
59. Scimeca J. Cephalopods. In: Lewbart GA, ed. *Invertebrate Medicine*. 2nd ed. Ames: Wiley-Blackwell Publishing; 2012:113-125.
60. Smith S. Horseshoe crabs. In: Lewbart GA, ed. *Invertebrate Medicine*. 2nd ed. Ames: Wiley-Blackwell Publishing; 2012:173-185.
61. Spotswood T, Smith SA. Cardiovascular and gastrointestinal radiographic contrast studies in the horseshoe crab (*Limulus polyphemus*). *Vet Rad Ultrasound* 2007;48:14-20.
62. Sprung J, Delbeek JC. *The Reef Aquarium: A Comprehensive Guide to the Identification and Care of Tropical Marine Invertebrates*. Vol 2. Coconut Grove, FL: Ricordea; 1997.
63. Stoskopf MK. Appendix V: Chemotherapeutics. In: Stoskopf MK, ed. 2nd ed. *Fish Medicine*. Philadelphia: WB Saunders Co; 1993:832-839.
64. Stoskopf MK. Coelenterates. In: Lewbart GA, ed. *Invertebrate Medicine*. 2nd ed. Ames: Wiley-Blackwell Publishing; 2012:21-56.
65. Tang J, Yang X, Zheng Z, et al. Pharmacokinetics and the active metabolite of enrofloxacin in Chinese mitten-handed crab (*Eriocheir sinensis*). *Aquaculture* 2006;260:69-76.
66. Treves-Brown KM. *Applied Fish Pharmacology*. Dodrecht, The Netherlands: Kluwer Academic Publishers; 2000.
67. Uno K. Pharmacokinetics of oxolinic acid and oxytetracycline in kuruma shrimp, *Penaeus japonicus*. *Aquaculture* 2004;230:1-11.
68. Uno K, Aoki T, Kleechaya W, et al. Pharmacokinetics of oxytetracycline in black tiger shrimp, *Penaeus monodon*, and the effect of cooking on the residues. *Aquaculture* 2006;254:24-31.
69. Van den Spiegel D, Jangoux M. Cuvierian tubules of the holothuroid *Holothuria forskali* (Echinodermata): a morphofunctional study. *Mar Biol* 1987;96:263-275.
70. Vidal-Naquet N. Honeybees. In: Lewbart GA, ed. *Invertebrate Medicine*. 2nd ed. Ames: Wiley-Blackwell Publishing; 2012:285-321.
71. Walcourt A, Ide D. A system for the delivery of general anesthetics and other volatile agents to the fruit-fly *Drosophila melanogaster*. *J Neurosci Meth* 1998;84:115-119.
72. White HI, Hecht T, Potgieter B. The effect of four anaesthetics on *Haliotis midae* and their suitability for application in commercial abalone culture. *Aquaculture* 1996;140:145-151.
73. Winsor L, Johns PM, Barker GM. Terrestrial planarians (Platyhelminthes: Tricladida: Terricola) predaceous on terrestrial gastropods. In: Barker GM, ed. *Natural Enemies of Terrestrial Molluscs*. Cambridge: CABI Publishing; 2004:227-278.
74. Woodall AJ, Naruo H, Prince DJ, et al. Anesthetic treatment blocks synaptogenesis but not neuronal regeneration of cultured *Lymnaea* neurons. *J Neurophysiol* 2003;90:2232-2239.

第2章 魚類

Gregory A. Lewbart

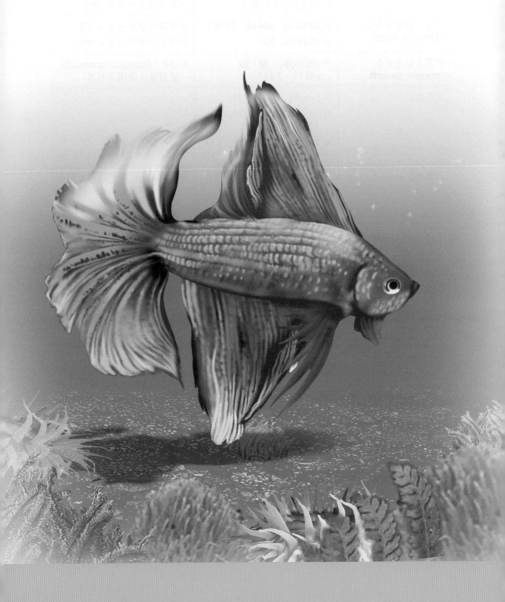

表 2-1　魚類の抗菌薬，抗真菌薬[a-f]

薬　剤	用　量	特徴など
3種抗菌薬軟膏 （硫酸ポリミキシンB・バシトラシン・硫酸ネオマイシン）	● 塗布，q12時[58]	● 外部細菌感染症。塗布後，病変を 30-60 秒間は水にさらさない。エラを水中に浸す
アクリフラビン	● 4 mg/L，4 時間[78] ● 10 mg/L，4 時間[73]	● ニジマス：有機染料，抗真菌薬 ● アメリカナマズ (PD)
アジスロマイシン (Zithromax, Pfizer)	● 30 mg/kg，q24 時，14 日[22] ● 40 mg/kg，ICe[23]	● チヌークサーモン (PD) ● チヌークサーモン (PD)
アズトレオナム (Azactam, Squibb)	● 100 mg/kg，IM・ICe q48 時，7 回[80]	● コイ：*Aeromonas salmonicida*。愛好家に使用される
アミカシン	● 5 mg/kg，IM，q12 時[95] ● 5 mg/kg，IM，q72 時，3 回[105] ● 5 mg/kg，ICe，q24 時，3 日，その後 q48 時，2 回[49]	● コイ (PD)
アモキシシリン	—	● グラム陽性菌が原因となることは少ないため，観賞魚に適応されることはまれである
	● 12.5 mg/kg，IM[4] ● 25 mg/kg，PO，q12 時[97] ● 40 mg/kg，IV，q24 時[18] ● 80 mg/kg，PO，q24 時，10 日間[18] ● 40-80 mg/kg/日，餌，10 日[67] ● 110 mg/kg/日，餌[1]	● タイセイヨウサケ (PD) ● タイ類 (PD) ● タイ類 (PD) ● アメリカナマズ
アンピシリン	—	● グラム陽性菌が原因となることは少ないため，観賞魚に適応されることはまれである
	● 10 mg/kg，q24 時，IM[4, 102] ● 10 mg/kg，q24 時，IV[71] ● 50-80 mg/kg/日，餌，10 日[67]	● シマスズキ
イトラコナゾール	● 1-5 mg/kg，q24 時，餌 q1-7 日[97]	● 全身性真菌症

表 2-1　魚類の抗菌薬，抗真菌薬[a-f]（続き）

薬　剤	用　量	特徴など
エリスロマイシン	―	●観賞魚の水槽内の治療として一般的に市販されているが，硝化細菌に有毒のため推奨されない[67]
	●75 mg/kg，PO，q24 時，7 日[14]	●バラマンディ：Streptococcus iniae への治療に有効
	●100 mg/kg，PO・IM，q24 時，7-21 日[97, 102]	
	●100-200 mg/kg，PO，q24 時，21 日[65]	●サケ科：Renibacterium salmoninarum の予防
塩化ベンザルコニウム	●0.5 mg/L，長期使用[102]	●広域な抗菌スペクトルを有する第四級アミン
	●10 mg/L，10 分間[102]	
エンロフロキサシン (Baytril，Bayer)	―	●魚類へのキノロン系の使用は文献 84 参照
	●2.5 mg/kg，IV，q24 時[17]	●タイ類（PD）：シプロフロキサシンは検出されていない
	●5 mg/kg，PO・IM・ICe，q24 時[97]	●レッドパクー（PD）[62]
	●5-10 mg/kg，PO，q24 時[102]	
	●5-10 mg/kg，IM・ICe，q48 時，7 回[62]	
	●10 mg/kg，PO，q24 時[17, 84]	●タイセイヨウサケ，タイ類（PD）：シプロフロキサシンは検出されていない
	●10 mg/kg，PO・IV[62]	●韓国ナマズ（PD）：シプロフロキサシンは検出されていない
	●10 mg/kg，ICe，q96 時，4 回[61]	●コイ（PD）：21 ℃
	●10 mg/kg，PO，餌，q24 時[57, 67, 94]	●タイセイヨウサケ（PD）
	●0.1 %，餌，10-14 日	●経口薬または注射薬が使用できる
	●2.5-5 mg/L，5 時間，薬浴（浸漬治療），q24 時[62]，5-7 日	●レッドパクー（PD）：治療の間に 50-70 % の水を換える

（続く）

表 2-1　魚類の抗菌薬，抗真菌薬[a-f]（続き）

薬　剤	用　量	特徴など
オキシテトラサイクリン	3 mg/kg, IV, q24 時[20]	レッドパクー (PD)
	7 mg/kg, IM, q24 時[20]	レッドパクー (PD)
	10 mg/kg, IM, q24 時[97]	IM 投与した場合，数日間高濃度を維持する
	20 mg/kg, ICe[102]	サケ科
	20 mg/kg, PO, q8 時[97]	
	25-50 mg/kg, IM, ICe[67]	
	60 mg/kg, IM, q7 日[30]	コイ (PD)
	70 mg/kg, PO, q24 時, 10-14 日[104]	
	82.8 mg/kg, PO, 10 日[8]	ウォールアイパイク，テラピア，ストライプトバス交雑種，ナツヒラメ (PD)
	100 mg/kg, IM, q24 時[79]	テンチ (PD)
	10-100 mg/L, 水槽水[67]	硬水では高用量となる。魚が回復しない場合，3 日目に水を 50％換えてから治療を繰り返す。光による不活化を防ぐために水槽を覆う。薬剤は分解されると暗褐色になる。すぐに水を 50％換える。治療の間に水の 50-75％を換える
	7 mg/g, 餌内, q24 時, 10 日[104]	
	55-83 mg/kg, q24 時, 餌, 10 日[67]	
	75 mg/kg, PO, q24 時, 餌, 10 日[102]	
	10-50 mg/L, 1 時間, 薬浴[67]	表面上の細菌感染。治療水に黄褐色の泡が生じることがある
オキソリン酸	―	キノロン。グラム陰性菌
	5-25 mg/kg, PO, q24 時[97]	
	10 mg/kg, q24 時, PO[102]	淡水魚種 (多種で PD)
	25 mg/kg, ICe, q24 時[87]	ギザミベラ (PD)
	25-50 mg/kg, PO, q24時[102]	海産種
	50 mg/kg, q24 時, 5 日, PO[10, 11]	ニジマス (PD)
	10 mg/kg, q24 時, 餌内, 10 日[87]	
	3-10 mg/L, 水槽水, 24 時間[67]	
	25 mg/L, 15 分間, 薬浴, q12 時, 3 日[67]	硬水では吸収されにくい。pH<6.9 でより吸収される

表 2-1 魚類の抗菌薬，抗真菌薬[a-f]（続き）

薬　剤	用　量	特徴など
過マンガン酸カリウム	● 2 mg/L，薬浴[105]	● しっかりとした有機飼育下では高用量が必要になる。まずは，少量の水に適量のKMnO$_4$を加えて（魚は入れない）効果をテストする。赤色であれば最低4時間はそのままにするべきである（または4時間の検査が完了する前にKMnO$_4$を追加する）
	● 5 mg/L，30-60分間，薬浴[67]	● 淡水魚：皮膚とエラの細菌感染症。高いpHの水で毒性がある。ホルマリンと混合しない。キンギョでは有毒となり得る[95]
	● 1,000 mg/L，10-40秒間，薬浴[67]	
強化ヨウ素（Betadine, Purdue Frederick）	● 創傷に局所投与，すぐに洗浄する[67]	● 洗剤と混合された溶液（例：ベタジンスクラブ）は使用しない
	● 20-100 mg/L，10分間[102]	● 魚卵の消毒用（市販のヨード剤）
クロラミン-T	● 2.5-20 mg/L，薬浴[15, 102]	● 消毒薬。エラの細菌感染症，外部寄生虫の予防として使用される。投与量と持続時間は魚種と水質によって大きく異なる
	● 20 mg/L，薬浴，4時間[64]	● ニジマス，シマスズキ，イエローパーチ（PD）
クロラムフェニコール	—	● 人体への影響を考慮すると，クロラムフェニコールの方がフロルフェニコールよりよい選択薬となる
	● 40-182 mg/kg，ICe，q24時[54]	● コイ（PD）
	● 50 mg/kg，PO・IM，単回投与，その後25 mg/kg，q24時[97]	
	● 50 mg/kg，PO，q24時[13]	● ニジマス（PD）
ケトコナゾール	● 2.5-10 mg/kg，PO・IM・ICe[97]	● 全身性真菌症

（続く）

表 2–1　魚類の抗菌薬，抗真菌薬[a-f]（続き）

薬　剤	用　量	特徴など
ゲンタマイシン	● 1 mg/kg，IM・ICe，q24 時[91]	● アメリカナマズ（PD）
	● 2 mg/kg，IM，その後 1 mg/kg を 8 および 72 時間後に IM 投与[98]	● ブラウンシャーク（PD）
	● 2.5 mg/kg，IM，q72 時[58]	● 腎毒性。用量が決まっていない魚種では，リスクはかなり高い[77]
	● 3.5 mg/kg，IM，q24 時[50]	● キンギョ，アンコウ（PD）
コナゾール（Prochloraz）	● 10 mg/kg，PO，q24 時[12]	● ニジマス：抗真菌薬
サラフロキサシン（Saraflox，Abbott）	● 10-14 mg/kg，PO，q24 時，10 日間[97]	● フルオロキノロン
	● 10 mg/kg，PO，q24 時[102]	● マリンアトランティックサーモン
	● 10 mg/kg，PO，q24 時，5 日[27]	● アメリカナマズ
ジフロキサシン	● 10 mg/kg，PO，q24 時[21]	● タイセイヨウサケ（PD）：海水魚は淡水魚よりも血中濃度が高くなる
	● 20 mg/kg，PO，q24 時，3 日[19]	● キンギョ（PD）
シプロフロキサシン	● 15 mg/kg，IM・IV[69]	● コイ，アフリカナマズ，ニジマス（PD）
スルファジアジン銀クリーム（Silvadene，Marion Merrill Dow）	● 塗布，q12 時[58]	● 外部細菌感染症。塗布後，病変を 30-60 秒間は水にさらさない。エラを水中に浸す
スルファジメトキシン・オルメトプリム（Romet，Hoffman-LaRoche）	● 50 mg/kg/ 日，餌，5 日[67]	● 餌に加える粉末剤として入手できる
	● 治療用ブラインシュリンプ[67]	● ブラインシュリンプのノープリウス（幼生）を海水 3 mg/L に 4 時間入れ，ブラインシュリンプ用の網を用いて海水で洗い，すぐに魚に与える。成熟したブラインシュリンプやその他の生きた餌でも可能である[67]
セフタジジム（Fortaz，Pfizer）	● 22 mg/kg，IM・ICe，q72-96 時，3-5 回[80]	● グラム陰性菌（例：Pseudomonas）に良好に作用するセファロスポリン
チアンフェニコール	● 15 または 30 mg/kg，PO[45]	● シーバス（PD）：どちらの投与量でも治療 7 日目の血漿や組織内に薬剤は検出されなかった。推奨される休薬期間は各々5 日と 6 日である

表 2-1　魚類の抗菌薬，抗真菌薬[a-f]（続き）

薬　剤	用　量	特徴など
トブラマイシン	● 2.5 mg/kg, IM, その後 1 mg/kg, IM, q4 日[98]	● ブラウンシャーク（PD）
トリメトプリム・スルファメトキサゾール	● 30 mg/kg, PO, q24 時, 10-14 日[67] ● 20 mg/L, 5-12 時間, 薬浴, q24 時, 5-7 日[67] ● 0.2 %, 餌, 10-14 日[67]	● 治療のたびに水の 50-75 % を換える
ナリジクス酸 (Neg Gram, Sanofi Winthr op)	● 5 mg/kg, PO・IM, q24 時[97] ● 5 mg/kg, PO・IV, q24 時[48] ● 20 mg/kg, PO, q24 時[102] ● 13 mg/L, 1-4 時間, 必要に応じて薬浴を繰り返す[67]	● キノロン。グラム陰性菌 ● ニジマス（PD）
ニトロフラゾン	— ● 2-5 mg/L, 水槽水, q24 時, 5-10 日間[105] ● 50 mg/L, 3 時間[9] ● 100 mg/L, 30 分間, 薬浴[67] ● 100 mg/L, 6 時間[9]	● ニトロフルラン。 ［注意］発がん性，鱗のない魚に毒性あり。水から吸収される。本剤は光により不活化する。水溶性製剤が推奨される。治療間で水の 50-75 % を換える ● シーブリーム：治療後に筋肉内の薬剤残留は認められない ● テラピア：治療後に筋肉内の薬剤残留は認められない
ニフルピリノール	— ● 0.45-0.9 mg/kg, PO, q24 時, 5 日間[67] ● 4-10 mg/kg, 餌内, q12 時, 5 日間[68] ● 0.1 mg/L, 水槽, q24 時, 3-5 日間[67] ● 1-2 mg/L, 5 分-6 時間, 薬浴[67]	● ニトロフルラン。 ［注意］発がん性，鱗のない魚に毒性あり。水から吸収される。本剤は光により不活化する
ネオマイシン	● 66 mg/L, 水槽, q3 日, 3 回まで[67]	● 一般的に観賞魚の治療のために販売されている。硝化細菌に有効である。水槽内の魚の密度を低く保つ

（続く）

表 2–1　魚類の抗菌薬，抗真菌薬[a-f]（続き）

薬　剤	用　量	特徴など
フラゾリドン	—	●ニトロフルラン。[注意] 発がん性，鱗のない魚に毒性あり。水から吸収される。本剤は光により不活化する
	● 1 mg/kg，PO・IV，q24 時[72]	●アメリカナマズ
	● 30 mg/kg，PO[109]	●チカダイ
	● 67.5 mg/kg，PO，q12 時，10 日[55]	●ニジマス（PD）：14 ℃では半減期は 30 日で，10 日間の治療後 40 日は残留物が認められる
	● 25-35 mg/kg，q24 時，餌，20 日[42]	●サケ科：アメリカでは食用への使用は承認されていない
	● 50-100 mg/kg，q24 時，餌，10-15 日[67]	
	● 1-10 mg/L，水槽水，≧24 時間[67]	
フルメキン（Apoquin aqualte, Alpharma）	—	●キノロン。グラム陰性菌。淡水魚は pH 6.8-7.2。硬水では吸収されにくい。海水魚の投与量を増やす
	● 10 mg/kg，PO，q48 時[34]	●タラ，ベラの一種（goldsinny wrasse，PD）
	● 12-25 mg/kg，PO・ICe・IV，q24 時[86]	●大西洋オヒョウ（PD）
	● 25 mg/kg，ICe，q24 時[87]	●キザミベラ（PD）
	● 25-50 mg/kg，PO，q24 時[82]	●タイセイヨウサケ
	● 30 mg/kg，IM・ICe[67]	●IM 投与の場合は数日間。抗菌薬レベルは高い
	● 50-100 mg/L，3 時間，薬浴[67]	
	● 10 mg/kg，q24 時，餌，10 日[67]	
ブロノポール（Pyceze, Novartis）	● 15-50 mg/L，30-60 分間，薬浴[75, 105]	●（魚卵と魚の）真菌感染症。卵はより高用量を必要とする

表 2–1 魚類の抗菌薬，抗真菌薬[a-f]（続き）

薬　剤	用　量	特徴など
フロルフェニコール （Nuflor, Schering Plough）	● 5-20 mg/kg，PO，q24 時[44] ● 10 mg/kg，IM，q24 時[110, 111] ● 10-20 mg/kg，PO，q24 時[85, 88]，10 日 ● 25-50 mg/kg，PO，q24 時[110, 111] ● 40 mg/kg，IM[112] ● 40-50 mg/kg，PO・IM・ICe，q12-24 時[60, 97] ● 100 mg/kg，IM，q24 時[110, 111]	● タイセイヨウサケ（PD） ● コイ（PD） ● タラ（PD） ● コイ（PD） ● シロボシテンジク（PD） ● レッドパクー（PD）[60] ● グーラミ（PD）
ホルマリン	● すべての用量は 100 ％ホルマリンに基づく（＝37 ％ホルムアルデヒド） ● 0.23 mL/L，薬浴，最大 60 分[67] ● 1 mL/38L，12-24 時間薬浴後，30-70 ％の水換え，必要に応じて繰り返す[28] ● 1-2 mL/L，薬浴，最大 15 分[67] ● 25 mg/L（9.3 mg ホルムアルデヒド /L），薬浴，144 時間[108]	● 魚卵における真菌感染症はふ化から 24 時間以内は治療しない。[注意] 発がん性がある。毒性の強いパラホルムアルデヒドの白色沈殿物がみられる場合は使用しない。魚種によっては感受性が強いため，まずは少数の魚に試し，呼吸困難や血色を観察する。軟水，酸性水，高温で毒性は強まる。酸素欠乏のため，積極的に通気しながら注意する。植物に毒性あり ● 魚卵用 ● シマスズキ

（続く）

表 2-1　魚類の抗菌薬，抗真菌薬[a-f]（続き）

薬　剤	用　量	特徴など
マラカイトグリーン (亜鉛を含まない)	—	●淡水魚：真菌症。 [注意] 変異原性，催奇形性があり，魚種や稚魚によっては毒性がある。高温と低い pH において毒性は強まる。物体（特にプラスチック）を染色する。植物に毒性がある。食用には使用してはならない
	● 0.1 mg/L，水槽水，q3 日，3 回[67]	●最終治療後に活性炭を用いて残留薬剤を除去する
	● 0.25 mg/L，15 分間，q24 時[106]	●魚卵の真菌症予防
	● 0.5 mg/L，1 時間，薬浴[67]	●淡水魚卵
	● 1 mg/L，30-60 分間，薬浴[67]	● pH が高い場合，2 mg/L とする
	● 1 mg/L，1 時間[102]	●魚卵の真菌症予防
	● 2 mg/L，15 分，q24 時[102]	●魚卵の真菌症予防
	● 10 mg/L，10-30 分間，薬浴[67]	●淡水魚卵
	● 50-60 mg/L，10-30 秒間，薬浴[67]	
	● 100 mg/L，皮膚病変に局所投与[67]	
ミコナゾール (Monistat, Janssen)	● 10-20 mg/kg，PO・IM・ICe[97]	●全身性真菌症
メチレンブルー	● 2 mg/L，水槽，q48 時，3 回まで[67]	●淡水魚卵の感染症予防。硝化細菌と植物に毒性あり。多くの物体を染色する
硫酸カナマイシン (Kantrex, Adothecon)	● 20 mg/kg，ICe，q3 日，5 回[67]	●魚種によっては毒性がある
	● 50 mg/kg，q24 時，餌[67]	
	● 40-640 mg/L，2 時間，薬浴[26]	●アメリカナマズ
	● 50-100 mg/L，q72 時，3 回[67]	●治療間に 50-75 ％の水を換える。水から吸収される

a：政府の承認がない場合，食用には使用してはならない
b：毒性を評価する際は群ではなく 1 匹ずつ治療することが望ましい（動物実験）
c：[水槽内の治療] 魚が生息する水槽内全体を治療する場合，薬剤が除去されないように活性炭ろ過装置を外す。多くの薬剤は硝化細菌に悪影響を及ぼすため，水質に注意して管理する（特にアンモニアと亜硝酸濃度）。適切に水中内へ酸素を供給し，魚を注意して観察する。水換えとろ過装置の再設置は治療後の残留薬剤を取り除くために行う。薬剤を除去後，炭は廃棄する[59]
d：[薬浴（浸漬治療）] 水槽から魚を取り出し，既知量の水と治療薬を含んだ容器に移す。中毒症状（横泳ぎや呼吸困難）に注意する。常に適切に水中内へ酸素を供給する
e：魚種，温度，水質は多くの薬剤，特に抗菌薬の薬力学的作用に影響し得る

表 2-2　魚類の抗寄生虫薬[a-d]

薬　剤	用　量	特徴など
アセト氷酢酸	● 1-2 mL/L，30-45 秒間，薬浴（浸漬治療）[67, 105]	● 単生類の吸虫，甲殻類の外部寄生虫。キンギョには安全。より小型の熱帯魚に毒性となり得る
アルベンダゾール	● 5 mg/kg，PO，単回投与[66] ● 10 mg/kg，PO，単回投与[92] ● 10-50 mg/L，2-6 時間[90]	● タイセイヨウサケ（PD） ● タイセイヨウサケ，ニジマス，テラピア（PD） ● トゲウオ：*Glugea anomala* 感染症の治療
イベルメクチン	―	● 使用しない。治療量でも神経症状や致死がみられる[36, 102]。環境中の多くの無脊椎動物に毒性を示す[102]
エナメクチン (Slice, Schering Plough)	● 50 g/kg，q24 時，7 日，PO[89]	● タイセイヨウサケ（PD）：フナムシ（*Lepeophtheirus salmonis*，*Caligus elongatus*，*C. teres*，*C. rogercressyl*）の予防に使用するアベルメクチン化合物である
過酸化水素（3 %）	● 1-1.5 mg/L，20 分間，薬浴[101] ● 17.5 mL/L，4-10 分間，薬浴，単回投与[36]	● タイセイヨウサケ：フナムシ ● 外部寄生虫。注意深く観察する。小型の魚種によっては有害である
過マンガン酸カリウム	● 5 mg/L，30-60 分間，薬浴[67] ● 100 mg/L，5-10 分間，薬浴[67] ● 1 g/L，10-40 秒間，薬浴[67]	● 淡水魚：原生動物，甲殻類外部寄生虫。高い pH の水では毒性を示す。ホルマリンと混合しない。キンギョに毒性となり得る[95]
クロサンテル (50 mg/mL)・ メベンダゾール (75 mg/mL) (Supaverm, Janssen)	● 1 mL/400 L，単回投与，必要に応じて水換え後，3-7 日後に繰り返す[105]	● コイにおける単生類の外部寄生には，非常に安全かつ効果的である。キンギョとメダカでは毒性が強い。イギリスでは羊の二生類吸虫の治療に使用する
クロラミン-T	―	● 表 2-1 参照

(続く)

表 2-2　魚類の抗寄生虫薬[a-d]（続き）

薬　剤	用　量	特徴など
クロロキンニリン酸塩	● 50 mg/kg，PO，単回投与[63] ● 10 mg/L，水槽水，単回投与[67]	● レッドドラム ● *Amyloodinium ocellatum*。21日間観察し，必要に応じて繰り返す。再発が認められなければ活性炭を使用して薬剤を除去する
塩（塩化ナトリウム）	— ● 1-5 g/L，水槽水，無制限[67] ● 3 g/L[102] ● 10-30 g/L，最大30分の薬浴[67] ● 30 g/L，10分間[102] ● 30-35 g/L，4-5分間，薬浴[57]	● 淡水魚：原生動物，吸虫の外部寄生。海水または人工的海塩が推奨される。海水は通常30-35 g/Lである。ヨウ素無添加の食卓塩，岩塩を使用する。天日塩に含まれる凝固阻止剤によっては毒性が強い。魚種による感受性はさまざまである（ナマズによっては感受性）。植物に毒性となり得る ● 外部寄生虫の予防または治療 ● 支持療法 ● 塩に感受性，または弱っている魚では低用量にし，24時間内に繰り返す ● 魚＞100 gのみ ● 多くの場合キンギョとコイには安全である
ジフルベンズロン (Dimilin, Union Carbide)	● 0.01 mg/L，水槽水，48時間，q6日，3回[95]	● 甲殻類の外部寄生虫。キチン合成を抑制する。薬剤は長期にわたって水中に残留する。陸生昆虫の管理用に市販されている。アメリカでの使用にはEPA免許証が必要なことがある
ジメトリダゾール	● 28 mg/kg，餌，q24時，10日[76]	● ニジマス：*Ichthyophthirius multifiliis*。アメリカでは入手不可能である
淡水	● 3-15分間，薬浴，q7日，prn[67] ● 4-5分間，薬浴[57]	● 海水魚：外部寄生虫。積極的に酸素を供給する。注意してモニターする。小型の魚によっては感受性が強いものがある
チアベンダゾール	● 10-25 mg/kg，餌内，10日後に繰り返す[97] ● 66 mg/kg，PO，単回投与[97]	● 胃線虫類。食欲不振が認められる（高用量でより重度）が，一般的に2-4日で回復する

表 2-2　魚類の抗寄生虫薬[a-d]（続き）

薬　剤	用　量	特徴など
トリクロルホン（ホスホン酸ジメチル）	—	[注意] 有機リン酸，神経毒性，吸入や皮膚接触を避ける。積極的に酸素を供給する。子魚とテトラでは特に毒性を示す。ウシ用に市販されている液体製剤は投与に便利である
	● 0.25 mg/L，水槽水[67]，アメリカナマズはこの濃度で 96 時間薬浴[78]	● 淡水魚：＞27℃ならば 0.5 mg/L タンク水を使用する。Dactylogyrus や他の卵生の単生類には 3 日ごとに 2 回治療する。イカリムシ（Argulus）には 7 日ごとに 4 回治療する。カイアシ，他の単生類，ヒルには通常，単回治療で十分である
	● 0.5 mg/L，水槽水，q10 日，3 回[57]	● 甲殻類の外部寄生虫。各治療後 24-48 時間後に水を 20-30 % 換える
	● 0.5-1 mg/L，水槽水[67]	● 海水魚：卵生の単生類には 3 日ごとに 2 回治療する。渦虫類には 1 mg/mL，48 時間ごとに 3 回治療する。カイアシ（フナムシ以外），他の単生類，ヒルには通常，単回治療で十分である
ニクロサミド	● 0.055 mg/L，24 時間，薬浴[43]	● ニジマス：ランプリシド
ピペラジン	● 10 mg/kg，q24 時，餌，3 日[67]	● 非被嚢状態の胃腸管線虫類。餌内に 0.1 % 入れる場合，体重当たり 1 %/日に相当する
ピランテルパモ酸	● 10 mg/kg，餌，単回投与[97]	● 消化管内線虫
フェンベンダゾール	● 1 mg/kg，IV[16]	● アメリカナマズ
	● 5 mg/kg，PO，1 回[53]	● アメリカナマズ
	● 6 mg/kg，q24 時，PO[47]	● ニジマス
	● 50 mg/kg，PO，q24時，2 日，14 日後に繰り返す[104]	
	● 0.2 %餌，3 日，14-21 日後に繰り返す[57]	
	● 40 mg/kg，餌，q4 日，2 回[102]	● コイ：Bothriocephalus acheilognathi
	● 1.5 mg/L，12 時間，薬浴[47]	● ニジマス

（続く）

表 2-2　魚類の抗寄生虫薬[a-d]（続き）

薬　剤	用　量	特徴など
フェンベンダゾール（続き）	● 2 mg/L，水槽水，q7 日，3 回[67]	● 非被囊状態の胃腸管線虫類
	● 2.5 mg/g 餌，2-3 日，14 日後に繰り返す[104]	
	● 治療用ブラインシュリンプ，2 日間連続投与し，14 日後に繰り返す[104]	● 100 mL ごとに 400 mg フェンベンダゾールを入れた水に生きたブラインシュリンプを 15-20 分漬ける。魚に与える直前に行う
プラジクアンテル	● 5 mg/kg，PO，q24 時，3 回[102]	
	● 5 mg/kg，PO，餌，q7 日，3 回まで[97]	
	● 5 mg/kg，PO・ICe，14-21 日後に繰り返す[57]	● 条虫，水部寄生する二生類の吸虫。餌に混ぜ与えることもできる
	● 50 mg/kg，PO，単回投与[67]	● 条虫の成虫。強制給餌または餌内に 0.5 ％入れる場合，体重当たり 1 ％/日で与える
	● 2 mg/L，2-4 時間[74]	● メタセルカリア
	● 2-10 mg/L，最大 4 時間の薬浴[104]	● 無気力，運動失調，平衡感覚の喪失
	● 5-10 mg/L，3-6 時間，薬浴，7 日後に繰り返す[57]	● 単生類の吸虫の外部寄生，条虫。積極的に酸素を供給する。海水魚によっては感受性がある。コリドラスナマズに毒性となり得る
	● 5-12 mg/kg，餌，3 日[104]	
ホルマリン	—	● 組み合わせは以下参照
	● すべての用量は 100 ％ホルマリン（＝37 ％ホルムアルデヒド）に基づいている	● 原生動物，吸虫，甲殻類の外部寄生虫。[注意] 発がん性。毒性の強いパラホルムアルデヒドの白色沈殿物がみられる場合は使用しない。魚種によっては感受性が強い。まずは少数の魚に試し，パイピングや血色を観察する。軟水，酸性水，高温で毒性は強まる。酸素欠乏のため，積極的に通気しながら注意する。植物に毒性がある
	● 0.015-0.025 mL/L，水槽水[67]	● *Ichthyophthirius* には 0.025 mL/L 水槽水で 48 時間ごとに 3 回行う。隔日に最大 50 ％の水を換える

表 2-2　魚類の抗寄生虫薬[a-d]（続き）

薬　剤	用　量	特徴など
ホルマリン（続き）	● 0.125-0.25 mL/L, 最大 60 分, 薬浴, 必要に応じて q24 時間, 2-3 日[67]	● 最大量を投与する場合，3 日ごとに治療する
	● 0.4 mL/L, 最大 1 時間, 薬浴, q3 日，3 回まで[95]	● 軟水
	● 0.5 mL/L 最大 1 時間, 薬浴, q3 日，3 回まで[95]	● 硬水
ホルマリン（F）／マラカイトグリーン（M）	● （F）0.025 mL/L＋（M）0.1 mg/L, 水槽水, q48 時, 3 回[67]	● Ichthyophthirius に相乗効果がある。隔日で最大 50 % の水を換える。数種類の混合製品が入手可能である。マラカイトグリーンは食用に使用してはならない
マラカイトグリーン	—	● 組み合わせはホルマリン／マラカイトグリーン参照
	● 0.1 mg/L, 水槽水, q3 日, 3 回[67]	
	● 1 mg/L, 30-60 分間, 薬浴[67]	● pH が高い場合，2 mg/L とする
	● 50-60 mg/L, 10-30 秒間, 薬浴[67]	
	● 100 mg/L, 皮膚病変に局所投与[67]	● 淡水魚：原生動物の外部寄生。3.7 mg/mL の貯蔵液（水 380 mL にマラカイトグリーン 1.4 g）を作製する。［注意］変異原性，催奇形性，魚種（テトラ）や稚魚によっては毒性を示す。高温と低い pH において毒性は強まる。植物に毒性。物体，特にプラスチックを染色する。最終治療後に活性炭を用いて残留薬剤を除去する。食用に使用しない
メチレンブルー	● 1-3 mg/L, 水槽水[67]	● 淡水魚：外部寄生虫。効力は乏しいため推奨されない。硝化細菌に有効である。物体を染色する。植物に毒性がある

（続く）

表 2-2　魚類の抗寄生虫薬[a-d]（続き）

薬　剤	用　量	特徴など
メトロニダゾール	● 25 mg/kg, q24 時, 餌, 5-10 日[67]	● 餌内に 0.25 %（250 mg/100 g の餌）入れる場合, 体重当たり 1 %/日に相当する
	● 50 mg/kg, PO, q24 時, 5 日[36]	
	● 100 mg/kg, q24 時, 餌, 3 日[67]	● 餌内に 1 %（1 g/100 g の餌）入れる場合, 体重当たり 1 %/日に相当する
	● 6.6 mg/L, 水槽水, q24 時, 3 日[67]	● Spironucleus (Hexamita) や他の水部寄生の鞭毛虫。外部寄生の鞭毛虫にもよる。水溶性は低いため, 水または餌に加える前に溶かす。水槽タンクの治療を行う前に水を換える
	● 25 mg/L, 水槽水, q48 時, 3 回[67]	
	● 6.25-18 mg/g, 餌, 5 日[104]	
	● 治療用ブラインシュリンプ, 毎日, 5 回[49]	● 100 mL ごとに 625 mg メトロニダゾールを入れた水に生きたブラインシュリンプを 15-20 分漬ける。与える直前に行う
メベンダゾール	● 20 mg/kg, PO, q7 日, 3 回[97]	● 胃腸管の線虫類。抱卵中の魚には投与しない。胎子毒性, 催奇形性がある
	● 1 mg/L, 24 時間, 薬浴[36, 46]	● 単生類の吸虫
	● 1 mg/L, 72 時間, 薬浴[5]	● ヨーロッパウナギ：エラにおける単生類（Pseudodactylogyrus bini, P.anguillae）
	● 10-50 mg/L, 2-6 時間, 薬浴[90]	● トゲウオ：Glugea anormala
	● 100 mg/L, 10-2 時間, 薬浴[36]	● 単生類の吸虫

表 2-2　魚類の抗寄生虫薬[a-d]（続き）

薬　剤	用　量	特徴など
硫酸銅	—	● 海水魚：原生動物吸虫の外部寄生。銅の含量は市販キットを使用して評価し、必要に応じて調整する。エラ組織に毒性を示す。免疫抑制がみられる。無脊椎動物や植物への毒性が非常に強い。活性炭によって銅を除去する
	● 0.012 および 0.094 mg/L、28 日間の薬浴[31]	● ヨーロッパウナギ
	● 0.02 mg/L 薬浴、65 時間または 72 時間[32, 33]	● ニジマス
	● 0.1-0.2 mg/L[102]	● 硬水では高用量とする
	● 治療効果が得られるまで水槽水の遊離イオンレベルを 0.15-0.2 mg/L に維持する[67]	
	● 水槽水の銅の含量を 0.2 mg/L に維持、14-21 日[104]	● クエン酸硫酸銅。貯蔵液 1 mg/mL（蒸留水 750 mL に 3 g $CuSO_4 \cdot 5H_2O$ と 2 g クエン酸一水和物）を作製する
	● 水槽水の遊離イオン量を 0.25-1 mg/L に維持、24-48 時間、薬浴[36]	
	● 100 mg/L、1-5 分間、薬浴[7]	● 1 mg/mL（蒸留水 250 mL に 1g $CuSO_4 \cdot 5H_2O$）の貯蔵液を用意する
リン酸ジメチル	—	● トリクロルホン参照
ルフェヌロン（Program, Novartis）	● 必要に応じて 0.13 mg/L[80, 105]	● 甲殻類の外部寄生虫の予防
レバミゾール（Levasole, Schering Plough）	● 0.5 mg/kg、ICe[51]	● ニジマス：免疫刺激
	● 10 mg/kg、PO、q7 日、3 回[36]	
	● 11 mg/kg、IM、q7 日、2 回[36]	
	● 1 mg/L、24 時間、薬浴[99]	● ウナギ：浮き袋の線虫類
	● 1-2 mg/L、24 時間、薬浴[36]	● 内部寄生の線虫類、特に幼虫
	● 50 mg/L、2 時間、薬浴[36]	
	● 4 g/kg、餌、q7 日、3 回[36]	● 外部寄生の吸虫

a：食用に使用してはならない
b：毒性を評価する際は群ではなく 1 匹ずつ治療することが望ましい
c：[水槽タンクの治療] 魚が生息する水槽水全体を治療する場合、薬剤が除去されないように活性炭ろ過装置を外す。多くの薬剤は硝化細菌に悪影響を及ぼすため、水質に注意して管理する（特にアンモニアと亜硝酸濃度）。適切に水中内へ酸素を供給し、魚を注意して観察する。水の取り換えとろ過装置の再設置は治療後の残留薬剤を取り除くために行う。薬剤を除去後、炭を廃棄する[59]
d：[薬浴（浸漬治療）] 水槽から魚を取り出し、既知量の水と治療薬を含んだ容器に移す。中毒症状（横泳ぎや呼吸困難）に注意する。常に適切に水中内へ酸素を供給する

表 2-3　魚類の鎮静薬，麻酔薬，鎮痛薬[a-c]

薬　剤	用　量	特徴など
MS-222 (Finquel, Argent)	―	● トリカインメタンスルフォネート参照
アチパメゾール (Antisedan, Pfizer)	● 0.2 mg/kg, IM[25]	● メデトミジンの拮抗薬（α_2遮断薬）
イソフルラン	● 0.5-2 mL/L, 薬浴, または蒸発させ水中に泡立てる[37]	● 麻酔レベルは管理が難しく，過剰投与になり得る。推奨されない
エタノール	● 1-1.5 %, 薬浴[37]	● 麻酔レベルは管理が難しく，過剰投与になり得る。推奨されない
	● ＞3 %, 薬浴[37]	● 安楽死薬。他剤の使用が推奨される
エトミデート	● 1-4 mg/L[102]	● 低用量はシマスズキやその他の関連する魚種に使用するべきである[102]
オイゲノール	―	● 丁子油参照
キナルジン硫酸塩 (Current Research Laboratories)	● 25 mg/L[102]	● アメリカナマズ，サケ科：オオクチバスには使用しない。長時間の外科処置には推奨されない[102]
	● 薬浴導入 50-100 mg/L, 維持 15-60 mg/L[37]	● 麻酔作用。アメリカでは魚類の麻酔薬として販売されていない。貯蔵液：10 g/L，酸性度を緩衝化するために重炭酸ナトリウムを飽和状態まで追加する。貯蔵液は遮光容器に入れる。冷蔵または冷凍によって貯蔵期間は延長する。低酸素血症を予防するため，水に通気する。薬剤は変化しないまま代謝，排泄される。安楽死薬：呼吸停止後＞10分溶液内に入れる
ケタミン	―	● 組み合わせは以下参照
	● 66-88 mg/kg, IM[97]	● 短時間の処置の不動化に用いる。完全な覚醒には1時間以上かかることがある
ケタミン (K) ／メデトミジン (M)	● (K) 1-2 mg/kg＋ (M) 0.05-0.1 mg/kg, IM[37]	● 不動化。アチパメゾール (0.2 mg/kg, IM) はメデトミジンに拮抗する

表 2-3　魚類の鎮静薬，麻酔薬，鎮痛薬[a-c]（続き）

薬剤	用量	特徴など
重炭酸ナトリウム	● 30 g/L，薬浴[67]	● 安楽死薬。CO_2 を産生する。他剤が入手できないときに使用する。呼吸停止後＞10分，水中に入れておく。一般的に推奨されない。AVMA*に承認された安楽死方法ではない
重炭酸ナトリウム錠（Alka-Seltzer, Bayer）	● 2-4 錠/L，薬浴[28]	● 安楽死薬。CO_2 を産生する。他の薬剤が入手できないときに使用する。呼吸停止後＞10分，水中に入れておく。一般的に推奨されない。AVMA*に承認された安楽死の方法ではない
丁子油（オイゲノール）	● 17-25 mg/L[102]	● Aqui-S はオイゲノールとポリソルベート 80（溶解度をよくするため）の混合化合物である。低用量（6 mg/L）は全身麻酔薬なしで鎮静作用をもたらす[102]
	● 40-120 mg/L，薬浴[57]	● 貯蔵液：丁子油を 95％エタノールで 10 倍希釈し（オイゲノールは水に溶けにくい），オイゲノール 100 mg/mL にする。多くの薬局で購入できる市販の製品にはオイゲノール 1 g が丁子油 1 mL に含まれている。覚醒は延長することがある。用量の最低量から使用する。小型の魚は 25-50 mg/L ですぐに麻酔がかかる
デクスメデトミジン	—	● メデトミジン参照

（続く）

表 2-3　魚類の鎮静薬，麻酔薬，鎮痛薬[a-c]（続き）

薬　剤	用　量	特徴など
トリカインメタンスルフォネート（MS-222, Finquel, Argent）	● 15-50 mg/L，水[37] ● 薬浴導入 50-100 mg/L，維持 50-60 mg/L[96]	● 鎮静作用 ● 麻酔作用貯蔵液：10 g/L，酸性度を緩衝化するために重炭酸ナトリウムを飽和状態まで追加する（緩衝化されていない溶液では外部寄生虫が魚を離れてしまう）[7]。貯蔵液は遮光容器に入れる。冷蔵または冷凍によって貯蔵期間は延長する。油膜が張った貯蔵液は廃棄する。低酸素症を予防するため，水に通気する。稚魚，軟水，温水での安全域は狭い。安楽死薬：呼吸停止後＞20分，溶液内に入れる
	● 薬浴導入 100-200 mg/L，維持 50-100 mg/L[37] ● 1 g/L，噴霧[67]	● 大型魚：麻酔作用。エアロゾルポンプスプレーを使用してエラに噴霧する
二酸化炭素	—	● 安楽死薬：呼吸が止まるまで水中にガスを泡立てる＞10分。他剤の使用が推奨される[67]
フェノキシエタノール	● 0.1-0.5 mL/L[102] ● 0.6 mL/L[102]	● コイ：外科手術
ブトルファノール	● 0.05-0.1 mg/kg，IM[97] ● 0.4 mg/kg，IM[38, 40]	● 術後鎮痛作用 ● コイ：術後鎮痛作用
プロポフォール	● 3.5-7.5 mg/kg，IV[25]	● メキシコ湾チョウザメ
ベンゾカイン	—	● アメリカでは魚類の麻酔薬として販売されていないが，薬品会社で入手できる。哺乳類用の局所麻酔薬を使用してはならない。貯蔵液はエタノールで作製する（ベンゾカインの水溶性は低い）。室温で遮光保存する
	● 15-40 mg/L，薬浴[67] ● 50-500 mg/L，薬浴[67] ● 70 mg/L を 5 分，その後，35 mg/L を 30 分[78]	● 輸送中の鎮静作用 ● 麻酔作用 ● アメリカナマズ

表 2-3　魚類の鎮静薬，麻酔薬，鎮痛薬[a-c]（続き）

薬　剤	用　量	特徴など
ベンゾカイン（続き）	● 1 g/L，噴霧[67]	● 大型魚：麻酔作用。エアロゾルポンプスプレーを使用しエラに噴霧する
ペントバルビタール	● 60 mg/kg，ICe[67]	● 安楽死薬
メデトミジン	● 0.03-0.07 mg/kg，IV[25]	● 組み合わせはケタミン／メデトミジン参照。アメリカメでトミジンは市販されていないが調剤薬局で入手できる
メトミデート（Marinil, Wildlife Pharmaceuticals）	—	● 現在アメリカでは入手できない。貯蔵液：10 g/L。遮光容器で貯蔵する。一時的に暗色に変色する魚もいる。グーラミは感受性となり得る。水が pH＜5 の場合はシクリッドに禁忌である
	● 0.06-0.2 mg/L，水[96]	● 輸送中の鎮静作用
	● 0.5-1 mg/L，水[37]	● 弱い鎮静作用
	● 薬浴導入 1-10 mg/L，維持 0.1-1 mg/L[96]	● 淡水魚：麻酔作用
	● 2.5-5 mg/L，水[37]	● 強い鎮静作用
	● 薬浴導入 2.5-5 mg/L，維持 0.2-0.3 mg/L[96]	● 海水魚：麻酔作用
	● 3 mg/kg，IV[35]	● アトランティックハリバ，ターボット（PD）
	● 5-10 mg/L，薬浴[37]	● 麻酔作用。魚種によっては 10-30 mg/L の薬浴を必要とする
	● 7 mg/kg，PO[35] ● 9 mg/L，薬浴，5 分[35]	● ターボット（PD） ● アトランティックハリバ，ターボット（PD）
リドカイン	—	● 局所麻酔薬。小型の魚には注意して使用する。総量 1-2 mg/kg を超えてはならない[38]

a：食用に使用してはならない
b：毒性を評価する際は群ではなく 1 匹ずつを治療することが望ましい
c：麻酔処置中は水に空気を入れる。溶解酸素濃度は 6-10 mg/L に維持するべきである
＊ AVMA：アメリカ獣医師会

表 2-4　魚類の各種薬剤[a-c]

薬　剤	用　量	特徴など
LRH-A	● 2 μg/kg，IM，6時間後に 8 μg/kg[97]	● 合成黄体形成放出ホルモン類似体。卵の放出を刺激するホルモン。卵を成熟させない。卵が成熟していない限り投与してはならない。LRH-A 単独投与で反応しない魚種は LRH-A の初回注射時にハロペリドールまたはレセルピンを投与する
アドレナリン（1：1,000）	● 0.2-0.5 mL，IM・IV・ICe，心内投与[95]	● 心停止
アトロピン	● 0.1 mg/kg，IM・IV・ICe[95]	● 有機リン酸，塩素化炭化水素毒性
塩素／塩素中和剤	● 指示に従う	● チオ硫酸ナトリウム参照
過酸化水素（3％）	● 0.25 mL/L，水[67]	● 環境中の急激な酸素の低下。酸素参照
活性炭	● 75 g/40L，水槽水[67]	● 水中の薬剤やその他の有機物を除去する。水のろ過作用のために使用することが多い。2週間後に廃棄する。75 g ≒ 250 cc 乾物量
グルカン（Macrogard, Mackzymal）	● 2-10 mg/kg，ICe[81, 102] ● 2 g/kg，餌，7日[93]	● 多糖類。免疫刺激薬 ● ニジマスで陽性と検査されている
コイ脳下垂体エキス	● 0.75 mg/kg，IM[102] ● 1-1.5 mg/kg，IM[102] ● 1.5 mg/kg，IM[102] ● 2.5-3 mg/kg，IM[102] ● 5 mg/kg，IM，6時間後に繰り返す[97]	● メス魚（＜2 kg） ● オス魚 ● メス魚（2-5 kg） ● メス魚（＞5 kg） ● ヒト絨毛性性腺刺激ホルモン（20 U/kg）と併用する。卵の放出を刺激するホルモン（2回の投与で行うことができる。24時間空ける。初回投与量が全投与量のうち 10％以上を超えないようにする）。卵を成熟させない。卵が成熟していない限り投与してはならない

表 2-4　魚類の各種薬剤[a-c]（続き）

薬　剤	用　量	特徴など
酸素（100％）	●プラスチック袋に1/3の水と酸素を入れる[57]	●輸送による環境中の急激な酸素の低下。袋は輪ゴムでしっかりと結ぶ。正常な泳ぎと呼吸が認められるまで袋内に入れておく
塩（塩化ナトリウム）	●1-3 g/L，水槽水[56]	●淡水魚：ストレス誘発性の死亡を防ぐ。海水または人工的海塩が推奨される。ヨウ素無添加の食卓塩，岩塩を使用する。天日塩に含まれる凝固阻止剤によっては毒性が強いものもある。魚種による感受性はバラツキがある（ナマズによっては感受性）。植物に毒性となり得る
	●3-5 g/L，水槽水[67] ●塩素を加えて最低でもCl：NO_2 イオンを6：1（w/w）の割合にする[67]	●亜硝酸塩毒性への治療。必要な Cl^- (mg/L) ＝ [6, (水中の NO_2^-)] − (水中 Cl^-)。食卓岩塩＝60％，Cl，人工海塩＝55％，Cl
硝化細菌	●市販製品は指示に従う	●アンモニア，亜硝酸塩，硝酸塩を分解するために生物ろ過器として働く。数多くの市販製品がある。製品を極端な温度にさらさない。使用期限内に使いきる
	●健康な魚が生息する，硝化細菌を入れた水槽から取った物質（フロスや砂利など）を新しい水槽に入れる[67]	●この方法による疾患の伝染について，リスクを評価するべきである
ゼオライト （クリノプチライト） (Ammonex, Argent)	●指示に従う ●20 g/L，水槽水[67]	●イオン交換樹脂であり，アンモニアをナトリウムイオンに変換させる。クリノプチライトはゼオライトの活性体である。アンモニアを減らしたり，アンモニア中毒を予防するために使用する

（続く）

表 2-4　魚類の各種薬剤[a-c]（続き）

薬　剤	用　量	特徴など
チオ硫酸ナトリウム	●塩素／塩素中和剤の指示に従う	●数多くの塩素／塩素中和剤の活性成分。塩素／塩素中和剤は，都市水道水の一般的な添加物であり，魚類に有毒である。塩素中和剤の分解によるアンモニアの放出は，生物ろ過器の機能（硝化細菌参照）または化学的作用（ゼオライト）によって除去する
	●10 mg/L，水槽水[57]	
	●100 mg/L，水槽水[95]	●塩素曝露
	●10 g を 1,000 L の水で塩素を中和する（最大 2 mg/L）[57]	
デキサメタゾン	●1-2 mg/kg，IM・ICe[97]	●ショック，トラウマ，慢性的ストレス症候群の補助治療に使用する
	●2 mg/kg，IV・ICe，q12 時[57]	●塩素毒性。予後が改善することがある
ドキサプラム	●5 mg/kg，IV・ICe[95]	●呼吸低下
ハロペリドール	●0.5 mg/kg，IM[97]	●ドパミン遮断薬。卵の放出を刺激するために LRH-A と併用する
ヒト絨毛性性腺刺激ホルモン（hCG）	●20 U/kg，IM，6 時間後に繰り返す[97]	●コイ下垂体エキスと併用した場合は 5 mg/kg
	●30 U/kg，IM，6 時間後に繰り返す[97]	●卵の放出を刺激するホルモン。卵を成熟させない。卵が成熟していない限り投与してはならない
	●800-1,000 U/kg，IM，q8 時[107]	●コイ
ヒドロコルチゾン	●1-4 mg/kg，IM・ICe[97]	●ショック，トラウマ，慢性的ストレス症候群の補助治療に使用する
フロセミド	●2-5 mg/kg，IM，q12-72 時[57]	●利尿薬。腹水，全身性浮腫。魚類はヘンレループを欠くため，有用性は疑わしい
ベカプレルミン（Regranex, Systagenix）	●3 分間，薄く局所に塗布[24]	●クロハギ：治療前に頭部および側線びらん（HLLE）のデブリドマンが推奨される。複数回の治療は必要ではないが，HLLE が生じにくい状態で魚を生息地に戻すべきである

表 2-4　魚類の各種薬剤[a-c]（続き）

薬　剤	用　量	特徴など
メチルテストステロン	● 30 mg/kg, PO, q24 時, 2 日または 4 日[78]	● ニジマス（PD）
レセルピン	● 50 mg/kg, IM[97]	● ドパミン遮断薬。卵の放出を刺激するために LRH-A と併用する

a：食用に使用してはならない
b：毒性を評価する際は群ではなく1匹ずつ治療することが望ましい
c：[薬浴] 水槽から魚を取り出し，既知量の水と治療薬を含んだ容器に移す。中毒症状（横泳ぎや呼吸困難）に注意する。常に適切に水中内へ酸素を供給する

表2-5 魚類の血液検査値および血清生化学検査値[a]

測定項目	キンギョ (*Carassius auratus*)[3, 29]	コイ (*Cyprinus carpio*)[29, 70, 103]
血液学		
RBC ($10^6/\mu L$)	1.5±0.1	1.61-1.91
PCV (%)	26±1	35 (24-43)
Hgb (g/dL)	9.1±0.4	6.32-7.55
MCV (fL)	—	166.3-190
MCH (pg)	—	37.7-42.7
MCHC (g/dL)	—	20.4-22.9
WBC ($10^3/\mu L$)	—	19.8-28.1
好異球 (%)	29±3	7.96-13.89
リンパ球 (%)	70±5	74.5-83.7
単球 (%)	1±0.1	2.3-3.4
アズール顆粒球 (%)	—	—
好酸球 (%)	—	—
好塩基球 (%)	—	3.5-5.6
生化学		
総タンパク質 (g/dL)	—	3.4 (2.7-4.3)
アルブミン (g/dL)	—	2 (1.4-2.7)
グロブリン (g/dL)	—	0.9 (0.6-1.1)
A／G (比)	—	1.1 (0.8-1.6)
AST (U/L)	908 (806-1,010)	121 (40-381)
ALT (U/L)	106 (97-115)	31 (9-98)
ALP (U/L)	—	12 (4-56)
GGT (U/L)	—	1 (0-6)
コレステロール (mg/dL)	—	149 (94-282)
総ビリルビン (mg/dL)	—	0.5 (0.2-2)
胆汁酸 ($\mu mol/L$)	—	1 (0-6)
LDH (U/L)	—	359 (41-1,675)
グルコース (mg/dL)	73 (64-82)	37 (22-65)
BUN (mg/dL)	28	2 (0.2-5)

表 2-5　魚類の血液検査値および血清生化学検査値[a]（続き）

測定項目	キンギョ (*Carassius auratus*)[3, 29]	コイ (*Cyprinus carpio*)[29, 70, 103]
クレアチニン (mg/dL)	—	—
クレアチンキナーゼ (U/L)	—	4,123 (80-9,014)
尿酸 (mg/dL)	—	0.1 (0-0.5)
アニオンギャップ	—	17 (14-23)
Na (mEq/L)	—	133 (110-143)
Cl (mEq/dL)	—	114 (108-119)
K (mEq/L)	—	1.4 (0-2.9)
Mg (mEq/L)	—	6.1 (3.5-7.7)
P (mg/dL)	—	—
Ca (mg/dL)	—	8.7 (7.8-11.4)
重炭酸 (mmoL/L)	—	6 (3-8)
浸透圧 (mOsm/kg)	—	—

（続く）

表 2-5　魚類の血液検査値および血清生化学検査値[a]（続き）

測定項目	ストライプドバス (*Morone saxatilis*)[41, 68]	パルメットバス (*Morone saxatilis* x *M. chrysops*)[68]
血液学		
RBC ($10^6/\mu L$)	—	—
PCV (%)	42 (34-28)	—
Hgb (g/dL)	—	—
MCV (fL)	—	—
MCH (pg)	—	—
MCHC (g/dL)	—	—
WBC ($10^3/\mu L$)	—	—
好異球 (%)	—	—
リンパ球 (%)	—	—
単球 (%)	—	—
アズール顆粒球 (%)	—	—
好酸球 (%)	—	—
好塩基球 (%)	—	—
生化学		
総タンパク質 (g/dL)	3.8±0.1	4.6±0.1
アルブミン (g/dL)	1.1±0	1.3±0
グロブリン (g/dL)	—	—
A／G (比)	0.4±0	0.4±0
AST (U/L)	23±6	45±1
ALT (U/L)	—	—
ALP (U/L)	—	—
LDH (U/L)	221±92	164±54
コレステロール (mg/dL)	—	—
グルコース (mg/dL)	100±28	118±10
BUN (mg/dL)	—	—
尿素窒素 (mg/dL)	—	—
クレアチニン (mg/dL)	0.5±0	0.3±0
クレアチンキナーゼ (U/L)	—	—

表 2–5　魚類の血液検査値および血清生化学検査値[a]（続き）

測定項目	ストライプドバス (*Morone saxatilis*)[41, 68]	パルメットバス (*Morone saxatilis* x *M. chrysops*)[68]
尿酸 (mg/dL)	—	—
アニオンギャップ	29±5	24±1
Na (mEq/L)	181±1	174±2
Cl (mEq/dL)	143±2	144±2
K (mEq/L)	3.9±0.1	3.3±0.2
Mg (mEq/L)	—	—
P (mg/dL)	10±0.3	9.8±0.2
Ca (mg/dL)	10.6±0.1	11.1±0.2
重炭酸 (mmoL/L)	—	—
浸透圧 (mOsm/kg)	348±2	356±2
総 CO_2 (mmoL/L)	9.5±1	10.7±0.9

（続く）

表 2–5　魚類の血液検査値および血清生化学検査値[a]（続き）

測定項目	レッドパクー (*Piaractus brachypomum*)[83, 100]	アメリカアカエイ (*Dasyatis americana*)[6]
血液学		
RBC（10^6/μL）	1.7 (1.2-2.9)	—
PCV（%）	26 (22-32)	22 (15-25)
Hgb（g/dL）	—	—
MCV（fL）	—	—
MCH（pg）	—	—
MCHC（g/dL）	—	—
WBC（10^3/μL）	33.5 (13.6-52.3)	22.1-42.2
好異球（%）	5.2 (0.3-36.7)	—
リンパ球（%）	84 (53-96)	—
単球（%）	4 (0.8-11.2)	—
アズール顆粒球（%）	—	—
好酸球（%）	0.3 (0.3-0.7)	—
好塩基球（%）	—	—
生化学		
総タンパク質（g/dL）	—	—
アルブミン（g/dL）	0.9 (0.5-1)	—
グロブリン（g/dL）	—	—
A／G（比）	—	—
AST（U/L）	49 (0-125)	14.5 (3.6-61.2)
ALT（U/L）	—	—
ALP（U/L）	—	—
LDH（U/L）	238 (65-692)	—
乳酸塩（mmol/L）	—	3.1 (＜2-6.2)
コレステロール（mg/dL）	—	—
グルコース（mg/dL）	—	30.5 (16.9-42.4)
BUN（mg/dL）	—	1,243 (1,185-1,293)
クレアチニン（mg/dL）	0.3 (0.2-0.4)	0.3 (0.2-0.4)
クレアチンキナーゼ（U/L）	—	80.5 (11.7-296.5)

表 2–5 魚類の血液検査値および血清生化学検査値[a]（続き）

測定項目	レッドパクー (*Piaractus brachypomum*)[83, 100]	アメリカアカエイ (*Dasyatis americana*)[6]
尿酸 (mg/dL)	—	—
アニオンギャップ	6.9 (1.2-12.5)	—
Na (mEq/L)	150 (146-159)	315 (301-362)
Cl (mEq/dL)	139 (146-159)	342 (301-362)
K (mEq/L)	3.9 (2.7-5)	5 (3.2-6.4)
Mg (mEq/L)	—	—
P (mg/dL)	7.3 (4.1-8.9)	4.7 (3-6.4)
Ca (mg/dL)	10.8 (9.5-12.5)	16.5 (12.06-19.3)
重炭酸 (mmoL/L)	—	—
浸透圧 (mOsm/kg)	—	1,065 (1,007-1,144)
総 CO_2 (mmoL/L)	7.5 (6-10)	—

（続く）

表 2-5　魚類の血液検査値および血清生化学検査値[a]（続き）

測定項目	シュモクザメ (*Sphyrna tiburo*)[39]	メジロザメ (*Carcharhinus plumbeus*)[2]
血液学		
RBC (10^6/μL)	—	—
PCV (%)	24 (17-28)	17.5-23
Hgb (g/dL)	—	7.6-10.1
MCV (fL)	—	—
MCH (pg)	—	—
MCHC (g/dL)	—	—
WBC (10^3/μL)	—	—
好異球 (%)	—	40-58（総顆粒球数）
リンパ球 (%)	—	40-55
単球 (%)	—	2-6
アズール顆粒球 (%)	—	—
好酸球 (%)	—	—
好塩基球 (%)	—	—
生化学		
総タンパク質 (g/dL)	2.9 (2.2-4.3)	—
アルブミン (g/dL)	0.4 (0.3-0.5)	—
グロブリン (g/dL)	2.6 (1.9-3.8)	—
A／G (比)	0.1 (0.1-0.2)	—
ALT (U/L)	—	—
AST (U/L)	42 (15-132)	—
ALP (U/L)	—	—
コレステロール (mg/dL)	—	—
LDH (U/L)	＜5 (＜5-11)	—
乳酸塩 (mmol/L)	—	—
グルコース (mg/dL)	184 (155-218)	—
BUN (mg/dL)	2,812 (2,644-2,992)	—
クレアチニン (mg/dL)	—	—
クレアチンキナーゼ (U/L)	82 (18-725)	—

表 2-5　魚類の血液検査値および血清生化学検査値[a]（続き）

測定項目	シュモクザメ (*Sphyrna tiburo*)[39]	メジロザメ (*Carcharhinus plumbeus*)[2]
尿酸 (mg/dL)	—	—
アニオンギャップ	-5.8 (-15.7-7.5)	—
Na (mEq/L)	282 (273-292)	—
Cl (mEq/dL)	290 (277-304)	—
K (mEq/L)	7.3 (5.7-9.2)	—
Mg (mEq/L)	—	—
P (mg/dL)	8.8 (5.9-12.7)	—
Ca (mg/dL)	16.8 (15.8-18.2)	—
重炭酸 (mmoL/L)	3 (0-5)	—
浸透圧 (mOsm/kg)	1,094 (1,056-1,139)	—
総 CO_2 (mmoL/L)	—	—

a：記載された数値は平均値であるがレッドパクーの血液検査とサメのデータは中央値である。大規模なサンプル数に基づいたデータではない場合もある。これらの数値はあくまでも参考値である。魚の年齢、時期、水温は正常なデータに影響を与えることがある

参考文献

1. Ang CY, Liu FF, Lay JO Jr, et al. Liquid chromatographic analysis of incurred amoxicillin residues in catfish muscle following oral administration of the drug. *J Agric Food Chem* 2000;48:1673-1677.
2. Arnold J. Hematology of the sandbar shark *(Carcharhinus plumbeus)*. *Vet Clin Path* 2005;34:115-123.
3. Brenden RA, Huizinga HW. Pathophysiology of experimental *Aeromonas hydrophila* infection in goldfish, *Carassius auratus*. *J Fish Dis* 1986;9:163-167.
4. Brown AG, Grant AN. Use of ampicillin by injection in Atlantic salmon broodstock. *Vet Rec* 1992;131:237.
5. Buchmann K, Bjerregaard J. Mebendazole treatment of psuedodactylogyrosis in an intensive eel-culture system. *Aquaculture* 1990;86:139-153.
6. Cain DK, Harms CA, Segars A. Plasma biochemistry reference values of wild-caught southern stingrays *(Dasyatis americana)*. *J Zoo Wildl Med* 2004;35:471-476.
7. Callahan HA, Noga EJ. Tricaine dramatically reduces the ability to diagnose protozoan ectoparasite *(Ichthyobodo necator)* infections. *J Fish Dis* 2002;25:433-437.
8. Chen CY, Getchel RG, Wooster GA, et al. Oxytetracycline residues in four species of fish after 10-day oral dosing in feed. *J Aquat Anim Health* 2004;16:208-219.
9. Colorni A, Paperna I. Evaluation of nitrofurazone baths in the treatment of bacterial infections of *Sparus aurata* and *Oreochromis massambicus*. *Aquaculture* 1983;25:181-186.
10. Coyne R, Bergh O, Smith P, et al. A question of temperature related differences in plasma oxolinic acid concentrations achieved in rainbow trout *(Oncorhynchus mykiss)* under laboratory conditions following multiple oral dosing. *Aquaculture* 2004;245:13-17.
11. Coyne R, Samuelsen O, Kongshaug H, et al. A comparison of oxolinic acid concentrations in farmed and laboratory held rainbow trout *(Oncorhynchus mykiss)* following oral therapy. *Aquaculture* 2004;239:1-13.
12. Cravedi JP, Boudry G, Baradat M, et al. Metabolic fate of 2,4-dichloroaniline, prochloraz and nonylphenol diethoxylate in rainbow trout: a comparative in vivo/in vitro approach. *Aquat Toxicol* 2001;53:159-172.
13. Cravedi JP, Heuillet G, Peleran JC, et al. Disposition and metabolism of chloramphenicol in trout. *Xenobiotica* 1985;15:115-121.
14. Creeper JH, Buller NB. An outbreak of *Streptococcus iniae* in barramundi *(Lates calcarifera)* in freshwater cage culture. *Aust Vet J* 2006;84:408-411.
15. Cross DG, Hursey PA. Chloramine-T for the control of *Icthyophthirius multifiliis* (Fouquet). *J Fish Dis* 1973;10:789-798.
16. Davis LE, Davis CA, Koritz GD, et al. Comparative studies of pharmacokinetics of fenbendazole in food-producing animals. *Vet Hum Toxicol* 1988;30(Suppl 1):9-11.
17. della Rocca G, Di Salvo A, Malvisi J, et al. The disposition of enrofloxacin in seabream *(Sparus aurata* L.) after single intravenous injection or from medicated feed administration. *Aquaculture* 2004;232:53-62.
18. della Rocca G, Zaghini A, Zanoni R, et al. Seabream *(Sparus aurata* L.): disposition of amoxicillin after single intravenous or oral administration and multiple dose depletion studies. *Aquaculture* 2004;232:1-10.
19. Ding F, Cao J, Ma L, et al. Pharmacokinetics and tissue residues of difloxacin in crucian carp *(Carassius auratus)* after oral administration. *Aquaculture* 2006;256:121-128.
20. Doi A, Stoskopf MK, Lewbart GA. Pharmacokinetics of oxytetracycline in the red pacu *(Colossoma brachypomum)* following different routes of administration. *J Vet Pharmacol Therap* 1998;21:364-368.
21. Elston RA, Drum AS, Schweitzer MG, et al. Comparative update of orally administered difloxacin in Atlantic salmon in freshwater and seawater. *J Aquat Anim Health* 1994;6:341-348.
22. Fairgrieve WT, Masada CL, McAuley WC, et al. Accumulation and clearance of orally administered erythromycin and its derivative, azithromycin, in juvenile fall Chinook salmon *Oncorhynchus tshawytscha*. *Dis Aquat Organ* 2005;64:99-106.

23. Fairgrieve WT, Masada CL, Peterson ME, et al. Concentrations of erythromycin and azithromycin in mature Chinook salmon *Oncorhynchus tshawytscha* after intraperitoneal injection, and in their progeny. *Dis Aquat Organ* 2006;68:227-234.
24. Fleming GJ, Corwin A, McCoy AJ, et al. Treatment factors influencing the use of recombinant platelet-derived growth factor (Regranex®) for head and lateral line erosion syndrome in ocean surgeonfish *(Acanthurus bahianus)*. *J Zoo Wildl Med* 2008;39:155-160.
25. Fleming GJ, Heard DJ, Francis-Floyd R, et al. Evaluation of propofol and medetomidine-ketamine for short-term immobilization of Gulf of Mexico sturgeon *(Acipenser oxyrinchus De Soti)*. *J Zoo Wildl Med* 2003;34:153-158.
26. Gilmartin WG, Camp BJ, Lewis DH. Bath treatment of channel catfish with three broad-spectrum antibiotics. *J Wildl Dis* 1976;12:555-559.
27. Gingerich WH, Meinertrz JR, Dawson VK, et al. Distribution and elimination of [14C] sarafloxacin hydrochloride from tissues of juvenile channel catfish *(Ictalurus punctatus)*. *Aquaculture* 1995;131:23-36.
28. Gratzek JB, Shotts EB, Dawe DL. Infectious diseases and parasites of freshwater ornamental fish. In: Gratzek JB, Matthews FR, eds. *Aquariology: The Science of Fish Health Management*. Morris Plains, NJ: Tetra Press; 1992:227-274.
29. Groff JM, Zinkl JG. Hematology and clinical chemistry of cyprinid fish. *Vet Clin North Am Exotic Anim Pract* 1999;2:741-776.
30. Grondel JL, Nouws JFM, De Jong M, et al. Pharmacokinetics and tissue distribution of oxytetracycline in carp, *Cyprinus carpio* L., following different routes of administration. *J Fish Dis* 1987;10:153-163.
31. Grosell MH, Hansen HJM, Rosenkilde P. Cu update, metabolism and elimination in fed and starved European eels *(Anguilla anguilla)* during adaptation to water-borne Cu exposure. *Comp Biochem Physiol C* 1998;120:295-305.
32. Grosell MH, Hogstrand C, Wood CM. Cu update and turnover in both Cu-acclimated and non-acclimated rainbow trout *(Oncorhynchus mykiss)*. *Aquat Toxiciol* 1997;38:257-276.
33. Grosell MH, Hogstrand C, Wood CM. Renal Cu and Na excretion and hepatic Cu metabolism in both Cu acclimated and non acclimated rainbow trout *(Oncorhynchus mykiss)*. *Aquat Toxicol* 1998;40:275-291.
34. Hansen MK, Horsberg TE. Single-dose pharmacokinetics of flumequine in cod *(Gadus morhua)* and goldsinny wrasse *(Ctenolabrus rupestris)*. *J Vet Pharmacol Ther* 2000;23:163-168.
35. Hansen MK, Nymoen U, Horsberg TE. Pharmacokinetic and pharmacodynamic properties of metomidate in turbot *(Scophthalmus maximus)* and halibut *(Hippoglossus hippoglossus)*. *J Vet Pharmacol Ther* 2003;26:95-103.
36. Harms CA. Treatments for parasitic diseases of aquarium and ornamental fish. *Semin Avian Exotic Pet Med* 1996;5:54-63.
37. Harms CA. Anesthesia in fish. In: Fowler ME, Miller RE, eds. *Zoo and Wild Animal Medicine: Current Therapy 4*. Philadelphia: WB Saunders Co; 1999:158-163.
38. Harms CA, Lewbart GA. Surgery in fish. *Vet Clin North Am Exotic Anim Pract* 2000;3:759-774.
39. Harms CA, Ross T, Segars A. Plasma biochemistry reference values of wild bonnethead sharks, *Sphyrna tiburo*. *Vet Clin Pathol* 2002;31:111-115.
40. Harms CA, Lewbart GA, Swanson CR, et al. Behavioral and clinical pathology changes in koi carp *(Cyprinus carpio)* subjected to anesthesia and surgery with and without intra-operative analgesics. *Comp Med* 2005;55:221-226.
41. Harms CA, Sullivan CV, Hodson RG, et al. Clinical pathology and histopathology characteristics of net-stressed striped bass with "red tail." *J Aquat Anim Health* 1996;8:82-86.
42. Heaton LH, Post G. Tissue residues and oral safety of furazolidone in four species of trout. *Prog Fish-Cult* 1968;30:208-215.
43. Hubert TD, Bernardy JA, Vue C, et al. Residues of the lampricides 3-trifluoromethyl-4-nitrophenol and niclosamide in muscle tissue of rainbow trout. *J Agric Food Chem* 2005;53:5342-5346.
44. Inglis V, Richards RH, Varma KJ, et al. Florfenicol in Atlantic salmon, *Salmo salar* L., parr: tolerance and assessment of efficacy against furunculosis. *J Fish Dis* 1991;14:343-351.

45. Intorre L, Castells G, Cristofol C, et al. Residue depletion of thiamphenicol in the sea-bass. *J Vet Pharmacol Ther* 2002;25:59-63.
46. Iosifidou EG, Haagsma N, Olling M, et al. Residue study of mebendazole and its metabolites hydroxymebendazole and amino-mebendazole in eel *(Anguilla anguilla)* after bath treatment. *Drug Metab Dispos* 1997;25:317-320.
47. Iosifidou EG, Haagsma N, Tanck MWT, et al. Depletion study of fenbendazole in rainbow trout *(Oncorhynchus mykiss)* after oral and bath treatment. *Aquaculture* 1997;154:191-199.
48. Jarboe H, Toth BR, Shoemaker KE, et al. Pharmacokinetics, bioavailability, plasma protein binding and disposition of nalidixic acid in rainbow trout *(Oncorhynchus mykiss)*. *Xenobiotica* 1993;23:961-972.
49. Johnson EL. *Koi Health and Disease*. Athens: Reade Printers; 2006.
50. Jones J, Kinnel M, Christenson R, et al. Gentamicin concentrations in toadfish and goldfish serum. *J Aquat Anim Health* 1997;9:211-215.
51. Kajita Y, Sakai M, Atsuta S, et al. The immunomodulatory effects of levamisole on rainbow trout, *Oncorhynchus mykiss*. *Fish Pathol* 1990;25:93-98.
52. Kim MS, Lim JH, Park BK, et al. Pharmacokinetics of enrofloxacin in Korean catfish *(Silurus asotus)*. *J Vet Pharmacol Ther* 2006;29:397-402.
53. Kitzman JV, Holley JH, Huber WG, et al. Pharmacokinetics and metabolism of fenbendazole in channel catfish. *Vet Res Com* 1990;14:217-226.
54. Kozlowski F. Chloromycetin leves in the blood and some tissues of carps in the prophylactic treatment of dropsy. *Bull Vet Instit Pulway* 1964;8:188-195.
55. Law FCP. Total metabolic depletion and residue profile of selected drugs in trout: furazolidone. *Final FDA Report* (Contract 223-90-7016);1994.
56. Lewbart GA. Emergency pet fish medicine. In: Bonagura JD, ed. *Kirk's Current Veterinary Therapy XII: Small Animal Practice*. Philadelphia: WB Saunders Co; 1995:1369-1374.
57. Lewbart GA. Emergency and critical care of fish. *Vet Clin North Am Exotic Anim Pract* 1998;1:233-249.
58. Lewbart GA. Koi medicine and management. *Suppl Comp Contin Educ Pract Vet* 1998; 20:5-12.
59. Lewbart GA. Fish supplement. In: Johnson-Delaney C, ed. *Exotic Companion Medicine Handbook*. West Palm Beach, FL: Zoological Medicine Network; 2006:1-58.
60. Lewbart GA, Papich MG, Whitt-Smith D. Pharmacokinetics of florfenicol in the red pacu *(Piaractus brachypomus)* after single dose intramuscular administration. *J Vet Pharmacol Ther* 2005;28:317-319.
61. Lewbart GA, Butkus DA, Papich M, et al. A simple catheterization method for systemic administration of drugs to fish. *J Am Vet Med Assoc* 2005;226:784-788.
62. Lewbart GA, Vaden S, Deen J, et al. Pharmacokinetics of enrofloxacin in the red pacu *(Colossoma brachypomum)* after intramuscular, oral and bath administration. *J Vet Pharmacol Ther* 1997;20:124-128.
63. Lewis DH, Wenxing W, Ayers A, et al. Preliminary studies on the use of chloroquine as a systemic chemotherapeutic agent for amyloodinosis in red drum *(Sciaenops ocellatus)*. *Marine Sci Suppl* 1988;30:183-189.
64. Meinertz JR, Stehly GR, Greseth SL, et al. Depletion of the chloramine-T marker residue, *para*-toluenesulfonamide, from skin-on fillet tissue of hybrid striped bass, rainbow trout, and yellow perch. *Aquaculture* 2004;232:1-10.
65. Moffitt CM. Survival of juvenile Chinook salmon challenged with *Renibacterium salmoninarum* and administered oral doses of erythromycin thiocyanate for different durations. *J Aquat Anim Health* 1992;4:119-125.
66. Nafstad I, Ingebrigsten K, Langseth W, et al. Benzimidazoles for antiparasite therapy in salmon. *Acta Vet Scand Suppl* 1991;87:302-304.
67. Noga EJ. *Fish Disease: Diagnosis and Treatment*. 2nd ed. Ames: Wiley-Blackwell; 2010.
68. Noga EJ, Wang C, Grindem CB, et al. Comparative clinicopathological responses of striped bass and palmetto bass to acute stress. *Trans Am Fish Soc* 1999;128:680-686.

69. Nouws JFM, Grondel JL, Schutte AR, et al. Pharmacokinetics of ciprofloxacin in carp, African catfish and rainbow trout. *Vet Quart* 1988;10:211-216.
70. Palmeiro BS, Rosenthal KL, Lewbart GA, et al. Plasma biochemical reference intervals for koi. *J Am Vet Med Assoc* 2007;230:708-712.
71. Plakas SM, DePaola A, Moxey MB. *Bacillus stearothermophilis* disk assay for determining ampicillin residues in fish muscle. *J Assoc Off Anal Chem Internat* 1991;74:910-912.
72. Plakas SM, El Said KR, Stehly GR. Furazolidone disposition after intravascular and oral dosing in the channel catfish. *Xenobiotica* 1994;24:1095-1105.
73. Plakas SM, El Said KR, Bencsath FA, et al. Pharmacokinetics, tissue distribution and metabolism of acriflavine and proflavine in the channel catfish *(Ictalurus punctatus)*. *Xenobiotica* 1998;28:605-616.
74. Plumb JA, Rogers WA. Effect of Droncit (praziquantel) on yellow grubs *Clinostomum marginatum* and eye flukes *Diplostomum spathaceum* in channel catfish. *J Aquat Anim Health* 1990;2:204-206.
75. Pottinger TG, Day JG. A *Saprolegnia parasitica* challenge system for rainbow trout: assessment of Pyceze as an anti-fungal agent for both fish and ova. *Dis Aquatic Org* 1999;36:129-141.
76. Rapp J. Treatment of rainbow trout (*Oncorhynchus mykiss* Walb.) fry infected with *Ichthyophthirius multifiliis* by oral administration of dimetridazole. *Bull Euro Assoc Fish Pathol* 1995;15:67-69.
77. Reimschuessel R, Chamie SJ, Kinnel M. Evaluation of gentamicin-induced nephrotoxicosis in toadfish. *J Am Vet Med Assoc* 1996;209:137-139.
78. Reimschuessel R, Stewart L, Squibb E, et al. Fish Drug Analysis—Phish-Pharm: A Searchable Database of Pharmacokinetics Data in Fish. *AAPS J*. 2005;07(02):E288-E327. DOI: 10.1208/aapsj070230. http://www.aapsj.org/view.asp?art=aapsj070230. Accessed Feb 1, 2011.
79. Reja A, Moreno L, Serrano JM, et al. Concentration-time profiles of oxytetracycline in blood, kidney and liver of tench (*Tinca tinca* L.) after intramuscular administration. *Vet Hum Toxicol* 1996;38:344-347.
80. Roberts HE, Palmeiro B, Weber ES III. Bacterial and parasitic diseases of pet fish. *Vet Clin North Am Exotic Anim Pract* 2009;12:609-638.
81. Robertson B, Rorstad G, Engstad R, et al. Enhancement of non-specific disease resistance in Atlantic salmon, *Salmo salar* L., by a glucan from *Saccharomyces cerevisiae* cell walls. *J Fish Dis* 1990;13:391-400.
82. Rogstad A, Ellingsen OF, Syvertsen C. Pharmacokinetics and bioavailability of flumequine and oxolinic acid after various routes of administration to Atlantic salmon in seawater. *Aquaculture* 1993;110:207-220.
83. Sakamoto K, Lewbart GA, Smith TM II. Blood chemistry values of juvenile red pacu *(Piaractus brachypomus)*. *Vet Clin Path* 2001;30:50-52.
84. Samuelsen OB. Pharmacokinetics of quinolones in fish: A review. *Aquaculture* 2006;255:55-75.
85. Samuelsen OB, Bergh O. Efficacy of orally administered florfenicol and oxolinic acid for the treatment of vibriosis in cod *(Gadus morhua)*. *Aquaculture* 2004;235:27-35.
86. Samuelsen OB, Ervik A. Single dose pharmacokinetic study of flumequine after intravenous, intraperitoneal and oral administration to Atlantic halibut *(Hippoglossus hippoglossus)* held in seawater at 9°C. *Aquaculture* 1997;158:215-227.
87. Samuelsen OB, Ervik A. Absorption, tissue distribution, and excretion of flumequine and oxolinic acid in corkwing wrasse *(Symphodus melops)* following a single intraperitoneal injection or bath treatment. *J Vet Pharmacol Ther* 2001;24:111-116.
88. Samuelsen OB, Bergh O, Ervik A. Pharmacokinetics of florfenicol in cod *(Gadus morhua)* and in vitro antibacterial activity against *Vibrio anguillarum*. *Dis Aquat Organ* 2003;56:127-133.
89. Schering Plough. Schering Plough Animal Health Technical Report 2001; http://www.spaquaculture.com/default.aspx?pageid=545. Accessed Jan 19, 2011.
90. Schmahl G, Benini J. Treatment of fish parasites 11. Effects of different benzimadazole derivatives (albendazole, mebendazole, fenbendazole) on *Glugea anomala*, Moniez, 1887 (Microsporidia): Ultrastructural aspects and efficacy studies. *Parasitol Res* 1998;60:41-49.

91. Setser MD. Pharmacokinetics of gentamicin in channel catfish *(Ictalurus punctatus)*. *Am J Vet Res* 1985;46:2558-2561.
92. Shaikh B, Rummel N, Gieseker C, et al. Metabolism and residue depletion of albendazole in rainbow trout, tilapia, and Atlantic salmon after oral administration. *J Vet Pharmacol Ther* 2003;26:421-428.
93. Siwicki AK, Anderson DP, Rumsey GL. Dietary intake of immunostimulants by rainbow trout affects non-specific immunity and protection against furunculosis. *Vet Immunol Immunopathol* 1994;41:125-139.
94. Stoffregen DA, Chako AJ, Backman S, et al. Successful therapy of furunculosis in Atlantic salmon *Salmo salar* L. using the fluoroquinolone antimicrobial agent enrofloxacin. *J Fish Dis* 1993;16:219-227.
95. Stoskopf MK. Appendix V: chemotherapeutics. In: Stoskopf MK, ed. *Fish Medicine*. Philadelphia: WB Saunders Co; 1993:832-839.
96. Stoskopf MK. Anesthesia of pet fishes. In: Bonagura JD, ed. *Kirk's Current Veterinary Therapy XII: Small Animal Practice*. Philadelphia: WB Saunders Co; 1995:1365-1369.
97. Stoskopf MK. Fish pharmacotherapeutics. In: Fowler ME, Miller RE, eds. *Zoo and Wild Animal Medicine: Current Therapy 4*. Philadelphia: WB Saunders Co; 1999:182-189.
98. Stoskopf MK, Kennedy-Stoskopf S, Arnold J, et al. Therapeutic aminoglycoside antibiotic levels in brown shark, *Carcharhinus plumbeus* (Nardo). *J Fish Dis* 1986;9:303-311.
99. Tarascheewski H, Renner C, Melhorn H. Treatment of fish parasites 3. Effects of levamisole HCl, metrifonate, fenbendazole, mebendazole, and ivermectin in *Anguillicola crassus* (nematodes) pathogenic in the air bladder of eels. *Parasitol Res* 1988;74:281-289.
100. Tocidlowski ME, Lewbart GA, Stoskopf MK. Hematologic study of red pacu *(Colosomma brachypomum)*. *Vet Clin Path* 1997;26:119-125.
101. Thomasen JM. Hydrogen peroxide as a delousing agent for Atlantic salmon. In: Boxshall GA, Defaye D, eds. *Pathogens of Wild and Farmed Fish: Sea Lice*. Chichester, England: Ellis Horwood; 1993:290-295.
102. Treves-Brown KM. *Applied Fish Pharmacology*. Dodrecht, The Netherlands: Kluwer Academic Publishers; 2000.
103. Tripathi NK, Latimer KS, Brunley VV. Hematologic reference intervals for koi *(Cyprinus carpio)*, including blood cell morphology, cytochemistry, and ultrasturcture. *Vet Clin Pathol* 2004;33:74-83.
104. Whitaker BR. Preventive medicine programs for fish. In: Fowler ME, Miller RE, eds. *Zoo and Wild Animal Medicine: Current Therapy 4*. Philadelphia: WB Saunders Co; 1999:163-181.
105. Wildgoose WH, Lewbart GA. Therapeutics. In: Wildgoose WH, ed. *Manual of Ornamental Fish*. 2nd ed. Gloucester, England: British Small Animal Veterinary Association; 2001:237-258.
106. Willoughby LG, Roberts RJ. Towards strategic use of fungicides against *Saprolegnia parasitica* in salmonid fish hatcheries. *J Fish Dis* 1992;15:1-13.
107. Woynarovich E, Horvath L. *The Artificial Propagation of Warm-Water Finfishes—A Manual for Extension Fisheries*. Technical Paper 201, FAO, Rome, 1980.
108. Xu D, Rogers WA. Formaldehyde residue in striped bass muscle. *J Aquat Anim Health* 1993;5:306-312.
109. Xu W, Zhu X, Wang X, et al. Residues of enrofloxacin, furazolidone and their metabolites in Nile tilapia *(Oreochromis niloticus)*. *Aquaculture* 2006;254:1-8.
110. Yanong RPE. Personal communication. 2011.
111. Yanong RPE, Curtis EW. Pharmacokinetic studies of florfenicol in koi carp and threespot gourami *Trichogaster trichopterus* after oral and intramuscular treatment. *J Aquat Anim Health* 2005;17:129-137.
112. Zimmerman DM, Armstrong DL, Curro TG, et al. Pharmacokinetics of florfenicol after a single intramuscular dose in white-spotted bamboo sharks *(Chiloscyllium plagiosum)*. *J Zoo Wildl Med* 2006;37:165-173.

第3章 両生類

Gregory A. Lewbart

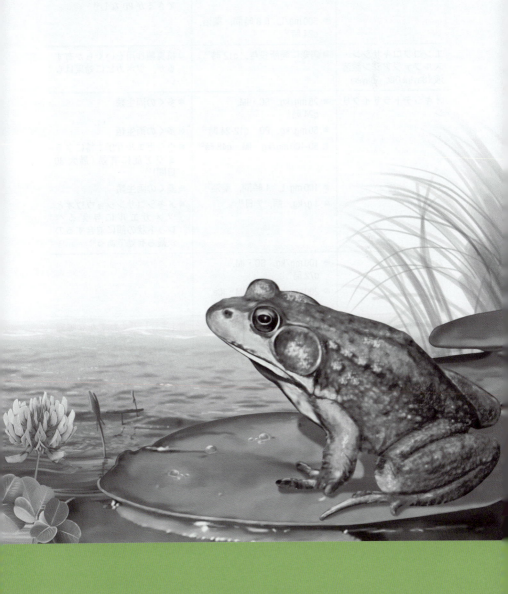

表 3-1　両生類の抗菌薬[a, b]

薬　剤	用　量	種／特徴など
アミカシン	● 5 mg/kg、SC・IM・ICe、q24-48 時[54] ● 5 mg/kg、IM、q36 時[21]	● 多くの両生類：ピペラシリンと併用することもある ● ウシガエル (PD)
イソニアジド	● 12.5 mg/L、薬浴（浸漬治療）[35]	● 抗酸菌症。薬剤の追加で治療成果が上がる[53]
エンロフロキサシン (Baytril、Bayer)	● 5-10 mg/kg、PO・SC・IM、q24 時[21, 54] ● 500 mg/L、6-8 時間、薬浴、q24 時[53]	● 多くの両生類 (PD)、ウシガエル[21]：ICe と局所投与もできるが PD なし[54]
エンロフロキサシン・スルファジアジン銀溶液 (Baytril Otic、Bayer)	● 病変に局所投与、q12 時[53]	● 抗真菌作用をいくらか有するが、ツボカビに効果はない
オキシテトラサイクリン	● 25 mg/kg、SC・IM、q24 時[31] ● 50 mg/kg、PO、q12-24 時[31] ● 50-100 mg/kg、IM、q48 時[21] ● 100 mg/L、1 時間、薬浴[54] ● 1 g/kg、餌、7 日[31]	● 多くの両生類 ● 多くの両生類 ● ウシガエル (PD)：特にクラミジア症に有効（最大 30 日間）[54] ● 多くの両生類 ● メキシコサンショウウオとツメガエルに与えるペレット状の餌に混合するのが最も有効である[53]
カルベニシリン	● 100 mg/kg、SC・IM、q72 時[6] ● 200 mg/kg、SC・IM・ICe、q24 時[31]	
クロラムフェニコール	● 50 mg/kg、SC・IM・ICe、q12-24 時[31] ● 20 mg/L、薬浴、毎日換える[31]	● [注意] ごくわずかな曝露でも、感受性の個体に再生不良性貧血を引き起こすリスクがある。取り扱いには使い捨て手袋を使用する。125 mg/kg、PO、q24 時、12 週間[11] 投与されたジョウモンヒキガエルに、再生不良性貧血のような所見が認められている

表 3-1　両生類の抗菌薬[a, b]（続き）

薬　剤	用　量	種／特徴など
ゲンタマイシン	● 2-4 mg/kg，IM，q72 時，4 回[15]	
	● 2.5 mg/kg，IM，q72 時[38]	● サンショウウオ（例：*Necturus*, PD）：気温が 4℃より高い場合，より頻繁な投与が必要となる
	● 22.2℃，3 mg/kg，IM，q24 時[39]	● ヒョウガエル（PD）：高温下では血清濃度はより低い
	● 点眼[48]	● すべての両生類：眼感染症。2 mg/mL に希釈する
	● 前眼房注射，単回投与，4 mg/kg を超えてはならない[53]	● 全眼球炎
	● 1.3 mg/L，1 時間，薬浴，q24 時，7 日[15]	● 細菌性皮膚炎。有毒となり得る
シプロフロキサシン	● 10 mg/kg，PO，q24 時[54]	
	● 500-750 mg/75L，6-8 時間，薬浴，q24 時[54]	● 多くの両生類に使用できる
スルファジアジン	● 132 mg/kg，PO，q24 時[31]	
スルファジアジン銀（Silvadine Cream 1 %, Marion）	● 局所投与，q24 時[12]	● 抗菌クリーム
スルファメタジン	● 1 g/L，効果が発現するまで薬浴[31]	● 毎日交換する
セフタジジム	● 20 mg/kg，SC・IM，q48-72 時[53]	
テトラサイクリン	● 50 mg/kg，PO，q12 時[6]	
	● 150 mg/kg，PO，q24 時，5-7 日[46]	
	● 167 mg/kg（5 mg/30 g），PO，q12 時，7 日[15]	
ドキシサイクリン 1 %ジェル（調剤）	● 局所投与，q8-12 時，10 mg/kg/ 日を超えてはならない[53]	● 局所病変に有用である。抗炎症作用を有する
ドキシサイクリン（Psittavet，Vetafarm）	● 50 mg/kg，IM，q7 日[53]	● 広域スペクトルの抗菌薬。4 剤併用治療の一部。抗炎症作用を有する。クラミジア症
ドキシサイクリン（Vibramycin，Pfizer）	● 5-10 mg/kg，PO，q24 時[50]	● クラミジア症
	● 10-50 mg/kg，PO，q24 時[35]	● アフリカツメガエル：クラミジア症

(続く)

表 3-1　両生類の抗菌薬[a, b]（続き）

薬　剤	用　量	種／特徴など
トリメトプリム・サルファ剤	● 3 mg/kg，PO・SC・IM，q24 時[6]	● サルファ剤は特定されていない
トリメトプリム・スルファジアジン	● 15-20 mg/kg，IM，q48 時[23]	● 慢性下痢[53]
トリメトプリム・スルファメトキサゾール	● 15 mg/kg，PO，q24 時[54] ● 0.5％または 0.15％食塩水に 20 μg/mL と 80 μg/mL，24 時間，薬浴[24]	● 慢性下痢 ● 細菌性皮膚敗血症。毎日清潔にする
ニトロフラゾン	● 10-20 mg/L，24 時間，薬浴[6]	● 毎日交換する
ニフルピリノール（Furanace, Dainippon）	● 250 mg/38 L，1 時間，薬浴，q24 時[15]	
ピペラシリン	● 100 mg/kg，SC・IM，q24 時[54]	● 嫌気性生物。アミカシンと併用することもある
ポリミキシン B・バシトラシン・ネオマイシン（Neosporin, Pfizer）	● 創傷部位に局所投与，q24 時[13]	● 微胞子虫感染症。上皮再形成を阻害するため，細菌感染症には推奨されない[53]
メトロニダゾール	● 10 mg/kg，PO，q24 時，5-10 日[30]	● 慢性下痢症
	● 10 mg/kg，IV，q24 時，2 日[54]	● 嫌気性感染症
	● 12 mg/kg，局所投与，q24 時，5-10 日[54]	● 慢性下痢
	● 20 mg/kg，PO，q48 時，20 日[53]	● 嫌気性感染症
	● 50 mg/kg，PO，q24 時，3 日[54]	● 嫌気性感染症
	● 60 mg/kg，局所投与，q24 時，3 日[54]	● 嫌気性感染症
	● 50 mg/L，24 時間，薬浴[54]	● 嫌気性感染症
リファンピン	● 25 mg/L，24 時間，薬浴[12]	● 潜在的に抗酸菌症に有効。薬剤の追加で治療効果が上がる[53]

a：抗菌薬を含む薬浴や局所投与は，非経口投与法として毎回同じ効果を得られないことがある
b：SC 投与は無尾類の背側リンパ嚢に行う[7]

表 3-2　両生類の抗真菌薬

薬剤など	用　量	種／特徴など
亜塩素酸ナトリウム（NaOCl$_2$）	● 20 mg/L，6-8 時間，薬浴[51]	● 皮膚真菌症
アムホテリシン B	● 1 mg/kg，ICe，q24 時[54]	● 内部真菌症
イトラコナゾール	● 10 mg/kg，PO，q24 時[54] ● 0.6 ％食塩水で 0.01 ％に調整，5 分薬浴，q24 時，11 日[27]	● ツボカビ症を治療するのに局所投与が最適な方法である。幼生には使用しない[27]
塩化ベンザルコニウム	● 0.25 mg/L，72 時間，薬浴[6] ● 2 mg/L，1 時間，薬浴，q24 時[31] ● 1：400 万，薬浴[31]	● ミズカビ症 ● ミズカビ症。週 3 回水を換える
過マンガン酸カリウム	● 1：5,000，水，5 分間，薬浴，q24 時[4]	● 皮膚真菌症
クロラムフェニコール	● 20 mg/kg，局所投与（パラフィンと羊毛脂を含むクローシグ軟膏が投与される）[2] ● 10 mg/L（10 ppm），毎日換えて継続的に薬浴[2] ● 20 ppm，毎日換えて継続的に薬浴，最大 30 日間[29] ● 30 ppm，毎日換えて継続的に薬浴，最大 30 日間[53]	● ツボカビ症。幼生，変態したばかりの動物，成熟動物に安全である。リアルタイム PCR によって陰性結果を確定する[2, 53] ［注意］ごくわずかな曝露でも感受性の個体に再生不良性貧血を引き起こすリスクがある。取り扱いには使い捨て手袋を使用する。125 mg/kg，PO，q24 時，12 週間[11] で，ジョウモンヒキガエルに再生不良性貧血のような所見が認められている
ケトコナゾール	● 10 mg/kg，PO，q24 時[31] ● 10-20 mg/kg，PO，q24 時[54] ● 局所クリーム[8]	● ツボカビ症を治療するのに局所投与が最適な方法である。幼生には使用しない[53]

（続く）

表 3-2　両生類の抗真菌薬（続き）

薬剤など	用　量	種／特徴など
体温上昇	● 37 ℃，16 時間[49]	● ツボカビ症。低温（30 ℃）がより効果的で持続時間が長い[53]
トルナフタート（Tinavet cream 1 %, Schering）	● 局所投与[15]	● 皮膚真菌症
ナイスタチン 1 ％クリーム	● 局所投与[53]	● 皮膚真菌症
フルコナゾール	● 60 mg/kg，PO，q24 時[54]	
フロルフェニコール	● 30 ppm，毎日換えて継続的に薬浴，最大 30 日間[53]	● ツボカビ症。幼生，変態直後の動物，成熟動物に投与しても安全である。リアルタイム PCR によって陰性結果を確定する[53]
マーキュロクロム	● 4 mg/L，1 時間，薬浴，q24 時[47]	● ミズカビ症
マラカイトグリーン	● 0.15-0.2 mg/L，1 時間，薬浴，q24 時[15]	● 皮膚真菌症 ［注意］変異原性，催奇形性。潜在的に毒性
ミコナゾール	● 5 mg/kg，ICe，q24 時，14-28 日[52] ● クリームまたは溶液を局所投与[54]	● 全身性真菌症 ● ツボカビ症の治療には局所投与が最適な方法である。アルコールを含む溶液は炎症を引き起こすことがある。幼生動物には使用しない
メチレンブルー	● 2-4 mg/L，効果が発現するまで薬浴[6] ● 4 mg/L，1 時間，薬浴，q24 時[47]	● オタマジャクシ：ふ化したばかりのオタマジャクシの死亡率を低下させる ● ミズカビ症

表 3-3　両生類の抗寄生虫薬[a]

薬剤など	用量	種／特徴など
アクリフラビン	● 0.025 %薬浴，5 日[31]	● 原虫
	● 500 mg/L，30 分間，薬浴[45]	● 原虫
イベルメクチン	―	● [注意] 過剰投与により弛緩性麻痺が生じる。カフェインまたはフィゾスチグミンは作用を改善する[53]
	● 0.2-0.4 mg/kg，PO・SC，q14 日で繰り返す，prn[7]	● 肺虫を含む線虫類。ダニ
	● 2 mg/kg，局所投与，2-3 週間後に繰り返す[20]	● 特に小さい検体[54] とアカガエル属[20] に有用である
	● 10 mg/L，60 分間，薬浴，q14 日で繰り返す，prn[54]	● ダニの治療に最適な方法である
塩化ベンザルコニウム	● 2 mg/L，1 時間，薬浴，q24 時，効果が発現するまで[45]	● 原虫
オキシテトラサイクリン	● 25 mg/kg，SC・IM，q24 時[45]	● 原虫
	● 50 mg/kg，PO，q12 時[45]	● 原虫
	● 1 g/kg 餌，7 日[45]	● 原虫
オクスフェンダゾール	● 5 mg/kg，PO[46]	● 胃腸管線虫類
過マンガン酸カリウム	● 7 mg/L，5 分間薬浴，q24 時，効果が発現するまで[31]	● 外部寄生性原虫
塩（塩化ナトリウム）	● 4-6 g/L，薬浴[31]	● 外部寄生性原虫
	● 6 g/L，5-10 分，薬浴，q24 時，3-5 日[45]	● 外部寄生性原虫
	● 25 g/L，≦10 分，薬浴[8]	● 外部寄生性原虫
蒸留水	● 3 時間，薬浴[31]	● 原虫
スルファジアジン	● 132 mg/kg，PO，q24 時[45]	● コクシジウム症
スルファメタジン	● 1 g/L，薬浴[45]	● コクシジウム症。毎日交換する
セラメクチン（Revolution, Pfizer）	● 6 mg/kg，局所投与[9]	● ウシガエル（PD）
チアベンダゾール	● 50-100 mg/kg，PO[15]，2 週間後に繰り返す，prn	● 胃腸管線虫類
	● 100 mg/L，薬浴，2 週間後に繰り返す[47]	● 寄生虫性皮膚炎
テトラサイクリン	● 50 mg/kg，PO，q12 時[45]	● 原虫
トリメトプリム・サルファ剤	● 3 mg/kg，PO・SC・IM，q24 時[45]	● コクシジウム症。サルファ剤は特定されていない

（続く）

表 3-3　両生類の抗寄生虫薬[a]（続き）

薬剤など	用　量	種／特徴など
パロモマイシン （Humatin，Parke Davis）	● 50-75 mg/kg，PO，q24 時[52]	● 胃腸管線虫類
ピペラジン	● 50 mg/kg，PO，2 週間後に繰り返す[15]	● 胃腸管線虫類
ピランテルパモ酸塩	● 5 mg/kg，PO，q14 日[28]	● 線虫
フェバンテル （パモ酸ピランテルとプラジクアンテルと併用，Drontal Plus，Bayer）	● 0.01 mL/1 g（10 mL/kg），PO，q2-3 週間[28]	● 線虫，条虫。吸虫にも効果があるかもしれない
フェンベンダゾール	—	● 組み合わせは以下参照
	● 30-50 mg/kg，PO[7]	● 胃腸管線虫
	● 50 mg/kg，PO，q24 時，3-5 日，14-21 日後に繰り返す[54]	● 耐性の線虫感染症
	● 50-100 mg/kg，PO[30]，2-3 週間後に繰り返す，prm	● 多くの両生類：胃腸管線虫
	● 100 mg/kg，PO[42]，14 日後に繰り返す	● 胃腸管線虫
フェンベンダゾール（F）／イベルメクチン（I）	● 治療 1 日目に（F）100 mg/kg，PO，2 日目と 11 日目に（I）0.2 mg/kg，PO[42]	● 胃腸管線虫
フェンベンダゾール（F）／メトロニダゾール（M）	● （F）100 mg/kg，PO，10-14 日間繰り返す＋ （M）10 mg/kg，PO，q24 時，5 日[42]	● 胃腸管線虫と原虫の同時感染
プラジクアンテル	● 8-24 mg/kg，PO・SC・ICe，局所投与[54]，q14 日	● 吸虫，条虫
	● 10 mg/L，3 時間，薬浴[54]，q7-21 日	● 吸虫，条虫
ポナズリル	● 30 mg/kg，PO，q12 時，3 日，3 週間後に繰り返す。30 mg/kg，PO，q24 時，30 日がより効果的。より頻度が少なくても効果がある[53]	● *Cryptosporidium* ではないコクシジウム。特定されない原虫シストにいくらか有効である
ホルマリン（10 %）	—	● 皮膚に潰瘍がある場合は使用しない
	● 1.5 mL/L，10 分間，薬浴，q48 時，効果が発現するまで[8]	● 原虫。両生類のなかには毒性となるものもいる
	● 0.5 %，10 分間，薬浴，単回投与[31]	● 単性の吸虫。両生類のなかには毒性となるものもいる

表 3-3　両生類の抗寄生虫薬ᵃ（続き）

薬剤など	用量	種／特徴など
マラカイトグリーン	—	● [注意] 変異原性，催奇形性。潜在的に毒性がある
	● 0.15 mg/L，1 時間，薬浴，q24 時，効果が作用発現するまで[31]	● 原虫
メトロニダゾール	—	● 組み合わせはフェンベンダゾール参照
	● 10 mg/kg，PO，q24 時，5-10 日[42]	● 原虫。よく知られていない，もしくは感受性の両生類に使用する
	● 50 mg/kg，PO，q24 時，3-5 日[54]	● アメーバ症と鞭毛虫感染症と診断された症例
	● 100 mg/kg，PO，q3 日[8]	● 原虫
	● 100-150 mg/kg，PO，2-3 週間後または必要に応じて繰り返す[31]	● 原虫（例：*Entamoeba*, *Hexamita*, *Opalina*）
	● 1.008 mg/mL の 0.05 mL を背側に投与，q24 時，3 日[26]	● ヨーロッパスズガエル（1.8 g）：原虫。治療 1 時間後に洗浄する。結果としてメトロニダゾール 23 mg/kg が吸収される
	● 50 mg/L，24 時間，薬浴[35]	● 水生両生類：原虫
	● 500 mg/100 g，餌，3-4 回[6]	● 繊毛虫
モキシデクチン	● 200 μg/kg，SC，q4 カ月[34]	● 線虫類
硫酸銅	● 0.1 mg/L，効果が発現するまで持続薬浴[54]	● いくつかの原虫。両生類のなかには銅が有毒となるものがいる
	● 500 mg/L，2 分，薬浴，q24 時，効果が発現するまで[31]	

（続く）

表 3-3 両生類の抗寄生虫薬[a]（続き）

薬剤など	用量	種／特徴など
レバミゾール	—	● 記載された用量で麻痺が生じることがある[54]。カフェインまたはフィゾスチグミンにより作用が改善する[53]
	● 10 mg/kg, IM[6], ICe[52], 局所投与[54], 2 週間後に繰り返す	● 肺虫を含む線虫類
	● 12 mg/L, 薬浴, 4 日[14]	● アフリカツメガエル：1 匹につき 4.2L の水槽水を使用する
	● 100 mg/L, 72 時間以上, 薬浴[54]	● 耐性線虫類
	● 100-300 mg/L, 24 時間, 薬浴, 1-2 週間後に繰り返す[54]	● 線虫類，水生両生類に寄生する皮膚線虫類も含む。水産養殖用品を取り扱う会社で水溶性の本剤が入手できる
ロニダゾール	● 10 mg/kg, PO, q24 時, 10 日[53]	● 有鞭毛原虫，アメーバ

a：SC 投与は無尾類の背側リンパ嚢に行う[7]

表 3-4 両生類の鎮静薬，麻酔薬，鎮痛薬[a]

薬剤など	用量	種／特徴など[b]
アチパメゾール (Antisedan, Pfizer)	●効果が発現するまで漸増	●デクスメデトミジンの拮抗薬[22]
アルファキサン (Vetafarm)	●5-10 mg/kg，IM[53]	●IM または IV 投与が可能である
イソフルラン	—	●麻酔作用。導入チャンバー。最適な吸入薬
	●導入 3-5 %，維持 1-2 %[33]	●陸生両生類
	●5 %[3]	●陸生両生類：安楽死薬。導入チャンバー
	●液体イソフルランの局所投与[36]	●ヒキガエル属(0.015 mL/g)，アフリカツメガエル(0.007 mL/g)：密閉容器内で導入する。導入後，動物から余剰分を取り除く
	●イソフルラン(3 mL)，KY ゼリー(3 mL)，水(1.5 mL)[36] の局所混合薬	●ヒキガエル属(0.035 mL/g)，アフリカツメガエル(0.025 mL/g)：密閉容器内で導入する。導入後，動物から余剰分を取り除く
	●0.28 mL/100 mL，薬浴[36]	●密閉容器内で導入する
	●効果が発現するまで水中で泡立てる[36]	●水生種
ケタミン	—	●導入および覚醒に時間がかかることがある。鎮痛作用は良好ではないため，大がかりな外科処置には適さない。他剤が推奨される。組み合わせは以下参照。リドカインも参照
	●50-150 mg/kg，SC・IM[7]	●多くの両生類
ケタミン(K)／ジアゼパム(D)	●(K) 20-40 mg/kg＋ (D) 0.2-0.4 mg/kg，IM[33]	●効果はバラツキがある
コデイン	●53 mg/kg，SC[22]	●鎮痛作用は 4 時間以上。ヒョウガエルは ED_{50}
ジアゼパム	—	●組み合わせはケタミン参照
セボフルラン	●局所投与	●継続的に再投与しないと急速に覚醒する
	●セボフルラン(5 mL)＋水溶性ゼリー(5 mL)の混合薬を局所投与[53]	

(続く)

表 3-4　両生類の鎮静薬，麻酔薬，鎮痛薬[a]（続き）

薬剤など	用量	種／特徴など[b]
丁子油（オイゲノール）	● 0.3 mL/L（〜310-318 mg/L）[18]	● 麻酔作用。15 分の薬浴後，深い麻酔作用。ヒョウガエルの 50 % で可逆的な胃脱出を引き起こす
	● 0.45 mL/L（〜473 mg/L）[25]	● 麻酔作用。タイガーサンショウウオの 80 % で深い麻酔作用を引き起こす
チレタミン・ゾラゼパム（Telazol, Fort Dodge）	● 10-20 mg/kg, IM[33]	● 両生類間でも効果にバラツキがある。急速に覚醒する。無尾類への単独麻酔薬としては適していない[19]
デクスメデトミジン（Precedex, Abbott）	● 40-120 mg/kg, SC[22]	● 鎮痛作用は 4 時間以上。ヒョウガエルは ED_{50}
トリカインメタンスルフォネート（MS-222）（Finquel, Argent）	—	● 麻酔薬。溶液を pH7.0-7.1 に緩衝化するため，重炭酸ナトリウムを追加する[10]。低酸素症を防ぐため，水に通気する。過剰投与になりやすいため，導入時は動物を水から引き上げる。薬浴後，陸生種は湿らせたタオルの上もしくは非常に浅い水に入れて覚醒させる[6]。記載した濃度よりもかなり低い濃度で導入される両生類もいる[52]。症例によっては希釈された本剤の溶液（100-200 mg/L）を皮膚に滴下または麻酔薬を湿らせたペーパータオルで動物を覆うことで麻酔作用を維持することができる[52]
	● 50-200 mg/kg, SC, IM, ICe[10]	● 多くの両生類：SC, IM 投与は炎症を起こすことがある（中性溶液が推奨される）[10]
	● 100-200 mg/kg, ICe[37]	● ヒョウガエル
	● 100-400 mg/kg, ICe[37]	● ウシガエル
	● 100-200 mg/L, 薬浴, 効果が発現するまで[44]	● 幼生：導入

表 3-4 両生類の鎮静薬，麻酔薬，鎮痛薬[a]（続き）

薬剤など	用量	種／特徴など[b]
トリカインメタンスルフォネート（MS-222）（Finquel, Argent）（続き）	・200-500 mg/L，薬浴，効果が発現するまで[7] ・0.5-2 g/L，薬浴，効果が発現するまで[7] ・1 g/L，薬浴，効果が発現するまで[10] ・2-3 g/L，薬浴，効果が発現するまで[54] ・10 g/L，薬浴[3]	・オタマジャクシ，イモリ：導入は 15-30 分 ・カエル，サンショウウオ：導入は 15-30 分 ・多くのエラのない成熟した両生類（大型種を除く）：導入 ・ヒキガエル：導入は 15-30 分 ・安楽死薬。ICe 投与またはリンパ嚢に投与できる
ナルトレキソン	・1 mg/kg, SC[22]，効果が発現するまで漸増	・ブプレノルフィン，ブトルファノール，コデイン，フェンタニル，モルヒネの拮抗薬
ナロキソン	・10 mg/kg, SC[22]，効果が発現するまで漸増	・ブプレノルフィン，ブトルファノール，コデイン，フェンタニル，モルヒネの拮抗薬
ナロルフィン	・122 mg/kg, SC[22]	・鎮痛作用は 4 時間以上
フェンタニル	・0.5 mg/kg, SC[22]	・鎮痛作用は 4 時間以上。ヒョウガエルの ED_{50}
ブトルファノール	・0.2-0.4 mg/kg, IM[33]	・鎮痛作用。有効性は不明[53]
ブプレノルフィン（Buprenex, Reckitt & Colman）	・38 mg/kg, SC[22]	・鎮痛作用は 4 時間以上。ヒョウガエルの ED_{50}[22]
プロポフォール	・10-30 mg/kg, ICe[41] ・35 mg/kg, ICe[25] ・60-100 mg/kg, ICe[41] ・100-140 mg/kg，局所投与[53]	・ホワイトアマガエル：試験的研究。鎮静または弱い麻酔作用には低用量で行う。導入時間は 30 分間以内。覚醒は 24 時間以内 ・タイガーサンショウウオの 83 ％に深い麻酔作用[25] ・安楽死薬 ・未発表データ。クリメアマガエル（*Agalychnis litodryas*）：100 mg/kg では最大効果まで 15-20 分，140 mg/kg では最大効果まで 10-15 分[53]。鎮静から深い麻酔作用。望む麻酔レベルに達したら除去し，洗浄する。50 g 以下の両生類にのみ推奨される

（続く）

表 3-4　両生類の鎮静薬，麻酔薬，鎮痛薬[a]（続き）

薬剤など	用量	種／特徴など[b]
ベンゾカイン (Sigma Chemical)	—	麻酔作用。アメリカでは魚類の麻酔薬として販売されていない。薬品会社で入手できる。哺乳類用の局所麻酔薬は使用してはならない。貯蔵液はエタノールで作製する（ベンゾカインの水溶性は低い）。室温で遮光保存する
	50 mg/L，効果が発現するまで薬浴[7]	幼生：最初にエタノールに溶解する
	200-300 mg/L，効果が発現するまで薬浴[7]	カエル，サンショウウオ：最初にエタノールに溶解する
	200-500 mg/L，薬浴[5]	最初にアセトンに溶解する
ペントバルビタールナトリウム	40-50 mg/kg，ICe[33]	カエル，ヒキガエル：ほとんど使用されない。他剤が推奨される。背側リンパ嚢にも投与できる。麻酔時間と覚醒時間は延長する
	60 mg/kg，IV，ICe[3]	安楽死薬。ICe 投与が推奨される。無尾類の背側リンパ嚢にも投与できる
メトキシフルラン	1L 容器内に 0.5-1 mL（コットンに浸す）[16]	2 分で導入。外科麻酔は約 30 分維持される。7 時間以内に覚醒する。過剰投与の可能性があるため推奨されない[33]
メロキシカム (Metacam, Boehringer Ingelheim)	0.4 mg/kg，PO・SC・ICe，q24 時[53]	鎮痛薬
モルヒネ	38-42 mg/kg，SC[22]	鎮痛作用は 4 時間以上
リドカイン 1-2 %	局所浸潤[16]	すべての両生類：局所麻酔薬。単独またはアドレナリンを併用する。マイナーな外科手術では 2 % リドカインとケタミンとの混合薬を使用する[33]。注意して使用する

a：SC 投与は無尾類の背側リンパ嚢に行う[7]
b：ED_{50}，50 % 有効量

表 3-5　両生類のホルモン薬[a]

薬剤など	用量	種／特徴など
黄体化ホルモン放出ホルモン	● 40 % DMSO 0.05 mL 内に 10 μg，腹側のドリンクパッチに投与する[32] ● 5 μg，ICe/頭[40]	● アメリカヒキガエル，ワンガンヒキガエル：雄の 70 % で排精が誘発される ● サンショウウオ（*Desmognathus ochrophaeus*）：94 % で産卵誘発。hCG 600 U を 72 時間後に SC，IM 投与する[31]
性腺刺激ホルモン放出ホルモン（GnRH）	● 雌に 10 μg，SC，18 時間後に 20 μg を追加投与。雄には 5 μg，SC[43] ● 0.1 mg/kg，SC・IM，繰り返す，prn[31]	● トマトガエル（*Dyscophus guineti*）：排卵，排精 ● PMSG または hCG に反応しない個体への排卵誘発。交尾する 8-12 時間前に雌に投与する
妊馬血清性腺刺激ホルモン（PMSG）	● 50-200 U，SC・IM[7]	● アフリカツメガエル，メキシコサンショウウオ：排卵誘発。hCG 600 U を 72 時間後に SC，IM 投与する[31]
ヒト絨毛性性線刺激ホルモン（hCG）	● 50-100[7]-300[31] U，SC・IM ● 250-400 U，SC・IM[7]	● 交尾または射精のため，GnRH 投与を 8-24 時間後に行う ● アフリカツメガエル，メキシコサンショウウオ：排卵誘発。PMSG またはプロジェステロンの 2 剤併用，両薬剤との 3 剤併用することがある
プロジェステロン	● 1-5 mg，SC・IM[7]	● アフリカツメガエル，メキシコサンショウウオ：排卵誘発を目的として，PMSG または hCG と併用する

a：SC 投与は無尾類の背側リンパ嚢に行う[7]

表 3-6　両生類の各種薬剤[a]

薬剤など	用量	種／特徴など
アトロピン	● 0.1 mg，SC・IM，prn[54]	● 有機リン酸中毒
カフェイン	● カフェイン入りティーバッグを使用する。溶液が薄味の茶になるまで浸す。浅い容器に入れ，q6 時に再び入れる[53]	● 刺激薬。イベルメクチン中毒，レバミゾール中毒または深い麻酔に拮抗する補助となり得る[53]
緩下剤（Laxatone，Evsco）	● PO[8]	● 下剤，特に腸管異物用
グルコン酸カルシウム	● 100-200 mg/kg，SC[54] ● 2.3 %，持続的薬浴（2-3 IU/mL のビタミン D_3 とともに）[54]	● 低カルシウム性テタニー ● 栄養性二次性副甲状腺機能亢進症
グルビオン酸カルシウム	● 1 mL/kg，PO，q24 時[54]	● 栄養性二次性副甲状腺機能亢進症
酸素	● 100 %，最大 24 時間まで[54]	● 敗血症や中毒症の補助治療
シアノアクリレート接着剤（Vet Bond，3M）	● 創傷に局所投与[8]	● 水生種や半水生種の密封剤となる
重篤症例用の食事		
● Carnivore Critical Care（Oxbow）	● 体重の 3 % PO，q24-72 時[53]	● 給与量はおおよその目安。ストレスを感じやすい両生類には給与間隔を短くし，一度に多くの量を与える方が適している
● Emeraid for Carnivores（Lafeber）	● 体重の 3 % PO，q24-72 時[53]	● 給与量はおおよその目安。ストレスを感じやすい両生類には給与間隔を短くし，一度に多くの量を与える方が適している
● Feline Clinical Care Liquid（Pet-Ag）	● 1-2 mL/50 g，PO，q24 時[53]	● 給与量はおおよその目安。ストレスを感じやすい両生類には給与間隔を短くし，一度に多くの量を与える方が適している
	● 3-6 mL/50 g，PO，q72 時[53]	
● Hill's Feline a/d（Hill's Pet Nutrition）	● PO[8]	● 栄養補給。1：1 で水と混ぜる。一般的に強制給餌される
チオ硫酸ナトリウム	● 1 %溶液，効果が発現するまで持続薬浴[54]	● ハロゲン中毒症
デキサメタゾン	● 1.5 mg/kg，SC・IM[48] ● 1.5 mg/kg，IM・IV[53]	● 血管新生性の角膜炎 ● ショック

表 3-6　両生類の各種薬剤[a]（続き）

薬剤など	用量	種／特徴など
ドキシサイクリン	● 1.25-2.5 mg/kg，PO・SC・ICe，q24 時[53]	● 抗炎症薬
	● 1％ジェル，局所投与，q12 時[53]	● 抗炎症薬
ビタミン A（Aquasol A，5 万 U/mL，Mayne Pharma）	● 滅菌水で 1：9 に希釈する。週ごとに水を換える。5 g 未満の両生類には 27G 針を付けたツベルクリンシリンジを用いて 1 滴投与する。針のないツベルクリンシリンジの 1 滴は約 200 U であり，体重 15-30 g の個体に有用である。これ以上の体重の場合 10 g ごとに 1 滴を投与する。局所 q24 時，14 日，その後 q4-7 日[17]	● ビタミン A 欠乏症。ビタミン A 欠乏症によって多くの臓器に影響が及ぶことを考えると，臨床的に状態の悪い両生類，特に「短舌症候群」に似た臨床症状，眼瞼の腫脹，感染性皮膚炎，腹水症，または単に元気がない症例にはビタミン A の補給が合理的と考えられる
	● 1U/g，PO，毎日，14 日[53]	
ビタミン A ゲルキャップ（1 万 U/cap）	● コーン油で 1：9 に希釈して 1,000 U/mL にし，1 U/g，PO，q24 時，14 日，その後 q7 日に投与する[53]	● ビタミン A 欠乏症。ビタミン A 欠乏症によって多くの臓器に影響が及ぶことを考えると，臨床的に状態の悪い両生類，特に「短舌症候群」に似た臨床症状，眼瞼の腫脹，感染性皮膚炎，腹水症，または単に元気がない症例にはビタミン A の補給が合理的と考えられる
ビタミン B_1	● 25 mg/kg，餌魚[23]	● チアミナーゼを含む魚による欠乏症
ビタミン D_3	● 2-3 U/mL，持続薬浴（2.3％グルコン酸カルシウムとともに）[54]	● 栄養性二次性副甲状腺機能亢進症
	● 100-400 U/kg，PO，q24 時[54]	
ビタミン E（αトコフェロール）	● 1 mg/kg，PO・IM，q7 日[54]	● 脂肪組織炎
	● 200 U/kg，餌[31]	
フィゾスチグミン（点眼薬）	● 1 滴/50 g，局所投与，q1-2 時，効果が発現するまで投与[53]	● イベルメクチンまたはレバミゾール中毒による弛緩性麻痺を改善し得る

（続く）

表3-6 両生類の各種薬剤[a]（続き）

薬剤など	用量	種/特徴など
ブドウ糖5％溶液	●薬浴	●腹水と皮下浮腫の治療[54]。安定化するまで動物を浅いARS内に入れる（24時間ほど、またはそれ以上）。毎日溶液を換える。徐々に溶液を希釈する。腹水症によっては7.5-10％溶液がより効果的なこともある
プレドニゾロンコハク酸エステルナトリウム	●5-10 mg/kg, IM・IV[54]	●ショック
ヘタスターチ（0.9％生理食塩水に6％含有）	●薬浴は再評価なしで1時間を超えてはならない[53]	●腹水症の初期治療に役立つ
メチレンブルー	●2 mg/mL, 薬浴, 効果が発現するまで[54]	●亜硝酸塩と硝酸塩の中毒症
メロキシカム	●0.4 mg/kg, PO・SC・ICe, q24時[53] ●0.5％ジェル, 局所, q24時。0.4 mg/kgを超えてはならない[53]	●抗炎症薬。鎮痛作用も推定される。敗血症の補助治療 ●限局性創傷の抗炎症薬
両生類用リンゲル液（ARS）	●水1LにNaCl 6.6 g, KCl 0.15 g, CaCl$_2$ 0.15 g, NaHCO$_3$ 0.2 g[8,54]	●腹水と皮下浮腫の治療。安定化するまで動物を浅いARS内に入れる（24時間ほど、またはそれ以上）。毎日溶液を換える。徐々に溶液を希釈する[54]。800-950 mLの水で高張液にすると、腹水症により有効の場合がある[54]。1Lごとに10 gのグルコースを追加できるが、必ず毎日溶液を換える[53]

a：SC投与は無尾類の背側リンパ嚢に行う[7]

表 3-7 両生類の生理学および血液検査値[a,1,7]

測定項目	アフリカツメガエル (Xenopus laevis)	アメリカウシガエル (Rana catesbeiana)	キューバアマガエル (Hyla septentrionalis)	食用ガエル (Rana esculenta)	ヨーロッパアカガエル (Rana temporaria)	ヒョウガエル (Rana pipiens) 雄	ヒョウガエル (Rana pipiens) 雌	マッドパピー (Necturus maculatus)	トウブサンショウウオ (Ambystoma tiginum)
体重 (g)	—	225-306	28-35	—	—	25-42	25-46	—	35
血液量 (mL/100 g)	—	3.1-3.6	7.2-7.8	—	—	—	—	—	—
血液学									
RBC (10³/μL)	566	450	—	308	461	227-767	174-701	20	1,657
PCV (%)	—	39-42	20-24	—	—	19-52	16-51	21	40
Hgb (g/dL)	14.9	9.3-9.7	5.6-6.8	9.7	14.34	3.8-14.6	2.7-14	4.6	9.4
MCV (fL)	—	—	—	—	—	722-916	730-916	10,070	—
MCH (pg)	—	—	25-31	—	—	182-221	182-238	2,160	—
MCHC (g/dL)	—	21.1-25.9	—	—	—	22.7-26.8	19.9-27.7	22	—
WBC (10³/μL)	8.2	—	—	6.1	14.4	3.1-22.2	2.8-25.9	—	4.6
分裂初期 (%)	0.7	—	—	1	1.5	—	—	—	—
好中球 (%)	8±1.1	—	—	8.8±2.1	6.5±1	—	—	—	—
リンパ球 (%)	65.3±2.7	—	—	52±3.3	68.5±2.9	—	—	—	—
単球 (%)	0.5	—	—	1.3	0.8	—	—	—	—
好酸球 (%)	—	—	—	19.4±1.3	14.5±2.9	—	—	—	—
好塩基球 (%)	8.5±1.4	—	—	16.6±1.3	24.2±2.2	—	—	—	—

(続く)

表 3-7 両生類の生理学および血液検査値[a,1,7]（続き）

測定項目	アフリカツメガエル (Xenopus laevis)	アメリカウシガエル (Rana catesbeiana)	キューバアマガエル (Hyla septentrionalis)	食用ガエル (Rana esculenta)	ヨーロッパアカガエル (Rana temporaria)	ヒョウガエル (Rana pipiens) 雄	ヒョウガエル (Rana pipiens) 雌	マッドパピー (Necturus maculatus)	トウブサンショウウオ (Ambystoma tiginum)
形質細胞（%）	0.2	—	—	1	0.4	—	—	—	—
血小板（$10^3/\mu L$）	17.1	—	—	16.3	20.8	—	—	—	—

a：正常値の情報が少なく、さらに性別、季節、水和状態によって血液検査値と血清生化学検査値が大きく変動するため、現在では血液検査値の診断価値は少ない

表 3-8　両生類における主な所見による鑑別診断[a]

所　見	一般的な原因	推奨される診断方法[b]
皮膚の色の変化	感染性因子： ウイルス，細菌，マイコバクテリウム結節，ミズカビ症，クロモブラストミコーシス，他の真菌，原虫，粘液胞子虫，微胞子虫，蠕虫（*Capillaroides xenopi*），ヒル，ハエ幼虫，他の節足動物，ウオジラミ，軟体動物 非感染性因子： 中毒，低体温，高体温，脱水，乾燥，熱傷，凍傷，外傷，新生物，栄養性二次性副甲状腺機能亢進症，黄色腫症／高リピドーシス，薬物反応	対象の両生類に関する生物学的な見直し。管理方法の見直し（食事，水質検査，土壌pH，温度）。皮膚掻爬（ウェットマウント，染色）。ラナウイルスとツボカビのPCR検査。皮膚と血液培養。糞便検査。血中コレステロールとトリグリセリド濃度。骨格密度の評価のためのX線検査。血中カルシウムとリン濃度。血液検査（CBC）と血清生化学検査
皮膚のきめの変化	感染性因子： ウイルス，細菌，マイコバクテリウム，真菌，原虫，粘液胞子虫，微胞子虫，蠕虫，ハエ幼虫，ヒル，ダニ，マダニ，ウオジラミ，その他の節足動物，軟体動物 非感染性因子： 中毒，低体温，高体温，脱水，乾燥，ストレス，外傷（特に吻側の摩耗），新生物，正常（例：ヨーロッパイモリの背側クレスト，コモリガエルの育子袋，無尾類雄の婚姻瘤）	対象の両生類に関する生物学的な見直し。管理方法の見直し（食事，水質検査，土壌pH，温度）。皮膚掻爬（ウェットマウント，染色）。ラナウイルスとツボカビのPCR検査。皮膚と血液培養。糞便検査。CBCと血清生化学検査
粘液過剰産生	感染性因子： ウイルス，細菌，真菌，原虫，蠕虫，節足動物，軟体動物 非感染性因子： 中毒症（アンモニア，亜硝酸塩，塩素，クロラミン，塩，ニコチン），乏しい水質（pH，硬度，過飽和），ストレス（同居動物，逃走，不適切な土壌pHまたは組成），低体温，外傷	管理方法の見直し（食事，水質検査，土壌pH，温度）。皮膚掻爬（ウェットマウント，染色）。ラナウイルスとツボカビのPCR検査。皮膚と血液培養。糞便検査。CBCと血清生化学検査

（続く）

表 3-8　両生類における主な所見による鑑別診断[a]（続き）

所見	一般的な原因	推奨される診断方法[b]
波動性腫瘤	感染性因子： 細菌性膿瘍，マイコバクテリウム（まれ），真菌（まれ），原虫シスト，粘液胞子虫（幼若な吸虫や条虫），皮下寄生性のヒル，ハエ幼虫，ダニ，舌形動物 非感染性因子： リンパ管の閉塞（痛風），黄色腫症，中毒症，外傷，体液過剰，熱傷，低カルシウム血症，新生物，正常（例：Gastrotheca spp の雌の活性卵囊，Cycloderma rana の水囊，Ceratophrys spp の膨張したリンパ囊）	対象の両生類に関する生物学的な見直し。管理方法の見直し（食事，水質検査，土壌 pH，温度）。吸引（ウェットマウント，染色，培養）。糞便検査。血中の尿酸，コレステロール，トリグリセリド。骨格密度の評価のための X 線検査。血中のカルシウムとリン。皮膚と血液培養。CBC と血清生化学検査
角膜混濁	感染性因子： 細菌，真菌，線虫類 非感染性因子： 傷跡，角膜リピドーシス／黄色腫症，外傷，化学刺激，中毒症，新生物	管理方法の見直し。スリットランプ検査。培養と感受性検査。血中コレステロールとトリグリセリド濃度
突然死	感染性因子： イリドウイルス，細菌，クラミジア症，ツボカビ症 非感染性因子： 中毒症（アンモニア，家庭用駆虫薬，塩素），感電死，低体温，高体温，外傷，胃負荷，胃閉塞，ストレス，溺水，新生物	対象の両生類に関する生物学的な見直し。管理方法の見直し（食事，水質検査，土壌 pH，温度）。死体の剖検。同居動物の身体的検査（CBC，血清生化学検査，血液培養，糞便検査を含む）。1 匹以上の同居動物の安楽死と剖検を検討する
体重減少	感染性因子： 黒色真菌症，マイコバクテリア，コクシジウム症，成長しすぎた鞭毛虫または繊毛虫の過成長，蠕虫 非感染性因子： 重金属中毒（銅），化学刺激（例：アンモニア，塩素，塩，pH），不適切な管理によるストレス（例：環境中の高気温，同居動物の攻撃），視力障害を伴う眼科疾患，黄色腫症	対象の両生類に関する生物学的な見直し。管理方法の見直し（食事，水質検査，土壌 pH，温度）。皮膚掻爬（ウェットマウント，染色）。糞便検査。ラナウイルスとツボカビの PCR 検査。CBC。皮膚と血液培養。血中カルシウム，リン，コレステロールとトリグリセリド濃度。骨格密度の評価のための X 線検査。その他の血清生化学検査

表 3-8　両生類における主な所見による鑑別診断[a]（続き）

所見	一般的な原因	推奨される診断方法[b]
食欲減退、食欲不振	感染性因子： イリドウイルス、アカガエルヘルペスウイルス、その他のウイルス、細菌、マイコバクテリウム、ツボカビ症、黒色真菌症、ムコール菌症、原虫、粘液胞子虫症、微胞子虫、蠕虫、ハエ幼虫、舌形動物、ダニ、マダニ 非感染性因子： 不適切な環境飼育（例：生息環境、温度、照明、光周期、湿度、家具や隠れ場所の不足、不適切な同居動物、同居動物が多すぎるまたは隣接のケージにいる動物）、不適切な給餌方法（例：間違った食事；餌動物の種類、餌動物の量、間違った時間帯の給餌、一度に給餌される餌動物の過多）、頻繁なハンドリングまたはケージの世話、栄養性二次性副甲状腺機能亢進症、低カルシウム血症、中毒（例：銅、アンモニア、塩素）、黄色腫症、視覚障害を伴う眼疾患、新生物、老齢動物／老化、正常（例：夏眠または冬眠の合図）	対象の両生類に関する生物学的な見直し。管理方法の見直し（食事、水質検査、土壌pH、温度）。皮膚掻爬（ウェットマウント、染色）。ラナウイルスとツボカビのPCR検査。CBC。皮膚と血液培養。糞便検査。血中コレステロールとトリグリセリド濃度。骨格密度の評価のためのX線検査。血中カルシウム、リン濃度。その他の血清生化学検査
膨張	感染性因子： ウイルス、細菌、真菌、マイコバクテリア、胃腸管寄生性の吸虫 非感染性因子： 低カルシウム血症（特にアマガエル）、中毒、低体温、摂取物の腐敗（胃への過負荷、低または高体温）、pneumocoelom（例：肺破裂または気管破裂）、ガス過飽和	対象の両生類に関する生物学的な見直し。管理方法の見直し（食事、水質検査、土壌pH、温度）。糞便検査。ラナウイルスとツボカビのPCR検査。血中カルシウムとリン濃度。X線検査。吸引（ウェットマウント、染色、培養）。血清生化学検査。超音波検査。皮膚と血液培養。CBC

（続く）

表 3-8　両生類における主な所見による鑑別診断[a]（続き）

所　見	一般的な原因	推奨される診断方法[b]
腹水症	感染性因子： ウイルス，細菌，真菌，マイコバクテリウム，寄生虫性肉芽腫，糸状虫やその他の蠕虫 非感染性因子： 中毒（例：重金属，塩素，アンモニア，駆虫薬，滅菌水または逆浸透水），肝不全，腎不全，低カルシウム血症，黄色腫症，痛風，新生物（特に卵巣，肝臓，腎臓），産卵不良，正常（例：排卵）	対象の両生類に関する生物学的な見直し。管理方法の見直し（食事，水質検査，土壌pH，温度）。吸引（ウェットマウント，染色，培養）。糞便検査。ラナウイルスとツボカビのPCR検査。血清生化学検査。超音波検査。X線検査。皮膚と血液培養。CBC
跛行	感染性因子： ウイルス，細菌，マイコバクテリウム，真菌，粘液胞子虫，微胞子虫，蠕虫，ハエ幼虫，舌形動物，ダニ 非感染性因子： 栄養性二次性副甲状腺機能亢進症，外傷，栄養不良（例：ビタミンB欠乏症），チアミノーシス，ビタミンD過剰症，痛風，黄色腫症／高リピドーシス，中毒（特に殺虫剤），新生物，薬物反応	管理方法の見直し（食事，水質検査，土壌pH，温度）。X線検査。血中のカルシウム，リン。血漿中のコレステロールとトリグリセリド。糞便検査。CBCとその他の血清生化学検査
細い肢	感染性因子： イリドウイルス，条虫または吸虫の幼虫，皮下寄生性の線虫 非感染性因子： 栄養性二次性副甲状腺機能亢進症，栄養不良（例：ビタミンB欠乏症，タンパク質欠乏症，ヨード欠乏症，微量ミネラル欠乏症，親の食事，賞味期限の切れた食事やサプリメントの給餌），中毒（アンモニア，塩素，亜硝酸），水質（pH，硬度，温度），密度，乏しい照明，外傷，遺伝，交雑	対象の両生類に関する生物学的な見直し。管理方法の見直し（食事，水質検査，土壌pH，温度）。食事（元の容器内の食品やサプリメントを調らべる）。ラナウイルスとツボカビのPCR検査。死亡動物の剖検。同居動物や親の身体的検査。1匹以上の同居動物の安楽死と剖検を検討する

a：本表は筆者（K.W.）が肉眼的症候学で最も認められている基礎病因についての臨床的印象に基づいている。鑑別診断リストは可能性の有無にかかわらず，すべての潜在的な病因を総合的に評価するべきである
b：推奨される診断方法の優先順に記載している

表 3-9	器具とケージ内の備品のツボカビを除去することが証明されている消毒薬[28]

- 1％次亜塩素酸ナトリウムで洗浄する
- 70％エタノールに 20 秒間さらす
- 1mg/mL 塩化ベンザルコニウムに 20 秒間さらす
- 50-60℃の熱を 30 分間あてる
- 0.008％第四アンモニウム化合物 Quat-128（Waxie Sanitary Supply,San Diego, CA, 800-995-4466, www.waxie.com）にさらす。これは活性成分として 6.8％塩化ジデシルジメチルアンモニウム（DDAC）を含む

表 3-10	線虫が寄生しているペット両生類の管理ガイドライン[53]

- ペット両生類の治療目的を決める
  - ペット両生類は飼育下保護施設にいる動物とは異なる目的で飼育されることが多い
  - 飼い主へのインフォームドコンセントに基づいて計画する
- 現在の健康状態とボディコンディションスコア（BCS）を評価する
  - 発育不全の場合
    - 線虫卵，幼虫，または成虫の存在を考慮する
  - 肉付きがいい場合，糞便検査をスコア化する
    - 糞便検査のいかなるステージにおいても下痢，血便，粘膜便，または線虫が目に見える場合は治療する
  - 便が正常に見える場合
    - ≦5RBC/HPF または＜1WBC/HPF の場合，寄生虫はおそらく認められない
    - ＞5-10RBC/HPF または＞1-5WBC/HPF の場合，おそらく寄生している
    - 円虫の幼虫が＞5/HPF，直接または浮遊法で認められた場合，治療する
- 外見上健康に見え，食欲が正常で摂取量も十分で，体重が維持または増加していても，糞便検査（直接法または浮遊法）において高倍率でいくつかの線虫卵や幼虫が認められることがある。この場合には，注意して治療を行うべきである
- 発育不全の両生類が認められた場合，線虫により死亡することがある。説明のつかない死亡も起こり得るため，線虫の治療は行うべきである
- 通常の直接法の糞便検査を行い，細胞診や線虫卵や幼虫の寄生数に変化がないかを観察する。糞便内に認められる線虫卵や幼虫の数と，線虫の実際の寄生数の減少に相互関係はない。しかし，検査結果が≦5RBC/HPF や＜1WBC/HPC となった場合には，BCS の改善と体重増加が認められることが多い
- 治療の成功は，正常な体重と BCS に回復し，正常な便を排泄し，正常な行動をとることである
- 疑わしいペットの糞便はランダムに採取し，寄生虫の有無を確認するべきである

表 3-11　両生類の検疫所におけるプロトコール

　世界中の両生類の数は減少し局地で絶滅が起きているため、種の保存のために飼育下で保護されているものがいる。これらの両生類の重要性と将来野生に戻すための努力が、適切な検疫と感染症の検査を可能にしている。多くの場合、野生に戻そうと考えている両生類であっても新型の病原体の導入を防ぐために検疫にとどめるべきである。30 日間の拘留期間は低リスク両生類に推奨される最低期間であり、中等度から高リスクの両生類は 60-90 日間拘留されるべきである。検疫の終了は疾病率と死亡率の解釈、重要な疾患を検出するための適切な検査、健康なボディコンディションスコア (BCS)、正常な身体的検査を経てから決められる。検疫プランは飼い主へのインフォームドコンセント後に決められるべきである

飼育方法

- 施設と備品
  - 理想的には隔離スペースを他の動物がいるエリアから空間的に離し、さらに個別の空気処理システムが備え付けておくべきである。器具は隔離スペース内でのみ使用されるべきである。シャワーを入口と出口に設けている施設もあるが、隔離スペースの両生類の世話をするときは最低限、ブーツ、スモックまたはカバーオールを着用するべきである
- 囲い
  - 囲いは逃走が不可能となり、摩耗のない、非毒性の素材を用いるべきである。隔離施設の囲いは簡素なものが最も管理しやすく、維持しやすい。しかし、多くの両生類はこのような状況では活発にならない。飼育環境はその他のことよりも優先に整える必要がある
- 食事
  - 餌動物からの感染症の伝搬は起こり得る。これが大きな懸念点である場合、現場で餌動物の繁殖コロニーを作製しさまざまな病原体をときどきスクリーニングすることが賢明である

検疫所での検査

- 身体的検査はマニュアルどおりの保定方法、透明な容器内もしくは麻酔下で行う
- グループ内で個体を特定することは重要である。マイクロチップと皮下ポリマーを装着させることはできるが保持力が問題になる場合がある。種によっては色柄の特色をチャート式にすることが有用である。最終手段として肢先を切断することが過去にあったが人道的および健康的理由のため、推奨されていない
- 体重と BCS は到着時、隔離中 (定期的に)、終了直前にも評価するべきである

表 3-11　両生類の検疫所におけるプロトコール（続き）

診断的検査

- 糞便検査の浮遊法と直接法
    - 両生類の糞便は小さいため，診断用の糞便サンプルを採取することが難しい。サンプルを採取するため，湿らせたペーパータオルを敷いた小さい容器に給餌後の両生類を入れておく。野生の両生類の検査は陰性であっても，寄生虫または寄生虫卵が存在していると仮定した方がよい
- 血液検査と血清生化学検査
    - 両生類の多くは安全に血液サンプルを採取するには小さすぎる。大きな動物でも静脈穿刺は困難である。最も安全でよい血液サンプル採取方法は，通常麻酔下での心穿刺や腹部静脈穿刺である。動物種が非常に多く，解釈が困難なため血液検査の正常値は入手できない
- 特異的感染症の検査
    - 検疫所に入る両生類は，ツボカビ症とラナウイルス感染症の検査を受けることが重要である。両病原体を診断する PCR 法が存在するが，ツボカビは皮膚掻爬による細胞診で検出することもできる。その他の特異的病原体検査法はそれぞれの症例によって異なる

予防的治療

- 輸液療法
    - 捕獲直後や輸送された両生類はストレスを感じ，脱水していることがある。両生類用リンゲル液（表 3-6 参照）を薬浴に使用することで，動物を水和状態にし，溶質を補給することができる
- 駆虫
    - 両生類の寄生虫を完全に駆除することは非常に難しい。しかし，寄生数を減らす治療は飼育に順応させるために重要である。診断的検査の結果によっては治療に取り組むべきであり，そうでなければ広域スペクトルの駆虫薬を用いた経験的治療が推奨される
- ツボカビ症の治療
    - ツボカビ症が流行していた場所で捕獲された動物は，必ず予防的治療を行うべきである。その他の地域で捕獲された両生類は，薬剤への耐性を防ぐため，診断しないまま治療してはならない

維持および衛生管理

- 両生類に使用できる消毒薬は数多く存在する。期待できる消毒効果があり，両生類に安全である製品を選択することが重要である
- 症例によっては熱，乾燥，紫外線照射を使用し，化学製品による危険性を伴うことなく器具や材料を消毒することができる
- 固形廃棄物と廃棄水を適切に廃棄することは，野生の両生類が新型の病原体にさらされないために重要である。最低でも廃棄水は衛生的な下水道にのみ廃棄し，固形廃棄物は深く埋めるか埋め立て地に送るべきである。隔離された両生類に接触したすべての廃棄物を潜在的なバイオハザード廃棄物として取り扱い，それに応じて廃棄することも重要である。廃棄水やその他の廃棄物を野生の両生類に曝露される環境に廃棄することは絶対にあってはならない

（続く）

表 3-11　両生類の検疫所におけるプロトコール（続き）

感染症の検査

ツボカビとラナウイルスの曝露または検出を PCR 法で行う検査機関はいくつか存在する。検査機関で行う検査を評価し，結果を解釈するのは臨床家である。下記の検査機関はラナウイルスやツボカビなどの検査を行っている。このリストは確実なものではなく，情報は 2010 年 12 月 31 日付けのものである

Amphibian Disease Laboratory
San Diego Zoo Institute for Conservation Research
15600 San Pasqual Valley Rd.
Escondido, CA 92027, USA
760-747-8702 Ext. 5471
www.sandiegozoo.org/conservation/news/Amphibian_Disease_Laboratory/
ツボカビ症，ラナウイルス

Pisces Molecular
1600 Range St., Suite 201
Boulder, CO 80301, USA
303-546-9300
www.pisces-molecular.com
ツボカビ症

Research Associates Laboratory
14556 Midway Road
Dallas, TX 75244, USA
972-960-2221
www.vetdna.com
ツボカビ症

Zoologix
9811 Owensmouth Ave., Suite 4
Chatsworth, CA 91311, USA
818-717-8880
www.zoologix.com
ツボカビ症，ラナウイルス，多くの *Mycobacterium* 種

参考文献

1. Anver MR, Pond CL. Biology and diseases of amphibians. In: Fox JG, Cohen BJ, Loew FM, eds. *Laboratory Animal Medicine*. Orlando: Academic Press; 1984:427-447.
2. Bishop PJ, Spear R, Poulet R, et al. Elimination of the amphibian chytrid fungus *Batrachochytrium dendrobatidis* by Archey's frog *Leiopelma archeyi*. *Dis Aquat Org* 2009;84:9-15.
3. Burns RB, McMahan W. Euthanasia methods for ectothermic vertebrates. In: Bonagura JD, ed. *Kirk's Current Veterinary Therapy XII: Small Animal Practice*. Philadelphia: WB Saunders Co; 1995:1379-1381.
4. Campbell TW. Amphibian husbandry and medical care. In: Rosenthal KL, ed. *Practical Exotic Animal Medicine* (Compendium collection). Trenton: Veterinary Learning Systems; 1997:65-68.
5. Cooper JE. Anesthesia of exotic animals. *Anim Technol* 1984;35:13-20.
6. Crawshaw GJ. Amphibian medicine. In: Kirk RW, Bonagura JD, eds. *Kirk's Current Veterinary Therapy XI: Small Animal Practice*. Philadelphia: WB Saunders Co; 1992:1219-1230.
7. Crawshaw GJ. Amphibian medicine. In: Fowler ME, ed. *Zoo & Wild Animal Medicine: Current Therapy 3*. Philadelphia: WB Saunders Co; 1993:131-139.
8. Crawshaw GJ. Amphibian emergency and critical care. *Vet Clin North Am Exotic Anim Pract* 1998;1:207-231.
9. D'Agostino JJ, West G, Boothe DM, et al. Plasma pharmacokinetics of selamectin after a single topical administration in the American bullfrog (*Rana catesbeiana*). *J Zoo Wildl Med* 2007;38:51-54.
10. Downes H. Tricaine anesthesia in amphibia: a review. *Bull Assoc Rept Amph Vet* 1995;5:11-16.
11. El-Mofty MM, Abdelmeguid NE, Sadek IA, et al. Induction of leukaemia in chloramphenicol-treated toads. *E Mediter Health J* 2000;6:1026-1034.
12. Fox WF. Treatment and dosages. *Axolotl Newsl* 1980;9:6.
13. Graczyk TK, Cranfield MR, Bichnese EJ, et al. Progressive ulcerative dermatitis in a captive wild-caught South American giant treefrog (*Phyllomedusa bicolor*) with microsporidial septicemia. *J Zoo Wildl Med* 1996;27:522-527.
14. Iglauer F, Willmann F, Hilken G, et al. Anthelmintic treatment to eradicate cutaneous capillariasis in a colony of South African clawed frogs (*Xenopus laevis*). *Lab Anim Sci* 1997;47:477-482.
15. Jacobson E, Kollias GV, Peters LJ. Dosages for antibiotics and parasiticides used in exotic animals. *Compend Contin Educ Pract Vet* 1983;5:315-324.
16. Johnson JH. Anesthesia, analgesia and euthanasia of reptiles and amphibians. *Proc Annu Meet Am Assoc Zoo Vet* 1991;132-138.
17. Kouba A. Personal communication. 2009.
18. Lafortune M, Mitchell MA, Smith JA. Evaluation of clinical and cardiopulmonary effects of clove oil (eugenol) on leopard frogs, *Rana pipiens*. *Proc Annu Conf Assoc Rept Amph Vet* 2000;51-53.
19. Letcher J. Evaluation of use of tiletamine/zolazepam for anesthesia of bullfrogs and leopard frogs. *J Am Vet Med Assoc* 1995;207:80-82.
20. Letcher J, Glade M. Efficacy of ivermectin as an anthelmintic in leopard frogs. *J Am Vet Med Assoc* 1992;200:537-538.
21. Letcher J, Papich M. Pharmacokinetics of intramuscular administration of three antibiotics in bullfrogs (*Rana catesbeiana*). *Proc Annu Conf Assoc Rept Amph Vet/Am Assoc Zoo Vet* 1994;79-93.
22. Machin KL. Amphibian pain and analgesia. *J Zoo Wildl Med* 1999;30:2-10.

a: [注意] Pessier AP, Mendelson JR[28] は重要で，両生類の獣医療にとって便利な情報源として，利用できるフリーのホームページを提供している

23. Maruska EJ. Procedures for setting up and maintaining a salamander colony. In: Murphy JB, Adler K, Collins JT, eds. *Captive Management and Conservation of Amphibians and Reptiles.* Ithaca: Society for the Study of Amphibians and Reptiles; 1994:229-242.
24. Menard MR. External application of antibiotic to improve survival of adult laboratory frogs (*Rana pipiens*). *Lab Anim Sci* 1984;34:94-96.
25. Mitchell MA, Riggs SM, Singleton CB, et al. Evaluating the clinical and cardiopulmonary effects of clove oil and propofol in tiger salamanders (*Ambystoma tigrinum*). *J Exotic Pet Med* 2009;18:50-56.
26. Mombarg M, Claessen H, Lambrechts L, et al. Quantification of percutaneous absorption of metronidazole and levamisole in the fire-bellied toad (*Bombina orientalis*). *J Vet Pharmacol Therap* 1992;15:433-436.
27. Nichols DK, Lamirander EW, Pessier AP, et al. Experimental transmission and treatment of cutaneous chytridiomycosis in poison dart frogs (*Dendrobates auratus* and *Dendrobates tinctorius*). *Proc Annu Conf Am Assoc Zoo Vet/Internat Assoc Aquatic Anim Med* 2000;42-44.
28. Pessier AP, Mendelson JR, eds. *A Manual for Control of Infectious Diseases in Amphibian Survival Assurance Colonies and Reintroduction Programs.* Apple Valley, MN: IUCN/SSC Conservation Breeding Specialist Group. Available at: www.cbsg.org/cbsg/workshopreports/26/amphibian_disease_manual.pdf. Accessed December 31, 2010.
29. Poulter R, Bishop P, Speare R. A protocol for treating chytrid (*Batrachochytrium dendrobatidis*)-infected frogs. Available at: www.nzfrogs.org/site/nzfrog/files/Treatment%20Protocol.pdf. Accessed December 31, 2010.
30. Poynton SL, Whitaker BR. Protozoa in poison dart frogs (Dentrobatidae): clinical assessment and identification. *J Zoo Wildl Med* 1994;25:29-39.
31. Raphael BL. Amphibians. *Vet Clin North Am Small Anim Pract* 1993;23:1271-1286.
32. Rowson AD, Obringer AR, Roth TL. Non-invasive treatments of luteinizing hormone-releasing hormone for inducing spermiation in American (*Bufo americanus*) and Gulf Coast (*Bufo valliceps*) toads. *Zoo Biol* 2001;20:63-74.
33. Schumacher J. Reptiles and amphibians. In: Lumb WV, Jones EW, eds. *Veterinary Anesthesia.* 2nd ed. Philadelphia: Williams & Wilkins; 1996:670-685.
34. Shilton CM, Smith DA, Crawshaw GJ, et al. Corneal lipid deposition in Cuban tree frogs (*Osteopilus septentrionalis*) and its relationship to serum lipids: an experimental study. *J Zoo Wildl Med* 2001;32:305-319.
35. Stein G. Reptile and amphibian formulary. In: Mader DR, ed. *Reptile Medicine and Surgery.* Philadelphia: WB Saunders Co; 1996:465-472.
36. Stetter MD, Raphael B, Indiviglio F, et al. Isoflurane anesthesia in amphibians: comparison of five application methods. *Proc Annu Conf Am Assoc Zoo Vet* 1996;255-257.
37. Stoskopf MK. Pain and analgesia in birds, reptiles, amphibians, and fish. *Invest Ophthalmol Visual Sci* 1994;35:775-780.
38. Stoskopf MK, Arnold J, Mason M. Aminoglycoside antibiotic levels in the aquatic salamander (*Necturus necturus*). *J Zoo Anim Med* 1987;18:81-85.
39. Teare JA, Wallace RS, Bush M. Pharmacology of gentamicin in the leopard frog (*Rana pipiens*). *Proc Annu Conf Am Assoc Zoo Vet* 1991;128-131.
40. Verrel PA. Hormonal induction of ovulation and oviposition in the salamander *Desmognathus ochrophaeus* (Plethodontidae). *Herp Rev* 1989;20:42-43.
41. von Esse FV, Wright KM. Effect of intracoelomic propofol in White's tree frogs, *Pelodryas caerulea. Bull Assoc Rept Amph Vet* 1999;9:7-8.
42. Whitaker BR. Developing an effective quarantine program for amphibians. *Proc North Am Vet Conf* 1997;764-765.
43. Whitaker BR. Reproduction. In: Wright KM, Whitaker BR, eds. *Amphibian Medicine and Captive Husbandry.* Malabar, FL: Krieger Publishing Co; 2001:285-299.
44. Whitaker BR, Wright KM, Barnett SL. Basic husbandry and clinical assessment of the amphibian patient. *Vet Clin North Am Exotic Anim Pract* 1999;2:265-290.

45. Willette-Frahm M, Wright KM, Thode BC. Select protozoan diseases in amphibians and reptiles. *Bull Assoc Rept Amph Vet* 1995;5:19-29.
46. Williams DL. Amphibians. In: Beynon PH, Cooper JE, eds. *BSAVA Manual of Exotic Pets*. Gloucestshire: British Small Animal Veterinary Association; 1991:261-271.
47. Williams DL. Amphibian dermatology. In: Bonagura JD, ed. *Kirk's Current Veterinary Therapy XII: Small Animal Practice*. Philadelphia: WB Saunders Co; 1995:1375-1379.
48. Williams DL, Whitaker BR. The amphibian eye—a clinical review. *J Zoo Wildl Med* 1994;25:18-28.
49. Woodhams DC, Alford RA, Marantelli G. Emerging disease of amphibians cured by elevated body temperature. *Dis Aquat Org* 2003;55:65-67.
50. Wright KM. Chlamydial infections of amphibians. *Bull Assoc Rept Amph Vet* 1996;6:8-9.
51. Wright KM. Trauma. In: Wright KM, Whitaker BR, eds. *Amphibian Medicine and Captive Husbandry*. Malabar, FL: Krieger Publishing Co; 2001:233-238.
52. Wright KM. Amphibian formulary. In: Mader DR, ed. *Reptile Medicine and Surgery*. 2nd ed. St Louis: Saunders/Elsevier; 2006:1140-1146.
53. Wright KM. Personal observation. 2011.
54. Wright KM, Whitaker BR. Pharmacotherapeutics. In: Wright KM, Whitaker BR, eds. *Amphibian Medicine and Captive Husbandry*. Malabar, FL: Krieger Publishing Co; 2001:309-330.

第4章 爬虫類

Paul M. Gibbons
Eric Klaphake
James W. Carpenter

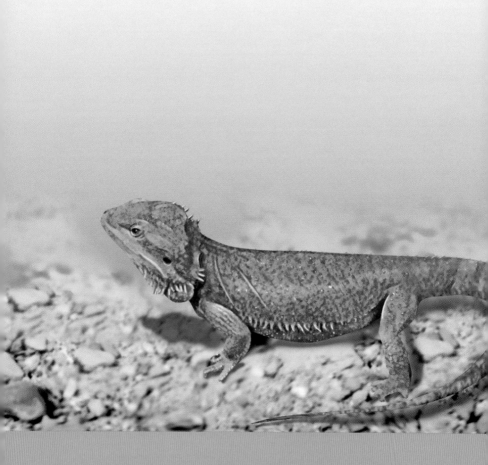

本章では薬用量は多くの爬虫類，ヘビ，トカゲ，カメ，ワニの順に記載している。一般的な食事と水の用量は最後に記載している。

表 4-1 爬虫類の抗菌薬[a, b]

薬剤	用量	種／特徴など
アジスロマイシン	● 10 mg/kg，PO，q2-7 日[48]	● ボールニシキヘビ（PD）：単回投与の研究。非再生性貧血を引き起こす可能性がある。Mycoplasma, Cryptospordium, Giardia やその他の感受性病原体。投与間隔は部位によって決まる（皮膚，q3 日。気道，q5 日。肝臓／腎臓，q7 日）
アミカシン	—	● 神経毒性の可能性がある。水和状態を維持する。ペニシリンまたはセファロスポリン系と頻繁に併用される
	● 26 μg/kg/時，浸透圧性注入ポンプインプラントを介する[295]	● アカダイショウ（PD）：インプラント時の導入投与量は 1.7 mg/kg，IM
	● 3.48 mg/kg，IM，単回投与[151]	● ニシキヘビ（PD，ボールニシキヘビ）
	● 5 mg/kg，IM，その後 2.5 mg/kg，q72 時[192]	● インディゴヘビ（PD）：治療中は部屋の温度を最適温度の上限にする
	● 5 mg/kg，IM，その後 2.5 mg/kg，q72 時[10, 286]	● トカゲ
	● 2.5-3 mg/kg，IM，q72 時，5 回[304]	● ウミガメ
	● 5 mg/kg，IM，q48 時[35]	● アナホリガメ（PD）：30 ℃
	● 2.25 mg/kg，IM，q72 時[140]	● ワニ（PD）
	● 50 mg/10 mL，生理食塩水，30 分ネブライザー，q12 時[96]	● 多くの爬虫類：肺炎。抗菌薬投与前に気管支拡張のために無菌食塩水 9 mL 当たりアミノフィリン 25 mg をネブライザーで投与する[253]
アモキシシリン	● 10 mg/kg，IM，q24 時[62]	● 多くの爬虫類：アミノグリコシド系と併用する
	● 22 mg/kg，PO，q12-24 時[64, 83]	● 多くの爬虫類：アミノグリコシド系と併用する

（続く）

表 4-1　爬虫類の抗菌薬[a, b]（続き）

薬剤	用量	種／特徴など
アンピシリン	—	●アミノグリコシド系と併用できる
	●3-6 mg/kg, PO・SC・IM, q12-24 時[83, 92]	●多くの爬虫類
	●10-20 mg/kg, SC・IM, q12 時[144]	●カメレオンも含む多くの爬虫類
	●20 mg/kg, IM, q24 時[243]	●カメ
	●50 mg/kg, IM, q12 時[86, 280]	●リクガメ
エンロフロキサシン (Baytril, Bayer)	●5-10 mg/kg, q24 時, PO・SC・IM・ICe[291]	●多くの爬虫類：IM 投与は疼痛を伴い，組織壊死や無菌性膿瘍を引き起こすことがある。SC 投与は皮膚の変色または組織壊死を引き起こすことがある
	●6.6 mg/kg, IM, q24 時または 11 mg/kg, IM, q48 時[160]	●ニシキヘビ（PD, アミメニシキヘビ）：*Pseudomonas*
	●10 mg/kg, IM, q48 時[315]	●ヘビ（PD, ビルマニシキヘビ）：*Pseudomonas*
	●5 mg/kg, PO・IM, q24 時[205]	●トカゲ（PD, グリーンイグアナ）：PO 投与による薬物動態の変動性が著しいため，重篤な爬虫類には IM 投与がより適切である
	●10 mg/kg, IM, q5 日[130]	●モニター（PD, サバンナモニター）：予備データ
	●5 mg/kg, IM, q24-48 時[249]	●カメとその他の多くの爬虫類（PD, ゴーファーリクガメ）：過剰な興奮状態，運動失調，ガラパゴスリクガメでは下痢が報告されている[39]
	●5 mg/kg, IM, q12-24 時[257]	●カメ（PD, インドホシガメ）：*Pseudomonas*, *Citrobacter* は q12 時。その他の細菌には q24 時
	●5 mg/kg, IM, q48 時[304]	●ウミガメ
	●10 mg/kg, IM, q24 時[280]	●カメ（PD, ヘルマンリクガメ）
	●5 mg/kg, IV, q36-72 時[117, 200]	●ワニ（PD）：PO 投与による薬物動態は完全に解明されていない。マイコプラズマ症
	●鼻腔洗浄 50 mg/250 mL 滅菌水, 1-3 mL/鼻孔, q24-48 時[143]	●リクガメ：URT 症候群。分泌物がなくなるまで使用する（5-10 日間）。非経口投与の抗菌薬と併用できる

表 4-1 爬虫類の抗菌薬[a, b]（続き）

薬剤	用量	種／特徴など
オキシテトラサイクリン	● 6–10 mg/kg, PO・IM・IV, q24 時[64, 83]	● 多くの爬虫類：注射部位に局所炎症が生じることがある
	● 5–10 mg/kg, IM, q24 時[148]	● リクガメ：上部気道感染症（マイコプラズマ症）
	● 10 mg/kg, IM・IV, q5 日[116]	● ワニ（PD, 27℃）：マイコプラズマ症
カナマイシン	● 10–15 mg/kg, IM・IV, q24 時（または分割投与）[64, 83]	● 多くの爬虫類：24℃。輸液とともに投与する。脱水，腎不全，肝不全の症例には投与しない
カルベニシリン	● 200 mg/kg, IM, q24 時[128]	● カーペットニシキヘビ（PD）
	● 400 mg/kg, IM, q24 時[172]	● ヘビ（PD）：30℃
	● 400 mg/kg, SC・IM, q24 時[10]	● トカゲ：アミノグリコシド系と併用できる（1日のうち，別々の時間に投与する）
	● 200–400 mg/kg, IM, q48 時[243]	● カメ：アミノグリコシド系と併用できる。サバクガメに皮膚剥離を起こし得る。輸液療法が推奨される
	● 400 mg/kg, IM, q48 時[171]	● カメ（PD, *Testudo* spp）
クラリスロマイシン	● 15 mg/kg, PO, q48–72 時[148, 308]	● リクガメ（PD, サバクガメ）：上部気道疾患（マイコプラズマ症）
クリンダマイシン	● 5 mg/kg, PO, q12 時[291]	● 多くの爬虫類：グラム陽性菌，嫌気性菌
クロラムフェニコール	—	● 多くの爬虫類：公衆衛生上の懸念がある。感染性の髄膜炎や脳炎のために温存する
	● 40 mg/kg, PO・SC・IM, q24 時または 20 mg/kg, PO・SC・IM, q12 時[86, 143, 243]	● 多くの爬虫類：大きいワニは 24 時間ごとに 20 mg/kg, 投与することがある
	● 40 mg/kg, SC, q24 時[33]	● ヘビ（PD, ゴーファーヘビ）：29℃
	● 50 mg/kg, SC, q12–72 時[45, 86]	● ヘビ（PD）：インディゴスネーク，ラットスネーク，キングスネークには q12 時。ボア，モカシンは q24 時。ガラガラヘビには q48 時。アカハラミズヘビには q72 時
クロルテトラサイクリン	● 200 mg/kg, PO, q24 時[86, 291]	● 多くの爬虫類

（続く）

表 4-1　爬虫類の抗菌薬[a, b]（続き）

薬　剤	用　量	種／特徴など
クロルヘキシジン （Nolvasan 2 %, Fort Dodge）	● 局所 0.05 ％水溶液, q24 時[212] ● 1：30 溶液[28, 225]	● すべての爬虫類：局所消毒薬。皮膚炎。伝染性口内炎。トカゲの歯周疾患に q24 時 ● すべての爬虫類：局所消毒薬。伝染性口内炎。膿瘍の洗浄。ハコガメの中耳感染症
ゲンタマイシン	―	● 神経毒性が報告されている（特にヘビ）[223]。水和状態を維持する。ペニシリンまたはセファロスポリン系と併用する
	● 2.5 mg/kg, IM, q72 時[33, 34]	● ヘビ（PD, アナホリヘビ）
	● 2.5-3 mg/kg, IM, その後 1.5 mg/kg, q96 時[125]	● ヘビ（PD, アカニシキヘビ）
	● 3 mg/kg, IM, q>96 時[11]	● カメ（PD, 東部ボックスタートル）：29 ℃。低用量がより適切である
	● 5 mg/kg, IM, q72 時[243]	● カメ
	● 6 mg/kg, IM, q72-96 時[255]	● カメ（PD, アカミミガメ）：24 ℃
	● 1.75-2.25 mg/kg, IM, q72-96 時[140]	● ワニ（PD）：気道感染症
ゲンタマイシン眼軟膏／点眼薬	● 点眼[83]	● 多くの爬虫類：眼表面上の感染。口腔内の病変
ゲンタマイシン・ベタメタゾン点眼薬 （Gentocin Durafilm, Schering Plough）	● 1-2 滴, 点眼, q12-24 時[148]	● リクガメ：上部気道感染症。逆流性の鼻腔洗浄として 48-72 時間ごと, または鼻腔内に 12-24 時間ごと投与できる
ジヒドロストレプトマイシン	● 5 mg/kg, IM, q12-24 時[83, 291]	● 多くの爬虫類：水和状態を維持する
シプロフロキサシン （Cipro, Bayer）	● 10 mg/kg, PO, q48 時[64] ● 11 mg/kg, PO, q48-72 時[160]	● 多くの爬虫類 ● ニシキヘビ（PD, アミメニシキヘビ）
シプロフロキサシン眼軟膏／点眼薬 （Ciloxan, Alcon）	● 局所投与[189]	● すべての爬虫類：伝染性口内炎。歯肉炎
ストレプトマイシン	● 10 mg/kg, IM, q12-24 時[83]	● 多くの爬虫類：神経毒性の可能性がある。水和状態を維持する。脱水, 腎不全, 肝不全の症例には投与しない

表 4-1　爬虫類の抗菌薬[a, b]（続き）

薬剤	用量	種／特徴など
スルファジアジン	● 25 mg/kg, PO, q24 時[291]	● 多くの爬虫類：水和状態を維持する
スルファジアジン銀クリーム（Silvadene, Marion）	● 局所投与, q24-72 時[188]	● すべての爬虫類：皮膚（創傷，火傷）または口腔の広域スペクトル抗菌薬。ドレッシング剤は通常必要ない
スルファジメトキシン	● 90 mg/kg, IM, その後 45 mg/kg, q24 時[83]	● 多くの爬虫類：神経毒性の可能性がある。水和状態を維持する
セファレキシン	● 20-40 mg/kg, PO, q12 時[86]	● 多くの爬虫類：吸収率は不明である
セファロチン	● 20-40 mg/kg, IM, q12 時[86, 92, 291]	● 多くの爬虫類
セフォタキシム	● 20-40 mg/kg, IM, q24 時[92, 243] ● 100 mg/10 mL 生理食塩水, 30 分ネブライザー, q24 時[226]	● 多くの爬虫類：アミノグリコシド系と併用できる ● 多くの爬虫類：肺炎
セフォペラゾン（Cefobid, Pfizer）	● 100 mg/kg, IM, q96 時[86] ● 125 mg/kg, IM, q24 時[86]	● ヘビ（PD, ミズコブラモドキ）：24 ℃ ● トカゲ（PD, テグー）：24 ℃
セフタジジム	● 20-40 mg/kg, SC・IM, q48-72 時[86, 286, 305] ● 20 mg/kg, SC・IM・IV, q72 時[10, 170] ● 22 mg/kg, IM・IV, q72 時[289]	● 多くの爬虫類：カメレオンには 24 時間ごとに投与する ● ヘビ（PD）：30 ℃。グラム陰性好気性菌（例：*Pseudomonas*）に特に有効である ● ウミガメ
セフチオフルナトリウム	● 2.2 mg/kg, IM, q48 時[64] ● 5 mg/kg, SC・IM, q24 時[20] ● 2.2 mg/kg, IM, q24 時[64] ● 4 mg/kg, IM, q24 時[64, 92]	● ヘビ ● トカゲ（PD, グリーンイグアナ） ● カメ ● リクガメ：上部気道感染症
セフロキシム	● 100 mg/kg, IM, q24 時[64, 92]	● 多くの爬虫類（ヘビも含む）：30 ℃。アミノグリコシド系と併用できる
タイロシン	● 5 mg/kg, IM, q24 時, 10-60 日[64, 92]	● 多くの爬虫類：マイコプラズマ症

（続く）

表 4-1　爬虫類の抗菌薬[a, b]（続き）

薬　剤	用　量	種／特徴など
ダノフロキサシン	● 6 mg/kg，SC・IM[197]	● アカウミガメ
	● 6 mg/kg，SC，q48 時，30 日[190]	● リクガメ：マイコプラズマ症
チカルシン （Ticar，SmithKline-Beecham）	● 50–100 mg/kg，IM，q24 時[83]	● 多くの爬虫類：水和状態を維持する
	● 50–100 mg/kg，IM・IV，q24–48 時[195]	● アカウミガメ（PD）
ドキシサイクリン （Vibramycin，Pfizer）	● 5–10 mg/kg，PO，q24 時，10–45 日[143, 291]	● 多くの爬虫類：気道感染症（例：マイコプラズマ症）
	● 50 mg/kg，IM，その後 25 mg/kg，q72 時[31, 280]	● リクガメ，ヘルマンリクガメ：27 ℃
トブラマイシン	—	● 神経毒性の可能性。水和状態を維持する。βラクタム系抗菌薬併用によって効果があがる
	● 2.5 mg/kg，IM，q24–72 時[64, 92]	● 多くの爬虫類
	● 10 mg/kg，IM，q24–48 時[64]	● カメ：リクガメは 48 時間ごとに投与できる。輸液療法が推奨される
トリメトプリム・スルファジアジン	—	● 水和状態を維持する。非経口薬は調剤する
	● 15–25 mg/kg，PO，q24 時[291]	● 多くの爬虫類
	● 20–30 mg/kg，IM，q24–48 時[160]	● 多くの爬虫類
	● 30 mg/kg，IM，q24 時，2 日，その後 q48 時[64, 83, 86]	● 多くの爬虫類：PO，SC 投与もできる
トリメトプリム・スルファメトキサゾール	● 10–30 mg/kg，PO，q24 時[83]	● 多くの爬虫類：水和状態を維持する
ピペラシリン	● 50–100 mg/kg，IM，q24 時[64, 83]	● 多くの爬虫類：広域スペクトルの殺菌性抗菌薬。水和状態を維持する。アミノグリコシド系と併用できる
	● 50 mg/kg，IM，その後 25 mg/kg，q24 時[64, 291]	● ヘビ
	● 100 mg/kg，IM，q48 時[126]	● ヘビ（PD，アカニシキヘビ）
	● 100–200 mg/kg，SC・IM，q24–48 時[144]	● カメレオン
	● 100 mg/10 mL 生理食塩水，30 分ネブライザー，q12 時[226]	● 多くの爬虫類：肺炎
ペニシリンベンザチン水和物	● 1 万–2 万 U/kg，IM，q48–96 時[86]	● 多くの爬虫類：アミノグリコシド系と併用できる

表 4-1　爬虫類の抗菌薬[a,b]（続き）

薬　剤	用　量	種／特徴など
ペニシリン G	● 1万-2万 U/kg, SC・IM・IV, ICe, q8-12 時[83]	● 多くの爬虫類：多く投与されない
ポビドンヨード溶液（0.05％）／軟膏	● 局所／洗浄[83, 239]	● すべての爬虫類：真菌性皮膚炎。デルマトフィルス症。汚染された創傷。0.005％水溶液に1時間以上 12-24 時間ごとに浸す
マルボフロキサシン	● 10 mg/kg, PO, q24 時[49]	● ボールニシキヘビ（PD）
メトロニダゾール	● 20 mg/kg, PO, q48 時, 7日以上[87]	● 多くの爬虫類：嫌気性菌
	● 50 mg/kg, PO, q24 時, 7-14 日[160]	● 多くの爬虫類：抗菌作用を高めるためにアミカシンと併用する。副作用の可能性があるため、より低用量投与が賢明である
	● 20 mg/kg, PO, q48 時[25, 167]	● ヘビ（PD, アカダイショウ, ネズミヘビ）
	● 20 mg/kg, PO, q24-48 時[168]	● イグアナ（PD）：耐性嫌気性菌には 24 時間ごとに投与する
硫酸ポリミキシン B・亜鉛バシトラシン・硫酸ネオマイシン軟膏	● 局所投与[96]	● すべての爬虫類：吻側の摩耗、皮膚の創傷
リンコマイシン	● 5 mg/kg, IM, q12-24 時[64]	● 多くの爬虫類：創傷感染。神経毒性の可能性がある。水和状態を維持する
	● 10 mg/kg, PO, q24 時[64]	

a：爬虫類は変温動物のため、薬剤の薬物動態は周囲の気温に影響される。抗菌薬療法は動物に推奨（選択）される最適温度域の上限温度下で行うべきである
b：抗菌薬の組み合わせによる治療法は表 A-4 参照。爬虫類に一般的に使用される組み合わせもある

表 4-2 爬虫類の抗ウイルス薬

薬　剤	用　量	種／特徴など
アシクロビル	● ≧80 mg/kg，PO，q24 時[88]	● リクガメ（PD）：ヘルペスウイルス。経口吸収率は乏しい
	● 80 mg/kg，PO，q8 時，または 240 mg/kg/日，PO[207]	● リクガメ：ヘルペスウイルス。有効性は不明である。感染を消失する可能性は低い。支持療法と併用する
	● 局所投与（5％軟膏），q12 時[83]	● すべての爬虫類：抗ウイルス作用（例：ヘルペスウイルス関連性の皮膚炎）
クロルヘキシジン溶液	● 0.5％希釈液 腔病変に局所投与，q24 時[154]	● リクガメ：ヘルペスウイルス

表 4-3　爬虫類の抗真菌薬

薬　剤	用　量	種／特徴など
F10 スーパーコンセントレイト消毒 （Health and Hygiene, Roodeport, South Africa）	● 1：250 鼻腔洗浄，各鼻孔に 0.1 mL，q24 時[43]	● 陸生カメ
アムホテリシン B	● 0.5 mg/kg, IV, q48–72 時[84]	● 多くの爬虫類：神経毒性。ケトコナゾールと併用できる。ゆっくり投与する
	● 0.5–1 mg/kg, IV・ICe, q24–72 時，14–28 日[64]	● 多くの爬虫類：アスペルギルス症
	● 1 mg/kg, IT, q24 時，14–28 日[142]	● 多くの爬虫類：気道感染症。水または生理食塩水で希釈する
	● 0.1 mg/kg, 肺内, q24 時，28 日[118]	● ギリシャリクガメ：肺炎
	● 1 mg/kg, q24 時，ICe, 2–4 週間[175]	● ワニ
	● 5 mg/150 mL 生理食塩水，1 時間，ネブライザー，q12 時，7 日[136]	● 多くの爬虫類：肺炎
イトラコナゾール	● 5 mg/kg, PO, q24 時[199]	● 多くの爬虫類：*Nannizziopsis vriesii* の *Chrysosporium* のアナモルフに使用時の肝毒性が報告されている
	● 10 mg/kg, PO, q24 時[219]	● ヘビ
	● 5 mg/kg, PO, q24 時[113]	● パンサーカメレオン
	● 10 mg/kg, PO, q48 時，60 日[22]	● カメレオン（パーソン）：骨髄炎
	● 23.5 mg/kg, PO, q24 時[90]	● トカゲ（PD，ハリトカゲ）：3 日間の治療期間後にピーク濃度から 6 日間，血液中には治療濃度が持続する。治療間隔は確定されていない
	● 5 mg/kg, PO, q24 時または 15 mg/kg, PO, q72 時[196]	● ケンプヒメウミガメ
グリセオフルビン	● 20–40 mg/kg, PO, q72 時，5 回[263]	● 多くの爬虫類：皮膚炎。成功例は少ない
	● 15 mg/kg, PO, q72 時[145–147]	● 多くの爬虫類
クロトリマゾール （Veltrim, Haver-Lockhart, Otomax, with gentamicin and betamethazone, Schering-Plough）	● 局所投与[263]	● 多くの爬虫類：皮膚炎。使用前に希釈した有機ヨードで 12 時間ごとに薬浴できる

（続く）

表 4-3　爬虫類の抗真菌薬（続き）

薬　剤	用　量	種／特徴など
クロルヘキシジン (Nolvasan 2 %, Fort Dodge)	● 20 mL/gal, 水浴[309]	● トカゲ：皮膚糸状菌症
ケトコナゾール	—	● 細菌増殖を防ぐために抗菌薬と併用できる。チアベンダゾールと併用できる
	● 15–30 mg/kg, PO, q24 時, 14–28 日[92]	● 多くの爬虫類
	● 25 mg/kg, PO, q24 時, 21 日[137]	● ヘビ，カメ
	● 15 mg/kg, PO, q72 時[145-147]	● 多くの爬虫類
	● 15–30 mg/kg, PO, q24 時, 14–28 日[204, 244]	● カメ（PD，ゴーファーリクガメ）：全身性感染症
	● 50 mg/kg, PO, q24 時, 14–28 日[291]	● ワニ
チアベンダゾール	● 50 mg/kg, PO, q24 時, 14 日[138]	● カメ：肺炎。皮膚炎。ケトコナゾールと併用できる
トルナフタート 1 ％ クリーム (Tinactin, Schering-Plough)	● 必要に応じて局所投与, q12 時[3]	● 多くの爬虫類：皮膚炎。使用前に希釈した有機ヨードで 12 時間ごとに薬浴できる
ナイスタチン	● 10 万 U/kg, PO, q24 時, 10 日[136]	● 多くの爬虫類：腸管内のイースト菌感染症。成功例は少ない
フルコナゾール	● 5 mg/kg, PO, q24 時[309]	● トカゲ：皮膚糸状菌症
	● 21 mg/kg, SC, 単回投与, その後 10 mg/kg, SC, 5 日後[107, 194]	● アカウミガメ（PD）
ボリコナゾール	● 10 mg/kg, PO[302]	● フトアゴヒゲトカゲ：Nannizziopsis vriesii の Chrysosporium のアナモルフに投与による肝毒性は報告されていない
	● 5 mg/kg, SC[132]	● アカミミガメ：注射後 4 時間まで最小発育阻止濃度（MIC）を上回らない。26 ℃
マラカイトグリーン	● 0.15 mg/L 水, 1 時間, 薬浴, 14 日[64]	● 皮膚炎
ミコナゾール (Monistat-Derm, Ortho)	● 局所投与[263]	● 多くの爬虫類：皮膚炎。使用前に希釈した有機ヨードで 12 時間ごとに薬浴できる

表 4-4　爬虫類の抗寄生虫薬

薬剤など	用　量	種／特徴など
アルベンダゾール	● 50 mg/kg，PO[291]	● 多くの爬虫類：回虫
イベルメクチン	—	● カメには投与しない[298]。ワニ，インディゴヘビまたはスキンクス[31, 162, 291]
	● 0.2 mg/kg，PO・SC・IM，14 日後に繰り返す[10, 76, 307]	● ヘビ（インディゴは除く），トカゲ（スキンクは除く）[31]：線虫（肺虫は除く）[180]，ダニ。PO投与はプロピレングリコールで希釈する。色のついた爬虫類では注射部位の変色が起こり得る。カメレオンにまれに有害反応が認められるが，おそらく寄生虫の分解によるものである[10]。ジアゼパムとチレタミン・ゾラゼパムを投与してから10日以内は本剤を投与しない。まれに死，時折神経症状，無気力または食欲不振が報告されている[162]。モニタートカゲの舌虫に投与される（0.2 mg/kg，デキサタサゾン，q2 日と併用）[76]
	● 5-10 mg/L 水，局所スプレー，q3-5 日，最大 28 日間[162]	● ヘビ（インディゴは除く），トカゲ（スキンクは除く）：ダニ。フィプロニルより劣る。皮膚および清掃したケージに噴霧し，水皿を換える前に乾燥させる
イミダクロプリド・モキシデクチン（Advantage multi/Advocate，Bayer）	● 0.2 mg/kg，局所投与，q14 日，3 回[103]	● トカゲ：鉤虫と蟯虫。安全性と薬物動態の評価が必要である
エモデプシド（1.98 %）・プラジクアンテル（7.94 %）（Profender, Bayer）	● 1.12 mL/kg[213, 267]	● 多くの爬虫類（PD）：線虫。条虫。水生カメは投与後48時間，乾燥させる。安全と思われるが安全性と有効性に関するデータが必要である
オクスフェンダゾール（Benzelmin，Fort Dodge）	● 66 mg/kg，PO，必要に応じて 14-28 日後に繰り返す[100]	● 多くの爬虫類：線虫

(続く)

表 4-4　爬虫類の抗寄生虫薬（続き）

薬剤など	用量	種／特徴など
オリーブオイル	●皮膚をコーティングする，q7日[10, 75]	●多くの爬虫類，特に小型のデリケートなトカゲ：ダニ。塗布翌日，マイルドな石けんで動物を洗浄する（よくすすぐ）。塗布時は汚れやすい。環境はダニ駆除剤で処理されている必要がある
カルバリル粉末（5％）	●動物と環境中に軽く振りかける，1時間後に洗浄，7日後に繰り返す[75, 86]	●トカゲ，ヘビ：ダニ
キナクリン (Atabrine, Winthrop)	●19–100 mg/kg，PO，q48時，14–21日[306]	●多くの爬虫類：血液寄生原虫
クロロキン	●125 mg/kg，PO，q48時，3回[291]	●リクガメ：血液寄生原虫
ジクロルボス (Vapona No-Pest Strip, United Industries)	●ケージ内に6 mmストリップ/10 ft^3，3時間，q48時，2–4週間[83, 311]	●多くの爬虫類：ダニ。毒性が生じる[86]。動物との接触を防ぐ（例：ストリップをケージの上に置くか穴のあいた容器内に入れる）。腎不全，肝不全の症例には使用しない。水の入った容器を取り除く。使用は推奨されない
ジメトリダゾール (Emtryl, Rhone-Poulenc)	― ●100 mg/kg，PO，単回投与，2週間後に繰り返す[307] ●40 mg/kg，PO，q24時，5–8日[136, 210] ●40 mg/kg，PO，14日後に繰り返す[307]	●アメリカでは入手できない ●多くの爬虫類：アメーバ ●ヘビ（ミルクとインディゴヘビを除く）：アメーバ。鞭毛虫 ●ミルク，インディゴヘビ：アメーバ。鞭毛虫
スピラマイシン (Spirasol, May and Baker)	●160 mg/kg，PO，q24時，10日，その後週2回を3カ月間[51]	●ヘビ：クリプトスポリジウム症。臨床症状とオーシスト排出の減少。病原体の駆除はできない
スルファキノキサリン	●75 mg/kg，PO，その後40 mg/kg，q24時，5–7日[136]	●多くの爬虫類：コクシジウム症

表 4-4　爬虫類の抗寄生虫薬（続き）

薬剤など	用 量	種／特徴など
スルファジアジン・スルファメラジン	—	多くの爬虫類：コクシジウム症。脱水，尿結石，腎不全の爬虫類には投与しない[220]
	● 75 mg/kg, PO, その後 45 mg/kg, q24 時, 5 日[83, 161, 306]	多くの爬虫類：コクシジウム症
	● 25 mg/kg, PO, q24 時, 21 日[10, 138, 306]	ヘビ，トカゲ：コクシジウム症
スルファジミジン（33％溶液）	● 0.3–0.6 mL/kg, PO, q24 時, 10 日[306]	多くの爬虫類：コクシジウム症。他の用量として，0.3–0.6 mL/kg，その後 0.15–0.3 mL/kg, q24 時, 10 日
	● 1 oz/gal, 飲料水, 10 日[306]	多くの爬虫類：コクシジウム症
スルファジメトキシン	● 50 mg/kg, PO, q24 時, 3–5 日，その後, q48 時, prn[162]	多くの爬虫類：コクシジウム症。適切な水和状態と正常な腎機能を確実にする
	● 90 mg/kg, PO・IM・IV, その後 45 mg/kg, q24 時, 5–7 日[83, 136, 306]	多くの爬虫類：コクシジウム症
スルファメタジン	● 25 mg/kg, PO・IM, q24 時, 21 日[306]	多くの爬虫類：コクシジウム症
	● 50 mg/kg, PO, q24 時, 3 日間, 休薬 3 日間, 投薬 3 日間[100]	多くの爬虫類：コクシジウム症
	● 75 mg/kg, PO・IM・IV, その後 40 mg/kg, q24 時, 5–7 日[92, 136]	多くの爬虫類：コクシジウム症。適切な水和状態と正常な腎機能を確実にする
スルファメトキシジアジン	● 80 mg/kg, SC・IM, その後 40 mg/kg, q24 時, 4 日[306]	多くの爬虫類：コクシジウム症。適切な水和状態と正常な腎機能を確実にする
チアベンダゾール	● 50–100 mg/kg, PO, 14 日後に繰り返す[84, 136]	多くの爬虫類：線虫。フェンベンダゾールが推奨される

（続く）

表 4-4　爬虫類の抗寄生虫薬（続き）

薬剤など	用量	種／特徴など
トリメトプリム・サルファ剤	—	多くの爬虫類：コクシジウム症。脱水または腎不全の症例には強化サルファ剤を投与しない[220]
	30 mg/kg, PO, q24 時, 2 日, その後, q48 時, 21 日[10, 306]	多くの爬虫類：コクシジウム症
	30 mg/kg, IM, q24 時, 2 日, その後 15 mg/kg, IM, q48 時, 10-28 日[306]	多くの爬虫類：コクシジウム症
	30 mg/kg, PO, q24 時, 14 日, その後週1-3 回, 3-6 カ月[51]	多くの爬虫類：クリプトスポリジウム症。病原体の排出は減少するが, 駆除はできない
トルトラズリル 5 %（Baycox, Bayer）	5-15 mg/kg, PO, q24 時, 3 日[68]	アゴヒゲトカゲ：コクシジウム症
	15 mg/kg, q48 時, 10 日, 休薬 2 週間, q48 時, 10 日, 必要に応じて繰り返す[247]	リクガメ：核内コクシジウム症。安全性, 有効性, 薬物動態学の研究が必要である
ニトロフラゾン	25.5 mg/kg, PO[306]	多くの爬虫類：コクシジウム症。投与はまれである
パロモマイシン（Humatin, Parke Davis）	35-100 mg/kg, PO, q24 時, ≦28 日[83, 136, 307]	多くの爬虫類：アメーバ
	100 mg/kg, PO, q24 時, 7 日, その後 週 2 回, 3 カ月[51]	ヘビ：クリプトスポリジウム症。臨床症状とオーシスト排出が減少する。病原体の駆除はできない
	300-360 mg/kg, PO, q48 時, 14 日[245]	トカゲ（アメリカドクトカゲ）：クリプトスポリジウム症
	300-800 mg/kg, PO, 必要に応じて q24 時[47]	ヤモリ：クリプトスポリジウム症。臨床症状が減少する。病原体の駆除はできない
ピペラジン	40-60 mg/kg, PO, 14 日後に繰り返す[291]	多くの爬虫類：ダニ駆虫薬
	100-200 mg/kg, PO[129]	ワニ
ピランテルパモ酸塩	5 mg/kg, PO, 14 日後に繰り返す[162]	多くの爬虫類：線虫
	25 mg/kg, PO, q24 時, 3 日。3 週間後に繰り返す[86, 210]	多くの爬虫類：ダニ駆虫薬, 鉤虫, 蟯虫

表 4-4　爬虫類の抗寄生虫薬（続き）

薬剤など	用量	種／特徴など
ピレスリンスプレー (0.09%)	局所投与，q7 日，2-3 回[75]	多くの爬虫類：子猫と子犬用の水性スプレーを使用する。布とともに使用する。ケージに噴霧も可能で，30 分後に洗い流す。控えめかつ慎重に使用する。ピレスロイドはより安全である（ペルメトリン，レスメトリンスプレー／シャンプー参照）
フィプロニル (0.29%, Frontline Spray, Merial)	噴霧または塗布し，5 分後に洗い流す必要に応じて q7-10 日[75, 86]	多くの爬虫類：ダニ，マダニ。アルコールへの反応に注意する。安全性への評価が必要である[38]
フェンベンダゾール	—	線虫に選択される薬剤。抗原虫作用を有する可能性がある。白血球減少症をもたらすため，敗血症の動物には投与しない[230]
	25-100 mg/kg，PO，q14 日，最大 4 回[31, 136, 158]	すべての爬虫類：線虫
	50 mg/kg，PO，q24 時，3-5 日[86, 161, 162]	すべての爬虫類：線虫（3 日間）。カメレオンの鞭毛虫とジアルジア（5 日間）
	100 mg/kg，単回投与[94]	リクガメ：線虫。虫卵の排出は 30 日間続く
プラジクアンテル (エモデプシド・プラジクアンテルも参照)	8 mg/kg，PO・SC・IM，14 日後に繰り返す[10, 144, 291]	多くの爬虫類：条虫，吸虫。より高用量が投与されている[86]
	5-10 mg/kg，PO，q14 日[161]	カメレオン：症状が現れていなければ，吸虫は治療しないのが賢明である
	25-50 mg/kg，PO，q3 時，3 回[1, 139]	ウミガメ（グリーン，アカウミガメ，PD）：Spirochidasis
ペルメトリン (Provent-a-Mite, Pro Products)	環境への処置，スプレー噴霧 1 秒間：ft²。乾燥してから動物をケージ内に入れる[75]	トカゲ，ヘビ：ダニ。マダニ。アメリカ食品医薬品局 (FDA) 承認。安全および有効である。誤って皮膚に触れた場合はすぐに洗う
	局所投与[75]	
ポナズリル	30 mg/kg，PO，q48 時，2 回[26, 221]	フトアゴヒゲトカゲ：コクシジウム症

（続く）

表 4-4 爬虫類の抗寄生虫薬（続き）

薬剤など	用量	種／特徴など
水	●入浴 30 分間[75, 185]	●ヘビ, トカゲ：ダニ。ぬるま湯（29℃）を使用する。溺水に注意する。100％有効ではない。頭部のダニを殺虫しない。環境をダニ駆虫薬で処置する必要がある
ミルベマイシン	●0.25–0.5 mg/kg，必要に応じて SC[24]	●カメ：線虫。非経口薬はアメリカでは入手できない。フェンベンダゾールが推奨される
メトロニダゾール	—	●原虫（例：鞭毛虫，アメーバ）の増殖。食欲を刺激し得る。＞200 mg/kg で重度の神経症状を引き起こす[220]。100 mg/kg でインディゴとシロハナキングヘビで死が報告されている[136]。小型種には注射薬は PO 投与できる。経口液剤はアメリカで入手できないが調剤が可能である
	●40–100 mg/kg，PO，10–14 日後に繰り返す[83]	●多くの爬虫類：鞭毛虫の増殖
	●20 mg/kg，PO，q48 時[25]	●アカダイショウ（PD）：28℃。原虫
	●40 mg/kg，PO，14 日後に繰り返す[86, 136]	●ウラコナガラガラヘビ，ミルク，トリカラーキング，インディゴヘビ：鞭毛虫
	●40–60 mg/kg，PO，q7 日，2–3 回[287]	●カメレオン：鞭毛虫。アメーバ
	●40–200 mg/kg，PO，14 日後に繰り返す[216]	●ヤモリ：*Trichomonas* による眼病変（40 mg/kg）と皮下病変（200 mg/kg）
	●50 mg/kg，PO，q24 時，2–5 日[161]	●カメレオン：消化器症状が増えた場合
	●20 mg/kg，ICe，q48 時[131]	●アカミミガメ（PD）：ICe 投与は推奨されない。安全性のさらなる評価は必要である
	●25 mg/kg，PO，q24 時，5 日，または 50 mg/kg，PO，q14 日，prn[96]	●カメ：アメーバ。臨床的に状態の悪い症例に 25 mg/kg
メベンダゾール	●20–25 mg/kg，PO，必要に応じて 14 日後に繰り返す[136, 291]	●多くの爬虫類：ストロンギルス，回虫

表 4-4　爬虫類の抗寄生虫薬（続き）

薬剤など	用　量	種／特徴など
硫酸キニン	● 75 mg/kg，PO，q48時，14-28日[306]	多くの爬虫類：いくつかの血液寄生原虫。>100 mg/kg，q24時で毒性がみられる。赤血球外の寄生虫には無効である
レスメトリンスプレー／シャンプー（Durakyl, DVM Pharmaceuticals）	● 局所投与，必要に応じてq10日で繰り返す[75]	多くの爬虫類：ダニ。ピレスロイド系。ピレスリンより安全である。注意して使用する。動物全体に噴霧（0.35％）またはシャンプーし，すぐにぬるい流水で洗い流す。ミネラルオイルを1滴，点眼して眼を保護する（ヘビ以外）。軽く環境中に噴霧し，5-10分後に拭く
レバミゾール（Levasole 13.65％, Mallinckrodt）	● 5-10 mg/kg，SC・ICe，14日後に繰り返す[160]	多くの爬虫類：カメレオンは5 mg/kg[243]。トカゲ[10]，ヘビ[136]は10 mg/kg。線虫（肺虫を含む）。安全域は非常に狭い。主な利点は非経口投与できることである。クロラムフェニコールとの併用，衰弱動物への投与は，低用量は免疫系の低下を刺激し得る。IM投与も可能であるが効果はより少ない

表 4-5　爬虫類の鎮静薬，麻酔薬

薬剤	用量	種／特徴など
アセプロマジン	● 0.05–0.25 mg/kg，IM[143]	● 多くの爬虫類：ケタミンと併用して麻酔前投与薬として投与できる
	● 0.1–0.5 mg/kg，IM[217, 242]	● 多くの爬虫類：麻酔前投与薬。バルビツレート系と併用するなら50％減らし投与する
アチパメゾール (Antisedan, Pfizer)	● メデトミジンまたはデクスメデトミジンと同用量でSC・IV・IM（メデトミジン5倍量またはデクスメデトミジン10倍量，単位はmg）[8, 78, 278]	● 多くの爬虫類：メデトミジンとデクスメデトミジンの拮抗薬。IV投与はゴーファーリクガメに重度な低血圧をもたらす[56]
	● 0.2–0.5 mg/kg，IM[77]	● カメ：甲羅の補修終了5–10分前に投与する
	● 0.5–0.75 mg/kg，IM[256]	● カメ
アドレナリン (1：1,000)	● 0.5–1 mg/kg，IV・IO・IT[220]	● 多くの爬虫類：CPR，心停止
アトロピン	● 0.01–0.04 mg/kg，SC・IM[27]・IV[84]・ICe[270]	● 多くの爬虫類：麻酔前投与薬。徐脈。適応はまれ。一般的に重度または長引く徐脈だけに投与する[270]。心内シャントの予防となり得る[145]。この用量はグリーンイグアナに無効である[241]
	● 0.5 mg/kg，IM・IV・IT・IO[220]	● 多くの爬虫類：徐脈，分泌物の減少，心肺蘇生（CPR）
アルファキサロン (Alfaxan, Jurox)	—	● アメリカでは入手できない
	● 6–9 mg/kg，IV，または9–15 mg/kg，IM[173]	● 多くの爬虫類：良好な筋弛緩がみられる。効果は変動的である。多くの評価が必要になる。覚醒時に暴れることがある[12]。DMSO投与後10日以内には投与しない
	● 6–15 mg/kg，IM・IV[273]	● 多くの爬虫類
	● 9 mg/kg，IV[266]	● ヘビ，トカゲ：導入。アオジタトカゲには有効ではない
	● 15 mg/kg，IM[217]	● トカゲ，カメ：導入，35–40分。持続時間15–35分。良好である筋弛緩がみられる。効果は変動的である
	● 24 mg/kg，ICe[104]	● カメ（アカミミガメ）：良好な弛緩が得られる外科麻酔薬

表 4-5　爬虫類の鎮静薬，麻酔薬（続き）

薬剤	用量	種／特徴など
イソフルラン	●導入 3-5 %[142] ●維持 1-3 %[31]	●多くの爬虫類：爬虫類に選択される吸入麻酔薬。導入，6-20 分。覚醒，30-60 分。他の動物と比べると爬虫類への使用はスムーズではない。気管挿管と間欠的陽圧換気が推奨される。低用量のプロポフォールやケタミンなどで前麻酔できる
	●5％チャンバーを介して 5L O_2/分[124]	●グリーンイグアナ：立ち直り反射が 15-35 分間消失する。最小肺胞内濃度（MAC）の平均値，1.62 %。pH7.49
エトルフィン（M-99, Wildlife Pharmaceuticals）	●0.3-0.5 mg/kg，IM[217]	●ワニ，カメ：非常に強力な麻酔薬。ワニで導入 5-30 分持続，30-180 分。カメで導入 10-20 分，持続 40-120 分。ワニ以外の爬虫類にはそれほど効果は大きくない[242]。弛緩は乏しい。不動化やマイナー処置に適切である。拮抗薬が必要である。投与と法的な制約により，使用は制限される
	●0.3-2.75 mg/kg，IM[173]	
ガラミン（Flaxedil, American Cyanamid）	●0.4-1.25 mg/kg，IM[13] ●0.6-4 mg/kg，IM[178] ●0.7 mg/kg，IM[224] ●1.2-2 mg/kg，IM[78]	●ワニ：弛緩性麻痺をもたらすが鎮痛作用はない。大型種は低用量を必要とする。ネオスチグミンと拮抗する[178]。ワニへの使用は疑問である。ワニに 1 mg/kg 以上の投与は安全ではない[242]。アメリカワニとマレーガビアルにおける死が報告されている[175]
	●0.5-2 mg/kg，IM[169]	●ワニ
キシラジン	—	●投与はまれである。効果はバラツキがある。潜在的にヨヒンビンと拮抗する。ケタミンの麻酔前投与薬
	●0.1-1.25 mg/kg，IM・IV[64]	●多くの爬虫類
	●0.1-1 mg/kg，IM[175]	●ワニ：ヨヒンビンよりもアチパメゾールがよりよい拮抗薬である
	●1-2 mg/kg，IM[177, 242]	●ナイルワニ

（続く）

表 4-5 爬虫類の鎮静薬，麻酔薬（続き）

薬剤	用量	種/特徴など
グリコピロレート	● 0.01 mg/kg，SC[27]・IM・IV[16]	● 多くの爬虫類：麻酔前投与薬。過度な口腔粘液または呼吸粘液分泌予防。適応はまれである。一般的に重大または長引く徐脈にのみ投与される。アトロピンより好ましいことがある[84]。この用量はグリーンイグアナには無効である[241]
クロルプロマジン	● 0.1–0.5 mg/kg，IM[84]	● 多くの爬虫類：麻酔前投与薬。一般的には投与されない
	● 10 mg/kg，IM[12]	● カメ：麻酔前投与薬
ケタミン	—	● 組み合わせは以下参照。筋弛緩と鎮痛作用はわずかである。高用量での覚醒時間は延長する。大型種は低用量を必要とする。注射部位は疼痛を伴う。状態の悪い動物への安全性は疑問である。腎不全の症例への投与は避ける。ケタミン麻酔後，ヘビでは永久的に攻撃性が認められる[12]。一般的に外科手術の麻酔のためのイソフルラン吸入前の麻酔前投与薬としてのみ投与が推奨される
	● 10 mg/kg，SC，IM，q30 分[27]	● 多くの爬虫類：麻酔の維持。覚醒，3–4 時間
	● 20–60 mg/kg，IM または 5–15 mg/kg，IV[143]	● 多くの爬虫類：ミダゾラムまたはジアゼパムの併用で筋弛緩が促進する
	● 22–44 mg/kg，SC・IM[12, 13]	● 多くの爬虫類：鎮静作用
	● 55–88 mg/kg，SC・IM[13]	● 多くの爬虫類：外科手術のための麻酔。導入，10–30 分。覚醒，24–96 時間
	● 10–20 mg/kg，IM[219, 220]	● ヘビ，カメ：鎮静作用
	● 20–60 mg/kg，SC・IM[27, 149]	● ヘビ：鎮静作用。導入，30 分。覚醒，2–48 時間
	● 60–80 mg/kg，IM[31]	● ヘビ：軽い麻酔作用。高用量では間欠的陽圧換気が必要となり得る
	● 5–10 mg/kg[220, 270]	● トカゲ，ヘビ：チャンバー導入時の呼吸停止の頻度を減少させる

表 4-5　爬虫類の鎮静薬，麻酔薬（続き）

薬　剤	用　量	種／特徴など
ケタミン（続き）	● 20–30 mg/kg，IM[74]	● イグアナ：鎮静作用（気管内挿管を容易にする）。麻酔前投与薬。他の爬虫類より低用量を必要とする
	● 30–50 mg/kg，SC・IM[27, 149]	● トカゲ：鎮静作用。効果はバラツキがある
	● 20–60 mg/kg，IM[127, 149, 242]	● カメ：鎮静作用。導入，30分。覚醒，24時間以上。脱水および衰弱したリクガメに潜在的に危険である
	● 25 mg/kg，IM・IV[304]	● ウミガメ：鎮静作用。高用量（50–70 mg/kg）で投与する。覚醒時間は過度に延長，推測不可能となり得る。ケタミンとアセプロマジンの併用はより急速な導入と覚醒時間をもたらす
	● 38–71 mg/kg，ICe[310]	● アオウミガメ：麻酔作用。導入，2–10分。持続，2–10分。覚醒，＜30分
	● 60–90 mg/kg，IM[149, 217]	● カメ：軽い麻酔作用。導入，＜30分。覚醒，数時間から数日間続く
	● 20–40 mg/kg（鎮静作用）から40–80 mg/kg（麻酔作用），SC・IM・ICe[177]	● ワニ：導入，＜30–60分。覚醒，数時間 - 数日間。大型種において 12–15 mg/kg は気管挿管を可能にする[270]。ナイルワニへの単独投与は推奨されない[169]
	● 20–100 mg/kg，IM[175]	● ワニ：低用量で鎮静作用，高用量で麻酔作用（数時間の間欠的陽圧換気が必要である）
ケタミン（K）／アセプロマジン（A）	—	● 推奨用量についてはケタミンとアセプロマジン参照
ケタミン（K）／ジアゼパム（D）	● （K）用量参照＋（D）0.2–0.8 mg/kg，IM[270]	● ヘビ：良好な筋弛緩を伴う麻酔作用
	● （K）60–80 mg/kg[217]＋（D）0.2–1 mg/kg，IM[270]	● カメ：麻酔作用。筋弛緩
ケタミン（K）／ブトルファノール（B）	● （K）用量参照＋（B）1.5 mg/kg，IM[270]	● ヘビ：良好な筋弛緩を伴う麻酔作用
	● （K）10–30 mg/kg＋（B）0.5–1.5 mg/kg，IM[270]	● カメ：軽度な外科的処置（例：甲羅の修復）

（続く）

表 4-5 爬虫類の鎮静薬，麻酔薬（続き）

薬 剤	用 量	種／特徴など
ケタミン(K)／プロポフォール(P)	● (K) 25-30 mg/kg，IM[217]＋ (P) 7 mg/kg，IV[250]	● カメ：ケタミン投与70-80分後にプロポフォールを投与する。プロポフォール参照
ケタミン(K)／ミダゾラム(M)	● (K) 20-40 mg/kg＋ (M) ≦2 mg/kg，IM[23] ● (K) 60-80 mg/kg[217]＋ (M) ≦2 mg/kg，IM[270]	● カメ：鎮静作用。筋弛緩作用 ● カメ：麻酔作用。筋弛緩作用
ケタミン(K)／メデトミジン(M)[a]	―	アメリカではメデトミジンは現在市販されていないが，調剤は可能である[a]。メデトミジンはアチパメゾールを拮抗する
	● (K) 10 mg/kg＋ (M) 0.1-0.3 mg/kg，IM[65]	● 多くの爬虫類
	● (K) 5-10 mg/kg，IM＋ (M) 0.1-0.15 mg/kg，IM・IV[111]	● トカゲ（イグアナ）
	● (K) 3-8 mg/kg＋ (M) 0.025-0.08 mg/kg，IV[179]	● ゾウガメ（アルダブラ）
	● (K) 4 mg/kg＋ (M) 0.04 mg/kg，IM[115]	● アオウミガメ
	● (K) 4-10 mg/kg＋ (M) 0.04-0.14 mg/kg，IM[77]	● カメ：甲羅の修復のための鎮静と筋弛緩作用
	● (K) 5 mg/kg＋ (M) 0.05 mg/kg，IV[42]	● アカウミガメ：気管挿管のための麻酔導入
	● (K) 5 mg/kg＋ (M) 0.05 mg/kg，IM[236]	● リクガメ（ゴーファー）：軽い麻酔作用。気管挿管。効果はバラツキがある
	● (K) 5-10 mg/kg，IM＋ (M) 0.1-0.15 mg/kg，IM・IV[111]	● リクガメ（小型-中型）
	● (K) 7.5 mg/kg＋ (M) 0.075 mg/kg，IM[236]	● リクガメ（ゴーファー）：麻酔作用。気管挿管
	● (K) 10-20 mg/kg，IM＋ (M) 0.15-0.3 mg/kg，IM・IV[111]	● カメ（淡水）
	● (K) 5-10 mg/kg＋ (M) 0.1-0.15 mg/kg，IM[114]	● ワニ：成熟動物
	● (K) 10-15 mg/kg＋ (M) 0.15-0.25 mg/kg，IM[114]	● ワニ：幼若動物

表 4-5 爬虫類の鎮静薬，麻酔薬（続き）

薬 剤	用 量	種／特徴など
サクシニルコリン	—	●鎮痛作用なし。安全域は狭い。一般的に推奨されないが，安全性が確保できるのであれば選択肢に入る。間欠的圧力換気が一般的に必要とされる。5-30 分以内に麻痺が起こる。30 日以内に有機リン系駆虫薬の曝露があった場合は避ける。処置を行うためには必要量の最低量を投与する
	● 0.25–1 mg/kg, IM[142]	●多くの爬虫類
	● 0.75–1 mg/kg, IM[27]	●大型のトカゲ
	● 0.25–1.5 mg/kg, IM[242, 243]	●カメ：導入，15-30 分。覚醒，45-90 分。気管挿管を容易にする
	● 0.5–1 mg/kg, IM[28]	●ハコガメ：導入，20-30 分
	● 0.4–1 mg/kg, IM[242]	●ワニ：効果が迅速に発現する。小型種は 3-5 mg/kg とする
	● 0.5–5 mg/kg, IM[13, 175]	●ワニ：導入と覚醒時間はバラツキがある
	● 0.25 mg/kg, IM[169]	●ワニ
ジアゼパム	—	●組み合わせはケタミン／ジアゼパム参照。筋弛緩作用。麻酔の 20 分前に投与する。フルマゼニルと拮抗する可能性がある。イベルメクチンとの相互作用がみられる
	● 0.5 mg/kg, IM・IV[220]	●すべての爬虫類：発作
	● 2.5 mg/kg, IM・IV[264]	●すべての爬虫類：発作
	● 0.2–0.8 mg/kg, IM[270]	●ヘビ：ケタミンと併用して筋弛緩を伴う麻酔作用
	● 0.2–2 mg/kg, IM・IV[273]	●ヘビ，トカゲ
	● 2.5 mg/kg, PO[270]	●イグアナ：不安症状を減らすが，強暴性を引き起こすことがある
	● 0.2–1 mg/kg, IM[270, 273]	●カメ：ケタミンと併用して筋弛緩を伴う麻酔作用を得る
ジソプロフォール	● 5–15 mg/kg, IV, 効果が発現するまで投与[30]	●すべての爬虫類：麻酔作用。プロポフォールの特色と類似する。アメリカでは入手できない

（続く）

表 4-5　爬虫類の鎮静薬，麻酔薬（続き）

薬　剤	用　量	種／特徴など
セボフルラン	●効果が発現するまで投与[10, 261]	●多くの爬虫類：麻酔作用。気管挿管の場合，迅速な導入と覚醒
チオペンタール	● 19–31 mg/kg，IV[310]	●アオウミガメ：麻酔作用。導入，5–10 分。持続，<6 時間。不安定な麻酔作用
チレタミン・ゾラゼパム (Telazol, Fort Dodge)	—	●鎮静，麻酔作用。重度な呼吸抑制が起こり得る（換気が必要となり得る）[31]。効果はバラツキがある。回復が長引くことがある。大型種には用量の下限値を投与する。気管挿管前の筋弛緩に有用である[79, 256]。他の麻酔薬が望ましい
	● 4–5 mg/kg，SC・IM[13]	●多くの爬虫類：鎮静作用。導入，9–15 分。覚醒，1–12 時間。多くの非侵襲性処置に適切である
	● 5–10 mg/kg，IM[16]	●多くの爬虫類
	● 3 mg/kg，IM[111]	●ヘビ：大型ヘビの取り扱い，気管挿管を容易にする。導入，30–45 分。覚醒は長引く
	● 3–5 mg/kg，IM[220]	●ヘビ，トカゲ：鎮静作用
	● 10–30 mg/kg[217] から 20–40 mg/kg，IM[142, 269]	●ヘビ，トカゲ：導入，8–20 分。覚醒，2–10 時間。効果はバラツキがある。30 ℃ よりも 22 ℃ で長い鎮静作用と覚醒時間となる[292]。25 mg/kg，IM はボアコンストリクターで良好な鎮静作用が得られる[292]。一般的に外科手術のための麻酔には吸入麻酔薬の補助が必要である。55 mg/kg の投与で死亡するヘビもいる
	● 3.5–14 mg/kg，IM[217]（一般的に 4–8 mg/kg）	●カメ：鎮静作用。導入，8–20 分。88 mg/kg の投与でも満足のいく麻酔作用をもたらさない[242]

表 4-5　爬虫類の鎮静薬，麻酔薬（続き）

薬　剤	用　量	種／特徴など
チレタミン・ゾラゼパム (Telazol, Fort Dodge) (続き)	● 5–10 mg/kg，IM・IV[270]	● 大型カメ：気管挿管を容易にする。効果が軽度の場合は再投与よりもイソフルランでマスクする
	● 1–2 mg/kg，IM[175]	● ワニ：覚醒は数時間かかる
	● 2–10 mg/kg，IM[270]	● 大型のワニ：気管挿管を可能にし得る
	● 5–10 mg/kg（鎮静作用）から 10–40 mg/kg（麻酔作用），SC・IM・ICe[177]	● ワニ
	● 15 mg/kg，IM[46]	● ワニ：導入，>20 分。マイナーな処置に適している
デクスメデトミジン[a] (Dexdomitor, Pfizer)	—	● メデトミジンの代替となる $α_2$ 作動薬[a]
ドキサプラム	● 5 mg/kg，IM・IV[16]，必要に応じて q10 分	● 多くの爬虫類：呼吸刺激薬。覚醒時間を短縮する。解離性麻酔薬の作用を部分的に拮抗すると報告されている[174]
	● 4–12 mg/kg，IM・IV[270]	● 多くの爬虫類：呼吸刺激薬
	● 20 mg/kg，IM・IV・IO[220]	● 多くの爬虫類：呼吸刺激薬
ナロキソン	● 4 mg/kg，IM[93]	● ミドリホソオオトカゲ：ブトルファノールの拮抗薬
ネオスチグミン	● 0.03–0.25 mg/kg，IM[178] ● 0.063 mg/kg，IV[178] ● 0.07–0.14 mg/kg，IM[224]	● ワニ：ガラミン拮抗薬。嘔吐と流涙をもたらす。投与前 24–48 時間絶食する。投与量ごとに 75 mg ヒアルロニダーゼと混合し，SC, IM 投与すると効果は増強される[178]
ハロペリドール	● 0.5–10 mg/kg，IM，q7–14 日[290]	● ボア：強暴性の管理
ヒアルロニダーゼ (Wydase, Wyeth)	● 25 U/回，SC[177]	● ワニ：麻酔前投与薬，麻酔薬または拮抗薬と併用し，SC 投与の吸収を促進する

（続く）

表 4-5　爬虫類の鎮静薬，麻酔薬（続き）

薬剤	用量	種／特徴など
ブトルファノール	―	●組み合わせはケタミン／ブトルファノールなど参照
	●0.4–1 mg/kg，SC・IM[270]	●多くの爬虫類：鎮痛作用。鎮静作用。麻酔前投与薬
	●0.5–2 mg/kg，IM または 0.2–0.5 mg/kg，IV・IO[18]	●多くの爬虫類：麻酔前投与薬
	●1–2 mg/kg，IM[18]	●ヘビ：鎮痛作用
	●0.05 mg/kg，IM，q24 時，2–3 日[184]	●トカゲ（イグアナ）：鎮痛作用
	●1–1.5 mg/kg，SC・IM[270]	●トカゲ：スムーズで短い導入時間のためにイソフルランの 30 分前に投与する
	●0.2 mg/kg，IM[109, 256]	●カメ：トランキライザー
ブトルファノール(B)／メデトミジン(M)	●(B) 0.4 mg/kg＋(M) 0.08 mg/kg，IM[93]	●ミドリホソオトカゲ：鎮静作用
ブトルファノール(B)／ミダゾラム(M)	●(B) 0.4 mg/kg＋(M) 2 mg/kg，IM[16]	●多くの爬虫類：麻酔前投与薬。導入 20 分前に投与する
フルマゼニル (Romazicon, Hoffman-LaRoche)	―	●すべての爬虫類：ジアゼパムとミダゾラムを含むベンゾジアゼピン系の拮抗薬。適応はまれである
	●ゾラゼパム 1 mg/20 mg[177]，IM・IV[256]	●ワニ，カメ：ゾラゼパムの拮抗薬
プロポフォール	―	●椎骨上洞に投与する場合，髄膜下への移行の可能性に注意する[251]。組み合わせはケタミン参照。麻酔作用。急速かつスムーズな導入。多くの爬虫類に 15-25 分の麻酔と抑制をもたらす。IV 投与する（ゆっくり行う。血管周囲に漏れても炎症は起こらない）。IO 投与できる。麻酔前投与（例：ケタミン）する場合，50％まで投与量を減らす。無呼吸と徐脈を起こし得る。気管挿管と補助換気を一般的に必要とする。麻酔を導入する非経口薬として多く使用する

表 4-5 爬虫類の鎮静薬，麻酔薬（続き）

薬 剤	用 量	種／特徴など
プロポフォール（続き）	● 0.3–0.5 mg/kg/分，IV・IO，持続点滴または0.5–1 mg/kg, IV・IO，周期的ボーラス投与[273]	● 多くの爬虫類：維持麻酔。呼吸，体温のモニタリングが必要となる
	● 5–10 mg/kg, IV・ICe[6, 265]	● ヘビ
	● 3–5 mg/kg, IV・IO[110, 111]	● トカゲ（イグアナ）：気管挿管とマイナーな診断法。3–5分で追加量が必要となり得る。記載した用量は高用量より心肺抑制が少ない
	● 5–10 mg/kg, IV・IO[19]	● イグアナ：短時間の処置や気管挿管のための導入に高用量が推奨される
	● 10 mg/kg, IV・IO[19, 65]	● トカゲ，ヘビ：0.25 mg/kg/分を維持量として投与できる[17]
	● 2 mg/kg, IV[16]	● ゾウガメ
	● 3–5 mg/kg, IV（椎骨上洞）[77]	● カメ：鎮静作用（例：甲羅の修復）
	● 10 mg/kg, IV（椎骨上洞）[317]	● アカミミガメ：40–85 分の麻酔
	● 12–15 mg/kg, IV[62, 288]	● カメ：低用量（5–10 mg/kg, IV）[270]を投与できる。維持量として1 mg/kg/分を投与できる[270]
	● 20 mg/kg, IV（椎骨上洞）[317]	● アカミミガメ：60–120 分の麻酔作用
	● 10–15 mg/kg, IV[177]	● ワニ：持続，0.5–1.5 時間。吸入麻酔で維持する。ヒアルロニダーゼと実験的にIM 投与する
ペントバルビタール	● 15–30 mg/kg, ICe[217]	● ヘビ：導入，30–60 分。持続，2 時間以上。覚醒は長引く（死亡するリスクあり）。毒ヘビは無毒ヘビに比べて2倍量必要とする[12]。トカゲへの投与は避ける
	● 10–18 mg/kg, ICe[217]	● カメ
	● 7.5–15 mg/kg, ICe, または8 mg/kg, IM[12, 217]	● ワニ

（続く）

表 4-5　爬虫類の鎮静薬，麻酔薬（続き）

薬　剤	用　量	種／特徴など
ミダゾラム	—	●組み合わせはブトルファノール／ミダゾラムとケタミン／ミダゾラム参照。フルマゼニルと拮抗する
	● 2 mg/kg, IM[12, 13]	●多くの爬虫類：麻酔前投与薬。ケタミンの効果を増加させる。カミツキガメに有効，ニシキガメに無効である[13]
	● 0.5–2 mg/kg[272]	●トカゲ
	● 1.5 mg/kg, IM[238]	●カメ（アカミミガメ）：鎮静作用。作用発現，5.5 分。持続，82 分。覚醒，40 分。個体差がある
メデトミジン[a]	—	●アメリカでメデトミジンは現在市販されていないが，調剤は可能である[a]。アチパメゾールで拮抗する。単独での不動化作用は乏しい。組み合わせはケタミン／メデトミジンとブトルファノール／メデトミジン参照
	● 0.1–0.15 mg/kg, IM[16]	●多くの爬虫類
	● 0.06–0.15 mg/kg[272]	●トカゲ
	● 0.15 mg/kg, IM[277, 278]	●サバクゴーファーガメ，ワニ：鎮静作用。不完全な不動化となる。一般的に徐脈，緩徐呼吸をもたらす
	● 0.04–0.15 mg/kg, IM[175]	●ワニ：拮抗薬が必要となる

表 4-5　爬虫類の鎮静薬，麻酔薬（続き）

薬剤	用量	種／特徴など
メトヘキシタール (Brevital, Lilly)	—	● ワキアカガーターヘビの覚醒時間 21℃, 125分. 26℃, 86分. 31℃, 64分. 細いヘビの覚醒時間はより長い. 出産から5週間以内の場合, 非妊娠動物の2倍の平均覚醒時間がかかる. 1, 3, 10日目における食事が終わるまでの時間は変化が認められなかった[248]
	● 5-20 mg/kg, SC[13]・IV[84]	● 多くの爬虫類：導入, 5-30分. 覚醒, 1-5時間. 0.125-0.5％の濃度で投与する. 爬虫類によって効果はバラツキがある. 若齢動物は用量を 20-30％減らす. 衰弱動物への投与は避ける
	● 9-10 mg/kg, SC[233]・ICe	● ヘビ科：導入, 22分以上. 覚醒, 2-5時間. 他のバルビツレート系でみられる軟部組織の炎症を引き起こさない. 肥満のヘビには用量を調整する
メトミデート	● 10 mg/kg, IM[65, 265]	● ヘビ：重度の鎮静作用. アメリカでは入手できない
ヨヒンビン(Yobine, Lloyd)	—	● キシラジン拮抗薬. 適応はまれである
リドカイン(0.5-2％)	● 局所麻酔または表面麻酔[270]	● 多くの爬虫類：局所麻酔. 効果が発現するまで浸潤させる（例：0.01 mL 2％リドカインはイグアナへの IO カテーテルの設置のための局所麻酔に使用される）[14]. 不動化に用いる薬剤と併用することが多い
ロクロニウム (Zemuron, Organon)	● 0.25-0.5 mg/kg, IM[153]	● ハコガメ：神経筋遮断薬. 鎮痛作用なし. 気管挿管のみ, または簡単な痛みの少ない処置

a：メデトミジンはアメリカで現在市販されていないが調剤薬局で入手できる. 表示の用量は, ラセミ化合物のメデトミジンの活性光学異性体であるα₂作動薬のデクスメデトミジンとの活用可能なガイドとして記載されている. メデトミジンの半量で投与するが, 濃度が高いため用量は同じである. メデトミジンと同様の効果が予想されるが爬虫類へのデクスメデトミジンの効果と安全性の情報は限られ, 今日まで爬虫類に臨床的に投与されることは多くない. 両薬剤の v/v の効果は同等ではないことがあるため, デクスメデトミジンの投与量は臨床的反応によって調整する必要がある

表 4-6 爬虫類の鎮痛薬

薬剤	用量	種/特徴など
エトドラク	● 5 mg/kg, PO, q72 時, 30 日[240]	● コモドドラゴン
オキシモルフォン	● 0.025–0.1 mg/kg, IV[84]	● いくつかの爬虫類:鎮痛作用。肝不全または腎不全の症例には避ける。ヘビでは 1.5 mg/kg の投与でも目立った効果は認められない[12]
	● 0.05–0.2 mg/kg, SC, IM, q12–48 時[109]	
	● 0.5–1.5 mg/kg, IM[84]	● 上記参照
カルプロフェン (Rimadyl, Pfizer)	● 1–4 mg/kg, PO・SC・IM・IV, q24 時[174], 続いて半量, q24–72 時[208]	● 多くの爬虫類:鎮痛作用。非ステロイド性抗炎症薬(NSAID)
ケトプロフェン	● 2 mg/kg, SC・IM, q24 時[174]	● 多くの爬虫類:NSAID。鎮痛作用。グリーンイグアナに 24 時間ごとの IM・IV, 投与は PK 研究によると頻繁すぎる[301]
トラマドール	● 11 mg/kg, PO[102]	● フトアゴヒゲトカゲ
	● 5–10 mg/kg, PO[8]	● アカミミガメ:温熱性鎮痛作用。高用量は呼吸に影響し得る
フェンタニル	● 後背腰部, 2.5 μg/時パッチ[89]	● オマキトカゲ:投与から 24 時間後, トカゲの血中濃度がヒトの治療濃度に達しても副作用は認められないと報告されている。周囲温度によって薬剤の吸収が顕著に影響される
ブトルファノール	—	● 最近の研究では, この用量もしくは本薬剤の投与が爬虫類(アカミミガメ, ボールニシキヘビ, フトアゴヒゲトカゲ, グリーンイグアナを含む)に鎮痛作用をもたらすか疑問視されている。高用量で呼吸抑制が認められる[268, 275, 276]
	● 0.4–1 mg/kg, SC・IM[270]	● 多くの爬虫類:鎮痛作用。鎮静作用。麻酔前投与薬。リクガメに実験的に 0.2 mg/kg, IM 投与する[95]
	● 1–2 mg/kg, IM[18]	● ヘビ:鎮痛作用
	● 20 mg/kg, IM[274]	● アカダイショウ:潜在的な鎮痛作用

表 4-6 爬虫類の鎮痛薬（続き）

薬 剤	用 量	種／特徴など
ブピバカイン	● 1-2 mg/kg, 局所必要に応じて q4-12 時[73]	● 多くの爬虫類：局所麻酔作用。最大用量 4 mg/kg
ブプレノルフィン	● 0.005-0.02 mg/kg, IM, q24-48 時[109]	● 多くの爬虫類：鎮痛作用
	● 0.01 mg/kg, IM[174]	● 多くの爬虫類：鎮痛作用
	● 0.1-1 mg/kg, IM[18]	● 多くの爬虫類：鎮痛作用
フルニキシンメグルミン	● 0.1-0.5 mg/kg, IM, q12-24 時[174]	● 多くの爬虫類：NSAID。鎮痛作用。最大 3 日間投与する
	● 1-2 mg/kg, IM, q24 時, 2 回[30, 283]	● トカゲ：NSAID。手術後の鎮痛
	● 0.5-2 mg/kg, IM, q12-24 時[273]	● 多くの爬虫類：NSAID。鎮痛作用
プレドニゾロン	● 2-5 mg/kg, PO・IM[174]	● 多くの爬虫類：鎮痛作用（慢性疼痛）
プロパラカイン (Ophthaine, Fort Dodge)	● 点眼[186]	● イグアナ：眼表面の感覚を鈍らせる。レンズの入った爬虫類には無効である。中毒量 2 mg/kg を超過しないようにする[96]
ペチジン	—	● メペリジン参照
ペンタゾシン (Talwin, Upjohn)	● 2-5 mg/kg, IM, q6-24 時[109]	● 鎮痛作用
メペリジン	● 5-10 mg/kg, IM, q12-24 時[109]	● 多くの爬虫類：鎮痛作用。ヘビでは 200 mg/kg でも目立った効果は認められない
	● 20 mg/kg, IM, q12-24 時[174]	● 多くの爬虫類：鎮痛作用
	● 2-4 mg/kg, ICe, q6-8 時[145]	● トカゲ
	● 2-4 mg/kg, ICe[3]	● ナイルクロコダイル：鎮痛作用
メロキシカム	● 0.1-0.5 mg/kg, PO・SC, q24-48 時[145-147]	● 多くの爬虫類
	● 0.2 mg/kg, PO・IV, q24 時[67]	● グリーンイグアナ
	● 0.5 mg/kg, PO・IM, または 0.22 mg/kg, IV[260]	● アカミミガメ：PK。PO 投与より IM 投与でより吸収される[260]。IV 投与後, 血中濃度は急速に低下し消失半減期は 7.57 時間であった
	● 0.1-0.2 mg/kg, PO・IM, q24 時, 4-10 日[77]	● カメ

（続く）

表 4-6　爬虫類の鎮痛薬（続き）

薬　剤	用　量	種／特徴など
モルヒネ	—	● アカダイショウ：鎮痛のための有効量はない[276]
	● 1.5–6.5 mg/kg, IM[77, 274–276]	● アカミミガメ（長引く呼吸抑制），淡水クロコダイル，アノール：フトアゴヒゲトカゲに温熱性鎮痛作用として有用である
	● 10 mg/kg, IM[276]	
	● 0.5–4 mg/kg, ICe[278]	● ワニ：鎮痛作用
リドカイン (0.5–2％)	● 2–5 mg/kg, 局所投与[273]	● 多くの爬虫類：最大投与量 10 mg/kg
	● 局所投与または表面麻酔[270]	● 多くの爬虫類：局所的鎮痛作用。効果が発現するよう浸潤させる（例：イグアナは 0.01 mL 2％で局所麻酔し，IO カテーテルを設置する）[14]。不動化に用いる薬剤としばしば併用する

表 4-7　爬虫類のホルモン薬，ステロイド薬

薬　剤	用　量	種／特徴など
アルギニンバソトシン (AVT) (Sigma Chemical)	● 0.01-1 µg/kg，IV（推奨）・ICe[176]，q12-24 時，数回	● 多くの爬虫類：難産。乳酸カルシウム投与から 30-60 分後に投与する。グリセロリン酸カルシウム。爬虫類にはオキシトシンより効果的だが動物用に市販されていない。より高用量が報告されている。一般的な推奨量は 0.5 µg/kg である
インスリン	● 1-5 U/kg，IM・ICe，q24-72 時[285]	● ヘビ，カメ：用量は経験的であり，治療への反応および血糖値により調整するべきである。ICe 投与の場合，反応が認められるまで 24-48 時間かかることがある
	● 5-10 U/kg，IM・ICe，q24-72 時[285]	● トカゲ，ワニ：上記参照
オキシトシン	―	● 難産。効果はバラツキがある。カメに向いているが，ヘビとトカゲにはあまり向かない。一般的にカルシウム投与 1 時間後に投与する。注意して反復投与する
	● 1-10 U/kg，IM[74, 143]	● 多くの爬虫類：用量上限で一般的に投与する。90 分間隔で 3 回まで投与量を増やしながら反復できる[134]
	● 2 U/kg，IM，q4-6 時，1-3 回[7]	● 多くの爬虫類
	● 1-5 U/kg，IM[61]，1 時間後に繰り返す	● トカゲ：5 U/kg をゆっくり 4-8 時間かけて IV 投与または IO 投与を行う[61]
	● 1-2[29]，2-20[92, 204]，または 10-20[28] U/kg，IM	● カメ
	● 1-20 U/kg，IM，q90 分，3 回を増量しながら，または初回量の 50-100 ％を 1-12 時間後，または IO 点滴[294]	● カメ

（続く）

表 4-7　爬虫類のホルモン薬，ステロイド薬（続き）

薬　剤	用　量	種／特徴など
カルシトニン	● 1.5 U/kg, SC, q8 時, 14–21 日, prn[84] ● 50 U/kg, IM, 14 日後に繰り返す[15, 291]	● 多くの爬虫類（例：イグアナ）：重度栄養性二次性副甲状腺機能亢進症。カルシウムの補給後に投与する。低カルシウム血症の場合，投与しない
	● 50 U/kg, q7 日, 2–3 回[182, 187]	● グリーンイグアナ：サケカルシトニン。低カルシウム血症の場合，投与しない
スタノゾロール (Winstrol-V, Winthrop)	● 5 mg/kg, IM, 必要に応じて q7 日[92]	● 多くの爬虫類：タンパク同化ステロイド薬。異化疾患の病態管理
デキサメタゾン	● 0.6–1.25 mg/kg, IM・IV[84]	● 多くの爬虫類：ショック（敗血性，外傷性）
	● 2–4 mg/kg, IM, IV, q24 時, 3 日[271]	● 多くの爬虫類：炎症性，非感染性の呼吸器疾患
	● 0.3–1.5 mg/kg, IM・IV・IO[147]	● カメ：高体温症
デキサメタゾンリン酸ナトリウム	● 0.1–0.25 mg/kg, SC・IM・IV[92]	● 多くの爬虫類：ショック（敗血性，外傷性）
ナンドロロン (Deca-Durabolin, Orgamon)	● 0.5–5 mg/kg, IM, q7–28 日[120]	● 多くの爬虫類：肝リピドーシス
	● 1 mg/kg, IM, q7–28 日[63]	● トカゲ：タンパク同化ステロイド薬。タンパク質同化作用を低下させる。赤血球生成を刺激し得る
プレドニゾロン	● 2–5 mg/kg, PO・IM[174]	● 多くの爬虫類：鎮痛作用（慢性疼痛）
	● 0.5 mg/kg, q24 時, 14 日, その後 q48 時, PCV が安定するまで投与する[145]	● トカゲ：自己免疫性溶血性貧血
プレドニゾロンコハク酸エステルナトリウム (Solu-Delta Cortef, Pharmacia & Upjohn)	● 5–10 mg/kg, IM・IV[78]・IO[63]	● 多くの爬虫類：ショック。高体温により起こる脳浮腫。腎石灰沈着症を低下し得る
プレドニゾン	● 0.5–1 mg/kg, PO, SC・IM・IV[203]	● 多くの爬虫類：リンパ腫，白血病，骨髄増殖性疾患
	● 0.8 mg/kg, q48 時[93]	● 多くの爬虫類：慢性Tリンパ球性白血病。クロラムブシルと併用できるが尿酸値をモニターする必要がある
メチルプレドニゾロン	● 1 mg/kg, IV, q24 時[147]	● カメ：イベルメクチン中毒症

表 4-7　爬虫類のホルモン薬，ステロイド薬（続き）

薬　剤	用　量	種／特徴など
リュープロレリン酢酸塩（Lupron Depot 1.875 mg/mL, Abbott）	● 0.4 mg/kg, IM[155]	● イグアナ：雄のテストステロン濃度を抑制しない
レボチロキシン	● 0.02 mg/kg, PO, q48 時[235] ● 0.025 mg/kg, q24 時, 午前中に投与する[81]	● リクガメ：甲状腺機能低下症。衰弱したリクガメの摂食を刺激する ● リクガメ：T_4 レベルをモニタリングする

表 4-8 爬虫類の栄養，ミネラル，輸液[a]

薬剤など	用量	種／特徴など
Carnivore Care（Oxbow Animal Health）	● 10-20 mL/kg，PO または強制給餌／食道瘻造設術，q24-48 時[95]	● 肉食種：短期の栄養補助剤。食欲不振。指示に従って調剤する。再水和化し，安定化したら開始する。食欲不振後では最初の投与を希釈し，3-5 日間かけて徐々に濃度を上げる
Clinicare　犬猫用（Abbott Animal Health）	● 必要に応じて強制給餌[312]	● 多くの爬虫類：臍切除術の後，草食種と雑食種には犬用，肉食種には猫用を投与する。はじめに水で 1：1 に希釈し 48 時間かけて徐々に原液まで増やす。一般的に 48-96 時間前に水または電解質液で栄養を PO 投与で補給する
Critical Care fo Herbivores（Oxbrow Animal Health）	● 10-20 mL/kg，PO・強制給餌／食道瘻造設術，q24-48 時[95]	● 草食種：長期栄養補助。指示に従って調剤する。再水和化し，安定化したら開始する
Emeraid Exotic Carnivore（Lafeber）	● 5-30 mL/kg，強制給餌または食道瘻チューブ，q24-72 時[96]	● 肉食種：栄養補助剤，重度に衰弱した，悪液質な爬虫類。指示に従って調剤する。再水和化し，安定化したら開始する。はじめの数回の給餌は希釈の割合を増やす
Emeraid Herbivore（Lafeber）	● 5-20 mL/kg，強制給餌または食道瘻チューブ，q12-48 時[96]	● 草食種：栄養補助剤，重度に衰弱した，悪液質な爬虫類。指示に従って調剤する。再水和化し，安定化したら開始する。はじめの数回の給餌は希釈の割合を増やす
Emeraid Omnivore（Lafeber）	● 5-20 mL/kg，強制給餌または食道瘻チューブ，q12-48 時[95]	● 多くの爬虫類：栄養補助剤，重度に衰弱した，悪液質な爬虫類。指示に従って調剤する。再水和化し，安定化したら開始する。はじめの数回の給餌は希釈の割合を増やす
ReptiVite（Zoo Med）	● 野菜，果物または昆虫の上に振りかける，q84-168 時[281]	● 草食種，雑食種，食虫種：プリフォームビタミン A。ミネラル。マルチビタミン

表 4-8　爬虫類の栄養，ミネラル，輸液[a]（続き）

薬剤など	用量	種／特徴など
維持晶質液：LRS1/2strength／2.5％ブドウ糖	●必要に応じて SC・IV・IO・ICe・EpiCe[191]	●すべての爬虫類：喪失分を補正した後の維持輸液
ウシ由来重合ヘモグロビン (Oxyglobin, OPK Biotech)	●必要に応じて 3–5 mL/kg，ゆっくり IV または IO，ボーラス投与[95, 191]	●すべての爬虫類：ヘモグロビンポリマー。低アルブミン血症。出血。重度貧血。血液減少性還流欠損。毛細血管透過性の上昇。晶質と投与する。晶質量を 40–60％減らす。最大量 20 mL/kg[303]。現在新しい製造会社によってアメリカ食品医薬品局 (FDA) に検査を依頼中である
塩化ナトリウム (0.45％)	●必要に応じて PO・SC・IV・IO・ICe・EpiCe[154]	●すべての爬虫類：高張性脱水症。輸液を 28℃に温める。3 日間かけて喪失分を補正する
塩化ナトリウム (0.9％)	●必要に応じて SC・IV・IO・ICe・EpiCe[154, 191]	●すべての爬虫類：高カリウム血症，高カルシウム血症，低塩素性代謝性アルカローシス[191]。他の晶質液，特に 5％ブドウ糖液と混合できる。動物が加温された後に SC, ICe, EpiCe 投与する
カルシウム	●必要に応じて PO[69]	●多くの爬虫類：食事性のものには粉砕したイカの甲，カキの甲羅，卵殻，カルシウム塩の錠剤が含まれ，その他市販製品がある
グリセロリン酸カルシウム・乳酸カルシウム (Calphosan, Glenwood)	●1–5 mg/kg，SC・IM[87] ●10–25 mg/kg，SC・IM[92] ●10 mg/kg，SC・IM・ICe，q24 時，1–7 日[10, 15]	●多くの爬虫類：低カルシウム血症。低カルシウム血症による難産 ●低カルシウム血症。難産 ●トカゲ（イグアナ）：低カルシウム血症
グルコン酸カルシウム	●100 mg/kg，SC・IM・ICe[234, 259]，q6–24 時[15, 31]	●多くの爬虫類：低カルシウム血症（イオン化カルシウムの低下）。低カルシウム血症による筋振戦，発作，難産，トカゲの弛緩性麻痺。状態が安定したら経口カルシウムに切り替える

（続く）

表 4-8　爬虫類の栄養，ミネラル，輸液[a]（続き）

薬剤など	用量	種／特徴など
グルコン酸カルシウム・ボログルコン酸	10–50 mg/kg，SC・IM[87]	多くの爬虫類：低カルシウム血症。低カルシウム血症による難産
グルビオン酸カルシウム（Neo-Calglucon, Sandoz Calciquid, Breckenridge Pharmaceuticals Calcionate, Rugby）	10 mg/kg，PO，q12–24 時，prn[87] 360 mg/kg（1 mL/kg），PO，q12–24 時，prn[15, 31]	すべての爬虫類：栄養性二次性副甲状腺機能亢進症 多くの爬虫類：栄養性二次性副甲状腺機能亢進症。低カルシウム血症。難産。適切な紫外線照射と栄養を確実にする
セレニウム	0.028 mg/kg，IM[10]	トカゲ：欠乏症。ミオパシー
炭酸カルシウム（Rep-Cal, Rep-Cal Labs Repti Calcium, Zoo Med）	必要に応じて PO[69]	雑食種，草食種，食虫種：食事性カルシウムサプリメント
デキストラン鉄	12 mg/kg，IM，週 1–2 回，45 日[293]	ワニ：鉄欠乏症。他の爬虫類の貧血[96]
電解質液（Pedialyte, Abbott Gatorade, S-VC, Inc.）	自発的飲水（体全体を浸漬）[95] 10–20 mL/kg，強制給餌または食道瘻チューブ，q24 時[95]	すべての爬虫類：経口輸液療法。食欲不振の早期治療。水で 1：1 に希釈する。溺水に注意する すべての爬虫類：再水和化し，安定化したら，栄養補給の最初のステップ
乳酸リンゲル液（LRS）	15–40 mL/kg，SC・IV・IO，prn[191]	リクガメ：補液。動物を温めてから投与する。肝不全の場合，乳酸は避ける
爬虫類用リンゲル液： 1 区画補正晶質液＋2 区画 0.45％生理食塩水中に 2.5％ブドウ糖 または 1 区画補正晶質液＋1 区画 5％ブドウ糖＋1 区画 0.9％生理食塩水	10–20 mL/kg，q24 時[141] 15（大型種）–25（小型種）mL/kg，q24 時または 1 日 2 回に分割投与[30] 20 mL/kg，q12 時[31]	すべての爬虫類：高張性脱水症またはアミノグリコシド系による神経毒性の予防 すべての爬虫類：高張性脱水症。輸液を 28 ℃に温める カメ：重度な脱水症

表 4-8　爬虫類の栄養，ミネラル，輸液[a]（続き）

薬剤など	用量	種／特徴など
ビタミンA	—	過剰投与は表皮剥離を引き起こす。水溶性の非経口薬でのリスクは大きい。症状が軽い場合，市販の特別食や爬虫類用マルチビタミンサプリメントで十分である[69, 218, 281]。感染性口内炎に有用となり得る
	1,000–5,000 U/kg, IM, q7–10日，4回[92]	多くの爬虫類：ビタミンA欠乏症
	2,000 U/kg, PO・SC・IM, q7–14日，2–4回[28, 31]	多くの爬虫類：ビタミンA欠乏症
	2,000 U/30g, BW, PO単回投与，7日後に繰り返す[105, 281]	カメレオン：眼球腫脹，呼吸器疾患，半陰茎栓，脱皮障害
	200–300 U/kg[69], SC・IM	カメ：ビタミンA欠乏症。ビタミンAのPO投与と併用する（2–8 U/g，乾物摂取量）
ビタミンA・D_3・E（Vital E＋A＋D, Stuart Products）	0.15 mL/kg, IM, 21日後に繰り返す[143]	多くの爬虫類：ビタミンA，D_3，Eの欠乏症。製品にアルコールが含まれるため投与時に刺激がある。アルコールを含まない製品は調剤可能である
	0.3 mL/kg, PO, その後 0.06 mL/kg, q7日，3–4回[28]	ハコガメ：ビタミンA欠乏症。非経口投与はビタミンAとDの過剰症をもたらすことがある。PO投与はカルシウム取り込みを促進する
ビタミンB_1（チアミン）	50–100 mg/kg, PO・SC・IM, q24時[36]	魚食種：解凍魚によるチアミン欠乏症
	30 g/kg, 餌魚, PO[92]	ワニ：欠乏症の治療または予防
ビタミンB_{12}（シアノコバラミン）	0.05 mg/kg, SC・IM[92]	ヘビ，トカゲ：食欲刺激
ビタミンB複合体	0.3 mL/kg, SC・IM, q24時[96]	多くの爬虫類：食欲不振。ビタミンB欠乏症
	25 mg チアミン/kg, PO, q24時，3–7日[7]	多くの爬虫類：食欲刺激。ビタミンB欠乏症
ビタミンC	10–20 mg/kg, SC・IM, q24時[82, 212]	すべての爬虫類：ビタミンC欠乏症。口内炎。ヘビの皮膚剥離。細菌性感染症の支持療法

（続く）

表 4-8　爬虫類の栄養，ミネラル，輸液[a]（続き）

薬剤など	用量	種／特徴など
ビタミン D₃	—	栄養性二次性副甲状腺機能亢進症。低カルシウム血症。欠乏症と過剰症は軟部組織の石灰化をもたらす
	● 1,000 U/kg, IM, 1週間後に繰り返す[31]	多くの爬虫類：欠乏症。経口のグルビオン酸カルシウムと炭酸カルシウム，一般的な食事管理，紫外線照射と併用する
	● 200 U/kg, PO, IM, q7日[10, 15]	トカゲ：IM投与よりPO投与が安全だが種によっては吸収が乏しい[21, 237]
	● 400 U/kg, IM, q7日, 3回[187]	グリーンイグアナ：栄養性二次性副甲状腺機能亢進症。正常なカルシウム値になったらカルシトニンと併用する。経口カルシウムのサプリメント
ビタミン E・セレニウム (L–Se, Shering)	● 1U ビタミン E/kg, IM[69]	魚食種：ビタミンE欠乏症。ミオパシー，食欲不振，皮下結節の腫脹
	● 50U ビタミン E/kg＋0.025 mg セレニウム/kg, IM[73]	トカゲ：ビタミンE欠乏症（ビタミンE／セレニウム）
ビタミン K₁	● 0.25–0.5 mg/kg, IM[143]	多くの爬虫類：ビタミンK₁欠乏症。凝血障害
ヒドロキシエチルデンプン (Hetastarch, HES)	● 3–5 mL/kg, IV または IO, ゆっくりボーラス投与, prn[95, 191]	すべての爬虫類：低アルブミン血症。血液量減少性還流欠損。毛細血管透過性が増加する。晶質液と併用する。晶質液を40–60％減らす。最大量20 mL/kg[303]
ブドウ糖液 (2.5％, 5％)	● 必要に応じて PO, SC・IV・IO・ICe・EpiCe[154]	すべての爬虫類：高カリウム血症[154]。電解質液と混合できる
	● 欠乏水分量, IV・IO[191]	多くの爬虫類：精神状態が変化して血中ナトリウム＞160 mEq/Lのときの細胞内再水和化。急性ナトリウム中毒症における欠乏の補充を12–24時間で行う。慢性脱水症には48–72時間かけて欠乏を補正する

表 4-8　爬虫類の栄養，ミネラル，輸液[a]（続き）

薬剤など	用量	種／特徴など
補正晶質液（Normosol-R，Ceva Plasma-Lyte，Baxter）	・10–30 mL/kg，q24 時または数時間間隔で 2–3 回に分割してボーラス投与[154] ・15–25 mL/kg/日，PO，SC・IV・IO・ICe・EpiCe，prn[30]	・すべての爬虫類：逆流の進行または重度の下痢 ・すべての爬虫類：補正のための輸液。29 ℃に温める[191]
メトロニダゾール	・12.5–50 mg/kg，PO[83] ・50–100 mg/kg，PO[144]	・多くの爬虫類：食欲刺激 ・カメレオン：食欲刺激
ヨード	・2–4 mg/kg，PO，q24 時，14–21 日，その後，q7 日[92]	・草食種：ヨード欠乏症（例：甲状腺腫）。甲状腺腫誘発性の食事を与えていた爬虫類に投与する。マルチビタミン・ミネラル混合物またはヨウ素添加塩を使用できる。食事性ヨウ素の推奨 1 日摂取量は 0.03 mg/kg[69]

a：表 4-13 も参照

表 4-9　爬虫類の各種薬剤

薬剤	用量	種／特徴など
EDTA カルシウム	● 10–40 mg/kg, IM, q12 時[234]	● 多くの爬虫類：重金属キレート。水和状態を確実にする
K-Y ゼリー（Johnson & Johnson）	● 50% K-Y ゼリー 1–3 mL ＋50% 温水 /100 g[5]	● 多くの爬虫類：浣腸
L-アスパラギナーゼ（Elspar, Merck）	● 400 U/kg, SC・IM・IC[203]	● 多くの爬虫類：リンパ腫，白血病，骨髄増殖性腫瘍
S-アデノシルメチオニン（Denosyl, Nutramax）	● 30 mg/kg, PO, q24 時[228]	● サバンナオオトカゲ：肝疾患
アトロピン	● 0.01–0.04 mg/kg, IM・IV, q8–24 時[214]	● 多くの爬虫類：感染性口内炎に伴う過剰な粘液性分泌を抑える
	● 0.1–0.2 mg/kg, IM, prn[143]	● 多くの爬虫類：有機リン中毒症
	● 0.2 mg/kg, SC・IM[264]	● 多くの爬虫類：過剰分泌に関連する呼吸器困難
アミドトリゾ酸（Gastrografin, Squibb）	● 7.5 mL/kg, PO[215]	● リクガメ：胃腸管造影剤。強制経口投与する。平均通過時間は 30.6℃で 2.6 時間，21.5℃で 6.6 時間
アミノフィリン	● 2–4 mg/kg, IM[84]	● 多くの爬虫類：気管支拡張薬
アロプリノール	—	● 尿酸性薬，尿酸排泄薬（プロベネシド）[54]
	● 10–20 mg/kg, PO, q24 時[63, 204, 252]	● 多くの爬虫類：痛風。尿酸産生を低下させる[183]。長期治療。反応はリクガメが最もよい
	● 25 mg/kg, PO, q24 時[122]	● グリーンイグアナ
	● 50 mg/kg, PO, q24 時，30 日，その後，q72 時[165]	● カメ：高尿酸血症
イオヘキソール（240 mgI/mL, Omnipaque, Sanofi Winthrop）	● 5–20 mL/kg, PO[38]	● 多くの爬虫類：胃腸管造影剤。非ヨード性，有機ヨード溶液。バリウムに代わるよい選択薬である[37]。バリウムより通過時間が早い。水と 1:1 に希釈できる
塩化カリウム	● 2 mEq/kg, IV・ICe[15]	● 多くの爬虫類：安楽死薬。心臓麻痺。安楽死薬に続けて投与する

表4-9　爬虫類の各種薬剤（続き）

薬　剤	用　量	種／特徴など
オオアザミ (Silybum marianum)	● 4-15 mg/kg, PO, q8-12 時[145, 147]	● トカゲ, カメ：肝保護薬
カルボプラチン	● 2.5-5 mg/kg, IV, 心内投与[203]	● 多くの爬虫類：がん, 骨肉腫, 中皮腫, がん腫症
クロラムブシル (Leukran, Glaxo SmithKline)	● 0.1-0.2 mg/kg, PO[203]	● 多くの爬虫類：リンパ腫, 白血病, 骨髄増殖性腫瘍
ジオクチルソジウムスルホサクシネート	● 1-5 mg/kg, PO[98]	● 多くの爬虫類：便秘。1：20 に希釈する
シクロホスファミド	● 10 mg/kg, SC・IM・IV・IC[203]	● 多くの爬虫類：リンパ腫, 白血病, 骨髄増殖性腫瘍
シサプリド (Propulsid, Janssen)	● 0.5-2 mg/kg, PO, q24 時[291]	● 多くの爬虫類：運動性改善薬。消化管の通過停滞。アメリカでは市販されていない。調剤できる。砂漠のリクガメに 1 mg/kg は無効である[299]
シスプラチン	● 0.5-1 mg/kg, IV (事前に水和状態にする), IC, 病変内投与 (オイルに入れる)[203]	● 多くの爬虫類：がん, 骨肉腫, 浸潤性肉腫 (病巣内), 中皮腫, がん腫症
シメチジン	● 4 mg/kg, PO・IM, q8-12 時[92]	● 多くの爬虫類：胃潰瘍, 十二指腸潰瘍。食道炎。胃食道逆流。リン分泌を増加させるために腎不全に投与できる
重炭酸ナトリウム	● 0.5-1 mg/kg, IV[291]	● 多くの爬虫類：麻酔後の低酸素性アシドーシス
水酸化アルミニウム (Amphogel, Wyeth-Ayerst)	● 100 mg/kg, PO, q12-24 時[183]	● 多くの爬虫類：高リン血症 (腎疾患に関連する)。リンの腸管吸収を低下させる。胃流出路閉塞の爬虫類には注意して投与する
スクラルファート	● 500-1,000 mg/kg, PO, q6-8 時[84]	● 多くの爬虫類：口腔, 食道, 胃, 十二指腸の潰瘍
タモキシフェン 60 日間放出ペレット (Innovative Research of America)	● 5 mg タモキシフェンを含むペレット IC[e55]	● ヒョウモントカゲモドキ：卵黄形成の前に移植された場合 60 日間, 卵胞発達が阻害される

(続く)

表 4-9　爬虫類の各種薬剤（続き）

薬　剤	用　量	種／特徴など
ドキソルビシン	● 1 mg/kg，IV，q7 日，2 回，その後 q14 日，2 回，その後 q21 日，2 回[262]	● ヘビ：肉腫の化学療法（リンパ腫，がんなど）。治療期間はさまざまである
ヒドロクロロチアジド	● 1 mg/kg，q24-72 時[63]	● トカゲ：利尿を促進する。水和状態をモニターする
ピモベンダン	● 0.2 mg/kg，PO，q24 時[145]	● トカゲ
ビンクリスチン	● 0.025 mg/kg，IV[203]	
フロセミド	● 2-5 mg/kg，PO・IM・IV，q12-24 時[92, 143, 145-147]	● 多くの爬虫類：浮腫や肺うっ血の利尿薬，ヘンレループを欠くため他の機序によって効果を発現する
プロベネシド	● 250 mg/kg，PO，q12 時[246]	● 多くの爬虫類：痛風。尿酸排泄を増加させる。必要に応じて増量できる
ペントバルビタール	● 60-100 mg/kg，IV・ICe[4, 32]	● 安楽死薬
メチマゾール	● 2 mg/kg，q24 時，30 日[105]	● ヘビ：甲状腺機能亢進症による過剰な脱皮。効果は限られている
メトクロプラミド	● 0.06 mg/kg，PO，q24 時，7 日[60, 291] ● 1-10 mg/kg，PO，q24 時[313]	● 多くの爬虫類：胃の運動性を刺激する ● リクガメ：胃の運動性を刺激する。砂漠のリクガメに 1 mg/kg は無効である[299]
メトトレキサート	● 0.25 mg/kg，PO・SC・IV[203]	● 多くの爬虫類：リンパ腫，白血病，骨髄増殖性腫瘍
メルファラン（Alkeran, Celegene）	● 0.05-0.1 mg/kg，PO[203]	● 多くの爬虫類：リンパ腫，白血病，骨髄増殖性腫瘍
ヨード化合物（Conray 280, Mallinckrodt）	● 500 mg/kg，IV・IO[63]	● トカゲ：IV 尿路造影剤。投与後 0, 5, 15, 30 分後に X 線検査を行う
ラクツロース	● 0.5 mL/kg，PO，q24 時[145, 147, 284]	● トカゲ，カメ：肝リピドーシス
硫酸バリウム	● 5-20 mL/kg，PO[37]	● 多くの爬虫類：胃腸管造影剤

表 4-10　爬虫類の血液検査値および血清生化学検査値[a]

測定項目	ボアコンストリクター (Boa constrictor)[41, 181, 297]	エメラルドツリーボア (Corallus caninus)[297]	レインボーボア (Epicrates cenchria)[297]
血液			
RBC (10^6/μL)	0.73 (0.16–2.1)	2.16 (0.54–5.05)	0.92 (0.34–1.74)
Hgb (g/dL)	9 (2.6–15.3)	8.2 (6.1–11.4)	10.6 (8–13.1)
PCV (%)	29 (10–45)	22.6 (6–57)	28 (11–40)
MCV (fL)	393 (159–625)	237 (37–360)	292 (175–534)
MCH (pg)	132 (84–208)	120 (113–128)	160
MCHC (g/dL)	32 (22–42)	34 (30–36)	36 (33–40)
WBC (10^3/μL)	8.54 (0.88–22.6)	4.35 (0.48–10.6)	7.99 (1–35.2)
好異球 (10^3/μL)	2.46 (0.21–12.3)	1.61 (0.18–5.36)	2.85 (0.03–10)
リンパ球 (10^3/μL)	4.01 (0.16–18.5)	2.48 (0.14–8.27)	3.91 (0.1–32.4)
単球 (10^3/μL)	0.68 (0.02–6.55)	0.45 (0.06–2.12)	0.9 (0.03–3.06)
アズール顆粒球 (10^3/μL)	1.75 (0–5.76)	0.71 (0.1–1.84)	1.08 (0.11–4.44)
好酸球 (10^3/μL)	0.26 (0.03–1.22)	0.07 (0.06–0.08)	0.11 (0.04–0.22)
好塩基球 (10^3/μL)	0.46 (0.03–2.77)	0.07 (0.03–0.14)	0.1 (0.02–0.27)
生化学			
総タンパク質 (g/dL)	7 (4.3–10.8)	4.5 (2.6–7.2)	6.2 (3.7–8)
アルブミン (g/dL)[b]	3.1 (1.9–5.3)	2.6 (2–3.6)	2.6 (1.8–3.6)
グロブリン (g/dL)[b]	4 (2.2–6.9)	2.8 (1.8–3.6)	4.1 (2.8–5.8)
AST (U/L)	35 (3–331)	30 (5–92)	43 (9–136)
ALT (U/L)	14 (0–37)	5 (1–10)	4 (1–6)
ALP (U/L)	287 (43–1342)	128 (61–323)	27 (14–37)
GGT (U/L)	4 (0–10)	2 (1–2)	5
LDH (U/L)	235 (16–877)	632 (76–1680)	401 (141–661)
コレステロール (mg/dL)	131 (34–314)	206 (116–343)	206 (140–314)
トリグリセリド (mg/dL)	103 (3–457)	24 (10–49)	72 (64–90)
総ビリルビン (mg/dL)	0.2 (0–0.6)	0.2 (0.2–0.3)	0.4 (0–0.8)
グルコース (mg/dL)	37 (9–85)	27 (5–56)	17 (2–46)
アミラーゼ (U/L)	22 (5–67)	293 (160–470)	―

(続く)

表 4-10　爬虫類の血液検査値および血清生化学検査値[a]（続き）

測定項目	ボア コンストリクター (*Boa constrictor*)[41,181,297]	エメラルド ツリーボア (*Corallus caninus*)[297]	レインボーボア (*Epicrates cenchria*)[297]
リパーゼ (U/L)	2,730	—	—
BUN (mg/dL)	5 (0–34)	2 (0–4)	2 (1–3)
クレアチニン (mg/dL)	0.4 (0.1–1.6)	0.6 (0.4–0.9)	0.4 (0.1–0.7)
クレアチンキナーゼ (U/L)	526 (53–1728)	592 (157–985)	154 (31–745)
尿酸 (mg/dL)	4.7 (0–11.9)	4.7 (1.4–19.2)	7.2 (2.1–27.5)
Na (mEq/L)	158 (130–171)	157 (148–167)	155 (137–163)
Cl (mEq/L)	125 (108–139)	130 (119–138)	115 (94–128)
K (mEq/L)	5.4 (3–10)	5 (3–8.7)	3.2 (1.2–5)
Mg (mEq/L)	2.95 (2.9–3)	—	—
Fe (μg/dL)	113 (103–122)	—	—
P (mg/dL)	4.7 (2.6–11.7)	4.1 (1.8–8)	5.4 (3.8–7.7)
Ca (mg/dL)	15.9 (9–27)	12.7 (10.3–17.4)	13.4 (11.3–18.9)
浸透圧 (mOsm/L)	306	—	—

表 4-10 爬虫類の血液検査値および血清生化学検査値[a]（続き）

測定項目	スマトラアカニシキヘビ (*Python curtus*)[297]	南アジアニシキヘビ (*Python molurus* spp)[297]	ボールニシキヘビ (*Python regius*)[150, 297]
血液			
RBC ($10^6/\mu L$)	0.65	1.44 (0.65–6.9)	0.82 (0.12–1.31)
Hgb (g/dL)	—	9.4 (7–11)	8.0 (5.5–9.6)
PCV (%)	25 (15–49)	28 (18–36)	22 (10–30)
MCV (fL)	340	275 (52–384)	381 (211–917)
MCH (pg)	—	93 (16–127)	82–139
MCHC (g/dL)	—	32 (29–35)	31 (25–40)
WBC ($10^3/\mu L$)	11.7 (1.13–42.5)	9.94 (2–19.8)	9.74 (1–26)
好異球 ($10^3/\mu L$)	1.82 (0.31–3.99)	2.36 (0.42–6.84)	2.86 (0.37–10.80)
リンパ球 ($10^3/\mu L$)	6.71 (0.34–33.6)	5.78 (0.34–18.6)	4.18 (0.13–14.10)
単球 ($10^3/\mu L$)	0.62 (0.13–2.12)	1.016 (0.06–5.01)	1.00 (0.01–3.20)
アズール顆粒球 ($10^3/\mu L$)	2.82 (0.27–6.8)	1.81 (0.26–4.8)	3.4 (0.3–13.26)
好酸球 ($10^3/\mu L$)	0.08	0.45 (0.1–1.4)	0.25 (0.12–0.37)
好塩基球 ($10^3/\mu L$)	0.93 (0.32–1.83)	0.25 (0.08–1.08)	0.38 (0.05–1.12)
生化学			
総タンパク質 (g/dL)	6.2 (3.6–8.1)	7.3 (4.2–10.5)	6.7 (3.2–10.5)
アルブミン (g/dL)[b]	2.3 (1.6–2.8)	2.7 (1.7–3.9)	2.5 (1–8.4)
グロブリン (g/dL)[b]	4.1 (3.1–4.9)	4.9 (2.4–6.7)	4.6 (2.1–9)
AST (U/L)	56 (6–209)	22 (1–205)	55 (2–118)
ALT (U/L)	10 (3–17)	19 (0–40)	14 (5–26)
ALP (U/L)	44 (8–56)	105 (7–728)	61 (13–153)
GGT (U/L)	8 (0–16)	9 (0–26)	5
LDH (U/L)	207 (49–364)	456 (20–5525)	371 (77–782)
コレステロール (mg/dL)	214 (76–445)	289 (146–445)	182 (23–302)
トリグリセリド (mg/dL)	16 (13–22)	114 (16–532)	31
総ビリルビン (mg/dL)	0.3 (0.2–0.5)	0.6 (0–2)	0.4 (0–2.1)
グルコース (mg/dL)	30 (13–74)	24 (1–83)	23 (2–43)
アミラーゼ (U/L)	—	3,255	2,490 (1,611–3,368)

(続く)

表 4-10　爬虫類の血液検査値および血清生化学検査値[a]（続き）

測定項目	スマトラアカニシキヘビ (*Python curtus*)[297]	南アジアニシキヘビ (*Python molurus* spp)[297]	ボールニシキヘビ (*Python regius*)[150, 297]
BUN (mg/dL)	1 (0–2)	4 (1–14)	1 (0–3)
クレアチニン (mg/dL)	0.9 (0.5–1.3)	1.4 (0.1–16.9)	0.2 (0–0.5)
クレアチンキナーゼ (U/L)	668 (327–1009)	494 (42–3,093)	1,318 (93–3,108)
尿酸 (mg/dL)	4.3 (2.1–7.1)	4.3 (1.3–18)	7.6 (1.1–23)
Na (mEq/L)	160 (155–164)	158 (151–165)	159 (146–173)
Cl (mEq/L)	131 (123–138)	118 (101–135)	120 (109–130)
K (mEq/L)	6.3 (3.3–11.2)	4.8 (3.8–6.3)	7.1 (4.3–10.5)
Mg (mEq/L)	4.9	—	—
P (mg/dL)	3.7 (3.1–4.5)	4.7 (2.9–9.1)	3.8 (0.9–7.2)
Ca (mg/dL)	14.7 (13.5–16.2)	19 (9.9–34)	15.3 (10.8–22.2)

表 4-10 爬虫類の血液検査値および血清生化学検査値[a]（続き）

測定項目	ミドリニシキヘビ (*Chondropython viridis*)[297]	カーペットニシキヘビ (*Morelia spilota cheynei*)[40, 297]	アミメニシキヘビ (*Python reticulatus*)[297]
血液			
RBC ($10^6/\mu L$)	0.85 (0.4–1.3)	0.92 (0.54–1.3)	0.72 (0.41–1.25)
Hgb (g/dL)	5.9 (4–7)	9.3 (4–15.5)	10.7 (5.2–30)
PCV (%)	17 (8–27)	25 (10–46)	24 (18–30)
MCV (fL)	229 (208–250)	282 (178–414)	343 (176–429)
MCH (pg)	100	114 (67–159)	138 (60–186)
MCHC (g/dL)	36 (33–40)	40 (24–53)	37 (29–45)
WBC ($10^3/\mu L$)	11.3 (3.5–22.1)	11.93 (1.72–34.1)	7.6 (1.8–17.7)
好異球 ($10^3/\mu L$)	3.89 (0.86–6.63)	2.78 (0.29–11.3)	2.03 (0.5–4.02)
リンパ球 ($10^3/\mu L$)	3.44 (0.21–11.2)	6.11 (0.6–19.7)	3.77 (0.42–11.9)
単球 ($10^3/\mu L$)	0.74 (0.04–2.35)	2.21 (0.06–8.79)	1.72 (0.11–6.76)
アズール顆粒球 ($10^3/\mu L$)	5.42 (0.97–13.9)	3.46 (0.09–18.04)	3.73 (1.07–6.88)
好酸球 ($10^3/\mu L$)	0.16 (0.1–0.22)	0.19 (0.08–0.34)	0.68 (0.04–1.95)
好塩基球 ($10^3/\mu L$)	0.55 (0.07–1.8)	0.26 (0.05–1.76)	0.06 (0.06–0.7)
生化学			
総タンパク質 (g/dL)	5.4 (3.9–6.9)	7.6 (5.9–10.9)	7.5 (6.1–9.8)
アルブミン (g/dL)[b]	2 (1.3–2.7)	3.1 (2.8–3.3)	3.9 (1.9–7.2)
グロブリン (g/dL)[b]	4.4 (3.4–5)	4.9 (4.2–5.5)	5.4 (3.7–8)
AST (U/L)	27 (11–75)	16 (5–46)	34 (7–105)
ALT (U/L)	43 (8–132)	17 (6–38)	8 (0–29)
ALP (U/L)	209 (112–349)	40 (13–60)	64 (4–144)
GGT (U/L)	—	32 (9–55)	22
LDH (U/L)	206	306±160	313 (43–1,048)
コレステロール (mg/dL)	204 (116–360)	315 (264–386)	309 (257–356)
トリグリセリド (mg/dL)	—	30	45
総ビリルビン (mg/dL)	0.2	0.5	0.3
グルコース (mg/dL)	78 (5–223)	31 (16–71)	38 (14–64)
アミラーゼ (U/L)	902 (564–1,240)	—	1,690 (416–2,963)

（続く）

表 4-10 爬虫類の血液検査値および血清生化学検査値[a]（続き）

測定項目	ミドリニシキヘビ (*Chondropython viridis*)[297]	カーペットニシキヘビ (*Morelia spilota cheynel*)[40, 297]	アミメニシキヘビ (*Python reticulatus*)[297]
BUN (mg/dL)	2 (0–2)	3 (2–3)	4 (0–12)
クレアチニン (mg/dL)	0.2 (0.2–0.5)	1.3 (0.3–3.7)	0.2 (0.1–0.4)
クレアチンキナーゼ (U/L)	614	398 (27–1,350)	1,818 (356–8,342)
尿酸 (mg/dL)	7.7 (1.6–20.4)	6.5 (1.9–23.7)	7.8 (3.5–17.4)
Na (mEq/L)	158 (157–159)	153 (150–158)	157 (142–169)
Cl (mEq/L)	125 (119–130)	115 (109–123)	118 (104–129)
K (mEq/L)	5.3 (5.2–5.3)	6.1 (4.9–9)	6.6 (4.4–10.2)
Mg (mEq/L)	—	330 (48–547)	—
P (mg/dL)	11.8 (4–26.3)	3.4 (2.1–6.1)	7.2 (2.5–14.58)
Ca (mg/dL)	23.4 (10.3–80.1)	14.4 (12.8–16.5)	23.5 (8.6–78)

表 4-10　爬虫類の血液検査値および血清生化学検査値[a]（続き）

測定項目	ゴーファーヘビ (*Pituophis catenifer*)[193, 297]	アカダイショウ (*Elaphe guttata*)[297]	キイロネズミヘビ (*Elaphe obsoleta quadrivitatta*)[254, 297]
血液			
RBC ($10^6/\mu L$)	0.67 (0.14–1.4)	1.21 (0.62–1.85)	0.77 (0.21–1.34)
Hgb (g/dL)	9.7 (4.3–12.3)	11.5 (9.7–13.5)	8.3 (2.8–15.2)
PCV (%)	25 (15–38)	32 (21–52)	24 (9–46)
MCV (fL)	578 (246–1,571)	315 (171–404)	361 (198–765)
MCH (pg)	111 (81–132)	127 (110–143)	121 (90–175)
MCHC (g/dL)	33 (27.5–36)	35 (32–40)	32 (26–54)
WBC ($10^3/\mu L$)	6.36 (1.56–11.5)	11.3 (1.02–31.4)	9.32 (0.37–25)
好異球 ($10^3/\mu L$)	1.62 (0.18–9.43)	2.7 (0.21–8.35)	1.93 (0.06–10.5)
リンパ球 ($10^3/\mu L$)	3.39 (0.24–8.03)	5.61 (0.41–22.9)	4.05 (0.14–14.4)
単球 ($10^3/\mu L$)	0.88 (0.05–3.07)	0.93 (0.04–1.75)	1.5 (0.01–9.72)
アズール顆粒球 ($10^3/\mu L$)	0.94 (0.45–1.67)	2 (0.15–5.34)	3.05 (0.06–8.33)
好酸球 ($10^3/\mu L$)	0.08 (0.05–0.12)	0.1 (0.08–0.12)	0.1 (0.01–0.22)
好塩基球 ($10^3/\mu L$)	0.15 (0.02–0.51)	0.55 (0.07–1.44)	0.26 (0.05–0.66)
生化学			
総タンパク質 (g/dL)	5.3 (3.2–7.4)	6.8 (4.6–10.8)	6.4 (3.3–8.9)
アルブミン (g/dL)[b]	2.4 (1.6–3.2)	3.6 (2.5–7.6)	2.3 (1.6–3.8)
グロブリン (g/dL)[b]	3.1 (1.9–3.2)	3.9 (3.2–4.8)	4.1 (2.6–6.4)
AST (U/L)	53 (16–127)	43 (10–224)	29 (2–142)
ALT (U/L)	22 (11–65)	34 (4–62)	13 (2–72)
ALP (U/L)	58 (9–170)	54 (23–75)	142 (37–858)
GGT (U/L)	10 (0–34)	5 (0–13)	9 (1–35)
LDH (U/L)	76 (20–191)	182 (48–444)	419 (4–5,665)
コレステロール (mg/dL)	265 (152–493)	433 (314–572)	377 (101–745)
トリグリセリド (mg/dL)	27 (16–37)	331 (47–1,118)	195 (21–1,017)
総ビリルビン (mg/dL)	0.4 (0.3–0.6)	0.7 (0.1–1)	0.2 (0.1–0.8)
グルコース (mg/dL)	88 (24–129)	56 (32–88)	66 (26–117)
アミラーゼ (U/L)	344 (214–473)	458 (366–574)	1,337 (630–2,626)

（続く）

表 4-10 爬虫類の血液検査値および血清生化学検査値[a]（続き）

測定項目	ゴーファーヘビ (*Pituophis catenifer*)[193, 297]	アカダイショウ (*Elaphe guttata*)[297]	キイロネズミヘビ (*Elaphe obsoleta quadrivitatta*)[254, 297]
リパーゼ (U/L)	8 (5–17)	—	4 (3–4)
BUN (mg/dL)	2.2 (1–5)	2 (0–6)	5 (0–20)
クレアチニン (mg/dL)	0.3 (0.1–0.6)	0.6 (0.2–2)	0.5 (0.2–1.3)
クレアチンキナーゼ (U/L)	669 (175–1,763)	699 (91–2,460)	221 (73–646)
尿酸 (mg/dL)	6.7 (2–17.6)	7.2 (2.8–19.9)	7.6 (1.6–47)
Na (mEq/L)	171 (155–187)	165 (154–174)	164 (151–177)
Cl (mEq/L)	134 (109–148)	124 (109–137)	118 (68–140)
K (mEq/L)	4.7 (3.3–6.5)	6.7 (3.3–16.6)	4.7 (1.6–8.5)
Mg (mEq/L)	3.2	—	2.5
Fe (μg/dL)	98	—	—
P (mg/dL)	4.1 (2.5–5.7)	4.5 (2.8–5.7)	3.7 (1.7–14.7)
Ca (mg/dL)	14.5 (11.1–17.6)	16.1 (13.5–19.6)	15.9 (11.3–73.2)

表 4-10 爬虫類の血液検査値および血清生化学検査値[a]（続き）

測定項目	コモンキングヘビ (*Lampropeltis getulus*)[297]	ミルクヘビ (*Lampropeltis triangulum*)[297]	インディゴヘビ (*Drymarchon corais*)[70, 297]
血液			
RBC ($10^6/\mu L$)	3.11 (0.35–14)	0.89 (0.49–2)	0.62 (0.43–0.76)
Hgb (g/dL)	—	10.4 (6.9–11.9)	9.2 (7.3–11.1)
PCV (%)	29 (12–45)	26 (8–38)	24 (15–34)
MCV (fL)	304 (27.9–500)	377 (135–615)	369 (221–558)
MCH (pg)	—	119 (89–164)	258
MCHC (g/dL)	—	34 (29–45)	40 (33–46)
WBC ($10^3/\mu L$)	12.7 (1.46–42.2)	9.17 (1.25–24.7)	10.8 (2–26.9)
好異球 ($10^3/\mu L$)	1.63 (0.19–4.8)	1.14 (0.05–4.46)	1.96 (0.35–8.1)
リンパ球 ($10^3/\mu L$)	7.5 (0.13–33.3)	5.92 (0.47–19.2)	6.26 (0.28–16.7)
単球 ($10^3/\mu L$)	0.8 (0.05–5.83)	1.15 (0.07–3.6)	1.5 (0.04–4.84)
アズール顆粒球 ($10^3/\mu L$)	3.26 (0.21–8.87)	1.58 (0.03–5.93)	1.58 (0.5–4.69)
好酸球 ($10^3/\mu L$)	0.11 (0.02–0.22)	0.1 (0.01–0.25)	0.23 (0.13–0.43)
好塩基球 ($10^3/\mu L$)	0.42 (0.1–1.3)	0.33 (0.04–1.82)	0.4 (0.08–0.74)
生化学			
総タンパク質 (g/dL)	7.5 (3.6–12)	6.8 (3.8–11.6)	8.6 (4.6–12.3)
アルブミン (g/dL)[b]	2.9 (1.6–6.8)	2.3 (1.8–3)	2.5 (1.7–4.6)
グロブリン (g/dL)[b]	4 (1.8–5.8)	5.3 (3.3–9)	3.8 (3.3–4.4)
AST (U/L)	54 (5–249)	46 (0–178)	46 (6–163)
ALT (U/L)	18 (8–25)	8 (3–17)	10 (3–16)
ALP (U/L)	88 (23–152)	108 (70–168)	123 (80–161)
GGT (U/L)	9	8 (3–13)	15
LDH (U/L)	190 (30–488)	816 (18–2,807)	313 (13–1,055)
コレステロール (mg/dL)	409 (117–1,083)	357 (154–563)	278 (116–397)
トリグリセリド (mg/dL)	149 (66–278)	428 (68–1,620)	92 (76–118)
総ビリルビン (mg/dL)	0.4 (0.1–0.7)	0.4 (0.1–0.9)	2.1 (0.6–3.5)
グルコース (mg/dL)	46 (8–82)	54 (15–76)	46 (28–89)
アミラーゼ (U/L)	848	665	—
BUN (mg/dL)	2 (0–4)	5 (2–14)	7 (0–22)

（続く）

表 4-10　爬虫類の血液検査値および血清生化学検査値[a]（続き）

測定項目	コモンキングヘビ (*Lampropeltis* *getulus*)[297]	ミルクヘビ (*Lampropeltis* *triangulum*)[297]	インディゴヘビ (*Drymarchon* *corais*)[70, 297]
クレアチニン (mg/dL)	0.6 (0–1.6)	0.5 (0.3–1.1)	0.3 (0.2–0.3)
クレアチンキナーゼ (U/L)	500 (108–1,112)	202 (92–332)	644 (68–1,923)
尿酸 (mg/dL)	5.7 (2.4–14.7)	6.3 (2.1–35.6)	8.6 (2.2–17.1)
Na (mEq/L)	163 (132–184)	167 (157–178)	157 (143–170)
Cl (mEq/L)	115 (88–136)	127 (111–134)	119 (100–129)
K (mEq/L)	5.3 (2.8–9.2)	5.5 (3.3–9.7)	6.5 (3.8–14.3)
P (mg/dL)	6.2 (0.7–15.2)	8.6 (2.9–25)	7.4 (5.3–9)[c, 297]
Ca (mg/dL)	26.4 (12.3–60)	14.6 (12.4–17.6)	33 (12–59)[c, 297]

表 4-10　爬虫類の血液検査値および血清生化学検査値[a]（続き）

測定項目	パンサーカメレオン（*Furcifur pardalis*）[297]	トゲオアガマ（*Uromastyx spp*）[227, 297]	アオジタトカゲ（*Tiliqua scincoides*）[297]
血液			
RBC ($10^6/\mu L$)	0.83 (0.42–1.6)	0.78 (0.33–4.1)	1.1 (0.73–1.36)
Hgb (g/dL)	—	9.9 (3.3–17.4)	10.4 (6–13)
PCV (%)	27 (16–35)	29 (4.9–44.5)	31 (22–46)
MCV (fL)	330 (200–418)	415 (119–614)	299 (266–354)
MCH (pg)	—	133 (1.2–203)	98 (44–173)
MCHC (g/dL)	—	33 (22–41)	33 (16–57)
WBC ($10^3/\mu L$)	6.18 (0.47–18.6)	3.1 (1–8.1)	7.3 (2.2–19.6)
好異球 ($10^3/\mu L$)	1.57 (0.09–4.17)	2 (0.59–5.36)	2.45 (0.54–6.24)
リンパ球 ($10^3/\mu L$)	2.96 (0.21–9.67)	0.99 (0.27–4.05)	2.75 (0.32–10.9)
単球 ($10^3/\mu L$)	—	0.04 (0–0.5)	0.84 (0.35–1.49)
アズール顆粒球 ($10^3/\mu L$)	1.25 (0.08–3.74)	—	0.34 (0–1.08)
好酸球 ($10^3/\mu L$)	—	0.04 (0–0.2)	1.5 (0.03–2.96)
好塩基球 ($10^3/\mu L$)	0.1 (0.07–0.13)	0.03 (0–0.33)	0.98 (0.11–2.24)
栓球（血小板）(10^3/L)	—	958 (290–2,290)	—
生化学			
総タンパク質 (g/dL)	5.8 (4.7–7.8)	4 (2.6–7.4)	6.2 (5.3–7.6)
アルブミン (g/dL)[b]	2.5 (1.8–3.2)	2 (1.2–3.1)	2.2 (1.3–2.9)
グロブリン (g/dL)[b]	3.5 (2.9–4.6)	2.9 (2.2–4.6)	4 (3.3–5.2)
AST (U/L)	10 (0–31)	73 (29–172)	50 (7–106)
ALT (U/L)	—	11 (2.4–35)	20 (5–34)
ALP (U/L)	—	31 (5.9–139)	71 (39–101)
GGT (U/L)	—	8	8
LDH (U/L)	—	209 (22–899)	735 (364–1,106)
コレステロール (mg/dL)	—	161 (64–295)	183 (72–429)
トリグリセリド (mg/dL)	—	175 (111–238)	—
総ビリルビン (mg/dL)	—	0.3 (0.1–0.7)	—
グルコース (mg/dL)	294 (219–341)	200 (68–356)	127 (63–160)

（続く）

表 4-10 爬虫類の血液検査値および血清生化学検査値[a]（続き）

測定項目	パンサーカメレオン (*Furcifur pardalis*)[297]	トゲオアガマ (*Uromastyx spp*)[227, 297]	アオジタトカゲ (*Tiliqua scincoides*)[297]
アミラーゼ (U/L)	—	134	—
BUN (mg/dL)	—	0.56 (0–3)	1 (0–2)
クレアチニン (mg/dL)	—	0.4 (0.1–3)	0.3 (0.1–0.6)
クレアチンキナーゼ (U/L)	—	1,780 (141–10k)	2,517 (73–5,832)
尿酸 (mg/dL)	9.4 (4–16.1)	2.94 (0.3–7.3)	3.8 (0.7–8.5)
Na (mEq/L)	—	173±4	149 (142–158)
Cl (mEq/L)	—	126 (111–135)	113 (111–115)
K (mEq/L)	—	3.7 (3–4.6)	5.7 (4.3–8.6)
Mg (mg/dL)	—	3.48 (2.1–10.2)	364
P (mg/dL)	8.2 (5.5–9.8)	4.5 (1.3–10)	5.7 (2.8–7.7)
Ca (mg/dL)	10.3 (8.9–11.7)	9.9 (7.2–13.2)	14.2 (10.4–20.6)

表 4-10　爬虫類の血液検査値および血清生化学検査値[a]（続き）

測定項目	フトアゴヒゲトカゲ (*Pogona vitticeps*)[72, 297]	インドシナウォータードラゴン (*Physignathus cocincinus*)[206]	グリーンイグアナ (*Iguana iguana*)[57, 66, 99, 121, 209, 232, 297]
血液			
RBC ($10^6/\mu L$)	0.97 (0.68–1.21)	—	1–1.9
Hgb (g/dL)	9.5 (6.7–12)	—	8–12
PCV (%)	30 (19–40)	35 (32–40)	25–38
MCV (fL)	311 (236–397)	—	165–305
MCH (pg)	108 (81–140)	—	65–105
MCHC (g/dL)	34 (24–45)	—	20–38
WBC ($10^3/\mu L$)	8.14 (1.99–23)	13.5 (11.7–18.2)	3–10
好異球 ($10^3/\mu L$)	2.17 (0.35–4.99)	5.1 (3.9–6.9)	0.35–5.2
リンパ球 ($10^3/\mu L$)	4.68 (0.57–17)	7.2 (5.6–9.5)	0.5–5.5
単球 ($10^3/\mu L$)	0.7 (0.03–2.72)	1.1 (0.4–1.9)	0–0.1
アズール顆粒球 ($10^3/\mu L$)	0.53 (0.04–1.84)	0 (0–0.6)	0–1.7
好酸球 ($10^3/\mu L$)	0.15 (0.06–0.27)	0.2 (0.1–0.3)	0–1
好塩基球 ($10^3/\mu L$)	0.39 (0.05–1.01)	0.5 (0.2–0.8)	0–0.5
フィブリノーゲン (mg/dL)	180 (0–300)	—	0–300
生化学			
総タンパク質 (g/dL)	5 (3.6–6.4)	7 (6.6–7.5)	5.4 (4.1–7.4)[d]
アルブミン (g/dL)[b]	2.6 (1.3–4.6)	2.2 (2.1–2.3)	2.1–2.8
アルブミン (PEP, g/dL)[b]	—	—	1.8 (1.4–3.1)
グロブリン (g/dL)[b]	2.3 (1–4.4)	4.7 (4.5–5.3)	2.5–4.3[d]
α (PEP, g/dL)[b]	—	—	0.9 (0.4–1.2)
β (PEP, g/dL)[b]	—	—	2.2 (1.6–3.8)[d]
γ (PEP, g/dL)[b]	—	—	0.3 (0.1–0.4)
A/G 比	—	—	0.5 (0.41–0.78)
ALT (U/L)	12 (5–20)	—	21 (0–97)
AST (U/L)	27 (0–77)	16.5 (8–52)	52 (2–100)
ALP (U/L)	151 (15–447)	—	40 (4–170)
GGT (U/L)	2 (1–2)	—	3 (0–10)
LDH (U/L)	304 (35–628)	—	617 (36–7,424)[d]

（続く）

表 4-10 爬虫類の血液検査値および血清生化学検査値[a]（続き）

測定項目	フトアゴヒゲトカゲ (Pogona vitticeps)[72, 297]	インドシナウォータードラゴン (Physignathus cocincinus)[206]	グリーンイグアナ (Iguana iguana)[57, 66, 99, 121, 209, 232, 297]
コレステロール (mg/dL)	513 (230–900)	—	104–333[d]
トリグリセリド (mg/dL)	261 (93–437)	—	383 (7–1,323)[d]
総ビリルビン (mg/dL)	0.5 (0–3.7)	—	0.3 (0–4.9)
胆汁酸 (安静時, μmol/L)	—	—	7.5 (2.6–30.3)
胆汁酸 (7.5 時, μmol/L)	—	—	32.5 (15.2–44.1)
グルコース (mg/dL)	210 (139–291)	157 (112–243)	169–288
アミラーゼ (U/L)	497	—	1,815 (996–2,988)
リパーゼ (U/L)	—	—	21 (17–24)
BUN (mg/dL)	3 (1–7)	—	2 (0–10)
クレアチニン (mg/dL)	0.3 (0.0–0.6)	—	0.5 (0.2–1.3)
クレアチンキナーゼ (U/L)	1,211 (59–7,000)	1,747 (19–6,630)	1,876 (174–8,768)[d]
尿酸 (mg/dL)	5.2 (1.6–11.4)	2.3 (1.9–2.7)	2.6 (0–8.2)[d]
Na (mEq/L)	153 (137–190)	150 (147–153)	158–183
Cl (mEq/L)	130 (104–160)	—	117 (102–130)
K (mEq/L)	3.6 (1–6.5)	4.2 (3.8–4.5)	1.3–3
Mg (mEq/L)	—	—	2.4–4
Fe (μg/dL)	—	—	88–133
P (mg/dL)	5.7 (2.7–15.1)	5.7 (3.4–8.2)	5 (2.5–21)[d]
Ca (mg/dL)	11.8 (8.6–27)	12.4 (11.6–13.3)	12 (6–18)[d]
イオン化 Ca (mmol/L)	—	—	1.47 (1.22–1.62)
ビタミン D_3 (25-OH, nmol/L)	—	—	51–393[d]

表 4-10 爬虫類の血液検査値および血清生化学検査値[a]（続き）

測定項目	グリーン イグアナ (*Iguana iguana*) 雄[e, 108, 152]	グリーン イグアナ (*Iguana iguana*) 雌[e, 108, 152]	グリーン イグアナ (*Iguana iguana*) 幼若動物[e, 108]
血液			
RBC ($10^6/\mu L$)	1.3 (1–1.7)	1.4 (1.2–1.8)	1.4 (1.3–1.6)
Hgb (g/dL)	8.6 (6.7–10.2)	10.6 (9.1–12.2)	9.6 (9.2–10.1)
PCV (%)	34 (29–39)	38 (33–44)	38 (30–47)
MCV (fL)	266 (228–303)	270 (235–331)	—
MCHC (g/dL)	25 (23–28)	28 (25–31)	—
WBC ($10^3/\mu L$)	15 (11–25)	15 (8–25)	16 (8–22)
好異球 ($10^3/\mu L$)	3.6 (1–5.4)	3.2 (0.6–6.4)	2.2 (1–3.8)
リンパ球 ($10^3/\mu L$)	9.7 (5–16.5)	9.9 (5.2–14.4)	12.9 (6.2–17.2)
単球 ($10^3/\mu L$)	1.3 (0.2–2.7)	1.2 (0.4–2.3)	0.4 (0.3–0.6)
好酸球 ($10^3/\mu L$)	0.1 (0–0.3)	0.1 (0–0.2)	0.3 (0–0.4)
好塩基球 ($10^3/\mu L$)	0.4 (0.1–1)	0.5 (0.2–1.2)	0.5 (0.1–0.7)
フィブリノーゲン (mg/dL)	100 (100–200)	100 (100–300)	100 (100–300)
生化学			
総タンパク質 (g/dL)	5.4 (4.4–6.5)	6.1 (4.9–7.6)	5 (4.2–6.1)
アルブミン (g/dL)[b]	2 (1.3–3)	2.4 (1.5–3)	2.3 (2–2.8)
グロブリン (g/dL)[b]	3.5 (2.5–4.4)	3.8 (2.8–5.2)	2.7 (2.2–3)
A／G比	0.6 (0.4–0.9)	0.7 (0.3–1)	0.8 (0.7–0.9)
AST (U/L)	33 (19–65)	40 (7–102)	41 (13–72)
ALT (U/L)	32 (4–76)	45 (5–96)	—
ALP (U/L)	39 (14–65)	59 (22–90)	—
コレステロール (mg/dL)	161 (82–214)	255 (204–347)	—
総ビリルビン (mg/dL)	0.8 (0.1–1.4)	1.5 (0.3–3.1)	—
グルコース (mg/dL)	166 (70–244)	170 (105–258)	273 (131–335)
尿酸 (mg/dL)	2.7 (1.5–5.8)	3.6 (0.9–6.7)	3.3 (0.7–5.7)
アニオンギャップ (mEq/L)	22 (12–30)	29 (19–41)	—
Na (mEq/L)	157 (152–162)	163 (156–172)	—

（続く）

表 4-10　爬虫類の血液検査値および血清生化学検査値[a]（続き）

測定項目	グリーンイグアナ （*Iguana iguana*） 雄[e, 108, 152]	グリーンイグアナ （*Iguana iguana*） 雌[e, 108, 152]	グリーンイグアナ （*Iguana iguana*） 幼若動物[e, 108]
Cl (mEq/L)	119 (115–124)	121 (113–129)	—
K (mEq/L)	4 (2.8–6.1)	3.6 (2–5.8)	—
P (mg/dL)	5.3 (3.2–7.6)	6.3 (2.8–9.3)	7.7 (4.3–9)
Ca (mg/dL)	11.3 (8.6–14.1)	12.5 (10.8–14)	14.3 (12.1–23.2)
CO_2 (mEq/L)	19.9 (15.2–24.7)	19 (16–23)	—
エストラジオール (pg/mL)	79 (36–162)	270 (81–512)	—
テストステロン (ng/mL)	10.2 (2.2–15.7)	0.26 (0.07–0.35)	—

表 4-10 爬虫類の血液検査値および血清生化学検査値[a]（続き）

測定項目	オマキトカゲ (*Corucia zebrata*)[297, 314]	テグー (*Tupinambus* spp)[f, 297, 300]	グリーンバシリスク (*Basiliscus plumifrons*)[297]
血液			
RBC ($10^6/\mu L$)	1.5 (0.66–3.28)	0.96±0.14	—
Hgb (g/dL)	9.6 (7.4–11.6)	11.4±1.6	8.9 (8.6–9.1)
PCV (%)	35 (24–60)	25±2.6	36 (29–41)
MCV (fL)	263 (152–600)	261±23	—
MCH (pg)	69 (42–111)	119±12.5	—
MCHC (g/dL)	28 (17–56)	45.6±3.4	26 (22–29)
WBC ($10^3/\mu L$)	12.4 (3.9–22.4)	16.8±2.5	16.8 (6.1–31)
好異球 ($10^3/\mu L$)	4.4 (1.02–6.4)	2.2±0.45	8.9 (2.8–17.7)
リンパ球 ($10^3/\mu L$)	2.7 (0.3–4.7)	7.5±0.58	6.4 (1.8–10.7)
単球 ($10^3/\mu L$)	0.1 (0–1)	1±0.41	1.5 (0.12–4)
アズール顆粒球 ($10^3/\mu L$)	2.8 (0.4–4.8)	1.8±0.56	—
好酸球 ($10^3/\mu L$)	0.6 (0–3)	4.1±0.11	—
好塩基球 ($10^3/\mu L$)	1.9 (0.1–4.3)	0.4±0.01	1.5
フィブリノーゲン (mg/dL)	—	133 (0–200)	—
生化学			
総タンパク質 (g/dL)	5.9 (3.8–9)	6.6±1.3	5.7 (4–8.3)
アルブミン (g/dL)[b]	2.4 (1.3–3.6)	3.6±0.7	3.1 (2.6–3.5)
アルブミン (PEP; g/dL)[b]	4.8 (3.5–8)	—	—
グロブリン (g/dL)[b]	3.1 (1.9–5.4)	2.9±1.2	2.9 (2.1–4.9)
AST (U/L)	19 (0–76)	18±14	60 (14–136)
ALT (U/L)	9 (2–23)	33±24	13 (5–21)
ALP (U/L)	154 (44–334)	160±85	137 (77–230)
GGT (U/L)	0	(0–1) 7	—
LDH (U/L)	236 (42–1,139)	540±537	—
コレステロール (mg/dL)	144 (11–252)	206±67	957 (550–1,393)
トリグリセリド (mg/dL)	93 (28–319)	31	285 (9–712)
総ビリルビン (mg/dL)	0.2 (0–0.9)	0.3±0.2	0.6 (0.5–0.8)

（続く）

表 4-10 爬虫類の血液検査値および血清生化学検査値[a]（続き）

測定項目	オマキトカゲ (*Corucia zebrata*)[297, 314]	テグー (*Tupinambus* spp)[f, 297, 300]	グリーンバシリスク (*Basiliscus plumifrons*)[297]
グルコース (mg/dL)	100 (70–122)	128±30	174 (60–280)
BUN (mg/dL)	1 (0–2)	1±1	5 (1–20)
クレアチニン (mg/dL)	0.2 (0–0.7)	0.3±0.1	0.4 (0.2–0.8)
クレアチンキナーゼ (U/L)	210 (27–940)	641±568	5,355 (2,691–9,436)
尿酸 (mg/dL)	1.6 (<0.3–3.1)	3.2±2	10.9 (1–96.6)
Na (mEq/L)	158 (145–167)	159±4	163 (145–172)
Cl (mEq/L)	124 (123–129)	121±7	127 (125–129)
K (mEq/L)	3.6 (1.4–5)	2.4±1.4	2.9 (2.4–3.5)
Mg (mEq/dL)	—	—	—
P (mg/dL)	3.7 (2.8–6.7)	5.6±2.1	9.5 (6.2–11.6)
Ca (mg/dL)	13 (11–21)	12.2±0.8	10.5 (9.8–11.2)
浸透圧 (mOsm/L)	361 (335–373)	—	—

表 4-10 爬虫類の血液検査値および血清生化学検査値[a]（続き）

測定項目	サバンナオオトカゲ (*Varanus exanthematicus*)[297]	ミズオオトカゲ (*Varanus salvator*)[297]	アメリカアリゲーター (*Alligator mississippiensis*)[297]
血液			
RBC ($10^6/\mu$L)	1.23 (0.63–1.58)	0.98 (0.42–1.42)	0.57 (0.38–1.2)
Hgb (g/dL)	10.5 (6.2–13.2)	10.5 (9.8–11.5)	7.7 (5.7–11.3)
PCV (%)	31.2 (21–51)	33.2 (20–44)	24.7 (12–38)
MCV (fL)	284 (229–382)	335 (227–595)	453 (230–762)
MCH (pg)	94 (89–99)	140 (104–177)	146 (105–202)
MCHC (g/dL)	32 (26–38)	33 (30–40)	32 (23–44)
WBC ($10^3/\mu$L)	5.07 (1.2–11.3)	11.1 (2.9–26)	8.33 (1.75–20.8)
好異球 ($10^3/\mu$L)	1.95 (0.38–4.06)	5.58 (2.09–11.1)	3.85 (0.65–16.7)
リンパ球 ($10^3/\mu$L)	2.12 (0.43–5.25)	3.43 (0.3–10.1)	3.18 (0.36–12.1)
単球 ($10^3/\mu$L)	1.64 (0.06–6.67)	0.81 (0.06–3.38)	0.37 (0.04–0.84)
アズール顆粒球 ($10^3/\mu$L)	0.11	2.26 (0.42–5.98)	0.64 (0.04–3.54)
好酸球 ($10^3/\mu$L)	—	0.1	0.29 (0.04–1.02)
好塩基球 ($10^3/\mu$L)	0.15 (0.07–0.28)	0.11 (0.06–0.14)	0.71 (0.04–3.23)
フィブリノーゲン (mg/dL)	156 (100–300)	500 (200–700)	267±115
生化学			
総タンパク質 (g/dL)	6.7 (4.2–8.6)	7.6 (5.2–11.9)	5.4±1.2
アルブミン (g/dL)[b]	2.1 (1.5–3.5)	2.4 (1.2–3.4)	1.7±0.3
アルブミン (PEP; g/dL)[b]	3.2 (3.1–3.3)	3.1 (3–3.2)	—
グロブリン (g/dL)[b]	4.9 (3.4–6.6)	4.9 (3.2–7.3)	3.7±0.9
α-1 (PEP; g/dL)[b]	—	0.1	—
α-2 (PEP; g/dL)[b]	—	0.9 (0.8–1)	—
β (PEP; g/dL)[b]	—	0.9	—
γ (PEP; g/dL)[b]	—	4.7 (2.6–6.8)	—
AST (U/L)	22 (1–78)	38 (5–239)	314±158
ALT (U/L)	70 (7–374)	36 (4–138)	49±42
ALP (U/L)	89 (5–675)	187 (35–410)	46±29
GGT (U/L)	7 (1–11)	24 (7–48)	6±7
LDH (U/L)	427 (29–3,699)	693 (34–3,588)	522±541

（続く）

表 4-10 爬虫類の血液検査値および血清生化学検査値[a]（続き）

測定項目	サバンナオオトカゲ (*Varanus exanthematicus*)[297]	ミズオオトカゲ (*Varanus salvator*)[297]	アメリカアリゲーター (*Alligator mississippiensis*)[297]
コレステロール (mg/dL)	116 (49–231)	94 (22–291)	128±73
トリグリセリド (mg/dL)	135 (17–476)	35 (6–78)	241±360
総ビリルビン (mg/dL)	0.1 (0–0.3)	0.1 (0–0.3)	0.2±0.2
グルコース (mg/dL)	118 (90–159)	115 (42–215)	92±42
アミラーゼ (U/L)	—	1,021 (265–1,868)	471±335
リパーゼ (U/L)	—	—	12
BUN (mg/dL)	1 (0–5)	3 (0–6)	3±3
クレアチニン (mg/dL)	8.7 (0–67)	0.5 (0–1)	0.4±0.2
クレアチンキナーゼ (U/L)	764 (150–3,048)	772 (176–1,818)	2,663±2,493
尿酸 (mg/dL)	6.7 (1.2–18)	5.8 (1–16.6)	1.7±1.1
Na (mEq/L)	156 (149–165)	156 (142–176)	144±26
Cl (mEq/L)	116 (105–124)	110 (100–128)	109±21
K (mEq/L)	4.2 (3.2–5.7)	4.6 (3.5–6.5)	4.1±0.9
Mg (mEq/L)	3.1	2.5 (2.2–2.7)	—
Fe (μg/dL)	—	242 (111–429)	—
P (mg/dL)	4.6 (3.1–7.5)	5.8 (3–10)	4.3±1.6
Ca (mg/dL)	14.6 (11.9–17.5)	14.4 (8.5–22)	11.2±2.2
浸透圧 (mOsmol/L)	332 (319–345)	—	—

表 4-10 爬虫類の血液検査値および血清生化学検査値[a]（続き）

測定項目	コビトカイマン (*Paleosuchus palpebrosus*)[297]	イースタンハコガメ (*Terrapene carolina*)[59, 85, 297]	オルネートハコガメ (*Terrapene ornata*)[297]
血液			
RBC ($10^6/\mu L$)	0.66 (0.43–0.89)	0.49 (0.09–0.89)	0.62 (0.46–0.8)
Hgb (g/dL)	7.7 (6.2–8.8)	5.1	7.2 (6–9)
PCV (%)	22 (16–28)	26 (21–32)	26 (18–37)
MCV (fL)	362 (180–535)	420 (229–1,000)	408 (350–463)
MCH (pg)	98	102	122 (108–136)
MCHC (g/dL)	33 (23–38)	28 (26–29)	33 (31–33)
WBC ($10^3/\mu L$)	6 (2.7–13.5)	10.8 (8–13)	5.8 (2–11.1)
好異球 ($10^3/\mu L$)	3 (1.4–6.2)	4.8 (1.7–9)[g]	1.8 (0.1–4.5)
リンパ球 ($10^3/\mu L$)	2.57 (0.18–10.1)	4.9 (2.6–8.2)[g]	2.9 (1.5–5.6)
単球 ($10^3/\mu L$)	0.13 (0.03–0.23)	0.11 (0–0.4)[g]	0.06 (0.04–0.07)
アズール顆粒球 ($10^3/\mu L$)	0.52 (0–1.3)	—	0.25 (0.06–0.67)
好酸球 ($10^3/\mu L$)	0.1 (0.05–0.18)	0.02 (0–0.1)[g]	0.96 (0.07–4.4)
好塩基球 ($10^3/\mu L$)	0.16 (0.05–0.48)	0.21 (0–0.4)[g]	0.42 (0.07–0.94)
フィブリノーゲン (mg/dL)	100 (0–200)	—	—
生化学			
総タンパク質 (g/dL)	5.1 (3.6–6.9)	5.6 (2.7–7.5)	4.9 (2.8–7.6)
アルブミン (g/dL)[b]	1.4 (1.1–1.7)	2.2 (1.2–3.2)	2.3 (1.6–3.4)
アルブミン (PEP; g/dL)[b]	2.2 (1.8–2.5)	—	—
グロブリン (g/dL)[b]	4.1 (3.5–5.2)	3.4 (2.5–4.7)	2.7 (1.2–4.2)
AST (U/L)	78 (17–139)	124 (2–620)	62 (33–201)
ALT (U/L)	45 (24–71)	7 (2–14)	30 (25–33)
ALP (U/L)	11 (6–16)	62 (29–102)	26 (15–37)
LDH (U/L)	221 (80–485)	206 (111–313)	362 (300–424)
コレステロール (mg/dL)	147 (68–344)	240 (65–496)	155 (125–185)
トリグリセリド (mg/dL)	92 (9–174)	—	—
総ビリルビン (mg/dL)	0.2 (0–0.6)	0.5 (0.1–1)	0.3 (0.1–0.4)
グルコース (mg/dL)	84 (29–187)	84 (33–153)	71 (8–113)

（続く）

表 4-10 爬虫類の血液検査値および血清生化学検査値[a]（続き）

測定項目	コビトカイマン (*Paleosuchus palpebrosus*)[297]	イースタンハコガメ (*Terrapene carolina*)[59,85,297]	オルネートハコガメ (*Terrapene ornata*)[297]
アミラーゼ（U/L）	533	160	—
BUN（mg/dL）	1（0–2）	49（20–102）	47（4–65）
クレアチニン（mg/dL）	0.3（0–0.4）	0.4	1（0.2–2.4）
クレアチンキナーゼ（U/L）	1,984（37–9,890）	463（37–898）	918（88–3,100）
尿酸（mg/dL）	2.4（0.7–4.5）	1.6（0.5–3.1）	2.2（0.6–5.6）
Na（mEq/L）	147（140–153）	144（138–149）	140（132–160）
Cl（mEq/L）	113（99–126）	106（101–112）	108（96–115）
K（mEq/L）	4.1（3.7–4.5）	5.6（3–9.7）	7.2（6–8.8）
Mg（mEq/L）	—	3.5	
P（mg/dL）	3.8（3.2–5.1）	4（1.6–8.2）	3.6（2.7–4.8）
Ca（mg/dL）	10.7（9.7–11.4）	13.6（6.5–26.4）	11.1（8–13.6）
浸透圧（mOsm/L）	303（301–304）	—	—

表 4-10 爬虫類の血液検査値および血清生化学検査値[a]（続き）

測定項目	ホウシャガメ (*Astrochelys radiata*)[198, 297, 316]	アカアシガメ (*Chelonoidis carbonaria*)[297]	インドホシガメ (*Geochelone elegans*)[297]
血液			
RBC ($10^6/\mu L$)	0.3–1.1	2.1 (0.47–6.3)	0.37 (0.24–0.55)
Hgb (g/dL)	5.6 (4–8)	7.5 (7–7.9)	7.9 (6.9–8.5)
PCV (%)	10–51	29 (18–47)	21 (12–31)
MCV (fL)	454 (319–571)	347 (71–468)	—
MCH (pg)	108 (82–133)	136 (123–149)	—
MCHC (g/dL)	28 (26–33)	31 (29–32)	27 (26–28)
WBC ($10^3/\mu L$)	2.5–14	7.1 (2.2–13.4)	11.02 (0.75–31)
好異球 ($10^3/\mu L$)	0.7–8	1.8 (0.09–6.4)	4.09 (0.17–14.9)
リンパ球 ($10^3/\mu L$)	0.4–5.8	3.3 (0.23–6.1)	5.14 (0.16–17.6)
単球 ($10^3/\mu L$)	0.02–0.5	0.18 (0.04–0.67)	0.38 (0.02–1.35)
アズール顆粒球 ($10^3/\mu L$)	0–0.82	0.98 (0.29–2.5)	0.72 (0.08–1.73)
好酸球 ($10^3/\mu L$)	0.03–0.82	0.5 (0.02–2.3)	0.96 (0.08–2.24)
好塩基球 ($10^3/\mu L$)	0.1–2.5	1.4 (0.05–5.5)	0.76 (0.04–3)
フィブリノーゲン (mg/dL)	117 (100–200)	—	—
生化学			
総タンパク質 (g/dL)	3–6.6	5.2 (3.3–7.4)	4.7 (3.9–5.9)
アルブミン (g/dL)[b]	0.6–2.4	1.9 (1.3–3.4)	2.1 (1.5–3.1)
アルブミン (PEP; g/dL)[b]	0.9–2.4	—	—
グロブリン (g/dL)[b]	1.4–3.2	3.1 (2–5.3)	2.7 (2.3–3.1)
α-1 (PEP; g/dL)[b]	0.1–0.5	—	—
α-2 (PEP; g/dL)[b]	0.6–1.9	—	—
β (PEP; g/dL)[b]	0.6–1.5	—	—
γ (PEP; g/dL)[b]	0.4–0.9	—	—
AST (U/L)	25–348	238 (97–616)	87 (12–296)
ALT (U/L)	0–17	18 (4–63)	5 (0–15)
ALP (U/L)	72–392	84 (39–173)	174 (38–379)
GGT (U/L)	5 (0–11)	28 (7–130)	4 (0–5)
LDH (U/L)	213–6,444	401 (242–534)	438 (12–863)
コレステロール (mg/dL)	56–154	146 (47–284)	128 (77–252)

(続く)

表 4-10 爬虫類の血液検査値および血清生化学検査値[a]（続き）

測定項目	ホウシャガメ (Astrochelys radiata)[198,297,316]	アカアシガメ (Chelonoidis carbonaria)[297]	インドホシガメ (Geochelone elegans)[297]
トリグリセリド (mg/dL)	26–303	246 (28–480)	60 (27–110)
総ビリルビン (mg/dL)	0–0.5	0.5 (0.1–1.1)	0.2 (0–0.4)
胆汁酸 (μmol/L)	0.3–31.3	—	—
グルコース (mg/dL)	21–93	94 (17–171)	109 (39–199)
アミラーゼ (U/L)	—	—	1,235
リパーゼ (U/L)	5–50	—	5
BUN (mg/dL)	2–34	17 (4–53)	4 (0–11)
クレアチニン (mg/dL)	0.1–0.5	0.4 (0.2–1.3)	0.3 (0.2–0.5)
クレアチンキナーゼ (U/L)	33–5,666	360 (43–996)	1,496 (144–8,518)
尿酸 (mg/dL)	0.3 (0–0.6)	0.8 (0.3–1.3)	3.3 (1–8.1)
Na (mEq/L)	121–146	131 (116–155)	128 (122–133)
Cl (mEq/L)	91–112	100 (89–119)	104 (90–112)
K (mEq/L)	3.1–5.8	5.4 (3.7–6.8)	5.2 (3.9–5.9)
Fe (μg/dL)	60	107	—
P (mg/dL)	2.5–7	3.8 (1.8–5.8)	4.1 (2.7–5.7)
Ca (mg/dL)	8.6–18	12.7 (9.5–15.8)	12 (9.3–17.6)

表 4-10　爬虫類の血液検査値および血清生化学検査値[a]（続き）

測定項目	サバクゴファーガメ (*Gopherus agassizii*)[2, 44, 58, 101, 297]	アナホリゴファーガメ (*Gopherus polyphemus*)[296]	ヨツユビリクガメ (*Testudo horsfieldii*)[163, 202]
血液			
RBC ($10^6/\mu L$)	0.28–1.34	0.54 (0.24–0.91)	—
Hgb (g/dL)	3.6–10.3	6.4 (4.2–8.6)	—
PCV (%)	15–39	23 (15–30)	23 (22–34)
MCV (fL)	197–688	—	—
MCH (pg)	39–189	—	—
MCHC (g/dL)	19–35	—	—
WBC ($10^3/\mu L$)	0.97–10.9	15.7 (10–22)	8.5 (5–12.5)
好異球 ($10^3/\mu L$)	0.49–7.3	4.7 (1–12.5)[g]	3.7 (1.3–4.6)
リンパ球 ($10^3/\mu L$)	0–3.8	8.9 (3.2–17.4)[g]	4.7 (3.6–7.6)
単球 ($10^3/\mu L$)	0–0.57	1.1 (0.3–2.9)[g]	0.01 (0–0.02)
アズール顆粒球 ($10^3/\mu L$)	0–0.9	—	0.05 (0.03–0.12)
好酸球 ($10^3/\mu L$)	0–0.95	—	0.05 (0.02–0.06)
好塩基球 ($10^3/\mu L$)	0–4.3	0.94 (0.2–2.4)[g]	0.05 (0.02–0.08)
生化学			
総タンパク質 (g/dL)	3–4.6	3.1 (1.3–4.6)	3 (2.5–4.6)
アルブミン (g/dL)[b]	1.2–2.2	1.5 (0.5–2.6)	1.6 (1.2–2.3)
アルブミン (PEP; g/dL)[b]	—	—	—
グロブリン (g/dL)[b]	1.2–2.6	—	1.4 (1.3–2.3)
α-1 (PEP; g/dL)[b]	1	—	—
α-2 (PEP; g/dL)[b]	1	—	—
β (PEP; g/dL)[b]	0.6	—	—
γ (PEP; g/dL)[b]	—	—	—
AST (U/L)	41–106	136 (57–392)	20 (12–32)
ALT (U/L)	21 (0–66)	15 (2–57)	1 (0–2)
ALP (U/L)	43–176	39 (11–71)	498 (181–1,188)
GLDH (U/L)	—	—	1 (0.6–1.5)
LDH (U/L)	25–250	273 (18–909)	—
コレステロール (mg/dL)	56–233	76 (19–150)	109 (25–210)

（続く）

表 4-10 爬虫類の血液検査値および血清生化学検査値[a]（続き）

測定項目	サバクゴファーガメ (Gopherus agassizii)[2, 44, 58, 101, 297]	アナホリゴファーガメ (Gopherus polyphemus)[296]	ヨツユビリクガメ (Testudo horsfieldii)[163, 202]
トリグリセリド (mg/dL)	0–425	—	—
総ビリルビン (mg/dL)	0–0.9	0.02 (0–0.1)	0.015 (0–0.09)
胆汁酸 (μmol/L)	0–5.4	—	—
グルコース (mg/dL)	92–165	75 (55–128)	59 (40–86)
BUN (mg/dL)	0–4	30 (1–130)	12 (4–17)
クレアチニン (mg/dL)	0.11–0.37	0.3 (0.1–0.4)	—
クレアチンキナーゼ (U/L)	2,262 (944–3,880)	160 (32–628)	123 (6–344)
尿酸 (mg/dL)	2.7–7.2	3.5 (0.9–8.5)	1.2 (0.8–3.9)
Na (mEq/L)	122–139	138 (127–148)	138 (131–149)
Cl (mEq/L)	94–112	102 (35–128)	—
K (mEq/L)	3.5–4.7	5 (2.9–7)	5.3 (1.9–7.2)
Mg (mEq/L)	2.1 (1.8–2.4)	4.1 (3.3–4.8)	—
Zn (ppm)	0.4–3.7	—	—
P (mg/dL)	1–6.3	2.1 (1–3.1)	2.6 (1.3–3.9)
Ca (mg/dL)	9.3–14.7	12 (10–14)	13.2 (9.9–19.5)
イオン化カルシウム (mmol/L)	—	—	1.28 (1–1.6)
ビタミン A (μg/mL)	0.2–0.6	—	—

表 4-10 爬虫類の血液検査値および血清生化学検査値[a]（続き）

測定項目	ケヅメリクガメ (Centrochelys sulcata)[297]	ヒョウモンガメ (Stigmochelys pardalis)[297]	ガラパゴスゾウガメ (Chelonoidis nigra)[297]
血液			
RBC ($10^6/\mu L$)	0.9 (0.43–1.28)	0.82 (0.58–1.06)	0.39 (0.28–0.6)
Hgb (g/dL)	10.2 (6.4–15.7)	16.1 (8.8–28)	6 (4.1–9.9)
PCV (%)	28 (9–48)	22 (7–60)	19 (11–27)
MCV (fL)	386 (201–575)	279 (179–379)	528 (280–667)
MCH (pg)	133 (91–165)	83	169 (111–222)
MCHC (g/dL)	35 (24–62)	44 (42–46)	31 (25–37)
WBC ($10^3/\mu L$)	7.97 (1.2–25.6)	10.23 (1.3–23)	7.72 (0.3–33.1)
好異球 ($10^3/\mu L$)	3.44 (0.32–9.62)	4.25 (0.21–12.8)	2.82 (0.27–20.4)
リンパ球 ($10^3/\mu L$)	3.68 (0.19–13.7)	2.7 (0.72–6.6)	4.24 (0.09–25.5)
単球 ($10^3/\mu L$)	0.64 (0.06–2.25)	0.38	0.16 (0.01–0.58)
アズール顆粒球 ($10^3/\mu L$)	0.25 (0.02–0.54)	—	0.36 (0.03–1.97)
好酸球 ($10^3/\mu L$)	0.35 (0.03–1.41)	0.1 (0.09–0.12)	0.42 (0.02–5.18)
好塩基球 ($10^3/\mu L$)	0.3 (0.02–0.54)	0.21 (0.18–0.24)	0.54 (0.01–2.72)
生化学			
総タンパク質 (g/dL)	3.9 (1.6–7)	3.2 (1.6–5.9)	4.8 (2.4–8.3)
アルブミン (g/dL)[b]	1.5 (0.6–2)	1.1 (0.5–1.5)	1.8 (0.8–3.1)
グロブリン (g/dL)[b]	2 (1–2.9)	1.5 (1.1–1.8)	3.2 (1.2–5.7)
AST (U/L)	108 (34–401)	110 (41–344)	56 (19–187)
ALT (U/L)	13 (1–71)	8	7 (0–28)
ALP (U/L)	36 (12–59)	121 (54–173)	96 (30–302)
GGT (U/L)	14 (3–19)	—	6 (0–10)
LDH (U/L)	1,315 (258–1,980)	446 (346–546)	719 (197–1,884)
コレステロール (mg/dL)	160 (69–394)	189 (164–237)	225 (78–506)
トリグリセリド (mg/dL)	163 (53–388)	—	271 (29–1,345)
総ビリルビン (mg/dL)	0.4 (0–2.6)	0.1	0.3 (0–1)
グルコース (mg/dL)	142 (54–277)	91 (48–132)	144 (38–445)
アミラーゼ (U/L)	—	—	167 (20–523)

（続く）

表 4-10　爬虫類の血液検査値および血清生化学検査値[a]（続き）

測定項目	ケヅメリクガメ (Centrochelys sulcata)[297]	ヒョウモンガメ (Stigmochelys pardalis)[297]	ガラパゴスゾウガメ (Chelonoidis nigra)[297]
BUN (mg/dL)	3 (0–6)	41 (6–72)	14 (2–42)
クレアチニン (mg/dL)	0.3 (0.1–0.4)	0.6	0.2 (0.1–0.5)
クレアチンキナーゼ (U/L)	1,518 (291–6,205)	359 (223–704)	1,262 (216–8,090)
尿酸 (mg/dL)	5.2 (2.1–10.5)	3.2 (0.5–15.3)	2.3 (0.5–7.4)
Na (mEq/L)	138 (121–155)	141 (135–149)	128 (114–141)
Cl (mEq/L)	106 (93–123)	—	96 (83–119)
K (mEq/L)	5 (3.6–8.5)	6.7 (5.4–7.4)	5.3 (3.2–8.1)
Fe (μg/dL)	81 (80–82)	—	73 (8–593)
P (mg/dL)	3.9 (1.5–7.8)	4 (2.5–6.6)	4.6 (2–10.3)
Ca (mg/dL)	12.1 (6.6–20)	12.2 (9.1–20.4)	12.6 (4.8–41)
αトコフェロール (mg/dL)	—	—	2 (1–2)
FT_3	—	—	29

表 4-10　爬虫類の血液検査値および血清生化学検査値[a]（続き）

測定項目	スライダー (*Trachemys scripta* spp.)[52, 91, 135, 297]	ニシキガメ (*Chrysemys picta*)[91, 135, 297]	アオウミガメ (*Chelonia mydas*)[80, 297]
血液			
RBC ($10^6/\mu L$)	0.84 (0.33–2.21)	0.57 (0.41–0.68)	1.94
Hgb (g/dL)	11.1 (10–12.2)	11.2 (10.7–11.7)	10.7
PCV (%)	29 (25–33)	28 (24–30)	37 (27–49)
MCV (fL)	409 (179–697)	271 (183–365)	155
MCH (pg)	108	—	55
MCHC (g/dL)	30	—	36
WBC ($10^3/\mu L$)	13.7 (1.2–25.5)	6.7 (1.2–12.9)	11.7 (2.9–18)
好異球 ($10^3/\mu L$)	5 (0.95–14)	2.2 (0.17–4.26)	3.5 (0.9–6.6)
リンパ球 ($10^3/\mu L$)	3.3 (0.25–7.88)	1.6 (0.23–3.46)	6.7 (1.2–10.1)
単球 ($10^3/\mu L$)	0.24 (0.14–0.38)	0.26	0.62 (0.11–1.3)
アズール顆粒球 ($10^3/\mu L$)	0.58 (0.23–1.33)	0.51 (0.25–0.77)	1.2 (0.17–2.7)
好酸球 ($10^3/\mu L$)	1.53 (0.17–5.9)	0.55 (0.09–1.03)	0.42 (0.08–1.08)
好塩基球 ($10^3/\mu L$)	3.8 (0.31–8)	2.17 (0.04–4.86)	0.18 (0.08–0.34)
生化学			
総タンパク質 (g/dL)	4.6 (2.8–6.1)	2.4 (2.4–4.4)	2.1–6.2
アルブミン (g/dL)[b]	2 (1.6–2.5)	1.2	0.7–1.8
グロブリン (g/dL)[b]	2.6 (1.2–3.7)	1.2	1.5–4.7
AST (U/L)	183 (108–350)	152	74–245
ALT (U/L)	14 (1–66)	—	31 (5–82)
ALP (U/L)	395 (201–677)	208	6–67
GGT (U/L)	7 (0–21)	—	6 (0–21)
LDH (U/L)	1,713 (371–5,763)	412	75–477
コレステロール (mg/dL)	162 (106–227)	—	221 (142–354)
トリグリセリド (mg/dL)	304 (30–664)	—	492 (124–932)
総ビリルビン (mg/dL)	0.2 (0.1–0.5)	0.1	0.03–0.2
グルコース (mg/dL)	84 (52–138)	76 (76–84)	67–178
アミラーゼ (U/L)	493 (411–535)	—	534

（続く）

表4-10　爬虫類の血液検査値および血清生化学検査値[a]（続き）

測定項目	スライダー (*Trachemys scripta* spp.)[52, 91, 135, 297]	ニシキガメ (*Chrysemys picta*)[91, 135, 297]	アオウミガメ (*Chelonia mydas*)[80, 297]
リパーゼ (U/L)	6 (1–15)	—	—
BUN (mg/dL)	25 (4–54)	37	93 (54–154)
クレアチニン (mg/dL)	0.3 (0.2–0.5)	—	0.1 (0–0.4)
クレアチンキナーゼ (U/L)	3,095 (392–4,856)	—	326–2,729
尿酸 (mg/dL)	1.2 (0.6–3.2)	2 (1.2–2)	1 (0.2–1.5)
Na (mEq/L)	137 (124–144)	143	139–158
Cl (mEq/L)	102 (81–107)	85	101–121
K (mEq/L)	4.1 (3.5–4.7)	2.9 (2.6–3.2)	3–7.1
Mg (mEq/L)	2.2	4.8	4.8–12.2
Fe (μg/dL)	—	—	362 (117–600)
P (mg/dL)	5.2 (3.7–7.5)	3.1 (2.8–3.1)	4.9–11.1
Ca (mg/dL)	13.4 (10–18)	10 (8.8–11.4)	8–8.8

a：記載された数値は最小–最大の平均値であるが以下の場合を除く。n＝1 を意味する単一値または参照範囲として報告されているカッコ内に記載されていない数値の範囲
b：アルブミンは比色定量法（例：ブロモコレゾールグリーン），グロブリンは特記がない限り，PEP（タンパク電気泳動）によって測定されている
c：顕著に高い参照範囲が Ca（平均 159 mg/dL，範囲 30–337 mg/dL）と P（平均 35 mg/dL，範囲 8–69）で報告されている[70]
d：妊娠している雌の動物で上昇が認められる。ビタミン D_3 は雌のグリーンイグアナで高値である[232]
e：これらのデータは非ろ過の日光を浴びる屋外飼育のイグアナから得ている
f：成熟動物
g：データから計算されている

表 4-11 爬虫類の環境的，食事的，繁殖学的特徴[9, 53, 71, 106, 141, 211, 283]

種	推奨環境		食事[d]	繁殖の方法[e]	妊娠／抱卵期間（日）[f]
	気温[a-c]	相対湿度(RH)(%)			
ヘビ					
ボール（ロイヤル）ニシキヘビ（*Python regius*）	25-30℃ (77-86°F)	70-80（湿度ボックスを使用する）[g]	C	Ov	90
ボアコンストリクター（*Boa constrictor*）	28-34℃ (82-93°F)	50-70（湿度ボックスを使用する）[g]	C	V	120-240
ガーターヘビ（*Thamnophis sirtalis*）	22-30℃ (72-86°F)	60-80（湿度ボックスを使用する）[g]	C	V	90-110
コモンキングヘビ（*Lampropeltis getulus*）	23-30℃ (73-86°F)	50-70（湿度ボックスを使用する）[g]	Op/c	Ov	50-60
サンドボア（*Eryx* sp）	25-30℃ (77-86°F)	20-30	C	V	120-180
トカゲ					
フトアゴヒゲトカゲ（*Pogona vitticeps*）	27-30℃ (80-85°F)	―（湿度ボックスを使用する）[g]	I：幼若 H：成熟	Ov	65-90
グリーンアノール（*Anolis carolinensis*）	23-29℃ (73-84°F)	70-80	I/c	Ov	60-90
グリーンイグアナ（*Iguana iguana*）	29-38℃ (84-100°F)	60-80	H	Ov	73
ジャクソンカメレオン（*Chamaeleo jacksonii*）	21-27℃ (70-81°F)	50-70	I	V	90-180
ヒョウモントカゲモドキ（*Eublepharis macularius*）	25-30℃ (77-86°F)	20-30（湿度ボックスを使用する）[g]	I	Ov	55-60
ヒガシウォータードラゴン（*Physignathus lesueuri*）	25-34℃ (77-93°F)	80-90，ろ過水が必要[h]	I/om	Ov	90

（続く）

表 4-11 　爬虫類の環境的，食事的，繁殖学的特徴[9,53,71,106,141,211,283] （続き）

種	推奨環境 気温[a-c]	推奨環境 相対湿度（RH）（%）	食事[d]	繁殖の方法[e]	妊娠／抱卵期間（日）[f]
カメ					
カロリナハコガメ (*Terrapene carolina*)	24-29 ℃ (75-84 ℉)	60-80（湿度ボックスを使用する）[g]	C/f	Ov	50-90
サバクゴファーガメ (*Gopherus agassizii*)	25-30 ℃ (77-86 ℉)	―（湿度ボックスを使用する）[g]	H	Ov	84-120
ギリシャリクガメ (*Testudo graeca*)	20-27 ℃ (68-81 ℉)	30-50（湿度ボックスを使用する）[g]	H/om	Ov	60
ニシキガメ (*Chrysemys picta*)	23-28 ℃ (73-82 ℉)	80-90，ろ過水が必要[h]	H/I/o	Ov	47-99
アカミミガメ (*Trachemys scripta elegans*)	22-30 ℃ (72-86 ℉)	80-90，ろ過水が必要[h]	C	Ov	59-93
ヨツユビリクガメ (*Testudo horsfieldii*)	21-32 ℃ (70-90 ℉)	―（湿度ボックスを使用する）[g]	H	Ov	56-84
ワニ					
アメリカアリゲーター (*Alligator mississippiensis*)	30-35 ℃ (86-95 ℉)	80-90，ろ過水が必要[h]	C/p	Ov	62-65

C：肉食種，F：果食種，H：草食種，I：食虫種，O：軟体種，Om：雑食種，Op：キングコブラ，P：魚食種，V：胎生，Ov：卵生

a：表示の気温は理想的な日中の温度勾配である．夜間はこの気温から約 5 ℃（9 ℉）低くなってもよい．「ホットスポット」の温度は一般的に，表示の最も高い気温より 5 ℃（9 ℉）高くするべきである

b：他の一般的な飼育環境下のヘビの推奨される日中温度は，ロージーボア（*Lichanura trivirgata*）：27-29.5 ℃（81-85 ℉），ミドリニシキヘビ（*Morelia viridis*）：24-28 ℃（75-82 ℉），カーペットニシキヘビ（*Morelia spilota*）：27-29.5 ℃（81-85 ℉），コーンスネーク（*Elaphe guttata*）：25-30 ℃（77-86 ℉），キイロネズミヘビ（*Elaphe obsoleta*）：25-29 ℃（77-84 ℉），ゴーファー／ウシヘビ（*Pituophis melanoleucus*）：25-29 ℃（77-84 ℉）

c：他の一般的な飼育環境下のトカゲの推奨される日中温度は，ヒルヤモリ（*Pheluma* sp）：29.5 ℃（85 ℉），カメレオン（山地）（*Chamaeleo* spp）：21-27 ℃（70-81 ℉），カメレオン（低地）（*Chamaeleo* spp）：27-29 ℃（81-84 ℉），アオジタトカゲ（*Tiliqua* sp）：27-29.5 ℃（81-85 ℉），オオトカゲ（*Varanus* spp）：29-31 ℃（84-88 ℉），テグー（*Tupinambis* spp）：27-30 ℃（81-86 ℉）

d：大文字は第一に必要な食事内容を示す．小文字は第二の推奨内容を示す

e：温度依存性

f：抱卵のパラメーターによってふ化期間が長くなることがある

g：地下穴の湿度を高める．暗色のプラスチック容器に入口をつくり，湿らせたペーパータオルまたはミズゴケをなかに入れる

h：魚の水槽のような適切なろ過装置（コイまたはカメ用），ポンプ，水質検査装置，塩素除去機を設置する必要がある

表4-12　カメの尿分析[97, 133, 164, 166]

測定項目	正常値	異常値
比重	1.003-1.014（平均 1.008）	最大 1.034
pH	草食種：アルカリ性 雑食種：5-8	酸性[a]
色	無色から淡黄色で白色の尿酸塩を伴う	濃黄色，黄褐色，黄緑色
濁り	透明	混濁
タンパク質	タンパク尿の痕跡	タンパク尿の増加
グルコース	30 mg/dL までの糖尿	50 mg/dL 以上の糖尿と食欲不振を伴う
腎円柱	なし	多様である
カルシウム，リン，アンモニア，尿素，クレアチニン	尿中に検出されることもある	腎疾患で Testudo spp が顕著に増加する
AST, CK, LDH	尿中に検出されることもある	腎疾患で Testudo spp が顕著に増加する
結晶	非晶質性尿酸塩／尿酸アンモニウム結晶	腎不全ではその他にも多くの結晶が検出され，痛風では尿酸結晶が検出される。肝疾患ではビリルビンとチロシン結晶が認められる

a：冬眠，食欲不振，不適切な食事に関連することがある

表 4-13 強制給餌が必要な，食欲不振または衰弱した爬虫類に選択される製品およびガイドライン

製品	ガイドライン	種/特徴など
アルファルファのペレット（例，イグアナまたはウサギ用ペレット）または粉末（Alfalfa Powder, NOW Foods）	電解質液または水で1:4に混合する。20mL/kg, PO, q48時（トカゲ）からq84時（カメ）	草食種：強制給餌する。給餌チューブを閉塞することがある。イグアナには隔日，動物が安定し，摂食するまで同量の水を強制給餌する[282]。ふやかしたペレットは手から与えることができる（特に飼い主によって）
ベビーフード	野菜：他の食料と混合する	草食種：強制給餌する。爬虫類によっては果物のベビーフードを加えることができる
	肉（少量）：他の食料と混合する	雑食種：強制給餌する
犬/猫用缶詰（a/d, Hill's; Maximum-Calorie lams; Nutritional Recovery Formula, Eukanuba）	30mL/kg, PO, q7-14日[38, 159]	肉食種：強制給餌する。低タンパク（8.5％）だが高プリンと高ビタミンAが懸念される（腎疾患が併発していなければおそらく問題ない）。脱水動物では生理溶液，ヒト小児用経口電解質液（Pedialyte, Ross），ゲータレード（Gatorade）で1:1に希釈する。安定したら小型の完全体動物（卵白で円滑にする）を強制給餌する
電解質液（Pedialyte, Ross; Gatorade, Gatorade）	15-25mL/kg, PO, q24時	多くの爬虫類
高タンパク質粉末（Carnicore Care, Oxbow Pet Products; Emerald Carnivore, Lafeber）	表示通りに混合する。一般的にパンケーキの生地の固さで混ぜ，少量から開始し（表示の推奨を参照する），1日1回投与する	食虫種，肉食種：混合した後，真の雑食種にはアルファルファまたはチモシー製品を1:1で混合することもできる。強制給餌する
チモシー乾草性粉末（Herbivore Critical Care Fine Grind, Oxbow Pet Products; Emerald Herbivore, Lafeber）	表示通りに混合する。一般的にパンケーキの生地の固さで混ぜ，少量から開始し（表示の推奨を参照する），1日1回投与する	草食種：混合した後，真の雑食性爬虫類にはアルファルファまたはチモシー製品を1:1で混合することもできる。強制給餌する

a：強制給餌の一般原則：動物を水和化してから栄養を補給する。特定疾患によって要求されるものは異なる（例：腎疾患には低タンパク質）。強制給餌量は少量で開始し，望むレベルまで徐々に増やす（重度疾患/悪液質の動物への移行は非常に緩やかに行う）。強制給餌と水和化すると同時に，嗜好性の高い食餌を自発的摂食のために提供する

b：草食種にとって食事性繊維質サプリメント（アルファルファペレット，粉末，大麦粉末，精製化セルロース）は腸管治療に重要な要素である

表 4-14　爬虫類の気管／肺洗浄と結腸洗浄のガイドライン[12, 201, 226]

ヘビ	
気管／肺洗浄	衰弱動物に麻酔は通常必要ではない。赤ゴム製カテーテルを声門内に通し，事前に測定した距離まで進める。0.9％滅菌生理食塩水を 5-10 mL/kg 注入する。ヘビの体をマッサージし，揺らして破片をはがし，吸引する
結腸洗浄	滑りやすくした軟らかい赤ゴム製カテーテルを総排泄腔から通す。滅菌生理食塩水を 5-10 mL/kg 注入する。体腔をマッサージし，吸引する

トカゲ	
気管／肺洗浄	通常，全身麻酔が必要である。可能であれば滅菌性の気管チューブを挿管する。滅菌カテーテルを胃内に通す（特定部位までの距離を事前に測る）。0.9％滅菌生理食塩水を 5-10 mL/kg 注入し，数回吸引する。注入した量をすべて採取できるわけではない
結腸洗浄	滑りやすくした軟らかい赤ゴム製カテーテルを過剰な力を加えずに総排泄腔から通す。滅菌生理食塩水を 10 mL/kg 注入し，数回吸引する

カメ	
気管／肺洗浄	通常，鎮静または麻酔が必要である。可能であれば滅菌性の気管チューブを挿管する。X 線不透過性マーカーをつけたカテーテルを罹患した肺葉まで通す。挿入前に肺葉の方向にカテーテルを曲げると挿入しやすいが，設置が確実であるかは X 線検査でしか確認できない。滅菌生理食塩水を 5-10 mL/kg 注入し，吸引する
結腸洗浄	滑りやすくした軟らかい赤ゴム製カテーテルを過剰な力を加えずに総排泄腔から通す。滅菌生理食塩水を 10 mL/kg 以下注入し，吸引する。これを数回繰り返す

表 4-15　爬虫類の一般的な静脈穿刺部位[a, 119, 123, 258]

ヘビ

腹側尾静脈	尾の腹側面，中心鱗の下に位置する総排泄腔の尾側に位置する。半陰茎と肛門嚢を避ける。ボア，ニシキヘビ，アナコンダではここから採血するのは困難である。穿刺後，まれに尾の壊死／不全麻痺を引き起こす
心臓	背側臥位。心臓の尾側 45 度の中心腹鱗の下に注射針を穿刺する。心膜液への雑菌混入が起こり得る

トカゲ

腹側尾静脈	中心鱗の正中下の椎体腹側面に位置する。半陰茎と肛門嚢を避ける。この静脈は横臥位でもアプローチが可能であり，正中線に向かって椎体の外側突起下に注射針を穿刺する。穿刺後，まれに腹側アプローチ法は尾の壊死／不全麻痺を引き起こす
腹側腹部静脈	静脈は正中線の尾側から中央に位置しており腹壁の内面にある。25G 針（45 度に曲げる）を頭側に，皮膚に鋭角に，腹部の正中線上，臍部の尾側に穿刺する。膀胱のある種では膀胱を避ける
頚静脈	静脈は側面，深部にある。鼓膜の尾側に注射針を穿刺する。より大きい種で試すのに最も適している

カメ

頚静脈	カメにおけるほとんどの静脈切開部位は，リンパ管の汚染が問題となる。しかし頚静脈が使用されることは少ない。右側静脈は左側よりも大きいことがある。鼓膜と同じ高さから頭部を伸ばした状態の頚部の付け根まで走る。鎮静を必要とすることがある
甲皮下静脈と静脈叢	頭部を伸ばした状態もしくは引っ込めた状態で静脈洞にアクセスする。甲皮の構造によって注射針は 60 度に曲げ，頚の背側面と甲皮の頭部縁の腹側面の皮膚挿入部位の尾側正中線に合わせる。尾背側方向に軽く陰圧をかけながら注射針を進める。症例によっては重度な内出血や不全麻痺を引き起こす
背尾静脈	甲皮の付近，椎体の背側面に位置する。リンパ球の希釈がよく認められる

ワニ

腹側尾静脈	中心鱗の正中下の椎体腹側面に位置する。半陰茎と肛門嚢を避ける。この静脈は横臥位でもアプローチが可能であり，正中線に向かって椎体の外側突起下に注射針を挿入する。穿刺後，まれに腹側アプローチ法は尾の壊死／不全麻痺を引き起こす
椎骨下静脈	背側正中線，後頭部の尾側と皮膚表面に垂直に注射針を置き，軽く陰圧をかけながら前に進める。過剰な穿通は脊髄損傷を引き起こす

a：一般的に健康動物の体重の 0.7 ％を採取し，衰弱動物ではより少量，すなわち 100 g の動物では総量 0.7 mL となる

表 4-16　爬虫類の難産の治療[a, 10, 30, 294]

原因

- 悪い環境条件（不適切な温度環境，適切な巣素材の不足，浅い巣，地下の障害物［例：根や埋没した石］，騒音，視覚的安全性の不足など）
- 社会的要因（例：競争，闘争，新しい雄の導入）
- 食事性不均衡（例：カルシウム不足，ビタミンA欠乏症），栄養不良
- 内分泌のアンバランス
- 栄養性二次性副甲状腺機能亢進症
- 子宮無力症
- 脱水
- 腎疾患
- 卵黄性腹膜炎
- 膀胱結石または総排泄腔内結石
- 感染（例：子宮）
- 生殖器官，卵の解剖学的異常
- その他（生息素材の摂取，過剰給餌，他の疾患，不適切な運動）

診断

- 病歴と臨床所見（長引く食欲不振，無気力，ペーシング／探究心の増加，産卵しないで巣を掘り返す，産卵をいきむ，一度にすべてではなく数個の卵しか産卵しない，総排泄腔からの血性分泌物）
- 通常の抱卵時間または産卵の季節を把握している
- 身体検査（鼠径窩または尾側体腔をやさしく触診，卵は触診できないこともある）
- 血液検査（CBC；貧血，WBC の上昇または低下）
- 血清生化学検査（高タンパク血症，高 ALP，高または低カルシウム血症［イオン化 Ca＜1 mmol/L］）
- 体腔滲出液の吸引と細胞診
- X線検査（リクガメの卵の外殻は石灰化しており，X線画像上は鳥類の卵と似ている。カメ，トカゲ，ヘビの卵殻は一般的に柔らかくX線画像上は軟部組織の密度である）
- 超音波検査
- 腹腔鏡検査：特に腹膜炎，卵管炎，卵管破裂を確定する場合，早期の外科処置が適切かどうかを検討する

治療

- 動物の状態が安定しているならば適切な環境条件を提供する（適切な温度環境，湿度，巣の位置，巣の素材，素材の深さ，素材の湿気，最小限の刺激，隔離）
- 取り扱いはやさしくかつ頻度を少なくする
- ぬるま湯（-29 ℃／-85 ℉）に漬ける。24 時間ごとに 30-60 分間行う
- 水和化：必要に応じて輸液を行う
- 機敏で強く，安定しており，反応があり，よく食べる雌は十分な時間を与えれば，追加の治療なしでも産卵することが多い
- 症例によってはブドウ糖の投与（SC，IV，ICe）が有用である

(続く)

表 4-16　爬虫類の難産の治療[a, 10, 30, 294]（続き）

- カルシウム（表 4-8 参照，低カルシウム血症の場合のみ，ヘビでは低 Ca^{2+} は一般的に問題とならない）
  - グリセロリン酸カルシウム／乳酸カルシウム（Calphosan, Glenwood）（各 5 mg/mL）：5 mg/mL，SC・IM
  - グルコン酸カルシウム 100–200 mg/kg，SC・IM
- オキシトシン[b]（表 4-7 参照）
  - 一般的に Ca^{2+} 注射の 1 時間後に投与する
  - トカゲ，ヘビに 1-10 U/kg，IM・ICe（結果はさまざまである）；カメに 2-20 U/kg，IM・ICe：1 時間後に繰り返すことができる
- アルギニン・バソトシン[c]（Sigma Chemical）（オキシトシンの代わり，表 4-7 参照）
  - 0.01-1 μg/kg，IV（推奨）・ICe
- ジノプロストンジェル（Prepodil, Upjohn）0.9 mg/kg，総排泄腔内，その 20 分後にプロスタグランジン（PG）$F_{2\alpha}$（Lutalyse, Upjohn）0.6 mg/kg，IM[229]
- プロプラノロール 1 mg/kg，その後 $PGF_{2\alpha}$ 0.025 mg/kg[d]
- 水溶性ジェルで総排泄腔を潤滑にする
- 状況によっては用手マッサージが効果的である
- 臨床症状が悪化している場合（例：食欲不振，脱水，無気力），卵管切開術が必要なこともある

a：多くの爬虫類は卵生であるが，ガータースネーク，ミズヘビ，ボア（ニシキヘビではない），毒ヘビ，ジャクソンカメレオン，ツノトカゲ，ソロモン諸島オマキトカゲを含むいくつかの爬虫類は胎生である
b：閉塞性分娩や壊れた卵がないことを確認してから投与する
c：多くの爬虫類でオキシトシンより効果的であるが動物用は市販されていない
d：健康な *Sceloporus* sp に有効であるがイグアナに産卵を誘発しなかった。カメに有効の可能性がある

表 4-17　爬虫類の代謝性骨疾患の治療[156]

原因

- 不適切な Ca：P 比率。食事性カルシウム不足
- ビタミン D_3 不足
- 紫外線 A 波（UVA），紫外線 B 波（UVB）の光スペクトル不足
- 腎疾患
- その他：低気温，タンパク質欠乏症，小腸疾患，副甲状腺疾患など

臨床症状

- 無気力，動きたがらない
- 食欲減退または食欲不振
- 体重減少または乏しい体重増加
- 下顎の柔軟化，短縮された／丸みを帯びた下顎と上顎，下顎の対称的な腫脹（線維性骨異栄養症）
- 肢の長骨の線維性骨異栄養症
- 歩行時，体を地面から起こすことが困難
- 病的骨折
- 椎体の虚脱または椎体脱臼による後肢の運動失調，不全麻痺，麻痺
- 骨粗鬆症
- 低カルシウム性筋肉けいれんと発作
- カメの軟らかい甲羅
- 便秘

診断

- 食事および環境履歴
- 臨床症状
- 身体的検査
- X 線検査
- 血清 Ca：P 比率，腎性病因では通常逆化する（1：2＋）
- 尿酸レベル
- イオン化カルシウムレベル
- カルシドール（25-ヒドロキシビタミン D）レベル（Michigan State University）
- 囲いの紫外線強度計の測定値
- 二重エネルギーX 線吸収法（DEXA）スキャン
- 糸球体ろ過率の決定
- 腎臓の核医学検査
- 腎生検

治療

- 種ごとに適した環境温度を日中も夜間も保つ
- 必要に応じて食事内容を見直す。Ca：P の比率を改善するための変化であることが多い

（続く）

表 4-17　爬虫類の代謝性骨疾患の治療[156]（続き）

- 種に適した UVA，UVB を照射にする
  - 蛍光灯または水銀蒸気電球を使用する
  - 角膜や皮膚の熱傷が起こり得るため，隠れる場所を設置する
  - 一般的に：
    - 砂漠に生息する昼行性トカゲ／カメは高いレベルの UVB（10 %または完全非ろ過の太陽光，8 時間）
    - 昼行性，樹上に生息するトカゲ／半水生の，日光浴をするカメは中等度レベルの UVB（5 %，8 時間）
    - 森林地の昼行性，陸生トカゲ／カメは低いレベルの UVB（5 %，4 時間）
    - 夜行性トカゲは低いレベルの UVB（2 %，4 時間）
    - ヘビは完全体の脊椎動物（またはミミズ）の摂取によってカルシウム／コレカルシフェロールは適正に保たれる。例外：ダイアモンドニシキヘビ，ミドリニシキヘビ，インディゴヘビ，水生種のいくつか，ラフ／スムースアオヘビ，その他の樹上性の昼行性のヘビ
    - アルビノ（アメラニスティック），ハイポメラニスティック，スノー，ブリザード，パステル，タンジェリン，ラベンダー，イエロー，マダラ，アネリスリスティック，リューシスティック，黄変その他，メラニンが正常レベル以下の遺伝的突然変異体は眼球と背部皮膚が紫外線照射によって熱傷になりやすいため（可能ならば）低レベルの紫外線にする
- 強制給餌（再水和化のあと，表 4-13）
  - 適した食事を与え，特に成熟動物サイズに近づくまでの維持として幼若動物に有用である。食道チューブはくちばしの骨折を防ぐために通常カメで必要である
- Ca 補給の選択肢（表 4-8 参照）―ヒト製品が最適である
  - 炭酸カルシウム（400 mg カルシウム /g 製品）
  - クエン酸カルシウム（210 mg カルシウム /g 製品）
  - リン酸カルシウム
- 水和状態を維持する
  - 必要に応じて輸液療法を行う
  - ぬるま湯（浅い容器）に 24 時間ごとに 10-20 分間漬け，飲水と排便を促す（注意：頭部はサポートが必要なことがある。動物から目を離さない）
- ビタミン D_3（表 4-8）
  - 最適な UVA，UVB の光源は太陽または適切なランプである
- カルシトニンは骨から血液へカルシウムが輸送されるのを防ぐ（ホルモン療法は常に注意深く行うべきである）
  - 50 U/kg IM q7 日×2 回
  - Ca 補給はカルシトニン療法の前および最中に行うべきである
  - 血清 Ca はカルシトニン療法の前は正常値であるべきである。Ca 濃度を評価できない場合，カルシトニンの前に Ca を 7 日間与える
- 食事となる無脊椎動物（コオロギ，ゴミムシダマシ，スーパーミミズ，ゴキブリ）に高 Ca の食事（高 Ca の葉物野菜，Mazuri Hi-Ca Cricket Diet）を給餌してから食虫種に与える
- フェニックスミミズ，カタツムリ，ミミズのような高 Ca の無脊椎動物は食虫種に適した食事である
- ダスティングされた無脊椎動物は有益となり得る。しかし，これらの動物はダストを素早く取り除くため，口に合わなくなることもある。ビタミンを含むダストに注意し，リンを含むダストを避ける
- 草食種には葉物やその他の高 Ca の植物のみを与え，分厚い野菜を最小限にし，ほとんどの果物は避ける
- 哺乳種では，疼痛を伴う状態であれば適切な鎮痛薬を検討する

表 4-17　爬虫類の代謝性骨疾患の治療[156]（続き）

- 短期間および長期間の予後はしばしば警戒される
- その他
  - 取り扱いはやさしく行う
  - 木登り用の枝は損傷を防ぐために取り除く

表 4-18　爬虫類用の食事やその他の市販製品[a, b]

食事とサプリメント

Fluker Farms	800-735-8537	www.flukerfarms.com
Drs Foster & Smith	800-443-1160	www.drsfostersmith.com
Kaytee	800-529-8331	www.kaytee.com
Mazuri	800-227-8941	www.mazuri.com
Oxbow Animal Health	800-249-0366	www.oxbowanimalhealth.com
Pretty Pets	800-356-5020	www.prettybird.com
Reliable Protein Products	480-361-3940	www.zoofood.com
Repashy Superfoods	855-737-2749	www.store.repashy.com
Rep-Cal	800-406-6446	www.repcal.com
San Francisco Bay Brand	510-792-7200	http://sfbb.com
Sticky Tongue Farms	951-244-3434	www.stickytonguefarms.com
Tetra Fauna	800-423-6458	www.tetra-fish.com
T-Rex Products	800-991-8739	www.t-rexproducts.com
Zoo Med Laboratories	888-496-6633	www.zoomed.com
ZuPreem	800-345-4767	www.zupreem.com

肉食種用の生／冷凍の食事

American Rodent Supply	317-899-1599	www.americanrodent.com	冷凍マウス，ラット
Big Cheese Rodents	800-887-0921	www.bigcheeserodents.com	冷凍マウス，ラット
Carolina Mouse Farm	864-944-6192	—	冷凍マウス，ラット
The Gourmet Rodent	352-472-9189	www.gourmetrodent.com	冷凍マウス，ラット，ウサギ，ヒヨコ
Hoosier Mouse Supply	317-831-1219	www.hoosiermousesupply.com	生（一部）および冷凍されたマウス，ラット
Komodo Reptiles	914-788-8722	www.komodoreptiles.com	生（一部）および冷凍されたマウス，ラット
Mouse Factory	800-720-0076	www.themousefactory.com	生，および冷凍マウス，ラット

表 4-18 爬虫類用の食事やその他の市販製品[a,b]（続き）

Perfect Pets Inc	800-366-8794	www.perfectpet.net	冷凍マウス，ラット，ハムスター，ジャービル，モルモット，ウサギ，ヒヨコ
Rodent Pro	812-867-7598	www.rodentpro.com	冷凍マウス，ラット，ウサギ，モルモット，ヒヨコ，ウズラ

食虫種用の生の食事

Arbico Organics	800-827-2847	www.arbico-organics.com	コオロギ，ハエの蛹，ゴミムシダマシ，ガの幼虫，スーパーミミズ
Bassett's Cricket Ranch	800-634-2445	www.bcrcricket.com	コオロギ，ゴミムシダマシ
The Drosophila Co	800-545-2303	www.jtresser.com/drosophila.html	ミバエ
Fluker Farms	800-735-8537	www.flukerfarms.com	コオロギ，ゴミムシダマシ，ミバエ，マダカスカルゴキブリ
Ghann's Cricket Farm	800-476-2248	www.ghann.com	コオロギ，ミズアブの幼虫
Grubco	800-222-3563	www.grubco.com	コオロギ，スーパーミミズ，ゴミムシダマシ，ハエの幼虫
Knutson's	800-248-9318	www.knutsonlivebait.com	ダイミミズ，コオロギ，ゴミムシダマシ
Komodo Reptiles	914-788-8722	www.komodoreptiles.com	コオロギ，スーパーミミズ，ゴライアスミミズ，ミバエ，ゴミムシダマシ，ダイミミズ
Millbrook Cricket Farm	800-654-3506	www.millbrookcrickets.com	コオロギ，ゴミムシダマシ，スーパーミミズ
Mulberry Farms	760-731-6088	www.mulberryfarms.com	カイコの幼虫
The Phoenix Worm Store	—	www.phoenixworm.com	ミズアブの幼虫
Rainbow Mealworms	800-777-9676	www.rainbowmealworms.net	コオロギ，ゴミムシダマシ，ゴキブリ
Russell's Cricket Farm	234-738-3663	www.livecrickets.com	コオロギ，ゴミムシダマシ，スーパーミミズ
Sunshine Mealworms	800-322-1100	www.sunshinemealworms.com	ゴミムシダマシ，コオロギ，スーパーミミズ

（続く）

表 4-18　爬虫類用の食事やその他の市販製品[a, b]（続き）

Top Hat Cricket Farm	800-638-2555	www.tophatcrickets.com	コオロギ，ゴミムシダマシ，スーパーミミズ，イモムシ，ガの幼虫
Topline Whlse Dist Co.	888-922-0464	www.topline-2000.com	ダイミミズ，レッドミミズ，マダガスカルゴキブリ

照明

Duro-Test Lighting	800-289-3876	—	バイタライト蛍光灯
Fluker Farms	800-735-8537	www.flukerfarms.com	白熱灯，熱
General Electric	800-435-4448	www.gelighting.com	白熱灯，熱
Hikari Sales USA	800-621-5619	www.hikariusa.com	紫外線 B 波 (UVB) 蛍光灯
Mac Industries, Inc	252-241-4584	www.reptileuv.com	Mega 線　UVB
Philips	800-555-0050	www.lighting.philips.com	白熱灯，熱
Sylvania	978-777-1900	www.sylvania.com	350BL ブラックライト
T-Rex Products	800-991-8739	www.t-rexproducts.com	水銀蒸気 UVB，白熱灯，熱
Zilla	888-255-4527	www.zilla-rules.com	白熱灯，熱，UVB 蛍光灯
Zoo Med Laboratories	888-496-6633	www.zoomed.com	白熱灯，熱，水銀蒸気 UVB，UVB 蛍光灯

加熱装置

Avitec	800-646-2473	www.avitec.com	円錐セラミック製熱放射器，サーモスタット
The Bean Farm	877-708-5882	www.beanfarm.com	発熱テープ，加温パッド
Big Apple Pet Supply	800-922-7753	www.bigappleherp.com	サーモスタット
Fluker Farms	800-735-8537	www.flukerfarms.com	ケージの下に敷く加温パッド
Helix Controls	760-726-4464	www.helixcontrols.com	サーモスタット，発熱テープ，発熱パネル
LLL Reptile	888-547-3784	http://lllreptile.com	Pearlco 社の円錐セラミック製熱放射器
Zilla	888-255-4527	www.zilla-rules.com	円錐セラミック製熱放射器，サーモスタット
Zoo Med Laboratories	888-496-6633	www.zoomed.com	サーモスタット，レオスタット，加温パッド，テープ，ケーブル

表 4-18　爬虫類用の食事やその他の市販製品[a,b]（続き）

加湿装置

Exo Terra（Hagen）	800-724-2436	www.exo-terra.com	超音波式噴霧器，Monsoon rainfall
Humidifi rst	561-752-1936	www.humidifi rst.com	Mist Pac 超音波式加湿器
Zoo Med Laboratories	888-496-6363	www.zoomed.com	超音波式噴霧器，Repti-fogger，Habba mist，Hydro-Therm 調湿装置

環境の検知器およびモニター

Exo Terra（Hagen）	800-724-2436	www.exo-terra.com	リモコン式デジタル温度計，湿度計
FLIR	866-477-3687	www.flir.com	赤外線サーモグラフィー
Onset Computer Corp.	800-564-4377	www.onsetcomp.com	HOBO データロガー
Pro Exotics	303-347-0500	www.proexotics.com	デジタル赤外線温度計
Raytek	800-227-8074	www.raytek.com	デジタル赤外線温度計
Solartech	800-798-3311	www.solarmeter.com	日照計 6.2 UVB メーター
Zilla	888-255-4527	www.zilla-rules.com	デジタル赤外線温度計
Zoo Med Laboratories	888-496-6363	www.zoomed.com	Hydro-Therm 湿度／熱モニターおよび調節器

a：多くのペットショップでは爬虫類用の生きた動物や冷凍動物，記載されている製品を販売している
b：本表を作成するのに多くの情報，特にインターネットの情報が使用されている

参考文献

1. Adnyana W, Ladds PW, Blair D. Efficacy of praziquantel in the treatment of green sea turtles with spontaneous infection of cardiovascular flukes. *Aust Vet J* 1997;75:405-407.
2. Alleman AR, Jacobson ER, Raskin RE. Morphologic and cytochemical characteristics of blood cells from the desert tortoise (*Gopherus agassizii*). *Proc Annu Conf Assoc Rept Amph Vet* 1996;51-55.
3. Allen DG, Pringle JK, Smith D. *Handbook of Veterinary Drugs*. Philadelphia: JB Lippincott Co; 1993:534-567.
4. American Veterinary Medical Association. AVMA guidelines on euthanasia. Available at: www.avma.org/issues/animal_welfare/euthanasia.pdf. Accessed May 6, 2011.
5. Anderson NL, Wack RF. Basic husbandry and medicine of pet reptiles. In: Birchard SJ, Sherding RG, eds. *Saunders Manual of Small Animal Practice*. 2nd ed. Philadelphia: WB Saunders Co; 2000:1539-1567.
6. Anderson NL, Wack RF, Calloway L. Cardiopulmonary effects and efficacy of propofol as an anesthetic agent in brown tree snakes, *Boiga irregularis*. *Bull Assoc Rept Amph Vet* 1999;9:9-15.
7. Antinoff N, Bauck L, Boyer TH, et al. *Exotic Animal Formulary*. 2nd ed. Lakewood, CO: AAHA Press; 1999.
8. Baker BB, Sladky KK, Johnson SM. Evaluation of the analgesic effects of oral and subcutaneous tramadol administration in red-eared slider turtles. *J Am Vet Med Assoc* 2011;238:220-227.
9. Barrie MT. Chameleon medicine. In: Fowler ME, Miller RE, eds. *Zoo and Wild Animal Medicine: Current Therapy 4*. Philadelphia: WB Saunders Co; 1999:200-205.
10. Barten SL. The medical care of iguanas and other common pet lizards. *Vet Clin North Am Small Anim Pract* 1993;23:1213-1249.
11. Beck K, Loomis M, Lewbart G, et al. Preliminary comparison of plasma concentrations of gentamicin injected into the cranial and caudal limb musculature of the eastern box turtle (*Terrapene carolina carolina*). *J Zoo Wildl Med* 1995;26:265-268.
12. Bennett RA. A review of anesthesia and chemical restraint in reptiles. *J Zoo Wildl Med* 1991;22:282-303.
13. Bennett RA. Anesthesia. In: Mader DR, ed. *Reptile Medicine and Surgery*. Philadelphia: WB Saunders Co; 1996:241-247.
14. Bennett RA. Clinical, diagnostic, and therapeutic techniques. *Proc Annu Conf Assoc Rept Amph Vet* 1998;35-40.
15. Bennett RA. Management of common reptile emergencies. *Proc Annu Conf Assoc Rept Amph Vet* 1998;67-72.
16. Bennett RA. Reptile anesthesia. *Semin Avian Exotic Pet Med* 1998;7:30-40.
17. Bennett RA. Personal communication. 2002.
18. Bennett RA, Divers SJ, Schumacher J, et al. Roundtable: anesthesia. *Bull Assoc Rept Amph Vet* 1999;9:20-27.
19. Bennett RA, Schumacher J, Hedjazi-Haring K, et al. Cardiopulmonary and anesthetic effects of propofol administered intraosseously to green iguanas. *J Am Vet Med Assoc* 1998;212:93-98.
20. Benson KG, Tell LA, Young LA, et al. Pharmacokinetics of ceftiofur sodium after intramuscular or subcutaneous administration in green iguanas (*Iguana iguana*). *Am J Vet Res* 2003;64:1278-1282.
21. Bernard JB, Oftedal OT, Citino SB, et al. The response of vitamin D-deficient green iguanas (*Iguana iguana*) to artificial ultraviolet light. *Proc Annu Conf Am Assoc Zoo Vet* 1991;147-150.
22. Bicknese E, Pessier A, Boedeker N. Successful treatment of fungal osteomyelitis in a Parson's chameleon (*Calumma parsonii*) using surgical and anti-fungal treatments. *Proc Annu Conf Assoc Rept Amph Vet* 2008;86.
23. Bienzle D, Boyd CJ. Sedative effects of ketamine and midazolam in snapping turtles. *J Zoo Wildl Med* 1992;23:201-204.

24. Bodri MS, Hruba SJ. Safety of milbemycin (A_3-A_4 oxime) in chelonians. *Proc Joint Conf Am Assoc Zoo Vet/Am Assoc Wildl Vet* 1992;156-157.
25. Bodri MS, Rambo TM, Wagner RA, et al. Pharmacokinetics of metronidazole administered as a single oral bolus to red rat snakes, *Elaphe guttata*. *J Herp Med Surg* 2006;16:15-19.
26. Bogoslavsky B. The use of ponazuril to treat coccidiosis in eight inland bearded dragons (*Pogona vitticeps*). *Proc Annu Conf Assoc Rept Amph Vet* 2007;8-9.
27. Boyer TH. Clinical anesthesia of reptiles. *Bull Assoc Rept Amph Vet* 1992;2:10-13.
28. Boyer TH. Common problems of box turtles (*Terrapene* spp) in captivity. *Bull Assoc Rept Amph Vet* 1992;2:9-14.
29. Boyer TH. Emergency care of reptiles. *Semin Avian Exotic Pet Med* 1994;3:210-216.
30. Boyer TH. Emergency care of reptiles. *Vet Clin North Am Exotic Anim Pract* 1998;1:191-206.
31. Boyer TH. *Essentials of Reptiles: A Guide for Practitioners*. Lakewood, CO: AAHA Press; 1998:1-253.
32. Burns RB, McMahan W. Euthanasia methods for ectothermic vertebrates. In: Bonagura JD, ed. *Kirk's Current Veterinary Therapy XII: Small Animal Practice*. Philadelphia: WB Saunders Co; 1995:1379-1381.
33. Bush M, Smeller JM, Charache PN, et al. Preliminary study of antibiotics in snakes. *Proc Annu Conf Am Assoc Zoo Vet* 1976;50-54.
34. Bush M, Smeller JM, Charache P, et al. Biological half-life of gentamicin in gopher snakes. *Am J Vet Res* 1978;39:171-173.
35. Caligiuri R, Kollias GV, Jacobson E, et al. The effects of ambient temperature on amikacin pharmacokinetics in gopher tortoises. *J Vet Pharm Therapeut* 1990;13:287-291.
36. Calvert I. Nutritional problems. In: Girling SJ, Raiti P, eds. *BSAVA Manual of Reptiles*. 2nd ed. Quedgeley, Gloucester: British Small Animal Veterinary Association; 2004:289-308.
37. Carpenter JW. Radiographic imaging of reptiles. *Proc North Am Vet Conf* 1998;873-875.
38. Carpenter JW. Personal observation. 2011
39. Casares M, Enders F. Enrofloxacin side effects in a Galapagos tortoise (*Geochelone elephantopus nigra*). *Proc Annu Conf Am Assoc Zoo Vet* 1996;446-448.
40. Centini R, Klaphake E. Hematologic values and cytology in a population of captive jungle carpet pythons, *Morelia spilota cheynei*. *Proc Annu Conf Assoc Rept Amph Vet* 2002;107-111.
41. Chiodini RJ, Sundberg JP. Blood chemical values of the common boa constrictor (*Constrictor constrictor*). *Am J Vet Res* 1982;43:1701-1702.
42. Chittick EJ, Stamper MA, Beasley JF, et al. Medetomidine, ketamine, and sevoflurane for anesthesia of injured loggerhead sea turtles: 13 cases (1996-2000). *J Am Vet Med Assoc* 2002;221:1019-1025.
43. Chitty JR. Use of a novel disinfectant agent in reptile respiratory disease. *Proc Annu Conf Assoc Rept Amph Vet* 2003;65-67.
44. Christopher MM, Berry KH, Wallis IR, et al. Reference intervals and physiologic alterations in hematologic and biochemical values of free-ranging desert tortoises in the Mojave Desert. *J Wildl Dis* 1999;35:212-238.
45. Clark CH, Rogers ED, Milton JL. Plasma concentrations of chloramphenicol in snakes. *Am J Vet Res* 1985;46:2654-2657.
46. Clyde VL, Cardeilhac PT, Jacobson ER. Chemical restraint of American alligators (*Alligator mississippiensis*) with atracurium or tiletamine-zolazepam. *J Zoo Wildl Med* 1994;25:525-530.
47. Coke RL, Tristan TE. *Cryptosporidium* infection in a colony of leopard geckos, *Eublepharis macularius*. *Proc Annu Conf Assoc Rept Amph Vet* 1998;157-163.
48. Coke RL, Hunter RP, Isaza R, et al. Pharmacokinetics and tissue concentrations of azithromycin in ball pythons (*Python regius*). *Am J Vet Res* 2003;64:225-228.
49. Coke RL, Isaza R, Koch DE, et al. Preliminary single-dose pharmacokinetics of marbofloxacin in ball pythons (*Python regius*). *J Zoo Wildl Med* 2006;37:6-10.

50. Cooper JE. Anaesthesia of exotic animals. *Anim Technol* 1984;35:13-20.
51. Cranfield MR, Graczyk TK. Cryptosporidiosis. In: Mader DR, ed. *Reptile Medicine and Surgery*. 2nd ed. St. Louis: Saunders/Elsevier; 2006:756-762.
52. Crawshaw GJ, Holz P. Comparison of plasma biochemical values in blood and blood-lymph mixtures from red-eared sliders, *Trachemys scripta elegans*. *Bull Assoc Rept Amph Vet* 1996;6:7-9.
53. Cunningham AA, Gill C. Management in captivity. In: Benyon PH, Lawton MPC, Cooper JE, eds. *Manual of Reptiles*. Ames: Iowa State University Press; 1992:14-31.
54. Dallwig R. Allopurinol. *J Exotic Pet Med* 2010;19:255-257.
55. DeNardo DF, Helminski G. Birth control in lizards? Therapeutic inhibition of reproduction. *Proc Annu Conf Assoc Rept Amph Vet* 2000;65-66.
56. Dennis PM, Heard DJ. Cardiopulmonary effects of a medetomidine-ketamine combination administered intravenously in gopher tortoises. *J Am Vet Med Assoc* 2002;220:1516-1519.
57. Dennis PM, Bennett RA, Harr KE, et al. Plasma concentration of ionized calcium in healthy iguanas. *J Am Vet Med Assoc* 2001;219:326-328.
58. Dickinson VM, Jarchow JL, Trueblood MH. Hematology and plasma biochemistry reference range values for free-ranging desert tortoises in Arizona. *J Wildl Dis* 2002;38:143-153.
59. Diethelm G, Stein G. Hematologic and blood chemistry values in reptiles. In: Mader DR, ed. *Reptile Medicine and Surgery*. 2nd ed. St. Louis: Saunders/Elsevier; 2006:1103-1118.
60. Divers SJ. Constipation in snakes with particular reference to surgical correction in a Burmese python (*Python molurus bivittatus*). *Proc Annu Conf Assoc Rept Amph Vet* 1996;67-69.
61. Divers SJ. Medical and surgical treatment of pre-ovulatory ova stasis and post-ovulatory egg stasis in oviparous lizards. *Proc Annu Conf Assoc Rept Amph Vet* 1996;119-123.
62. Divers SJ. The use of propofol in reptile anesthesia. *Proc Annu Conf Assoc Rept Amph Vet* 1996;57-59.
63. Divers SJ. Clinician's approach to renal disease in lizards. *Proc Annu Conf Assoc Rept Amph Vet* 1997;5-11.
64. Diver SJ. Empirical doses of antimicrobial drugs commonly used in reptiles. *Exotic DVM* 1998;1:23
65. Divers SJ. Anesthetics in reptiles. *Exotic DVM* 1999;1(3):7-8.
66. Divers SJ, Redmayne G, Aves EK. Haematological and biochemical values of 10 green iguanas (*Iguana iguana*). *Vet Rec* 1996;138:203-205.
67. Divers SJ, Papich MG, McBride M, et al. Pharmacokinetics of meloxicam following intravenous and oral administration in green iguanas (*Iguana iguana*). *Am J Vet Res* 2010;71:1277-1283.
68. Doneley B. Caring for the bearded dragon. *Proc North Am Vet Conf* 2006;1607-1611.
69. Donoghue S. Nutrition. In: Mader DR, ed. *Reptile Medicine and Surgery*. 2nd ed. St. Louis: Saunders/Elsevier; 2006:251-298.
70. Drew ML. Hypercalcemia and hyperphosphatemia in indigo snakes (*Drymarchon corais*) and serum biochemical reference values. *J Zoo Wildl Med* 1994;25:48-52.
71. Dundee HA, Rossman DA. *The Amphibians and Reptiles of Louisiana*. Baton Rouge: Louisiana State University Press; 1989:270-272.
72. Ellman MM. Hematology and plasma chemistry of the inland bearded dragon, *Pogona vitticeps*. *Bull Assoc Rept Amph Vet* 1997;7:10-12.
73. Farnsworth RJ, Brannian RE, Fletcher KC, et al. A vitamin E-selenium responsive condition in a green iguana. *J Zoo Anim Med* 1986;17:42-43.
74. Faulkner JE, Archambault A. Anesthesia and surgery in the green iguana. *Semin Avian Exotic Pet Med* 1993;2:103-108.
75. Fitzgerald KT, Vera R. Acariasis. In: Mader DR, ed. *Reptile Medicine and Surgery*. 2nd ed. St. Louis: Saunders/Elsevier; 2006:720-738.
76. Flach EJ, Riley J, Mutlow AG, et al. Pentastomiasis in Bosc's monitor lizards (*Varanus exanthematicus*) caused by an undescribed *Sambonia* species. *J Zoo Wildl Med* 2000;31:91-95.
77. Fleming G. Clinical technique: chelonian shell repair. *J Exotic Pet Med* 2008;17:246-258.

78. Fleming GJ. Capture and chemical immobilization of the Nile crocodile (*Crocodylus niloticus*) in South Africa. *Proc Annu Conf Assoc Rept Amph Vet* 1996;63-66.
79. Fleming GJ. Crocodilian anesthesia. *Vet Clin North Am Exotic Anim Pract* 2001;4:119-145.
80. Flint M, Morton JM, Limpus CJ, et al. Development and application of biochemical and haematological reference intervals to identify unhealthy green sea turtles (*Chelonia mydas*). *Vet J* 2010;185:299-304.
81. Franco KH, Hoover JP. Levothyroxine as a treatment for presumed hypothyroidism in an adult male African spurred tortoise (*Centrochelys* (formerly *Geochelone*) *sulcata*). *J Herp Med Surg* 2009;19:42-44.
82. Fraser MA, Girling SJ. Dermatology. In: Girling SJ, Raiti P, eds. *BSAVA Manual of Reptiles*. 2nd ed. Quedgeley, Gloucester: British Small Animal Veterinary Association; 2004:184-198.
83. Frye FL. *Reptile Care: An Atlas of Diseases and Treatments*. Neptune City, NJ: TFH Publications, Inc; 1991:1-637.
84. Frye FL. *Reptile Clinician's Handbook*. Malabar, FL: Krieger Publishing; 1994.
85. Fudge AM. Laboratory reference ranges for selected avian, mammalian, and reptilian species. In: Fudge AM, ed. *Laboratory Medicine: Avian and Exotic Pets*. Philadelphia: WB Saunders Co; 2000:375-400.
86. Funk RS. A formulary for lizards, snakes, and crocodilians. *Vet Clin North Am Exotic Anim Pract* 2000;3:333-358.
87. Funk RS, Diethelm G. Reptile formulary. In: Mader DR, ed. *Reptile Medicine and Surgery*. 2nd ed. St. Louis: Saunders/Elsevier; 2006:1119-1139.
88. Gaio C, Rossi T, Villa R, et al. Pharmacokinetics of acyclovir after a single oral administration in marginated tortoises, *Testudo marginata*. *J Herp Med Surg* 2007;17:8-11.
89. Gamble KC. Plasma fentanyl concentrations achieved after transdermal fentanyl patch application in prehensile-tailed skinks, *Corucia zebrata*. *J Herp Med Surg* 2008;18:81-85.
90. Gamble KC, Alvarado TP, Bennett CL. Itraconazole plasma and tissue concentrations in the spiny lizard (*Sceloporus* sp.) following once-daily dosing. *J Zoo Wildl Med* 1997;28:89-93.
91. Gaumer A, Goodnight CJ. Some aspects of the hematology of turtles as related to their activity. *Am Midland Nat* 1957;58:332-340.
92. Gauvin J. Drug therapy in reptiles. *Semin Avian Exotic Pet Med* 1993;2:48-59.
93. Georoff TA, Stacy NI, Newton AN, et al. Diagnosis and treatment of chronic T-lymphocytic leukemia in a green tree monitor (*Varanus prasinus*). *J Herp Med Surg* 2009;19:106-114.
94. Giannetto S, Brianti E, Poglayen G, et al. Efficacy of oxfendazole and fenbendazole against tortoise (*Testudo hermanni*) oxyurids. *Parasitol Res* 2007;100:1069-1073.
95. Gibbons PM. Critical care nutrition and fluid therapy in reptiles. *Proc 15th Annu Intl Vet Emerg Crit Care Symp* 2009;91-94.
96. Gibbons PM. Personal observation. 2011.
97. Gibbons PM, Horton SJ, Brandl SR. Urinalysis in box turtles, *Terrapene* spp. *Proc Annu Conf Assoc Rept Amph Vet* 2000;161-168.
98. Gillespie D. Reptiles. In: Birchard SJ, Sherding RG, eds. *Saunders Manual of Small Animal Practice*. Philadelphia: WB Saunders Co; 1994:1390-1411.
99. Gimenez M, Saco Y, Pato R, et al. Plasma protein electrophoresis of *Trachemys scripta* and *Iguana iguana*. *Vet Clin Pathol* 2010;39:227-235.
100. Girling SJ, Raiti P. *BSAVA Manual of Reptiles*. 2nd ed. Quedgeley, Gloucester: British Small Animal Veterinary Association; 2004.
101. Gottdenker NL, Jacobson ER. Effect of venipuncture sites on hematologic and clinical biochemical values in desert tortoises (*Gopherus agassizii*). *Am J Vet Res* 1995;56:19-21.
102. Greenacre CB, Massi K, Schumacher JP, et al. Comparative antinociception of various opioids and non-steroidal anti-inflammatory medications versus saline in the bearded dragon (*Pogona vitticeps*) using electrostimulation. *Proc Annu Conf Rept Amph Vet* 2008;87.
103. Groza A, Mederle N, Darabus G. Advocate-therapeutical solution in parasitical infestation in frillneck lizard (*Chlamydosaurus kingii*) and bearded dragon (*Pogona vitticeps*). *Lucrari Stiintifice—Universitatea Stiinte Agricole Banatului Timisoara, Med Vet* 2009;42:105-108.

104. Hackenbroich C, Failing K, Axt-Findt U, et al. Alphaxalone-alphadolone anesthesia in *Trachemys scripta elegans* and its influence on respiration, circulation and metabolism. *Proc 2nd Conf Euro Assoc Zoo Wildl Vet* 1998;431-436.
105. Harkewicz KA. Dermatologic problems of reptiles. *Semin Avian Exotic Pet Med* 2002;11: 151-161.
106. Harless M, Morlock H. *Turtles—Perspectives and Research*. New York: John Wiley & Sons; 1979:356-366.
107. Harms CA, Lewbart GA, Beasley J. Medical management of mixed nocardial and unidentified fungal osteomyelitis in a Kemp's Ridley sea turtle, *Lepidochelys kempii*. *J Herp Med Surg* 2002;12:21-26.
108. Harr KE, Alleman AR, Dennis PM, et al. Morphologic and cytochemical characteristics of blood cells and hematologic and plasma biochemical reference ranges in green iguanas. *J Am Vet Med Assoc* 2001;218:915-921.
109. Heard DJ. Principles and techniques of anesthesia and analgesia for exotic practice. *Vet Clin North Am Small Anim Pract* 1993;23:1301-1327.
110. Heard DJ. Advances in reptile anesthesia and medicine. *Proc Annu Conf Assoc Avian Vet/ Avian Speciality Advanced Prog/Small Mam Rept Prog* 1998;113-119.
111. Heard DJ. Advances in reptile anesthesia. *Proc North Am Vet Conf* 1999;770.
112. Heard D, Harr K, Wellehan J. Diagnostic sampling and laboratory tests. In: Girling SJ, Raiti P, eds. *BSAVA Manual of Reptiles*. Quedgeley, Gloucester: British Small Animal Veterinary Association; 2004:71-86.
113. Heatley J, Mitchell M, Williams J, et al. Fungal periodontal osteomyelitis in a chameleon, *Furcifer pardalis*. *J Herp Med Surg* 2001;11:7-12.
114. Heaton-Jones TG, Ko J, Heaton-Jones DL. Evaluation of medetomidine-ketamine anesthesia with atipamezole reversal in American alligators (*Alligator mississippiensis*). *J Zoo Wildl Med* 2002;33:36-44.
115. Helmick KE, Bennett RA, Ginn P, et al. Intestinal volvulus and stricture associated with a leiomyoma in a green turtle (*Chelonia mydas*). *J Zoo Wildl Med* 2000;31:221-227.
116. Helmick KE, Papich MG, Vliet KA, et al. Pharmacokinetic disposition of a long-acting oxytetracycline formulation after single-dose intravenous and intramuscular administrations in the American alligator (*Alligator mississippiensis*). *J Zoo Wildl Med* 2004;35:341-346.
117. Helmick KE, Papich MG, Vliet KA, et al. Pharmacokinetics of enrofloxacin after single-dose oral and intravenous administration in the American alligator (*Alligator mississippiensis*). *J Zoo Wildl Med* 2004;35:333-340.
118. Hernandez-Divers SJ. Pulmonary candidiasis caused by *Candida albicans* in a Greek tortoise (*Testudo graeca*) and treatment with intrapulmonary amphotericin B. *J Zoo Wildl Med* 2001;32:352-359.
119. Hernandez-Divers SJ. Diagnostic techniques. In: Mader DR, ed. *Reptile Medicine and Surgery*. 2nd ed. St. Louis: Saunders/Elsevier; 2006:490-532.
120. Hernandez-Divers SJ, Cooper JE. Hepatic lipidosis. In: Mader DR, ed. *Reptile Medicine and Surgery*. 2nd ed. St. Louis: Saunders/Elsevier; 2006:806-813.
121. Hernandez-Divers SJ, Knott CD, MacDonald J. Diagnosis and surgical treatment of thyroid adenoma-induced hyperthyroidism in a green iguana (*Iguana iguana*). *J Zoo Wildl Med* 2001;32:465-475.
122. Hernandez-Divers SJ, Martinez-Jimenez D, Bush S, et al. Effects of allopurinol on plasma uric acid levels in normouricaemic and hyperuricaemic green iguanas (*Iguana iguana*). *Vet Rec* 2008;162:112-115.
123. Hernandez-Divers SM. Reptile critical care. *Exotic DVM* 2003;5(3):81-87.
124. Hess JC, Benson J, Grimm KA, et al. Minimum alveolar concentration of isoflurane and arterial blood gas values in anesthetized green iguanas, *Iguana iguana*. *J Herp Med Surg* 2008;17:118-124.
125. Hilf M, Swanson D, Wagner R, et al. A new dosing schedule for gentamicin in blood pythons (*Python curtus*): a pharmacokinetic study. *Res Vet Sci* 1991;50:127-130.

126. Hilf M, Swanson D, Wagner R, et al. Pharmacokinetics of piperacillin in blood pythons (*Python curtus*) and in vitro evaluation of efficacy against aerobic gram-negative bacteria. *J Zoo Wildl Med* 1991;22:199-203.
127. Holz P, Holz RM. Evaluation of ketamine, ketamine/xylazine, and ketamine/midazolam anesthesia in red-eared sliders (*Trachemys scripta elegans*). *J Zoo Wildl Med* 1994;25:531-537.
128. Holz PH, Burger JP, Baker R, et al. Effect of injection site on carbenicillin pharmacokinetics in the carpet python, *Morelia spilota*. *J Herp Med Surg* 2002;12:12-16.
129. Huchzermeyer FW. *Crocodiles: Biology Husbandry and Diseases.* Cambridge, MA: CABI Publishing; 2003:1-337.
130. Hungerford C, Spelman L, Papich M. Pharmacokinetics of enrofloxacin after oral and intramuscular administration in savannah monitors (*Varanus exanthematicus*). *Proc Annu Conf Am Assoc Zoo Vet* 1997;89-92.
131. Innis C, Papich M, Young D. Pharmacokinetics of metronidazole in the red-eared slider turtle (*Trachemys scripta elegans*) after single intracoelomic injection. *J Vet Pharm Therapeut* 2007;30:168-171.
132. Innis C, Young D, Wetzlich S, et al. Plasma voriconazole concentrations in four red-eared slider turtles (*Trachemys scripta elegans*) after a single subcutaneous injection. *Proc Annu Conf Assoc Rept Amph Vet* 2008;72.
133. Innis CJ. Observations on urinalysis of clinically normal captive tortoises. *Proc Annu Conf Assoc Rept Amph Vet* 1997;109-112.
134. Innis CJ, Boyer TH. Chelonian reproductive disorders. *Vet Clin North Am Exotic Anim Pract* 2002;5:555-578.
135. Jacobson ER. Evaluation of the reptile patient. In: Jacobson ER, Kollias GV Jr, eds. *Exotic Animals.* New York: Churchill Livingstone; 1988:1-18.
136. Jacobson ER. Use of chemotherapeutics in reptile medicine. In: Jacobson ER, Kollias GV Jr, eds. *Exotic Animals.* New York: Churchill Livingstone; 1988:35-48.
137. Jacobson ER. Antimicrobial drug use in reptiles. In: Prescott JF, Baggot JD, eds. *Antimicrobial Therapy in Veterinary Medicine.* Ames: Iowa State University Press; 1993:543-552.
138. Jacobson E, Kollias GV Jr, Peters LJ. Dosages for antibiotics and parasiticides used in exotic animals. *Compend Cont Educ Pract Vet* 1983;5:315-324.
139. Jacobson E, Harman G, Laille E, et al. Plasma concentrations of praziquantel in loggerhead sea turtles (*Caretta caretta*) following oral administration of single and multiple doses. *Proc Annu Conf Assoc Rept Amph Vet* 2002;37-39.
140. Jacobson ER, Brown MP, Chung M, et al. Serum concentration and disposition kinetics of gentamicin and amikacin in juvenile American alligators. *J Zoo Anim Med* 1988;19:188-194.
141. Jarchow JL. Hospital care of the reptile patient. In: Jacobson ER, Kollias GV Jr, eds. *Exotic Animals.* New York: Churchill Livingstone; 1988:19-34.
142. Jenkins JR. A formulary for reptile and amphibian medicine. *Proc 4th Annu Avian/Exotic Anim Med Symp,* University of California, Davis 1991;24-27.
143. Jenkins JR. Medical management of reptile patients. *Compend Cont Educ Pract Vet* 1991;13:980-988.
144. Jenkins JR. Husbandry and diseases of Old World chameleons. *J Small Exotic Anim Med* 1992;1:166-171.
145. Jepson L. Lizards. *Exotic Animal Medicine: A Quick Reference Guide.* Philadelphia: Saunders/Elsevier; 2009:268-314.
146. Jepson L. Snakes. *Exotic Animal Medicine: A Quick Reference Guide.* Philadelphia: Saunders/Elsevier; 2009:315-357.
147. Jepson L. Turtles and tortoises. *Exotic Animal Medicine: A Quick Reference Guide.* Philadelphia: Saunders/Elsevier; 2009:358-411.
148. Johnson JD, Mangone B, Jarchow JL. A review of mycoplasmosis infections in tortoises and options for treatment. *Proc Annu Conf Assoc Rept Amph Vet* 1998;89-92.
149. Johnson JH. Anesthesia, analgesia, and euthanasia of reptiles and amphibians. *Proc Annu Conf Am Assoc Zoo Vet* 1991;132-138.

150. Johnson JH, Benson PA. Laboratory reference values for a group of captive ball pythons (*Python regius*). Am J Vet Res 1996;57:1304-1307.
151. Johnson JH, Jensen JM, Brumbaugh GW, et al. Amikacin pharmacokinetics and the effects of ambient temperature on the dosage regimen in ball pythons (*Python regius*). J Zoo Wildl Med 1997;28:80-88.
152. Judd HL, Laughlin GA, Bacon JP, et al. Circulating androgen and estrogen concentrations in lizards (*Iguana iguana*). Gen Comp Endocrinol 1976;30:391-395.
153. Kaufman GE, Seymour RE, Bonner BB, et al. Use of rocuronium for endotracheal intubation of North American Gulf Coast box turtles. J Am Vet Med Assoc 2003;222:1111-1115.
154. Kirchgessner M, Mitchell MA. Chelonians. In: Mitchell MA, Tully TN Jr, eds. *Manual of Exotic Pet Practice*. St. Louis: Saunders/Elsevier; 2009:207-249.
155. Kirchgessner M, Mitchell M, Domenzain L, et al. Evaluating the effect of leuprolide acetate on testosterone levels in captive male green iguanas (*Iguana iguana*). J Herp Med Surg 2009;19:128-131.
156. Klaphake E. A fresh look at metabolic bone diseases in reptiles and amphibians. Vet Clin North Am Exotic Anim Pract 2010;13:375-392.
157. Klaphake E. Personal observation. 2011.
158. Klingenberg RJ. A comparison of fenbendazole and ivermectin for the treatment of nematode parasites in ball pythons, *Python regius*. Bull Assoc Rept Amph Vet 1992;2:5-6.
159. Klingenberg RJ. Management of the anorectic ball python. Proc North Am Vet Conf 1996;830.
160. Klingenberg RJ. Therapeutics. In: Mader DR, ed. *Reptile Medicine and Surgery*. Philadelphia: WB Saunders Co; 1996:299-321.
161. Klingenberg RJ. Diagnosing parasites of Old World chameleons. Exotic DVM 2000;1(6):17-21.
162. Klingenberg RJ. *Understanding Reptile Parasites*. Irvine, CA: Advanced Vivarium Systems; 2007:1-200.
163. Knotkova Z, Doubek J, Knotek Z, et al. Blood cell morphology and plasma biochemistry in Russian tortoises (*Agrionemys horsfieldi*). Acta Vet Brno 2002;71:191-198.
164. Koelle P. Urinalysis in tortoises. Proc Annu Conf Assoc Rept Amph Vet 2000;111-113.
165. Koelle P. Efficacy of allopurinol in European tortoises with hyperuricemia. Proc Annu Conf Assoc Rept Amph Vet 2001;185-186.
166. Koelle P, Hoffmann R. Urinalysis in European tortoises—part II. Proc Annu Conf Assoc Rept Amph Vet 2002;117.
167. Kolmstetter CM, Cox S, Ramsay EC. Pharmacokinetics of metronidazole in the yellow rat snake, *Elaphe obsoleta quadrivitatta*. J Herp Med Surg 2001;11:4-8.
168. Kolmstetter CM, Frazier D, Cox S, et al. Pharmacokinetics of metronidazole in the green iguana, *Iguana iguana*. Bull Assoc Rept Amph Vet 1998;8:4-7.
169. Lane T. Crocodilians. In: Mader DR, ed. *Reptile Medicine and Surgery*. 2nd ed. St. Louis: Saunders/Elsevier; 2006;100-117.
170. Lawrence K, Muggleton PW, Needham JR. Preliminary study on the use of ceftazidime, a broad spectrum cephalosporin antibiotic, in snakes. Res Vet Sci 1984;36:16-20.
171. Lawrence K, Palmer GH, Needham JR. Use of carbenicillin in 2 species of tortoise (*Testudo graeca* and *Testudo hermanni*). Res Vet Sci 1986;40:413-415.
172. Lawrence K, Needham JR, Palmer GH, et al. A preliminary study on the use of carbenicillin in snakes. J Vet Pharmacol Therapeut 1984;7:119-124.
173. Lawton MPC. Anaesthesia. In: Benyon PH, Lawton MPC, Cooper JE, eds. *Manual of Reptiles*. Ames: Iowa State University Press; 1992:170-183.
174. Lawton MPC. Pain management after surgery. Proc North Am Vet Conf 1999;782.
175. Lloyd M. Crocodilia. In: Fowler ME, Miller RE, eds. *Zoo and Wild Animal Medicine*. 5th ed. Philadelphia: Saunders/Elsevier; 2003:59-70.
176. Lloyd ML. Reptilian dystocias review—causes, prevention, management, and comments on the synthetic hormone vasotocin. Proc Annu Conf Am Assoc Zoo Vet 1990;290-296.
177. Lloyd ML. Crocodilian anesthesia. In: Fowler ME, Miller RE, eds. *Zoo and Wild Animal Medicine: Current Therapy 4*. Philadelphia: WB Saunders Co; 1999:205-216.

178. Lloyd ML, Reichard T, Odum RA. Gallamine reversal in Cuban crocodiles (*Crocodilus rhombifer*) using neostigmine alone vs. neostigmine with hyaluronidase. *Proc Annu Conf Assoc Rept Amph Vet* 1994;117-120.
179. Lock BA, Heard DJ, Dennis P. Preliminary evaluation of medetomidine/ketamine combinations for immobilization and reversal with atipamezole in three tortoise species. *Bull Assoc Rept Amph Vet* 1998;8:6-9.
180. Luppi M, Costa M, Malta M, et al. Treatment of *Rhabdias labiata* with levamisole and ivermectin in boa constrictor (*Boa constrictor amarali*). *Veterinaria Noticias* 2007;13:61-65.
181. Machado CC, Silva LFN, Ramos PRR, et al. Seasonal influence on hematologic values and hemoglobin electrophoresis in Brazilian *Boa constrictor amarali*. *J Zoo Wildl Med* 2006;37:487-491.
182. Mader DR. IME—Use of calcitonin in green iguanas, *Iguana iguana*, with metabolic bone disease. *Bull Assoc Rept Amph Vet* 1993;3:5.
183. Mader DR. Gout. In: Mader DR, ed. *Reptile Medicine and Surgery*. Philadelphia: WB Saunders Co; 1996:374-379.
184. Mader DR. Reproductive surgery of the green iguana. *Semin Avian Exotic Pet Med* 1996;5:214-221.
185. Mader DR. Specific diseases and conditions. In: Mader DR, ed. *Reptile Medicine and Surgery*. Philadelphia: WB Saunders Co; 1996:341-346.
186. Mader DR. Understanding local analgesics: practical use in the green iguana, *Iguana iguana*. *Proc Annu Conf Assoc Rept Amph Vet* 1998;143-147.
187. Mader DR. Metabolic bone diseases. In: Mader DR, ed. *Reptile Medicine and Surgery*. 2nd ed. St Louis: Saunders/Elsevier; 2006:841-851.
188. Mader DR. Thermal burns. In: Mader DR, ed. *Reptile Medicine and Surgery*. 2nd ed. St Louis: Saunders/Elsevier; 2006:916-923.
189. Mader DR. Antimicrobial therapy in reptiles. *Proc South Euro Vet Conf Congreso Nacional AVEPA* 2007.
190. Mader DR. Personal communication. 2011.
191. Mader DR, Rudloff E. Emergency and critical care. In: Mader DR, ed. *Reptile Medicine and Surgery*. 2nd ed. St Louis: Saunders/Elsevier; 2006:533-548.
192. Mader DR, Conzelman GM, Baggot JD. Effects of ambient temperature on half life and dosage regimen of amikacin in the gopher snake. *J Am Vet Med Assoc* 1985;187:1134-1136.
193. Mader DR, Horvath CC, Paul-Murphy J. The hematocrit and serum profile of the gopher snake (*Pituophis melanoleucas catenifer*). *J Zoo Anim Med* 1985;16:139-140.
194. Mallo KM, Harms CA, Lewbart GA, et al. Pharmacokinetics of fluconazole in loggerhead sea turtles (*Caretta caretta*) after single intravenous and subcutaneous injections, and multiple subcutaneous injections. *J Zoo Wildl Med* 2002;33:29-35.
195. Manire CA, Hunter RP, Koch DE, et al. Pharmacokinetics of ticarcillin in the loggerhead sea turtle (*Caretta caretta*) after single intravenous and intramuscular injections. *J Zoo Wildl Med* 2005;36:44-53.
196. Manire CA, Rhinehart HL, Pennick GJ, et al. Steady-state plasma concentrations of itraconazole after oral administration in Kemp's ridley sea turtles, *Lepidochelys kempi*. *J Zoo Wildl Med* 2003;34:171-178.
197. Marin P, Bayon A, Fernandez-Varon E, et al. Pharmacokinetics of danofloxacin after single dose intravenous, intramuscular, and subcutaneous administration to loggerhead turtles *Caretta caretta*. *Dis Aquat Organ* 2008;82:231-236.
198. Marks SK, Citino SB. Hematology and serum chemistry of the radiated tortoise (*Testudo radiata*). *J Zoo Wildl Med* 1990;21:342-344.
199. Martel A, Hellebuyck T, Van Waeyenberghe L. Treatment of infections with *Nannizziopsis vriesii*, an emergent reptilian dermatophytea. *Proc Annu Conf Assoc Rept Amph Vet* 2009;69-70.
200. Martelli P, Lai OR, Krishnasamy K, et al. Pharmacokinetic behavior of enrofloxacin in estuarine crocodile (*Crocodylus porosus*) after single intravenous, intramuscular, and oral doses. *J Zoo Wildl Med* 2009;40:696-704.

201. Martinez-Jimenez D, Hernandez-Divers SJ. Emergency care of reptiles. *Vet Clin North Am Exotic Anim Pract* 2007;10:557-585.
202. Mathes KA, Holz A, Fehr M. Blood reference values of terrestrial tortoises (*Testudo* spp.) kept in Germany. *Tierarztl Prax Ausg K Klientiere Heimtiere* 2006;34:268-274.
203. Mauldin GN, Done LB. Oncology. In: Mader DR, ed. *Reptile Medicine and Surgery*. 2nd ed. St Louis: Saunders/Elsevier; 2006:299-322.
204. Mautino M, Page CD. Biology and medicine of turtles and tortoises. *Vet Clin North Am Small Anim Pract* 1993;23:1251-1270.
205. Maxwell LK, Jacobson ER. Preliminary single-dose pharmacokinetics of enrofloxacin after oral and intramuscular administration in green iguanas (*Iguana iguana*). *Proc Annu Conf Am Assoc Zoo Vet* 1997;25.
206. Mayer J. Characterizing the hematologic and plasma chemistry profiles of captive Chinese water dragons, *Physignathus cocincinus*. *J Herp Med Surg* 2005;15:45-52.
207. McArthur S. Problem solving approach to common diseases of terrestrial and semi-aquatic chelonians. In: McArthur S, Wilkinson R, Meyer J, eds. *Medicine and Surgery of Tortoises and Turtles*. Oxford: Blackwell Publishing Ltd; 2004:309-377.
208. McArthur SDJ, Wilkinson RJ, Barrows MG. Tortoises and turtles. In: Meredith A, Redrobe S, eds. *BSAVA Manual of Exotic Pets*. 4th ed. Gloucestershire: British Small Animal Veterinary Association; 2002:208-222.
209. McBride M, Hernandez-Divers SJ, Koch T, et al. Preliminary evaluation of pre- and postprandial 3[alpha]-hydroxy bile acids in the green iguana, *Iguana iguana*. *J Herp Med Surg* 2006;16:129-134.
210. McFarlen J. Commonly occurring reptilian internal parasites. *Proc Annu Conf Am Assoc Zoo Vet* 1991;120-127.
211. McKeown S. General husbandry and management. In: Mader DR, ed. *Reptile Medicine and Surgery*. Philadelphia: WB Saunders Co; 1996:9-19.
212. Mehler SJ, Bennett RA. Upper alimentary tract disease. In: Mader DR, ed. *Reptile Medicine and Surgery*. 2nd ed. St Louis: Saunders/Elsevier; 2006:924-930.
213. Mehlhorn H, Schmahl G, Frese M, et al. Effects of a combinations of emodepside and praziquantel on parasites of reptiles and rodents. *Parasitol Res* 2005;97 Suppl 1:S65-S69.
214. Messonnier S. Formulary for exotic pets. *Vet Forum* 1996;Aug:46-49.
215. Meyer J. Gastrographin as a gastrointestinal contrast agent in the Greek tortoise (*Testudo hermanni*). *J Zoo Wildl Med* 1998;29:183-189.
216. Miller HA, Brandt PJ, Frye FL, et al. *Trichomonas* associated with ocular and subcutaneous lesions in geckos. *Proc Annu Conf Assoc Rept Amph Vet* 1994;102-107.
217. Millichamp NJ. Surgical techniques in reptiles. In: Jacobson ER, Kollias GV Jr, eds. *Exotic Animals*. New York: Churchill Livingstone; 1988:49-74.
218. Millichamp NJ. Ophthalmology. In: Girling SJ, Raiti P, eds. *BSAVA Manual of Reptiles*. 2nd ed. Quedgeley, Gloucester: British Small Animal Veterinary Association; 2004: 199-209.
219. Mitchell M. Ophidia. In: Fowler ME, Miller RE, eds. *Zoo and Wild Animal Medicine*. 5th ed. Philadelphia: Saunders/Elsevier; 2003:82-91.
220. Mitchell MA. Therapeutics. In: Mader DR, ed. *Reptile Medicine and Surgery*. 2nd ed. St Louis: Saunders/Elsevier; 2006:631-664.
221. Mitchell MA. Ponazuril. *J Exotic Pet Med* 2008;17:228-229.
222. Mitchell MA. Managing the reptile patient in the veterinary hospital: establishing a standards of care model for nontraditional species. *J Exotic Pet Med* 2010;19:56-72.
223. Montali RJ, Bush M, Smeller JM. Pathology of nephrotoxicity of gentamicin in snakes—model for reptilian gout. *Vet Pathol* 1979;16:108-115.
224. Morgan-Davies AM. Immobilization of the Nile crocodile (*Crocodilus niloticus*) with gallamine triethiodide. *J Zoo Anim Med* 1980;11:85-87.
225. Murray MJ. Aural abscesses. In: Mader DR, ed. *Reptile Medicine and Surgery*. 2nd ed. St Louis: Saunders/Elsevier; 2006:742-746.

226. Murray MJ. Pneumonia and lower respiratory tract disease. In: Mader DR, ed. *Reptile Medicine and Surgery*. 2nd ed. St Louis: Saunders/Elsevier; 2006:865-877.
227. Naldo JL, Libanan NL, Samour JH. Health assessment of a spiny-tailed lizard (*Uromastyx* spp.) population in Abu Dhabi, United Arab Emirates. *J Zoo Wildl Med* 2009;40:445-452.
228. Naples LM, Langan JN, Mylniczenko ND, et al. Islet cell tumor in a Savannah monitor (*Varanus exanthematicus*). *J Herp Med Surg* 2009;19:97-105.
229. Nathan R. Treatment with ovicentesis, prostaglandin E_2 then prostaglandin $F_{2\acute{a}}$ to aid oviposition in a spotted python, *Antaresia maculosa*. *Bull Assoc Rept Amph Vet* 1996;6:4.
230. Neiffer DL, Lydick D, Burks K, et al. Hematologic and plasma biochemical changes associated with fenbendazole administration in Hermann's tortoises (*Testudo hermanni*). *J Zoo Wildl Med* 2005;36:661-672.
231. Nevarez JG, Mitchell MA, Wilkelski M. Evaluating the clinical effects of propofol in marine iguanas (*Amblyrhynchus cristatus*). *Proc Annu Conf Assoc Rept Amph Vet* 2003;97-105.
232. Nevarez JG, Mitchell MA, Le Blanc C, et al. Determination of plasma biochemistries, ionized calcium, vitamin D_3, and hematocrit values in captive green iguanas (*Iguana iguana*) from El Salvador. *Proc Annu Conf Assoc Rept Amph Vet* 2002;87-91.
233. Nichols DK, Lamirande EW. Use of methohexital sodium as an anesthetic in two species of colubrid snakes. *Proc Joint Conf Am Assoc Zoo Vet/Assoc Rept Amph Vet* 1994;161-162.
234. Norton TM. Chelonian emergency and critical care. *Semin Avian Exotic Pet Med* 2005;14:106-130.
235. Norton TM, Jacobson ER, Caligiuri R, et al. Medical management of a Galapagos tortoise (*Geochelone elephantopus*) with hypothyroidism. *J Zoo Wildl Med* 1989;20:212-216.
236. Norton TM, Spratt J, Behler J, et al. Medetomidine and ketamine anesthesia with atipamezole reversal in free-ranging gopher tortoises, *Gopherus polyphemus*. *Proc Annu Conf Assoc Rept Amph Vet* 1998;25-27.
237. Oonincx DGAB, Stevens Y, van den Borne JJGC, et al. Effects of vitamin D-3 supplementation and UVB exposure on the growth and plasma concentration of vitamin D-3 metabolites in juvenile bearded dragons (*Pogona vitticeps*). *Comp Biochem Physiol B Biochem Mol Biol* 2010;156:122-128.
238. Oppenheim YC, Moon PF. Sedative effects of midazolam in red-eared sliders (*Trachemys scripta elegans*). *J Zoo Wildl Med* 1995;26:409-413.
239. Origgi F, Roccabianca P, Gelmetti D. Dermatophilosis in *Furcifer* (*Chamaleo*) *pardalis*. *Bull Assoc Rept Amph Vet* 1999;9:9-11.
240. O'Shea R, Ball RL. Use of bovine tendon collagen for wound repair in *Varanus komodoensis*. *Proc Annu Conf Assoc Rept Amph Vet* 2010;66-69.
241. Pace L, Mader DR. Atropine and glycopyrrolate, route of administration and response in the green iguana (*Iguana iguana*). *Proc Annu Conf Assoc Rept Amph Vet* 2002;79.
242. Page CD. Current reptilian anesthesia procedures. In: Fowler ME, ed. *Zoo and Wild Animal Medicine: Current Therapy 3*. Philadelphia: WB Saunders Co; 1993:140-143.
243. Page CD, Mautino M. Clinical management of tortoises. *Compend Cont Educ Pract Vet* 1990;12:79-85.
244. Page CD, Mautino M, Derendorf H, et al. Multiple dose pharmacokinetics of ketoconazole administered orally to gopher tortoises (*Gopherus polyphemus*). *J Zoo Wildl Med* 1991;22:191-198.
245. Paré JA, Crawshaw GJ, Barta JR. Treatment of cryptosporidiosis in Gila monsters (*Heloderma suspectum*) with paromomycin. *Proc Annu Conf Assoc Rept Amph Vet* 1997;23.
246. Plumb DC. Probenecid. In: Plumb DC, ed. *Plumb's Veterinary Drug Handbook*. 6th ed. Ames: Blackwell Publishing; 2008:1028-1030.
247. Praschag P, Gibbons P, Boyer T, et al. An outbreak of intranuclear coccidiosis in Pyxis spp. tortoises. *Proc 8th Annu Symp Conserv Biol Tortoises Freshwater Turtles* 2010;42-43.
248. Preston DL, Mosley CAE, Mason RT. Sources of variability in recovery time from methohexital sodium anesthesia in snakes. *Copeia* 2010;3:496-501.
249. Prezant RM, Isaza R, Jacobson ER. Plasma concentrations and disposition kinetics of enrofloxacin in gopher tortoises (*Gopherus polyphemus*). *J Zoo Wildl Med* 1994;25:82-87.

250. Pye GW, Carpenter JW. Ketamine sedation followed by propofol anesthesia in a slider, *Trachemys scripta*, to facilitate removal of an esophageal foreign body. *Bull Assoc Rept Amph Vet* 1998;8:16-17.
251. Quesada RJ, Aitken-Palmer C, Conley K, et al. Accidental submeningeal injection of propofol in gopher tortoises (*Gopherus polyphemus*). *Vet Rec* 2010;167:494-495.
252. Raiti P. Veterinary care of the common kingsnake, *Lampropeltis getula*. *Bull Assoc Rept Amph Vet* 1995;5:11-18.
253. Raiti P. Administration of aerosolized antibiotics in reptiles. *Exotic DVM* 2002; 4(3):87-90.
254. Ramsay EC, Dotson TK. Tissue and serum enzyme activities in the yellow rat snake (*Elaphe obsoleta quadrivitatta*). *Am J Vet Res* 1995;56:423-428.
255. Raphael B, Clark CH, Hudson R Jr. Plasma concentration of gentamicin in turtles. *J Zoo Anim Med* 1985;16:136-139.
256. Raphael BL. Chelonians. In: Fowler ME, Miller RE, eds. *Zoo and Wild Animal Medicine*. 5th ed. Philadelphia: Saunders/Elsevier; 2003:48-58.
257. Raphael BL, Papich M, Cook RA. Pharmacokinetics of enrofloxacin after a single intramuscular injection in Indian star tortoises (*Geochelone elegans*). *J Zoo Wildl Med* 1994;25:88-94.
258. Redrobe S, MacDonald J. Sample collection and clinical pathology of reptiles. *Vet Clin North Am Exotic Anim Pract* 1999;2:709-730.
259. Rivera S. Health assessment of the reptilian reproductive tract. *J Exotic Pet Med* 2008;17: 259-266.
260. Rojo-Solís C, Ros-Rodriguez JM, Valls M. Pharmakokinetics of meloxicam (Metacam) after intravenous, intramuscular, and oral administration in red-eared slider turtles (*Trachemys scripta elegans*). *Proc Joint Conf Am Assoc Zoo Vet/Am Assoc Wildl Vet* 2009;228.
261. Rooney MB, Levine G, Gaynor J, et al. Sevoflurane anesthesia in desert tortoises (*Gopherus agassizii*). *J Zoo Wildl Med* 1999;30:64-69.
262. Rosenthal K. Chemotherapeutic treatment of a sarcoma in a corn snake. *Proc Joint Conf Am Assoc Zoo Vet/Assoc Rept Amph Vet* 1994;46.
263. Rossi J. Practical reptile dermatology. *Proc North Am Vet Conf* 1995;648-649.
264. Rossi JV. Emergency medicine of reptiles. *Proc North Am Vet Conf* 1998;799-801.
265. Schaeffer DO. Anesthesia and analgesia in nontraditional laboratory animal species. In: Kohn DF, Wixson SK, White WJ, et al, eds. *Anesthesia and Analgesia in Laboratory Animals*. New York: Academic Press; 1997:338-378.
266. Scheelings TF, Holz P, Haynes L, et al. A preliminary study of the chemical restraint of selected squamate reptiles with alfaxalone. *Proc Annu Conf Assoc Rept Amph Vet* 2010;114-115.
267. Schilliger L, Betremieux O, Rochet J, et al. Absorption and efficacy of a spot-on combination containing emodepside plus praziquantel in reptiles. *Rev Med Vet (Toulouse)* 2009;160: 557-561.
268. Schnellbacher R. Butorphanol. *J Exotic Pet Med* 2010;19:192-195.
269. Schobert E. Telazol use in wild and exotic animals. *Vet Med* 1987;82:1080-1088.
270. Schumacher J. Reptiles and amphibians. In: Thurman JC, Tranquilli WJ, Benson GJ, eds. *Lumb and Jones' Veterinary Anesthesia*. 3rd ed. Baltimore: Williams & Wilkins; 1996: 670-685.
271. Schumacher J. Respiratory diseases of reptiles. *Semin Avian Exotic Pet Med* 1997;6:209-215.
272. Schumacher J. Lacertilia. In: Fowler ME, Miller RE, eds. *Zoo and Wild Animal Medicine*. 5th ed. Philadelphia: Saunders/Elsevier; 2003:73-81.
273. Schumacher J, Yelen T. Anesthesia and analgesia. In: Mader DR, ed. *Reptile Medicine and Surgery*. 2nd ed. St Louis: Saunders/Elsevier; 2006:442-452.
274. Sladky KK, Kinney ME, Johnson SM. Analgesic efficacy of butorphanol and morphine in bearded dragons and corn snakes. *J Am Vet Med Assoc* 2008;233:267-273.
275. Sladky KK, Kinney ME, Johnson SM. Effects of opioid receptor activation on thermal antinociception in red-eared slider turtles (*Trachemys scripta*). *Am J Vet Res* 2009;70:1072-1078.
276. Sladky KK, Miletic V, Paul-Murphy J, et al. Analgesic efficacy and respiratory effects of butorphanol and morphine in turtles. *J Am Vet Med Assoc* 2007;230:1356-1362.

277. Sleeman JM, Gaynor J. Sedative and cardiopulmonary effects of medetomidine and reversal with atipamezole in desert tortoises (*Gopherus agassizii*). *J Zoo Wildl Med* 2000;31:28-35.
278. Smith JA, McGuire NC, Mitchell MA. Cardiopulmonary physiology and anesthesia in crocodilians. *Proc Annu Conf Assoc Rept Amph Vet* 1998;17-21.
279. Spiegel RA, Lane TA, Larsen RE. Diazepam and succinylcholine for restraint of the American alligator. *J Am Vet Med Assoc* 1984;185:1335-1336.
280. Spörle H, Gobel T, Schildger B. Blood levels of some anti-infectives in the spur-thighed tortoise (*Testudo hermanni*). *Proc 4th Intl Colloq Path Med Rept Amph* 1991;120-128.
281. Stahl SJ. Captive management, breeding, and common medical problems of the veiled chameleon (*Chamaeleo calyptratus*). *Proc Annu Conf Assoc Rept Amph Vet* 1997;29-40.
282. Stahl SJ. Common diseases of the green iguana. *Proc North Am Vet Conf* 1998;806-809.
283. Stahl SJ. Reproductive disorders of the green iguana. *Proc North Am Vet Conf* 1998;810-813.
284. Stahl SJ. Medical management of bearded dragons. *Proc North Am Vet Conf* 1999;789-792.
285. Stahl SJ. Diseases of the reptile pancreas. *Vet Clin North Am Exotic Anim Pract* 2003;6:191-212.
286. Stahl SJ. Pet lizard conditions and syndromes. *Semin Avian Exotic Pet Med* 2003;12:162-182.
287. Stahl SJ. Clinician's approach to the chameleon patient. *Proc North Am Vet Conf* 2006;1667-1670.
288. Stahl S, Donoghue S. Pharyngostomy tube placement, management and use for nutritional support in chelonian patients. *Proc Annu Conf Assoc Rept Amph Vet* 1997;93-97.
289. Stamper MA, Papich MG, Lewbart GA, et al. Pharmacokinetics of ceftazidime in loggerhead sea turtles (*Caretta caretta*) after single intravenous and intramuscular injections. *J Zoo Wildl Med* 1999;30:32-35.
290. Stegman N, Heatley JJ. The use of haloperidol in mitigation of human-directed aggression in boid snakes. *Proc Annu Conf Assoc Rept Amph Vet* 2010;113.
291. Stein G. Reptile and amphibian formulary. In: Mader DR, ed. *Reptile Medicine and Surgery*. Philadelphia: WB Saunders Co; 1996:465-472.
292. Stirl R, Krug P, Bonath KH. Tiletamine/zolazepam sedation in boa constrictors and its influence on respiration, circulation, and metabolism. *Proc Conf Euro Assoc Zoo Wildl Vet* 1996;115-119.
293. Suedmeyer WK. Iron deficiency in a group of American alligators: diagnosis and treatment. *J Small Exotic Anim Med* 1991;1:69-72.
294. Sykes JM. Updates and practical approaches to reproductive disorders in reptiles. *Vet Clin North Am Exotic Anim Pract* 2010;13:349-373.
295. Sykes JM, Ramsay EC, Schumacher J, et al. Evaluation of an implanted osmotic pump for delivery of amikacin to corn snakes (*Elaphe guttata guttata*). *J Zoo Wildl Med* 2006;37:373-380.
296. Taylor RW Jr, Jacobson ER. Hematology and serum chemistry of the gopher tortoise, *Gopherus polyphemus*. *Comp Biochem Physiol A* 1982;72:425-428.
297. Teare JA. Physiological Data Reference Values Project. International Species Information System (ISIS), Apple Valley, MN, 2010.
298. Teare JA, Bush M. Toxicity and efficacy of ivermectin in chelonians. *J Am Vet Med Assoc* 1983;183:1195-1197.
299. Tothill A, Johnson J, Branvold H, et al. Effect of cisapride, erythromycin, and metoclopramide on gastrointestinal transit time in the desert tortoise, *Gopherus agassizii*. *J Herp Med Surg* 2000;10:16-20.
300. Troiano J, Gould E, Gould I. Hematological reference intervals in Argentine lizard *Tupinambis merianae*. *Comp Clin Path* 2008;17:169-174.
301. Tuttle AD, Papich M, Lewbart GA, et al. Pharmacokinetics of ketoprofen in the green iguana (*Iguana iguana*) following single intravenous and intramuscular injections. *J Zoo Wildl Med* 2006;37:567-570.
302. Van Waeyenberghe L, Baert K, Pasmans F, et al. Voriconazole, a safe alternative for treating infections caused by the *Chrysosporium* anamorph of *Nannizziopsis vriesii* in bearded dragons (*Pogona vitticeps*). *Med Mycol* 2010;48:880-885.

303. Wellehan JFX, Gunkel CI. Emergent diseases in reptiles. *Semin Avian Exotic Pet Med* 2004;13:160-174.
304. Whitaker BR, Krum H. Medical management of sea turtles in aquaria. In: Fowler ME, Miller ME, eds. *Zoo and Wild Animal Medicine: Current Therapy 4.* Philadelphia: WB Saunders Co; 1999:217-231.
305. White SD, Bourdeau P, Bruet V, et al. Reptiles with dermatological lesions: a retrospective study of 301 cases at two university veterinary teaching hospitals (1992-2008). *Vet Dermatol* 2010;22:150-161.
306. Willette-Frahm M, Wright KM, Thode BC. Select protozoal diseases in amphibians and reptiles. *Bull Assoc Rept Amph Vet* 1995;5:19-29.
307. Wilson SC, Carpenter JW. Endoparasitic diseases of reptiles. *Semin Avian Exotic Pet Med* 1996;5:64-74.
308. Wimsatt J, Johnson J, Mangone BA, et al. Clarithromycin pharmacokinetics in the desert tortoise (*Gopherus agassizii*). *J Zoo Wildl Med* 1999;30:36-43.
309. Wissman MA, Parsons B. Dermatophytosis of green iguanas (*Iguana iguana*). *J Small Exotic Anim Med* 1993;2:133-136.
310. Wood FE, Critchley KH, Wood JR. Anesthesia in green the sea turtle, *Chelonia mydas*. *Am J Vet Res* 1982;43:1882.
311. Wozniak EJ, DeNardo DF. The biology, clinical significance and control of the common snake mite, *Ophionyssus natricis*, in captive reptiles. *J Herp Med Surg* 2000;10:4-10.
312. Wright K. Omphalectomy of reptiles. *Exotic DVM* 2001;3(1):11-15.
313. Wright KM. Common medical problems of tortoises. *Proc North Am Vet Conf* 1997;769-771.
314. Wright KM, Skeba S. Hematology and plasma chemistries of captive prehensile-tailed skinks (*Corucia zebrata*). *J Zoo Wildl Med* 1992;23:429-432.
315. Young LA, Schumacher J, Papich MG, et al. Disposition of enrofloxacin and its metabolite ciprofloxacin after intravascular injection in juvenile Burmese pythons (*Python molurus bivittatus*). *J Zoo Wildl Med* 1997;28:71-79.
316. Zaias J, Norton T, Fickel A, et al. Biochemical and hematologic values for 18 clinically healthy radiated tortoises (*Geochelone radiata*) on St Catherines Island, Georgia. *Vet Clin Pathol* 2006;35:321-325.
317. Ziolo M, Bertelsen M. Effects of propofol administered via the supravertebral sinus in red-eared sliders. *J Am Vet Med Assoc* 2009;234:390-393.

第5章 鳥類

Michelle G. Hawkins
Heather W. Barron
Brian L. Speer
Christal Pollock
James W. Carpenter

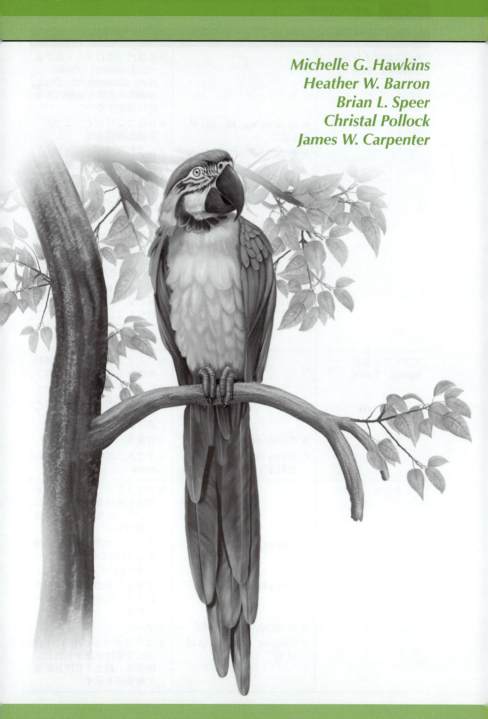

表 5-1　鳥類の抗菌薬[a]

薬　剤	用　量	種／特徴など
アジスロマイシン (Zithromax, Pfizer)	—	● 新世代マクロライド系であり，*Toxoplasma*，*Plasmodium*，*Chlamydophila*，*Cryptosporidium* を含む細胞内感染症に適応する
	● 10-20 mg/kg，PO，q48 時，5 回[117]	● ルリコンゴウインコ(PD)：非細胞内感染症
	● 40 mg/kg，PO，q24 時，30 日[117]	● ルリコンゴウインコ(PD)：細胞内感染症(例：*Chlamydophila*)
	● 40 mg/kg，PO，q48 時，21 日[305]	● オカメインコ(PD)：*Chlamydophila*
	● 43-45 mg/kg，PO，q24 時[200, 695]	● オウム，スズメを含む多くの鳥類：*Mycobacterium* を含む細胞内感染症。エタンブトールとリファブチンを併用する(表 5-45 参照)
	● 50-80 mg/kg，PO，q24 時，3 日間，休薬 4 日間，最大 3 週間まで繰り返す[672]	● 多くの鳥類：*Mycoplasma*。肝不全，腎不全の症例には投与しない。ラクツロースと混合できる(冷蔵保存で 3-4 週間安定している)
アプラマイシン (Apralan, Elanco)	—	● アミノグリコシド系。神経毒性がある。ニホンウズラに 50 mg/kg，IV 投与しても，治療濃度まで到達しない[444]。アメリカでは入手できない
	● 250-500 mg/L，飲料水[102]	● 狩猟鳥
	● 500 mg 粉末/L，飲料水[64, 787]	● オウム，ニワトリ：*Pseudomonas*
アミカシン	—	● アミノグリコシド系のなかで最も神経毒性を起こしにくい[165]。投与中は水和状態を維持する[5]
	● 7 mg/kg，IV，q24 時[344]	● エミュー(PD)：平均血中濃度は 24 時間後に目標トラフ値 4 μg/mL を下回る
	● 7.6 mg/kg，IM，q8 時[383]	● ダチョウ(PD)：筋炎を引き起こす。投与時に疼痛がみられる
	● 10 mg/kg，IM，q12 時[577]	● ツル
	● 10 mg/kg，SC・IM，q8 時，14 日[426]	● コウライキジ(PD)：11 日後に腎毒性が認められた。休薬後，最大 7 日間尿酸値が異常値を示す

表 5-1　鳥類の抗菌薬[a]（続き）

薬剤	用量	種／特徴など
アミカシン（続き）	10-15 mg/kg, IM, q24 時[363]	猛禽類
	10-15 mg/kg, IM, q12 時[481]	ボウシインコ, オカメインコ, バタンインコ（PD）
	10-15 mg/kg, IM・IV, q8-12 時[702, 812]	オウムを含む多くの鳥類
	10-20 mg/kg, IM・IV, q8-12 時[303]	ヨウム（PD）
	15 mg/kg, IM, q12 時[724]	アオボウシインコ（PD）
	15 mg/kg, IV, q8 時[724]	アオボウシインコ（PD）
	15-20 mg/kg/日, q8-24 時に分割投与[73]	アカオノスリ（PD）：より小型のタカには用量の下限値を使用する
	15-20 mg/kg, SC・IM・IV, q8-12 時[200]	スズメ, ハト：最大 5 日間[693]
	15-20 mg/kg, IM, q8-12 時[643]	オカメインコ（PD）
	15-30 mg/kg, IM, q12-24 時[200, 824]	スズメ目を含む多くの鳥類：*Mycobacteriuum* には他剤を併用する。表 5-45 参照
	20 mg/kg, IM, q12 時[1]	ダチョウ（ヒナ）：ピペラシン（100 mg/kg, q12 時）と併用する
	20 mg/kg, IM, q8 時[214]	ニワトリ（PD）
	528 mg/L, 飲料水[810]	走鳥類：卵の浸漬
	3 g/40 小包, 骨セメント[814]	PMMA ビーズ形成（1：14 比）：すべてのアミノグリコシドビーズも同量とする
アモキシシリン・クラブラン酸（Clavamox, Pfizer）	—	βラクタマーゼ阻害薬。アロプリノールとの併用は禁忌である[5]
	7-14 mg/kg, IM, q24 時[102]	ダチョウ
	10-15 mg/kg, PO, q12 時[810]	走鳥類
	60-120 mg/kg, IM, q8-12 時[201]	シラコバト（PD）
	125 mg/kg, PO, q12 時[259, 609]	ハト, オウム, 猛禽類など多くの鳥類
	125 mg/kg, PO, q6 時[147]	オウム
	125 mg/kg, PO, q8 時[586]	アオボウシインコ（PD）
	125-250 mg/kg, PO, q8-12 時[201]	シラコバト（PD）
	500 mg/L, 飲料水[872]	ニワトリ（PD）

（続く）

表 5-1　鳥類の抗菌薬[a]（続き）

薬剤	用量	種／特徴など
アモキシシリン三水和物	—	● 広域スペクトルの殺菌性ペニシリン系抗生物質[5]。鳥類の一般的なグラム陰性菌感染症に最小限の作用を示す[702]。アモキシシリンは経口投与の生体内利用率が比較的低い。そのため，哺乳類と同様のピークレベルにするためには高用量投与が必要である[204]
	● 15-22 mg/kg，PO，q8 時[810]	● 走鳥類
	● 20 mg/kg，PO，q12-24 時[197]	● ハト（PD）：平均半減期 66 分
	● 30 mg/kg，IM，q12 時，5 日[102]	● ハト
	● 40-80 mg/kg，PO，q12 時，5 日[102]	● ハト
	● 55-110 mg/kg，PO，q12 時[320]	● ハト
	● 100 mg/kg，PO，q12-24 時[205]	● ハト（PD）
	● 100 mg/kg，PO，q8 時[50]	● 猛禽類を含む多くの鳥類
	● 100-150 mg/kg，PO，q12 時[149]	● 猛禽類
	● 100-200 mg/kg，PO・IM，q4-8 時[205]	● ハト
	● 150 mg/kg，SC・IM，q24 時，5 日（長時間作用型製剤は q48 時）[702]	● ハト
	● 150 mg/kg，PO・IV[750]	● ハト（PD）：*Streptococcus bovis*
	● 150-175 mg/kg，PO，q12 時[147, 409]	● スズメ（トウヒチョウ），オウム
	● 150-175 mg/kg，PO，q4-8 時[696, 812]	● ハト，オウム
	● 65 mg/L，飲料水[810]	● 走鳥類
	● 200-400 mg/L，飲料水[312]	● カナリア：鳥小屋用
	● 330 mg/L，飲料水[63]，隔日投与，3 回[119]	● 水鳥
	● 500-800 mg/L，飲料水[320]	● ハト
	● 1,500 mg/L，飲料水，5 日[750]	● ハト：*S. bovis*
	● 1,500-4,500 mg/L，飲料水[147]	● オウム
	● 300-500 mg/kg，軟らかい餌[312]	● カナリア：鳥小屋用
	● 600 mg/kg，軟らかい餌[147]	● オウム

表 5-1 鳥類の抗菌薬[a]（続き）

薬剤	用量	種／特徴など
アモキシシリンナトリウム	● 50 mg/kg, IM, q12-24 時[199]	● ハト (PD)：グラム陽性菌
	● 100 mg/kg, IM・IV, q4-8 時[702]	● ノガン (PD)：血中濃度が 2 mg/mL を超えているように、4 時間ごと IM または 8 時間ごと IV 投与する
	● 150 mg/kg, IM, q8 時[696]	● スズメ, ソフトビル
	● 250 mg/kg, IM, q12-24 時[195, 199]	● ハト (PD)：グラム陽性菌, グラム陰性菌
アルサニル酸（アルサニルナトリウム／P-アミノ-ベンゼンアルサニル酸）(Pro-Gen, Vétoquinol)	● 100 mg/kg, 餌[787]	● 家禽：アヒル, カモに投与しない
アンピシリン三水和物	―	● 広域スペクトルの殺菌性ペニシリン系抗生物質。鳥類の一般的なグラム陰性菌感染症に最小限の作用を示す。消化管吸収は乏しい。感受性の消化管感染症の治療に有効である[702]
	● 4-7 mg/kg, SC・IM, q8 時[810]	● 走鳥類（エミューも含む）
	● 11-15 mg/kg, PO, q8 時[810]	● 走鳥類
	● 15 mg/kg, IM, q12 時[100]	● 猛禽類 (PD)
	● 15-20 mg/kg, SC・IM, q12 時[100, 384, 511]	● エミュー, ツル (PD)
	● 25 mg/kg, PO, q12-24 時[195, 199]	● ハト (PD)
	● 55-110 mg/kg, IM, q8-12 時[321]	● 家禽
	● 100 mg/kg, PO, q12-24 時[195, 199]	● ハト (PD)
	● 100 mg/kg, IM, q12 時[577]	● ツル
	● 100 mg/kg, IM, q4 時[134, 702, 812]	● オウム科を含む多くの鳥類
	● 100-200 mg/kg, PO, q6-8 時[702, 812]	● オウム
	● 155 mg/kg, IM, q12-24 時[205]	● ハト (PD)：ハトへの IM 投与はアンピシリンよりもアモキシシリンが推奨される
	● 170 mg/L, 飲料水[102]	● 狩猟鳥
	● 1,000 mg/L, 飲料水[671]	● キジ：群単位の治療
	● 1,000-2,000 mg/L, 飲料水[312]	● カナリア：鳥小屋用
	● 2,000-3,000 mg/kg, 軟らかい餌[312]	● カナリア：鳥小屋用

（続く）

表 5-1　鳥類の抗菌薬[a]（続き）

薬　剤	用　量	種／特徴など
アンピシリンナトリウム	● 50 mg/kg, IM, q6-8 時[218]	● ボウシインコ（PD）：局所感染
	● 100 mg/kg, IM, q4 時[218]	● ボウシインコ（PD）
	● 150 mg/kg, q12-24 時, IM[195, 199]	● ハト（PD）
	● 150 mg/kg, IM, q12-24 時[198]	● スズメ，ソフトビル
	● 150-200 mg/kg, PO, q8-12 時[218]	● ボウシインコ（PD）：この用量ではコオオハナインコモドキは治療濃度に到達しない
	● 174 mg/kg, PO, q24 時[181]	● ハト（PD）：S. bovis
	● 528 mg/L, 飲料水[181]	● ハト（PD）：S. bovis
イソニアジド	—	● 多くの鳥類：Mycobacterium。他剤と併用する（表 5-45 参照）。M. avium は耐性となることが多い
	● 5-15 mg/kg, PO, q12 時[199, 671, 811]	● スズメを含む多くの鳥類
	● 30 mg/kg, PO, q24 時[824]	● 多くの鳥類
エタンブトール（Myambutol, Lederle）	—	● 多くの鳥類：Mycobacterium。他剤と併用する（表 5-45 参照）
	● 10 mg/kg, PO, q12 時[50]	● 多くの鳥類
	● 15-20 mg/kg, PO, q12 時, 3-12 カ月[63, 64]	● オウム，猛禽類：Mycobacterium
	● 15-30 mg/kg, PO, q12-24 時[200]	● スズメ：Mycobacterium
	● 30 mg/kg, PO, q24 時[695]	● 多くの鳥類：Mycobacterium

表 5-1　鳥類の抗菌薬[a]（続き）

薬　剤	用　量	種／特徴など
エリスロマイシン	—	マクロライド：グラム陽性菌に作用する。Mycoplasmaへ若干の作用がみられる[702]。IM 投与は重度な筋壊死を引き起こす可能性がある[332]
	● 5-10 mg/kg，PO，q8 時[810]	● 走鳥類
	● 10-20 mg/kg，IM，q24 時[199]	● スズメ
	● 10-20 mg/kg，PO，q12 時[702]	● オウム
	● 50-100 mg/kg，PO，q8-12 時[199]	● スズメ
	● 55-110 mg/kg，PO，q12 時[321]	● 家禽：Mycoplasma, Haemophilus
	● 60 mg/kg，PO，q12 時[354]	● 多くの鳥類
	● 71 mg/kg，PO，q24 時[181]	● ハト（PD）：Streptococcus bovis
	● 100 mg/kg，PO[825]	● ハト（PD）：血中濃度は低いが肺と気管の濃度は高い
	● 125 mg/kg，PO，q8 時[320]	● ハト
	● 102 mg/L，飲料水[186]	● ニワトリのヒナ（PD）
	● 125 mg/L，飲料水[198]	● カナリア
	● 132 mg/L，飲料水（10 日間投薬，5 日間休薬，5 日間投薬，10 日間投薬）[134, 198]	● カナリアを含む多くの鳥類
	● 250-500 mg/L，飲料水，3-5 日[147]	● オウム
	● 525-800 mg/L，飲料水[320]	● オウム
	● 1,000 mg/L，飲料水[181, 825]	● ハト（PD）：Streptococcus bovis。血中濃度は低い。肺と気管の濃度は治療濃度を下回るとの報告がひとつある
	● 1,500 mg/L，飲料水[702]	● 多くの鳥類
	● 200 mg/kg，軟らかい餌[198]	● カナリア，オウム
塩素（次亜塩素酸ナトリウム）	● 5 mg/L，飲料水[692]	● 水の消毒薬。5.25 ％漂白剤 /L の 0.1 mL はこの濃度に近い

（続く）

表 5-1 鳥類の抗菌薬[a]（続き）

薬剤	用量	種／特徴など
エンロフロキサシン (Baytril, Bayer)	—	●広域スペクトルのキノロン系[258]。Ca, Al, Fe, Mg, Zn を含む化合物は吸収に影響する 投与によって嘔吐が起こり得る[702]。IM 投与薬を PO 投与すると血中濃度が治療濃度となる[363]。IM 投与薬は強アルカリ性のため（疼痛を伴う），繰り返し投与するべきではない。鳥類にIV投与は避ける。PMMAビーズにフルオロキノロン系の使用は有効である[211] 飲料水を 200-800 mg/L の用量にするとヒナの軟骨細胞に関節の奇形が報告されている[432]。しかしエンロフロキサシンは有害作用なく，一般的に推奨量で投与できる[250, 672]。数日齢のヒナの軟骨への影響は認められていない[606] 1日の総量を2-4時間かけてニワトリに投与する方法（パルス投与）が推奨されることもある[765]
	● 1.5-2.5 mg/kg, PO・SC, q12 時[810]	●走鳥類
	● 2.2 mg/kg, IV, q12 時[345]	●エミュー (PD)
	● 5 mg/kg, SC・IM, q12 時[811]	●オカメインコ
	● 5 mg/kg, PO・IM, q12-24 時[811]	●ヨウム
	● 5 mg/kg, IM, q12 時, 2 日[810]	●走鳥類
	● 5 mg/kg/日, PO, 5 日[282]	●ニワトリ (PD)：卵内に蓄積される
	● 5-10 mg/kg, SC・IM, q24 時[197, 199]	●ヨウム
	● 5-10 mg/kg, PO, q8 時	●スズメ，ハト (PD)
	● 5-15 mg/kg, PO・SC・IM, q12 時[323, 363, 696, 702, 812]	●猛禽類，オウム，ハト：Salmonella Typhimurium の選択薬
	● 5-20 mg/kg, PO, q12-24 時, 5-10 日[102, 811]	●ハト
	● 10 mg/kg, PO, q12 時[113]	●オカメインコ
	● 10 mg/kg, PO, q12 時, 4 日[25]	●ニワトリ (PD)：腸管内サルモネラ症に非常に有効である

表 5-1 鳥類の抗菌薬[a]（続き）

薬剤	用量	種／特徴など
エンロフロキサシン (Baytril, Bayer) （続き）	● 10-15 mg/kg，PO・IM，q12 時，5-7 日[702]	猛禽類，ノバリケン，北京ダックを含む水鳥：*Riemerella* (*Pasteurella*)
	● 10-20 mg/kg，PO，q24 時[197, 200]	スズメ，オウム，ハト (PD)
	● 15 mg/kg，PO，q24 時[609]	オウム
	● 15 mg/kg，PO，q12 時[1, 475]	ダチョウのヒナ，ハト（成熟した鳥に投与すると，そ嚢乳が治療濃度となる）
	● 15 mg/kg，PO，IM・IV，q12 時[326]	猛禽類 (PD)：フクロウへの IV 投与は脆弱化，頻脈，血管拡張を引き起こす
	● 15 mg/kg，PO・SC，q12 時[244]	多くの鳥類
	● 15-30 mg/kg，PO・IM，q12 時[248]	ヨウム (PD)
	● 20 mg/kg，PO・SC・IM，q12 時[323, 702]	ハト：非経口投与し，その後経口投与する
	● 20-30 mg/kg，PO，q12-24 時[222]	ハト
	● 25 mg/kg，PO・SC，q24 時[244]	実験的
	● 30 mg/kg，PO・IM，q24 時[812]	オウム
	● 45 mg/kg，PO，q24 時[323]	ハト
	● 50 mg/kg，ネブライザーを使用，4 時間（治療 1 日目，AM），その後 25 mg/kg，4 時間／日，4 日[815]	ノバリケン，北京ダック：*Riemerella* (*Pasteurella*)
	● 25-50 mg/L，飲料水[85]	ツル（カナダツル）：十分な血中濃度にならない
	● 26 mg/L，飲料水[119]	キジ
	● 50 mg/L，飲料水[342, 414]	ニワトリ，七面鳥 (PD)
	● 50-100 mg/L，飲料水[102]	狩猟鳥
	● 100-200 mg/L，飲料水[197, 693, 702]	オウム，ハト (PD)：ハトで感染の再発を予防するのに，300 mg/L が必要となり得る[702]
	● 190-750 mg/L，飲料水[250]	ヨウム
	● 200 mg/L，飲料水[247]	オウム (PD)：感受性の強い細菌にのみ適する血中濃度を維持する
	● 200 mg/L，飲料水[198]	カナリア
	● 500 mg/L，飲料水[467]	オウム
	● 200 mg/kg，柔らかい餌[198]	カナリア
	● 250 mg/kg，餌[197]	セキセイインコ (PD)
	● 250-1,000 mg/kg，餌，q24 時[199, 811]	オウム，スズメ

(続く)

表 5-1　鳥類の抗菌薬[a]（続き）

薬　剤	用　量	種／特徴など
エンロフロキサシン (Baytril, Bayer)（続き）	● 500 mg/kg, 餌[467]	● パタゴニアコニュアを含むオウム (PD)：蒸しトウモロコシに混合して与える
	● 1,000 mg/kg, 餌[467]	● ネズミガシラハネナガ (PD)：蒸しトウモロコシに混合して与える
	● 0.2 mg/mL, 生理食塩水, フラッシュ, q24 時, 10 日[63]	● 猛禽類：鼻腔洗浄
オキシテトラサイクリン	―	● IM 投与は筋肉刺激，筋壊死が生じることがある。Chlamydophila，家禽コレラの治療に有益である[849]。Al，Ca，Mg，Fe を含む製品または食品は吸収性を低下または変化させる。期限切れのテトラサイクリン系の投与は腎毒性をもたらす[270]
	● 2 mg/mL, ネブライザー, q4-6 時[208]	● インコ：超音波式ネブライザーを必要とする。肺と気管で抗菌薬の治療濃度が認められている。気道以外の全身性感染症の治療には無効である
	● 5 mg/kg, SC・IM, q12-24 時[72]	● ニワトリのヒヨコ (PD)
	● 5 mg/kg, IM, q12 時[841]	● 走鳥類
	● 10 mg/kg, IM, q3 日[810]	● 走鳥類
	● 15-50 mg/kg, SC・IM, q12-24 時[200]	● スズメ
	● 16 mg/kg, IM, q24 時[795]	● アメリカワシミミズク (PD)
	● 23 mg/kg, IV, q6-8 時[795]	● キジ (PD)
	● 25-50 mg/kg, PO・IM, q8 時, 5-7 日[63]	● 猛禽類
	● 43 mg/kg, IM, q24 時[795]	● キジ (PD)
	● 48 mg/kg, IM, q48 時[363]	● フクロウ
	● 50 mg/kg, IM, q24 時, 5-7 日[702]	● オウム
	● 50 mg/kg, PO, q6-8 時[320]	● ハト
	● 50-75 mg/kg, SC[242]	● ゴーフィンバタンインコ, ルリコンゴウインコ
	● 50-100 mg/kg, SC・IM, q2-3 日[200, 251]	● バタンインコ (PD), スズメ
	● 50-200 mg/kg, IM, q3-5 日[702]	● 猛禽類
	● 58 mg/kg, IM, q24 時[795]	● ボウシインコ (PD)

表 5-1　鳥類の抗菌薬[a]（続き）

薬剤	用量	種／特徴など
オキシテトラサイクリン（続き）	● 80 mg/kg，IM，q48 時[702] ● 200 mg/kg，IM，q24 時[50, 63] ● 130-400 mg/L，飲料水[70, 320] ● 650-2,000 mg/L，飲料水，5-14 日[147] ● 2,500 mg/L，飲料水および 2,500 mg/kg，餌[702, 873] ● 300 mg/kg，軟らかい餌，5-14 日[147]	● ハト＜400 g ● 水鳥を含む多くの鳥類：*Pasteurella* ● ハト ● オウム ● ニワトリ（PD），ターキー（PD），水鳥：治療濃度到達には同時に食事と水療法も必要である ● オウム
オルビフロキサシン（Orbax，Schering-Plough）	● 15-20 mg/kg，PO，q24 時[335]	● ニホンウズラ（PD）
オルメトプリム・スルファジメトキシン（Primor，Pfizer）	— ● 60 mg/kg，PO，q12 時[323] ● 475-951 mg/L，飲料水，7-10 日[323] ● 200-800 mg/kg，餌[119]	● スルフォンアミド参照 ● ハト ● ハト ● 水鳥：大腸菌症
オレアンドマイシン	— ● 25 mg/kg，IM，q24 時[200] ● 50 mg/kg，PO，q24 時[200]	● マクロライド系：アメリカでは入手できない ● スズメ ● スズメ
カナマイシン（Kantrim，Fort Dodge）	— ● 10-20 mg/kg，IM，q12 時[16, 199] ● 13-65 mg/L，飲料水，3-5 日[16, 96]	● アミノグリコシド系 ● スズメを含む多くの鳥類：腸管感染症 ● 多くの鳥類：毎日取り換える

（続く）

表5-1 鳥類の抗菌薬[a]（続き）

薬剤	用量	種／特徴など
カルベニシリン (Geocillin, Roerig; Pyopen, SmithKline Beechum)	—	広域スペクトルのペニシリン系でありグラム陰性菌，特に *Pseudomonas*, *Proteus* に有効である[702]
	● 11-15 mg/kg, IV, q8時[810]	● 走鳥類
	● 100 mg/kg, PO, q12時[518]	● 多くの鳥類
	● 100 mg/kg, IM, q8時[47]	● 多くの鳥類
	● 100 mg/kg, IT, q24時[134]	● 多くの鳥類：*Pseudomonas* による呼吸器感染症
	● 100-200 mg/kg, IM・IV, q6-12時[113, 200, 323, 672, 702, 812]	● オウム，スズメ，ソフトビル，ハト，ツル，猛禽類を含む多くの鳥類,
	● 250 mg/kg, IM, q12時[653]	● 猛禽類
	● 1,058 mg/L, 飲料水[518]	● 多くの鳥類
クラリスロマイシン (Biaxin, Abbott)	—	● 広域スペクトルの新世代マクロライド系，マイコバクテリウム症に他剤と併用して頻繁に投与される（表5-45参照）
	● 10 mg/kg, PO, q24時[559]	● ペンギン
	● 60 mg/kg, q24時[452]	● オウム
	● 85 mg/kg, PO, q24時[695]	● 多くの鳥類：*Mycobacterium*
クリンダマイシン	—	● リンコサミド：骨，関節，腱鞘の感染症に適応する。悪影響なく，12週間まで使用できる[702]。長期投与の場合腎臓，肝臓をモニターし，さらに酵母増殖に注意する
	● 5.5 mg/kg, PO, q8時[534]	● ダチョウ
	● 12.5 mg/kg, PO, q12時[313]	● アメリカワシミミズク：皮膚移植時，エンロフロキサシンと併用する
	● 25 mg/kg, PO, q8時[242]	● オウム，猛禽類
	● 50 mg/kg, PO, q8-12時[244]	● 多くの鳥類：骨髄炎の猛禽類には7-10日間の治療期間が推奨される[63]
	● 100 mg/kg, PO, q24時, 3-5日[200, 242, 363, 673, 702, 812]	● オウム，スズメ，猛禽類，ハト，ウズラを含む多くの鳥類：*Clostridium*
	● 100 mg/kg, PO, q12時[609], 7日	● オウム
	● 150 mg/kg, PO, q24時[302]	● ハト，猛禽類：骨髄炎
	● 200 mg/L, 飲料水[157]	● ハト

表 5-1　鳥類の抗菌薬[a]（続き）

薬　剤	用　量	種／特徴など
クロキサシリン	—	ペニシリン系で，多くのグラム陽性菌に作用する。肢皮膚炎の治療に推奨される[702]
	● 100-200 mg/kg, IM, q24 時[534]	● 多くの鳥類
	● 250 mg/kg, PO, q24 時[500]	● 多くの鳥類
	● 250 mg/kg, PO, q12 時, 7-10 日[63]	● 猛禽類
クロファジミン (Lamprene, Novartis)	● 1-5 mg/kg, PO, q24 時, 3-12 カ月[63, 64, 702]	● オウム，猛禽類：*Mycobacterium*。他剤と併用する（表 5-45 参照）
	● 6 mg/kg, PO, q12 時[695, 824]	● 多くの鳥類：*Mycobacterium*。他剤と併用する（表 5-45 参照）
	● 6-12 mg/kg, PO, q24 時[200, 452]	● スズメ：*Mycobacterium*。他剤と併用する（表 5-45 参照）
クロラムフェニコールコハク酸エステルナトリウム	● 22 mg/kg, IM・IV, q3 時[182]	● アヒル (PD)，猛禽類
	● 30 mg/kg, IM, q8 時, 3-5 日[259]	● 猛禽類
	● 35-50 mg/kg, SC・IM・IV, q8 時, 3 日[810]	● 走鳥類
	● 50 mg/kg, IM, q6 時[129]	● コンゴウインコ，コニュア (PD)
	● 50 mg/kg, IM, q8-12 時[200]	● スズメ
	● 50 mg/kg, IM, q24 時[129]	● クジャク，ワシ (PD)
	● 50 mg/kg, IM・IV, q6-12 時[129, 200, 702]	● 多くの鳥類，セキセイインコ，スズメ，ハト，猛禽類，ニワトリ，七面鳥，カモ (PD)[129]，アヒル
	● 50-80 mg/kg, IM, q12-24 時[200]	● スズメ
	● 60-100 mg/kg, IM, q8 時[323]	● ハト
	● 79 mg/kg, IM, q12 時[129]	● 七面鳥 (PD)
	● 100 mg/kg, SC, q8 時[577]	● ツル
	● 100 mg/kg, IM, q6 時[200]	● スズメ
	● 200 mg/kg, IM, q12 時, 5 日[372]	● セキセイインコ (PD)
クロルテトラサイクリン (Aureomycin Soluble Powder, Cyanamid)	—	多くのグラム陽性菌とグラム陰性菌に作用する。ドキシサイクリンの方が推奨されるが，*Chlamydophila* の群単位の治療に用いる[702]。期限切れのテトラサイクリン系の投与は神経毒性をもたらす[270]

（続く）

表 5-1　鳥類の抗菌薬[a]（続き）

薬剤	用量	種／特徴など
クロルテトラサイクリン（Aureomycin Soluble Powder, Cyanamid）（続き）	● 6-10 mg/kg, IM, q24 時[341]	● 猛禽類
	● 15-20 mg/kg, PO, q8 時[810]	● 走鳥類
	● 40-50 mg/kg, PO, q8 時（グリットあり）または，q12 時（グリットなし）	● ハト（PD）
	● 100 mg/kg, PO, q6 時[147]	● オウム
	● 250 mg/kg, PO, q24 時[341]	● 猛禽類
	● 40-120 mg/L, 飲料水[102]	● キジ（狩猟鳥）
	● 130-400 mg/L, 飲料水[320, 702, 808]	● ハト
	● 500 mg/L, 飲料水[133, 134]	● 多くの鳥類：8-12 時間ごとに取り換える
	● 1,000-1,500 mg/L, 飲料水[147, 197]	● カナリア，オウム：Chlamydophila の予防
	● 5,000 mg/L, 飲料水, 45 日[147]	● オウム：Chlamydophila
	● 100 mg/kg, 餌[808]	● ハト：Salmonella
	● 200-600 mg/kg, 餌[102]	● キジ
	● 300-400 mg/kg, 餌[119]	● 水鳥：大腸菌症，Chlamydophila, Salmonella
	● 500 mg/kg, 餌[199]	● セキセイインコ：Chlamydophila
	● 1,000 mg/kg, 餌[63]	● 水鳥
	● 1,000-2,000 mg/kg, 軟らかい餌, 45 日[64, 197, 198]	● 多くのオウム，カナリア
	● 2,500 mg/kg, 餌[873] と 2,500 mg/L, 飲料水	● ニワトリ，七面鳥（PD）：治療濃度に到達するために同時に給餌，給水が必要である
	● 5,000 mg/kg, 軟らかい餌, 45 日[147]	● オウム：Chlamydophila
	● 0.5 ％ペレット, 30-45 日[47, 133, 134, 196]	● 小型オウム：食事中のカルシウム含有量を 0.7 ％まで減らす
	● 1 ％ペレット, 30-45 日[196, 242, 252]	● 大型オウム：食事中のカルシウム含有量を 0.7 ％まで減らす
クロルヘキシジン	● 2 ％溶液から 2.6-7.9 mL/L, 飲料水[673, 779]	● 多くの鳥類：細菌性感染症に適応される。ナンとフィンチへの局所投与は致死的となり得る[672]
	● 7.9 mL/L, 水[810]	● 走鳥類：卵用の消毒スプレー 40-42 ℃（104-108 ℉）

表 5-1　鳥類の抗菌薬[a]（続き）

薬剤	用量	種／特徴など
ゲンタマイシン	—	●アミノグリコシド系。一般的に推奨されない。安全域は狭い。神経毒性がある[17,66,67]。鳥は水和状態を保つ。2.5-5 mg/kg, 8-12時間ごとの時より高用量は避ける[67,253]
	●1-2 mg/kg, IM, q8時[810]	●走鳥類（エミューは除く）：最終手段として投与する
	●2.5 mg/kg, IM, q8時[67]	●猛禽類（PD）
	●3-10 mg/kg, IM, q6-12時[200]	●スズメ
	●5 mg/kg, IM, q8時[98,165,384]	●キジ，エミュー（PD），ツル（PD）
	●5 mg/kg, IM, q12時[253]	●ダチョウ，エミュー（PD）：急速に消失する。分布容積は小さい
	●5-10 mg/kg, IM, q8-12時[643]	●オカメインコ（PD）
	●5-10 mg/kg, IM, q4時[98,699]	●ハト（PD）：*Salmonella*
	●10 mg/kg, IM, q6時[98,165]	●ウズラ（PD）
	●40 mg/kg, PO, q8-24時[200]	●スズメ：体重15-25 g
	●鼻腔内に点眼液を2-3滴, q8時[811]	●多くの鳥類
シクロセリン（Seromycin, Lilly）	●5 mg/kg, PO, q12-24時, 3-12カ月[63,702]	●猛禽類：*Mycobacterium*。他剤と併用する（表5-45参照）
シプロフロキサシン（Cipro, Bayer）	—	●広域スペクトルのキノロン系，アメリカでは食用への投与は承認されていない[258]
	●2 mg/kg, IV[552]	●ヒヨコ：有毒作用は認められていない
	●3-6 mg/kg, PO, q12時[810]	●走鳥類
	●5 mg/kg/日, PO, 5日[282]	●ニワトリ（PD）
	●5-20 mg/kg, PO, q12時, 5-7日[693]	●ハト
	●10 mg/kg, PO, q12時, 7日[2]	●ダチョウのヒナ
	●10-20 mg/kg, PO, q12時[215,363]	●猛禽類，ニワトリ
	●15-20 mg/kg, PO・IM, q12時[47,200,811,812]	●オウム，スズメを含む多くの鳥類
	●20-40 mg/kg, PO・IV, q12時[511,672]	●オウム，カナリア，猛禽類を含む多くの鳥類
	●50 mg/kg, PO, q12時[370]	●猛禽類（PD）

（続く）

表 5-1　鳥類の抗菌薬[a]（続き）

薬剤	用量	種／特徴など
シプロフロキサシン (Cipro, Bayer) (続き)	● 80 mg/kg, PO, q24 時[824] ● 250 mg/L, 飲料水, 5-10 日[693]	● 多くの鳥類：Mycobacterium。他剤と併用する（表 5-45 参照） ● ハト
ストレプトマイシン (Streptomycin Sulfate, Roerig)	― ● 15 mg/kg, PO, q24 時[341] ● 20-40 mg/kg, PO, q24 時[452] ● 25-50 mg/kg, IM, q24 時 ● 30 mg/kg, IM, q12 時[50]	● 腎毒性の可能性があり，推奨されない[672]。アミカシンを代替薬として検討する。Mycobacterium へは他剤と併用する（表 5-45 参照） ● 猛禽類：強い神経毒性 ● 多くの鳥類 ● ニワトリ (PD) ● 多くの鳥類
スピラマイシン (Provamycin, Rovamycin)	― ● 20 mg/kg, IM, q24 時[341] ● 250 mg/kg, PO, q24 時[511] ● 200-400 mg/L, 飲料水[198] ● 400 mg/kg, 軟らかい餌[198]	● マクロライド系。アメリカでは入手できない ● 猛禽類 ● 猛禽類を含む多くの鳥類：吸収性は乏しい ● カナリア ● カナリア
スペクチノマイシン (Spectam, Agri Labs)	● 10-30 mg/kg, IM, q8-12 時[64] ● 25-35 mg/kg, IM, q8-12 時[322] ● 165-275 mg/L, 飲料水[323] ● 200-400 mg/L, 飲料水[198] ● 400 mg/kg, 軟らかい餌[198]	● オウム ● ハト ● ハト ● カナリア ● カナリア
スルファキノキサリン (Sulquin 6-501, Solvay Animal Health; Sul-Q-Nox, Alfarma)	― ● 250-500 mg/kg, 餌[119]	● スルフォンアミド参照 ● 水鳥：家禽コレラ，アヒルの新疾病
スルファクロルピリダジン (Vetisulid, Fort Dodge)	― ● 150-300 mg/L, 飲料水[672] ● 400 mg/L, 飲料水, 7-10 日[691]	● 抗原虫薬 ● カナリア ● ハト
スルファジアジン銀	● 局所投与, q12-24 時[228, 672]	● 多くの鳥類：熱傷，潰瘍。ボウシインコの肢壊死症。包帯が推奨される
スルファジメトキシン (Albon, Pfizer)	― ● 25-55 mg/kg, PO, q24 時, 3-7 日[392, 665]	● 抗コクシジウム薬：スルフォンアミド参照 ● 猛禽類：導入量は上限量，1 日にする

表 5-1　鳥類の抗菌薬[a]（続き）

薬剤	用量	種/特徴など
スルファジメトキシン (Albon, Pfizer)	● 50 mg/kg, PO, q24時[112] ● 190-250 mg/L, 飲料水[511] ● 1日目に330-400 mg/L, 飲料水, 続いて200-265 mg/L, 4日[323]	● ツル ● ハト：導入量は375 mg/L, 飲料水 ● ハト
スルフォンアミド	—	● 広域スペクトルの抗菌薬。食用への投与は禁止されている[849]。脱水, 肝疾患, 骨髄抑制時は禁忌となる。一般的に消化管障害, 逆流が認められ, 特にコンゴウインコでみられる。*Pseudomonas* は一般的に耐性をもつ[696]。2週間以上の投与はビタミン補給が必要となり得る
セファゾリン	— ● 22-110 mg/kg, IM, q8-12時[321] ● 25-30 mg/kg, M・IV, q8時[111] ● 25-50 mg/kg, IM・IV, q12時[672] ● 50-75 mg/kg, IM, q12時[692] ● 50-100 mg/kg, PO・IM, q12時[622]	● 第1世代セファロスポリン ● 家禽 ● ツル ● 多くの鳥類 ● 多くの鳥類 ● 猛禽類
セファドロキシル	— ● 20 mg/kg, PO, q12時[841] ● 100 mg/kg, PO, q12時, 7日[320, 692]	● 第1世代セファロスポリン ● 走鳥類 ● 多くのオウム, ハト：重度または深部膿皮症には14-21日間治療する
セファレキシン	— ● 15-22 mg/kg, PO, q8時[810] ● 35-50 mg/kg, PO・IM, q6-8時[99, 106, 363, 577] ● 35-50 mg/kg, IM, q2-3時[99, 147]	● 第1世代セファロスポリン。多くのグラム陽性菌とグラム陰性菌に作用し, *Escherichia coli* と *Proteus* も含まれるが *Pseudomonas* には無効である。*Staphylococcus* による皮膚炎に有益である[5] ● 走鳥類（エミューを含む） ● ハト, エミュー, ツル, 猛禽類, オウム：>500 g オウムはq6時 ● ウズラ, アヒル (PD), オウム：<500 g

(続く)

表 5-1 鳥類の抗菌薬[a]（続き）

薬剤	用量	種／特徴など
セファレキシン（続き）	● 40-100 mg/kg，PO・IM，q6-8 時[47, 63, 200, 702, 812]	● 猛禽類，オウム，スズメを含む多くの鳥類
	● 50 mg/kg，PO，q6 時，3-5 日[102, 534]	● 猛禽類，ハト
	● 55-110 mg/kg，PO，q12 時[321]	● 家禽：*Mycoplasma*, *Haemophilus*
	● 100 mg/kg，PO，q8-12 時[320]	● ハト：重度または深部膿皮症は 14-21 日間治療する
	● 100 mg/kg，PO，q4-6 時[99]	● ハト，エミュー，ツル（PD）
セファロチン	—	● 第1世代セファロスポリン
	● 30-40 mg/kg，IM・IV，q6 時[810]	● 走鳥類（エミューを含む）
	● 100 mg/kg，IM，q8-12 時[363]	● 猛禽類
	● 100 mg/kg，IM・IV，q6-8 時[134, 810]	● オウム，走鳥類を含む多くの鳥類
	● 100 mg/kg，IM，q6 時[99]	● ハト，エミュー，ツル（PD）
	● 100 mg/kg，IM・IV，q2-6 時[200]	● スズメ
	● 100 mg/kg，IM，q2-3 時[99]	● ウズラ，アヒル（PD）
セフォキシチン	—	● 第2世代セファロスポリンで，多くのグラム陽性菌とグラム陰性菌に広く作用する
	● 50-75 mg/kg，IM・IV，q6-8 時[200, 813]	● ソフトビルを含む多くの鳥類
	● 50-100 mg/kg，IM・IV，q6-12 時[672, 812]	● オウム
セフォタキシム（Claforan, Hoechst-Roussel）	—	● 第3世代セファロスポリンで，多くのグラム陽性菌とグラム陰性菌に作用する[702]。脳脊髄液に浸透する[5]
	● 25 mg/kg，IM，q8 時[813]	● 走鳥類：幼若な鳥
	● 50-100 mg/kg，IM，q8-12 時[577]	● ツル
	● 75-100 mg/kg，IM，q12 時[363]	● 猛禽類
	● 75-100 mg/kg，IM・IV，q4-8 時[50, 200, 702, 812]	● ソフトビル，オウム，スズメを含む多くの鳥類
	● 100 mg/kg，IM，q8-12 時[320]	● ハト
セフォベシン（Convenia, Pfizer）	● 10 mg/kg，SC・IM・IV，q1 時[718, 804]	● ハト，ニワトリ（PD）：半減期が短いため，鳥類への投与は推奨されていない。犬猫のように 14 日ごとに投与はできない

表5-1　鳥類の抗菌薬[a]（続き）

薬剤	用量	種／特徴など
セフキノム	● 5 mg/kg，IM，q24 時[865]	● アヒル：広域スペクトルのセファロスポリン。PO 投与は無効である
セフタジジム	—	● 広域スペクトルの第3世代セファロスポリン。中枢神経系に浸透する[5]
	● 50-100 mg/kg，IM・IV，q4-8 時[244, 696]	● 多くの鳥類
セフチオフル (Naxcel，Pfizer)	—	● 広域スペクトルの第3世代セファロスポリンで，*Pasteurella*, *E. coli*, *Streptococcus*, *Staphylococcus*, *Salmonella* に作用する[5]
	● 0.16 mg/羽，SC，q24 時[796]	● ニワトリ（ヒヨコ）(PD)：*E. coli* 関連性の早期死亡の予防
	● 0.17-0.5 mg/ヒナ，SC，q24 時[796]	● シチメンチョウ
	● 2-4 mg/kg，SC，q24 時[128]	● アヒル
	● 2.8-5.8 mg/kg，SC，q24 時[796]	● シチメンチョウ（ヒナ）(PD)：*E. coli* 関連性の早期死亡の予防
	● 10 mg/kg，IM，q8-12 時[796]	● オレンジ翼ボウシインコ (PD)
	● 10 mg/kg，IM，q4 時[796]	● オカメインコ (PD)：耐性菌の感染は高用量が必要となり得る
	● 10 mg/kg，IM，q72 時[b]	● ホロホロチョウ (PD)
	● 10-20 mg/kg，IM，q12 時[1, 841]	● 走鳥類
	● 50 mg/kg，IM，q12 時[1]	● ダチョウのヒナ
	● 50-100 mg/kg，q4-8 時[200, 702, 812]	● オウム，スズメを含む多くの鳥類
セフトリアキソン	—	● 第3世代セファロスポリン。グラム陽性菌とグラム陰性菌に作用し，*Pseudomonas* にもある程度作用する[702]
	● 75-100 mg/kg，IM，q4-8 時[239, 702, 812]	● 多くの鳥類
	● 100 mg/kg，IM，q4 時[405]	● ニワトリ (PD)

（続く）

表 5-1　鳥類の抗菌薬[a]（続き）

薬剤	用量	種／特徴など
セフラジン	—	●第1世代セファロスポリン
	●35-50 mg/kg, PO, q4-6 時[671]	●多くの鳥類：深部膿皮症は14-21日間治療する
	●100 mg/kg, PO, q4-6 時[671]	●ハト，エミュー，ツル
タイロシン (Tylan, Elanco)	—	●マクロライド系：グラム陽性菌に有効である。*Mycoplasma*, *Chlamydophila*, *Pasteurella*。IM投与は筋肉を強く刺激する。PO投与した場合の吸収性は乏しい[322]
	●3-5 mg/kg, IM・IV, q12 時[810]	●走鳥類
	●5-10 mg/kg, PO, q8 時[810]	●走鳥類
	●6.6-11 mg/kg, SC[c]	●キジ
	●10-40 mg/kg, IM, q6-8 時[200, 672]	●家禽，スズメ
	●15 mg/kg, IM, q8 時[469]	●ツル (PD)
	●15-30 mg/kg, IM, q12 時, 3日[63, 149]	●猛禽類
	●17 mg/kg, IM, q24 時, 7日[532]	●エミュー：*Mycoplasma*
	●20-30 mg/kg, IM, q8 時, 3-7日[63]	●水鳥：*Mycoplasma*
	●20-40 mg/kg, IM, q8 時[702]	●オウム
	●25 mg/kg, IM, q8 時[469]	●エミュー (PD)
	●25 mg/kg, IM, q6 時[469]	●ハト，ウズラ (PD)
	●30 mg/kg, IM, q12 時[63]	●多くの鳥類：*Mycoplasma*
	●50 mg/kg, PO, q24 時[70, 200]	●オウム，ハト
	●50 mg/L, 飲料水[692]	●多くの鳥類
	●250-400 mg/L, 飲料水[198]	●カナリア
	●300 mg/L, 飲料水, 6週間[568]	●メキシコマシコ：*Mycoplasma*
	●500 mg/L, 飲料水, 3-28日[70, 395, 702, 788]	●ハト，キジ，水鳥，エミュー：*Mycoplasma*
	●800 mg/L, 飲料水[323]	●ハト
	●1,000 mg/L, 飲料水, 21日[512]	●メキシコマシコ：*Mycoplasma*。眼科用シプロフロキサシンと併用する
	●2,000 mg/L, 飲料水[321, 322]	●ハト，家禽：*Mycoplasma*, *Haemophilus*
	●200 mg/kg, 餌[70]	●キジ
	●100 mg/10 mL, 生理食塩水で鼻腔内洗浄[44], 10日[702]	●水鳥：*Mycoplasma*

表 5-1　鳥類の抗菌薬[a]（続き）

薬　剤	用　量	種／特徴など
チアムリン（Denegard, Novartis）	—	● 静菌性抗菌薬。*Mycoplasma*、いくつかのグラム陽性菌とグラム陰性菌、スピロヘータに有効である[614]
	● 12.5 mg/kg, PO, 3 日[94]	● 家禽：腸管内スピロヘータ
	● 25-50 mg/kg, PO, q24 時[177]	● 多くの鳥類
	● 30 mg/kg, PO, q24 時, 7 日[629]	● 成熟な家禽
	● 60 mg/kg, PO, q24 時, 7 日[629]	● 幼若な家禽
	● 225-250 mg/L, 飲料水, 3-7 日[70, 702]	● 家禽, ハト
	● 1,000 mg/L, 水[629]	● 家禽の卵：浸漬
	● 300-400 mg/kg, 餌, 7 日[70, 629]	● 狩猟鳥
チアムリン・クロルテトラサイクリン（Tetramutin, Novartis）	● 1-1.5 mg/kg, 餌, 7 日[772]	● ニワトリ：*Mycoplasma*。*Brachyspira* 関連性疾患。不適合の所見なく、低用量（60 mg/kg）のサリノマイシンと併用できる[371]
チカルシリン（Ticar, SmithKline Beecham）	—	● 広域スペクトルのペニシリン系。PO 投与した場合の吸収性は非常に乏しい
	● 75-100 mg/kg, IM, q4-6 時[696]	● ボウシインコ
	● 150-200 mg/kg, IV, q2-4 時[200]	● スズメ、ソフトビル
	● 200 mg/kg, IM・IV, q6-12 時[96, 693]	● ハト, 猛禽類を含む多くの鳥類：*Pseudomonas*[242]
	● 200 mg/kg, IM, q2-4 時[724]	● アオボウシインコ（PD）
チカルシリン・クラブラン酸（Timentin, SmithKline Beecham）	● 100 mg/kg, IM・IV[146]	● 多くの鳥類：投与間隔について報告はない
	● 200 mg/kg, IM・IV, q12 時[692]	● 多くの鳥類
チルミコシン（Micotil 300 Injection, Provitil-powder and Pulmotil AC-liquid, Elanco）	—	● マクロライド系。取り扱いは注意する。潜在的にヒトに致死的である[614]
	● 30 mg/kg, PO, q24 時[9]	● 家禽（PD）
	● 100-500 mg/L, 飲料水, 5 日[395, 416]	● 家禽のヒナ：*Mycoplasma*

（続く）

表 5-1　鳥類の抗菌薬[a]（続き）

薬　剤	用　量	種／特徴など
テトラサイクリン	—	Al，Ca，Mg，Fe を含む製品または食品は吸収性を低下あるいは変化させる。期限切れのテトラサイクリン系の投与は腎毒性をもたらす[270]
	● 50 mg/kg，PO，q8 時[200, 672]	● スズメを含む多くの鳥類
	● 200-250 mg/kg，PO，q12-24 時[134, 671]	● 多くの鳥類：強制給餌
	● 40-200 mg/L，飲料水[66, 119, 134]	● 狩猟鳥を含む多くの鳥類
	● 100 mg/L，飲料水[645]	● レア
	● 200 mg/L，飲料水[692]	● ハト
	● 666 mg/L，飲料水[702]	● ハト
	● 100-600 mg/kg，餌[70, 119]	● 狩猟鳥
ドキシサイクリン (Doxirobe gel, Pharmacia)	● 局所投与[761]	● 多くの鳥類：くちばしまたは肢皮膚炎の病変に投与する。デブリドマンと併用する。抗菌薬は 28 日間，放出される
ドキシサイクリン (Vibramycin, Pfizer)	—	*Chlamydophila*, *Mycoplasma* への選択薬。Al，Ca，Mg，Fe を含む製品または食品は吸収性を低下あるいは変化させるが，ドキシサイクリンのカルシウム結合性は比較的低い[206]。期限切れのテトラサイクリン系の投与は神経毒性をもたらす[270]。12.5-25 mg/kg，PO，q12-24 時はインコで AST と血清胆汁酸の増加，肝細胞障害を引き起こす[875]
	● 2-3.5 mg/kg，PO，q12 時[810]	● 走鳥類
	● 7.5-8 mg/kg，PO，q12-24 時[195, 672]	● スズメ，ハチドリ，ハト (PD)：砕かずに投与する[197]
	● 8-25 mg/kg，PO，q12 時[119]	● 水鳥
	● 10-20 mg/kg，PO，q24 時，3-5 日[102]	● ハト
	● 25 mg/kg（グリットあり），PO，q12 時[878]	● ハト (PD)
	● 25 mg/kg，PO，q12 時[397]	● オウム，猛禽類：いくつかのグラム陰性菌感染症とおそらく *Leucocytozoon* にも作用する

表 5–1　鳥類の抗菌薬[a]（続き）

薬　剤	用　量	種／特徴など
ドキシサイクリン (Vibramycin, Pfizer) （続き）	● 25-50 mg/kg, PO, q12-24 時[198, 242, 363, 811, 812]	● オウム（ヨウム，ボウシインコ，バタンインコ，コンゴウインコ），ハトを含む多くの鳥類：逆流が生じることがある。コンゴウインコとバタンインコには用量の下限量を投与する
	● 35 mg/kg, PO, q24 時, 21 日[305]	● オカメインコ (PD)：*Chlamydophila*
	● 40 mg/kg, PO, q24 時[181]	● ハト (PD)：*Streptococcus bovis*
	● 50 mg/kg, PO, q12 時[63]	● 水鳥
	● 100 mg/L, 飲料水[221]	● ニワトリ (PD)
	● 130 mg/L, 飲料水[147]	● オウム
	● 200 mg/L, 飲料水[222]	● ハト
	● 250 mg/L, 飲料水[197]	● カナリア
	● 265-525 mg/L, 飲料水[321]	● 家禽：*Mycoplasma*, *Haemophilus*。タイロシンと併用できる
	● 280 mg/L, 飲料水[626]	● オカメインコ：レシピは表 5-41 参照
	● 400 mg/L, 飲料水[225]	● オカメインコ (PD)：らせん状細菌
	● 500 mg/L, 飲料水[147, 181]	● オウム，ハト (PD)：*S. bovis*
	● 500 mg/L, 飲料水[591]	● フルーツダヴ (PD)：薬剤濃度異常（多くの鳥が治療濃度まで到達または超越したが，認められない鳥もいる）
	● 800 mg/L, 飲料水（16×100 mg カプセルの内容物を 2 L の水と混合する。毎日新しく作製する）[249]	● ヨウム，シロビタイムジオウム (PD)：溶液は遮光保存
	● 250-300 mg/kg, 種[63, 241]	● 水鳥，セキセイインコ (PD)
	● 500 mg/kg, 湿重量, 種[626]	● オカメインコ (PD)：レシピは表 5-41 参照
	● 1,000 mg/kg, 餌[197, 198, 630]	● 脱皮種を摂取する大型オウム (PD)，トウモロコシを摂取するコンゴウインコ (PD)，軟らかい餌（29％キドニー豆，29％コーン缶，29％炊いた米，13％乾オートミールシリアルに 10 mg/mL シロップを混ぜる）を摂取するカナリア，大型オウム

（続く）

表 5-1　鳥類の抗菌薬[a]（続き）

薬　剤	用　量	種／特徴など
ドキシサイクリン (Vibravenös, Pfizer)	—	●アメリカ食品医薬品局（FDA）の許可書がなければ入手できない
	● 25-50 mg/kg, IM, q5-7 日, 5-7 回[696, 811]	●オウム
	● 60-100 mg/kg, SC, IM, q5-7 日[197]	●オウム，ハト (PD)
	● 75 mg/kg, IM, q7 日 4-6 週間[50, 63]	●コンゴウインコ，水鳥
	● 75-100 mg/kg, IM, q5-7 日, 4-6 週間[50, 696, 811]	●コンゴウインコ，セキセイインコを含むオウム
	● 100 mg/kg, SC, IM, q5-7 日, 7 回[300]	●フサエリショウノガン (PD)：*Chlamydophila*
ドキシサイクリン (薬局で調剤された微粉化ドキシサイクリンヒクレート)	● 75-100 mg/kg, IM, q7 日[696]	●バタンインコ：調剤製品で突然死の事例報告がある。100 mg/kg, IM, q10 日はバタンインコに不適切な血中濃度となる[626]。バタンインコ，ボウシインコに 100 mg/kg を IM 投与，ヨウムに SC 投与すると適切な血中濃度に到達するが，重度な軟部組織の反応が認められる[246]
ドキシサイクリンヒクレート (Vibramycin injection, Pfizer)	—	●プロピレングリコールキャリアー関連性の心血管虚脱が，急速な IV 投与によって起こり得る[270]
	● 25-50 mg/kg, ゆっくりボーラス投与, IV, q24 時, 3 日[696]	●オウム
	● 75-100 mg/kg, SC・IM, q5-7 日[195]	●ハト (PD)
トブラマイシン	—	●アミノグリコシド系。耐性のある *Pseudomonas* による重度な感染症にのみ投与する[702]。神経毒性（不可逆的な聴覚，前庭性中毒性難聴）または腎毒性が生じることがある[5]
	● 0.25-0.5 mL, 関節内洗浄, q24 時, 7-10 日[63]	●猛禽類：敗血症性関節炎
	● 2.5 mg/kg, IM, q8 時[147]	●オウム
	● 2.5-5 mg/kg, IM・IV, q12 時[696, 702]	●オウム，スズメ，猛禽類，キジ，ツル
	● 5 mg/kg, IM, q12 時[50]	●多くの鳥類
	● 10 mg/kg, IM, q12 時, 5-7 日[149, 534]	●猛禽類

表 5-1　鳥類の抗菌薬[a]（続き）

薬　剤	用　量	種／特徴など
トブラマイシン （続き）	● 局所投与[316]	● リンコマイシン（50 mg/mL）とトブラマイシン（10 mg/mL）の混合は屈筋腱鞘のフラッシュに使用する
トリメトプリム	—	● 静菌性抗菌薬。いくつかのグラム陽性菌とグラム陰性菌に有効である
	● 10-20 mg/kg, PO, q8 時[195, 199, 511]	● オウム, スズメ, ハト（PD）
トリメトプリム・スルファジアジン （Tribrissen, Schering-Plough; Septra, Monarch）	—	● スルフォンアミド参照
	● 8 mg/kg, SC・IM, q12 時[577]	● ツル
	● 12-60 mg/kg, PO, q12 時, 5-7 日[63]	● 猛禽類：新生子の感受性感染症に有効である
	● 16-24 mg/kg, PO, q8-12 時[577]	● ツル
	● 20 mg/kg, SC・IM, q12 時[147]	● オウム
	● 30 mg/kg, PO, q8 時[343]	● オウム：肉胞子虫症の治療はピリメタミンを併用する
	● 30 mg/kg, PO・IM・IV, q12 時[315]	● ダチョウ（PD）
	● 60 mg/kg, PO, q12 時[323]	● ハト
	● 107 mg/L, 飲料水[70]	● キジ
	● 475-950 mg/L, 飲料水, 7-10 日[323]	● ハト
トリメトプリム・スルファトロキサゾール	—	● スルフォンアミド参照
	● 10-50 mg/kg, PO, q12 時[200]	● スズメ
トリメトプリム・スルファメトキサゾール （Bactrim, Roche; Septra, Burroughs Wellcome）	—	● スルフォンアミド参照
	● 8 mg/kg, IM, q12 時[702]	● オウム
	● 10-50 mg/kg, PO, q24 時[200]	● スズメ
	● 20 mg/kg, PO, q8-12 時[702]	● オウム
	● 21 mg/kg, PO, q12 時[1]	● ダチョウ
	● 40-50 mg/kg, PO, q12 時[244]	● オウム
	● 48 mg/kg, PO・IM, q12 時[397]	● 猛禽類
	● 60 mg/kg, PO, q24 時[195]	● ハト（PD）
	● 60-72 mg/kg, PO, q12 時[111]	● ツル
	● 75 mg/kg, IM, q12 時[50]	● 多くの鳥類：嘔吐が認められた場合は用量を減らす[242]
	● 100 mg/kg, PO, q12 時[50]	● オウムを含む多くの鳥類
	● 144 mg/kg, PO, q8-12 時[696]	● 多くの鳥類

（続く）

表5-1　鳥類の抗菌薬[a]（続き）

薬　剤	用　量	種／特徴など
トリメトプリム・スルファメトキサゾール (Bactrim, Roche; Septra, Burroughs Wellcome) （続き）	● 360-400 mg/L, 飲料水, 10-14 日[691] ● 400 mg/kg, 餌[633]	● ハトを含む多くの鳥類 ● ガチョウ
ニトロフラゾン	— ● 0.3 mg/L, 飲料水, 7 日[671] ● 0.6 mg/L, 飲料水, 7-10 日[518]	● 発がん性があるため，食用への全身投与は禁止されている[257]。肝毒性となり得る。暑い天候での投与を避けるもしくは用量を減らす。フィンチまたはハトに投与しない[468,693] ● ローリー，九官鳥：ローリーネクター内には入れない ● 多くの鳥類
ニトロフラン	— ● 26 mg/L, 飲料水, 5-7 日[119] ● 50-200 mg/kg, 餌, 5-7 日[119]	● 発がん性があるため，食用への投与は禁止されている[257] ● キジ ● キジ：*Clostridium*, *Salmonella*
ネオマイシン	— ● 5-10 mg/kg, IM, q12 時[341] ● 10 mg/kg, PO, q24 時[200] ● 10 mg/kg, PO, q8-12 時[96] ● 80-100 mg/L, 飲料水[672] ● 80-264 mg/L, 飲料水[119] ● 126 mg/L, 飲料水[102] ● 70-220 mg/kg, 餌, 14-21 日[70,119] ● 局所投与, q6-12 時[672]	● アミノグリコシド系。消化管からは吸収されない。IM投与すると腎毒性を起こす可能性がある。一般的に皮膚，眼，耳の治療に局所薬を使用し，ときどき腸内感染症の治療に経口投与を行う ● 猛禽類：過剰投与は有毒 ● スズメ ● 多くの鳥類 ● カナリア ● 水鳥 ● キジ ● 水鳥，キジ：*Clostridium*, 壊死性腸炎 ● 多くの鳥類：外傷。包帯を巻く。全身性に吸収され聴覚毒性と神経毒性をもたらすことがある

表 5-1　鳥類の抗菌薬[a]（続き）

薬　剤	用　量	種／特徴など
ノボビオシンナトリウム	● 15-30 mg/kg，PO，q24 時[787]	● 家禽：いくつかのグラム陽性球菌に有効である
	● 220-385 mg/kg，餌[511]	● 家禽，水鳥
ノルフロキサシン （Noroxin, Merick; Vetrifox 20 % Oral Solution, Lavet Ltd, Budapest）	—	● フルオロキノロン系。食用への投与は承認されていない[258]。ニワトリに1日の総量を 2-4 時間かけて投与する方法（パルス療法）が推奨されている[765]
	● 3-5 mg/kg，PO，q12 時[810]	● 走鳥類
	● 8 mg/kg，PO，q24 時[27]	● ニワトリ（PD）
	● 10 mg/kg，PO，q24 時[439]	● ニワトリ，ガン（PD）
	● 10 mg/kg，PO，q6-8 時[439]	● ターキー（PD）
	● 15 mg/kg，水中，2-4 時間以上かけて投与[716]	● ターキー（PD）：水中では持続的投与よりも1日1回のパルス療法の方が効果的であった
	● 20-40 mg/kg，PO，q24 時，5 日[476]	● ニワトリ
	● 100 mg/L，飲料水，5 日[716]	● ニワトリ（PD）
	● 175 mg/L，飲料水，5 日[681]	● ニワトリ
バージニアマイシン （Stafac, Pfizer）	● 22 mg/kg，餌[787]	● 家禽
バシトラシンメチレンジサリチル酸 （Solutracin 200, A.L. Laboratories; BMD Soluble, Alpharma）	● 50-400 mg/L，飲料水[384, 810]	● 走鳥類：*Clostridium perfringens*。毎日取り換える
	● 220 mg/L[119]	● ウズラ：*Clostridium perfringens*
	● 55-220 mg/kg，餌[511]	● ウズラ
	● 100-500 mg/kg，餌[102]	● ダチョウ：月齢＜3 カ月

（続く）

表 5-1　鳥類の抗菌薬[a]（続き）

薬　剤	用　量	種／特徴など
パルミチン酸クロラムフェニコール（経口懸濁液）	―	● 食用に投与しない[332]。投与する際に手袋を着用する。骨髄抑制（ヒトでは不可逆性の再生不良性貧血）がみられる。神経毒性の可能性がある。静菌性活性[614]を示す。生体内変換後，大部分が排泄される。鳥類と哺乳類は薬物動態が大きく異なるため，鳥類間での外挿は賢明ではない[204]
	● 25 mg/kg, PO, q8 時, 5 日[102]	● ハト
	● 30-50 mg/kg, PO, q6-8 時[702, 811, 812]	● セキセイインコを含むオウム
	● 35-50 mg/kg, PO, q8 時, 3 日[810]	● 走鳥類
	● 50 mg/kg, PO, q6-12 時[16, 363, 673]	● 猛禽類，キジ（七面鳥）
	● 50-100 mg/kg, PO, q6-12 時[45, 200]	● スズメを含む多くの鳥類
	● 250 mg/kg, PO, q6 時[320]	● ハト
	● 100-200 mg/L, 飲料水[672]	● カナリア
ピペラシリン (Pipracil, Wyeth)	―	● 広域スペクトルのペニシリン系であり，多くのグラム陽性菌，グラム陰性好気性，嫌気性菌に作用し，*Pseudomonas* にも作用する[702]。アメリカでは動物用医薬品として入手できない。ピペラシリン・タゾバクタム参照[564]
	● 25 mg/kg, IM[811]	● 走鳥類（月齢＜6 カ月のヒナ）
	● 75-100 mg/kg, IM, q4-6 時[811, 812]	● ボウシインコ
	● 100 mg/kg, IM, q12 時[197]	● オウム（PD）
	● 100 mg/kg, IM, q12 時[1]	● ダチョウのヒナ：アミカシンと併用する（20 mg/kg, IM, q12 時）
	● 100 mg/kg, IM・IV, q8-12 時[577, 649, 702]	● ハト，猛禽類，ツル
	● 100 mg/kg, IM, q4-6 時[678]	● アカオノスリ，アメリカワシミミズク（PD）
	● 100-200 mg/kg, IM・IV, q6-12 時[696, 702]	● オウムを含む多くの鳥類
	● 200 mg/kg, IM, q8 時[666]	● セキセイインコ（PD），猛禽類

表 5-1	鳥類の抗菌薬[a]（続き）	
薬 剤	用 量	種／特徴など
ピペラシリン (Pipracil, Wyeth) （続き）	● 200 mg/kg, IM・IV, q4-8 時[244, 696, 811] ● コンゴウインコの卵は0.02 mL（4 mg），小型の卵は0.01 mL（2 mg）[517]	● オウムを含む多くの鳥類 ● 卵：14, 18, 22 日目に200 mg/mL 溶液を気嚢に接種する
ピペラシリン・タゾバクタム (Zosyn, Tazocin, Wyeth)	● 100 mg/kg, IM・IV, q6-12 時[118, 564]	● オウムを含む多くの鳥類：ボウシインコは PD
フラゾリドン (NF180, Hess and Clark)	— ● 15-20 mg/kg, PO, q24 時[200] ● 100-200 mg/L, 飲料水[672] ● 200 mg/kg, 軟らかい餌[672] ● 220-440 mg/kg, 餌[119] ● 908 mg/kg, 餌[808]	● ニトロフラン誘導体。発がん性のため，食用への投与は禁止されている。心筋症の鳥類に投与する。治療効果は消化管に限定されている ● スズメ ● カナリア ● カナリア ● 水鳥：*Salmonella* ● ハト：*Salmonella*
フルメキン (Biocik, Amacol)	— ● 30 mg/kg, PO・IM, q8-12 時[195, 200]	● キノロン系。アメリカでは入手不可能である。嘔吐を引き起こす ● スズメ，ハト（PD）
プロカインペニシリン	— ● 100 mg/kg, IM, q24-48 時[349]	● 事例報告によると毒性の可能性があるため，体重が1 kg を下回る鳥にはプロカインペニシリンを投与するべきではない。有害反応（毒性作用の可能性）はフィンチ，カナリア，セキセイインコ，オカメインコで認められている[239, 811] ● ターキー（PD）
ペニシリン	● 5 万 IU/kg, IM[119] ● 8 g/40 g 小包骨セメント[814]	● 水鳥：*Erysipelas*，新しいアヒルの疾患 ● PMMA ビーズ（比率 1：5）
ペニシリン G	● 6 mg/kg, IV[130]	● ダチョウ，エミュー（PD）：急速に消失する。分布容積は小さい

（続く）

表 5-1 鳥類の抗菌薬[a]（続き）

薬　剤	用　量	種／特徴など
ペニシリン（ベンザチン製剤／プロカイン製剤）	—	● 事例報告によると毒性の可能性があるため体重が1 kgを下回る鳥にはプロカインペニシリンを投与するべきではない[811]
	● 200 mg/kg，IM，q24 時[50]	● 多くの鳥類
ポビドンヨード	● 病変部に局所投与，その後洗浄[63]	● 猛禽類：創傷洗浄，抗菌，抗真菌作用
ポリミキシンB	—	● ポリペプチド抗菌薬。多くのグラム陰性菌に有効である。腎臓と神経系へ重度の有害反応を起こす可能性がある[5]
	● 10-15 mg/kg，IM，q24 時[341]	● 猛禽類：PO 投与した場合は吸収されない
	● 50,000 U/L，飲料水[387]	● カナリア
	● 50,000 U/kg，軟らかい餌[387]	● カナリア
マルボフロキサシン（Zeniquin，Pfizer）	—	● フルオロキノロン系。アメリカでは食用への投与は承認されていない[258]。エンロフロキサシンに比べて嘔吐を引き起こす可能性は低い[702]。幼若な鳥類への投与は注意する[341]。換羽に悪影響をもたらし得る[149]
	● 2 mg/kg，PO，q24 時[26]	● ブロイラー（PD）
	● 2-3 mg/kg，IV・IO，q24 時[280, 281]	● 猛禽類（PD）
	● 2.5-5 mg/kg，PO，q24 時[116]	● ルリコンゴウインコ（PD）
	● 3-12 mg/kg，PO，q24 時[319]	● ターキー（PD）
	● 5 mg/kg，PO，q24 時[146]	● 多くの鳥類
	● 5 mg/kg，IM・IV[183]	● ダチョウ（PD）
	● 10-15 mg/kg，PO・IM，q12-24 時[63, 149, 279, 702]	● 猛禽類，ノガン（PD）
ミノサイクリン	—	● Ca，Al，Mg，Fe を含む製品または食品は吸収性を低下または変化させる。期限切れのテトラサイクリン系の投与は神経毒性をもたらす[270]
	● 10 mg/kg，PO，q12 時[559]	● ペンギン
	● 15 mg/kg，PO，q12 時[649]	● 猛禽類：いくつかの嫌気性菌
	● 5,000 mg/kg，餌[16]	● インコ：抗菌薬を含漬した雑穀を与える

表 5-1　鳥類の抗菌薬[a]（続き）

薬　剤	用　量	種／特徴など
ミポラマイシン	● 100 mg/kg, 餌, 5 日[787]	● 家禽：マクロライド系。開発中である。毎日新しく調剤する
メシル酸ダノフロキサシン（A180, Pfizer）	—	● フルオロキノロン系。アメリカでは食用への投与は承認されていない[258]
	● 5 mg/kg, PO・IM・IV[215, 521, 787]	● スミレコンゴウインコ, ニワトリ（PD）：ダノフロキサシンと比べてエンロフロキサシン 5 mg/kg の飲水投与の方が治療効果は高い[422]
	● 50 mg/L, 飲料水, 3 日[525, 672, 788]	● ヒヨコ：*Mycoplasma*
メトロニダゾール	—	● 多くの嫌気性菌に作用する。表 5-4 参照
	● 10 mg/kg, IM, q24 時, 2 日[812]	● オウム
	● 10-30 mg/kg, PO, q12 時, 10 日[812]	● オウム
	● 50 mg/kg, PO, q24 時, 5-7 日[50, 63, 609]	● 猛禽類, オウムを含む多くの鳥類：嫌気性菌
	● 50 mg/kg, PO, q12 時, 30 日[692]	● ボウシインコ, バタンインコ：嫌気性および出血性腸炎
メロペネム（Merrem, Abbott）	—	● 広域スペクトルのカルバペネム系抗菌薬。多くの体液と組織（脳脊髄液を含む）に浸透する
	● 175 mg/kg, IM, q24 時[725]	● ハト（PD）
リファブチン（Mycobutin, Pharmacia）	● 15-45 mg/kg, PO, q24 時[200, 695, 824]	● オウムを含む多くの鳥類：*Mycobacterium*。他剤と併用する（表 5-45 参照）
リファンピシン	—	● リファンピン参照
リファンピン	—	● 多くの鳥類：*Mycobacterium*。他剤と併用する（表 5-45 参照）。肝炎, 中枢神経系症状, 沈うつ, 嘔吐を引き起こす, または関連する。ノガンに黄褐色の尿酸塩が認められる[702]
	● 10-20 mg/kg, PO, q12-24 時[200, 702, 811]	● スズメ, オウムを含む多くの鳥類：*Mycobacterium*
	● 45 mg/kg, PO, q24 時[749, 824]	● ボウシインコ, ツルを含む多くの鳥類

（続く）

表 5-1	鳥類の抗菌薬[a]（続き）	
薬剤	用量	種／特徴など
リンコマイシン	—	グラム陽性菌・嫌気性スペクトルを有し，肢皮膚炎，慢性皮膚炎，マイコプラズマ症に適応する[702]
	0.25-0.5 mL，関節内，q24 時，7-10 日[702]	猛禽類
	25-50 mg/kg，PO，q12 時[316]	猛禽類：筋骨格系外科的整復
	35-50 mg/kg, PO, q12-24 時[200]	スズメ
	35-50 mg/頭，q24 時，7-14 日[510]	ハト
	50-75 mg/kg，PO・IM，q12 時，7-10 日[64, 149, 702]	オウム，猛禽類：肢皮膚炎，骨髄炎
	100 mg/kg，PO，q24 時[671]	猛禽類
	100 mg/kg，IM，q12 時[64]	オウム
	100-200 mg/L，飲料水[198]	カナリア
	2,000 mg/L，飲料水，5-7 日[63]	水鳥：*Pasteurella*，マイコプラズマ性腱滑膜炎
	局所投与[316]	猛禽類：リンコマイシン（50 mg/mL）とトブラマイシン（10 mg/mL）の混合薬は屈筋腱鞘のフラッシュに使用する
リンコマイシン・スペクチノマイシン（LS-50 Water Soluble, Upjohn; Linco-Spectin 100 Soluble Powder, Upjohn）	—	グラム陽性菌，*Mycoplasma* に対して有効である
	50 mg/kg，PO，q24 時[534]	多くの鳥類
	528 mg/L，飲料水を生後 5 日間[309]	ターキーのヒナ（PD）：*Mycoplasma* 気嚢炎
	750 mg/L，飲料水，3-7 日[119]	水鳥
	大さじ 1/4-1/2 杯 /L，飲料水，10-14 日[134]	多くの鳥類：水溶性粉末のリンコマイシン 16.7 g とスペクチノマイシン 33.3 g を粉末 2.55 oz ごとに使用する
	2.5-5 mg/ ヒナ，IM[310]，単回投与	ニワトリのヒナ（PD）：*E. coli* と *Staphylococcus aureus* 感染症を予防し得る。注射薬はアメリカでは入手できない

a：鳥類に使用される多くの用量は実験的と考えるべきである。副作用と治療の失敗に注意する[242]
b：Wojick K. Personal communication. 2011.
c：Ley D. Personal communication. 1997.

表 5-2　鳥類の抗真菌薬

薬　剤	用　量	種／特徴など
STA 溶液 (3 g サリチル酸, 3 g タンニン酸, 100 mL までエチルアルコール)	●局所投与[702]	●真菌性皮膚炎
アムホテリシン B	―	●殺真菌性。従来のデソキシコール酸性の製品よりも毒性の低い脂質性のアムホテリシン B 製品が現在入手できる。*Macrorhabdus ornithogaster* (メガバクテリア感染症)。アスペルギルス症の治療に IV 投与が推奨される。鳴管アスペルギルス腫への気管内投与は気管炎をもたらすことがある。腎毒性の可能性がある。耐性が生じることがある[608]
	●1.5 mg/kg, IV, q8 時, 3-7 日[52, 238, 651]	●多くの鳥類
	●1 mg/kg, 気管内投与, q8-12 時, 滅菌水で 1 L まで希釈する[651, 671, 672]	●オウム, 猛禽類：アスペルギルス症
	●1 mg/kg, 気管内投与, q12 時, 12 日, その後, q48 時, 5 週間[63]	●猛禽類：鳴管アスペルギルス腫
	●100-109 mg/kg, PO, 強制投与, q12 時, 10-30 日[511, 535, 609, 614]	●セキセイインコ：メガバクテリア感染症。単シロップで調剤する。オーストラリアでセキセイインコの耐性が報告されている[609]
	●0.05 mg/mL, 無菌水[52]	●多くの鳥類：鼻腔内洗浄
	●0.2 mL, PO, q12 時, 10 日[147]	●セキセイインコ：メガバクテリア感染症。IV 投与薬を投与する (5 mg/kg)
	●0.25-1 mL, PO, q24 時, 4-5 日[63]	●猛禽類の新生子：カンジダ症。消化管から吸収されない
	●1,000 mg/L, 飲料水, 10 日[231]	●セキセイインコ：メガバクテリア感染症
	●局所投与[147]	●中咽頭に 10 ％溶液を投与する
	●無菌水溶性潤滑ジェル内のリポソームカプセル製剤を 1.35 mg/kg, 局所投与, q24 時[74]	●サギ
	●7 mg/mL, 生理食塩水, q12 時[814]	●多くの鳥類：ネブライザーを 15 分行う

(続く)

表5-2　鳥類の抗真菌薬（続き）

薬剤	用量	種／特徴など
アムホテリシンB（3％クリーム）	●患部に局所投与，q12時[387, 672]	●多くの鳥類：真菌症
アムホテリシンB（A）／タンパク質分解性鼻腔内洗浄（P）	●鼻腔洗浄，(A) 1 mg/kg＋(P) 0.2-0.4 mL を 20 mL の生理食塩水で希釈する[11]，q24時	●市販のネオマイシン・キモトリプシン・トリプシン・ヒドロコルチゾン軟膏（Kymar, Schering-Plough）と併用する。鼻孔ごとに10 mL（少量ずつ積極的に洗浄する）
イトラコナゾール（Sporanox, Janssen）	—	●多くの鳥類：全身性真菌症，表在性カンジダ症，皮膚糸状菌症。静真菌性で経口生体内利用率は十分な食事で最大となる[5]。市販の懸濁液は第一選択薬として推奨される。調剤薬は生体内利用できず，安定していないため投与してはならない[93, 245]。アヒルにおいてSC用徐放性ゲル製剤の使用は，不適切な薬剤の組織および血中濃度をもたらした[799]
	●2.5-5 mg/kg，PO，q24時[585, 609]	●ヨウム：高用量は食欲不振，沈うつ，毒性が報告されている[241]
	●5 mg/kg，PO，q24時[11]	●キジ，白鳥，走鳥類：アスペルギルス症
	●5-10 mg/kg，PO，q24時[585]	●アオボウシインコ（PD）：アスペルギルス症。低かん流組織内を治療濃度にするために10 mg/kgが必要である
	●5-10 mg/kg，PO，q12-24時，10-14日，その後，q48時[363]	●猛禽類：アスペルギルス症の予防[a]
	●5-10 mg/kg，PO，q12-24時[397]	●猛禽類
	●5-10 mg/kg，PO，q12時，5日，続いて合計14日間，q24時[651]	●猛禽類：クラスIアスペルギルス症（軽度，不明瞭な所見を伴うが診断が不確定，または組織学的確定診断ができない症例）
	●5-10 mg/kg，PO，q12時，5日，続いてq24時，60-90日[651]	●猛禽類：クラスII-IVアスペルギルス症

表 5-2 鳥類の抗真菌薬（続き）

薬剤	用量	種／特徴など
イトラコナゾール （Sporanox, Janssen） （続き）	● 5-10 mg/kg, PO, q12 時[409, 671]	● スズメ（トウヒチョウ），水鳥，ペンギン：スズメのアスペルギルス症，アスペルギルス症予防。その他の鳥類のアスペルギルス症，カンジダ症，クリプトコッカス症
	● 6 mg/kg, PO, q12 時[483]	● ハト（PD）：この用量は抗真菌性の血中濃度をもたらす
	● 6-8 mg/kg, PO, q12 時，5-7 日，その後，q24 時，14 日[651]	● 猛禽類：アスペルギルス症の予防[a]。移動前1週間と移動後2週間の治療が推奨される。家庭で飼育されている45日齢からのシロハヤブサとシロハヤブサの雑種にルーチンに投与する
	● 6-10 mg/kg, PO[384]	● 走鳥類：推奨されるアゾール系
	● 10 mg/kg, PO, q24 時[394, 583]	● アカオノスリ，ジェンツーペンギン（PD）：2週間以内に安定化した血中濃度を得られる[16]
	● 10 mg/kg, PO, q24 時, 14-90 日，食事とともに[583, 584, 609]	● オウム：非アゾール系と併用する
	● 10 mg/kg, PO, q12-24 時[584]	● ハト
	● 10 mg/kg, PO, q12 時, 21-60 日[147, 780]	● フィンチ：心室内真菌症。飲水中にクロルヘキシジンと併用できる
	● 15 mg/kg, PO, q12 時, 最大 4-6 週間[363]	● 猛禽類：アスペルギルス症
	● 20 mg/kg, PO, q24 時[93]	● ペンギン（PD）
	● 26 mg/kg, PO, q12 時	● ハト（PD）：呼吸組織に抗真菌レベルをもたらす。毒性に関するさらなる研究が必要である
	● 200 mg/kg, 餌, 最大 100 日まで[663]	● コキンチョウ（PD）：皮膚糸状菌症。カプセルのビーズは少量の油と種で混合する

（続く）

表 5-2　鳥類の抗真菌薬（続き）

薬　剤	用　量	種／特徴など
エニルコナゾール乳剤	—	●イミダゾール系抗真菌薬で，*Penicillium* と皮膚糸状菌に作用する[16]
	●6 mg/kg，PO，q12 時[16]	●オオハナインコ：舌カンジダ症。治療後 7 日目に AST の上昇が認められた
	●1：10 の希釈液を 1 mg（0.5 mL）/kg，気管内投与，q24 時，7-14 日[702]	●ハヤブサ：アスペルギルス症
	●200 mg/L，飲料水[16]	●カナリア：皮膚糸状菌症
	●1：10 希釈液を局所投与，q12 時，21-28 日[63]	●猛禽類：皮膚アスペルギルス症，カンジダ症
	●1：10-1：100，希釈液を局所または気管内投与[64]	●オウム：アスペルギルス症，カンジダ症
	●局所的な浸漬を 3 回，q3 日[651]	●猛禽類，ダチョウ：皮膚糸状菌症
	●5 mL 滅菌水を 0.1 mL/kg，30 分間ネブライザー，5 日投薬，2 日休薬，最大 3 カ月間まで[338]	●猛禽類：アスペルギルス症
カプリル酸（Kaprycidin A，Ecological Formulas）	—	●抗真菌作用を有する自然発生性の脂肪酸
	●271 mg/kg，PO[813]	●多くの鳥類：イミダゾールの補助治療として投与する。投与はまれである
グリセオフルビン	●10 mg/kg，PO，q12 時，21 日[63, 702]	●ハト：皮膚糸状菌症。強制給餌
	●30-50 mg/kg，飲料水，q24 時[511, 810]	●ダチョウ：真菌性皮膚炎

表 5-2　鳥類の抗真菌薬（続き）

薬　剤	用　量	種／特徴など
クロトリマゾール	—	広域スペクトルの抗真菌薬。*Candida albicans* のような真菌病原体の成長を阻害する。アスペルギルス症の補助治療薬として投与する。気嚢，気管内投与，ネブライザー，局所投与する
	2 mg/kg，気管内投与，q24 時，5 日[692]	オウム：鳴管アスペルギルス腫。麻酔下でカテーテルを介して，鳴管に直接投与する
	10 mg/kg，気嚢に投与[692]	オウム：プロピレングリコールで 2.5 mg/mL に希釈する。1 日の総量を 4 つに分割し，最もアクセスしやすい気嚢に投与する。毒性があり，ヨウムやその他の鳥類に内臓または IM 投与された場合，突然死をもたらすことがある[629]
	10 mg/mL，生理食塩水で洗浄[238, 609]	多くの鳥類：洗浄できる部位の *Aspergillus* に有効である。鼻腔内洗浄は 1％溶液を使用する
	1％溶液[814]	ネブライザーを 30-60 分行う
ケトコナゾール (Nizoral，Janssen)	—	多くの鳥類：全身性真菌症（例，アスペルギルス症），カンジダ症。静真菌作用。アムホテリシン B より低毒性である。潜在的に致死性の肝毒性と関連し得る[5]。20 mg/kg を超えると嘔吐をもたらすことがある（認められた場合，1-2 日間休薬してから再開する）
	3 mg/kg，PO，q24 時，7 日[70]	ハト
	5-10 mg/kg，PO，q24 時[810]	走鳥類
	8 mg/kg，PO，q12 時，30 日[70]	ダチョウ
	10-20 mg/kg，PO，q24 時[70]	ダチョウ
	10-30 mg/kg，PO，q12 時，30-60 日[692]	多くの鳥類
	12.5 mg/kg，PO，q24 時，30 日[672]	白鳥：カンジダ症
	15 mg/kg，PO，q12 時[397]	猛禽類：カンジダ症
	20 mg/kg，PO，q24 時，14 日[147]	オウム，スズメ，猛禽類

（続く）

表5-2 鳥類の抗真菌薬（続き）

薬剤	用量	種/特徴など
ケトコナゾール (Nizoral, Janssen) (続き)	● 20 mg/kg，PO，q12 時[402]	● オウムの新生子
	● 20 mg/kg，PO，q8 時，7-14 日[609]	● オウム：難治性カンジダ症
	● 20-30 mg/kg，PO，q8 時[238]	● バタンインコ
	● 20-40 mg/kg，PO，q12 時，15-60 日[693]	● ハト
	● 25 mg/kg，PO，q12 時，14 日[702]	● 走鳥類，猛禽類：アスペルギルス症
	● 30 mg/kg，PO，q12 時，7-14 日[425]	● ボウシインコ (PD)
	● 30 mg/kg，PO，q12 時，7-30 日[425, 692]	● ハト (PD)，猛禽類：猛禽類のアスペルギルス症予防
	● 50 mg/kg/日，PO[150]	● オオハシ
	● 60 mg/kg，PO，q12 時[838]	● 猛禽類 (PD)，(ヨーロッパノスリ)：アスペルギルス症
	● 200 mg/L，飲料水，花蜜，または軟らかい餌，7-14 日[49, 198, 331]	● カナリア，ハチドリ，コキンチョウ：砕いた錠剤を大さじ 1/2-1 杯の酢に溶解する
酢酸（酢）	● 16 mL/L，飲料水[387]	● 多くの鳥類：メガバクテリア感染症
スルファジアジン銀	● 患部に局所投与，q12-24 時[228, 672]	● 多くの鳥類：包帯を巻く
テルビナフィン	—	● 殺真菌性：鳥類アスペルギルス症の治療薬としては疑問視されている。高用量またはイトラコナゾールとの併用がより効果的である[245]
	● 10-15 mg/kg，PO，q12-24 時[170]	● 多くの鳥類
	● 15 mg/kg，PO，q24 時[53]	● ペンギン (PD)
	● 15-30 mg/kg，PO，q12 時[245]	● 多くの鳥類
	● 22 mg/kg，PO，q24 時[54]	● 猛禽類 (PD)
	● 1 mg/mL 溶液，ネブライザー[637]	● 多くの鳥類

表 5-2　鳥類の抗真菌薬（続き）

薬剤	用量	種／特徴など
ナイスタチン	—	●カンジダ症の治療の選択薬。正常な消化管では全身性に吸収されない[5, 16]。口腔内病変の治療には薬剤の直接塗布が必要である[16]。新生子への治療は薬剤の濃度と接触時間を最大にするため，給餌と間隔をあけて投与する[16]
	●5,000 U/頭，PO，q12 時，10 日[231, 232]	●ゴシキヒワ：メガバクテリア感染症。セキセイインコには無効である
	●2 万 -10 万 U/頭，PO，q24 時，7 日[70, 702]	●ハト：カンジダ症
	●10 万 U/kg，PO，q12 時[322, 397]	●ハト，猛禽類
	●25 万 -43 万 U/kg，PO，q12 時[147]	●ハチドリ
	●25 万 -50 万 U/kg，PO，q12 時[810]	●走鳥類
	●30 万 U/kg，PO，q12 時，7-14 日[63, 238]	●水鳥を含む多くの鳥類
	●30 万 -60 万 U/kg，PO，q8-12 時，7-14 日[147]	●オウム
	●50 万 U/kg，PO，q8 時，5 日[159]	●チュウハシ（サフラン）：カンジダ症
	●局所投与，q6 時[368]	●ハチドリ：カンジダ症。綿球を使用し，直接塗布する
	●25,000 U/L，花蜜[368]	●ハチドリ
	●10 万 U/L，飲料水[49, 198]	●カナリア，フィンチ
	●20 万 U/kg，軟らかい餌[49, 63]	●カナリア，フィンチ
パルコナゾール (Parcomyc, Janssen-Cilag)	●30-60 mg/kg，餌[680]	●ホロホロチョウ：カンジダ症の予防薬，アメリカでは入手できない
ピマリシン (Natamycin, Alcon)	●患眼に 1 滴，点眼，q8 時[768]	●ボタンインコ：マクロライド系抗真菌薬。角膜真菌症

（続く）

表 5-2　鳥類の抗真菌薬（続き）

薬　剤	用　量	種／特徴など
フルコナゾール （Diflucan，Pfizer）	—	●静真菌性薬。脳内，脳脊髄液内，眼内へ良好に浸透する[16]。局所治療が実施できない場合（例，ナイスタチン）にのみ適応する[16]。水溶性である。アゾール系で最も安全な治療指数を示す。*Candida*，メガバクテリア感染症。アスペルギルス症に無効の場合がある[651]。セキセイインコは10 mg/kg，PO，q12時で死亡の報告例がある（この用量はメガバクテリア感染症に無効であった）[609]
	●2-5 mg/kg，PO，q24時，7-10日[63, 583]	●猛禽類を含む多くの鳥類：胃腸管，全身性カンジダ症，中枢神経系（CNS），眼球真菌症
	●4-6 mg/kg，PO，q12時[240]	●幼若なオウム：カンジダ症
	●5 mg/kg，PO，q24時[648]	●オカメインコ：カンジダ症
	●5-10 mg/kg，PO，q24時[49]	●コキンチョウ：カンジダ症
	●5-15 mg/kg，PO，q12時，14-60日，またはそれ以上[692]	●多くの鳥類：アスペルギルス症，カンジダ症。カンジダ症は低用量で治療する
	●8 mg/kg，PO，q24時，30日[812]	●オウム：クリプトコッカス症
	●10 mg/kg，PO，q48時[648]	●オカメインコ：カンジダ症
	●10-20 mg/kg，PO，30日[387]	●アカオノスリ，シロハヤブサ：アスペルギルス症
	●15 mg/kg，PO，q12時，≧28日[694]	●ハト：アスペルギルス症
	●15 mg/kg，PO，q12時，30日，臨床症状が消失してから[11]	●オウム：慢性鼻アスペルギルス症
	●20 mg/kg，PO，q48時[240]	●オウム（PD）：粘膜性，全身性イースト感染症。耐性カンジダ症には2-3回の治療
	●100 mg/kg，PO，q24時[608]	●ニワトリ：メガバクテリア感染症
	●100 mg/kg，軟らかい餌[49]	●コキンチョウ：カンジダ症
	●25 mg/L，花蜜[331]	●ハチドリ：アスペルギルス症
	●50 mg/L，飲料水，14-60日[692]	●多くの鳥類：全身性真菌症。カンジダ症
	●100 mg/L，飲料水，8日[648]	●オカメインコ：カンジダ症
	●150 mg/L，飲料水[49]	●コキンチョウ：カンジダ症

表 5-2　鳥類の抗真菌薬（続き）

薬 剤	用 量	種／特徴など
フルシトシン （Ancobon，Roche）	—	●静真菌性薬。CNS 内へ良好に浸透する。アスペルギルス症予防として猛禽類（特にハヤブサ）と水鳥に投与する[a]。補助治療として投与することがある。*Aspergillus* 系の 50 ％は耐性である[680]。毒性は弱いが, 有害反応として消化管障害, 肝毒性, 骨髄抑制が含まれる[80, 680]。
	● 20-30 mg/kg，PO，q6 時，20-90 日[363]	●猛禽類：アスペルギルス症
	● 20-75 mg/kg，PO，q12 時，21 日[702]	●オウム：全身性のイーストまたは真菌感染症
	● 50 mg/kg，PO，q12 時，14-28 日[147, 583]	●オウム，スズメ，猛禽類
	● 50-75 mg/kg，PO，q8 時[651]	●猛禽類：アスペルギルス症の予防
	● 60 mg/kg，PO，q12 時（体重＞500 g の動物）[11]	●多くの鳥類：鳴管アスペルギルス腫
	● 75 mg/kg，q12 時，5-7 日，その後 q24 時，14 日[651]	●猛禽類：アスペルギルス症の予防[a]。移動前 1 週間と移動後 2 週間の治療が推奨される。家庭で飼育されている 45 日齢からのシロハヤブサとシロハヤブサの雑種にルーチンに投与する
	● 75-120 mg/kg，PO，q6 時[583]	●多くの鳥類
	● 80-100 mg/kg，PO，q12 時[810]	●走鳥類
	● 100-250 mg/kg，PO，q12 時[402]	●オウムの新生子
	● 120 mg/kg，PO，q6 時[397]	●猛禽類：アスペルギルス症
	● 150 mg/kg，PO，q12 時（体重＜500 g の動物）[11]	●オウム，キジ，白鳥を含む多くの鳥類：鳴管アスペルギルス腫
	● 250 mg/kg，PO，q12 時[397]	●猛禽類：カンジダ症
	● 250 mg/kg，PO，q12 時，14-17 日[780]	●フィンチ：心室内真菌症。飲料水中にクロルヘキシジンと併用できる
	● 50-250 mg/kg，餌[671, 672]	●オウム，九官鳥
ポビドンヨード	●病変部に局所投与，その後洗浄[63]	●猛禽類：創傷洗浄, 抗菌作用, 抗真菌作用

（続く）

表 5-2　鳥類の抗真菌薬（続き）

薬剤	用量	種／特徴など
ボリコナゾール (Vfend, Pfizer)	—	アスペルギルスに対して最も有効な薬剤であるが耐性株も存在する[55]。鳥類間で同じ用量を外挿することは困難である。鳥類への安全性は証明されていない。PO, IV 投与薬がある。長期間の治療における治療濃度を維持するために用量を調節する必要がある[245]。調剤した懸濁液は室温下で30日間安定している[567]
	● 10 mg/kg, PO・IV, q12 時[95]	● ニワトリ (PD)
	● 10 mg/kg, PO, q12 時または 20 mg/kg, q24 時[55-57]	● ハト (PD)
	● 12-18 mg/kg, PO, q12 時[254]	● ヨウム (PD)
	● 12.5 mg/kg, PO, q12 時[188, 720]	● 猛禽類
	● 18 mg/kg, PO, q8 時[306]	● ボウシインコ (PD)
	● 20 mg/kg, PO, q24 時, 21 日[595]	● 多くの鳥類
	● 40 mg/kg, PO, q24 時[798]	● ウズラ (PD)
ミコナゾール	—	● 静真菌性薬。*Candida albicans*, *Malassezia*, 皮膚糸状菌の成長を阻害する。注射薬はアメリカでは入手できない
	● 5 mg/kg, 気管内投与, q12 時, 5 日[842]	● オウム：生理食塩水で希釈した 10 mg/mL 溶液。鳴管の真菌症。フルシトシンと併用する。クロトリマゾールは代替薬となり得る
	● 10 mg/kg, IM, q24 時, 6-12 日[702]	● 猛禽類：全身性アスペルギルス症
	● 20 mg/kg, IV, q8 時[702]	● オウム：カンジダ症, クリプトコッカス症
	● 患部に局所投与, q12 時[651, 779]	● 皮膚真菌症：経口イトラコナゾールと併用する。皮膚糸状菌症
ヨード溶液 (1 %)	● 局所投与[651]	● 口腔または皮膚カンジダ症

a：抗真菌薬の予防薬としての投与は感受性鳥類のうち，新しく捕獲した鳥，入院している鳥，管理の変化または飼育環境を移動する鳥に適応される[651]

表 5-3　鳥類の抗ウイルス薬，免疫抑制薬

薬剤	用量	種／特徴など
アシクロビル (Zovirax, Burroughs Wellcome)	—	● 抗ウイルス薬。ヘルペスウイルスとサイトメガロウイルスに作用する。水溶性のナトリウム塩 (IV 投与薬) を IM 投与すると，重度な筋壊死を起こす。IV 投与は静脈炎や神経症状が生じることがある。臨床症状が認められる前に投与することが最も効果的である。鳥類は最低 7 日間治療するべきである。調剤後の溶液は不安定なため，分割し冷凍するべきである[16, 702, 812]
	● 曝露 3 日後に 10 mg/kg, IM, q24 時, 5-14 日[156]	● ニワトリ：マレック病
	● 20-40 mg/kg, IM, q12 時[689]	● オウム：ヘルペスウイルス
	● 29 mg/羽, PO, q8 時, 7 日[63]	● ハト：ヘルペスウイルス
	● 80 mg/kg, PO, q8 時, 7 日[569]	● オキナインコ (PD)：ヘルペスウイルス感染症の予防または治療
	● 120 mg/kg, PO, q12 時[697]	● ジュケイ (PD)
	● 330 mg/kg, PO, q12 時, 4-7 日[401]	● オウム新生子：ヘルペスウイルス
	● 330 mg/kg, PO, q12 時, 7-14 日[363]	● 猛禽類：ハヤブサとフクロウのヘルペスウイルス。嘔吐をもたらすことがある
	● ≦400 mg/kg, 餌[156]	● オキナインコ：ヘルペスウイルス
	● 1,000 mg/L, 飲料水[156, 670]	● オキナインコ：ヘルペスウイルス，強制給餌
アセマンナン (Carravet, Carrington Laboratories)	● 1 mg/kg, SC, q7 日[857]	● 抗がん剤治療の補助薬
	● 2 mg/kg, 病変内投与, q7 日, 4 回[857]	● 線維肉腫の外科的減量術の後に投与する

(続く)

表5-3　鳥類の抗ウイルス薬，免疫抑制薬（続き）

薬　剤	用　量	種／特徴など
アマンタジン (Symmetrel, Endo Labs)	―	●抗ウイルス薬。インフルエンザA型ウイルスの複製を阻害する[156]
	●1 mg/kg, PO, q24時, 3週間[296]	●ヨウム：鳥類のボルナウイルス感染症に無効である
	●曝露前3日間および曝露後18日間, 10 mg/kg, PO[156]	●ターキー：インフルエンザウイルス。ウイルス曝露前, 曝露中に投与する必要がある
	●感染後10日間, 25 mg/kg, PO[156]	●ニワトリ
	●100 mg/L, 飲料水[156]	●ニワトリ：殺菌されたインフルエンザワクチンと併用できる
イミキモドクリーム (Aldara, 3M)	●朝の給餌の数時間前に局所投与, 3回/週[451]	●オウム：総排泄腔乳頭腫症。宿主細胞性免疫を強化すると考えられている。ある報告では腫瘍のサイズが減少したが, 他の報告では認められなかった[447]。ともに, 完全寛解は認められなかった
イムノレグリン (Propionibacterium Acnes, Neogen)	●0.13 mg/kg（最大 0.08 mg [0.2 mL]), SC, IM を治療1, 3, 7, 14, 28, 42日目, その後 q30日[45]	●オウム：慢性的に羽をむしる鳥への免疫療法。マクロファージ, リンホカイン産生をもたらす。ナチュラルキラー細胞活性を増加させる。ステロイドと併用しない
インターフェロンα_{2a}	―	●免疫抑制作用, 抗増殖作用, 抗ウイルス作用を有する糖タンパク質
	●30 U, q24時, 5日, 30 U, 2回/週, その後2週間, その後30 U, 2回/週, 2週間[299]	●多くの鳥類：前胃拡張症候群。一時的な臨床症状の改善に関連している
	●60-240 U/kg, SC・IM, q12時[733] または300-1,200 U/kg, PO, q12時[692]	●多くの鳥類：貯蔵液1 mL（300万U/mL）を100 mL滅菌水（3万U/mL）と混合する。2 mLバイアルとして最大1年間冷凍できる。貯蔵液2 mLを1 LのLRS（= 60 U/mL）内に混ぜる。3カ月間冷蔵できる
	●1,500 U/kg, PO, q24時[16]	●オウム
	●100万U, IM, q48時-7日, 3回[762]	●ヨウム：サーコウイルス。オメガα-2インターフェロン
	●1,000 U/L, 飲料水, 14-28日[691]	●ハト：サーコウイルス

表5-3　鳥類の抗ウイルス薬，免疫抑制薬（続き）

薬剤	用量	種／特徴など
エキナセア（Echinacea solution, Biobotania）	● 飲料水1Lごとに0.5 mL/kg, q24時, 5日[702] ● 1 mL/L, 飲料水[671]	● オウム：ハーブ系免疫刺激薬 ● オウム：アルコールフリー製剤を使用する
シリマリン（オオアザミ）	● 100-150 mg/kg, PO, q8-12時に分割投与[11]	● 多くの鳥類：肝性抗酸化薬。肝疾患および抗がん剤治療の補助として投与する。アルコールフリーの液体製剤を投与する
ビタミンC（アスコルビン酸）	● 20-50 mg/kg, IM, q1-7日[397, 672]	● 猛禽類を含む多くの鳥類：抗酸化薬。免疫刺激薬。栄養補助。消化管を酸性化する
ファムシクロビル（Famvir, Novartis）	● 25 mg/kg, PO, q12時[807]	● 子アヒル（PD）：抗ウイルス薬。アヒル肝炎。毒性作用は報告されていない
ペンシクロビル（Denavir, Novartis）	● 10 mg/kg, IP, q24時, 12-24週[465]	● アヒル（PD）：ヘルペスウイルスに作用する抗ウイルス薬。アヒルB型肝炎。ウイルスレベルは顕著に減少した。毒性作用は認められなかった。1％DMSO 2 mLと溶解する
リマンタジン（Flumadine, Forest）	● 100 mg/L, 飲料水[156]	● ニワトリ：インフルエンザウイルス。ウイルス曝露前, 曝露中に投与する必要がある
レバミゾール	— ● 1.25-2.5 mg/kg, PO・SC[670] ● 2 mg/kg, SC・IM, q14日, 3回[87, 672] ● 11 mg/L, 飲料水, 3-5週間[133]	● 免疫抑制作用を有する駆虫薬。治療指数は低い（中毒反応や死が報告されている） ● 家禽 ● コンゴウインコを含む多くの鳥類 ● 多くの鳥類

表 5-4　鳥類の抗寄生虫薬

薬　剤	用　量	種／特徴など
アミトラズ（Mitaban, Upjohn）	—	● *Dermanyssus gallinae* への有効性は高い[504]
	● 0.025 %溶液（アミトラズ1 [12.5 %]：水500で希釈する），2.5L/羽，噴霧，10日後に繰り返す[102]	● ダチョウ：シラミ
アルベンダゾール（11.36 %）（Valbazen, Pfizer）	—	● 広域スペクトルの駆虫薬。ケアオウムやハト目によっては50-100 mg/kgで有毒となる[361, 759]
	● 5.2 mg/kg，PO，q12時，3日，14日後に繰り返す[810]	● 走鳥類：鞭毛虫，条虫
	● 10 mg/kg，PO，単回投与[158]	● 家禽（PK）
	● 15-20 mg/kg，PO，単回投与[150]	● オオハシ
	● 25 mg/kg，PO，q24時，90日，その後臨床症状が再発したら120日繰り返す[612]	● バタンインコ：*Encephalitozoon hellem* 角結膜炎
	● 25-50 mg/kg，PO，q24時，3-4日[759]	● ハト，ハイイロイワシャコ：*Capillaria*
	● 47 mg/kg，PO，単回投与，4週間後に繰り返す[743]	● ニワトリ：軽度な回虫への作用を示す。治療しない場合より糞便中 *Heterakis* を減少させる
	● 50 mg/kg，PO，q24時，5日[108]	● ボウシインコ：ミクロスポリジア角結膜炎
	● 113-116 mg/23 kg，q12時，3日，14週間後に繰り返す[43]	● 走鳥類：原虫感染症
アンプロリウム（Corid, TEVA; Amprol Plus MSD, AgVet）	—	● ピリミジン誘導体の抗コクシジウム薬，発生はまれであるが，チアミンを高用量投与すると効果は減少する[757]。九官鳥やオオハシのコクシジウム病原体によっては耐性を示す[43]
	● 2.2 mg/kg，PO[115]	● カナダヅル：実験的に誘発した播種性内臓型コクシジウム症の予防には無効である
	● 13-26 mg/kg，PO[308]	● ニワトリ（PK, PD）：生体内利用率は絶食した鳥で4倍大きい
	● 25 mg/kg/日 PO[43]	● ハト
	● 30 mg/kg，PO，q24時，5日[43, 341]	● 猛禽類
	● 5-100 mg/L，飲料水，5-7日[43]	● 多くの鳥類：群単位の治療

表 5-4 鳥類の抗寄生虫薬（続き）

薬剤	用量	種／特徴など
アンプロリウム （Corid，TEVA; Amprol Plus MSD，AgVet） （続き）	● 50-100 mg/L，飲料水，5-7 日[173, 506] ● 60 mg/L，飲料水[111] ● 200 mg/L，飲料水[323, 324] ● 250 mg/L，飲料水，7 日[843] ● 575 mg/L，飲料水[119] ● 大さじ 1/4/L，飲料水，3-5 日[320, 321] ● 115-235 mg/kg，餌[113, 757] ● 125 mg/kg，餌[647]	● スズメ，インコを含む多くの鳥類 ● ツル ● ハト：群単位の治療 ● オウム（ケアオウム）：*Sarcocystis*。ピリメタミンとプリマキンを併用する ● 家禽：9.6％溶液を使用する ● ハト，家禽：20％可溶性粉末 ● 家禽，キジ，ツル：コクシジウム症。*Sarcocystis*。低用量は予防量である。高用量は治療量である ● ターキー：*Eimeria* 分離株の 31/33 が耐性である
イプロニダゾール （Ipropran，Roche）	— ● 130 mg/L，飲料水，7 日[37, 506] ● 250 mg/L，飲料水，3-7 日[518, 693]	● *Giardia*，*Trichomonas*，*Histomonas*。アメリカでは入手できない。61 g/2.65 oz ● ハトを含む多くの鳥類 ● オウム，ピジョン
イベルメクチン （Ivomec，Merial）	— ● 0.2 mg/kg，PO・SC・IM，単回投与，10-14 日後に繰り返すことができる[43, 63, 111, 126, 323, 324, 355, 384, 581, 692, 757]	● 多くの鳥類：多くの線虫，鉤頭虫，ヒル，多くの外部寄生虫（*Knemidokoptes*，*Dermanyssus*）。緊急時には水または生理食塩水で希釈する。拡大使用時にはプロピレングリコールで希釈する。非経口イベルメクチンはフィンチとセキセイインコに有毒となり得る[147]。クロカミインコにおいて 0.2 mg/kg で毒性の疑いが報告されている[605] ● 多くの鳥類，オウム，スズメ，ハト，猛禽類，ホロホロチョウ，水鳥，走鳥類，ツル：バタンインコのミクロフィラリアにはフェンベンダゾール 50 mg/kg，PO，q12 時，5 日と併用する[692]

（続く）

表 5-4　鳥類の抗寄生虫薬（続き）

薬剤	用量	種／特徴など
イベルメクチン (Ivomec, Merial) (続き)	● 0.2 mg/kg, SC, 皮膚に局所投与. 1-2 週間後に 3-4 回繰り返すことができる[126, 173, 203]	● カナリア：羽軸ダニ, *Knemidokoptes*。プロピレングリコールで 0.2 ％溶液に希釈する。ろう膜，肢に直接投与できる
	● 0.4 mg/kg, SC, 単回投与[409]	● スズメ（トウヒチョウ）：*Capillaria*
	● 0.4 mg/kg, SC, 単回投与[506]	● 猛禽類
	● 0.5-1 mg/kg, PO・IM, 単回投与[323]	● ハト
	● 1 mg/kg, SC, 7 日後に繰り返す[705]	● ハヤブサ：*Serratospiculum*
	● 2 mg/kg, IM, 単回投与[791]	● ハヤブサ：*Capillaria*。この投与量では有害反応が認められなかった
	● 0.8-1 mg/L, 飲料水[198]	● カナリア
	● 1 滴（0.05 mL），皮膚に投与，q7 日，3 回[43]	● ハト，スズメ：*Knemidokoptes*, *Dermanyssus*
塩酸キナクリン (Atabrine, Sanofi)	—	● 多くの鳥類：*Atoxoplasma*, *Plasmodium*。クロロキンとプリマキンが推奨される。過剰投与は肝毒性をもたらすことがある[506]
	● 5-10 mg/kg, PO, q24 時，7-10 日[392, 506]	● 多くの鳥類：*Lankesterella*, *Plasmodium* には高用量を投与する
	● 7.5 mg/kg, PO, q24 時, 10 日[506]	● 多くの鳥類：*Atoxoplasma*
	● 26-79 mg/L, 飲料水，10-21 日[324]	● ハト
塩酸メフロキン (Lariam, Hoffman-LaRoche)	—	● 抗マラリア薬。いくつかの赤血球内および組織内の *Plasmodium* のシゾントに作用する[665, 792]
	● 30 mg/kg, PO, q12 時，1 日，その後 q24 時，1-2 日[399, 792, 850]	● 猛禽類
	● 30 mg/kg, PO, q12 時，1 日，その後 q24 時，2 日，その後 q7 日，6 カ月[399]	● 猛禽類：長期間投与
	● 30 mg/kg, PO, 週 1 回[660]	● 猛禽類：シーズン中は *Plasmodium* の予防にルーチンに投与される
	● 50 mg/kg, q24 時[551]	● 猛禽類：*Haemoproteus*。クロロキン（最大 60 mg/kg）と併用する
	● 50 mg/kg, PO, q24 時, 7 日[126]	● 猛禽類：*Plasmodium*

表 5-4 鳥類の抗寄生虫薬（続き）

薬　剤	用　量	種／特徴など
オクスフェンダゾール (Benelmin, Syntex)	● 5 mg/kg, PO, 単回投与[146] ● 10-40 mg/kg, PO, 単回投与[506, 767] ● 15-25 mg/kg, PO, 単回投与[159] ● 20 mg/kg, PO, 単回投与[341]	● ダチョウ：線虫類 ● フィンチを含む多くの鳥類：線虫 ● オオハシ：必要に応じて15日後に繰り返す ● 猛禽類
カルニダゾール (Spartrix, Wildlife Pharmaceuticals)	— ● 5 mg/羽, PO[693] ● 10 mg/羽, PO[785] ● 12.5-25 mg/kg, PO, 単回投与[43, 126] ● 20 mg/kg, PO, 単回投与[324] ● 20 mg/kg, q24 時, PO, 2 日[341, 397] ● 20-25 mg/kg, PO, 単回投与[43] ● 20-30 mg/kg, PO, q24 時, 1-2 日[43, 126] ● 20-30 mg/kg, PO, q24 時, 5 日[28] ● 30 mg/kg, PO, 単回投与[261] ● 30 mg/kg, PO, q12 時, 3 日[392] ● 30 mg/kg, PO, q24 時, 3 日[660] ● 30-50 mg/kg, PO, その後10-14 日後に繰り返す[387, 672] ● 33 mg/kg, PO, その後14, 28 日後に繰り返す[49] ● 50 mg/kg, PO, 単回投与[363] ● 120 mg/kg, PO, 単回投与または 2-5 日かけて分割投与[817]	● *Trichomonas*, *Hexamita*, *Histomonas* の治療[43] ● ダヴ（成熟），ハト（ヒナ） ● モモイロバト（成熟）：*Trichomonas*。生後 18 日未満のヒナには 5 mg 投与 ● ハト：*Trichomonas*, 幼若な鳥には低用量とする。群単位の治療はジメトリダゾールと併用する ● ハト ● 猛禽類 ● 猛禽類：単回投与は進行性感染症のハヤブサとノガンに常に有効ではない ● ハト，オウムを含む多くの鳥類 ● メキシコマシコ：臨床症状の発現前に駆虫すれば *Trichomonas gallinae* を確実に駆除できる ● 猛禽類：*Trichomonas* ● 猛禽類：*Trichomonas* ● 猛禽類：*Trichomonas* ● オカメインコ：*Giardia* ● ジュウシマツ，コキンチョウ：鞭毛虫。0.5 mg/成熟動物（15 g に基づいている），0.25 mg/ヒナ動物（7.5 g） ● 猛禽類 ● アメリカチョウゲンボウ，アメリカオオコノハズク：低用量での治療に耐性を示す *Trichomonas* 感染症

（続く）

表 5-4　鳥類の抗寄生虫薬（続き）

薬　剤	用　量	種／特徴など
カルバリル 5 %（Sevin Dust, Bayer）	● 局所投与，羽毛または巣箱に軽く振りかける[43]	● 多くの鳥類：アリ，外部寄生虫。処置した寝床は 24 時間後に取り除く
	● 巣箱の素材に大さじ 1-2 杯[43]	● 多くの鳥類：外部寄生虫のコントロール
カンベンダゾール（Equiben, MSD, AgVet）	● 60-100 mg/kg，PO，q24 時，3-7 日[506]	● 多くの鳥類
	● 75 mg/kg, PO, q24 時，2 日[43, 325]	● ハト
クラズリル（Appertex, Janssen）	—	● ベンゼン - アセトニトリル抗コクシジウム薬
	● 2.5 mg/羽，PO，単回投与，1 カ月ごとに繰り返すことができる[830]	● ハト：治療後 20 日目でオーシストの脱落が開始する
	● 3 mg/kg，PO，単回投与または 5 日間[288]	● ニワトリ（PK）：複数回投与によって卵内に薬剤が検出される
	● 5 mg/kg，PO，単回投与[126]	● ハト
	● 5-10 mg/kg, PO, q24 時，2 日[341]	● 猛禽類
	● 5-10 mg/kg，PO，q24 時，3 日，休薬 2 日間，投薬 3 日間[506]	● 家禽，ハト
	● 5-10 mg/kg，PO，q72 時，3 回[43, 149]	● 水鳥，猛禽類
	● 6.25 mg/kg，PO 単回投与[43]	● ハト
	● 7 mg/kg，PO，3 日，休薬 2 日間，投薬 3 日間[43, 64]	● オウム
	● 30 mg/kg，PO，単回投与[126]	● 猛禽類
	● 1.1 または 5.5 mg/kg，餌[115]	● カナダツル：実験的に誘発した播種性内蔵型コクシジウム症の予防には無効である
クロタミトン（Eurax, Westwood-Squibb）	● 患部に局所投与[43]	● 多くの鳥類：ダニ（例，Knemidokoptes）。イベルメクチンと併用する
クロピドール（25 %）（Coyden-25, Alpharma）	● 125 mg/kg，餌[647]	● ターキー：Eimeria 分離株の 16/33 は部分的または完全な耐性を示す
	● 125-250 mg/kg，餌[757]	● 狩猟鳥：コクシジウム症，Leucocytozoon, Plasmodium

表 5-4　鳥類の抗寄生虫薬（続き）

薬剤	用量	種/特徴など
クロルスロン (Curatrem, Merial)	—	ベンゼンスルフォンアミド駆虫薬
	● 20 mg/kg, PO, q14日, 3回[43, 141, 671]	● オウム, 水鳥, 猛禽類：吸虫, 条虫
	● 20 mg/kg, PO, 3回/週, 14日[63]	● 水鳥, 猛禽類：吸虫, 条虫
ジクラズリル (Clinicox 0.5 %, Huvepharma AD; DiClosol 1 %, Pharmaswede)	—	● ベンゼン-アセトニトリル抗コクシジウム薬。家禽で*Eimeria*によっては耐性を示すと最近の研究で報告されている[4, 647]。長期予防のためのローテーションが推奨されている
	● 10 mg/kg, PO, q12時, 治療 0, 1, 2, 4, 6, 8, 10日目に投与[514]	● ハワイガラス：*Toxoplasma*
	● 5 mg/L, 飲料水, 6日[33]	● ニワトリ：オーシストの生存能力と病原性を低下させる
	● 5-10 mg/L, 飲料水, 2日[213]	● ニワトリ：疾患の予防と*Eimeria*の混合感染した鳥のオーシスト数, 病変, 死亡率を低下させる
	● 0.5-1 mg/kg, 餌[123, 213]	● ニワトリ, ターキー：コクシジウム症
	● 1 mg/kg, 餌[647]	● ターキー：*Eimeria*分離株の21/33は部分的または完全な耐性を示す
ジクロロフェン (Tapeworm tablets, Happy Jack)	● 100 mg, PO, q10日, 2回, 必要に応じて10日後に繰り返す[417]	● ハト：条虫。12時間の絶食後に投与する
ジニトルミド (Zoamix, Alpharma)	● 40-187 mg/kg, 餌[511]	● ニワトリ, ターキー：コクシジウム症
ジプロピオン酸イミドカルブ (Imizol, Intervet/Schering-Plough)	—	● *Babesia*に抗原虫作用
	● 5-7 mg/kg, IM, 単回投与, 7日で繰り返す[709, 850]	● 猛禽類：*Babesia*。症例により治療は合計3回必要となることもある
シペルメトリン (5 %) (Max Con, Y-Tex)	● 60-120 mg/羽, 頸部の背側に局所投与[21]	● ニワトリ：*Triatoma infestans*に有効である
	● 1：100 希釈液を噴霧または浸漬[43]	● ハト, ダチョウ：シラミ, ダニ

（続く）

表 5-4	鳥類の抗寄生虫薬（続き）	
薬　剤	用　量	種／特徴など
ジメトリダゾール （Emtryl 40 % powder, Rhone Merieux）	―	● Trichomonas, Giardia, Hexamita, Spironucleus, Histomonas。低い治療指数。ローリー，いくつかのスズメ目（例，ロビン），未熟なヒナ鳥に肝毒性を示す[43]。フィンチには推奨されていない。カモ，アヒル，ハトには毒性が強い[757]。ヒトへの健康リスクがあるため，多くの国で入手できない（アメリカ，ヨーロッパ）。カナダでは食用への投与は禁止されている[561]。繁殖季節中は投与してはならない[43]
	● 50 mg/kg, PO, q24 時, 10 日[543]	● ハヤブサ：Enterocytozoon bieneusi
	● 50 mg/kg, PO または飲料水，q24 時，6 日[126]	● ハト
	● 100 mg/L, 飲料水[198]	● カナリア，フィンチ
	● 200-400 mg/L, 飲料水，5 日[13, 70]	● オウム，狩猟鳥
	● 250 mg/L, 飲料水，4-6 日[49]	● コキンチョウ：Cochlostoma, Trichomonas
	● 265 mg/L, 飲料水[102]	● ハト
	● 300 mg/L, 飲料水，10 日[43]	● ノガン：Trichomonas の予防
	● 400 mg/L, 飲料水，3 日[367]	● ハト（PD）：食事は生体内利用率を低下させる
	● 666 mg/L, 飲料水，7-12 日[43]	● ハト：Trichomonas, Giardia, Hexamita
	● 800 mg/L, 飲料水[757]	● 家禽，狩猟鳥
	● 900 mg/L, 飲料水，5 日，続いて 700 mg/L, 10 日[43]	● ノガン：Trichomonas の治療の選択薬
	● 大さじ 1/4-1/2 杯 /gal，飲料水，3-5 日[323]	● ハト：過剰投与は中枢神経系（CNS）症状を起こす。飲水量の変動があるため暑い気候下では低用量，寒い気候下では高用量を用いる
	● 大さじ 1/2 杯/gal，飲料水，5 日[671]	● ローリー，九官鳥
	● 大さじ 1 杯 /gal，飲料水，5 日[506, 518]	● 多くの鳥類
	● 185-187.5 mg/kg, 餌[102, 757]	● 家禽，狩猟鳥
	● 200-400 mg/kg, 餌[362]	● ニワトリ：Histomonas に高い有効性

表 5-4　鳥類の抗寄生虫薬（続き）

薬　剤	用　量	種／特徴など
ジメトリダゾール （Emtryl 40 % powder, Rhone Merieux） （続き）	● 200-500 mg/kg，餌[102] ● 250 mg/kg，餌[43]	● ダチョウ（≦3 カ月齢）： *Trichomonas* ● ノガン：*Trichomonas*
スルファキノキサリン （Sulquin 6-50，Solvay）	—	● コクシジウム症の予防と治療に用いるスルフォンアミド
	● 100 mg/kg，PO，q24 時，3 日，休薬 2 日間，投薬 3 日間[506]	● ローリー，ハト
	● 250 mg/L，飲料水，6 日，休薬 2 日間，投薬 6 日間[692]	● ターキー
	● 400 mg/L（1.4 mL/L），飲料水，6 日間，休薬 2 日間，投薬 6 日間[692]	● ニワトリ
	● 500 mg/L（1.8 mL/L）飲料水，6 日，休薬 2 日間，投薬 6 日間[693]	● ハト
	● 225 mg/kg，餌，持続的投与[757]	● ターキー
	● 450 mg/kg，餌，持続的投与[757]	● ニワトリ
スルファクロロピラジン（ESB3，Novartis）	—	● コクシジウム症：*Atoxoplasma* の腸管ステージに作用する[198]。アメリカでは入手できないが Bali mynah Species Survival Plan を通して入手できる[572]
	● 30 ％粉末/L から 1 g，飲料水，5 日，休薬 3 日間，投薬 5 日間，その後このサイクルを 4 回繰り返す。毎年 3 回治療を行う[572]	● カンムリシロムク：*Atoxoplasma*。長期間にわたってオーシスト脱落を顕著に低下または完全に消失させた。親がヒナに給餌している場合の薬剤が安全かどうかは不明である。ビタミン B_6 を補給する

（続く）

表 5-4　鳥類の抗寄生虫薬（続き）

薬剤	用量	種／特徴など
スルファクロルピリダジン (Vetisulid, Boehringer-Ingelheim)	—	コクシジウム症。アメリカではスルファクロロピラジンの代替薬として使用する
	● 150-300 mg/L，飲料水[198]，5 日/週，2-3 週[173]	● カナリアを含むスズメ目：全身性コクシジウム症には数カ月間の治療が必要となり得る
	● 300 mg/L，飲料水，5 日，休薬 3 日間，投薬 5 日間，その後，このサイクルを 4 回繰り返す。毎年 3 回投与する[572]	● カンムリシロムクを含むスズメ目：*Atoxoplasma*
	● 300 mg/L，飲料水，7-10 日[324]	● ハト
	● 300-1,000 mg/L，飲料水，3 日，休薬 2 日間，その後，このサイクルを繰り返す[126]	● ハト
	● 400 mg/L，飲料水，30 日[692]	● オカメインコ，セキセイインコ：冷蔵すれば混合物は 5 日間安定している。毎日取り換える。よく混合する
	● 400-500 mg/L，飲料水，5 日，休薬 2 日間，投薬 5 日間[506]	● 多くの鳥類
スルファジミジンナトリウム (33.3 %) (Neotrizine, Lilly)	● 40-50 mg/kg，PO，q24 時，7 日または投薬 3 日間，休薬 2 日間[126]	● ハト
	● 50-150 mg/kg，PO・IM，q24 時，5-7 日[242]	● 猛禽類：コクシジウム症。コチョウゲンボウに無効と報告されている[262]
	● 3,330-6,660 mg/L，飲料水，3-5 日間投薬，休薬 2 日間，2 回繰り返す[43]	● ハト：コクシジウム症。*Toxoplasma* に有効の可能性がある
スルファジメトキシン (12.5 %) (Albon, Pfizer)	● 20 mg/kg，PO，q12 時[96]	● 多くの鳥類：コクシジウム症の治療と予防
	● 25 mg/kg，PO，q12 時，5 日[324]	● 多くの鳥類
	● 25-50 mg/kg，PO，q24 時，3 日[397]	● 猛禽類
	● 25-50 mg/kg，PO，q24 時，3 日，休薬 2 日間，その後 q24 時，3 日間[363]	● 猛禽類
	● 25-55 mg/kg，PO，q24 時，3-7 日[658]	● 猛禽類：*Eimeria*, *Sarcocystis*
	● 50 mg/kg，PO，単回投与，その後 25 mg/kg，PO，q24 時，7-10 日[363]	● 猛禽類

表 5-4　鳥類の抗寄生虫薬（続き）

薬剤	用量	種／特徴など
スルファジメトキシン (12.5％)(Albon, Pfizer)(続き)	● 50 mg/kg, PO, q24時, 5日, 休薬 3 日間, 投薬 5 日間[812] ● 250 mg/kg, IM, q24時, 3日, 休薬 2 日間, 投薬 3 日間[92] ● 250 mg/L, 飲料水, 5日[757] ● 330-400 mg/L, 飲料水, 1日, その後 200 mg/L, 4日[324] ● 500 mg/L, 飲料水, 6日[757]	● オウム ● ハト（PK, PD）：毒性レベルに近い ● ターキー ● ハト：ビタミン B を 5 日間補給する ● ニワトリ
スルファジメトキシン・オルメトプリム (Rofenaid, Hoffmann La Roche)	● 10 mg/kg, 餌[757] ● 320-525 mg/L, 飲料水[321]	● 狩猟鳥：コクシジウム症, *Leucocytozoon*, *Sarcocystis* ● 家禽
スルファメタジン (Sulmet, Boehringer Ingelheim)	— ● 50-65 mg/羽, PO, 3日, 休薬 2-3 日間, 繰り返す, 2-3 日[434] ● 50-65 mg/羽, PO, 5日[324, 434] ● 75 mg/kg, PO, q24時, 3日, 休薬 2 日間, 投薬 3 日間[506] ● 125-185 mg/kg, PO, q24時, 2日, その後 64-94 mg/kg, 4日[388] ● 125 mg/L, 飲料水, 3日, 休薬 2 日間, 投薬 3 日間[506] ● 400 mg/L, 飲料水, 単回投与, その後 200-270 mg/L, 4日[324]	● スルフォンアミド参照。コクシジウム症。ビタミン B 補給を検討する ● ハト ● ハト：ビタミン B を 5 日間補給する[324] ● インコ ● ニワトリ ● 多くの鳥類 ● ハト
スルフォンアミド	—	● パラアミノ安息香酸を競合拮抗し，これはシゾントの葉酸合成に必要である[434]。脱水, 肝疾患または骨髄抑制は禁忌である。消化管障害, 嘔吐は一般的であり, 特にコンゴウインコで認められる。2 週間より長い期間の投与はビタミン B（葉酸）補給を必要とする

（続く）

表 5-4　鳥類の抗寄生虫薬（続き）

薬剤	用量	種／特徴など
セラメクチン (Revolution, Pfizer)	—	神経症状も含む有害反応はなし。健康なキンカチョウにおいて 92 mg/kg で有害反応が認められている[69]
	23 mg/kg, 局所投与, 3-4 週間後に繰り返す[68]	セキセイインコ：*Knemidokoptes* の改善が 4 週間で 13/14 の鳥で認められ, 神経症状は認められていないが体重減少をモニターする
チアベンダゾール	—	多くの鳥類：線虫, 鉤頭虫。一般的にフェンベンダゾールより効果は劣る。ツル, 走鳥類, 潜水ガモに有毒となり得る[43]
	40-100 mg/kg, PO, q24 時, 7 日[506]	多くの鳥類
	50 mg/kg, PO, 14 日後に繰り返す[534]	ダチョウ
	100 mg/kg, PO, 単回投与, 10-14 日後に繰り返す[747]	猛禽類
	100 mg/kg, PO, q24 時, 7-10 日[387]	多くの鳥類：開嘴虫, 回虫
	100-200 mg/kg, PO, q12 時, 10 日[149]	猛禽類：線虫。卵ふ化に影響し得る
	100-500 mg/kg, PO, 単回投与[506]	多くの鳥類
	250-500 mg/kg, PO, 10-14 日後に繰り返す[43, 812]	オウムを含む多くの鳥類：回虫
	425 mg/kg, 餌, 14 日[113, 757]	キジ, ツル
チニダゾール (Fasigyn, Pfizer)	50 mg/kg, PO, 単回投与[506]	多くの鳥類：*Giardia*, *Trichomonas*, *Entamoeba*
	200-400 mg/kg, 餌[362]	ニワトリ：*Histomonas*。高用量で沈うつ, 体重増加
デコキネート (Deccox, Alpharma)	20-40 mg/kg, 餌[304, 787]	ニワトリ：*Eimeria*。分離株で高い有効性があるという研究で報告がある
デルタメトリン (Spot On, Schering-Plough)	50 mg/L, 局所噴霧[511]	ダチョウ：シラミ。流出するまで噴霧する
ドラメクチン (Dectomax, Pfizer)	1 mg/kg, SC・IM[43], 2 週間後に繰り返す[126]	猛禽類, ノガン：消化管の線虫, 肺虫, 眼虫, ダニの治療に投与する[43]

表 5-4　鳥類の抗寄生虫薬（続き）

薬　剤	用　量	種／特徴など
トリメトプリム・スルファクロルピリダジン（比率 1：5；Cosumix Plus，Novartis）	— ● 400 mg/kg，餌[388, 672]	● スルフォンアミド参照 ● カモ
トリメトプリム・スルファジアジン（Di-Trim，Boehringer-Ingelheim; Duphatrim 24 % injection，Solvay）	— ● 5 mg/kg，IM，q12 時[359] ● 30 mg/kg，PO，q8-12 時[65, 363] ● 30-100 mg/kg，PO，q12 時，7 日[359] ● 60 mg/kg，PO・SC，q12 時，3 日，休薬 2 日間，投薬 3 日間[43] ● 80 mg/mL，飲料水（トリメトプリム），/40 mg/mL，水（スルファジアジン）[852]	● スルフォンアミド参照 ● コンパニオンバード：*Sarcocystis*。ピリメタミン（0.5-1 mg/kg，PO，q12 時，2 日，次に 0.25 mg/kg，PO，q12 時，30 日）と併用する ● オウム，猛禽類を含む多くの鳥類：*Sarcocystis*（最低 6 週間治療する）。コクシジウム症 ● コンパニオンバード：*Sarcocystis*。ピリメタミン（0.5-1 mg/kg，PO，q12 時，2 日，次に 0.25 mg/kg，PO，q12 時，30 日）と併用する ● 猛禽類，水鳥：コクシジウム症 ● カナリア：*Toxoplasma gondii*
トリメトプリム・スルファメトキサゾール（Bactrim，Roche; Septra，Burroughs Welcome）	● 25 mg/kg，PO，q24 時[672] ● 30 mg/kg，PO，q12-24 時[126] ● 320-525 mg/L，飲料水[321] ● 480 mg/L，飲料水，q24 時[126]	● オオハシ，九官鳥：コクシジウム症 ● スズメ：抗寄生虫 ● 家禽：コクシジウム症 ● ハト：抗寄生虫
トルトラズリル（Baycox，Bayer）	—	● 抗コクシジウム薬[434]。難治性コクシジウム症に有効である。カナリアやその他のスズメ目の *Atoxoplasma* における死亡率を低下させ，本疾患の全身症状ステージに影響し得る[572]。水のなかに入れて投与すると *Atoxoplasma* に対して効果はそれほど良好ではない。苦味のためソフトドリンク（例，コーラ）と混ぜると嗜好性がよくなる[43]。2.5 % 溶液は強アルカリ性のため，そ嚢に直接強制給餌するべきではない[434]

（続く）

表 5-4　鳥類の抗寄生虫薬（続き）

薬剤	用量	種／特徴など
トルトラズリル (Baycox, Bayer)（続き）	● 7 mg/kg, PO, q24 時, 2-3 日[358, 397]	● セキセイインコ，猛禽類
	● 10 mg/kg, PO, q24 時, 2 日[658]	● 猛禽類：*Caryospora* に推奨される治療薬
	● 10 mg/kg, PO, q48 時, 3 回[43]	● 猛禽類：ハヤブサのコクシジウム症の選択薬
	● 12.5 mg/kg, PO, q24 時, 14 日[570]	● カンムリシロムク：*Atoxoplasma*。用量は少ない症例数に基づいている
	● 15-25 mg/kg, PO, q24 時, 2 日[43]	● 猛禽類
	● 20-35 mg/kg, PO, 単回投与[830]	● ハト：高用量は脱落を最大 4 週間まで抑える。低用量はオーシストの脱落を抑制する最小量である
	● 25 mg/kg, PO, q7 日, 3 回[126, 261]	● 猛禽類：*Caryospora*，コクシジウム症
	● 2 mg/L，飲料水，連続 2 日間／週[147]	● オウム
	● 5 mg/L，飲料水，2 日，14-21 日[471]	● ローリー：2 周期目の治療には 10 mg/L とする
	● 12.5 mg/L，飲料水，2 日[43]	● 水鳥
	● 20 mg/kg，飲料水，2 日[434]	● ハト
	● 25 mg/L，飲料水，2 日[213]	● ニワトリ：*Eimeria* 混合感染している鳥における疾患の予防，オーシストの合計数，病変，死亡率を低下させるのに効果的である
	● 25 mg/L，飲料水，2 日，5 日後に繰り返す[307]	● カモ
	● 25 mg/L，飲料水，2 日，14-21 日後に繰り返す[471]	● オカメインコ，スズメ（ゴシキヒワ，マニキン，シスキン）：コクシジウム症
	● 75 mg/L，飲料水，2 日／週，4 週[173]	● スズメ
	● 75 mg/L，飲料水，5 日[325]	● ハト
	● 125 mg/L，飲料水，5 日[43]	● ハト
ナラシン (Monteban 45, Elanco)	● 20-80 mg/kg，餌[787]	● ニワトリ：抗コクシジウム症の予防薬。ターキーに有毒である
ニカルバジン (Nicarb 25 %, Merck AgVet)	● 20-125 mg/kg，餌[787]	● ニワトリ：抗コクシジウム症の予防薬

表5-4　鳥類の抗寄生虫薬（続き）

薬　剤	用　量	種／特徴など
ニクロサミド (Yomesan, Bayer)	—	条虫，吸虫：プラジクアンテルがより有効であるため，本剤の投与はまれである。カモやガンでは有毒となることがある。アメリカでは入手できない
	50-100 mg/kg, PO, 10-14日後に繰り返す[413]	ダチョウ
	220 mg/kg, PO, 10-14日後に繰り返す[329]	多くの鳥類
	250 mg/kg, PO, 必要に応じてq14日[110]	ツル
	500 mg/kg, PO, q7日, 4週[329]	フィンチ
ハイグロマイシンB (Hygromix 8, Elanco)	—	アミノグリコシド系抗菌薬であり，駆虫作用のある食品添加物として使用する
	9-13 mg/kg, 餌[757]	狩猟鳥：回虫，盲腸虫。Capillariaにいくらかの作用
	18-26 mg/kg, 餌, 2カ月[757]	狩猟鳥：盲腸虫
ハロフジノン (Collgard Biopharmaceuticals)	—	アメリカでは入手できない
	1.3-2.72 mg/kg, 餌[119]	ターキー：コクシジウム症。食用鳥には認可されていない
	2.7 mg/kg, 餌[119]	ニワトリ：コクシジウム症，Plasmodium
パロモマイシン (Humatin, Caraco Pharma)	—	これまで検査された薬剤のなかで，最もCryptosporidiumへの効力が高い。ニワトリでオーシストは67-82％低下した[756]。二次的細菌感染または真菌感染をもたらすことがある。潰瘍性腸病変が疑われるときは腎毒性が起こり得るため，注意して投与する[359]。Histomonasに無効である[362]
	100 mg/kg, PO, q12時, 7日[136,261]	コンゴウインコのヒナ, ハヤブサを含む多くの鳥類：250 mgカプセルを10 mLの水と混合し，投与しやすくする。吸収は乏しい
	1,000 mg/kg, 軟らかい餌または脱穀キビ[49]	コキンチョウ：Cryptosporidium。真菌感染症にかかりやすくなることがある

(続く)

表 5-4　鳥類の抗寄生虫薬（続き）

薬　剤	用　量	種／特徴など
ヒドロキシクロロキン硫酸塩（Plaquenil, Sanofi Winthrop）	— ● 830 mg/L，飲料水，6 週[387]	● 抗マラリア薬 ● ハト：*Plasmodium*
ピペラジン（Wazine, Fleming Laboratories）	—	● 多くの鳥類：回虫，蟯虫。フェンベンダゾールよりも有効性は弱い。コンパニオンバードへの投与はまれである
	● 35 mg/kg，PO，q24 時，2 日[324]	● ハト：回虫
	● 45-200 mg/kg，PO，単回投与[671]	● 水鳥：*Tetrameres*, *Capillaria*
	● 50-100 mg/kg，PO，単回投与[534, 757]	● エミュー，ダチョウ，ニワトリ
	● 100 mg/kg，PO，14 日後に繰り返す[397, 506]	● 猛禽類
	● 100-400 mg/羽，PO[757]	● ターキー
	● 100-500 mg/kg，PO，単回投与，10-14 日後に繰り返す[757]	● 狩猟鳥
	● 250 mg/kg，PO，単回投与[506]	● オウム，ハト
	● 79 mg/L，飲料水，2 日[324]	● ハト：回虫
	● 1,000 mg/L，飲料水，3 日[63, 506]	● 猛禽類，ハト
	● 1,000 mg/L，飲料水，10-14 日後に繰り返す[43]	● 家禽の鳥：オウム，フィンチに無効である
	● 1,000-2,000 mg/L，飲料水，1-2 日[102, 126, 757]	● 狩猟鳥，ハト
	● 1,600-2,600 mg/L，飲料水[119]	● 水鳥：*Tetrameres*, *Capillaria*
	● 3,700 mg/L，飲料水，12 時間，14-21 日後に繰り返す[126]	● スズメ
ピペロニルブトキシド・ピレスリン（Ridmite Powder, Johnson）	● 羽毛に振りかける，10 日後に繰り返す[43] ● 羽毛に振りかける，21 日後に繰り返す[43]	● オウム ● 猛禽類
ピランテルパモ酸塩	—	● 腸管内線虫
	● 4.5 mg/kg，PO，10-14 日後に繰り返す[43, 853]	● バタンインコのヒナを含むオウム[853]
	● 5-7 mg/kg，PO[810]	● ダチョウ
	● 7 mg/kg，PO，14 日後に繰り返す[141]	● 多くの鳥類
	● 7-20 mg/kg，PO，14 日後に繰り返す[363]	● 猛禽類

表5-4　鳥類の抗寄生虫薬（続き）

薬剤	用量	種／特徴など
ピランテルパモ酸塩（続き）	● 20 mg/kg, PO, 単回投与[43, 149] ● 20-25 mg/kg, PO[324] ● 70 mg/kg, PO, 単回投与[159] ● 148 mg/L, 飲料水[692]	● 猛禽類 ● ハト ● オオハシ：必要に応じて繰り返す ● オウム，ハト：薬剤は浮く
ピリメタミン（Fansidar, Roche）	―	● *Toxoplasma*, *Atoxoplasma*, *Sarcocystis*。*Leucocytozoon* に有効である可能性がある。葉酸またはフォリン酸の補給もする
	● 0.25-0.5 mg/kg, PO, q12時, 30日[43, 149]	● 猛禽類，水鳥：*Sarcocystis*, *Toxoplasma*
	● 0.5 mg/kg, PO, q12時, 14-28日[126, 141]	● 多くの鳥類：猛禽類の *Leucocytozoon* には28日間投与する[126]
	● 0.5 mg/kg, PO, q12時, 30日[63]	● 水鳥：*Sarcocystis*
	● 0.5 mg/kg, PO, q12時, 45日[843]	● オウム（オウムケア）：*Sarcocystis*。アンプロリウムとプリマキンと併用する
	● 0.5-1 mg/kg, PO, q12時, 2-4日，その後 0.25 mg/kg, PO, q12時, 30日[359]	● コンパニオンバード：*Sarcocystis*。トリメトプリム・サルファ剤 5 mg/kg, IM, q12時または 30-100 mg/kg, PO, q12時, 7日と併用する
	● 0.5-1 mg/kg, PO, q12時, 30日[592]	● オオハナインコ，ボウシインコ：トリメトプリム・スルファジアジン（30 mg/kg）
	● 1 mg/kg, 餌[757]	● 狩猟鳥
	● 100 mg/kg, 餌[141]	● 多くの鳥類
ピレスリン（0.15％）（Adams, Pfizer）	● 羽毛に軽度から中等度振りかける[63, 692]	● オウム，ハトを含む多くの鳥類：外部寄生虫
フィプロニル（Frontline, Merial）	● 7.5 mg/kg, 皮膚に単回噴霧する，30日後に繰り返す，prn[43, 126, 261]	● 猛禽類，ハト，スズメ：外部寄生虫。パッドを介して頚部の根元，尾の根元，両羽の下に投与する。投与中の羽づくろいは避ける。アルコールで羽が乾燥し，脆弱になることがある。鳥を浸漬しない。7.5 mg/kgを超えないよう注意する

（続く）

表 5-4　鳥類の抗寄生虫薬（続き）

薬剤	用量	種/特徴など
フェニルアルソン酸 （Merck European Laboratories）	● 22-45 mg/kg[119]	●ニワトリ、ターキー：Histomonas 予防。狩猟鳥への投与は推奨または認可されていない。アメリカでは入手できない
フェバンテル（Vercom, Rintal, Bayer）	● 5 mg/kg, PO[511] ● 20 mg/kg, PO[511] ● 30 mg/kg, PO, 単回投与[41] ● 37.5 mg/kg, PO, 単回投与[43]	●ダチョウ ●ダチョウ ●ハト（PD）：回虫。Capillaria obsignata を駆除するためには繰り返し投与が必要である ●ハト
フェンベンダゾール（Panacur, Intervet）	—	多くの鳥類：条虫、線虫、吸虫、Giardia、鉤頭虫に有効である。ハトとダヴに毒性があると報告されている[361, 594, 676]。猛禽類[692]、ハゲワシ[75, 363]、ローリー[594]、コウノトリ[75, 839] を含む他の鳥類にも有毒の可能性がある。脱皮中に投与すると羽の異常をもたらすことがある[43]。フィンチの心室内寄生虫に無効[43]である
	● 1.5-3.9 mg/kg, PO, q24 時, 3 日[793]	●ニワトリ（PK, PD）：Capillaria
	● 8 mg/羽, PO, 単回投与[43, 126]	●ハト：>8 週齢
	● 10-20 mg/kg, PO, q24 時, 3 日[126, 324]	●ハト：線虫
	● 10-50 mg/kg, PO, 14 日後に繰り返す[363, 397]	●猛禽類：線虫、吸虫
	● 12 mg/kg, PO[102]	●ヤマウズラ、キジ：Synagamus, Heterakis, Ascaridia
	● 15 mg/kg, PO[388]	●ダチョウ：ワイヤーワーム、条虫
	● 15 mg/kg, PO, q24 時, 5 日[43]	●オウム
	● 15-25 mg/kg, PO, 4-5 日[737]	●シギダチョウ
	● 15-45 mg/kg, PO[102]	●ダチョウ
	● 20 mg/kg, PO, 単回投与[43, 834]	●水鳥、キジ：条虫、線虫、鉤頭虫。キジの Heterakis と Eimeria の寄生数を減少させた
	● 20 mg/kg, PO, q24 時, 10-14 日[149]	●猛禽類：糸状虫

表 5-4　鳥類の抗寄生虫薬（続き）

薬剤	用量	種／特徴など
フェンベンダゾール (Panacur, Intervet) (続き)	● 20-25 mg/kg，PO，q24 時，5 日[149, 261, 657]	● 猛禽類：Capillaria
	● 20-50 mg/kg，PO，q24 時[43, 812]	● オウム，ハト：オウムの回虫は単回投与し，10 日後に繰り返す。吸虫とミクロフィラリアは 3 日間治療する。Capillaria は 5 日間治療する
	● 20-50 mg/kg，q24 時，3 日，21 日後に繰り返す[363]	● 猛禽類
	● 20-100 mg/kg，PO，単回投与[506]	● 多くの鳥類
	● 25 mg/kg，PO，単回投与，14 日後に繰り返す[141, 746]	● フクロウを含む多くの鳥類：回虫
	● 25 mg/kg，PO，q24 時，5 日[126]，10-14 日後に繰り返す[363]	● 猛禽類：Capillaria，旋尾線虫
	● 30 mg/kg，PO，単回投与[43]	● ノガン
	● 33 mg/kg，PO，q24 時，3 日[147]	● オウム，スズメ，猛禽類：ミクロフィラリア，吸虫，Giardia
	● 50 mg/kg，PO，q24 時，3 日[141, 571, 693]	● ハト，カンムリシロムクを含む多くの鳥類：線虫，吸虫，ジアルジア
	● 50 mg/kg, PO, q24 時, 5 日[141]	● 多くの鳥類：Capillaria
	● 50 mg/kg, PO, q12 時, 5 日[692]	● バタンインコ：成熟糸状虫の治療。イベルメクチン(0.2 mg/kg，単回投与)と併用する
	● 100 mg/kg，PO，単回投与，10-14 日後に繰り返す[363]	● 猛禽類：Capillaria，旋尾線虫
	● 100 mg/kg, PO, q24 時, 5 日[111]	● ツル：Capillaria
	● 50 mg/L，飲料水，5 日[506]	● フィンチ
	● 125 mg/L，飲料水，5 日[506]	● 多くの鳥類：線虫
	● 53 mg/kg，餌，5-7 日[757]	● 狩猟鳥：線虫，吸虫
	● 80 mg/kg，餌[793]	● ニワトリ(PK，PD)：Capillaria
プラジクアンテル (Droncit, Bayer)	—	● 多くの鳥類：条虫，吸虫。フィンチに有毒，鳥類によっては沈うつ，死と関連する[43, 672]
	● 1 mg/kg，PO[43]	● ノガン：耐容性は良好
	● 5-10 mg/kg，PO，2-4 週間後に繰り返す[43, 147, 149]	● オウム，スズメ，猛禽類

(続く)

表5-4　鳥類の抗寄生虫薬（続き）

薬剤	用量	種／特徴など
プラジクアンテル (Droncit, Bayer) （続き）	● 5-10 mg/kg, PO・SC, q24時, 14日[43, 63, 119, 363]	● 猛禽類, 水鳥：吸虫
	● 6 mg/kg, PO・IM, 10-14日後に繰り返す[111]	● ツル
	● 7.5 mg/kg, PO[70, 534]	● ダチョウ
	● 7.5 mg/kg, SC・IM, 2-4週間後に繰り返す[126, 147]	● フィンチを除く多くの鳥類
	● 8.5 mg/kg, IM[16]	● ニワトリ
	● 9 mg/kg, IM, 10日後に繰り返す[43, 64]	● オウム：条虫
	● 10 mg/kg, PO・IM・SC, 単回投与, 7日後に繰り返す[261]	● 猛禽類：条虫, 吸虫
	● 10 mg/kg, SC・IM, q24時, 3日, その後PO, 11日[363, 812]	● オウム, 猛禽類：吸虫
	● 10 mg/kg, PO[16]	● ニワトリ
	● 10 mg/kg, IM, q24時, 3日, その後q24時, 11日[286]	● オオハシ：吸虫
	● 10 mg/kg, PO・SC・IM, q24時, 14日[43, 159]	● 水鳥, オオハシ：吸虫。オオハシでは6 mg/kg, PO, q24時を14日続けて行う[672]
	● 10-20 mg/kg, PO, 10-14日後に繰り返す[43, 70, 126, 324]	● ハト, 水鳥を含む多くの鳥類
	● 10-20 mg/kg, SC・IM, 10日後に繰り返す[63]	● 水鳥：条虫
	● 11 mg/kg, SC, 単回投与[16]	● ニワトリ
	● 25 mg/kg, PO・IM, 10-14日後に繰り返す[570]	● カンムリシロムク：条虫
	● 30-50 mg/kg, PO・SC・IM, 14日後に繰り返す[363, 397]	● 猛禽類：条虫
	● 12 mgを砕粉し, 9, 9, 2のケーキに焼き上げる[506]	● フィンチ：通常の食事は与えない
プリマキン	―	● ハト, 猛禽類, 狩猟鳥, ペンギン：住血虫（例, Plasmodium, Haemoproteus, Leucocytozoon）。クロロキンと併用する。用量は錠剤の重量ではなく活性量に基づいて決定する
	● 0.03 mg/kg, PO, q24時, 3日[134, 671, 757]	● 狩猟鳥, ペンギン
	● 0.3 mg/kg, PO（クロロキンの初期量に続いて, 24時間後に投与する）q24時, 7日[113]	● 猛禽類：クロロキンと併用する（0時間後に10 mg/kg, 次に6, 24, 48時間後に5 mg/kg）

表5-4	鳥類の抗寄生虫薬（続き）		
薬剤	用量		種／特徴など
プリマキン（続き）	● 0.3 mg/kg, PO, q24時, 10日[266]		● ペンギン：*Plasmodium*。クロロキンと併用する（初回に10 mg/kg, 6, 18, 24時間後に5 mg/kg）
	● 0.75 mg/kg, PO, q24時, 5日[790]		● ハヤブサ：*Haemoproteus tinnunculi*
	● 0.75-1 mg/kg, PO, 単回投与[661, 747]		● 猛禽類を含む多くの鳥類：*Plasmodium*。クロロキンと併用する（初回に25 mg/kg, 12, 24, 24, 48時間に5 mg/kg）。苦痛緩和治療
	● 1 mg/kg, PO, q7日[661]		● 多くの鳥類：*Plasmodium*感染症から回復中の鳥に予防としてクロロキンを併用する（10 mg/kg, q7日）
	● 1 mg/kg, PO, q24時, 2日, q7日, 3-5回繰り返す, 再発を防ぐ[661]		● 猛禽類：*Plasmodium*。クロロキンと併用する（初回に20 mg/kg, IV, 10 mg/kg, POを6, 18, 24時間後に行う）
	● 1 mg/kg, PO, q24時, 45日[843]		● オウム（ケアオウム）：*Sarcocystis*。アンプロリウム, エンロフロキサシン, ピリメタミンと併用する
	● 1.25 mg/kg, PO, q24時[266]		● ペンギン：*Plasmodium*の予防治療
フルベンダゾール（Flutelmium 7.5 %, Janssen-Cilag）	● 30-60 mg/kg, 餌, 7日[737] ● 60 mg/kg, 餌, 7-14日[102, 146]		● シギダチョウ ● ヤマウズラ, キジ
ペルメトリン（Adams, Pfizer）	● 羽毛に軽く振りかける[43]		● ハト：シラミ, ノミ
ペルメトリン・ピペロニルブトキシド・メトプレン（Avian Insect Liquidator, Vetafarm）	● 羽毛に投与。ケージ, 鳥小屋, 鳥部屋, 周囲に噴霧する[43]		● 多くの鳥類：シラミ, ダニ, ハエ, カ, ガ。アメリカでは入手できない
ポナズリル（Marquis 5 % paste; Bayer）	—		● トリアジン系抗コクシジウム薬。トルトラズリルの代謝産物
	● 20 mg/kg, q24時, 7日[829]		● ハヤブサ：呼吸器の*Cryptosporidium baileyi*
マデュラマイシンアンモニウム（Cygro, Alpharma）	● 5-6 mg/kg, 餌[511, 787]		● ニワトリ, ターキー：コクシジウム症。アメリカでは入手できない

（続く）

表 5-4　鳥類の抗寄生虫薬（続き）

薬剤	用量	種／特徴など
マラチオン（Prozap Malathion 57EC, Loveland）	0.93％に希釈する。止まり木と小屋に塗布または噴霧する[43]	猛禽類：有機リン。診断的治療。Dermanyssus
ミルベマイシンオキシム（Interceptor, Novartis）	2 mg/kg, PO, 28日後に繰り返す[340]	キジ：線虫類
メトロニダゾール	―	多くの鳥類：抗原虫薬，消化管内の寄生虫を含む（特に Giardia, Histomonas, Spironucleus, Trichomonas のような鞭毛虫）
	10-20 mg/kg, IM, q12-24時，2日[359, 506]	ハト，オウム
	10-30 mg/kg, PO・IM, q12時，10日[43, 812]	オウム
	20-25 mg/kg, PO, q12時[810]	走鳥類
	25 mg/kg, PO, q12時, 2-10日[402]	オウムの新生子
	25 mg/kg, PO, q12時, 10日[119]	ターキー：Trichomonas
	25-50 mg/kg, PO, q12-24時，5-10日[359]	コンパニオンバード：Giardia, Trichomonas, Hexamita の治療，管理または予防
	25-50 mg/kg, PO, q12-24時[324]	ハト：低用量で1日2回投与する
	30 mg/kg, PO, 強制給餌[230]	フィンチ：Cochlosoma
	30 mg/kg, PO, q12時[167]	家禽（PK, PD）
	30 mg/kg, PO, q12時, 5-10日[49, 548, 654]	猛禽類，コキンチョウ，オウム：Trichomonas
	30-50 mg/kg, PO, q24時, 3-5日[660]	猛禽類：Trichomonas
	40 mg/kg, PO, q24時[645]	レア
	40 mg/kg, PO, q24時, 7日[644]	セキセイインコ：Trichomonas
	40-50 mg/kg, PO, q24時, 5-7日[126]	ハト
	50 mg/kg, PO[119]	水鳥：鞭毛虫
	50 mg/kg, PO, q24時, 5-7日[43, 149, 261, 363]	猛禽類：Trichomonas, Giardia
	50 mg/kg, PO, q12時, 5日[126, 693]	ハト，オウム
	100 mg/kg, PO, q24時, 3日[707]	ハヤブサ：Trichomonas
	100-150 mg, PO, 総量を5日かけて分割投与[43]	ハト

表 5-4　鳥類の抗寄生虫薬（続き）

薬　剤	用　量	種／特徴など
メトロニダゾール （続き）	● 110 mg/kg，PO，q12 時[321] ● 40 mg/L，飲料水[230] ● 100 mg/L，飲料水[198] ● 200 mg/L，飲料水，7 日[126] ● 370 mg/L，飲料水[773] ● 400 mg/L，飲料水，5-15 日[757, 773] ● 1,057 mg/L，飲料水[324] ● 1,250 mg/L，飲料水，7-10 日[534] ● 100 mg/kg，軟らかい餌[198] ● 200-400 mg/kg，餌[362]	● 家禽：*Histomonas* ● フィンチ：*Cochlosoma* ● カナリア ● オウム ● オウム：寄生虫性副鼻腔炎 ● 狩猟鳥，オウム：寄生虫性副鼻腔炎 ● ハト ● 走鳥類 ● カナリア ● ニワトリ：*Histomonas* に高い有効性だが高用量で体重増加が認められる
メベンダゾール（Telmin Suspension, Telmintic Powder, Schering-Plough）	● 5-6 mg/kg，PO，q24 時，3-5 日，21 日後に繰り返す[387] ● 5-7 mg/kg，PO[810] ● 5-15 mg/kg，PO，q24 時，2 日[43, 534] ● 10 mg/kg，PO，q12 時，5 日[506] ● 20 mg/kg，PO，q24 時，10-14 日[43, 149] ● 25 mg/kg，PO，q12 時，5 日[159, 672] ● 25 mg/kg，PO，q12 時，5 日，繰り返す，q30 日[363] ● 50 mg/kg，PO，10-14 日後に繰り返す[363] ● 10-21 mg/L，飲料水，3-5 日[387] ● 1.2 mg/kg，餌，14 日[63]	● ハト ● ダチョウ ● 水鳥：線虫 ● カナリア：繁殖期の投与は避ける ● 猛禽類：糸状虫 ● オウム，オオハシ：線虫。前胃，砂嚢内の寄生虫 ● 猛禽類：腸管内線虫症 ● 猛禽類：腸管内線虫症 ● ハト ● 水鳥：線虫
メラルソミン二酸塩 （Immiticide，Merial）	― ● 0.25 mg/kg，IM，q24 時，4 日[126]	● 有機ヒ素剤 ● 猛禽類：*Leucocytozoon*
メラルソミン二酸塩 （M）／イベルメクチン （I）（Merial）	● (M) 0.25 mg/kg，IM，q24 時，2 日，続いて 10 日後に (I) 1 mg/kg，IM[43, 789]	● ハヤブサ：*Serratospiculum*。臨床症状の軽減とふ化卵の脱落の消失[789]

（続く）

表 5-4 鳥類の抗寄生虫薬（続き）

薬 剤	用 量	種／特徴など
モキシデクチン (ProHeart, Fort Dodge)	—	● *Serratospiculum*, *Capillaria*, 鉤頭虫, *Paraspiralatus sakeri* とハヤブサの *Physaloptera alata*[43]
	● 0.2 mg/kg, PO[126, 705]	● 猛禽類：線虫
	● 0.2 mg/kg, IM, 単回投与[159]	● オオハシ：必要であれば繰り返す
	● 0.5 mg/kg, PO[43]	● 猛禽類
	● 0.5-1 mg/kg, PO[126]	● 猛禽類：*Capillaria*
	● 1 mg/羽, 単回局所投与, または q10 日, 2 回繰り返す	● セキセイインコ：*Knemidokoptes*。鳥類においてこの用量では有害反応は認められていない[a]
モネンシン (Coban 45, Elanco)	—	● イオノフォア系抗菌薬, 抗コクシジウム性食品添加物
	● 53-94 mg/kg, 餌, 10 週[123, 757]	● ターキー
	● 73 mg/kg, 餌, 10 週[119]	● ウズラ
	● 94 mg/kg, 餌[114, 757]	● ウズラ, ツル：コクシジウム症（播種性内蔵型コクシジウム症）
	● 94-108 mg/kg, 餌, 8 週[757]	● ニワトリ
	● 99 mg/kg, 餌[115]	● カナダヅル：実験的に誘発した播種性内蔵型コクシジウム症を予防した
	● 99.2 mg/kg, 餌[647]	● ターキー：*Eimeria* 分離株の 23/33 は耐性を示す
ラサロシド (Avatec, Alpharma)	● 67-125 mg/kg, 餌に繰り返し投与[102, 757, 787]	● 狩猟鳥, ニワトリ：コクシジウム症
ラフォキサニド (Flukex, Univet; Ranide, MSD)	● 10 mg/kg, PO[876]	● 猛禽類：吸虫, 条虫。アメリカでは入手できない
リン酸クロロキン	—	● 一般的に *Plasmodium*, *Haemoproteus*, *Leucocytozoon* の治療にプリマキンと併用する。過剰投与は死をもたらすことがある[43]
	● 5 mg/kg, PO, q24 時または餌[672, 757]	● 狩猟鳥, ペンギン：ペンギンは本剤投与 6 時間前にプリマキンを投与する
	● 10 mg/kg, PO, q7 日[661]	● 多くの鳥類：鳥の状態が安定していれば, *Plasmodium* の予防となる。プリマキンと併用する（1 mg/kg, q7 日）

表 5-4　鳥類の抗寄生虫薬（続き）

薬　剤	用　量	種／特徴など
リン酸クロロキン（続き）	● 10 mg/kg, PO, その後 5 mg/kg を 6, 18, 24 時間後に投与[43]	● ペンギン
	● 10 mg/kg, PO, その後 5 mg/kg を 6, 24, 48 時間後に投与[113]	● 猛禽類：プリマキン 0.3 mg/kg と併用する（リン酸クロロキンの初期投与の 24 時間後に行う）。24 時間ごとに，7 日間投与する
	● 20 mg/kg, PO または IV, その後 10 mg/kg を 6, 18, 24 時間後に投与。q7 日, 3-5 回[671] 繰り返す	● 猛禽類：*Plasmodium*。急性症例には IV 投与が推奨される。プリマキン 1 mg/kg, q24 日，2 日間と併用する
	● 25 mg/kg, PO, その後 15 mg/kg, PO を 12, 24, 48 時間後に投与[665, 747]	● 猛禽類を含む多くの鳥類：プリマキン 0.75-1.3 mg/kg を 0 時間後に投与する
	● 60 mg/kg, PO, q24 時, 7 日[551]	● 猛禽類：*Haemoproteus*。メフロキンとプリマキンを併用する
	● 2,000 mg/L, 飲料水, q24 時, 14 日[126, 757]	● スズメ，狩猟鳥：薬剤の苦味はジュースで隠せる[757]
レソランテル（Terenol-S, Intervet）	● 130 mg/kg, PO[413, 511]	● ダチョウ：条虫。フェンベンダゾールと併用してもよい
レバミゾール（Tramisol, Schering-Plough）	—	● 多くの鳥類：線虫。免疫刺激薬。低い治療指数（中毒反応，死亡の報告）。衰弱している場合には投与してはならない[43, 506]。IM 投与は重度な毒性をもたらすことがある。インコで四肢麻痺，嘔吐，呼吸困難が報告されている。カオジロブロンズトキ[672] またはローリーに投与してはならない。嘔吐を防ぐために投与前の給餌はやめる[506]
	● 2-5 mg/kg, SC・IM, 10-14 日後に繰り返す，3 回[43]	● オウム：免疫刺激薬
	● 7.5 mg/kg, PO・SC[102]	● ダチョウ
	● 7.5 mg/kg, IM, 単回投与，7 日後に繰り返すことができる[43]	● ハト
	● 10-20 mg/kg, PO・SC, q24 時, 2 日[149, 363]	● 猛禽類
	● 10-20 mg/kg, SC, 単回投与[43, 506]	● 多くの鳥類

（続く）

表 5-4　鳥類の抗寄生虫薬（続き）

薬　剤	用　量	種／特徴など
レバミゾール (Tramisol, Schering-Plough) （続き）	● 15-20 mg/羽，PO，単回投与，10 日後に繰り返す[126]	● ハト
	● 20 mg/kg，PO，単回投与[43, 506]	● オウム，ハト，猛禽類
	● 20-25 mg/kg，SC[757]	● 狩猟鳥
	● 20-50 mg/kg，PO・SC，単回投与[43]	● 水鳥
	● 30 mg/kg，PO，q10 日[810]	● 走鳥類
	● 40 mg/kg，PO，単回投与[43, 216, 324, 506]	● オウム，ハト，ニワトリ，猛禽類：*Capillaria*。産卵鶏の生体内利用率，分布容積，全身クリアランス率は顕著に高い[216]
	● 100-200 mg/L，飲料水，3 日[126, 147]	● オウム，スズメ，猛禽類
	● 264-396 mg/L，飲料水，1-3 日[324, 506]	● ハトを含む多くの鳥類
	● 265-525 mg/L，飲料水，1 日，7-14 日後に繰り返す[757, 849]	● 狩猟鳥，家禽
	● 375 mg/L，飲料水，24 時間，これを唯一の水源とする，7 日後に繰り返す[43]	● ハト
ロテノン (ear Miticide, Vedco)	● 局所投与[876]	● 多くの鳥類：*Knemidokoptes*
ロニダゾール (Ronivet-S，Vetafarm)	● 2.5 mg/kg，PO，6 日[324]	● ハト
	● 6-10 mg/kg，PO，q24 時，6-10 日[506]	● 多くの鳥類
	● 10-20 mg/kg，PO，q24 時，7 日[126]	● ハト
	● 12.5 mg/kg，PO，6 日[43]	● ハト
	● 50-400 mg/L，飲料水，5 日[126]	● スズメ
	● 60 mg/L，飲料水[230]	● フィンチ：*Cochlosoma*
	● 100 mg/L，飲料水，5-7 日[702]	● ハト：群単位の予防用量。*Trichomonas* の治療の選択薬[308]
	● 100-200 mg/L，飲料水，7 日[506]	● セキセイインコ，ハト：ハトの耐性株には高用量が必要である
	● 100-600 mg/L，飲料水，3-5 日[324]	● ハト
	● 400 mg/L，飲料水，5-7 日[43, 198, 511]	● カナリア，ハト：群単位の治療。*Trichomonas*，予防用量[43]

表 5-4　鳥類の抗寄生虫薬（続き）

薬　剤	用　量	種／特徴など
ロニダゾール (Ronivet-S, Vetafarm) (続き)	● 600 mg/L, 飲料水, 5-7 日[43] ● 1,000 mg/L, 飲料水, q24 時[126] ● 400 mg/kg, 軟らかい餌[198, 511]	● ハト：*Trichomonas*。群単位の治療 ● ハト：12.5 mg/kg/日と同等である ● カナリア
ロペニジン塩酸塩 (Bio-Cox, Alpharma)	● 4-6 mg/kg, PO, q24 時, 6 日[511] ● 6-10 mg/kg, PO, q24 時, 6-10 日[511] ● 4 mg/L, 飲料水, 7 日[506] ● 10-20 mg/L, 飲料水, 7 日[506, 511] ● 100 mg/L, 飲料水, 3-5 日[506, 511] ● 33 mg/kg, 餌[511, 787]	● ハト：コクシジウム症の予防 ● すべての鳥類 ● 鳴禽 ● オカメインコ，ハト ● ハト ● ニワトリ

a：Toparlak M. Personal communication. 1999.

表5-5 鳥類の鎮静薬，麻酔薬，鎮痛薬[a, b]

薬　剤	用　量	種／特徴など
アザペロン (Stresnil, Janssen)	—	ブチロフェノン系神経弛緩薬。組み合わせはメトミデート／アザペロン参照。アメリカでは入手できない
	● 0.73 mg/kg, IM[810]	● 走鳥類：鎮静作用
	● 1 mg/kg, IV[102]	● ダチョウ：麻酔前投与薬
	● 1-4 mg/kg, IM[102]	● ダチョウ：鎮静作用
亜酸化窒素	—	● 低酸素血症を防ぐために十分な酸素を提供する必要がある。心血管系の抑制が生じることがある[337]。正常な皮下にエアポケットを持つ鳥（例：ペリカン，サイチョウ），呼吸予備力が弱い鳥に使用しない[6, 337]
亜酸化窒素 (N)／イソフルラン (I)／ベクロニウム (V)	● 酸素 0.3 L/kg/分＋ (N) (1:1, 最小 33% O_2)＋ (I) 1-2.4%＋ (V) 0.2 mg/kg, IV[427, 428]	● 多くの鳥類：散瞳，麻酔作用。気嚢カテーテルを介してガスを投与する。ベクロニウムは，ハトで投与後256分まで効果がみられる
アセプロマジン	—	● フェノチアジン系鎮静薬。組み合わせはエトルフィン／アセプロマジンとケタミン／アセプロマジン参照
	● 0.1-0.2 mg/kg, IV[384] ● 0.25-0.5 mg/kg, IM[384]	● 走鳥類：他の麻酔薬と併用する最も一般的な麻酔薬。他の鳥類への投与はまれ
アチパメゾール (Antisedan, Pfizer)	—	● α_2 遮断薬。原則としてデクスメデトミジン，メデトミジンと同量の投与で拮抗する。メデトミジンでも同様の効果が期待できるが（アメリカでは入手不可能），鳥類でデクスメデトミジンに対して拮抗するアチパメゾールの用量の安全性についての情報はない
	● メデトミジン量の 2.5-5 倍 IM・IV[488, 714, 715]	● オウム，ハト，猛禽類，カモ：投与後 2-10 分で立ち直り反射が戻る
	● 0.18-0.28 mg/kg, IV[487]	● マガモ
	● 0.25-0.38 mg/kg, IM[488]	● オウム，マガモ
	● 0.25-0.5 mg/kg, IM[43, 488, 619, 714]	● オウム，ハトを含む多くの鳥類

表 5-5　鳥類の鎮静薬，麻酔薬，鎮痛薬[a,b]（続き）

薬剤	用量	種／特徴など
アチパメゾール （Antisedan, Pfizer） （続き）	● 0.4 mg/kg, 1/2 IV, 　1/2 SC[441, 488] ● 1.3-1.6 mg/kg, IV[376] ● 6 mg/kg, 鼻腔内投与[832]	● ダチョウ ● ニワトリ ● ワカケホンセイインコ：用量を2分割し，左右の外鼻孔にゆっくり投与する。デトミジン投与後の臥位時間を顕著に減少させた
アルファキサロン・アルファドロン（Saffan, Schering-Plough）	― ● 4-8 mg/kg, IV[43] ● 5-10 mg/kg, IM・ 　IV[43, 145, 193, 445, 446] ● 10-20 mg/kg, IM[193] ● 12-15 mg/kg, IM[145] ● 36 mg/kg, IP[43, 445, 446]	● ステロイド麻酔薬で，比較的低い治療指数を示す。アメリカでは入手できない。組み合わせはケタミン／キシラジン／アルファキサロン・アルファドロン参照 ● ノガン，ツル，フラミンゴ：短い持続時間（8-10分）の外科麻酔薬 ● オウム，ハト：一時的な無呼吸が起こり得る ● オウム：経験的投与 ● ハト：持続時間 20-30分。X線検査に有効である ● オウム，水鳥，猛禽類：不動化
アルファクロラロース （Fisher Scientific）	― ● 30 mg/kg, PO, 単回投与[58] ● 250-430 mg/餌のカップ[119, 442]	● グルコースのクロラール誘導体で，脳皮質中枢を抑制する[58]。低体温症を誘発する[70]。ニワトリの低い治療指数は飼育鳥類にも安全性が低く，または用量が管理しづらいフィールド適応であることを示唆する[472] ● カナダガン：暴れるカモの不動化薬。懸濁液はコーン油で作製してパンに注入し，特定の個体へハンドトスする。効果の発現は約60分，持続時間は最大24時間である ● ツル，アメリカガラス，水鳥（カナダガンを含む）：不動化。4.5 kgのカナダヅルごとに 160-210 mg 投与する。一般的にツルは摂食から1-2時間以内に捕獲し，8-22時間後にリリースする

（続く）

表5-5　鳥類の鎮静薬，麻酔薬，鎮痛薬[a,b]（続き）

薬　剤	用　量	種／特徴など
イソフルラン	—	●吸入麻酔薬。鳥の選択薬。すべての吸入薬で用量依存性の低血圧がみられる。猛禽類，コンゴウインコはイソフルラン誘発性の不整脈を発現しやすい[6]
	● 0.5-4 %（通常 1.5-2 %）[70]	●ダチョウ：下記の麻酔前投与薬を投与する
	● 1.115 %[745]	●エミュー（PD）：最小麻酔濃度
	● 1.3 %[477, 478]	●ツル，アヒル：最小麻酔濃度
	● 1.44-0.07 %[163]	●バタンインコ（PD）：ED_{50}
	● 2.05-0.45 %[600]	●アカオノスリ（PD）：最小麻酔濃度
	● 3-5 %[70]	●ダチョウ：麻酔前投与薬なしで投与した場合
	●導入 3-5 %，維持 1.5-2.5 %[6]	●多くの鳥類
エトルフィン（E）／アセプロマジン（A）	●（E）0.04-0.07 mg/kg＋（A）0.19 mg/kg，IM[708]	●ダチョウ（10-20 カ月齢）
	●（E）3.6 mg/羽＋（A）15 mg/羽，IM[708]	●ダチョウ
エトルフィン（E）／アセプロマジン（A）／キシラジン（X）	●（E）0.04 mg/kg＋（A）0.16 mg/kg＋（X）0.66 mg/kg，IM[708]	●ダチョウ：簡単な処置のための鎮静作用，10-20 分
エトルフィン（E）／ケタミン（K）	●（E）6-12 mg/羽，IM＋（K）200-300 mg/羽，IM[384]	●ダチョウ（成熟動物）
塩酸エトルフィン（M-99，Wildlife Laboratories）	—	●超強力オピオイド系作動薬[c]。単独投与するのは不適切である[384]。組み合わせは以下参照
	● 0.025 mg/kg，IM[511]	●ダチョウ

表 5-5　鳥類の鎮静薬，麻酔薬，鎮痛薬[a,b]（続き）

薬 剤	用 量	種／特徴など
塩酸ケタミン	—	●解離性麻酔薬。弱い筋弛緩作用と覚醒時間が長く（3時間かかることがある），強暴になるため単独投与はまれである[652]。ハト，バン，クイナ，キンケイ，オウカンエボシドリ，走鳥類，ハゲワシで，興奮，痙攣が起こるかもしれない[384,710]。アメリカワシミミズク，シロフクロウ，クーパーハイタカ，アシボソハイタカ，水鳥を含むいくつかの鳥類は，一般的な麻酔で事故が起こるかもしれない[6]。組み合わせは以下参照
	● 5 mg/kg，IV，q10分，prn[384]	●走鳥類：維持麻酔
	● 5-30 mg/kg，IM，IV[43, 259, 337]	●猛禽類：鎮静作用
	● 11.1 mg/kg，IM[511]	●ダチョウ
	● 15-25 mg/kg，IM・IV[337]	●水鳥
	● 20-50 mg/kg，SC・IM・IV[193, 384, 445]	●オウム，ハト，走鳥類，水鳥：不動化は30-60分。小型鳥類は高用量を必要とする。大型鳥類は覚醒時間がより長い
	● 25 mg/kg，IM[384, 511]	●エミュー：追加投与が必要となり得る。5-9 mg/kg，IV，q10分
	● 50 mg/kg，IO[408]	●ハト：効果的な麻酔作用が得られる
	● 50-100 mg/kg，PO，餌[43, 63, 149]	●猛禽類：逃走した鳥を捕獲するための鎮静薬。30 gの肉のなかに入れる

（続く）

表 5-5　鳥類の鎮静薬，麻酔薬，鎮痛薬[a,b]（続き）

薬 剤	用 量	種／特徴など
塩酸デクスメデトミジン (Dexdomitor, Pfizer)	―	・α_2作動薬。ラセミ化合物メデトミジンの活性光学異性体である。メデトミジン用量の半量だが濃度によって同様の用量が一般的ガイドラインとして投与され[d]，メデトミジンと同様の効果が期待される（アメリカではメデトミジンは現在入手できない）。鳥類へのデクスメデトミジンの効果と安全性についてのデータは少なく，今まで鳥類，特にオウム科に臨床的に投与されることはまれであった。組み合わせはシュウ酸チオフェンタニル／デクスメデトミジン／チレタミン・ゾラゼパム参照
	・25μg/kg, IM[715]	・ヨーロッパノスリ：取り扱いに適切な鎮静薬だが，気管挿管を可能にしなかった。立ち直り反射の喪失＝3.5±1分。不整脈，興奮，大きな有害反応は認められていない。アチパメゾールは完全な拮抗作用を示す
	・75μg/kg, IM[715]	・チョウゲンボウ：取り扱いに適切な鎮静薬だが，気管挿管を可能にしなかった。立ち直り反射の喪失＝7±1.2分。不整脈，興奮，大きな有害反応は認められていない。アチパメゾールは完全な拮抗作用を示す
塩酸ドパミン	―	・カテコラミン神経伝達物質で，ドパミン受容体を活性化させる。変力性昇圧薬で，麻酔誘発性の低血圧の治療に用いる
	・7-10μg/kg/分, IV[721]	・ミミグロボウシインコ（PD）：4-7分以内に観血的動脈圧の顕著な上昇が認められる。ドブタミンよりも観血的動脈圧への作用は大きい
塩酸トラゾリン (Tolazine, Lloyd)	―	・α_2遮断薬
	・1 mg/kg, IV[413]	・ダチョウ
	・15 mg/kg, IV[18, 142, 511]	・猛禽類，ハゲワシ

表 5-5　鳥類の鎮静薬，麻酔薬，鎮痛薬[a,b]（続き）

薬　剤	用　量	種／特徴など
塩酸トラマドール	—	● コデインの合成類似体で，オピオイド，αアドレナリン，セロトニン受容体活性を持つ。0-デスメチルトラマドール（M1）代謝産物は哺乳類において，より強力なμオピオイド作動薬である
	● 5 mg/kg，PO・IV，q12 時[751,752]	● ハゲワシ（PK）：ヒトで鎮痛作用を示す血中濃度と類似するが，鎮痛作用は評価されていない。ハゲワシの PO 生体内利用率はヒト，犬よりも高い[752]。複数回投与による鎮静作用が明らかにみられる。鎮静状態をモニターし必要に応じて投与量，間隔を減らす
	● 7.5 mg/kg，PO[71]	● クジャク（PK）：2/6 がヒトのトラマドール鎮痛濃度に到達した。5/6 は 0-デスメチル-トラマドール（M1）濃度がヒトの鎮痛濃度よりも高い状態を 10-12 時間維持し，3/6 は 24 時間維持した。鎮痛作用は評価されていない
	● 8-11 mg/kg，PO，q12 時[751,753]	● アカオノスリ（PK）：3 羽の鳥による 15 mg/kg，PO，q12 時データモデルは，ヒトの鎮痛の血中トラマドール濃度を到達するためにより頻回投与が必要と示唆した。鎮痛作用は評価されていない[751]。複数回投与によって鳥は鎮静作用がみられる。鎮静の状態をモニターし必要に応じて投与量，間隔を減らす[751]
	● 30 mg/kg，PO，q6 時[751,754]	● ミミグロボウシインコ（PK）：ヒトにおける鎮痛の血中濃度と類似する。熱逃避反応を 6 時間効果的に低下させた
塩酸ナルトレキソン （Trexonil，Wildlife Laboratories）	—	● オピオイド拮抗薬。ナルトレキソンよりも長時間作用型
	● 300-330 mg，IM・IV[413,511,636]	● ダチョウ：オピオイド拮抗薬

（続く）

表5-5 鳥類の鎮静薬，麻酔薬，鎮痛薬[a,b]（続き）

薬 剤	用 量	種／特徴など
塩酸ナルブフィン	—	● オピオイド系部分的κ作用薬であり部分的μ拮抗薬である[c]。乱用の可能性は低いため，現在米国麻薬取締局（DEA）のスケジュール分類に含まれていない
	● 12.5 mg/kg，IM，q2-3 時[415, 713]	● ミミグロボウシインコ（PK，PD）：生体内利用率はIM投与が優れている。鎮静作用は弱く，副作用はない。IMとIV投与後，速やかに消失する。熱肢逃避閾値は3時間以上増加した。高用量（25，50 mg/kg，IM）では閾値を顕著に増加させなかった
塩酸ブピバカイン	—	● 局所麻酔薬。哺乳類において 4-6 時間作用する[153]。鳥類によってはより短い作用を示す[491]。毒性効果を制限するため，投与量を最小限にすることが推奨される。組み合わせは以下参照
	● 2 mg/kg，皮下点滴[491]	● マガモ（PD）：投与後6，12時間で血中濃度が高くなるため，毒性が遅れて発現する可能性がある
	● 2-8 mg/kg，神経周囲に投与[88]	● マガモ：腕神経叢ブロックへの効果はバラツキがある
	● 2-10 mg/kg，切開部位に注入[542]	● ケワタガモ：ブピバカインの高用量毒性またはブピバカインとケトプロフェンの蓄積毒性が起こり得る
	● 3 mg/0.3 mL，IAによる生理食塩水の注入[352]	● ニワトリ：関節炎
	● 5 mg/kg をエピネフリン 10 μg/kg とともに神経周囲に投与[229]	● ニワトリ：腕神経叢ブロックは引き起こさない
	● ジメチルスルホキシドと 50：50 の混合物を局所投与[289]	● ニワトリ：局所麻酔。切断された嘴に投与する
塩酸ブピバカイン（B）／メデトミジン（Me）	● (B) 2 mg/kg＋(Me) 0.5 μg/kg 神経周囲に放射状に投与，および尺骨神経に投与[734]	● ソウゲンハヤブサ：投与15分後，羽が顕著に垂れ下がる

表 5-5　鳥類の鎮静薬，麻酔薬，鎮痛薬[a, b]（続き）

薬　剤	用　量	種／特徴など
塩酸ブプレノルフィン	—	● オピオイド系作動薬‐拮抗薬[c]
	● 0.05-1 mg/kg，IA[284]	● ニワトリ（PD）：顕著な抗侵害受容作用は認められない
	● 0.1 mg/kg，IM[597]	● ヨウム（PD）：鎮痛薬としては無効である
	● 0.25 mg/kg，IM，q7 時[598]	● ヨウム（PD）：ヒトで鎮痛作用を示す血中濃度に到達するための用量が必要となる。この用量における鎮痛効果は評価されていない
	● 0.25-0.5 mg/kg，IM[276]	● ハト（PD）：用量依存性の禁断症状が 2-5 時間続くことがある
塩酸ミダゾラム	—	● ベンゾジアゼピン系鎮静薬。ジアゼパムよりも短時間作用型。組み合わせはブトルファノール／ミダゾラムとケタミン／ミダゾラム参照
	● 0.1-2 mg/kg，IM・IV[6]	● 多くの鳥類：低用量で麻酔前投与薬，発現時間は IM 投与すると約 15 分
	● 0.15 mg/kg，IV[384]	● ダチョウ：成熟動物で急速に腹臥位となる
	● 0.2 mg/kg，SC，IM[43]	● オウム：ケタミンと併用する
	● 0.3-0.4 mg/kg，IM[384, 515]	● ダチョウ，エミュー：麻酔前投与薬。成熟エミューの鎮静
	● 0.4 mg/kg，IV[384]	● エミュー
	● 0.5-1 mg/kg，IM・V，q8 時[43]	● 猛禽類：抗けいれん薬
	● 2 mg/kg，鼻腔内投与[503]	● ミミグロボウシインコ：3 分で軽度から中等度の鎮静作用がみられる。発声，抵抗，防御行動の低下が 15 分間認められる。鼻腔内フルマゼニル投与で拮抗作用がみられる
	● 2 mg/kg，IM[821]	● カナダグース：15-20 分の鎮静作用
	● 2-6 mg/kg，IM[175]	● ウズラ（PD）：軽度から重度の鎮静作用
	● 4-6 mg/kg，IM[387]	● 水鳥

（続く）

表 5-5　鳥類の鎮静薬，麻酔薬，鎮痛薬[a, b]（続き）

薬剤	用量	種／特徴など
塩酸ミダゾラム（続き）	● 5 mg/kg，IV[154]	● 七面鳥，ニワトリ，コウライキジ，コリンウズラ（PD）：急速に吸収される。七面鳥，ニワトリ，コリンウズラ，キジそれぞれの半減期は 0.42，1.45，1.90，9.71 時間
	● 7.3-8.8 mg/kg，鼻腔内投与[832, 833]	● ワカケホンセイインコ：用量を 2 分割し，左右の外鼻孔にゆっくり投与する。発現時間は 3 分，背臥位時間は 57.7±24.4 分，覚醒時間は鼻腔内フルマゼニル投与で顕著に短縮する
	● 12.5-15.6 mg/kg，鼻腔内投与[833]	● カナリア：用量を 2 分割し，左右の外鼻孔にゆっくり投与する。発現時間は＜3 分，背臥位時間は 17.1±5 分，覚醒時間は鼻腔内フルマゼニル投与で顕著に短縮する
塩酸メトミデート（Hypnodil, Janssen）	—	● 併用薬は以下参照
	● 15-20 mg/kg，IM[413]	● ダチョウ：アザペロンの有無に関わらない
	● 4 g/カップの餌（通常はコーン）[511]	● 七面鳥
塩酸メペリジン	—	● 短時間作用型のオピオイド作動薬[c]
	● 1-4 mg/kg，IM[672, 810]	● 走鳥類（1 mg/kg で）を含む多くの鳥類：鎮静作用。鎮痛作用
塩酸ヨヒンビン（Yobine, Lloyd）	—	● $α_2$ 遮断薬。＞1 mg/kg で興奮と死亡の副作用が報告されている[337]
	● 0.1-0.2 mg/kg，IV[43, 119]	● オウム科，猛禽類，水鳥
	● 0.1-0.2 mg/kg，IM・IV[363]	● 猛禽類
	● 0.1-1 mg/kg[6]	● 多くの鳥類
	● 0.11-0.275 mg/kg，IM・IV，単回投与[339]	● セキセイインコ
	● 0.125 mg/kg，IV[384, 413, 636]	● 走鳥類
	● 1 mg/kg，IV[794]	● ホロホロチョウ
	● 12 mg/kg，鼻腔内投与[832]	● ワカケホンセイインコ：用量を 2 分割し，左右の外鼻孔にゆっくり投与する。キシラジンの鼻腔内投与で拮抗する

表 5-5　鳥類の鎮静薬，麻酔薬，鎮痛薬[a, b]（続き）

薬　剤	用　量	種／特徴など
塩酸ヨヒンビン （Yobine, Lloyd） （続き）	● 12-15 mg/kg, 鼻腔内投与[833]	● カナリア：用量を2分割し，左右の外鼻孔にゆっくり投与する。キシラジンとデトミジンの鼻腔内投与で拮抗する
ガバペンチン	—	● GABA類似体，ヒトの神経障害性疼痛の治療に用いる
	● 3 mg/kg, PO, q24 時[742]	● ネズミガシラハネナガインコ：鎮痛作用はフルオキセチンと併用するため，単独の効力を評価するのは難しい。投与開始から3日間，鳥の鎮静が認められた
	● 10 mg/kg, PO, q12 時[192, 193]	● アカビタイムジオウム：鎮痛作用は長時間（＞90日間）認められる。自傷行動の単独鎮痛薬。副作用は報告されていない
	● 11 mg/kg, PO, q12 時[734]	● ソウゲンハヤブサ：長時間（＞90日間）の鎮痛作用があり，自傷行動へのさまざまな治療の補助薬である。鳥は110 mg/kgで神経症状，下痢を呈したが82 mg/kgで副作用は認められなかった
カルフェンタニル （Wildnil, Wildlife Laboratories）	—	● 超強力オピオイド系作動薬[c]。組み合わせはカルフェンタニル／キシラジン参照
	● 0.024 mg/kg, IM[511, 763]	● ダチョウ（放し飼い）：ヘリコプターから吹き矢で投与する
	● 0.03 mg/kg, IM[384]	● 走鳥類
カルフェンタニル（C）／キシラジン（X）	● ダチョウ1羽につき （C）3 mg＋（X）150 mg, IM[636]	● ダチョウ（放し飼い）：ヘリコプターから吹き矢で投与する

（続く）

表 5-5 鳥類の鎮静薬，麻酔薬，鎮痛薬[a, b]（続き）

薬剤	用量	種/特徴など
キシラジン	—	● α_2作動薬であり，単独で鎮静薬としては推奨されない。副作用（単独投与による興奮，けいれん，徐脈，不整脈，緩徐呼吸，低酸素血症，高炭酸ガス血症，死）のため，ペットの鳥への投与はまれである。ヨヒンビン，アチパメゾールと拮抗する。走鳥類に最も有効である[337, 710]。組み合わせはキシラジン／ブトルファノール，エトルフィン／アセプロマジン／キシラジン，ケタミン／キシラジン参照
	● 0.2-1 mg/kg, IM[384, 636]	● 走鳥類：鎮静作用
	● 1 mg/kg, IV[479]	● 北京ダック
	● 1-2.2 mg/kg, IM・IV[43]	● 猛禽類，オウム科：ケタミンと併用する（1:3または1:5）。国によっては猛禽類に広く投与されている
	● 1-20 mg/kg, IM・IV[119, 363]	● 水鳥，猛禽類：鎮静作用
	● 10 mg/kg, IM[819]	● ヤマウズラ：良好な鎮静。呼吸数の顕著な低下。総排泄腔温の低下。覚醒時間の延長（205±22.2分）
	● 20 mg, 鼻腔内投与[832]	● ワカケホンセイインコ：発現時間は7.9±2.8分だが，取り扱いには不適切な鎮静化である。ヨヒンビンの鼻腔内投与で拮抗する
	● 24-30 mg, 鼻腔内投与[833]	● カナリア：深い鎮静。鎮静作用は長いがどの投与量でも背臥位にならなかった。ヨヒンビンの鼻腔内投与で拮抗する
キシラジン(X)／ブトルファノール(B)	● (X) 1.06-2.75 mg/kg＋(B) 0.1-0.55 mg/kg, IM[466]	● レアを含む走鳥類：鎮静，麻酔前投与薬。レアには高用量が必要であった
クエン酸フェンタニル	—	● 短期作用型μオピオイド系作動薬[c]
	● 0.2-0.5 μg/kg/分, IV[600]	● アカオノスリ（PD）：用量依存性にイソフルランの最小肺胞濃度（MAC）を31-55％に減らし，心拍数，血圧，$PaCO_2$またはPaO_2を変化させない

表 5-5　鳥類の鎮静薬，麻酔薬，鎮痛薬[a,b]（続き）

薬剤	用量	種／特徴など
クエン酸フェンタニル（続き）	● 0.02 mg/kg, IM[360]	● バタンインコ（PK, PD）：代謝，排泄は早い。温度，電気刺激への逃避反射に効果はない
	● 0.2 mg/kg, SC[360]	● バタンインコ（PK, PD）：いくらかの鎮痛作用がみられる。大量投与。鳥によってはじめの 15-30 分に興奮症状を示す
	● 0.5-1 mg/kg, IA[284]	● ニワトリ（PD）：疼痛行動には無効である
グリコピロレート（グリコピロニウム）	―	● 抗コリン作用薬。アトロピンよりも発現時間は遅い
	● 0.01-0.02 mg/kg, IM・IV[6, 337]	● 多くの鳥類：麻酔前投与薬。適応はまれである
	● 0.04 mg/kg, IV[810]	● 走鳥類
ケタミン(K)／アセプロマジン(A)	(K) 10-25 mg/kg＋ (A) 0.5-1 mg/kg, IM[844]	● 多くの鳥類：＜250 g の鳥に高用量
ケタミン(K)／キシラジン(X)	―	● 心抑制作用と荒い覚醒を伴う
	● (K) 0.45 mg/kg＋ (X) 25 mg/kg, IM[511]	● ダチョウ
	● (K) 2-3 mg/kg, IV＋ (X) 5-10 mg/kg, IM[102]	● ダチョウ
	● (K) 2-5 mg/kg, IV＋ (X) 0.25 mg/kg, IV[102]	● ダチョウ
	● (K) 2.2-3.3 mg/kg＋ (X) 2.2 mg/kg, IM[384]	● 走鳥類：ケタミンの投与 10-15 分前にキシラジンを投与する
	● (K) 4.4 mg/kg＋ (X) 2.2 mg/kg, IV[363, 445]	● オウム，猛禽類
	● (K) 5 mg/kg＋ (X) 1 mg/kg, IM[70]	● ダチョウ
	● (K) 8 mg/kg, IV＋ (X) 4 mg/kg, IM[19]	● ダチョウ：キシラジンの投与 20 分後にケタミンを投与する。イソフルランの補助薬として十分な外科麻酔を可能とする
	● (K) 10 mg/kg＋ (X) 0.5-1 mg/kg, IM[18, 515]	● 走鳥類，ヒメコンドル
	● (K) 10 mg/kg＋ (X) 2 mg/kg, IV[498]	● 白色レグホン：虫垂手術用。スムーズな導入・覚醒，最適から優れた外科麻酔薬

（続く）

表5-5 鳥類の鎮静薬，麻酔薬，鎮痛薬[a, b]（続き）

薬剤	用量	種／特徴など
ケタミン(K)／キシラジン(X)（続き）	● (K) 10-15 mg/kg＋(X) 2 mg/kg，IM[540]	● フクロウ
	● (K) 10-50 mg/kg＋(X) 1-10 mg/kg，IM[153, 540]	● オウム：＜250 g の鳥は用量の上限量が必要となる
	● (K) 15-20 mg/kg＋(X) 1.5 mg/kg，IM[540]	● ヨウム
	● (K) 20 mg/kg＋(X) 1 mg/kg，IV[479]	● 北京ダック：緩徐呼吸，酸血症，低酸素血症，中等度の高体温症
	● (K) 20 mg/kg＋(X) 1-2 mg/kg，IV，ゆっくりボーラス投与[159]	● オオハシ
	● (K) 20-30 mg/kg＋(X) 2.5-4 mg/kg，IM[147, 540]	● オウム：バタンインコはキシラジン 2.5-3.5 mg/kg とする
	● (K) 25 mg/kg＋(X) 1 mg/kg，IM[794]	● ホロホロチョウ：横臥位 1-6 分，ヨヒンビン投与後 1.4±0.7 分で適切な麻酔，覚醒
	● (K) 25 mg/kg＋(X) 2.5 mg/kg，IM[540]	● オカメインコ
	● (K) 25-30 mg/kg＋(X) 2 mg/kg，IM[540]	● ハヤブサ，タカ
	● (K) 30-40 mg/kg＋(X) 6.5-10 mg/kg，IM[339, 540]	● セキセイインコ
	● (K) 40-50 mg/kg＋(X) 10 mg/kg，鼻腔内投与[832]	● ワカケホンセイインコ：用量を2分割し，左右の外鼻孔にゆっくり投与する。鎮静までの時間は 7.7±1.4 分，背臥位時間は 12.2±14.1 分，覚醒時間はヨヒンビンの IM 投与で短縮する
ケタミン(K)／キシラジン(X)／アセプロマジン(A)	● (K) 34 mg/kg＋(X) 0.2 mg/kg＋(A) 0.1 mg/kg，IM[384]	● ダチョウ
ケタミン(K)／キシラジン(X)／アルファキサロン・アルファドロン(A)	● (K) 5 mg/kg＋(X) 1 mg/kg＋(A) 12-17 mg/kg，IV[511]	● ダチョウ
ケタミン(K)／キシラジン(X)／ジアゼパム(D)	● (K) 25 mg/kg＋(X) 3 mg/kg＋(D) 4 mg/kg，IM[539]	● オンドリ：注意して投与する。心拍数，呼吸数，総排泄腔温の顕著な低下がみられる。覚醒時間が延長する（4 時間まで）
ケタミン(K)／キシラジン(X)／ミダゾラム(Mi)	● (K) 15 mg/kg＋(X) 2.5 mg/kg＋(Mi) 0.3 mg/kg，IM[14]	● ホロホロチョウ：ミダゾラムは麻酔の質を改善する

表 5-5　鳥類の鎮静薬，麻酔薬，鎮痛薬[a, b]（続き）

薬剤	用量	種／特徴など
ケタミン(K)／ジアゼパム(D)	● (K) 2-5 mg/kg, IV＋ (D) 0.25 mg/kg, IV[102, 153]	●ダチョウ：ケタミンはジアゼパムの投与から15-30分後に投与する
	● (K) 3-8 mg/kg＋ (D) 0.5-1 mg/kg, IM[341]	●ワシ，ハゲタカ
	● (K) 5-10 mg/kg＋ (D) 0.1-0.2 mg/kg, IV[692]	●走鳥類：導入
	● (K) 5-25 mg/kg＋ (D) 0.5-2 mg/kg, IV[844]	●オウム：用量の下限量が推奨される
	● (K) 5-30 mg/kg, IM＋ (D) 0.5-2 mg/kg, IM・IV[70]	●多くの鳥類
	● (K) 8-15 mg/kg＋ (D) 0.5-1 mg/kg, IM[341]	●ハヤブサ
	● (K) 10-25 mg/kg＋ (D) 0.5-1 mg/kg, IM・IV[693]	●ハト：用量の下限量のIV投与が推奨される
	● (K) 10-40 mg/kg, IV＋ (D) 1.0-1.5 mg/kg, IM・IV[446, 659]	●猛禽類，水鳥：導入または外科麻酔（急速ボーラス投与は無呼吸，不整脈，死亡率の上昇を引き起こす）
	● (K) 10-50 mg/kg＋ (D) 0.5-2 mg/kg, IM[844]	●オウム：筋弛緩作用の改善
	● (K) 20 mg/kg＋ (D) 1 mg/kg, IV[159]	●オオハシ：短時間の処置（15-20分）
	● (K) 75 mg/kg, IM＋ (D) 2.5 mg/kg, IV[127]	●ニワトリ：ケタミン投与から10分後にジアゼパムを投与する。いかなるときも反射痛が生じる。覚醒時間は90-100分
	● (K) 75 mg/kg, IM＋ (D) 2.5 mg/kg, IV[498]	●白色レグホン：虫垂切除術では，ケタミン投与の5分前にジアゼパムを投与する。スムーズな導入・覚醒，四肢拘縮，低体温，低酸素血症，高炭酸ガス血症が起こり得る
ケタミン(K)／チレタミン・ゾラゼパム(Tz)	● (K) 15 mg/kg＋ (Tz) 10 mg/kg, IM[435]	●猛禽類：麻酔作用

（続く）

表 5-5　鳥類の鎮静薬，麻酔薬，鎮痛薬[a,b]（続き）

薬剤	用量	種／特徴など
ケタミン(K)／ブトルファノール(B)／メデトミジン(Me)	—	● メデトミジンは現在入手不可能である。デクスメデトミジン参照
	● (K) 3 mg/kg＋(B) 1 mg/kg＋(Me) 40 μg/kg, IM[866]	● オウム：イソフルランの麻酔前投与薬または補助薬。イソフルランの要求量を減らし，換気を改善する
	● ハト1羽につき(K) 50 mg＋(B) 50 μg＋(Me) 50 μg, IM[34]	● ハト(PD)：ハト7/8で満足する麻酔薬。ブトルファノール，メデトミジン投与から10分以内に心拍数，呼吸数は低下する。ハト3/8で不整脈がみられた。麻酔中，総排泄腔内の温度は徐々に低下する
ケタミン(K)／ミダゾラム(Mi)	● (K) 10-40 mg/kg＋(Mi) 0.2-2 mg/kg, SC・IM[193, 502, 511, 844]	● オウムを含む多くの鳥類
	● (K) 20 mg/kg＋(Mi) 4 mg/kg, IM[147]	● オウム：麻酔
	● (K) 40-50 mg/kg＋(Mi) 3.65 mg/kg, 鼻腔内投与[832]	● ワカケホンセイインコ：用量を2分割し，左右の外鼻孔にゆっくり投与する。発現時間は＜3分，背臥位時間は70.7±46.7分，覚醒時間は鼻腔内フルマゼニルで短縮する
	● (K) 50 mg/kg, IV＋(Mi) 2 mg/kg, IM[498]	● 白色レグホン：虫垂切除術では，ケタミン投与の5分前にミダゾラムを投与する。低酸素血症，高炭酸ガス血症，斜頸，呼吸困難，流涎が報告されている。覚醒時間の延長（92-105分）がみられる
ケタミン(K)／ミダゾラム(Mi)／ブトルファノール(B)	● (Mi) 0.2 mg/kg＋(B) 0.4 mg/kg, IM，続いて(K) 8.7±0.5 mg/kg, IV[42]	● ダチョウ(PD)：麻酔。続いて気管挿管し，イソフルランで麻酔を行う
ケタミン(K)／メデトミジン(Me)	—	● ハトで，ケタミン5 mg/kg，メデトミジン80 μg/kg, IMで不確かなレベルの鎮静作用がみられる[619]。アメリカではメデトミジンは現在入手できないが調剤は可能である
	● (K) 1.5-2 mg/kg＋(Me) 60-85 μg/kg, IM・IV[119, 446]	● ハト，水鳥：鎮静作用

表 5-5　鳥類の鎮静薬，麻酔薬，鎮痛薬[a, b]（続き）

薬　剤	用　量	種／特徴など
ケタミン(K)／メデトミジン(Me)（続き）	● (K) 2 mg/kg＋(Me) 80 μg/kg，IM[441]	● ダチョウ：鎮静作用
	● (K) 2-4 mg/kg＋(Me) 25-75 μg/kg，IV[375]	● 猛禽類
	● (K) 2.5-7 mg/kg＋(Me) 50-100 μg/kg，IV[374]	● 大型オウム
	● (K) 3-5 mg/kg＋(Me) 50-100 μg/kg，IM[375]	● 猛禽類
	● (K) 3-7 mg/kg＋(Me) 75-150 μg/kg，IM[374]	● 大型オウム
	● (K) 5-10 mg/kg＋(Me) 100-200 μg/kg，IM・IV[375]	● グース
	● (K) 25 mg/kg＋(M) 100 μg/kg，IM[664]	● オウム：麻酔作用
ケタミン(K)／メデトミジン(Me)／ミダゾラム(Mi)	● (K) 10 mg/kg＋(Me) 50 μg/kg＋(Mi) 2 mg/kg，IV[487, 488]	● マガモ(PD)：アメリカではメデトミジンは現在入手できない。麻酔作用は 30 分間持続する。アチパメゾール，フルマゼニルの鼻腔内投与で拮抗する。アシドーシス，緩徐呼吸，無呼吸，1/12 の鳥で死亡報告がされているため，この用量は安全ではないとされている[488]
ジアゼパム	―	● ベンゾジアゼパム系鎮静薬。鎮静，発作管理，精神安定，食欲刺激を目的に単独投与される。IM 投与は重度な筋刺激をもたらし，吸収を延長させることがある。フルマゼニルにより拮抗する。組み合わせはケタミン／ジアゼパム参照
	● 0.05-0.5 mg/kg，IV[6]	● 多くの鳥類
	● 0.1-0.3 mg/kg，IV[384, 640]	● 走鳥類：鎮静作用。麻酔からのスムーズな回復
	● 0.2-0.5 mg/kg，IM[6, 193]	● 多くの鳥類：麻酔前投薬。発現は 15-20 分以内
	● 0.25-0.5 mg/kg，IM・IV，q24 時，2-3 日[776]	● 猛禽類：食欲刺激

（続く）

表 5-5　鳥類の鎮静薬，麻酔薬，鎮痛薬[a, b]（続き）

薬剤	用量	種／特徴など
ジアゼパム （続き）	● 0.5 mg/kg，PO[513]	● スズメ：強暴な鳥類を落ち着かせ，飼育下の食事を受け入れやすくする。経口溶液（1 mg/mL, Roxane Laboratories）が最もうまくいく
	● 0.5-1 mg/kg, IM・IV, q8-12 時[43]	● 猛禽類，水鳥：鎮静。抗けいれん作用
	● 1-2 mg/kg，IV[413]	● ダチョウ：テラゾールからの覚醒直前に投与し，その好ましくない作用に拮抗する
	● 2.5-4 mg/kg，PO[672]	● 多くの鳥類：鎮静作用
	● 5 mg/kg，PO[267]	● ダチョウ：立ったままの鎮静作用
	● 5 mg/kg，IV[267, 511]	● エミュー，レア：鎮静作用
	● 6 mg/kg，IM[819]	● ハイイロイワシャコ：総排泄腔温の低下，覚醒時間の延長（149±8.3 分）
	● 12 mg/kg，鼻腔内投与[832]	● ワカケホンセイインコ：用量を2分割して，左右の外鼻孔にゆっくり投与する。作用時間は3.5±1.2分，仰臥位の時間11.0±6.4分。触診できるまでの鎮静をもたらさない。フルマゼニルの鼻腔内投与は臥位時間を顕著に低下させた
	● 12.5-15.6 mg/kg[833]	● カナリア：用量を2分割して，左右の外鼻孔にゆっくり投与する。仰臥位の時間は約35分。フルマゼニルの鼻腔内投与は臥位時間を顕著に低下させた
ジプレノルフィン (Rickett and Coleman)	● 0.04-0.06 mg/kg，IV[708]	● ダチョウ：オピオイド系拮抗薬
シュウ酸チオフェンタニル(T)／メデトミジン(Me)	―	● シュウ酸チオフェンタニルは超短時間作用型オピオイド作動薬。メデトミジンはα₂作動薬。現在アメリカでは両方とも入手できない
	● (T) 0.175 mg/kg＋ (Me) 0.092 mg/kg，IM[164]	● 成熟エミュー：遠隔注射による麻酔。急速な導入（6.8分）と覚醒（3.2分）

表 5-5　鳥類の鎮静薬，麻酔薬，鎮痛薬[a,b]（続き）

薬　剤	用　量	種／特徴など
シュウ酸チオフェンタニル(Th)／デクスメデトミジン(D)／チレタミン・ゾラゼパム(Tz)	—	●シュウ酸チオフェンタニルは超短時間作動型オピオイド作用薬であり，現在アメリカでは入手できない。デクスメデトミジンは$α_2$作動薬である。チレタミン・ゾラゼパムは解離性麻酔薬
	●鳥1羽につき(Th)7 mg＋(D)0.2 mg＋(Tz)100 mg，IM[802]	●アメリカダチョウ：遠隔注射によって麻酔投与，スムーズな導入・覚醒。鳥の1/8 で呼吸抑制がみられるが拮抗薬で回復する
酒石酸ブトルファノール	—	●オピオイド系作動薬-拮抗薬[c]。ミミグロボウシインコの PO 生体内利用率は10％下回るため，PO 投与は推奨されない[712]。組み合わせは以下参照。ケタミン／ブトルファノール／メデトミジンとキシラジン／ブトルファノールも参照
	●0.05-0.25 mg/kg，IV[810]	●走鳥類
	●0.5 mg/kg，IM・IV，q1-4 時[668,711]	●猛禽類(PD)：IM，IV 投与での半減期は非常に短い（約1-2 時間）。尺骨静脈よりも内側中皮静脈への投与の方がクリアランスが急速で半減期が短い
	●0.5-4 mg/kg，IM・IV，q1-4 時[163,276,363,420,597,668,711,744]	●オウムを含む多くの鳥類：シノリガモにおいて導入15 分前に IM 投与してもイソフルラン節約効果はみられない[541]。走鳥類において1 mg/kg を超えると臥位を引き起こす[363]
	●1-2 mg/kg，IM[162-164,228]	●ヨウム，オカメインコ，アオボウシインコ(PD)：ヨウムとオカメインコの ED_{50} を顕著に低下させたが，アオボウシインコでは同様の効果が認められなかった。ヨウムは 2 mg/kg 投与で電気刺激に対する禁断症状の顕著な低下が認められた

（続く）

表 5-5　鳥類の鎮静薬, 麻酔薬, 鎮痛薬[a, b]（続き）

薬剤	用量	種／特徴など
酒石酸ブトルファノール（続き）	● 2-5 mg/kg, IM・IV, q2-3 時[420, 712, 744]	● ミミグロボウシインコ（PD）：注射後2時間で低い平均血中濃度（PD）である。2 mg/kg, IM 投与後の電気刺激に対する禁断症状が減少する。内視鏡のために予防的鎮痛作用として有効で，セボフルラン麻酔と併用する[420]
	● 3 mg/kg（前投薬）＋75μg/kg/分, IV, CRI（維持量）[458]	● オウム（PD）：イソフルラン MAC を顕著に低下させた
	● 3-6 mg/kg, IM[597]	● ミミグロボウシインコ：禁断閾値を評価するための電気刺激
セボフルラン	● 2.21±0.32 ％[554]	● ニワトリ（PD）：最小限の麻酔濃度。用量依存性の低血圧が報告されている
	● 維持 4 ％[428]	● ハト（PD）：導入・覚醒時間はイソフルランより短い
	● 導入 6 ％, 維持 3.5 ％[220]	● カンムリカラカラ（PD）：イソフルランと比べてスムーズな導入・覚醒がみられる。呼吸数，動脈血圧が低下する
	● 必要に応じて 7 ％まで漸増（導入）[420, 631]	● オウム科：麻酔。イソフルランと類似する。より急速な覚醒をもたらす。覚醒時の運動失調の発現はより少ない[337, 427, 631]
チレタミン・ゾラゼパム（Telazol, Fort Dodge）	―	● 解離性麻酔薬で覚醒は長く，興奮する[6]。組み合わせはケタミン／チレタミン・ゾラゼパムとシュウ酸チオフェンタニル／デクスメデトミジン／チレタミン・ゾラゼパム参照
	● 1-8 mg/kg, IV[384, 540]	● 成熟走鳥類：導入や短時間の処置用
	● 2-12 mg/kg, IM[466, 511, 770]	● 成熟走鳥類：導入や短時間の処置用[267]。飼育鳥に 3-5 mg/kg, IM, 放し飼いの鳥に 5 mg/kg が推奨される

表 5-5　鳥類の鎮静薬，麻酔薬，鎮痛薬[a, b]（続き）

薬　剤	用　量	種／特徴など
チレタミン・ゾラゼパム (Telazol, Fort Dodge)（続き）	● 4-25 mg/kg, IM[149, 722, 826]	● オウム科，猛禽類，ダチョウ，フラミンゴ，水鳥を含む多くの鳥類：鎮静作用。水鳥は体重が重くなるにつれて投与量は減る
	● 5-10 mg/kg, IM[43, 63, 363, 413, 435, 445, 446]	● ダチョウ（ヒナ），猛禽類，オウム科：良好な不動化
	● 6.6 mg/kg, IM[722]	● 白鳥
	● 9-30 mg/kg, IM[722]	● フクロウ，ヤマウズラ：保定
	● 10 mg/kg, IM[435, 722]	● 猛禽類
	● 15-22 mg/kg, IM[540, 722]	● セキセイインコ，エミュー
	● 40-80 mg/kg, PO[149]	● 猛禽類
	● 80 mg/kg, 餌[377, 870]	● ノスリ：30-60 分後に多くの鳥を安全に取り扱うのに十分な量である。本薬剤を粉末状で投与した鳥はより早く麻酔レベルに到達した
デスフルラン (Suprane, Baxter)	—	● フッ素ハロゲン化エーテル。早い導入，急速な覚醒[337]。現在，鳥類への投与を評価する研究は行われていない
デトミジン (Dormosedan, Pfizer)	—	● $α_2$ 作動薬
	● 0.3 mg/kg, IM[142, 819]	● ニワトリ，ハイイロイワシャコ：著しい鎮静。心拍数，呼吸数の顕著な低下，総排泄腔温の低下，ヤマウズラは覚醒時間が延長する（260±17.6 分）
	● 12 mg/kg, 鼻腔内投与[832]	● ワカケホンセイインコ：用量を2分割し，左右の外鼻孔にゆっくり投与する。鎮静時間は3分を下回り，横臥位または触診を可能にしなかった。アチパメゾールの投与による拮抗は覚醒までの時間を顕著に早めた
	● 12-15 mg, 鼻腔内投与[833]	● カナリア：用量を2分割し，左右の外鼻孔にゆっくり投与する。高用量は鎮静時間が延長するが横臥位にならなかった。作用時間が延長する（257.5±1.5 分）。ヨヒンビンの鼻腔内投与で完全に拮抗する

（続く）

表 5-5　鳥類の鎮静薬，麻酔薬，鎮痛薬[a, b]（続き）

薬　剤	用　量	種／特徴など
ドブタミン	—	● β_1 作動薬で，弱い β_2 作用，選択的 α_1 作用を有する。麻酔誘発性の低血圧の治療に投与する
	● 15μg/kg/分，IV[721]	● ミミグロボウシインコ（PD）：4-7 分以内に観血的動脈圧の顕著な上昇が認められる
ナロキソン塩酸塩	—	● オピオイド拮抗薬。ナルトレキソンよりも短時間作用型
	● 0.01 mg/kg, IV[42]	● ダチョウ
	● 2 mg, IV, q14-21 時[672, 812]	● オウム科を含む多くの鳥類
ブトルファノール（B）／ミダゾラム（Mi）	●（B）1 mg/kg＋（Mi）1 mg/kg[229]	● ニワトリ：横臥位に適した鎮静薬
フルマゼニル	—	● ベンゾジアゼピン系拮抗薬
	● 0.018-0.028 mg/kg, IV[487]	● マガモ
	● 0.02-0.1 mg/kg, IM・IV[6, 488]	● 多くの鳥類
	● 0.05 mg/kg, 鼻腔内投与[488, 503]	● マガモ，ミミグロボウシインコ
	● 0.1 mg/kg, IM[175]	● ウズラ（PD）：ミダゾラムに 1.4-1.8 分で拮抗する
	● 0.13 mg/kg, 鼻腔内投与[832]	● ワカケホンセイインコ：用量を 2 分割し，左右の外鼻孔にゆっくり投与する。臥位時間を顕著に減少させた
	● 0.25-0.31 mg/kg, 鼻腔内投与[833]	● カナリア：用量を 2 分割し，左右の外鼻孔にゆっくり投与する。臥位時間を顕著に減少させた
プロポフォール	—	● IV 用の全身麻酔薬。気管挿管，換気，酸素供給が強く推奨される[6, 490, 726]
	● 1-5 mg/kg, IV[193]	● 多くの鳥類：無呼吸を最小限にするために導入はゆっくりと行う。気管挿管と IPPV が必要である
	● 1.33 mg/kg, IV[43, 363]	● オウム科，猛禽類

表5-5　鳥類の鎮静薬，麻酔薬，鎮痛薬[a,b]（続き）

薬　剤	用　量	種／特徴など
プロポフォール（続き）	● 2.9-4.7 mg/kg, IV（導入），0.4-0.55 mg/kg/分, IV（維持）[336]	●アカオノスリ，アメリカワシミミズク（PK, PD）：最小限の血圧効果が認められるが，換気量は顕著に低下する。この用量では中等度から重度の興奮性CNS症状を伴う覚醒時間の延長を認める
	● 3 mg/kg, IV（導入），0.2 mg/kg/分, IV（維持）[441]	●ダチョウ（PD）：麻酔作用
	● 4 mg/kg, IV（導入），0.5 mg/kg/分, IV（維持）[501]	●メンフクロウ：麻酔作用
	● 5 mg/kg, IV（導入），0.5 mg/kg/分, IV（維持）[726]	●七面鳥（PD）：麻酔作用
	● 5 mg/kg, IV（導入），1 mg/kg/分, IV（維持）[443]	●ミミグロボウシインコ（PD）：覚醒時間（15.4±15.2分）はイソフルランと比べて延長する。鳥の6/10が覚醒時に興奮がみられた。鳥の8/10で軽い麻酔レベルの作用がみられた
	● 6-14 mg/kg（導入），ボーラス投与，prn[542]	●ケワタガモ：吸入薬，ブピバカイン，ケトプロフェンと併用して麻酔作用がみられる。顕著に高い死亡率で，高用量のブピバカイン毒性または累積ブピバカイン／ケトプロフェン毒性も報告されている
	● 8-10 mg/kg, IV（導入），1-4 mg/kg, IV, ボーラス投与 prn（維持）[487,488,490]	●マガモ，オオホシハジロ（PD）：麻酔作用
	● 14 mg/kg, IV[237,363]	●ハト，猛禽類：麻酔。2-7分の持続時間。ハトにおいて重度な呼吸抑制と無呼吸が報告されている
	● 15 mg/kg, IV（導入），0.8 mg/kg/分, IV（維持）[489]	●オオホシハジロ（PD）：導入時，興奮が認められることがある。2羽の死亡例がある。換気量が顕著に低下する
ベンゾカイン（Trocaine, Cetyline Industries）	●局所麻酔[135]	●小型鳥類：マイナーな創傷の修復

（続く）

表5-5 鳥類の鎮静薬，麻酔薬，鎮痛薬[a,b]（続き）

薬剤	用量	種／特徴など
ペントバルビタールナトリウム	—	●短時間作用型のバルビツレート。その他の適応については表5-17参照
	●13.3 mg/kg, IV[511]	●エミュー：ジアゼパムを前投薬する
メデトミジン (Domitor, Pfizer)	—	●アメリカでは現在市販されていない。調剤は可能である。ここに記載した用量は入手できるデクスメデトミジン投与の一般的ガイドラインである α_2作動薬。80-2,000 μg/kg, IMはハトにおいて不十分な鎮静と関連している[619,714]。100 μg/kg, IMはダチョウのヒナを不動化しなかった[826]。組み合わせはケタミン／メデトミジン，塩酸ブピバカイン／メデトミジン，シュウ酸チオフェンタニル／メデトミジン参照
	●60-85 μg/kg, IM[4]	●オウム
	●150-350 μg/kg, IM[43]	●猛禽類
	●250-350 g/kg, PO[376]	●ニワトリ：鎮静。オスに60 μg，メスに40 μg投与する。鎮静までの平均時間は6分であった
メトヘキシタルナトリウム (Brevital, JHP Pharmaceuticals)	—	●即効型，超短時間作用型のバルビツレート系麻酔薬
	●4-8 mg/kg, IV[511]	●家禽類
	●5-10 mg/kg, IV[511]	●アヒル
メトミデート(M)／アザペロン(A)	●(M) 10-20 mg/kg + (A) 3.3-6.6 mg/kg, IM[511,826]	●ヒナも含むダチョウ：アメリカでは入手できない
モルヒネ硫酸塩	—	●オピオイド作動薬[c]。ニワトリの初期研究では臨床的投与量の混乱した結果が示された
	●1-3 mg/kg, IA[284]	●ニワトリ(PD)：関節炎の鎮痛効果は知られていない
	●2.5-3 mg/kg, SC・IM, q4時[673]	●キジ：鎮痛
	●10-20 mg/kg, IM[226]	●ニホンウズラ(PD)：肢の逃避と圧力試験では抗侵害受容作用を示す。この用量では移動，摂食，飲水への影響はない

表 5-5　鳥類の鎮静薬，麻酔薬，鎮痛薬[a, b]（続き）

薬剤	用量	種／特徴など
リドカイン	—	●局所麻酔薬。哺乳類において 90-200 分の持続時間がある[153]。リドカインの低い総投与量（2.7-3.3 mg/kg）で毒性効果が犬よりも認められている[352]。小型鳥では 1：10 に希釈する必要があり得る
	● 1-3 mg/kg[6, 363]	●多くの鳥類
	● 15 mg/kg＋3.8μg/kg，神経周囲に投与[88]	●マガモ：腕神経叢ブロックへの多様な効果
	● 20 mg/kg を 10μg/kg のアドレナリンとともに神経周囲に投与[229]	●ニワトリ：腕神経叢ブロックは発現せず
硫酸アトロピン	—	●抗コリン作用薬
	● 0.01-0.02 mg/kg，SC・IM・IV[6]	●多くの鳥類：麻酔前投与薬
	● 0.04-0.1 mg/kg，SC・IM・IV・IO・IT[133, 363, 655]	●多くの鳥類：徐脈。高用量の投与は心肺蘇生（CPR）で必要となる
ロピバカイン（Ropi 0.75 %，Crista´lia Chemical & Pharmaceutical, Sao Paulo, Brazil）	—	●局所麻酔薬。現在アメリカでは入手できない
	● 7.5 mg/kg，神経周囲に[109]	●ニワトリ：15 分の腕神経叢ブロック。約 110 分の麻酔時間。この用量では毒性作用の報告はされていない

a：そのほか，推奨される鎮痛薬は表 5-6，表 5-7 参照
b：多くの鳥類に選択される麻酔薬は，吸入麻酔薬のイソフルランとセボフルランである
c：すべてのオピオイド作動薬と作動薬-拮抗薬は呼吸抑制をもたらす。強力なオピオイド作動薬によって重度な緩徐呼吸が起こり得る
d：各薬剤の用量による影響がみられる可能性がある。デクスメデトミジンとメデトミジンの用量は同量とは限らないため，デクスメデトミジンの投与量は臨床的反応に応じて調節する必要があり得る

表 5-6 鳥類の非ステロイド性抗炎症薬（NSAID）[a-c]

薬剤	用量	種／特徴など
アスピリン（アセチルサリチル酸）	—	テトラサイクリン，インスリンまたはアロプリノール療法に禁忌である[5]
	5 mg/kg，PO，q8 時[672, 812]	多くの鳥類
	25 mg/kg，IV[38-40]	ニワトリ，ダチョウ，アヒル，ターキー，ハト（PK）：ハトにおいて急速なクリアランスだが半減期が長い
	50 mg/kg，PO，q8 時[210]	オウム科
	100-200 mg/kg，IM[351]	ニワトリ：投与1時間後に関節炎症状が一部緩和
	150 mg/kg，PO[550]	オウム科
	325 mg/250 mL，飲料水[210]	多くの鳥類：8-12 時間ごとに水を新しく取り換える。水の味を変える（好まれないことがある）
アセトアミノフェン	5 mg/L，飲料水[811]	多くの鳥類：解熱薬，鎮痛薬。過剰投与は肝毒性と関係している
イブプロフェン	—	ハゲワシ属 *Gyps* への投与は避ける[166]
	5-10 mg/kg，PO，q8-12 時[210]	オウム科：小型鳥には小児用懸濁液を投与する
カルプロフェン	—	ハゲワシ属 *Gyps* へ注意して投与する[166]
	1 mg/kg，SC[519]	ニワトリ：注射後最低でも90分は運動性に改善が認められる
	1-2 mg/kg，PO・IM・IV，q12-24 時[149, 363]	猛禽類を含む多くの鳥類
	2-10 mg/kg，SC・IM[43, 147, 210]	オウム科，スズメ，猛禽類
	3 mg/kg，IM，q12 時[599]	ミミグロボウシインコ（PD）：関節炎の疼痛を投与後2時間で顕著に低下させたが，短時間の効果のため，より頻回投与が推奨される
	5-10 mg/kg，PO・IM[387, 446]	猛禽類，ガン目，ハト：術後鎮痛
	30 mg/kg，IM[351]	ニワトリ（PD）：高用量投与時のみ，関節炎の疼痛を投与後1時間低下させる

表 5-6　鳥類の非ステロイド性抗炎症薬（NSAID）[a-c]（続き）

薬　剤	用　量	種／特徴など
カルプロフェン（続き）	● 40 mg/kg，餌[171]	● ニワトリ：鎮痛作用。哺乳類と同様の血中治療濃度に到達するのに必要な用量は $8.3\,\mu g/mL$ だが，はるかに低い血中濃度 $0.28\,\mu g/mL$ で鎮痛作用をもたらした
ケトプロフェン	—	● ハゲワシ属 *Gyps* への投与は避ける。臨床投与量での死亡が報告されている[556]。5 mg/kg，PO 投与されたケープハゲワシ（*Gyps copotheres*）の 7/11 は 48 時間以内に死亡した[558]
	● 1 mg/kg，IM，q24 時，1-10 日[43, 63]	● 猛禽類，水鳥
	● 1-5 mg/kg，IM，q12 時[655]	● 猛禽類
	● 2 mg/kg，PO・SC・IM・IV[294]	● ニホンウズラ（PK，PD）：PO または IM 投与の生体内利用率は乏しく，クリアランスは急速である
	● 2-5 mg/kg，PO・IM・IV，q12-24 時[542]	● ケワタガモ：オスの高い死亡率は，ブピバカインの高用量投与またはブピバカインとケトプロフェンの累積毒性によるものである
	● 2.5 mg/kg，IM，q24 時，3 または 7 日[603]	● セキセイインコ：治療 3-7 日目に頻度が低い糸球体のうっ滞，尿細管の拡張・変性が起こる
	● 5 mg/kg，IM，q12 時[492, 493]	● マガモ（PD）：トロンボキサンを約 2 時間抑制した
	● 5-10 mg/kg，IM・IV[119, 542]	● 水鳥
	● 12 mg/kg，IM[351]	● ニワトリ：関節炎の疼痛症状を 12 時間緩和させた
ジクロフェナク	—	● 3 種のハゲワシが最近大量死したため，インド亜大陸ではジクロフェナクを禁じている。重度の腎病変は，腎臓または腎臓の支持血管系への毒性を示している[166, 524, 555, 573, 783]
	● 12.5 mg，PO，単回投与[43]	● ハト：関節炎
ジピロン（Novin, Vedco）	● 20-25 mg/kg，SC・IM・IV，q8-12 時[689, 810]	● 走禽類：腸管疾患の鎮痛。解熱

（続く）

表 5-6　鳥類の非ステロイド性抗炎症薬（NSAID）[a-c]（続き）

薬剤	用量	種／特徴など
ジメチルスルホキシド (DMSO)（90％） (Domoso, Fort Dodge)	● 1 mL/kg, 患部に局所投与, q4-7 日[672]	● 多くの鳥類：抗炎症薬, 鎮痛作用。全身性吸収。取り扱いには手袋を着用する
セレコキシブ (Celebrex, Pfizer)	● 10 mg/kg, PO, q24 時, 6-24 週[169]	● オウム科：前胃拡張症候群。臨床症状の改善は 7-14 日以内に認められる
ピロキシカム	—	● 慢性骨関節炎に適応される。ツルやその他の鳥類の慢性の変形性関節疾患に伴う疼痛の治療に使用されてきた
	● 0.5 mg/kg, PO, q12 時[210]	● オウム科
	● 0.5-0.8 mg/kg, PO, q12 時[e]	● アメリカシロヅル：急性のミオパシー, 慢性の変形性関節疾患
フェニルブタゾン	—	● ハゲワシ属 *Gyps* には死亡報告例があるため, 注意して投与する[166]
	● 3.5-7 mg/kg, PO, q8-12 時[210]	● オウム科
	● 10-14 mg/kg, PO, q12 時[810]	● 走鳥類
	● 20 mg/kg, PO, q8 時[671]	● 猛禽類
フルニキシンメグルミン	—	● 神経毒性の可能性がある。水和は必須である。短期間の投与にとどめる（＜5 日）[149]。5 mg/kg はソデグロヅルの腎虚血と壊死をもたらす[596]。5.5 mg/kg を投与したセキセイインコでは, 組織学的病変が認められ, 治療期間が長引くと重症度も高くなる[603]。糸球体の組織学的変化は, 0.1 mg/kg の低用量でコリンウズラに認められる（病変の重症度は用量に直接関連する）[421]。ハゲワシ属 *Gyps* には投与しない[166]。マガモの IM 投与は筋壊死を引き起こす[493]。投与後嘔吐が起こり得る[399]
	● 0.2 mg/kg, IM[810]	● 走鳥類
	● 0.5 mg/kg, IM[337]	● オウム科を含む多くの鳥類
	● 1-10 mg/kg, IM・IV, q24 時[332, 363, 379, 656]	● 猛禽類, オウム科を含む多くの鳥類

表 5-6　鳥類の非ステロイド性抗炎症薬（NSAID）[a-c]（続き）

薬　剤	用　量	種／特徴など
フルニキシンメグルミン（続き）	● 1.1 mg/kg, IV[38-40]	● ニワトリ，ダチョウ，アヒル，ターキー，ハト（PK）：ニワトリは半減期が長いがダチョウは10分
	● 1.1 mg/kg, IM, q12時[1,3]	● ダチョウ：筋炎[3]
	● 1.5 mg/kg, IM, q24時, 3日[102]	● ダチョウ
	● 3 mg/kg, IM[351]	● ニワトリ（PD）：治療後1時間は関節炎症状が緩和した
	● 5 mg/kg, IM[493]	● マガモ（PD）：トロンボキサン活性を12時間低下させたが注射部位に筋壊死をもたらした
	● 5.5 mg/kg, IM, q24時, 3または7日[603]	● セキセイインコ：3日で腎変化，6/8は7日で腎尿細管壊死が生じる
メロキシカム（Metacam, Boehringer Ingelheim）	—	● 鳥類（ハゲワシ属を含む）60種の700件以上で死亡の報告はされてはないが[166, 783, 784]，これまで高用量の投与による腎臓への影響について評価した研究は少ない
	● 0.1 mg/kg, IM, q24時, 3または7日[603]	● セキセイインコ：軽度な糸球体のうっ滞と尿細管の拡張が3,7日目に認められる
	● 0.1-0.2 mg/kg, PO・IM, q24時[149, 760]	● オウム科，猛禽類
	● 0.5 mg/kg, IV[38, 39]	● ニワトリ，ダチョウ，アヒル，ターキー，ハト（PK）：分布は多様で，ダチョウは他の鳥類よりも急速な半減期（0.5時間）であった
	● 0.5 mg/kg, PO, q12時[d]	● オウム科：前胃拡張症候群
	● 0.5-1 mg/kg, PO, q12時[854]	● ワカケホンセイインコ（PK）：鎮痛作用は評価されていない
	● 1 mg/kg, PO・IM・IV, q12時[144, 533]	● ミミグロボウシインコ（PD）：低用量に比べて関節炎の肢への負重の改善が認められる。PO投与は非経口投与よりも生体内利用率が低い。PO投与でヒトの鎮痛濃度に近い血中濃度に到達できなかった。IM, IV投与はヒトの鎮痛濃度に近い濃度を6時間保った

（続く）

表 5-6　鳥類の非ステロイド性抗炎症薬（NSAID）[a-c]（続き）

薬　剤	用　量	種／特徴など
メロキシカム （Metacam, Boehringer Ingelheim） （続き）	● 2 mg/kg, IM, q12 時, 14 日[740] ● 2 mg/kg, IM・PO[557]	● ニホンウズラ（PD）：顕著な組織学的変化と最小限の生化学的変化 ● ケープハゲワシ（PD）：急速な代謝と短い消失半減期（＜45 分間）は薬剤の累積性の可能性が低いことを示す

a：記載されていない限り，薬剤は鎮痛，解熱，抗炎症作用を有する
b：非ステロイド性抗炎症薬は消化管障害，出血，水分貯留から腎不全まで多様にわたる腎障害を引き起こす可能性がある
c：そのほか，推奨される鎮痛薬については表 14-5, 表 14-7 参照（監訳注：おそらく表 5-5, 表 5-7 と思われる）
d：Rosenthal K. Personal communication. 2004
e：Paul-Murphy J. Personal communication. 2011.

表5-7　鳥類のホルモン薬，ステロイド薬

薬　剤	用　量	種／特徴など
安息香酸エストラジオール	—	●エストロジェンは哺乳類において重度の副作用をもたらす[614]。貧血，高コレステロール血症，高脂血症はペンギンで認められている[348]
	● 0.3-0.5 mg/kg，PO，q24時，1カ月[348]	●ペンギン：換羽を誘発する
	● 1 mg/kg，IM，q24時，12日[348]	●マガモ：換羽を誘発する
	● 10-15 mg/kg，IM，q7日，4回[348]	●ペンギン：換羽を誘発する
インスリン	● 0.002 U/羽，IM，q12-48時[862]	●セキセイインコ：インスリン（NPH）
	● 0.01-0.1 U/羽，IM，q12-48時[638]	●ボウシインコ：インスリン（NPH）
	● 0.1-0.5 U/羽，IM，q24時または必要に応じて投与する[863]	●オオハシ（オニオオハシ）
	● 0.5-3 U/kg，IM[812]	●オウム科：インスリン（NPH）
	● 1.4 U/kg，IM，q12-24時[387, 672]	●オカメインコ，トコオオハシ：NPHインスリン
	● 2 U/羽，IM[547, 812]	●トコオオハシ：ウルトラレンテまたはPZIインスリン。グルコース曲線に基づいて用量または回数を調節する
ウンデシレン酸ボルデノン（Equipoise, Fort Dodge）	● 1.1 mg/kg，IM，q21日[810]	●走鳥類：タンパク同化ステロイド
オキシトシン	—	●卵塞症において，オキシトシンの投与はカルシウム投与前に行うべきである。子宮腟括約筋が十分に拡張し，子宮に癒着が認められない以外は禁忌である。子宮出血を止める場合に単独投与する[683]
	● 0.5 U/kg，60分後に繰り返すこともできる[696]	●オウム科：卵塞症，難産
	● 2 U/kg，IM[760]	●オウム科
	● 3-5 U/kg，IM，q30分後に繰り返すこともできる[43, 63]	●水鳥，猛禽類を含む多くの鳥類
	● 5-10 U/kg，IM，単回投与[755]	●オウム科：症例によっては複数回の投与が推奨される
	● 20-30 U/羽，IM，q24時，2回[810]	●走鳥類（成熟動物）：卵塞症

（続く）

表 5-7　鳥類のホルモン薬，ステロイド薬（続き）

薬剤	用量	種／特徴など
カルシトニン	● 4 U/kg, IM, q12時, 14日[672]	● 多くの鳥類：カルシウム血症（コレカルシフェロール殺鼠剤毒性による）の発現を減らす
	● 10 μg/kg, IP[864]	● ハト：5日間以上の著しい血中カルシウム濃度の低下
クエン酸タモキシフェン	—	● 非ステロイド性抗エストロジェン
	● 2 mg/kg, PO, q24時, 連続2日間／週, 38-46週間[486]	● セキセイインコ：効果はろう膜の色の白・茶色から青色への変化によって示唆される。白血球減少症が最も重大な副作用である
	● 40 mg/kg, IM[348, 758]	● キジ目，アヒル，ペンギン：換羽を誘発する
甲状腺刺激ホルモン（チロトロピン：TSH）	● 0.1 U, IM[638]	● オカメインコ
	● 0.2 U/kg, IM[298]	● コンゴウインコ（PD）：TSH投与から4時間後に，11羽のうち6羽のサイロキシン（T_4）が倍になった
	● 1 U/kg, IM[298, 638, 871]	● ミミグロボウシインコ，アオボウシインコ，ヨウム，ハト（PD）：TSH投与から6時間後にミミグロボウシインコとアオボウシインコのT_4が倍になった
	● 1-2 U/kg, IM[671, 812]	● オウム科：TSH投与時，TSH刺激から4-6時間後に血液サンプルを採取する
甲状腺ホルモン放出ホルモン	● 15 μg/kg, IM, 単回投与[146]	● 多くの鳥類
酢酸メゲストロール（Ovaban, Schering）	—	● プロゲスチンは非特異的鎮静作用をもたらす[79]。副作用は重症となり得る（糖尿病様）。投与はまれである
	● 2.5 mg/kg, PO, q24時, 7日, その後1-2回／週[64]	● オウム科：羽障害性の問題行動。性的問題行動
	● 10-20 mg/L, 飲料水, 7-10日, その後1-2回／週[292]	● 多くの鳥類：毛引き症
ジノプロストトロメタミン	—	● プロスタグランジン（PG）$F_{2\alpha}$参照
ジノプロストン	—	● プロスタグランジン（PG）E_2参照

表 5-7　鳥類のホルモン薬，ステロイド薬（続き）

薬剤	用量	種／特徴など
スタノゾロール （Winstrol V，Pfizer）	— ● 0.5-1 mg/kg，IM[518] ● 25-50 mg/kg，IM，q3-7 日[43, 511, 811] ● 17 mg/L，飲料水[518]	● タンパク同化ステロイド ● 多くの鳥類 ● 多くの鳥類 ● 多くの鳥類
ソマトスタチン （Sandostatin，Sandoz）	● 0.003 mg/kg，SC，q12 時[406]	● オオハシ（サンショクキムネオオハシ）：糖尿病。臨床的な改善が認められている。高血糖とグルカゴン濃度の上昇は持続する
デキサメタゾン[a]	● 0.2-1 mg/kg，IM・IV，単回投与または q12-24 時，2-7 日，その後 q48 時，5 日[363, 518] ● 2-4 mg/kg，IM・IV，q12-24 時[47, 97, 812] ● 2-8 mg/kg，SC・IM・IV，q12-24 時[577] ● 3 mg/kg，IM・IV[47]	● 猛禽類を含む多くの鳥類：抗炎症作用 ● 走鳥類を含む多くの鳥類：ショック，外傷 ● ツル：長期治療は投与量を減らす ● フクロウ，タカ（PD）：抗炎症，外傷，ショック，腸性毒血症。タカで，1 回の投与で血中コルチコステロン濃度を 18 時間抑制した
デキサメタゾンリン酸ナトリウム[a]	● 2-4 mg/kg，SC・IM・IV，q6-24 時[399, 696]	● 猛禽類を含む多くの鳥類：頭部外傷，ショック，高体温。ショック，頭部外傷，腸性毒血症はより高用量が必要である
テストステロン	— ● 2-8 mg/kg，SC・IM，単回投与[146] ● 8-8.5 mg/kg，IM，q7 日，prn[16, 43] ● 10-15 mL 貯蔵液/L，飲料水，5 日 -2 カ月[692]	● タンパク同化ステロイド。精子形成に悪影響し得る。肝または腎疾患では禁忌である[133] ● 多くの鳥類：オスの性行動を刺激する。カナリアに脱毛がみられる ● オウム科を含む多くの鳥類：衰弱による貧血。性欲増進。注意して投与する ● カナリア：換羽が終了するまたは再びさえずる。溶液を貯蔵する。100 mg の非経口懸濁液/30 mL の飲料水（3,333 mg/L）。毎日かき混ぜる

（続く）

表 5-7 鳥類のホルモン薬，ステロイド薬（続き）

薬剤	用量	種/特徴など
デスロレリン (Suprelorin, Peptech Animal Health)	—	GnRH 作用薬で，長期間インプラントとして使用できる。これまで鳥類への臨床的応用についてのデータは数少ない。注意して使用する
	4.7 mg または 9.4 mg を肩甲骨間の皮下に埋め込む[148]	オウム科：使用による副作用は報告されていない
トリアムシノロン (Vetalog, Fort Dodge)[a]	0.1-0.5 mg/kg, IM, 単回投与[363,811]	猛禽類を含む多くの鳥類
二リン酸ジエチルスチルベストロール	0.025-0.075 mg/kg, IM[511,811]	多くの鳥類：治療指数は低い
	0.4 mg/L, 飲料水[671]	多くの鳥類
ヒト絨毛性性腺刺激ホルモン (hCG)	500-1,000 U/kg, IM を治療1, 3, 7 日目, q3-6 週目に行う, prn[60,461,462,812]	多くの鳥類：産卵を抑制する。1 日目に産卵した場合，3, 7 日目に投与する
ヒドロコルチゾン[a]	3-4.5 mg/kg, PO, q12 時[810]	走鳥類
	10 mg/kg, IM, q24 時[811]	オウム科：副腎皮質機能低下症
	10 mg/kg, IV[147]	オウム科，スズメ目，猛禽類
	40-50 mg/kg, IV, q24 時[810]	走鳥類
副腎皮質刺激ホルモン (ACTH)	1-2 U/kg, IM[689]	オウム科：ACTH 刺激試験
	16 U/ 羽, IM[474,638,811,871]	オウム科，ボウシインコ，バタンインコ，コニュア，インコ，コンゴウインコ
	16-26 U/ 羽, IM[812]	オウム科：投与前にサンプルを採取し，ACTH を投与して 1-2 時間以内に再度サンプルを採取する。取り扱いや静脈穿刺によるストレスは結果を無効にする
	50-125 μg/ 羽, IM[671]	ハト
フルドロコルチゾン (Florinef acetate, Apothecon)[a]	0.4 mg/L, 飲料水[689]	副腎置換術
フルメタゾン (Flucort, Syntex)[a]	1-1.5 mg/kg, PO・SC・IM・IV[810]	走鳥類：グルココルチコイド。抗炎症薬

表 5-7　鳥類のホルモン薬，ステロイド薬（続き）

薬剤	用量	種／特徴など
プレドニゾロン（プレドニゾン）[a]	● 0.5-1 mg/kg, IM・IV, 単回投与[671] ● 1-1.25 mg/kg, PO, q48 時[810] ● 2 mg/kg, PO, q12 時[64] ● 2 mg/kg, IM・IV, q12-24 時[577] ● 2-4 mg/kg, IM・IV[363]	● 多くの鳥類 ● 走鳥類 ● オウム科：抗炎症 ● ツル：ショック，外傷，慢性跛行 ● 猛禽類：ショック
プレドニゾロンコハク酸エステルナトリウム（Solu-Delta-Cortef, Upjohn）[a]	● 0.5-1 mg/kg, IM・IV[696] ● 1.5-2 mg/kg, IM, q12 時[810] ● 2-4 mg/kg, IM・IV, 単回投与[696] ● 5-8.5 mg/kg, IV, q1 時[810] ● 10-20 mg/kg, IM・IV, q15 分，prn[133] ● 30 mg/kg, IV, その後 15 mg/kg, IV を 2, 6 時間後に，その後 2.5 mg/kg/ 時，24 時間[59]	● オウム科：抗炎症作用 ● 走鳥類：免疫抑制（長期治療はプレドニゾロン参照） ● オウム科：ショック。外傷。内毒素血症。免疫抑制 ● 走鳥類：ショック ● 多くの鳥類：頭部外傷。心肺蘇生 ● 多くの鳥類：神経学的救急疾患。外傷の 4 時間以内に治療を開始する
プレドニゾン	—	● プレドニゾロン参照
プロスタグランジン（PG）E_2（ジノプロストン）（Prepidil Gel, Upjohn）	● 0.02-0.1 mg/kg, 子宮腟括約筋に局所投与[43, 317, 364, 683, 696] ● 1 mL/kg, 子宮腟管括約筋に局所投与[812]	● オウム科，猛禽類，水鳥を含む多くの鳥類：難産。子宮腟括約筋を弛緩する。低用量の方が効果的となり得る。等分して冷凍する ● オウム科
プロスタグランジン（PG）$F_{2\alpha}$（ジノプロストトロメタミン）（Lutalyse, Upjohn）	● 0.02-0.1 mg/kg, IM, 総排泄腔内に単回投与[702, 811, 812]	● オウム科，猛禽類，水鳥を含む多くの鳥類：難産。卵が遠位に存在し，子宮腟括約筋が拡張していると有効である。子宮破裂，気管支収縮，高血圧，死亡を引き起こすことがある
マレイン酸エルゴノビン	● 0.06 mg/kg, IM, 単回投与[671]	● 多くの鳥類：カルシウムと併用の有無にかかわらず，卵塞症に投与される
ミボレロン（Cheque Drops, Upjohn）	— ● 85 μg/L, 飲料水[168]	● 強力なタンパク同化ステロイドおよびアンドロゲン性ステロイドである ● オウム科：羽障害性の問題行動

（続く）

表5-7 鳥類のホルモン薬，ステロイド薬（続き）

薬剤	用量	種／特徴など
メチルプレドニゾロン酢酸エステル[a]	0.5-1 mg/kg，PO・IM[671, 811, 812]	多くの鳥類：アレルギー（アマゾン肢壊死症）[671]。経口投与を週1回にし，徐々に月1回に減らし，その後休止する
	200 mg/羽，IM，繰り返す，prn[810]	走鳥類（成熟動物）
メドロキシプロゲステロン酢酸エステル	—	推奨されていない。以前は性的関連性の毛引き症または慢性産卵症に使用していた。副作用の発現率が高く，副作用には無気力，多渇症，多食症，多尿症，免疫抑制，体重増加，肝疾患，血小板塞栓症，糖尿病，卵管炎，突然死が含まれる[287]
	5-25 mg/kg，SC・IM繰り返す，q4-6週，prn[317, 811, 812]	オウム科：排卵を抑制する。止痒性（雄オウムの毛引き症）
	5-50 mg/kg，SC・IM，q4-6週[43]	オウム科：小型鳥にはより高用量（例：150 gの鳥に50 mg/kg）が推奨される[511]
	15-30 mg/kg，IM，q7日，4-5回[348, 662]	ペンギン：注射後60-90日で換羽を誘発する
	30 mg/kg，SC，90日後に繰り返す，prn[147]	多くの鳥類
	1,000 mg/kg，餌[692]	ハト：排卵を抑制する
ラウリン酸ナンドロロン（Laurabolin, Intervet）	—	テストステロン誘導体。慢性の衰弱疾患の治療に投与される。肝毒性がみられる可能性がある
	0.2-2 mg/kg，IM 単回投与[511]	多くの鳥類
	0.4 mg/kg，SC・IM，単回投与またはq3週[43]	オウム科，猛禽類，ノガン

表5-7 鳥類のホルモン薬，ステロイド薬（続き）

薬 剤	用 量	種／特徴など
リュープロレリン酢酸塩（Lupron Depot, TAP Pharmaceuticals: Lupron Kit, Florida Infusion Pharmacy［1回量の酢酸ロイプロリドはProfessional Arts Pharmacy, Baltimore. MD; 800-832-9285から入手できる］）	—	● 合成GnRH作用薬の徐放性製剤。排卵を防ぐ。性的関連性の毛引き症や自傷行動に適応されることがある[287]。多様な結果が得られる。繁殖疾患の治療は繁殖期ではなく，産卵前に投与した方が成功する
	● （望まれる作用が発現するまでの日数），（52または156μg/kg）＝用量 IM[527]	● オカメインコ（PD）
	● 100μg/kg, q14日，3回[287, 380]	● 多くの鳥類：羽障害性の問題行動
	● 200-800μg/kg, IM, q3-6週[390]	● 多くの鳥類
	● 250-750μg/kg, IM, q2-6週[317]	● オウム科
	● 375μg/羽，IM[43, 528]	● オカメインコ：排卵を防ぐ
	● 500μg/kg, IM, q14日[869]	● オウム科（＞300g）：多くの問題行動には3回の治療から行う
	● 700-800μg/kg, IM, q14日[81]	● オウム科
	● 750μg/kg, IM, q14日[869]	● オウム科（＞300g）：多くの問題行動にはまず3回治療を行う
	● 800μg/kg, IM[419]	● ミミグロボウシインコ：ホルモン効果は投与7日後7-21日間かけて徐々に減っていく
	● 1,250μg/kg, IM, 単回投与[348]	● ペンギン：投与した2羽のうち，1羽で換羽が誘発された

（続く）

表5-7　鳥類のホルモン薬, ステロイド薬（続き）

薬　剤	用　量	種／特徴など
レボチロキシン (L-チロキシン)	—	● 換羽を誘発する。血中濃度と体重をモニタリングする
	● 0.02 mg/kg, PO, q12-24 時[126, 317]	● ハト, オウム科
	● 1-100μg/kg, PO, q12 時, 4 週[43]	● オウム科：換羽を誘発する
	● 5-200μg/kg, PO, q12 時[686]	● ボウシインコ
	● 20μg/kg, PO, q12-24 時[638, 812]	● オウム科を含む多くの鳥類
	● 20-100μg/kg, PO, q12 時[760]	● オウム科
	● 100μg/頭, PO, 2 回/週[102]	● ダチョウ（＜60 日齢）
	● 200-400μg/頭, PO, q24時, 14 日[786]	● ニワトリ：換羽を誘発する
	● 200-1,000μg/kg, PO, q24 時, 14 日[149]	● 猛禽類
	● 体重 750-1,000 g 　25μg, q24 時, 7 日 　50μg, q24 時, 7 日 　75μg, q24 時, 7 日 　50μg, q24 時, 7 日 　25μg, q24 時, 7 日[363]	● 猛禽類：換羽を誘発する。大型または小型鳥類には投与量をそれぞれ 50％まで増減する
	● 280-830μg/L, 飲料水 (100μg/120-360 mL)（毎日取り換える, 5-10 日)[638, 812]	● 多くの鳥類
レボノルゲストレル徐放性製剤 (Levonorgestrel, Sigma Chemical)	● 40 mg/kg, SC[256, 797]	● ニホンウズラ, ターキー：産卵を中止するが卵管にある場合, 卵塞症を引き起こす。ターキーでは 60 日後に繰り返す

a：鳥類へのステロイド投与はアスペルギルス症やその他の真菌症にかかりやすくなる[363]。さらに, 投与によって多尿・多渇・多食, タンパク異化作用の増加, 糖尿, 糖尿病の発現が認められることがある。局所投与でも毒性レベルになり得る[346]。投与期間は 5 日間を超えないことが理想的である。長期間投与する場合は, 隔日投与で 1 日の局所ステロイドの用量を倍量にする方法が推奨される。急速な発現時間, 短時間作用型の薬剤は一般的に重度の副作用を起こしにくい[347]

表 5-8　鳥類のネブライザー薬[a]

薬　剤	用　量	種/特徴など
N-アセチル-L-システイン（10-20％）（Mucomyst, Bristol）	— ● 22 mg/mL，滅菌水，放散されるまで[692]	● 組み合わせはアミカシン，ゲンタマイシン，テルビナフィン参照 ● 多くの鳥類：粘液溶解薬。哺乳類では気管刺激，反射性気管支収縮が報告されている。哺乳類では気管支拡張薬投与前に投与する[78]
アミカシン	● 5-6 mg/mL，滅菌水または生理食塩水，15 分，q8-12 時[132] ● 6 mg/mL，滅菌水と 1 mL アセチルシステイン（20％）放散されるまで q8 時[692]	● 多くの鳥類：多尿が認められた場合は休薬する ● 多くの鳥類
アミノフィリン	● 3 mg/mL，滅菌水または生理食塩水，15 分[692]	● 多くの鳥類：気管支および肺血管系の平滑筋を弛緩させる。アミカシン，セファロチン，クリンダマイシン，エリスロマイシン，オキシテトラサイクリン，メチルプレドニゾン，ペニシリン G，テトラサイクリンと併用は禁忌である。詳細は成書参照[614]
アムホテリシン B（Fungizone, Squibb）	— ● 0.1-1 mg/mL，滅菌水，15 分[692] ● 0.25 mg/mL，生理食塩水，15 分，q12 時[331] ● 0.3-1 mg/mL，15 分，q6-12 時[244] ● 7-10 mg/mL，生理食塩水[132, 695]	● 低カリウム血症をもたらすことがある。ステロイド薬はこの作用を悪化させることがある[614]。噴霧器による投与でわずかに全身性吸収がみられる。長期間噴霧することが可能である[244] ● 猛禽類 ● ハチドリ：効力は低い。体重減少が起こり得る ● 多くの鳥類 ● 多くの鳥類
エニルコナゾール（Imaverol, Janssen; Clinafarm, Schering）	● 0.2 mg/5 mL，生理食塩水，q12 時，21 日[460] ● 10 mg/mL，滅菌水[64, 132] ● 11 mg/mL，生理食塩水[702]	● 多くの鳥類，猛禽類，オウム科 ● 多くの鳥類：抗真菌薬 ● ハヤブサ：アスペルギルス症
エリスロマイシン	● 5-20 mg/mL，生理食塩水，15 分，q8 時[132, 134, 696]	● 多くの鳥類

（続く）

表 5-8　鳥類のネブライザー薬[a]（続き）

薬　剤	用　量	種／特徴など
塩化ナトリウム	—	●気道分泌物の粘度は水和状態によって低下する[78]
塩酸ドキシサイクリン （Vibramycin injection, Pfizer）	●13 mg/mL，生理食塩水[260]	●オウム科
エンロフロキサシン （Baytril，Bayer）	●10 mg/mL，生理食塩水[132, 260]	●多くの鳥類
オキシテトラサイクリン	●2 mg/mL，60 分，q4-6 時[208] ●超音波ネブライザーを使用して空気 1 g/m^3 または Fogmaster 噴霧器®を使用して空気 0.075 g/m^3 を投与する[822]	●インコ（PD） ●ターキーのヒナ
カルベニシリン （Geocillin，Roerig）	●20 mg/mL，生理食塩水，15 分，q12 時[696]	●オウム科：*Pseudomonas* 性肺炎。非経口アミノグリコシド系と併用する
クロトリマゾール （1％） （Lotrimin，Schering）	●10 mg/mL，プロピレングリコールまたはポリエチレングリコール，30-45 分，q24 時，3 日，休薬 2 日間，最大 4 カ月まで繰り返す prn[11, 132, 400, 812] ●10 mg/mL ポリエチレングリコール，30-60 分[11, 132, 400] ●10％クロトリマゾール，5％DMSO を入れたプロピレングリコール[621]	●多くの鳥類：呼吸困難がなく，軽度なアスペルギルス症の治療に投与される。この用量はオウム科に毒性となり得る ●猛禽類，オウム科：アムホテリシン B，フルシトシン，イトラコナゾールと併用する ●猛禽類
クロラムフェニコール	●13 mg/mL，生理食塩水[132]	●多くの鳥類：ヒトで健康上の問題として，再生不良性貧血が報告されている。食用への投与はアメリカ食品医薬品局（FDA）によって禁止されている
ゲンタマイシン	●3-6 mg/mL，生理食塩水または滅菌水と 1-2 mL アセチルシステイン（20％），20 分，q8 時[111, 692] ●5 mg/mL，生理食塩水，15 分，q8 時[696]	●ツルを含む多くの鳥類 ●多くの鳥類
スペクチノマイシン （Spectam，Ceva）	●13 mg/mL，生理食塩水[132, 260]	●多くの鳥類

表 5-8 鳥類のネブライザー薬[a]（続き）

薬 剤	用 量	種／特徴など
スルファジメトキシン （Albon, SmithKline）	● 13 mg/mL, 生理食塩水[132, 260]	● 多くの鳥類
セフォタキシム	● 10 mg/mL, 生理食塩水, 10-30 分, q6-12 時[696]	● 多くの鳥類
セフトリアキソン	● 40 mg/mL, 生理食塩水[132, 405]	● 家禽（PD）
	● 40 mg/mL, 生理食塩水と DMSO[405]	● 家禽（PD）：滅菌水 10 mL にセフトリアキソン 1 g と DMSO 15 mL を入れる
	● 200 mg/mL, 生理食塩水と DMSO[405]	● 家禽（PD）：滅菌水 10 mL にセフトリアキソン 4 g と DMSO 10 mL を入れる
タイロシン（Tylan, Elanco）	● 10 mg/mL 生理食塩水, 10-60 分, q12 時[260, 696]	● 多くの鳥類
	● 20 mg/mL DMSO または蒸留水, 1 時間[468, 469]	● 多くの鳥類, ハト, ウズラ（PD）
	● 20 mg/mL DMSO＋0.5 mL 生理食塩水[147]	● オウム科
テルビナフィン	● 500 mg を 1 mL アセチル-L-システインと 500 mL 蒸留水[170]	● オウム科：アスペルギルス症
テルブタリン	● 0.01 mg/kg, 9 mL 生理食塩水[455]	● オウム科：気管支拡張作用
ピペラシリン	● 10 mg/mL, 生理食塩水, 10-30 分, q6-12 時[696]	● 多くの鳥類
ミコナゾール （Daktarin, Janssen）	● 15 分間噴霧, q8 時, 10 日[702]	● 猛禽類：アスペルギルス症
滅菌水	—	● 気道分泌物の粘度は水和状態によって低下する[78]
硫酸ポリミキシン B	● 66,000 U/mL, 生理食塩水[260]	● オウム科：気道上皮からの吸収は乏しい
リンコマイシン	● 250 mg/mL, 水[132]	● 多くの鳥類
	● 250 mg, エアロゾル化した薬剤/m³, チャンバー, 15-30 分[121]	● ニワトリ（PD）：抗菌薬。24 時間まで血液, 肺, 気管内で治療濃度

[a]：噴霧とは以下の疾患の補助治療法である。症例（鼻炎, 副鼻腔炎, 気管炎, 肺炎, 気嚢炎, 鳴管アスペルギルス症）の病状において空気内の移動が考えられる。気管内に沈殿するための最適粒子サイズは 2-10μm である。末梢気道の最適粒子レベルは 0.5-5μm である。30-45 分間, q4-12 時の治療が推奨される。
[注意] 気道を水分過剰にさせない[78]

表 5-9 鳥類の中毒疾患で使用する薬剤[a]

薬 剤	用 量	種／特徴など
EDTA カルシウム（エデト酸カルシウム2ナトリウム）	—	鉛および亜鉛中毒の初期キレート剤として推奨される。哺乳類では腎尿細管壊死を引き起こすことがある。水和状態を維持し，多飲多尿（PU/PD）をモニタリングする。SC, IM 投与で良好に吸収される[614]
	10-40 mg/kg, IM, q12 時, 5-10 日[418]	猛禽類
	20-70 mg/kg, IV[176]	多くの鳥類：経験的診断。48 時間まで症状は消失するはずである。生理食塩水で 1:4 に希釈する
	25-50 mg/kg, IV, q12 時[545]	グース
	30-35 mg/kg, IM, q12 時, 3-5 日, 休薬 3-4 日間, 繰り返す, prn[437]	多くの鳥類
	35 mg/kg, IM・IV, q8 時, 3-4 日, 休薬 2 日間, 繰り返す, prn[397]	猛禽類
	40 mg/kg, IM, q12 時[184]	オカメインコ（PD）：単独投与した場合または DMSA と併用した場合, 鉛濃度を低下させる
	50 mg/kg, IM, q12 時, 23 日まで[706]	猛禽類：有害作用は認められていない
活性炭	—	腸管内の毒素を吸着する。ヘミセルロースを混合し，膨張性下剤として摂取した毒素の通過を促進する。下剤投与前に投与すると重金属の小さい粒子と結合しやすくなる[176]。組み合わせは水酸化マグネシウム／活性炭（表 5-18）参照
	52 mg/kg, PO, 単回投与[529]	油まみれの鳥の治療に投与される成分。代わりにビスマスが使用できる
	2,000-8,000 mg/kg, PO[51, 193, 207]	多くの鳥類

表 5-9　鳥類の中毒疾患で使用する薬剤[a]（続き）

薬　剤	用　量	種／特徴など
紅茶（ブラック茶葉）（Ceylon CO_2-デカフェ茶葉，Frontier Natural）	● 8 g/kg，餌[729]	● ムクドリ：茶葉を加えた高鉛の食事を与えられたムクドリの肝臓における鉛濃度は大きく増加しなかった。濃縮タンニン約 20％（重量）を含む茶を餌（8 g/kg 食事）に直接混合する
サクシマー（Chemet, Bock Pharmacal）	―	● ジメルカプトコハク酸（DMSA）参照
ジフェンヒドラミン	● 2 mg/kg，PO・IM，q12 時[764]	● コンゴウインコ：クロミプラミンとハロペリドールの錐体外路作用の治療に投与する
ジメルカプトコハク酸（DMSA またはサクシマー）（DMSA, Aldrich; Chemet, Bock Pharmacal）	― ● 25-35 mg/kg，PO，q12 時，5 日／週，3-5 週間[399, 437] ● 25-35 mg/kg，PO，q24 時，10 日[147, 437] ● 30 mg/kg，PO，q12 時，7 日[357] ● 40 mg/kg，PO，q12 時，21 日[184]	● 鉛または亜鉛の経口キレート剤[828]。水銀中毒にも有効となり得る[399] ● 猛禽類を含む多くの鳥類：鉛中毒 ● オウム科，猛禽類：鉛，亜鉛中毒 ● 多くの鳥類：鉛中毒 ● オカメインコ（PD）：鉛中毒。単独投与した場合または EDTACa と併用した場合，鉛濃度を低下させる。80 mg/kg で＞60％のオカメインコが死亡した
ジメルカプロール（BAL in Oil, Becton Dickinson）	● 2.5-5 mg/kg，IM，q4 時，2 日，その後 q12 時，10 日または回復するまで[812] ● 25-35 mg/kg，PO，q12 時，3-5 週[672]	● 多くの鳥類：重金属中毒。ヒ素化合物中毒。鉛，水銀，金の中毒症に頻繁に投与する（摂取から 2 時間以内の場合）[268, 614] ● 多くの鳥類：5 日／週，投与する
水酸化マグネシウム（M）／活性炭（C）（Milk of Magnesia, Roxane）	● (M) 10-12 mL＋(C) 粉末小さじ 1 杯[437]	● 多くの鳥類：下剤[a]。吸着薬

（続く）

表 5-9 鳥類の中毒疾患で使用する薬剤[a]（続き）

薬 剤	用 量	種／特徴など
デフェリプロン (Ferriprox, Apotex, Ontario, Canada)	● 50 mg/kg, PO, q12 時, 30 日[159, 161, 847, 848]	● オオハシ，ハト，ニワトリ：鉄キレート剤。さび色の尿酸塩を産生し得る。亜鉛サプリメントが適応される[161]。アメリカでは希少薬である
	● 100 mg/kg, SC, q24 時[580]	● ムクドリ
ビタミン K_1 (Veda-K1, Vedco)	● 0.2-2.2 mg/kg, IM, q4-8 時, 安定化するまで，その後，q24 時, PO・IM, 14-28 日[399, 437]	● 猛禽類を含む多くの鳥類：抗凝血性殺鼠剤中毒
	● 2.5 mg/kg, SC, q12 時[549]	● アカオノスリ：二次性ブロジファクム中毒
フィトナジオン	—	● ビタミン K_1 参照
プラリドキシム (2-PAM) (Protopam, Wyeth-Ayerst)	—	● 有機リン酸の摂取から 24-36 時間以内に投与する[812]。アトロピンと低用量で併用する
	● 10-100 mg/kg, IM, q24-48 時または q6 時, 1 回繰り返す[63, 437, 702]	● オウム科，猛禽類，水鳥
ペニシラミン (Cuprimine, Merck)	—	● 銅中毒のキレート剤として推奨される。鉛，亜鉛，水銀中毒に使用する[672]
	● 30 mg/kg, PO, q12 時, ≧7 日[357]	● 多くの鳥類：重度な神経疾患において初期に単回で EDTACa と投与する
	● 30-55 mg/kg, PO, q12 時, 7-14 日[63, 399, 418, 437]	● 猛禽類，水鳥を含む多くの鳥類
	● 50-55 mg/kg, PO, q24 時, 1-6 週[147, 176]	● オウム科，猛禽類を含む多くの鳥類：数日間 EDTACa と併用し，続いてペニシラミンを 3-6 週間投与する[176]
ボツリヌス C 型抗毒素 (100 U/mL) (National Wildlife Health Center, Madison, WI, USA)	● 1 mL, IP, 単回投与[509, 859]	● 水鳥：アメリカでは市販されていない。渡り鳥への実験的投与のために生産されている[587]

表 5-9　鳥類の中毒疾患で使用する薬剤[a]（続き）

薬　剤	用　量	種／特徴など
メシル酸デフェロキサミン（Desferal, Novartis）	—	● ヘモクロマトーシスの鉄キレート剤として推奨される。反応が認められるまで3カ月かかることがある。尿の赤色への変化がみられることがある[812]。腎疾患の鳥には避ける[812]。鉄分の低い食事を併用する[161]
	● 初期量 20 mg/kg, PO, その後, 回復するまで IM, q4 時[437]	● 多くの鳥類
	● 回復するまで 20 mg/kg, PO, q4 時[278, 437]	● 多くの鳥類
	● 40 mg/kg, IM, q24 時, 7日[570]	● カンムリシロムク
	● 50 mg/kg, IM, q12 時, 14日[278]	● コンゴウインコ
	● 100 mg/kg, PO・SC・IM, q24 時, 最大 3.5 カ月間[152, 159, 534, 812]	● オオハシを含む多くの鳥類
メラトニン	● 10 mg/kg, 餌[590]	● ニワトリ：アフラトキシン曝露。同時投与によって組織障害は大きく低下する
硫酸アトロピン	—	● 有機リン酸中毒の解毒剤（アセチルコリンエステラーゼ阻害薬）
	● 0.01-0.02 mg/kg, SC・IM[78]	● 多くの鳥類：急性の呼吸困難を呈している動物の気管支拡張を促進する。抗コリンエステラーゼ誘発性の呼吸困難の選択薬
	● 0.03-0.05 mg/kg, SC・IM・IV, q8 時[810]	● 走鳥類
	● 0.04-0.1 mg/kg, IM[78]	● オウム科：急性の呼吸困難を呈している動物の気管支拡張。抗コリンエステラーゼ誘発性の呼吸困難の選択薬
	● 0.05 mg/kg, SC・IM, q1 時[702]	● オウム科
	● 0.1 mg/kg, IM・IV, q3-4 時[119, 702]	● 水鳥, 猛禽類
	● 0.2-0.5 mg/kg, IM・IV, q3-4 時[437]	● ハト, 猛禽類を含む多くの鳥類：有機リン酸中毒

（続く）

表 5-9　鳥類の中毒疾患で使用する薬剤[a]（続き）

薬　剤	用　量	種／特徴など
硫酸ナトリウム （Glauber's Salt） （GoLytely, Braintree；無水硫酸ナトリウム, ACS Grade, Fisher Scientific）	― ● 500 mg/kg, PO, q48 時[184] ● 500-2,000 mg/kg, PO[671] ● 2,000 mg/kg, PO, q24 時, 2 日[511, 671]	● 下剤[a]。消化管機能障害では禁忌である。水和状態を維持する[812] ● オカメインコ（PD）：EDTACa 単独または DMSA と併用する場合，鉛濃度をさらに低下させる結果とはならなかった ● 多くの鳥類 ● 多くの鳥類
硫酸ビスマス （Bismusal, Bimeda）	● 1-2 mL/kg, PO[437, 702]	● 多くの鳥類：弱い吸着薬，鎮痛薬。毒素除去に有効となり得る
硫酸マグネシウム （Epsom salts）	● 500-1,000 mg/kg, PO, q12-24 時，1-3 日[63, 363, 437, 702]	● 猛禽類，水鳥：鉛中毒において鉛の吸収を抑えるために投与する下剤[a]。活性炭の投与から 30 分後に投与しないと無気力を引き起こす[437]

a：下剤は消化管の運動性を増加させ，毒素を腸管内から除去し，吸収を防ぐために投与する

表 5-10　鳥類の向精神薬[a]

薬剤	用量	種／特徴など
アミトリプチリン (Flavil, Stuart)	— ● 1-5 mg/kg, PO, q12-24 時[702] ● 2 mg/kg, PO, q24 時[224]	● 三環系抗うつ薬。セロトニンの再取り込みを阻害する。抗ヒスタミン作用 ● 多くの鳥類：毛引き症。強迫性障害。恐怖症[840] ● オウム科：最短で 30 日間
塩酸ナルトレキソン	● 1.5 mg/kg, PO, q8-12 時, 1-18 カ月[816]	● 多くの鳥類：オピオイド拮抗薬。毛引き症。自傷行動。効果的に使うためには 2-6 倍量に増やす必要があるかもしれない。10 mL 滅菌水に溶かす。防腐剤に溶かすべきではない
塩酸ブスピロン (Buspar, Bristol-Myers Squibb)	● 0.5 mg/kg, PO, q12 時[404]	● 精神安定薬。クロミプラミンによって生じる奇異反応をコントロールするのに投与する
カルバマゼピン (Tegretol, Novartis)	● 3-10 mg/kg, PO, q24 時[641] ● 166 mg/L, 飲料水[692]	● 多くの鳥類：抗けいれん薬、鎮痛薬。骨髄抑制（再生不良性貧血と無顆粒球症を含む）と肝毒性が起こり得る。治療の最初の 2 週間はクロルプロマジンまたはハロペリドールとの併用が推奨される[692]

（続く）

表 5-10　鳥類の向精神薬[a]（続き）

薬剤	用量	種／特徴など
クロミプラミン （Anafranil, Novartis; Clomicalm, Novartis）	—	● 三環系抗うつ薬。抗ヒスタミン作用。逆流，眠気が生じることがある。哺乳類の副作用は心臓伝導異常，頻脈性不整脈，起立性低血圧，粘膜の乾燥，尿閉，便秘，発作閾値の低下が含まれる[404]。事例報告されている鳥類の死はおそらく既存の不整脈と関連している[287]。投与量の調整は 2-3 週間投与を続けてから行う[79]。コンゴウインコで，不健康，錐体外路症状，死亡が報告されている[764]
	● 0.5-1 mg/kg，PO，q12-24 時[287, 811, 812]	● オウム科：羽つつき。自傷行動。低用量で開始し，4-5 日間かけて徐々に増量する
	● 1 mg/kg，PO，q24 時または q12 時に分割投与，6 週[642]	● オウム科：毛引き症。強迫性障害。恐怖症[840]。逆流，眠気が頻繁に認められる。11 羽のうち 2 羽の鳥の羽つつきが低下した[642]
	● 1-2 mg/kg，PO，q24 時[380]	● オウム科：1 mg/kg から開始し，必要であれば増量する
	● 3 mg/kg，PO，q12 時[732, 856]	● バタンインコ：目立った悪影響は認められない。治療前と治療後の血液検査所見，体重に明らかな違いはない[856]
	● 4-8 mg/kg，PO，q12 時[404]	● ヨウム：奇異反応とされる行動。精神安定薬療法（ブスピロン）と併用する
	● 3-5 mg/kg，PO，q12-24 時[732]	● オウム科：強迫性毛引き症または衝動調節障害。不安症

表 5-10　鳥類の向精神薬[a]（続き）

薬剤	用量	種／特徴など
クロルプロマジン	—	フェノチアジン。毛引き症の症例により投与されるドパミン拮抗薬[840]。基礎疾患を補正し30日間以内に休薬する[840]。PO投与された場合、効果は14-30日目で消失する[692]。運動失調、逆流、眠気が生じることがある[696]
	● 1 mL 貯蔵液/120 mL 飲料水を混合する、または0.2-1 mL/kg、貯蔵液、PO、q12-24時、prn[692]	多くの鳥類：貯蔵溶液25 mg錠剤を5錠、粉砕し、31 mLの単シロップに混ぜる。低用量から開始する。軽度の鎮静作用がみられる
	● 0.1-0.2 mg/kg、IM、単回投与[692]	バタンインコ、ワカケホンセイインコ：エリザベスカラーを外した後はカルバマゼピンと併用する。軽度な鎮静作用をもたらし、強迫性行動を低下させる
酢酸メゲストロール（Ovaban、Schering）	—	プロゲスチンによる非特異的鎮静作用[79]。副作用は重度となり得る（糖尿病様）。投与はまれである
	● 2.5 mg/kg、PO、q24時、7日、その後1-2回/週[445]	オウム科：毛引き症。繁殖に関連した問題行動
ジアゼパム	—	ベンゾジアゼピン系鎮静薬。精神安定薬、ストレス性羽つつき[840]。発作の管理に単独投与またはフェノバルビタールと併用する
	● 0.25-0.5 mg/kg、IM・IV、q24時、2-3日[776]	猛禽類：食欲刺激
	● 0.5 mg/kg、PO[283, 513]	オウム科：扱いにくい鳥を落ち着かせると同時に、新しい飼育餌を受け入れやすくする。経口溶液（1 mg/mL、Roxane Laboratories）が最もうまくいく
	● 0.5-0.6 mg/kg、IM[47, 287]	多くの鳥類：特にボタンインコでエリザベスカラーを受け入れやすくする
	● 0.5-1 mg/kg、IM・IV、q8-12時[511, 696]	多くの鳥類：発作の管理
	● 0.5-1.5 mg/kg、PO・IM・IV、q8時[147]	オウム科：発作の管理

（続く）

表 5-10　鳥類の向精神薬[a]（続き）

薬剤	用量	種／特徴など
ジアゼパム（続き）	● 2.5-4 mg/kg, PO, q6-8 時[64] ● 10-20 mg/L, 飲料水[292]	● オウム科：鎮静作用 ● 多くの鳥類
ジフェンヒドラミン	— ● 2-4 mg/kg, PO, q12 時[292] ● 2 mg/L, 飲料水[840]	● 抗ヒスタミン薬。軽度な催眠作用。アレルギー性毛引き症の疑い ● 多くの鳥類 ● 多くの鳥類
臭化カリウム	— ● 25 mg/kg, PO, q24 時[146] ● 50-80 mg/kg, PO, q24 時[867] ● 75 mg/kg, PO[147] ● 80 mg/kg, PO, q24 時[82]	● 発作の長期療法。単独投与またはフェノバルビタールと併用する。血中濃度をモニターし，定常状態になるまでに 90 日間かかることがある[867]。北アメリカで承認されている剤形はない。化学品会社や複合薬局で入手できるかもしれない。250 mg/mL 濃度のために 25 g の臭化カリウムに最終的用量が 100 mL になるように無菌水を加える ● 多くの鳥類 ● ハト ● オウム科 ● タイハクオウム：血中濃度は 1.7-2.2 mg/mL であった
デルマジノン（Tardak, Pfizer）	● 1 mg/kg, IM, 単回投与[445]	● オウム科：性的問題行動。アメリカでは入手できない
ドキセピン	— ● 0.5-1 mg/kg, PO, q12 時[292, 387] ● 1-2 mg/kg, PO, q12 時[730]	● 三環系抗うつ薬。抗ヒスタミン薬。投与量は 14 日間隔で増量できる[147]。鎮静作用をもたらし得る[840] ● 多くの鳥類：毛引き症 ● オウム科：不安症。搔痒症
ナロキソン塩酸塩（Narcan, DuPont）	● 2 mg/kg, IV[380]	● オウム科：オピオイド拮抗薬。拮抗薬療法による常同行動の反応を確定するのに投与する。行動の低下は投与後 20 分以内に認められるべきである
ノルトリプチリン（Pamelor, Sandoz）	● 16 mg/L, 飲料水（2 mg/120 mL）[292]	● 多くの鳥類：三環系抗うつ薬。羽つつき。投与はまれ。多動症が認められる場合は用量を減らすか休薬する。休薬する場合は漸減する[812]

表 5-10　鳥類の向精神薬[a]（続き）

薬剤	用量	種／特徴など
パロキセチン（Paxil, SmithKline Beecham）	● 1-2 mg/kg, PO, q24 時[412]	● コンゴウインコ，トキ：選択的セロトニン再取り込み阻害薬。毛引き症。自傷行動。一般的に長期療法を要する
	● 3 mg/kg, PO, q24 時[412]	● ハト
ハロペリドール（Haldol, McNeil）	―	● ブチロフェノン系ドパミン拮抗薬鎮静薬。自傷行動に最もうまくいく[366, 453]。食欲不振または抑うつをもたらし得る[840]。コンゴウインコで不健康，錐体外路症状，死が報告されている[764]
	● 0.1 mg/kg, PO, q12-24 時[381]	● コンゴウインコ：攻撃性。毛引き症。ロラゼパムと併用する
	● 0.1-0.15 mg/kg, PO, q12-24 時[287, 453, 696]	● 体重＞1 kg の鳥
	● 0.1-0.4 mg/kg, PO, q24 時[380, 445]	● オウム科：治療開始から 5-7 日目までに反応が認められず，副作用もみられない場合，投与量を 0.01 mg/kg ずつ増量する
	● 0.2 mg/kg, PO, q12 時[696]	● 体重＜1 kg の多くの鳥類
	● 0.2-0.9 mg/kg, PO, q24 時[730]	● 多くの鳥類：羽づくろいの常同行動
	● 1-2 mg/kg, IM, q14-21 日[292, 812]	● オウム科を含む多くの鳥類
	● 6.4 mg/L, 飲料水, 7 カ月[366]	● ヨウム：毛引き症
ヒドロキシジン（Atarax, Roerig）	―	● 軽度の鎮静作用を有する抗ヒスタミン薬
	● 2 mg/kg, PO, q12 時[730]	● 多くの鳥類：掻痒症
	● 2-2.2 mg/kg, PO, q8 時[292, 436]	● 多くの鳥類：毛引き症
	● 30-40 mg/L, 飲料水[79, 292]	● 多くの鳥類

（続く）

表 5-10　鳥類の向精神薬[a]（続き）

薬剤	用量	種／特徴など
フェノバルビタールナトリウム	—	バルビツレート系抗けいれん薬。軽度な鎮静作用。発作の長期療法。血中濃度に基づいて用量を調節する。深い鎮静をもたらし，止まり木に止まることができなくなる[702]
	1-5 mg/kg，IV，ボーラス投与[30]	多くの鳥類：てんかん重積症。用量の下限量から開始し，難治性発作には増量する
	1-7 mg/kg，PO，q8-12 時[292]	多くの鳥類：毛引き症。軽度な鎮静作用
	2-7 mg/kg，PO，q12 時[59, 287, 393]	ボウシインコを含む多くの鳥類：発作。自傷行動
	50-80 mg/L，飲料水[632, 862]	ボウシインコを含む多くの鳥類：特発性てんかん
フルオキセチン（Prozac，Dista）	—	選択的セロトニン再取り込み阻害薬。抗うつ薬。抑うつによる羽つつきの補助的治療[840]
	0.4 mg/kg，PO，q24 時[64]	オウム科：引き症
	0.4-4 mg/kg，PO，q24 時[730]	オウム科：強迫性毛引き症
	1 mg/kg，PO，q24 時[840]	オウム科
	2-3 mg/kg，PO，q12-24 時[523, 685]	オウム科を含む多くの鳥類
ロラゼパム（Ativran，Wyeth Ayerst）	—	ベンゾジアゼピン系であり精神安定作用，鎮静作用を有する
	0.1 mg/kg，PO，q12 時[381]	コンゴウインコ：攻撃性。毛引き症。単独投与またはハロペリドールと併用する

a：鳥類への向精神薬の投与は安全性，有効性，薬理学的作用に関する研究は乏しいため，賛否両論ある。精神安定薬または三環系抗うつ薬や常同行動または自傷行動に有効となり得る。選択的セロトニン再取り込み阻害薬は爆発挙動に有効となり得る[589]。投与量の計算時には代謝スケーリングを考慮する。これらの治療法は体系的な行動変化策略の一部として行うべきである

表 5-11　鳥類の栄養，ミネラルサポート

薬剤	用量	種/特徴など
L-カルニチン	● 1,000 mg/kg，餌[185]	● セキセイインコ（PD）：脂肪腫。平均的な脂肪腫のサイズを顕著に減少させた
塩化カルシウム	● 150-200 mg/kg，IM・IV（ゆっくり投与），q8 時[801]	● 低カルシウム血症。投与はまれである
塩化ナトリウム（緩衝化塩タブレット）	● 450 mg，PO，毎日[266]	● ペンギン：塩類腺の萎縮を予防する
カルシウム	—	● 推奨される食事レベル[a]
	● 3-10 mg/kg，餌（0.3-1 %）[390]	● 産卵中のオウム
	● 4-8 mg/kg，餌（0.4-0.8 %）[562]	● 成長中のノバリケン
	● 8 mg/kg，餌（0.8 %）[562]	● 成長中のニホンウズラ
	● 8-10 mg/kg，餌（0.8-1 %）[562]	● 成長中のニワトリ
	● 18.8-32.5 mg/kg，餌（1.88-3.25 %）[562]	● 産卵中のニワトリ：毎日産卵している雌鶏には 3.25 % が推奨される
	● 22.5 mg/kg，餌（2.25 %）[562]	● 産卵中のターキー
グルコン酸カルシウム（10 %）	—	● 低カルシウム血症。IM 投与または IV 投与の注射用液を生理食塩水または無菌水で 1：1 に希釈する
	● 5-10 mg/kg，IV，効果が発現するまでゆっくり投与[812]	● オウム科：低カルシウムテタニー
	● 5-10 mg/kg，SC・IM，q12 時，prn[702, 812]	● オウム科
	● 10-100 mg/kg，IM[390]	● オウム科：低カルシウム血症の急性発症
	● 25-50 mg/kg，SC・IV（ゆっくり投与）[702]	● ハト
	● 50-100 mg/kg，IM（希釈）・IV（ゆっくり投与）[363, 365, 399, 671, 693, 702]	● オウム科，ハト，猛禽類を含む多くの鳥類
	● 100-500 mg/kg，SC・IV（ゆっくり投与），単回投与[702]	● 猛禽類：低カルシウム血症
	● 1 mL/30 mL（3,300 mg/L），飲料水[812]	● オウム科：カルシウム補給
グルビオン酸カルシウム	—	● 多くの鳥類：低カルシウム血症，カルシウム補給
	● 23 mg/kg，PO，q24 時[402]	● オウム科（新生子）
	● 25 mg/kg，PO[48, 363]	● 猛禽類を含む多くの鳥類
	● 150 mg/kg，PO，q12 時[365, 812]	● 多くの鳥類
	● 750 mg/L，飲料水[365]	● 多くの鳥類

（続く）

表 5-11　鳥類の栄養，ミネラルサポート（続き）

薬剤	用量	種／特徴など
ジアトリゾ酸メグルミンナトリウム（37％ヨウ素）（Renografin-76, Solvay）	— ● 122 mg/kg, IM[534, 672]	● 甲状腺腫の非経口治療は一般的に緊急時まで保留する ● セキセイインコ：甲状腺過形成
脂肪酸（オメガ-3，オメガ-6）	● アマニ 0.1-0.2 mL/kg とコーン油を 1：4 に混合したものを PO または餌内に混ぜる，オメガ-6 とオメガ-3 の比率は 4-5：1[45, 209] ● オメガ-6 とオメガ-3 を 5：1 にしたものを 0.11 mL/kg, q24 時[190]	● オウム科，ハト：糸球体疾患。血小板と糸球体細胞におけるトロンボキサン A2 合成を抑制するのに投与する。関節炎，毛引き症，自傷行動，新生物への補助的治療。効果が現れるまで 2-4 週間を要する。食事性ビタミン E の要求量を増加させ得る。慢性投与にはサプリメントを考慮する ● オウム科：糸球体腎炎，膵炎
醸造酵母	● 30 mg/羽，餌[63]	● ハト：脆弱な羽毛。換羽中は毎日与える
膵酵素粉末（Viokase-V Powder, Fort Dodge）	— ● 2-5 g/kg[812] ● 小さじ 1/8 杯/kg，餌[16, 812] ● 小さじ 1/8 杯/60-120 g，軽く油でコーティングされた種子[692] ● 小さじ 1/8 杯/30-120 mL，手で与えるフォーミュラ, prn[575]	● 多くの鳥類：膵外分泌不全。消化不良。食事に混ぜ，30 分間放置する[812] ● 多くの鳥類 ● 多くの鳥類 ● 多くの鳥類 ● オウム科の新生子
セレニウム（Seletoc, Schering）	● 0.05-0.1 mg, Se/kg, IM, q14 日[671] ● 0.06 mg Se/kg, IM, q3-14 日[365]	● 多くの鳥類：神経筋疾患（捕獲性筋疾患，白筋症，いくつかの心筋症）。オカメインコの顎，眼瞼，舌麻痺症に有効となり得る[671]
デキストラン鉄	● 10 mg/kg, IM, 7-10 日後に繰り返す, prn[63, 671]	● 猛禽類，水鳥を含む多くの鳥類：鉄欠乏症貧血。鉄貯蔵性疾患がよくみられる鳥類（例：オオハシ，九官鳥，ムクドリ，フウチョウ，その他のスズメ目）への投与は注意する
鉄	● 20-40 mg/kg, 餌[159, 161]	● オオハシ：鉄分の低い食事には一定レベルが推奨される

表 5-11　鳥類の栄養，ミネラルサポート（続き）

薬　剤	用　量	種／特徴など
ナイアシン（ニコチン酸）	● 50 mg/kg，PO，q8 時[632]	● オウム科：卵嚢塞栓。ゲムフィブロジル（30 mg/kg，PO）と併用する
乳酸カルシウム・グリセロリン酸カルシウム（Calphosan, Glenwood）	● 5-10 mg/kg，IM，q7 日，prn[48, 363, 365, 696] ● 50-100 mg/kg，IV（ゆっくりボーラス投与），単回投与[638]	● 猛禽類を含む多くの鳥類：低カルシウム血症 ● ヨウム
乳酸菌（Bene-Bac, Pet-Ag）	● ひとつまみ / 日 / 羽[812] ● 小さじ1杯 /L，手で与えるフォーミュラ[812]	● オウム科：正常な腸内細菌叢の再増殖の刺激 ● 多くの鳥類
ビオチン	● 0.05 mg/kg，PO，q24 時，30-60 日[63, 702]	● 猛禽類：嘴と爪の再生
ビタミン A（Aquasol A Parenteral, Astra）	― ● 200 U/kg，IM[396] ● 2,000 U/kg，PO・IM[37] ● 5,000 U/kg，IM，q24 時，14 日，その後 250-1,000 U/kg，q24 時 PO[147] ● 2 万 U/kg，IM[801] ● 33,000 U/kg（10,000 U/300 g），IM，q7 日[365] ● 5 万 U/kg，IM，q7 日[402] ● 1 mL/135 kg，IM[2]	● 269 日後の 3,000 μg/kg の食事性ビタミン A はセキセイインコの血中レチノール，脾ヘモジデリン沈着を増加し発生パターンを変化させた[431] ● 猛禽類の幼若動物：ポックス感染症の補助療法 ● オウム科：ポックス感染症の補助療法 ● オウム科：呼吸器または上皮疾患の補助療法 ● 多くの鳥類：ビタミン A 欠乏症。最大量。皮膚治癒を促進する ● 多くの鳥類：ビタミン A 欠乏症 ● オウム科新生子 ● ダチョウ：ビタミン A 欠乏症
ビタミン B_1（チアミン）	― ● 1-2 mg/kg，PO，q24 時[672] ● 1-2 mg/kg，IM，q24 時[363, 604, 671]	● チアミン欠乏症。食事中にチアミナーゼが含有されている場合の要求量は高い[b] ● 猛禽類，ペンギン，ツル：毎日の補給 ● ハゲワシ，猛禽類，ツル，ペンギン：中枢神経系（CNS）症状

（続く）

表 5-11　鳥類の栄養，ミネラルサポート（続き）

薬剤	用量	種／特徴など
ビタミンB_1（チアミン）（続き）	● 1-3 mg/kg，IM，q7日[399, 671]	●猛禽類を含む多くの鳥類
	● 1-50 mg/kg，PO，q24時，7日または無制限[702]	●猛禽類
	● 2 mg/kg，IM[810]	●走禽類：趾の屈曲不全
	● 3-30 mg/kg，IM，q7日[363]	●猛禽類：食欲，造血を刺激する。神経筋疾患。肝疾患。支持的療法。サルファ剤治療の補助療法
	● 1-2 mg/kg，餌[604]	●ハゲワシ
	● 25-30 mg/kg，魚（湿量基準）[61]	●食魚種：サプリメントの推奨されるレベル
	● 30 mg/kg，餌（供給基準として），q48時[363]	●猛禽類：冷凍魚を給餌されている食魚種へのサプリメント
	● 2,850 mg/L，飲料水，q7日[702]	●ハト
ビタミンB_{12}（シアノコバラミン）	● 0.25-0.5 mg/kg，IM，q7日[363, 671, 702]	●オウム科，猛禽類を含む多くの鳥類：貧血
	● 2-5 mg/羽，SC[808]	●ハト：ビタミンB_{12}欠乏症
ビタミンB複合体	―	●通常，チアミンに基づいて投与する（ビタミンB_1参照）
ビタミンC（アスコルビン酸）	● 20-50 mg/kg，IM，q1-7日[396, 397, 672]	●猛禽類を含む多くの鳥類：栄養的サポート。ポックス感染症への補助療法
	● 150 mg/kg，PO，q24時[314]	●カラフトライチョウのヒナ（PD）：1日のサプリメント要求量は265 mg/kg以上
ビタミンD_3（Vital E－A＋D，Schering）	● 3,300 U/kg（1,000 U/300 g），IM，q7日prn[365]	●多くの鳥類：ビタミンD_3欠乏症。過剰投与によりビタミンD過剰症となり得る
	● 6,600 U/kg，IM，単回投与[862]	●多くの鳥類
	● 11-30分間の直射日光/日[391]	●ニワトリ：ビタミンDの内因性合成に十分量である
ビタミンE（Vitamin E20, Horse Health Products; Bo-SE, Schering Plough）	―	●1 mg d α-酢酸トコフェロール＝1.36U，1 mg dL α-酢酸トコフェロール＝1U，注射用ビタミンEの効力は弱い[497]
	● 0.06 mg/kg，IM，q7日[702]	●オウム科：ビタミンE欠乏症
	● 0.06 mg/kg，IM[810]	●走禽類：捕獲性筋症の予防または治療

表5-11 鳥類の栄養，ミネラルサポート（続き）

薬剤	用量	種/特徴など
ビタミンE（Vitamin E20, Horse Health Products; Bo-SE, Schering Plough）（続き）	● 15 mg/kg, PO, 単回投与[497] ● 7 mg/kg, IM, q24時, 最大5日間まで[874] ● 200-300 mg/kg, IM[511] ● 200-400 mg/羽, PO, q24時[16] ● 73.5 mg/kg, 魚（湿量基準）[874] ● 100 mg/kg, 魚（湿量基準）[61,874] ● 4,400-8,800 mg/kg, 餌[16]	● 猛禽類（PD）：食事とともに与えない ● ペリカン：ビタミンE欠乏症。脂肪組織炎 ● ダチョウのヒナ ● オオアオサギ ● ペリカン：サプリメント ● 食魚種：サプリメントの推奨されるレベル ● ダチョウのヒナ：ビタミンE欠乏症
ビタミンE・γリノレイン酸（2%）・リノレイン酸（71%）（Derm Caps, DVM Pharmaceuticals）	● 0.1 mL/kg, PO, q24時[387,534,672] ● 4,000 mg リノレイン酸/kg, 餌[544]	● 多くの鳥類：毛引き症。ジェルカプセルからの液体を使用する ● ニホンウズラ（PD）：必須脂肪酸欠乏性の肝リピドーシスを低下させる
ビタミンK_1（フィトナジオン）	● 0.025-2.5 mg/kg, IM, q12時[301,862] ● 安定化するまで0.2-2.2 mg/kg, IM, q4-8時, その後q24時, 14日[399,437] ● 2.5 mg/kg, IM, q24時, 止血するまで, その後, q7日, prn[692] ● 5 mg/kg, IM, q24時, 数日間[70,810] ● 10-12.5 mg/kg, SC, q12時, 4日[874] ● 10-20 mg/kg, IM, q12-24時[16] ● 0.1 mg/kg, 餌[386]	● 多くの鳥類 ● 猛禽類を含む多くの鳥類：殺鼠剤中毒 ● オウム科：ビタミンK反応性疾患。血便。血液凝固障害 ● 走鳥類：血液凝固障害 ● ペリカン：血液凝固障害 ● オウム科 ● ターキー（PD）：血中プロトロンビン時間を低下させる1-2 mg/kgの用量と同じように有効である
ビタミンK_1（フィトナジオン）（続き）	● 5 mg/kg, 餌[692]	● セキセイインコ：ビタミンK反応性の出血疾患。ジェルカプセルの内容物を小穀類種子ミックス内に入れ, 軽く種子をコーティングする
必須脂肪酸	● 0.5 mL/kg, PO, q24時, 50日または無制限に[702]	● 猛禽類：掻痒性皮膚炎（アトピー）
フィトナジオン	―	● ビタミンK_1参照

（続く）

表 5-11　鳥類の栄養，ミネラルサポート（続き）

薬剤	用量	種／特徴など
ブドウ糖（50％）	● 50-100 mg/kg，IV（ゆっくりボーラス投与），効果が発現するまで投与[696,812] ● 500-1,000 mg/kg，IV，（ゆっくりボーラス投与）[133,634]	● オウム科：低血糖。輸液剤で希釈できる ● 低血糖。輸液剤で希釈できる
ヘミセルロース（Metamucil，Searle）	― ● 毎日，少量を餌に加える[689] ● 小さじ 0.5 杯 /60 mL，手で与えるフォーミュラまたはベビーフード用粥[437] ● 大さじ 1 杯 /60 mL，水，q24 時[810]	● 食事中のバルク。腸管疾患における排便を促進する ● 多くの鳥類 ● オウム科：食事のカサを増やし摂取した毒素の吸収を遅らせる ● ダチョウのヒナ：宿便
ボログルコン酸カルシウム（10％）	● 50-100 mg/kg，IM・IV[64] ● 100-500 mg/kg，SC・IV（ゆっくり投与），単回投与[63] ● 300 mg/kg，IV[259]	● オウム科：20％溶液 ● 猛禽類：低カルシウム血症 ● オオタカ
葉酸	● 50-100 μg，IM[35]	● 家禽ヒナ：欠乏症の治療。貧血は 4 日で改善する
ヨード（20％ヨードナトリウム）	― ● 2 mg（0.01 mL）/羽，IM，prn[48] ● 60 mg（0.3 mL）/kg，IM[365]	● 甲状腺腫の非経口治療は一般的に緊急時または重度甲状腺過形成の初期治療まで保留される。改善が認められた場合は経口療法を継続する ● セキセイインコ ● 多くの鳥類：甲状腺過形成
ヨード（ルゴールヨード）	● 0.2 mL/L，飲料水，毎日[365] ● 2：ヨード＋28：水（100 mL の水に 3 滴）[702]	● 多くの鳥類：甲状腺過形成 ● セキセイインコ：甲状腺過形成
レブリン酸カルシウム	● 75-100 mg/kg，IM・IV[365]	● 多くの鳥類：低カルシウム血症

a：一般的にオウムに給餌される穀類や種子は約 0.02-0.1％ DM のカルシウム量を含有する
b：チアミナーゼを十分量含有する食品は貝，ニシン，サバが含まれる[61]

表5-12　鳥類の点眼薬[a]

薬　剤	用　量	種／特徴など
d-ツボクラリン （Curarin-Asta, Asta-Werke, Bielefeld, Germany）	―	●散瞳薬[a]。治療用のみ推奨される。前眼房内に投与する。眼球内の損傷を引き起こす高いリスクがある。局所投与は無効である[427]
	●0.3％溶液を0.01-0.03 mL，眼内投与[89, 428, 546]	●ハト，猛禽類を含む多くの鳥類：散瞳は15分以内，持続時間は4-12時間
アトロピン （0.4-0.5％）	●0.6 mg/羽，点眼[639]	●バタンインコ（PD）：部分的散瞳。虹彩平滑筋を有する鳥もいる。眼球刺激，虚弱性，浅い呼吸をもたらし得る。0.9％生理食塩水で希釈する[a]
	●点眼[89]	●走鳥類：部分的散瞳。クラーレ様薬剤と併用する。虹彩平滑筋を有する走鳥類もいる[a]
アムホテリシンB	●125μg/5 mL，滅菌水，結膜下投与[8]	●アヒル（観賞用）：第三眼瞼のカンジダ症
アムホテリシンB軟膏（4％）（調剤）	●点眼，q24時[8]	●アヒル（観賞用）：第三眼瞼のカンジダ症。全身性抗真菌薬療法も行う
イソフルラン	●維持1-2％[617]	●多くの鳥類：散瞳[a]
イベルメクチン	●0.005-0.05 mg，局所投与，q24時，10日[803]	●ニワトリ（PD）：結膜のオキシスピルラ（線虫）感染症。局所投与による副作用は認められなかった
エデト酸2ナトリウム点眼液	●1滴，1日数回[614]	●多くの鳥類：石灰沈着性角膜症の治療に使用する
塩酸シプロフロキサシン（0.3％）（Ciloxan, Alcon）	●1滴，点眼，q4-8時[8]	●多くの鳥類：抗菌薬。角膜潰瘍，結膜炎（例：*Chlamydophila*, *Mycoplasma*）
	●1滴，局所投与，q12時，タイロシンと併用する，1 mg/mL，飲料水，21-77日[512]	●メキシコマシコ：*Mycoplasma gallisepticum*由来の結膜炎
オキシテトラサイクリン・ポリミキシンB（Terramycin, Pfizer）	●小型ビーズ，局所投与[692]	●多くの鳥類：抗菌作用。結膜炎。過剰投与によって目の擦り，羽毛の汚れをもたらす
オキシブプロカイン（0.45％）	●点眼[430]	●ハト，ノスリ：最小限の副作用と信頼できる効果により選択する局所麻酔薬である

（続く）

表 5-12　鳥類の点眼薬[a]（続き）

薬剤	用量	種／特徴など
クロラムフェニコール点眼液	● 1滴，点眼，q6-8時[387]	● ハト：抗菌薬
ケタミン	● 15-20 mg/kg, IM[172]	● 猛禽類：散瞳。鎮静が生じる。麻酔としてはイソフルランがより一般的に使用される[a]
酢酸プレドニゾロン（1％）	● 1滴，点眼，q4-8時[363]	● 走鳥類：角膜潰瘍のない外傷性前部ブドウ膜炎
臭化デメカリウム（0.125％）(Humorsol, Merck)	● 1滴，点眼[8]	● 多くの鳥類：局所麻酔薬。Thelazia を除去する
臭化ベクロニウム (Norcuron, Organon)	—	● 散瞳薬。呼吸麻痺または浅い呼吸，運動失調，死（特に両眼に点眼した場合）をもたらし得る[526]。ネオスチグミンは全身性作用を拮抗し得る[a]
	● 0.08％溶液を 0.096 mg/羽，点眼[639]	● バタンインコ，アオボウシインコ，ヨウム (PD)
	● 0.18-0.22 mg/kg，点眼[639]	● ヨウム (PD)
	● 0.18-0.29 mg/kg，点眼[639]	● バタンインコ (PD)
	● 0.24-0.28 mg/kg，点眼[639]	● アオボウシインコ (PD)
	● 0.96 mg/羽，点眼[639]	● バタンインコ：両眼の点眼は注意して行う
	● 0.4％溶液，1滴[851]	● ウ科，水潜り鳥：散瞳は30-45分。持続＞2時間
	● 0.4％溶液，2滴，点眼 q15分，3回[526]	● チョウゲンボウ (PD)：最大効果は 65±12 分みられる
	● 0.5％溶液，点眼[172, 526]	● 猛禽類：持続時間1時間
組織プラスミノーゲン活性体 (rTPA) (TNKase Tenecteplase, Genetech)	● 50 μg，注射投与[429]	● 猛禽類：前房出血（前眼房内における穿刺をする），眼球内出血（硝子体内注射する）
タイロシン	● 点眼（粉末剤を滅菌水で1:10に混合する）[8]	● オカメインコ：結膜炎。全身性治療も行う
デキサメタゾン（0.1％）点眼液	● 1滴，点眼，q4-8時[363]	● 走鳥類：角膜潰瘍のない外傷性前部ブドウ膜炎
テトラカイン（6％）	● 点眼[430]	● 局所麻酔薬

表 5-12　鳥類の点眼薬[a]（続き）

薬　剤	用　量	種／特徴など
トリアムシノロン (Vetalog, Fort Dodge)	● 0.1-0.25 mL，結膜下投与[363]	● 猛禽類：角膜潰瘍のない外傷性前部ブドウ膜炎を呈しており，不動化が問題となる症例
	● 0.06 mg/kg，結膜下投与[120]	● 猛禽類（アメリカワシミミズク）：白内障手術
ナタマイシン (Natacyn, Alcon)	● 1 滴，点眼，q6 時[671]	● 多くの鳥類：抗真菌薬。徐々に減らす
ネオマイシン・ポリミキシン B・グラミシジン	● 1 滴，点眼，q2-8 時[692]	● 多くの鳥類：抗菌薬。角膜潰瘍。結膜炎
バシトラシン・ネオマイシン・硫酸ポリミキシン B	● 小型ビーズ，局所投与[692]	● 多くの鳥類：抗菌薬。角膜潰瘍，結膜炎。過剰投与によって眼の擦り，羽毛の汚れをもたらす
ピマリシン (Natacyn, Alcon)	● 1 滴，点眼，q6 時，14-21 日後に漸減する[672]	● 多くの鳥類：ポリエン系抗真菌薬
フェニレフリン (2.5 %)	● 点眼[89]	● 走鳥類：部分的散瞳。クラーレ様薬剤と併用する。虹彩平滑筋を有する走鳥類もいる[a]
フェニレフリン (4-5 %)	―	● 4-5 %点眼溶液はアメリカでは入手できない
	● 6 mg/羽，点眼[639]	● バタンインコ（PD）：部分的散瞳。虹彩平滑筋を有する鳥もいる。眼球刺激，虚弱性，浅い呼吸をもたらし得る。0.9 %生理食塩水で希釈する
	● 点眼[470]	● ウ科：散瞳。臭化ベクロニウム，アトロピンと併用する
フマギリン (Fumidil B; Mid-Continent Agrimarketing)	● 1 滴，点眼，q2 時[108]	● ボウシインコ：真菌性および微胞子虫性角結膜炎
	● 0.114 mg/mL，滴，q2-3 時，臨床症状の発現後 1 週間まで投与[748]	● ボタンインコ：Encephalitozoon hellem 由来の結膜炎。アルベンダゾールと併用する
	● 滅菌水内に 60 mg，点眼[748]	● 多くの鳥類：投与前に溶液をフィルターに通し，細菌を除去する

（続く）

表 5-12　鳥類の点眼薬[a]（続き）

薬　剤	用　量	種／特徴など
プロキシメタカイン（プロパラカイン）（0.5％）	●点眼[430]	●局所麻酔薬
ベクロニウム（V）／亜酸化窒素（N）／イソフルラン（I）	●（V）0.2 mg/kg，IV＋（N）酸素と33％亜酸化窒素を1：1のものを0.3 L/kg/分＋（I）1-2.4％[427, 428]	●多くの鳥類：散瞳および麻酔。ガスは気嚢カテーテルを介して投与する。ハトにおいてベクロニウムは最大256分間，有効である[a]
ミコナゾール（Monistat IV, Janssen）	●1滴，点眼，q2時[108]	●ボウシインコ：真菌性角膜炎
ミコナゾール腟クリーム（2％）（Monistat, Ortho-McNeal）	●局所投与[8]	●多くの鳥類：抗真菌作用
硫酸ゲンタマイシン	●1滴，点眼，q4-8時[692]	●多くの鳥類：抗菌薬。角膜潰瘍。刺激を生じる

a：鳥類の虹彩内には多数の骨格筋が存在し，瞳孔の散瞳を随意的に調節できる。多くの症例では動物を暗室において保定することで最も良好に散瞳が得られる

表 5-13　鳥類の抗がん剤

薬剤	用量	種／特徴など
アスパラギナーゼ （Elspar, Merck）	● 400 U/kg, IM, q7日[269] ● 1,650 U/kg, SC, 単回投与[700]	● バタンインコ：リンパ腫。ジフェンヒドラミンを前投与する ● アメリカワシミミズク：肉腫。重度な骨髄抑制と関連する
アセマンナン （Carravet, Carrington Laboratories）	● 1 mg/kg, SC, q7日, 4回[857] ● 2 mg/kg, 病変内, q7日, 4回[857]	● バタンインコ：抗がん剤治療の補助 ● バタンインコ：線維肉腫の減量手術前に投与する
カルボプラチン	● 5 mg/kg, IV・IO, 3分以上かけて投与[236, 495] ● 5 mg/kg, 病変内[857] ● 125 mg/m², IV（ゆっくりボーラス投与）, q14-21日[868]	● キバタン（PD）, セキセイインコ：5％ブドウ糖と混合し, 400 mg/L にする。腎腺癌（肢不全麻痺が2カ月以上の改善がみられた。腫瘍の成長は続いた）。生理食塩水と混合する ● ボウシインコ：扁平上皮癌。ゴマ油または血漿と混合し10 mg/mL にする ● ボウシインコ：胆管癌。5％ブドウ糖と希釈する[a]
クロラムブシル （Leukeran, GlaxoSmith-Kline）	● 1 mg/羽, PO, 2回/週[566] ● 2 mg/kg, PO, 2回/週[677]	● 北京ダック：リンパ性白血病またはリンパ腫。初期は治療に反応したが、呼吸困難と出血のため、発症から1カ月で安楽死された ● タイハクオウム：皮膚型リンパ腫
シクロホスファミド	● 200 mg/m², IO, q7日[269] ● 300 mg/m², PO, 単回投与[700]	● バタンインコ：リンパ腫[a] ● アメリカワシミミズク：肉腫[a]。用量によっては重度の骨髄抑制が生じる
シスプラチン	● 1 mg/kg, IV, 1時間以上かけて投与[233, 235]	● バタンインコ（PD）：腎毒性が生じることがある。投与前1時間および投与後2時間はIV輸液を行う
ジフェンヒドラミン	● 2 mg/kg, IO, 単回投与[269]	● バタンインコ：抗がん剤治療の前に投与する

（続く）

表 5-13　鳥類の抗がん剤（続き）

薬剤	用量	種／特徴など
シリマリン（オオアザミ）	● 100-150 mg/kg，PO，分割投与，q8-12 時[29]	●肝臓の抗酸化薬。保護薬。肝疾患の動物および抗がん剤の補助薬として投与する。低アルコールまたはアルコールフリーの液体製剤を使用する
ドキソルビシン	● 2 mg/kg，IV[234]	●ボタンインコ（PD）：一時的な食欲不振がみられることがある。投与間隔は不明である
	● 30 mg/m^2，IO，q2 日[269]	●ボタンインコ：リンパ腫[a]。ジフェンヒドラミンを前投与する
	● 60 mg/m^2，IV，q30 日[194]	●アオボウシインコ：骨肉腫[a]。投与 30 分前にジフェンヒドラミンを前投与する。生理食塩水で希釈し 30 分以上かけて投与する（麻酔の使用が推奨される）
ビンクリスチン硫酸塩	● 0.1 mg/kg，IV，q7-14 日[677]	●ボタンインコ：血液検査（CBC）を毎週行う
	● 0.5 mg/m^2，IV，その後 0.75 mg/m^2，q7 日，3 回[566]	●アヒル：リンパ腫。リンパ球性白血病[a]
	● 0.75 mg/m^2，IO, q7 日，3 回[269]	●ボタンインコ：リンパ腫[a]
プレドニゾン	● 1.6 mg/kg，PO，q24 時[700]	●アメリカワシミミズク：肉腫
ヘキシルエーテル ピロフェオフォルビド-a（Photochlor, Roswell Park Cancer Institute）	● 0.3 mg/kg，IV[781]	●サイチョウ：光線感作性薬剤。光線力学的療法の 24 時間前に投与する
ポルフィマーナトリウム（Photofrin, QLT Photo Therapeutics）	● 3 mg/kg，IV[688]	●ボタンインコ：光線力学的療法

a：体重（kg）＝表面積（m^2）
　0.5 kg＝0.06 m^2
　1 kg＝0.1 m^2
　2 kg＝0.15 m^2
　3 kg＝0.2 m^2
　4 kg＝0.25 m^2
　5 kg＝0.29 m^2

表 5-14	鳥類の抗菌薬含有のポリメタクリル酸メチル (PMMA)[a,223,496,782,845]		
薬剤	用量	種／特徴など	
アミカシン	● 1.25-2.5 g/20 g ポリマー粉末[223]	● PD。PMMA ビーズのアミカシン溶出は液体アミカシンと比べて粉末アミカシンの方が多かった	
イトラコナゾール	● 16％イトラコナゾール含有のPMMAグリットストーン[769]	● インドクジャク (PD)：抗真菌薬。グリットとして使用した場合、2日目で治療濃度に達し、7日間以上かけて低下した。カプセルからのビーズは固まる前に均一に PMMA 内に混合される。固形後、PMMA を 1-g のサイズの粒状に切断する	
エンロフロキサシン (Baytril, Bayer)	—	● 猛禽類：趾皮膚炎[666]	
オキシテトラサイクリン	● 200 mg/mL 溶液の 4.5 mL/20 g ポリマー粉末[666]	● 猛禽類：趾皮膚炎	
クリンダマイシン	—	● クリンダマイシン含有のPMMA ビーズは 90 日間以上、適切な薬剤レベルを示した[496, 666]	
ゲンタマイシン	—	● 腎毒性は一般的ではないが、局所治療による副作用として起こり得る[827]	
	● 1 g 粉末または溶液 /20 g ポリマー粉末[223]	● PD。一般的な病原体に対して溶出濃度は最小発育阻止濃度 (MIC) よりも高かった。ゲンタマイシンの粉末と液体の PMMA からの溶出度は同様であった[223]	
	● 50 mg/mL 溶液の 1 mL/20 g ポリマー粉末[666]	● 猛禽類：趾皮膚炎	
ゲンタマイシン (Septopal, Merck)	● 既製ビーズ[629]	● ヨーロッパでは市販されているが、アメリカでは入手できない	
骨セメント (Surgical Simplex P Radioplaque Bone Cement, Howmedica)	—	● 抗菌薬含有ビーズを作製するためのポリマー粉末と液体モノマー[845]	
セファゾリン	● 1-2 g/20 g ポリマー粉末[389]		
セフォタキシム	● 2 g/20 g ポリマー粉末[389]	● 骨セメント粉末を抗菌薬粉末と混合し、液体を加えて混ぜる	

(続く)

表 5-14　鳥類の抗菌薬含有のポリメタクリル酸メチル（PMMA）[a,223,496,782,845]（続き）

薬　剤	用　量	種／特徴など
セフタジジム	● 2g/20g ポリマー粉末[389]	● 骨セメント粉末を抗菌薬粉末と混合し，液体を加えて混ぜる
セフチオフル（Naxcel, Pfizer）	● 2g/20g ポリマー粉末[223]	● 溶出は約7日間だけと研究によって示されている[143]
ヒドロキシアパタイトセメント（BoneSource, Osteogenics）	—	● 骨セメントの代わりに使用するポリマー粉末。筋肉と組織内に吸収される。骨誘導性がある。水で調製し，液体抗菌薬を含有しやすくする[223]
リファンピン（R）／ピペラシリン（P）	● (R)1区画＋(P)1区画は同量にすり鉢とすりこぎを使用して細挽きする，5区画のPMMA粉末と完全に混ぜる[666]	● 経口カプセルからのリファンピン粉末。非経口薬として調剤される前の薬剤からのピペラシリン粉末
リファンピン（R）／ペフロキサシン（P）(Pelwin, 5% soluble powder, Wockhardt)	● (R)1区画＋(P)1区画は同量にすり鉢とすりこぎを使用して細挽きする，5区画のPMMA粉末と完全に混ぜる[666]	● 経口カプセルからのリファンピン粉末。家禽用の経口薬として調剤された薬剤からのペフロキサシン粉末

a：抗菌薬含有のポリメタクリル酸メチル（PMMA）は感染病変の長期治療において抗菌薬を溶出するために使用される。これらの使用や作製に関するガイドラインを以下に記載する
- 抗菌薬は培養と感受性試験に基づいて選択する
- 1-2g滅菌抗菌薬粉末を40-60gPMMA粉末と混合する。約大さじ2杯ずつ，抗菌薬を足していく。液体抗菌薬はビーズの機械的強度を低下させる
- 均一にするためによく振る（最低でも2分間）
- 通常どおり，液体モノマーを加える
- 生地をカテーテルシリンジ内に入れ，押し出し，ビーズ状に転がし，網性の外科ワイヤーの上に置く。生地はまた，赤ゴム製カテーテル内に入れてさまざまな大きさに切断できる。ビーズが小さければ小さいほど，抗菌薬の溶出は大きい
- ガス滅菌が推奨される。ビーズを室温で最低24時間，通気する
- 創傷は積極的にデブリードし，ビーズを中に入れる。創傷部位を閉鎖し，創傷の感染がなくなるまでビーズをなかに入れておく[782,845]
- 人医療ではビーズは2-6週間後に除去される。抗菌薬の放出にも関わらず，ビーズには細菌が選択的に付着，増殖し潜在的に耐性を獲得する場となってしまう[565]。ビーズは14日間以上置いておくと取り除くことが困難になる[593]
- 2カ月間以上未使用のビーズは廃棄する[666]

表 5-15 油で汚染された鳥類に使用する薬剤

薬剤	用量	種/特徴など
活性炭（Toxiban, Vet-A-Mix）	52 mg/kg，PO，単回投与[529]	吸着剤。洗浄。代わりに次サリチル酸ビスマスを投与できる
活性炭・電解質懸濁液（Toxiban, Vet-A-Mix）	50 mL/kg，強制給餌[806]	炭懸濁液（3.75 g/kg）3ボトル分に電解質溶液を250 mL加える
経口電解質液（Pedialyte; Ross Labs）	30 mL/kg，強制給餌[806]	多くの鳥類
次サリチル酸ビスマス	2-5 mg/kg，PO，単回投与[529]	吸着剤。洗浄。代わりに活性炭を投与できる
洗剤（Dawn, Procter & Gamble）	1-5％薬浴[529]	頚部半分の位置まで漬ける。水で洗い流す。39-41℃（103-105°F），40-60 psi（ポンド／平方インチ）の水を使用する
チアミン／ビタミン B_1	25-30 mg/kg，魚[529]	食魚種
デキストラン鉄	10 mg/kg，IM，q5-7日[529]	PCV＜25％ならば
パパイヤ酵素	1錠，PO，q12時[516]	予防的下剤
輸液剤	—	ガイドラインについては表5-36参照
ラクツロース	0.3 mL/kg，PO，q12時[516]	予防的下剤

表 5-16 鳥類の緊急時に使用する薬剤

薬剤	用量	種／特徴など
アミノフィリン	● 4 mg/kg，PO，q6-12 時[812] ● 10 mg/kg，IV，q3 時[812]	● 初期反応後に経口投与ができる ● 肺水腫に使用
アドレナリン （1：1,000）	● 0.5-1 mL/kg，IM・IV・IO，気管内投与[692, 695]	● 心肺蘇生（CPR）。徐脈
オキシグロビン	—	● ヘモグロビングルタマー-200 参照
グルコン酸カルシウム	● 50-100 mg/kg，IM・IV（ゆっくりボーラス投与）[365, 399, 671]	● 低カルシウム血症。希釈し，50 mg/mL にする。高カリウム血症。細胞膜におけるカリウムの移動を促進させる[399]
ジアゼパム	● 0.5-1 mg/kg，IM・IV，prn[693]	● 発作
重炭酸ナトリウム	● 1 mEq/kg，IV，q15-30 分，最大総量，4 mEq/kg[133] ● 5 mEq/kg，IV・IO，単回投与[692]	● 代謝性アシドーシス ● CPR
デキサメタゾンリン酸エステルナトリウム	● 2-6 mg/kg，IM・IV，q12-24 時[387, 812]	● 頭部外傷（症状が緩和するまで）。ショック（単回使用）。高体温症（安定化するまで）
デキストラン 70	● 10-20 mL/kg，IV[147]	● 多くの鳥類：循環血液量減少性ショック
テルブタリン	● 0.01 mg/kg，PO・IM，q6 時[455] ● 0.1 mg/kg，PO，q12-24 時[692]	● オウム科：α_2 選択的平滑筋気管支拡張薬 ● コンゴウインコ，ボウシインコ：気管拡張薬。閉塞性肺疾患，肺炎
ドキサプラム	● 5-10 mg/kg，IM・IV，単回投与[363] ● 20 mg/kg，IM・IV・IO[692]	● 猛禽類：呼吸困難または心停止の CPR ● CPR。呼吸抑制
ブドウ糖（50 %）	● 50-100 mg/kg，IV（効果が発現するまでゆっくりボーラス投与）[696, 812] ● 500-1,000 mg/kg，IV（ゆっくりボーラス投与）[133, 634]	● 低血糖。輸液剤で希釈できる ● 低血糖。輸液剤で希釈できる
プレドニゾロンコハク酸エステルナトリウム （Solu-Delta-Cortef, Upjohn）	● 10-20 mg/kg，IM・IV，q15 分，prn[133] ● 15-30 mg/kg，IV[399]	● 頭部外傷。CPR ● 猛禽類

表 5-16	鳥類の緊急時に使用する薬剤（続き）		
薬剤	用量		種／特徴など
ヘタスターチ	● 10-15 mL/kg, IV（ゆっくり投与）, q8時[363, 399, 774], 1-4回		● 猛禽類を含む多くの鳥類：高タンパク血症。血液量減少症
ヘモグロビングルタマー-200（Oxyglobin, OPK Biotech）	―		● ヘモグロビンポリマー。ヘモグロビン代替製剤。貧血の治療に用いる。現在入手できないが、新しい製造会社がアメリカ食品医薬品局（FDA）へ検査を依頼中である
	● 3-10 mL/kg, IV（ゆっくり投与）[7]		● 多くの鳥類
	● 5 mL/kg, IV[457]		● マガモ
	● 10 mL/kg, IV[363]		● 猛禽類
	● 15 mL/kg, IV[7]		● ニワトリ（PD）：投与から50分でヘモグロビン濃度はゼロ近くまで低下する
マンニトール	● 0.2-2 mg/kg, IV（ゆっくり投与）, q24時[363, 399]		● 猛禽類：脳浮腫。無尿性腎不全
輸液剤	● 10-25 mL/kg, IV・IO[855]		● 5-7分かけてボーラス投与
	● 50-90 mL/kg, 輸液剤, SC[a]・IV・IO[696]		● 表 5-37 参照
硫酸アトロピン	● 0.2 mg/kg, IM・IV・IO[650]		● 徐脈
	● 0.5 mg/kg, IM・IV・IO, 気管内投与[695]		● CPR

a：末梢性の血管収縮が起こるため、ショック状態の動物に皮下投与は適切ではない

表 5-17　鳥類の安楽死薬[a]

薬　剤	用　量	種／特徴など
イソフルラン	● 密閉容器内に染み込ませた綿球を入れる，またはフェイスマスクを使用する[623,717]	● 多くの鳥類：非常に急速に導入する。羽ばたきと発声が起きることがある
一酸化炭素（CO）	● 密閉容器内に最大 6％濃度[717]	● 多くの鳥類：急速に意識を失う。安価である[540]。ヒトへは有毒となるため，投与時は取り扱いに注意が必要である。唯一圧縮ガスが推奨される
塩化カリウム	● 1-2 mmol/kg，IV[22]	● 多くの鳥類：前もって全身麻酔を行う必要がある
二酸化炭素（CO_2）	● 70％[717]	● 多くの鳥類：ヒトへは有毒となるため，投与時は取り扱いに注意が必要である。唯一圧縮ガスが推奨される[22]
フェノバルビタールナトリウム	● 0.2-1 mL/kg，IV・ICe[617,692]	● 多くの鳥類：IV 投与は動物の予測不可能な反応を引き起こす。ICe 投与はスムーズで静かである
メトキシフルラン	● 密閉容器内に染み込ませた綿球を入れる，またはフェイスマスクを使用する[623,717]	● 多くの鳥類：イソフルランよりも導入に時間がかかる

a：American Veterinary Medicine Association は人道的な安楽死法として吸入麻酔薬の過剰投与，一酸化炭素，二酸化炭素，バルビツレート剤の過剰投与を容認している[23,717]。頚椎脱臼と断頭術は条件付きで研究と家禽類に容認される。脊髄破壊は他の方法によってすでに意識を失わせた動物において，死を確実にする補助的な方法として行うべきである[23]

表 5-18　鳥類の各種薬剤

薬　剤	用　量	種／特徴など
9, 10 アントラキノン (Flight Control, Environmental Biocontrol)	● 12.6 mL/L, 水, グースがよくいる乾いた草地に散布する, q7 日[778]	● カナダグース（害がある場合）：本剤を散布した草地を食べることを抑制させ, 鳥の忌避剤として作用する。吐き気を催し, 続いて紫外色素を含む場所を避けるようになる
^{99m}テクネチウム・ジエチレントリアミン五酢酸 (DTPA)	● 42±0.16 MBq, (1.158±0.164 mCi [マイクロキュリー])／羽, IV[505]	● ハト (PD)：腎機能の評価に選択する放射性医薬品
^{99m}テクネチウム・ジソフェニン	● 市販液体または固形食内に 1 mCi (マイクロキュリー) PO[179]	● ヨウム：鳥の胃腸管シンチグラフィーで使用する放射性ヌクレオチド
Armor All プロテクタント (Armor All Protectant Corp)	● 羽毛に局所投与[59]	● 多くの鳥類：粘着トラップで覆われた羽毛を柔らかくする。Armor All の除去には洗剤 (Dawn) を使用する
EDTA-トロメタミンまたは EDTA-Tris	● IT, 鼻腔内または創傷洗浄[702]	● 多くの鳥類：耐性菌に対する抗菌薬の作用を増強する[227]。1.2 g EDTA＋6.05 g Tris を 1 L の滅菌水に加え, 水酸化ナトリウム希釈液で pH8 に調製し, 15 分間オートクレーブにかける。EDTA-Tris はクロルヘキシジン溶液に加えることもできる[32]
Skin-So-Soft (Avon)	● 羽毛に局所投与[59]	● 多くの鳥類：羽毛から粘着トラップの糊を除去し, 柔らかくする。Skin-So-Soft を除去するのに食器用洗剤を使用する[a]
アセマンナン (Carravet, Veterinary Products Labs)	● 局所投与[228]	● 多くの鳥類：ハイドロゲル創傷ドレッシング材。創傷治癒。サイトカイン産生, 線維芽細胞の増殖, 表皮増殖を促進する[a]
アデニン・クエン酸ナトリウム水和物・クエン酸水和物・ブドウ糖・リン酸二水素カリウム液 (CPDA)	● 1 区画 CPDA：5 区画全血[538]	● 多くの鳥類：輸血用の血液に用いる抗凝固剤。全血の長期保存には有効ではない

(続く)

表 5-18　鳥類の各種薬剤（続き）

薬剤	用量	種/特徴など
アミノフィリン	● 4 mg/kg, PO・IM, q6-12 時[692]	● 多くの鳥類：気管支拡張薬。懸濁液を毎日作製する必要がある
	● 5 mg/kg, PO・IV, q12 時[455]	● オウム科
	● 8-10 mg/kg, PO・IM・IV, q6-8 時[363, 810]	● 猛禽類，走鳥類
	● 10 mg/kg, IV, q3 時，その後，初期反応が認められたら，PO[332, 388]	● 多くの鳥類
	● 10 mg/kg, IM・IV, q8-12 時[332]	● 多くの鳥類：IV 投与薬は 10-20 mL 溶液または 5％ ブドウ糖液で希釈し，ゆっくり注入する
アミノペンタミド硫酸水素塩（Centrine, Fort Dodge）	● 0.05 mg/kg, SC・IM, q12 時，最大 5 回まで[241]	● 多くの鳥類：逆流
	● 0.11 mg/kg, SC・IM, q8-12 時，1 日，その後，q12 時，1 日，その後，q24 時，1 日[76]	● 多くの鳥類：逆流
アミノロイド（Aminoloid, Schering）	● 0.25-0.75 mg/kg, IM, 10-14 カ月後に繰り返す[702]	● 猛禽類：換毛の誘導
アロエベラ	● 局所投与[228, 387]	● 多くの鳥類：抗炎症薬。抗トロンボキサン活性。熱傷や感電による損傷の治療，皮弁の修復に有効である[a]。組み合わせはヘパリン参照
アロプリノール	—	● キサンチンオキシダーゼ阻害薬。痛風の治療への使用は賛否両論ある。アカオノスリへの 50 mg/kg の投与は毒性が生じ，血中オキシプロノール，キサンチン，ヒポキサンチンの増加とともに二次的腎不全をもたらした[484]。水和状態を維持する[702]
	● 10 mg/kg, PO, q4-12 時[690]	● 多くの鳥類：懸濁液を作製する。高尿酸血症が改善したら用量を減らす
	● 10-15 mg/kg, PO[102]	● オウム科，スズメ目，猛禽類

表 5-18　鳥類の各種薬剤（続き）

薬　剤	用　量	種／特徴など
アロプリノール（続き）	● 25 mg/kg, PO, q24 時[615, 616]	● アカオノスリ(PD)：血中尿酸値に顕著な影響は認められない
	● 30 mg/kg, PO, q12 時[47]	● 多くの鳥類：痛風
	● 830 mg/L 飲料水[692]	● 多くの鳥類
	● 1 mL 貯蔵液/30 mL, 飲料水を毎日数回新しく混合する (300 mg/L)[672]	● セキセイインコ：重症例は推奨量の 25％少ない量から開始し，数日間かけて徐々に増量する。重症例ではコルヒチンと併用する。溶液を貯蔵する。100 mg 錠/10 mL 滅菌水
アンモニウム溶液	● 局所投与，prn[672]	● 多くの鳥類：鎮痛薬。掻痒薬。抗炎症薬。新鮮な創傷部位にも使用できる。過剰投与を避ける[a]
イオヘキソール（Omnipaque, Sanofi Winthrop）	● 25-30 mL/kg, PO[219, 285]	● バタンインコ，ボウシインコ：洗浄。胃腸管のヨード造影剤。水と 1：1 で希釈することができる
	● 50 mL/kg, PO[285]	● オキナインコ，セキセイインコ
イソクスプリン	● 5-10 mg/kg, PO, q24 時, 20-40 日[3]	● 猛禽類：末梢性血管拡張薬。羽の先端浮腫
	● 10 mg/kg, PO, q24 時[738]	● ボウシインコ：アテローム性動脈硬化症
エナラプリル	● 0.2-0.5 mg/kg, q24 時[388]	● 多くの鳥類
	● 0.25-0.5 mg/kg, PO, q24-48 時[30, 617]	● オウム科：拡張型心筋症。尿酸値をモニターする。腎疾患が併発した場合，用量を減らすまたは休薬する
	● 1.25 mg/kg, PO, q8-12 時[601]	● ハト，ボウシインコ(PD)
	● 2.5-5 mg/kg, PO, q12 時[602]	● ボウシインコ：右心不全。長期治療
	● 5 mg/kg, PO, q24 時[c]	● ボタンインコ
塩基性硫酸鉄	● 局所投与[672]	● 多くの鳥類：爪または嘴の先端の止血。開放性皮膚病変に使用した場合，壊死が生じる

（続く）

表 5-18　鳥類の各種薬剤（続き）

薬　剤	用　量	種／特徴など
塩酸ブロムヘキシン	● 1.5 mg/kg, IM, q12-24 時[133] ● 3-6 mg/kg, IM[78, 147] ● 6.5 mg/L, 飲料水[147] ● 1,200 mg/L, 飲料水[78]	● 多くの鳥類：去痰薬 ● オウム科，スズメ目，猛禽類を含む多くの鳥類 ● オウム科 ● 多くの鳥類
オオバコ（Metamucil, Procter & Gamble）	● 小さじ 0.5 杯 /60 mL，手で与えるフォーミュラ[437] ● 大さじ 1 杯 /60 mL 水/羽，PO, 最大 120 mL/ 日まで[810]	● 多くの鳥類：食事量を増やす。代替としてミネラルオイル，またはオオバコを加えることができる ● 走鳥類のヒナ：便秘
オキシグロビン	―	● ヘモグロビングルタマー-200 参照
カオリン・ペクチン	● 2 mL/kg, PO, q6-12 時[401, 702] ● ≦15 mL/kg, PO, 繰り返す, prn[149]	● オウム科の新生子：腸管保護薬，抗下痢薬 ● 猛禽類
ガドペンテト酸ジメグルミン（Manevist, Berlex）	● 0.25 mmol/kg, IV[682]	● MRI のための造影剤
グアイフェネシン	● 0.8 mg/kg, PO, q12 時[613]	● 重症なコンゴウインコ：去痰薬，気管支拡張薬
クエン酸	● 5,000 mg/L, 飲料水[147]	● 多くの鳥類：テトラサイクリン系の吸収におけるカルシウムとマグネシウムの影響を低下させる
クエン酸ガリウム -67（Ga-67）	● 0.5 mCi（マイクロキュリー）/ 羽, IV[407]	● ベニコンゴウインコ：感染や炎症病変を検出するための放射性医薬品。画像描出にはガンマカメラが必要である
クエン酸ブドウ糖抗凝固剤（A-C-D Solution, Sanofi）	● 0.15 mL/1mL, 全血[378]	● 輸血の血液に用いる抗凝固剤。全血の長期保存には有効ではない[538]。ヘパリンでも代用できる[378]
グリコサミノグリカン	―	● 多硫酸グリコサミノグリカン参照

表 5-18　鳥類の各種薬剤（続き）

薬　剤	用　量	種／特徴など
グリピジド	—	スルホニル尿素系抗糖尿病薬。ケトーシスの症例への投与は禁忌である。低血糖を防ぐため、微量の糖尿を維持するべきである[618]
	0.5 mg/kg，PO，q12 時[618]	オカメインコ：糖尿病
	1.25 mg/kg，PO，q24 時[388]	多くの鳥類：糖尿病
ゲムフィブロジル	30 mg/kg，PO，q8 時[632]	オウム科：脂質調整剤。卵黄塞栓。症状を抑えるのに効果的な場合もある。効果は週または月単位で徐々にみられる。ナイアシンと併用する
ゲンチアナ・バイオレット（クリスタル・バイオレット）	局所投与[149]	猛禽類：創傷管理
酵母細胞誘導体（Preparation H，WhiteHall）	局所投与，q24 時[812]	多くの鳥類：趾皮膚炎。上皮形成の刺激。4つの市販製品のうち、ひとつはヒドロコルチゾンを1％含有する[a]
コルヒチン	—	痛風または肝線維症。肝硬変に用いられる特有の抗炎症薬である[614]。症例によっては痛風の進行を促進させる[671]
	0.01 mg/kg，PO，q12 時[140]	幼若なコンゴウインコ：痛風
	0.04 mg/kg，PO，q12-24 時[353]	多くの鳥類：12 時間ごとに徐々に増量する[812]
	0.2 mg/kg，PO，q12 時[672]	オウム科
酢酸（アップルサイダー酢）	15 mL/qt，飲料水[388]	多くの鳥類：腸内毒素症
ジオクチルソジウムスルホサクシネート	33 mL/L，飲料水[402]	オウム科のヒナ：便秘。ヒナが飲水している場合にのみ使用する

（続く）

表 5-18 鳥類の各種薬剤（続き）

薬　剤	用　量	種／特徴など
ジゴキシン	—	中毒症状は沈うつ，運動失調，嘔吐，下痢が含まれる。肝または腎疾患では禁忌である[433]。血中ジゴキシン，カリウム，マグネシウム，カルシウムおよび心電図（ECG）のモニターが推奨される。ハトで 0.2 mg/kg/日の投与で不整脈を誘発した[530]
	0.0035 mg/kg, IV, q24 時[16]	ターキー
	0.0049 mg/kg, IV, q12 時[16]	家禽類
	0.01 mg/kg, PO, q24 時, 6 週[20]	ニワトリ：腹水症候群。腹水を低下させた。明らかな毒性はない
	0.01-0.02 mg/kg, PO, q12 時[147]	オウム科，スズメ目，猛禽類：うっ血性心疾患
	0.019 mg/kg, IV, q12 時[16]	北京ダック
	0.02 mg/kg, PO, q24 時, 5 日[311]	インコ，スズメ（PD）：血中濃度 1.6 μg/mL を呈する（哺乳類の治療域）。九官鳥はこの用量で毒性症状を起こした[687]
	0.05 mg/kg, PO, q24 時[858]	オキナインコ（PD）：うっ血性心不全。心筋症
	0.13 mg/L, 飲料水[147]	オウム科，スズメ目，猛禽類：うっ血性心疾患
シサプリド（Propulsid, Janssen）	—	胃腸運動促進薬，運動性を刺激する[614]。アメリカでは市販されていない。調剤は可能である
	0.25 mg/kg, PO, q8 時[149]	走鳥類：胃腸管刺激薬
	0.5-1.5 mg/kg, PO, q8 時[388]	多くの鳥類
	1 mg/kg, PO, q12 時[190]	オウム科：腸閉塞
次サリチル酸ビスマス（Pepto Bismol, Procter & Gamble）	1-2 mL/kg, PO, q12 時[437, 702, 811]	多くの鳥類：弱い吸着薬，鎮痛薬
	2-5 mL/kg, PO, 単回投与[529]	多くの鳥類：油で汚れた鳥への治療の一部。代わりに活性炭を投与できる
ジフェノキシレート（アトロピン入り, Lomotil, Searle）	2-2.5 mg/kg, PO, q8 時[810]	走鳥類：アヘン剤。胃腸の運動調整剤

表 5-18 鳥類の各種薬剤（続き）

薬 剤	用 量	種／特徴など
ジフェンヒドラミン	● 1-4 mg/kg, PO, q8 時[692]	● コンゴウインコ，ボウシインコ：アレルギー性鼻炎，過敏症
	● 2 mg/kg, PO, q12 時[730]	● オウム科：搔痒症
	● 2 mg/kg, IV・IO, 単回投与[269]	● バタンインコ：抗がん剤治療前に投与する
	● 2-4 mg/kg, PO・IM・IV, q12 時[387, 388]	● 多くの鳥類：不安を呈している鳥では鎮静作用をもたらすことがある。低血圧が起きることもある
	● 20-40 mg/L, 飲料水[275]	● 多くの鳥類
シメチジン	—	● 胃腸の酸産生を減らすための H_2 阻害薬
	● 3-5 mg/kg, PO, IV, q8 時[810]	● 走鳥類
	● 5 mg/kg, PO, IM, q8-12 時[692]	● オウム科：腺胃炎。胃潰瘍
	● 5-10 mg/kg, IM, q12 時[810]	● 走鳥類
ジメチルスルホキシド (90%)	● 1 mL/kg, 患部に局所投与, q4-7 日[388, 671]	● 多くの鳥類：抗炎症，鎮痛作用。全身性吸収。投与時には手袋を着用する
植物油	● 15 mL/kg, PO[810]	● 走鳥類：便秘
シリマリン（オオアザミ）	● 50-75 mg/kg, PO, q12 時[193]	● 多くの鳥類
	● 100-150 mg/kg, PO, 分割投与, q8-12 時[29]	● 多くの鳥類：肝臓の抗酸化剤。肝疾患および抗がん剤治療の補助として投与する。低アルコールまたはアルコールフリーの液体製剤を使用する
水酸化アルミニウム	● 30-90 mg/kg, PO, q12 時[692]	● 多くの鳥類：制酸薬。リン酸結合剤
水酸化マグネシウム (M)／活性炭 (C)	● (M) 10-12 mL＋(C) 小さじ1杯の粉末, PO[437]	● 多くの鳥類：下剤。吸着薬
スクラルファート	● 25 mg/kg, PO, q8 時[671]	● 猛禽類を含む多くの鳥類：口腔，食道，胃，十二指腸の潰瘍。食事または他剤の1時間前に投与する[812]
洗剤 (Dawn, Procter & Gamble)	● 1-5 %, 薬浴[516]	● 多くの鳥類：Armor All，潤滑油除去

（続く）

表 5-18　鳥類の各種薬剤（続き）

薬　剤	用　量	種／特徴など
タイロード溶液	●飲料水のある場所に置く[672]	●オカメインコ：腎髄質勾配を修復する。1Lの水にNaCl 8g，CaCl$_2$ 0.13g，KCl 0.2g，MgCl$_2$ 0.1g，Na$_2$HPO$_4$ 0.05g，グルコース1gを加える
多硫酸グリコサミノグリカン（PSGAG）(Adequan, Luitpold)	●5 mg/kg, IM, q7日[617] ●10 mg/kg, IM・IA, q7日, 3カ月[777, 809] ●500 mg/羽, IM, q4日, 7回[810]	●北京ダック：変性性関節疾患 ●キジ，ハゲワシ，ツルを含む多くの鳥類：非感染性または外傷性関節機能障害。関節内投与は250 mg/mL。IM投与は500 mg/mL ●走鳥類
テオフィリン	●2 mg/kg, PO, q12時[613]	●重症なコンゴウインコ：気管支拡張薬
デキストラン70	●10-20 mL/kg, IV[147]	●多くの鳥類：血液減少性ショック。ヘタスターチの半減期よりも短いコロイド
テルブタリン	●0.01 mg/kg, PO・IM, q6時[455] ●0.1 mg/kg, PO, q12-24時[692]	●オウム科：α$_2$選択的平滑筋気管支拡張薬 ●コンゴウインコ，ボウシインコ：気管支拡張薬。閉塞性肺疾患。肺炎
トリプシン・ペルーバルサム・ヒマシ油 (Granulex, Pfizer)	●局所投与[228]	●多くの鳥類：壊死組織を消化する（デブリ化作用もあり得る）。鎮痛作用も認められる。局所炎症や化膿性の反応を生じることがある。長期的管理には使用しない[a]
ニカルバジン (Ovocontrol, Innolytics)	― ●罠に使用される調剤ペレット[d]	●卵黄膜における精子受容体を阻害し卵の受精を防ぐ。使用前に米国連邦政府または各州の規制を確認する ●ハト，水鳥：ふ化のコントロール
尿酸オキシダーゼ (Uricozyme, Sanofi Winthrop)	●100-200 U/kg, IM, q24時[615, 616]	●アカオノスリ，ハト（PD）：血中尿酸値を顕著に低下させた（食後の血中尿酸値も含む）

表 5-18　鳥類の各種薬剤（続き）

薬　剤	用　量	種／特徴など
ヒアルロニダーゼ	● 5 U/kg，IV，q12時，1-3日，その後，2回／週，prn[463]	● オウム科：卵黄関連性疾患。血液または血清に卵黄が視覚的に明白である。同量またはより大量の等張性NaClと希釈する
	● 75-150 U/L，輸液[399, 463]	● 多くの鳥類：輸液の吸収率が増加する[271]
ピーナッツバター	● ピーナッツバター：ミネラルオイル（2：1）[437]	● 多くの鳥類：食事に加える。下剤
	● ピーナッツバターを硫酸マグネシウムで希釈する[437]	● 多くの鳥類：食事に加える。下剤。水と希釈する
ヒドロキシジン（Atarax, Roerig）	● 2-2.2 mg/kg，PO，q8時[292, 436]	● ボウシインコ：アレルギー性掻痒症。毛引き症。自傷行動
	● 34-40 mg/L，飲料水[275, 292]	● 多くの鳥類：呼吸アレルギー。毛引き症
フロセミド	―	● 利尿薬。過剰投与は脱水，電解質異常をもたらす。毒性は神経症状および死を引き起こす[702]
	● 0.1-2 mg/kg，PO・SC・IM・IV，q6-24時[433, 671, 702]	● オウム科，猛禽類を含む多くの鳥類：ローリーは感受性が非常に高い[671, 812]
	● 0.15 mg/kg，IM[402]	● オウム科の新生子：肺うっ血
	● 0.15 mg/kg，IM，q8時[411]	● キュウカンチョウ：腹水，ヘモクロマトーシス
	● 0.5-1 mg/kg，IM，q12-24時[102, 812]	● ハト，猛禽類，九官鳥，ダチョウ：心疾患，腹水
	● 1-2.2 mg/kg，PO，q12-24時[574, 687, 693]	● 多くの鳥類
	● 2-5 mg/kg，IM[363, 399]	● 猛禽類
	● 2.5-10 mg/kg，PO，q12時，7-14日[692]	● オカメインコ，セキセイインコ：腹水
	● 4-6 mg/kg，PO・IM[649]	● 猛禽類：肺うっ血
	● 40 mg/L，飲料水[692]	● 多くの鳥類：うっ血性心不全。ジゴキシンとACE阻害薬と併用できる

（続く）

表 5-18　鳥類の各種薬剤（続き）

薬　剤	用　量	種／特徴など
プロブコール（Lorelco, Marion Merrell Dow）	●貯蔵液を 1 滴 /300 g, PO, q12 時，2-4 カ月[387, 672]	●多くの鳥類：低密度のリポタンパク・コレステロール血症。鉄を含む。ヘモクロマトーシスに感受性の鳥類には注意して投与する。胆汁酸を増加することがある。低脂肪の食事と併用する。貯蔵液を作製する。砕いた 250 mg 錠 /7.5 mL ラクツロース
プロプラノロール	●0.04 mg/kg，IV（ゆっくり投与）[671] ●0.2 mg/kg，IM[671]	●多くの鳥類：上室性不整脈，心房粗動，細動
プロベネシド	― ●125 mg/kg，PO，q6 時[140]	●現在は痛風の治療薬として推奨されていない。状態を悪化させ得る[5] ●コンゴウインコのヒナ：抗痛風薬
プロペントフィリン（Vivitonin, Hoechst）	●5 mg/kg，PO，q12 時，20-40 日[149]	●猛禽類：羽の先端浮腫。乾性壊疽症候群
ヘタスターチ（Hespan, DuPont）	― ●10-15 mL/kg，IV，q8 時，1-4 回[363, 399, 774]	●半減期が 25 時間のコロイド。うっ血性心不全または腎不全の症例には注意して投与する ●多くの鳥類：慢性低タンパク血症。輸液は維持輸液量の 1/3-1/2 に減らす
ヘパリン	●2 U/mL，全血[180]	●セキセイインコ，コニュア：輸血のための抗凝固薬
ヘパリン／アロエベラ	●患部に局所投与[387]	●多くの鳥類：抗炎症薬。1,000 U ヘパリン /150 mg アロエベラに希釈する[a]

表 5-18　鳥類の各種薬剤（続き）

薬剤	用量	種／特徴など
ヘモグロビングルタマー-200（Oxyglobin, OPK Biotech）	―	ヘモグロビンポリマー。ヘモグロビンの代替品。貧血の治療に用いる。新しい製造会社がアメリカ食品医薬品局（FDA）に検査を依頼中である。オカメインコには平均 2.7±1.9 mL/kg が瀉血によって除去された血液（1.6-2.5 mL）の代わりに IV 投与する。2/11 の鳥が死亡した。生存した鳥に副作用は認められなかった[459]。アメリカでは現在入手できない
	3-10 mL/kg, IV（ゆっくり投与）[7]	多くの鳥類
	5 mL/kg, IV[457]	マガモ（PD）
	10 mL/kg, IV[363]	猛禽類
	15 mL/kg, IV[7]	ニワトリ（PD）：投与から 50 分後までにヘモグロビン濃度はゼロ近くまで低下する
ポビドンヨード	局所投与，5 分以内に洗浄する[63]	猛禽類：創傷洗浄
ポリコサノール	0.3-2 mg, PO, q25 時[255]	オウム科：高脂血症。2 つの症例報告がある
マンニトール	―	浸透圧利尿薬であり，脳浮腫，特に頭部外傷後の治療に投与される。フロセミドと併用することもある
	0.25-2 mg/kg, q24 時, IV（ゆっくりボーラス投与）[399, 671]	猛禽類を含む多くの鳥類
	1,500 mg/kg, IV, q6 時[810]	走鳥類

（続く）

表 5-18　鳥類の各種薬剤（続き）

薬　剤	用　量	種／特徴など
ミネラルオイル	—	●下剤。砂粒，その他の異物を通過させる手助けとなる。経口投与は誤嚥性肺炎の原因となり得るため，そ嚢に直接投与する。組み合わせはピーナッツバター参照
	●≦5 mL/kg，強制給餌または総排泄腔に[149, 324]	●オウム科，猛禽類を含む多くの鳥類
	●5-10 mL/kg，PO，強制給餌[437, 812]	●オウム科を含む多くの鳥類：下剤
	●15 mL/kg，PO，強制給餌[810]	●走鳥類の成熟動物：埋伏
メトカルバモール	●32.5 mg/kg，PO，q12 時[672]	●白鳥，ツル（アネハヅル）：捕獲性筋症
	●50 mg/kg，IV（ゆっくりボーラス投与）[142, 672]	●白鳥，アネハヅルを含む多くの鳥類：筋弛緩薬。捕獲性筋症。筋弛緩のため 12 時間ごとに投与できる
メトクロプラミド	—	●胃腸管の運動性障害。逆流。そ嚢の遅い運動性。1 mg/kg，IM の単回投与では運動性に変化が認められなかった[84]
	●0.1 mg/kg，IV[810]	●ダチョウ
	●0.3 mg/kg，PO・IM・IV[511]	●多くの鳥類
	●0.5 mg/kg，PO・IM・IV，q8-12 時[671]	●オウム科を含む多くの鳥類：胃腸管の閉塞。逆流
	●2 mg/kg，IM・IV，q8-12 時[63, 125, 656]	●猛禽類，水鳥：そ嚢閉塞。腸閉塞
	●12.5 mg/kg，PO[810]	●走鳥類：胃腸管疾患
ヨードチンキ	●局所投与[149]	●猛禽類：創傷。高価ではない。発展途上国ではすぐに入手できる
ラクツロース	—	●肝疾患の治療とはならない[193]。血中アンモニア濃度を下げる。盲腸を有する鳥に酢酸と乳酸発酵をすることで浸透作用を発揮する[614]
	●150-650 mg/kg（0.2-1 mL/kg），PO，q8-12 時[47, 500, 702, 812]	●オウム科を含む多くの鳥類：肝性脳症
	●200 mg/kg（0.3 mL/kg），PO，q8-12 時[401]	●オウム科の新生子
	●300 mg/kg，PO，q12 時[582]	●ショウジョウインコ

表 5-18　鳥類の各種薬剤（続き）

薬　剤	用　量	種／特徴など
硫酸銅 (Cu-7, Searle)	●局所投与[702]	●多くの鳥類：潰瘍性皮膚炎
硫酸バリウム	―	●72％懸濁液を水で1：1に希釈する。92％懸濁液は水で1：2に希釈する。60％懸濁液はボウシインコに有効である[219]。より希釈した濃度(20-25％)でも投与できる[b]。希釈されたバリウム1/2と1/2の空気を投与し，そ嚢の二重造影検査に用いる[520]
	●20-25 mL/kg，PO，強制給餌[285, 835]	●多くの鳥類
	●25-50 mL/kg，PO[285]	●多くの鳥類：小型の鳥類は比較的，より多くの造影剤を必要とする。ヨウムでは，25 mL/kg。オキナインコとセキセイインコでは，50 mL/kg
硫酸マグネシウム(エプソン塩)	―	●下剤。無気力を引き起こすことがある[437]。組み合わせはピーナッツバター参照
	●0.25-1 g/kg，PO，q24時，1-2日[149, 437]	●猛禽類を含む多くの鳥類
	●小さじ1/4杯/羽，PO[810]	●走鳥類の幼若動物：便秘
	●大さじ2杯/羽，PO[810]	●走鳥類の成熟動物：便秘

a：多くの局所薬は羽毛に付着する油を含有する。これらの薬剤は控えめに使用し，一般的には羽毛のバリアを保護するために羽毛のない部位に使用する
b：Sander JE. Personal communication. 1996.
c：Straub J. Personal communication. 2003.
d：http://ovocontrol.com/

表 5-19　オウム科の血液検査値および血清生化学検査値[a]

測定項目	ヨウム (*Psittacus erithacus*)[273, 673, 818]	ボウシインコ (*Amazona* spp)[273, 673, 818]
血液		
RBC ($10^6/\mu L$)	2.4-4.5	2.4-4.5
Hgb (g/dL)	11-16	12.2-15.9
PCV (%)	40-55	40-55
MCV (fL)	90-180	160-175
MCH (pg)	28-52	47.2-56.8
MCHC (g/dL)	23-33	29.1-31.9
WBC ($10^3/\mu L$)	5-15	6-17
偽好酸球 (%)	45-75	30-80
リンパ球 (%)	20-50	20-65
単球 (%)	0-3	0-3
好酸球 (%)	0-2	0-1
好塩基球 (%)	0-5	0-5
H：L 比	—	—
生化学		
総タンパク質 (g/dL)	3-5	3-5
アルブミン (g/dL)	1.57-3.23	1.9-3.5
プレアルブミン (g/dL)	0.03-1.35	0.35-1.05
グロブリン (g/dL)	—	—
α- グロブリン (g/dL)	0.02-0.27 (α_1)	0.05-0.32 (α_1)
	0.12-0.31 (α_2)	0.07-0.32 (α_2)
β- グロブリン (g/dL)	0.15-0.56	0.12-0.72
γ- グロブリン (g/dL)	0.11-0.71	0.17-0.76
A：G 比	1.6-4.3	1.9-5.9
ALT (U/L)	—	—
AST (U/L)	100-350	130-350
ALP (U/L)	12-160	15-150
GGT (U/L)	1-10	—
LDH (U/L)	150-450	160-420
コレステロール (mg/dL)	160-425	—
グルコース (mg/dL)	190-350	220-350

表 5-19 オウム科の血液検査値および血清生化学検査値[aa]（続き）

測定項目	ヨウム (*Psittacus erithacus*) [273, 673, 818]	ボウシインコ (*Amazona* spp) [273, 673, 818]
アミラーゼ (U/L)	415-626	184-478
クレアチニン (mg/dL)	0.1-0.4	0.1-0.4
Na (mEq/L)	134-152	136-152
Cl (mEq/L)	—	—
K (mEq/L)	2.6-4.2	3-4.5
P (mg/dL)	3.2-5.4	3.1-5.5
Ca (mg/dL)	8-13	8-13
胆汁酸 (μmol/L)		
RIA	18-71	19-144
比色分析	12-96	33-154
尿酸 (mg/dL)	4-10	2-10
CK (U/L)	123-875	45-265

測定項目	セキセイインコ (*Melopsittacus Undulatus*) [273, 350, 818]	シロハラインコ (*Pionites* spp) [273]	オカメインコ (*Nymphicus Hollandicus*) [46, 273, 818]
血液			
RBC ($10^6/\mu L$)	2.3-4	—	2.5-4.7
Hgb (g/dL)	13-18	—	11-16
PCV (%)	44-58	47-55	45-54
MCV (fL)	90-190	—	90-200
MCH (pg)	27-59	—	28-55
MCHC (g/dL)	22-32	—	22-33
WBC ($10^3/\mu L$)	3-8.5	8-15	5-13
偽好酸球 (%)	40-75	39-72	40-70
リンパ球 (%)	20-45	20-61	25-55
単球 (%)	0-2	0-2	0-2
好酸球 (%)	0-1	0-1	0-2
好塩基球 (%)	0-1	0-1	0-6
H：L 比	0.9-3.3	—	0.7-2.8

（続く）

表5-19　オウム科の血液検査値および血清生化学検査値[aa]（続き）

測定項目	セキセイインコ (*Melopsittacus Undulatus*)[273, 350, 818]	シロハラインコ (*Pionites* spp)[273]	オカメインコ (*Nymphicus Hollandicus*)[46, 273, 818]
生化学			
総タンパク質 (g/dL)	2-3	2.5-3.5	2.4-4.1
アルブミン (g/dL)	—	1.8-2.5	0.7-1.8
プレアルブミン (g/dL)	—	—	0.8-1.6
グロブリン (g/dL)	—	0.9-1.7	—
α-グロブリン (g/dL)	—	—	0.05-0.4 (α_1)
	—	—	0.05-0.44 (α_2)
β-グロブリン (g/dL)	—	—	0.21-0.58
γ-グロブリン (g/dL)	—	—	0.11-0.43
A：G比	—	1.7-2.8	1.5-4.3
AST (U/L)	55-154	118-364	100-396
ALT (U/L)	—	—	0-9
ALP (U/L)	10-80	—	0-346
GGT (U/L)	1-10	—	0-5
LDH (U/L)	154-271	147-270	125-450
コレステロール (mg/dL)	145-275	126-220	140-360
グルコース (mg/dL)	254-399	170-372	200-450
アミラーゼ (U/L)	302-560	244-290	205-490
BUN (mg/dL)	3-5.2	—	2.9-5
クレアチニン (mg/dL)	0.1-0.4	—	0.1-0.4
Na (mEq/L)	139-159	—	132-150
Cl (mEq/L)	—	—	—
K (mEq/L)	2.2-3.7	—	2.5-4.5
P (mg/dL)	3-5.2	—	3.2-4.8
Ca (mg/dL)	6.4-11.2	8.3-11.1	8.5-13
胆汁酸 (μmol/L)			
RIA	20-65	—	25-85
比色分析	32-117	12-112	15-139
尿酸 (mg/dL)	3-8.6	2.5-10.7	3.5-11

表 5-19　オウム科の血液検査値および血清生化学検査値[aa]（続き）

測定項目	セキセイインコ (*Melopsittacus Undulatus*)[273, 350, 818]	シロハラインコ (*Pionites* spp)[273]	オカメインコ (*Nymphicus Hollandicus*)[46, 273, 818]
CK (U/L)	54-252	124-384	30-245

測定項目	バタンインコ[138, 273, 373]	コニュア[273, 818]	オオハナインコ (*Eclectus roratus*)[137, 273, 618]

血液

RBC ($10^6/\mu L$)	2-4	2.9-4.5	2.7-3.8
Hgb (g/dL)	12-16	12-16	13.5-16
PCV (%)	42-54	42-54	45-55
MCV (fL)	120-175	90-190	125-175
MCH (pg)	35-55	28-55	40-50
MCHC (g/dL)	28-33	23-31	29-32
WBC ($10^3/\mu L$)	5-13	4-13	9-20
偽好酸球 (%)	15-64	40-70	35-50
リンパ球 (%)	29-83	20-50	45-65
単球 (%)	0-9	0-3	1-7
好酸球 (%)	0	0-3	1
好塩基球 (%)	0-3	0-5	0-3
H：L 比	0-2	0.8-3.8	1-2

生化学

総タンパク質 (g/dL)	3-5	2.5-4.5	4-5
アルブミン (g/dL)	1-1.6	1.9-2.6	1.4-1.8
プレアルブミン (g/dL)	0.3-0.6	0.18-0.98	—
グロブリン (g/dL)	1.5-2.5	—	1.3-2.3
α- グロブリン (g/dL)	0.1-0.5	0.04-0.23 (α_1)	0.6-1.2
	—	0.08-0.26 (α_2)	—
β- グロブリン (g/dL)	0.2-0.4	0.07-0.47	0.6-1.2
γ- グロブリン (g/dL)	0.5	0.12-0.61	0.6-1.2
A：G 比	0.6-2.4	2.2-4.3	0.52-1.79
AST (U/L)	120-360	125-378	135-339
ALT (U/L)	0-5	5-13	0-5

（続く）

表 5-19　オウム科の血液検査値および血清生化学検査値[aa]（続き）

測定項目	バタンインコ [138, 273, 373]	コニュア [273, 818]	オオハナインコ (*Eclectus roratus*) [137, 273, 618]
ALP (U/L)	24-104	24-250	32-111
GGT (U/L)	0-4	1-15	1-5
LDH (U/L)	150-1,000	125-420	100-386
コレステロール (mg/dL)	150-300	120-400	220-325
グルコース (mg/dL)	200-300	200-350	225-300
アミラーゼ (U/L)	200-876	192-954	562-684
クレアチニン (mg/dL)	0.2-0.7	0.1-0.5	0.4-0.5
Na (mEq/L)	145-155	134-148	150-158
Cl (mEq/L)	110-120	—	112-120
K (mEq/L)	3-5	3.4-5	2.2-4.6
P (mg/dL)	3.5-6.5	2-10	4.5-7
Ca (mg/dL)	8-11	8-15	8.8-9.8
胆汁酸 (μmol/L)			
RIA	20-70	20-45	—
比色分析	34-112	32-105	30-110
尿酸 (mg/dL)	2-8.5	2.5-10.5	0.7-5
CK (U/L)	140-410	35-355	132-625

測定項目	ワタボウシミドリインコ (*Brotogeris Pyrrhoptera*) [440]	ズアカハネナガインコ (*Poicephalus Gulielmi*) [818]	ローリー (*Eos* spp) [273, 727, 818]
血液			
RBC ($10^6/\mu$L)	—	2.4-4	3.3-4
Hgb (g/dL)	—	11-16	10.8-14.8
PCV (%)	45-58	35-48	47-55
MCV (fL)	—	90-190	28-31
MCH (pg)	—	25-56	—
MCHC (g/dL)	—	21-33	21-23

表 5-19　オウム科の血液検査値および血清生化学検査値[aa]（続き）

測定項目	ワタボウシミドリインコ (*Brotogeris Pyrrhoptera*)[440]	ズアカハネナガインコ (*Poicephalus Gulielmi*)[818]	ローリー (*Eos* spp)[273, 727, 818]
WBC ($10^3/\mu L$)	4.5-12	4-10	8-13
偽好酸球（%）	40-75	55-75	40-60
リンパ球（%）	20-60	25-45	22-69
単球（%）	0-3	0-2	0-2
好酸球（%）	0-1	0-1	0-1
好塩基球（%）	0-5	0-1	0-1
H：L比	—	1.2-3	—
生化学			
総タンパク質（g/dL）	2.5-4.5	2.8-4	1.9-4.1
アルブミン（g/dL）	—	—	1.3-2.1
プレアルブミン（g/dL）	—	—	—
グロブリン（g/dL）	—	—	0.9-2.4
α-グロブリン（g/dL）	—	—	—
β-グロブリン（g/dL）	—	—	—
γ-グロブリン（g/dL）	—	—	—
A：G比	—	—	1-2.3
AST（U/L）	150-388	150-275	141-369
ALT（U/L）	—	—	—
ALP（U/L）	—	—	—
GGT（U/L）	—	—	—
LDH（U/L）	150-450	—	124-302
コレステロール（mg/dL）	—	—	100-257
グルコース（mg/dL）	200-350	200-325	200-400
アミラーゼ（U/L）	—	100-425	20-65
クレアチニン（mg/dL）	—	—	—
Na（mEq/L）	—	—	—
Cl（mEq/L）	0.1-0.4	7-13	—
K（mEq/L）	—	—	—
P（mg/dL）	—	—	—
Ca（mg/dL）	—	—	8-12

（続く）

表5-19 オウム科の血液検査値および血清生化学検査値[aa]（続き）

測定項目	ワタボウシミドリインコ (*Brotogeris Pyrrhoptera*)[440]	ズアカハネナガインコ (*Poicephalus Gulielmi*)[818]	ローリー (*Eos* spp)[273, 727, 818]
胆汁酸（μmol/L）			
RIA	—	25-65	20-65
比色分析	15-96	—	20-97
尿酸（mg/dL）	4-12	2.5-12	2-11.9
CK（U/L）	—	—	178-396

測定項目	ボタンインコ (*Agapornis* spp)[273, 818]	コンゴウインコ (*Ara* spp)[103, 139, 273, 818]	アケボノインコ (*Pionus* spp)[273, 818]
血液			
RBC（10^6/μL）	3-5.1	2.7-4.5	2.4-4
Hgb（g/dL）	13-18	15-17	11-16
PCV（%）	44-57	47-55	35-54
MCV（fL）	90-190	125-170	85-210
MCH（pg）	27-59	36-55	26-54
MCHC（g/dL）	22-32	29-35	24-31
WBC（10^3/μL）	3-16	7-22	4-11.5
偽好酸球（%）	40-75	40-60	50-75
リンパ球（%）	20-55	35-60	25-45
単球（%）	0-2	1-8	0-2
好酸球（%）	0-1	0-1	0-2
好塩基球（%）	0-6	0-1	0-1
H：L比	0.7-3.8	0.6-1.8	1.1-3
生化学			
総タンパク質（g/dL）	2.4-4.6	3.4-4.2	3.2-4.6
アルブミン（g/dL）	—	1.3-1.7	—
プレアルブミン（g/dL）	—	0.3-0.6	—
グロブリン（g/dL）	—	1.3-1.9	—
α-グロブリン（g/dL）	—	0.1-0.4	—
β-グロブリン（g/dL）	—	0.2-0.6	—
γ-グロブリン（g/dL）	—	0.2-0.4	—
A：G比	0.8-2	0.7-1	0.6-1.9

表 5-19 オウム科の血液検査値および血清生化学検査値[aa]（続き）

測定項目	ボタンインコ (*Agapornis* spp)[273, 818]	コンゴウインコ (*Ara* spp)[103, 139, 273, 818]	アケボノインコ (*Pionus* spp)[273, 818]
AST (U/L)	100-360	90-180	135-365
ALT (U/L)	—	0-5	—
ALP (U/L)	10-90	290-750	12-100
GGT (U/L)	2.5-18	0-4	—
LDH (U/L)	100-350	40-250	—
コレステロール (mg/dL)	95-335	100-300	130-295
グルコース (mg/dL)	200-400	280-320	125-300
アミラーゼ (U/L)	90-400	239-564	200-500
クレアチニン (mg/dL)	0.1-0.4	0.5-0.6	0.1-0.4
Na (mEq/L)	137-150	148-156	145-155
Cl (mEq/L)	—	105-113	—
K (mEq/L)	2.5-3.5	2.2-3.9	3.5-4.6
P (mg/dL)	3.2-4.9	4.6-6.4	2.9-6.6
Ca (mg/dL)	9-15	9.5-10.5	7-13.5
胆汁酸 (μmol/L)			
RIA	25-95	6-35	14-60
比色分析	12-90	7-100	15-92
尿酸 (mg/dL)	3-11	1-6	3.5-10
CK (U/L)	52-245	180-500	—

（続く）

表5-19　オウム科の血液検査値および血清生化学検査値[aa]（続き）

測定項目	オキナインコ (*Myopsitta Monachus*)[273, 291, 818]	ネズミガシラハネナガインコ (*Poicephalus Senegalus*)[273, 818]
血液		
RBC ($10^6/\mu L$)	2.8-3.9	2.4-4
Hgb (g/dL)	11-15	11-16
PCV (%)	30-58	36-48
MCV (fL)	90-200	90-200
MCH (pg)	26-55	27-55
MCHC (g/dL)	22-32	23-32
WBC ($10^3/\mu L$)	8-17	4-14
偽好酸球 (%)	0-24	55-75
リンパ球 (%)	74-90	25-45
単球 (%)	1-4	0-2
好酸球 (%)	0-2	0-1
好塩基球 (%)	0-6	0-1
H：L比	—	1.2-3
生化学		
総タンパク質 (g/dL)	3.8-5	3-4.5
アルブミン (g/dL)	1.26-2.52	1.45-2.23
プレアルブミン (g/dL)	0.48-1.13	0.19-0.64
グロブリン (g/dL)	—	—
α-グロブリン (g/dL)	—	—
β-グロブリン (g/dL)	0.41-0.63	0.36-0.58
γ-グロブリン (g/dL)	0.13-0.48	0.14-0.23
A：G比	0.7-1.8	2.2-3.9
AST (U/L)	150-380	120-330
ALT (U/L)	5-11	5-11
ALP (U/L)	70-300	70-300
GGT (U/L)	1-15	1-15
LDH (U/L)	120-300	150-350
コレステロール (mg/dL)	100-295	130-340
グルコース (mg/dL)	200-350	140-250

表 5-19　オウム科の血液検査値および血清生化学検査値[aa]（続き）

測定項目	オキナインコ（*Myopsitta Monachus*）[273, 291, 818]	ネズミガシラハネナガインコ（*Poicephalus Senegalus*）[273, 818]
アミラーゼ（U/L）	100-400	190-550
クレアチニン（mg/dL）	0.1-0.4	0.1-0.4
Na（mEq/L）	140-155	130-155
Cl（mEq/L）	—	—
K（mEq/L）	2.8-4.6	3-5
P（mg/dL）	2.9-6.5	2.5-9.5
Ca（mg/dL）	7-12	6.5-13
胆汁酸（μmol/L）		
RIA	25-65	20-85
比色分析	21-90	20-94
尿酸（mg/dL）	3.5-11.5	2.3-10
CK（U/L）	110-320	100-330

a：オウム科は血液学的に非常に均一であり，RBC指標は類似する：PCV 35-55％，RBC 2.4-5×10^6/μL，Hgb 11-16 g/dL，MCV 90-200 fL，MCHC 22-33 g/dL，H：L比 1.1-2.4（平均1.7）[106, 620]

表 5-20 オウム科幼若動物の血液検査値および血清生化学検査値

測定項目	平均値±SD（範囲）			
	バタンインコ (Cacatua spp.)[138]（9種）(n=152)[a]	タイハクオウム (Cacatua alba)[138] (n=111)[a]	コンゴウインコ (Ara spp)[139]（7種）(n=113)[a]	ルリコンゴウインコ (Ara ararauna)[139] (n=43)[a]	オオハナインコ (Eclectus Roratus)[137] (n=111)[a]

血液

RBC (10⁶/μL)	2.53±0.63 (1.5-4)	2.54	2.9±0.8 (1.5-4.5)	2.7±0.7	2.69±0.67 (1.5-4)
Hgb (g/dL)	11.4±2.9 (6.5-17)	11.6	12.3±3.3 (7-17)	11±2.9	12.5±3 (6.5-18)
PCV (%)	39.7±9 (25-59)	39.3	41.7±8.4 (25-55)	40±7.7	43.8±8.4 (26-58)
WBC (10³/μL)	12.9±6.3 (5.5-25)	16.6	19.2±6.9 (7-30)	18.9±5.6	13.7±6.3 (5.5-25)
桿状好中球 (%)	1.3±2.3 (0-7)	1.31	0.6±1.7 (0-5)	0.1±0.7	0.5±1.5 (0-5)
偽好酸球 (%)	50.8±11.7 (27-74)	54.1	55.3±10 (37-75)	52±10	53.9±11.4 (35-75)
リンパ球 (%)	41.2±11.9 (17-65)	38.1	39±10 (20-60)	42±10	39.5±11.5 (20-65)
単球 (%)	5.8±3.4 (0-12)	5.35	4.4±2.9 (1-10)	4.3±2.7	5±2.7 (1-11)
好酸球 (%)	0	0.02	0±0.2 (0-1)	0	0.1±0.3 (0-1)
好塩基球 (%)	0.9±1.1 (0-4)	1.03	0.5±1 (0-3)	0.9±1.3	1.1±1 (0-3)

生化学

総タンパク質 (g/dL)	2.8±0.7 (1.5-4)	3	2.6±0.6 (1.5-3.5)	2.5±0.7	2.9±0.5 (1.8-3.8)
アルブミン (g/dL)	1.1±0.3 (0.3-1.6)	1.7	1.2±0.3 (0.6-1.7)	1.2±0.3	1.3±0.3 (0.8-1.8)
グロブリン (g/dL)	1.7±0.5 (0.8-2.5)	0.9	1.3±0.6 (0.8-1.9)	1.3±0.6	1.5±0.3 (0.8-2.2)
A：G比	0.6±0.2 (0.4-1)	0.6	0.8±0.3 (0.5-1)	0.8±0.2	0.9±0.2 (0.6-1.1)

AST (U/L)	143±79 (50-400)	136	104±31 (60-180)	101±24	140±58 (65-260)
ALT (U/L)	2±3 (0-13)	2.1	3±2 (0-9)	4±3	4±3 (0-10)
ALP (U/L)	579±239 (200-1,000)	440	970±397 (290-1,600)	1,200±390	489±159 (200-900)
GGT (U/L)	2.6±1.7 (0-6)	2.7	1.8±1.2 (0-4)	1.7±1.2	4±2 (0-7)
LDH (U/L)	371±285 (150-1,000)	325	138±84 (35-275)	144±98	228±101 (100-400)
コレステロール (mg/dL)	251±105 (100-500)	291	165±62 (75-300)	164±67	268±80 (125-450)
グルコース (mg/dL)	253±24 (200-300)	244	281±30 (225-330)	288±31	258±18 (220-300)
BUN (mg/dL)	2±2.2 (0-6)	1.6	2.4±2.3 (0-6)	1.9±2.2	1.7±2.4 (0-6)
クレアチニン (mg/dL)	0.4±0.1 (0.2-0.7)	0.4	0.4±0.1 (0.3-0.6)	0.4±0.1	0.4±0.1 (0.2-0.5)
Na (mEq/L)	145±6 (135-155)	145	145±6 (135-156)	142±6	148±6 (138-158)
Cl (mEq/L)	110±6 (97-120)	111	106±6 (96-118)	104±5	111±5 (100-120)
K (mEq/L)	3.6±0.7 (2.5-5.5)	3.5	2.9±0.8 (2-4.2)	2.7±0.6	2.8±0.7 (2-4.6)
P (mg/dL)	6.1±1.1 (3.5-8)	5.6	6.5±1 (4.6-6.9)	6.6±0.9	6.8±1.2 (4.5-9)
Ca (mg/dL)	9.6±0.7 (8-11)	9.8	9.9±0.5 (8.5-10.8)	10±0.5	9.3±0.4 (8.5-10.2)
尿酸 (mg/dL)	2.9±2.3 (0.2-8.5)	2.7	2.3±2.1 (0.2-6)	1.9±2.5	2±1.6 (0.2-6.5)
CK (U/L)	510±235 (140-1,000)	517	550±312 (180-1,100)	540±267	616±472 (200-1,600)

a：n＝血液サンプル数（1個体から複数の血液サンプルを経時的に採取した）

表 5-21　スズメ目の血液検査値および血清生化学検査値

測定項目	カナリア (*Serinus Canaria*)[387, 818]	フィンチ[440]	九官鳥[a] (*Gracula religiosa*)[31]
血液			
RBC (10^6/μL)	2.5-3.8	2.5-4.6	3.8±0.4
Hgb (g/dL)	12-16	—	14.3±1.2
PCV (%)	37-49	45-62	47.6±4.9
MCV (fL)	90-210	—	126±11.7
MCH (pg)	26-55	—	38.4±3.6
MCHC (g/dL)	22-32	—	30.1±1.5
WBC (10^3/μL)	4-9	3-8	20.8±5.8
偽好酸球 (%)	50-80	20-65	43.8±8
リンパ球 (%)	20-45	20-65	48.7±7.5
単球 (%)	0-1	0-1	4.6±4.1
好酸球 (%)	0-2	0-1	4.1±2.5
好塩基球 (%)	0-1	0-5	0.8±0.7
H：L 比	—	0.3-3.3	—
生化学			
総タンパク質 (g/dL)	2.8-4.5	3-5	2.3-4.5
アルブミン (g/dL)	—	—	—
グロブリン (g/dL)	—	—	—
A：G 比	—	—	—
AST (U/L)	145-345	150-350	130-350
ALT (U/L)	—	—	—
ALP (U/L)	20-135	—	—
GGT (U/L)	1-14	—	—
LDH (U/L)	120-450	—	600-1,000
コレステロール (mg/dL)	150-400	—	—
グルコース (mg/dL)	205-435	200-450	190-350
クレアチニン (mg/dL)	0.1-0.4	—	0.1-0.6
Na (mEq/L)	135-165	—	136-152
Cl (mEq/L)	—	—	—

表 5-21 スズメ目の血液検査値および血清生化学検査値（続き）

測定項目	カナリア（*Serinus Canaria*）[387, 818]	フィンチ[440]	九官鳥[a]（*Gracula religiosa*）[31]
K (mEq/L)	2.2-4.5	—	0.3-5.1
P (mg/dL)	2.9-4.9	—	—
Ca (mg/dL)	5.5-13.5	—	9-13
胆汁酸（μmol/L）			
RIA	23-90	—	—
比色分析	—	—	—
尿酸 (mg/dL)	4-12	4-12	4-10
CK (U/L)	55-350	—	—

a：数値は成熟した飼育鳥の報告によるものである

表 5-22　キジ目の血液検査値および血清生化学検査値

測定項目	ニワトリ (Gallus gallus)[387]	ウズラ (Coturnix spp)[a, 387, 723]	コウライキジ (Phasianus colchicus)[719, 877]	ターキー (Meleagris gallopavo)[387]
血液				
RBC ($10^6/\mu L$)	1.3-4.5	4-5.2	1.2-3.5	1.74-3.7
Hgb (g/dL)	7-18.6	10.7-14.3	8-11.2	8.8-13.4
PCV (%)	23-55	30-45.1	—	30.4-45.6
MCV (fL)	100-139	60-100	—	112-168
MCH (pg)	25-48	23-35	—	32-49.3
MCHC (g/dL)	20-34	28-38.5	—	23.2-35.3
WBC ($10^3/\mu L$)	9-32	12.5-24.6	18-39	16-25.5
偽好酸球 (%)	15-50	25-50	12-30	29-52
リンパ球 (%)	29-84	50-70	63-83	35-48
単球 (%)	0.1-7	0.5-3.8	2-9	3-10
好酸球 (%)	0-16	0-15	0	0-5
好塩基球 (%)	0-8	0-1.5	0-3	1-9
H：L 比	0.2-1.7	0.4-1	0.14-0.48	0.6-1.5
生化学				
総タンパク質 (g/dL)	3.3-5.5	3.4-3.6	4.5-5.1	4.9-7.6
アルブミン (g/dL)	1.3-2.8	1.3-1.5	2.6-2.7	3-5.9
グロブリン (g/dL)	1.5-4.1	—	1.9-2.1	1.7-1.9
AST (U/L)	—	402-422	—	—
ALT (U/L)	—	6.5-9.6	—	—
GGT (U/L)	—	1.7-1.9	—	—
コレステロール (mg/dL)	86-211	—	—	81-129
グルコース (mg/dL)	227-300	259-312	—	275-425
クレアチニン (mg/dL)	0.9-1.8	0.05	—	0.8-0.9
Na (mEq/L)	131-171	180	—	149-155
K (mEq/L)	3-7.3	1.4	—	6-6.4
P (mg/dL)	6.2-7.9	—	—	5.4-7.1
Ca (mg/dL)	13.2-23.7	—	—	11.7-38.7

表 5-22　キジ目の血液検査値および血清生化学検査値（続き）

測定項目	ニワトリ (*Gallus gallus*)[387]	ウズラ (*Coturnix spp*)[a, 387, 723]	コウライキジ (*Phasianus colchicus*)[719, 877]	ターキー (*Meleagris gallopavo*)[387]
尿酸 (mg/dL)	2.5-8.1	5.4-5.5	5.6-6	3.4-5.2

a：P，総タンパク質，Naを除き，血清生化学検査値は16週齢のニホンウズラの報告によるものである

表 5-23 カモ目（水鳥）の血液検査値および血清生化学検査値

測定項目	カナダグース (*Branta canadensis*)[107, 387]	マガモ (*Anas platyrhynchos*)[877]	アメリカオシドリ (*Aix sponsa*)[107]
血液			
RBC ($10^6/\mu L$)	1.6-2.7	2-3.8	2.8±0.2
Hgb (g/dL)	12.7-19.1	7.4-15.6	15±1
PCV (%)	38-58	39-49	45.5±3.4
MCV (fL)	145-210	148-200	164±14
MCH (pg)	53.7-70	—	—
MCHC (g/dL)	28-32	29-32	33±4
WBC ($10^3/\mu L$)	13-21.8	23.4-24.8	25.6±5.7
偽好酸球 (%)	39	26-38	—
リンパ球 (%)	46	54-63	—
単球 (%)	6	1-4	—
好酸球 (%)	2	0.2-0.4	—
好塩基球 (%)	7	0-4	—
H：L比	0.5-0.9	0.4-2	0.4-0.7
生化学			
総タンパク質 (g/dL)	4.8±0.7	—	2.1-3.3
アルブミン (g/dL)	2.1±0.2	—	1.5-2.1
グロブリン (g/dL)	2.8±0.6	—	0.6-1.2
A：G比	0.76±0.13	—	1.5-3.6
AST (U/L)	75±17	—	45-123
ALT (U/L)	43±11	—	19-48
ALP (U/L)	72±43	—	160-780
GGT (U/L)	2±3	—	0-2.9
LDH (U/L)	301±80	—	30-205
コレステロール (mg/dL)	172±28	—	—
グルコース (mg/dL)	210±31	—	232-269
クレアチニン (mg/dL)	0.8±0.3	—	0.3-0.4
Na (mEq/L)	142±4	—	141-149

表 5-23　カモ目（水鳥）の血液検査値および血清生化学検査値（続き）

測定項目	カナダグース (Branta canadensis)[107, 387]	マガモ (Anas platyrhynchos)[877]	アメリカオシドリ (Aix sponsa)[107]
Cl (mEq/L)	105±4	—	101-113
K (mEq/L)	3.4±0.6	—	3.9-4.7
P (mg/dL)	2.8±0.9	—	1.8-4.1
Ca (mg/dL)	10.2±0.7	—	7.6-10.4
胆汁酸 (μmol/L)			
RIA	—	—	22-60
比色分析	—	—	—
尿酸 (mg/dL)	8.3±2.3	—	2.5-12.9
CK (U/L)	—	—	110-480

表 5-24　走鳥類の血液検査値および血清生化学検査値

測定項目	エミュー (Dromaius Novaehollandiae)[384, 673]	ダチョウ (Struthio Camelus)[a, 454]	レア (Rhea spp)[191]
血液			
RBC ($10^6/\mu L$)	2.5-4.5	1.7±0.4	—
Hgb (g/dL)	—	12.2±2.0	64-170 (126)
PCV (%)	40-60	32±3	29-59
MCV (fL)	—	174±42	—
MCH (pg)	—	—	—
MCHC (g/dL)	—	33±5	44.4-45.7 (45.1)
WBC ($10^3/\mu L$)	8-25	5.5±1.9	4.1-25.7 (11.8)
偽好酸球 (%)	45-75	63±8	—
リンパ球 (%)	20-40	34±7	—
単球 (%)	0-2	3±1	—
好酸球 (%)	0-1	0.3±0.5	—
好塩基球 (%)	0-1	0.2±0.5	—
生化学			
総タンパク質 (g/dL)	3.4-5.6	3.7±0.7	3.4-6.2
アルブミン (g/dL)	1-2.5	—	—
AST (U/L)	80-380	131±31	20-192
ALP (U/L)	—	575±248	—
GGT (U/L)	—	1.5±2.9	—
LDH (U/L)	310-1,200	1,565±660	269-1,640
コレステロール (mg/dL)	68-170	108	—
グルコース (mg/dL)	100-290	250	37.8-158.6
クレアチニン (mg/dL)	0.22	0.32	—
Na (mEq/L)	—	147±34	—
Cl (mEq/L)	—	100±16	—
K (mEq/L)	3.5-6.5	3±0.8	—
P (mg/dL)	3.8-7.2	3.7	—
Ca (mg/dL)	8.8-12.5	9.2	2.6-8.2

表 5-24　走鳥類の血液検査値および血清生化学検査値（続き）

測定項目	エミュー (*Dromaius* *Novaehollandiae*)[384, 673]	ダチョウ (*Struthio* *Camelus*)[a, 454]	レア (*Rhea* spp)[191]
胆汁酸（μmol/L）			
RIA	6-45	—	—
比色分析	—	—	—
尿酸（mg/dL）	4.5-14	8.2	—
CK（U/L）	100-750	688±208	0-2,640

a：Levi A, Perelman B, Wener T, et al. Haematological parameters of the ostrich (*Struthio camelus*). Avian Pathol 1989; 18: 321-327.

表 5-25　キツツキ目とハト目の血液検査値および血清生化学検査値

測定項目	オニオオハシ (*Ramphastos toco*)[a, 160, 273]	カワラバト (*Columba livia*)[387, 480, 693]
血液		
RBC ($10^6/\mu L$)	2.5-4.5 (2.5)	2.1-4.2
Hgb (g/dL)	14.6-18.2 (16.4)	10.7-14.9
PCV (%)	45-60 (46)	39.3-59.4
MCV (fL)	176-214 (196)	118-144
MCH (pg)	53-76 (65)	32-48
MCHC (g/dL)	31-39 (35)	20-30
WBC ($10^3/\mu L$)	4-10 (5.5)	10-30
偽好酸球 (%)	35-65	15-50
リンパ球 (%)	25-50	25-70
単球 (%)	—	1-3
好酸球 (%)	0-4	0-1.5
好塩基球 (%)	0-5	0-1
H：L 比	—	0.21-2
生化学		
総タンパク質 (g/dL)	3-5	2.1-3.3
アルブミン (g/dL)	—	1.5-2.1
グロブリン (g/dL)	—	0.6-1.2
A：G 比	—	1.5-3.6
AST (U/L)	130-330	45-123
ALT (U/L)	—	19-48
ALP (U/L)	—	160-780
GGT (U/L)	—	0-2.9
LDH (U/L)	200-400	30-205
コレステロール (mg/dL)	—	—
グルコース (mg/dL)	220-350	232-269
クレアチニン (mg/dL)	0.1-0.4	0.3-0.4
Na (mEq/L)	—	141-149
Cl (mEq/L)	—	101-113

表 5-25　キツツキ目とハト目の血液検査値および血清生化学検査値（続き）

測定項目	オニオオハシ (*Ramphastos toco*)[a, 160, 273]	カワラバト (*Columba livia*)[387, 480, 693]
K (mEq/L)	—	3.9-4.7
P (mg/dL)	—	1.8-4.1
Ca (mg/dL)	10-15	7.6-10.4
胆汁酸 (μmol/L)		
RIA	20-40	22-60
比色分析	—	—
尿酸 (mg/dL)	4-14	2.5-12.9
CK (U/L)	—	110-480

a：カッコ内の数値は平均値を表す

表 5-26　猛禽類の血液検査値および血清生化学検査値[a]

測定項目	ハクトウワシ (*Haliaeetus Leucocephalus*)[17,107,704]	イヌワシ (*Aquila Chrysaetos*)[333,563]
血液		
RBC ($10^6/\mu L$)	—	1.9-2.7 (2.4)
Hgb (g/dL)	—	12.1-15.2 (13.8)
PCV (%)	44±4	35-47 (41)
MCV (fL)	—	160-184 (174)
MCH (pg)	—	56.3-62.7 (58.9)
MCHC (g/dL)	—	32.3-35.9 (34)
WBC ($10^3/\mu L$)	4.6-32.5 (12.8±4.8)	5.9-24 (12.3)
偽好酸球 (%)	19-61 (44)	49-86
リンパ球 (%)	23-60 (38)	14-38
単球 (%)	0-8 (4)	0-9
好酸球 (%)	4-26 (13)	1-5
好塩基球 (%)	—	0-1
H：L 比	—	—
フィブリノーゲン (g/L)	—	2-4.1 (2.9)
生化学		
総タンパク質 (g/dL)	3-4.1 (4±1)	2.5-3.9
アルブミン (g/dL)	—	1-1.4
グロブリン (g/dL)	—	—
A：G 比	—	—
AST (U/L)	153-370	95-210
ALT (U/L)	25	—
ALP (U/L)	23-30	15-36
GGT (U/L)	—	—
LDH (U/L)	—	320-690
コレステロール (mg/dL)	—	—
グルコース (mg/dL)	285-400	250-408
Na (mEq/L)	—	—
Cl (mEq/L)	—	—
K (mEq/L)	—	—

表 5-26　猛禽類の血液検査値および血清生化学検査値[a]（続き）

測定項目	ハゲワシ（*Haliaeetus Leucocephalus*）[17, 107, 704]	イヌワシ（*Aquila Chrysaetos*）[333, 563]
P（mg/dL）	2.4-4.3	1.9-3.6
Ca（mg/dL）	8.2-10.6	7.4-9.5
胆汁酸（μmol/L）		
RIA	—	—
尿酸（mg/dL）	5.5-14.8	4.4-12
CK（U/L）	—	—

a：カッコ内の数値は平均値を表す

表 5-26　猛禽類の血液検査値および血清生化学検査値[a]（続き）

測定項目	カタアカノスリ（*Buteo Lineatus*）[704]	アカオノスリ（*Buteo jamaicensis*）[704]	モモアカノスリ（*Parabuteo unicinctus*）[b, 107, 382, 704]
血液			
RBC（$10^6/\mu L$）	2.4	2.4-3.6	—
Hgb（g/dL）	15	10.7-16.6	—
PCV（%）	40.9	31-43	—
MCV（fL）	171	150-178	—
MCH（pg）	62.6	46-57.4	—
MCHC（g/dL）	36.7	297-345	—
WBC（$10^3/\mu L$）	—	19.1-33.4	4.8-10
偽好酸球（%）	—	35±11	2.3-6.7
リンパ球（%）	—	44±9	0.6-2.4
単球（%）	—	6±3	0.2-1.5
好酸球（%）	—	13±4	0-0.8
好塩基球（%）	—	まれ	0-1.6
H：L比	—	—	—
フィブリノーゲン（g/L）	—	—	—
生化学			
総タンパク質（g/dL）	—	3.9-6.7	3.1-4.6
アルブミン（g/dL）	—	—	1.4-1.7
グロブリン（g/dL）	—	—	2.1-2.9
A：G比	—	—	0.45-0.55
AST（U/L）	—	76-492	95-210
ALT（U/L）	—	3-50	—
ALP（U/L）	—	22-138	15-36
GGT（U/L）	—	0-20	2-6.9
LDH（U/L）	—	0-2,640	160-563
コレステロール（mg/dL）	—	—	—
グルコース（mg/dL）	—	292-390	220-283
Na（mEq/L）	—	143-162	155-171
Cl（mEq/L）	—	118-129	113-119

表 5-26　猛禽類の血液検査値および血清生化学検査値[a]（続き）

測定項目	カタアカノスリ (Buteo Lineatus)[704]	アカオノスリ (Buteo jamaicensis)[704]	モモアカノスリ (Parabuteo unicinctus)[b, 107, 382, 704]
K (mEq/L)	—	2.6-4.3	0.8-2.3
P (mg/dL)	—	1.9-4	3-4.4
Ca (mg/dL)	—	10-12.8	8.4-10.6
胆汁酸 (μmol/L)			
RIA	—	8.4-10.2	—
尿酸 (mg/dL)	—	8.1-16.8	9-13.2
CK (U/L)	—	—	224-650

b：モモアカノスリの WBC と差異は絶対値である

（続く）

表 5-26　猛禽類の血液検査値および血清生化学検査値[a]（続き）

測定項目	アシボソハイタカ (*Accipiter striatus*)[627]	ヒメコンドル (*Cathartes aura*)[704]
血液		
RBC ($10^6/\mu L$)	—	2.4-2.9 (2.7)
Hgb (g/dL)	—	15.7-17.3 (16.3)
PCV (%)	44-52	51-58 (54)
MCV (fL)	—	194-224 (204)
MCH (pg)	—	58.6-65 (61.7)
MCHC (g/dL)	—	28.6-32 (30.2)
WBC ($10^3/\mu L$)	7.7-16.8	10.5-31.9 (20.1)
偽好酸球 (%)	16-24	59-64
リンパ球 (%)	54-75	8-18
単球 (%)	0-3	0-1
好酸球 (%)	5-11	3-4
好塩基球 (%)	0-1	0
生化学		
総タンパク質 (g/dL)	2.4-3.2	—
アルブミン (g/dL)	—	—
グロブリン (g/dL)	—	—
A：G 比	—	—
AST (U/L)	—	—
ALT (U/L)	—	—
ALP (U/L)	—	—
GGT (U/L)	—	—
LDH (U/L)	—	—
コレステロール (mg/dL)	—	—
グルコース (mg/dL)	—	—
Na (mEq/L)	—	—
Cl (mEq/L)	—	—
K (mEq/L)	—	—
P (mg/dL)	—	—

表 5-26　猛禽類の血液検査値および血清生化学検査値[a]（続き）

測定項目	アシボソハイタカ (*Accipiter striatus*)[627]	ヒメコンドル (*Cathartes aura*)[704]
Ca (mg/dL)	—	—
胆汁酸 (μmol/L)		
RIA	—	—
尿酸 (mg/dL)	—	—
CK (U/L)	—	—

測定項目	ワシミミズク (*Bubo bubo*)[333, 382]	アメリカワシミミズク (*Bubo virginianus*)[105, 107, 704]	メンフクロウ (*Tyto alba*)[107, 333, 704]
血液			
RBC ($10^6/\mu$L)	1.4-2.3 (1.9±0.2)	1.7	2.2-3 (2.7±0.3)
Hgb (g/dL)	11.7-16.8 (14.2±1.5)	12.2	12.7-16.4 (14.2±1.5)
PCV (%)	39	43±3	46±3
MCV (fL)	178-239 (207±17)	188	176±22
MCH (pg)	67.1-87.1 (75.1±8.1)	72	51.1±5.7
MCHC (g/dL)	33.8-38.4 (36.3±2)	38	31.8±2.2
WBC ($10^3/\mu$L)	5-22 (11±4)	6-8	16.6±4.2
偽好酸球 (%)	64	47±11	15-50
リンパ球 (%)	35	27±7	40-70
単球 (%)	0	9±3.6	0-3
好酸球 (%)	0-1.6	1±1.2	5-25
好塩基球 (%)	0-0.6	まれ	0-2
H：L 比	—	—	—
フィブリノーゲン (g/L)	1.4-5 (3.3±0.9)	—	1.9-3.3 (2.7±0.5)
生化学			
総タンパク質 (g/dL)	3-3.5	4.3	3.9-6.3
アルブミン (g/dL)	1.1-1.4	1.3	—
グロブリン (g/dL)	1.9-2.2	—	—
AST (U/L)	—	287	32-538
ALT (U/L)	—	39	0-59
ALP (U/L)	—	31	21-108

（続く）

表 5-26 猛禽類の血液検査値および血清生化学検査値[a]（続き）

測定項目	ワシミミズク (Bubo bubo)[333, 382]	アメリカワシミミズク (Bubo virginianus)[105, 107, 704]	メンフクロウ (Tyto alba)[107, 333, 704]
GGT (U/L)	—	—	0-15
LDH (U/L)	—	—	109-1,320
コレステロール (mg/dL)	151-274	—	—
グルコース (mg/dL)	243-391	356	—
P (mg/dL)	—	4.3	—
Ca (mg/dL)	8.8-10.4	10.2	—
尿酸 (mg/dL)	8-14	13.7	—

測定項目	アメリカチョウゲンボウ (Falco sparverius)[a]	シロハヤブサ (Falco rusticolus)[704]	ハヤブサ (Falco peregrinus)[382, 635, 704]
血液			
RBC ($10^6/\mu L$)	—	—	3-4
Hgb (g/dL)	—	—	118-188
PCV (%)	43±3.2	49±2	37-53
MCV (fL)	14.5-57	—	118-176
MCH (pg)	11-33	—	40-48.4
MCHC (g/dL)	24-58	—	319-352
WBC ($10^3/\mu L$)	9.8±4.9	4.6±1.7	3.3-21 (13±3)
偽好酸球 (%)	47±3	51±5	65±12
リンパ球 (%)	46±3	45±5	35±13
単球 (%)	2±0.2	1±1	0
好酸球 (%)	1±0.2	1±1	0
好塩基球 (%)	2±0.2	まれ	0
生化学			
総タンパク質 (g/dL)	3.2±0.5	2.89	2.5-4
アルブミン (g/dL)	1±0.2	—	0.8-1.3
グロブリン (g/dL)	1.2±0.4	—	1.6-2.8
A：G 比	0.9±0.4	—	0.4-0.6
AST (U/L)	77±29	97	20-52

表5-26　猛禽類の血液検査値および血清生化学検査値[a]（続き）

測定項目	アメリカチョウゲンボウ (Falco sparverius)[a]	シロハヤブサ (Falco rusticolus)[704]	ハヤブサ (Falco peregrinus)[382, 635, 704]
ALT (U/L)	41±33	—	19-54
ALP (U/L)	232±72	257	97-350
GGT (U/L)	—	—	0-7
LDH (U/L)	—	—	625-1,210
コレステロール (mg/dL)	—	—	175-401
グルコース (mg/dL)	305±40	318	11-16
Na (mEq/L)	158±3	160	152-168
Cl (mEq/L)	108±33	125	121-134
K (mEq/L)	2.2±0.7	—	1.6-3.2
P (mg/dL)	3±0.9	—	3.4
Ca (mg/dL)	7.1±0.8	9.6	8.4-10.2
胆汁酸 (μmol/L) RIA	—	—	20-118
LDH (U/L)	—	—	625-1,210
尿酸 (mg/dL)	9±6	13.9	4.4-22
CK (U/L)	1,739±734	402	357-850

c：Dressen PJ, Wimsatt J, Burkhard MJ. The effects of isoflurane anesthesia on hematologic and plasma biochemical values of American kestrels (Falco sparverius). J Avian Med Surg 1999; 13: 173-179.

表 5-27　鳥類の生物学および生理学的数値[a, 15, 36, 138, 139, 189, 191, 212, 265, 329, 330, 387, 423, 553, 679, 735, 775, 837]

種	孵卵期間（日数）[b]	巣立ち年齢（日齢）	離乳年齢（日数） 親鳥によって育てられた個体	離乳年齢（日数） 人工的に育てられた個体	性成熟	飼育下の寿命（最長年数）	体重 (g)[c]
オウム科							
ヨウム	26-28[d]	50-65	100-120	75-90	4-6年	50-60	454 (370-534)
ボウシインコ	24-29[e]	45-60	90-120	75-90	4-6年	>50 (80)	f
キンショウジョウインコ	18-19	30-45	50-65	—	1-3年	10-12	30-110
セキセイインコ	16-18	22-26	30-40	30	6-9カ月	5-10 (18)	30
オカメインコ	18-20	32-38	47-52	42-49	6-12カ月	10-12 (30)	80-90
バタンインコ，モモイロインコ	22-24	45-55	90-120	80-90	1年	40-60	g
大型バタンインコ	h	60-80	120-150	95-120	5-6年	50-60	g
中型バタンインコ	h	45-60	90-120	75-100	3-4年	40-60	g
コニュア	i	35-40	45-70	60	2-3年	25-40	80-100[j]
オオハナインコ	26-28	72-80	120-150	100-110	4年	20-40 (80)	432 (347-512)
ローリー／ロリキート	21-27	42-50	62-70	50-60	2年	20-30	—
ボタンインコ	18-24	30-35	45-55	40-45	6-12カ月	15-30	42-48

							(続く)
大型コンゴウインコ	26-28	70-80	120-150	95-120	5-7 年	75-100	k
小型コンゴウインコ	23-26	45-60	90-120	75-90	4-6 年	50-80	k
ワカケホンセイインコ, インド	22-23	40-45	55-65	—	3 年	18-25	115
スズメ目							
カナリア	12-14	14	21	—	<1 年	6-12	12-30
九官鳥	14-15	30	60	—	2-3 年	12	180-260
キンカチョウまたはジュウシマツ	12-16	18-20	25-28	—	9-10 カ月	4-7	10-16
ハト目							
スズメバト	12->14	18	—	—	1 年	4-8	30
ナゲキバト	13-14	12-14	—	—	—	—	120
カワラバト	16-19	28-35	35	—	1 年	4-8 (>20)	240-300
キジ目							
コリンウズラ	—	—	早成性	—	—	6	—
ウジャク	—	12	早成性	—	—	20	—
コウライキジ	22-24	—	早成性	—	1 年	10-18	1,150

5 鳥類

表 5-27 鳥類の生物学および生理学的数値[a, 15, 36, 138, 139, 189, 191, 212, 265, 329, 330, 387, 423, 553, 679, 735, 775, 837]（続き）

種	ふ卵期間（日数）[b]	巣立ち年齢（日齢）	離乳年齢（日数）		性成熟	飼育下の寿命（最長年数）	体重 (g)[c]
			親鳥によって育てられた個体	人工的に育てられた個体			
走鳥類							
エミュー	50-57	—	早成性	—	3-5 年	30	40-45 kg
ダチョウ	41-43	—	早成性	—	4 年	80	120-160 kg
レア	36-41	—	早成性	—	1.5-2 年	—	25 kg

a：あくまでもガイドラインである。参考文献によって数値は多様である。水鳥と猛禽類は表 5-28、表 5-29 参照
b：Brotogeris parakeets, 22; Pionus parrot, 25-26; Psittacula parakeets, 23-26; Quaker parakeet, 23; Senegal parrot, 24-25.
c：Bourke's parakeet, 40 (35-50); kakariki parakeet, 95-100; Princess of Wales parakeet, 108 (100-129); red-rumped parakeet, 65 (60-69).
d：Congo, 28; Timneh, 26.
e：Green-cheeked, blue-fronted, 26spectacled (white-fronted), 24; yellow-naped, yellow-fronted, yellow-crowned, double yellow-headed, 28-29.
f：Blue-crowned, 740 (618-998); blue-fronted, 432 (361-485); double yellow-headed, 568 (463-694); Mexican red-headed, 360 (343-377); yellow-naped, 596 (476-795).
g：Bare-eyed, 331; greater sulphur-crested, 806; Leadbeater's, 423 (381-474); greater sulphur-crested, 303; Moluccan, 808; rose-breasted, 299; triton, 559; umbrella, 552.
h：Bare-eyed, 23-24; citron-crested, 25-26; greater sulphur-crested, 27-28; Leadbeater's (Major Mitchell's), 26; lesser sulphur-crested, 24-25; Moluccan, 28-29; palm, 28-30; triton, 27-28; umbrella, 28.
i：Blue-crowned, 23-24; orange-fronted, 30; Nanday, 21-23; Patagonian, 24-25; sun, 27-28.
j：Queen of Bavaria, 262 (252-276).
k：Blue and gold, 1021; green-winged, 1179; hyacinth, 1355 (1197-1466); military, 788; red-fronted, 458; scarlet, 1103.

表 5-28 カモ目（水鳥）の生物学および生理学的数値[212, 263, 735]

種	一腹卵数	ふ卵期間（日数）	巣立ち年齢（日数）	性成熟（年齢）	寿命（年数）	体重 (kg) 雄	体重 (kg) 雌	呼吸数（回/分）	心拍数（回/分）
インドガン	4-6	27	—	2	15-20	2-3	2-3	13-40	80-150
カナダグース	4-10	25-30	40-73	—	—	—	—	—	—
ホンケワタガモ	3-6	25-30	65-75	1	10-15	2.25	2.12	30-95	180-230
オオジロガモ	9-11	27-32	—	1	10-15	0.99-1.16	0.7-0.8	30-95	180-230
ヒドリガモ	7-11	23-25	—	1	10-15	0.7	0.64	30-95	180-230
ハワイガン	3-5	29	—	2	15-20	2.2	1.9	13-40	80-150
マガモ[a]	8-12	23-29	42-60	1	10-15	1.26	1.1	30-95	180-230
オシドリ	9-12	28-30	—	1	10-15	0.44-0.55	0.44-0.55	30-95	180-230
ハシリガモ	8-15	35	—	1	10-15	2-4	1.1-1.5	30-95	180-230
コブハクチョウ	4-8	35-40	—	5	25-30	12.2	8.9	13-40	80-150
コザクラバシガン	3-5	26-27	—	2	15-20	2.6	2.35	13-40	80-150
アオガン	3-7	23-25	—	2	15-20	1.3-1.6	1.15	13-40	80-150
キングロハジロ	6-14	23-25	—	1	10-15	1.1	1.05	30-95	180-230

a：ババリケンを除き、すべての家カモの祖先はマガモ（*Anas platyrhynchos*）である

表 5-29 猛禽類の生物学および生理学的数値[62, 125, 212, 263, 318, 704, 735]

種	一腹卵数	ふ卵期間（日数）	産卵間隔（日数）	ふ卵の開始時期	巣立ち（日数）	性成熟（年齢）	寿命（年数）	体重 雄	体重 雌
アメリカチョウゲンボウ	3-7	29-31	—	—	30-31	—	2-7	103-120 g	126-166 g
ハゲワシ	1-3	34-36	—	—	70-98	—	—	4.1 kg	5.8 kg
メンフクロウ	2-9	30-31	2-3	1番目の卵	70-75	1	—	441-470 g	490-570 g
アメリカワシミミズク	2-4	28-33	—	—	42	—	—	630 g	800 g
クロコンドル	1-3	37-48	—	—	80-94	—	—	a	a
チョウゲンボウ	3-6	27-29	1-2	2-3番目の卵	—	1	—	136-252 g	154-314 g
クーパーハイタカ	3-6	32-36	—	—	27-34	—	—	220-410 g	330-680 g
ヨーロッパノスリ	2-4	36-38	3	1-2番目の卵	—	2-3	—	0.55-0.85 kg	0.7-1.2 kg
ワシミミズク	2-4	34-36	2-3	1-2番目の卵	90	2-3	50-60	1.5-2.8 kg	1.8-4.2 kg
イヌワシ	1-3	43-45	—	—	70	>5	50-60	2.5-4 kg	3.25-6.35 kg
シロハヤブサ	3-5	34-36	—	—	49-56	—	—	0.96-1.3 kg	1.3-2.1 kg
モモアカノスリ	2-5	32	2-3	最後から2番目または最後の卵	43-49	>3	20-30	0.7 kg	1 kg
コチョウゲンボウ	2-7	28-32	—	—	30-35	2	10-14	150-210 g	189-255 g
オオタカ	3-5	35-38	2-3	1-2番目の卵	35-42	>3	15-20	0.5-1.2 kg	0.8-1.5 kg

種									
ハイタカ	4-6	35	—	—	—	—	—	—	—
ミサゴ	2-4	32-43	—	—	48-59	—	—	—	b	b
ハヤブサ	3-4	29-32	2-3	最後から2番目または最後の卵	35-42	1-2	>3	15-20	440-750 g	910-1,500 g
ソウゲンハヤブサ	2-7	29-33	—	—	35-42	—	—	—	500-650 g	700-975 g
ニシアメリカオオコノハズク	3-4	—	—	—	—	—	—	—	158-184 g	180-220 g
ヒガシアメリカオオコノハズク	2-6	21-30	—	—	28	—	—	—	131-210 g	157-250 g
アシボソハイタカ	3-8	32-35	—	—	24-27	—	—	—	82-125 g	144-208 g
シロフクロウ	3-9	30-33	2-3	1番目の卵	16	2	—	—	1.6 kg	1.1-2 kg
ヒメコンドル	1-3	38-41	—	—	66-88	—	—	—	c	c

a：1.7-2.3 kg。雄と雌の体重は別々に記載していない
b：1-2.1 kg。雄と雌の体重は別々に記載していないが、一般的に雌は雄よりも25％重い
c：0.8-2.3 kg。雄と雌の体重は別々に記載していないが、雌は雄よりもわずかに重い

5 鳥類

表 5-30　標準的な鳥類の血液検査値の異常に関する早見表[274, 625]

指　標	増　加	低　下
PCV, RBC	脱水 酸素要求量の増加 ●慢性閉塞性肺疾患 ●閉塞性気道疾患 ●慢性呼吸器疾患	血液喪失 ●寄生虫 ●血液凝固障害 ●消化管出血 ●破壊 ●住血性寄生虫 ●敗血症 ●アフラトキシン中毒症 ●慢性炎症性疾患 ●抗酸菌症，クラミジア症，アスペルギルス症，慢性肝炎 ●新生物 ●リンパ性白血病
偽好酸球	炎症過程 ●細菌（Mycobacterium を含む），真菌感染症 ●過剰なコルチコステロイド 　●内因性産生 　●外因性投与 偽好酸球：リンパ球の比率が高いとより大きい白血球反応を示す	感染症 ●細菌性，ウイルス性（例：PBFD） サンプルの準備，採取，貯蔵の不手際
リンパ球	慢性抗原刺激 ●慢性感染症 リンパ性白血病 興奮による増加	過剰なコルチコステロイド ●内因性放出 ●外因性投与 重度なウイルス感染症 内毒素血症 敗血症 免疫抑制薬
単球	クラミジア症 細菌感染症（Mycobacterium を含む） 真菌性肉芽腫性疾患 組織壊死症 寄生虫	急性感染症 炎症
好酸球	消化管寄生虫 遅延型Ⅳ型過敏症	コルチコステロイド 生理学的ストレス
好塩基球	ヒスタミン放出を伴う初期の炎症性反応 アナフィラキシー反応 換羽の誘発 重度および長期的ストレス	―

表 5-30　標準的な鳥類の血液検査値の異常に関する早見表[274, 625]（続き）

指　標	増　加	低　下
血小板	—	ビタミンK欠乏症 殺鼠剤中毒症 アフラトキシン中毒症 サーコウイルス関連性の血小板減少症 コニュアの出血症候群 敗血症関連性の播種性血管内凝固（DIC）（ポリオウイルスやレオウイルスなど） 肝疾患または肝不全

表 5-31 標準的な鳥類の血清生化学検査値の異常に関する早見表[a, 272, 329, 398, 482]

指標	増加		減少	
	非獣医学的	獣医学的	非獣医学的	獣医学的
総タンパク質 (g/dL)	高脂血症。温度補正のない屈折計	炎症。脱水。慢性感染症。ガンマグロブリン異常症。リンパ増殖性疾患。骨髄炎	自動温度補正つき屈折計	慢性肝障害。吸収不良。腎疾患。血液喪失。新生物。飢餓／栄養不良
AST (U/L)	まれ。重度の高脂血症。300-1,000	肝臓、筋肉または心臓障害；ビタミンE／セレニウム、メチオニン欠乏症。300-15,000	—	<50。末期の肝疾患
ALT (U/L)	猛禽類における季節性の変化。溶血したサンプル	—	猛禽類における季節性の変化	—
ALP (U/L)	幼若動物はより高い値を示す	副甲状腺機能亢進症によって誘発される骨細胞活性（骨折）。産卵。肝疾患。腸炎。アフラトキシン中毒症	—	食事性亜鉛欠乏症
LDH (U/L)	溶血したサンプル	300-15,000。肝臓、心臓または筋肉障害。肝炎	<50	末期肝疾患
コレステロール (mg/dL)	食後[538]。高脂肪食。肉食	代謝性疾患。肝リピドーシス。胆管閉塞。甲状腺機能低下症。飢餓	—	肝臓、代謝性疾患

項目					
グルコース (mg/dL)	不適切な希釈。食後。取り扱い後	—	ストレス、400-600。糖尿病、800-1,500。コルチコステロイド	<100。分離されていない血液。細菌汚染	<100。肝機能障害。敗血症。新生物。アスペルギルス症
アミラーゼ (U/L)	—	—	膵炎。消化管疾患。亜鉛中毒症	—	—
リパーゼ (U/L)	—	—	急性膵炎	—	—
クレアチニン (mg/dL)	—	—	鳥類には有用ではない	—	鳥類には有用ではない
Na (mEq/L)	食事性サプリメント	—	脱水。塩中毒症	—	腎疾患。水分過剰
K (mEq/L)	溶血したサンプル。食事性サプリメント	—	副腎疾患。代謝性疾患。重度組織障害。アシドーシス。脱水。溶血性貧血	—	副腎疾患。代謝性疾患。利尿薬治療。アルカローシス。水分過剰。食事性欠乏症
P (mg/dL)	食後。溶血したサンプル	—	重度腎疾患。栄養性二次性副甲状腺機能亢進症。副甲状腺機能低下症	—	ビタミンD欠乏症。吸収不良。ステロイドの長期投与。頻繁な投与
Ca (mg/dL)	高脂血症（またはその他の原因で濁っている）。タンパク質の上昇。細菌汚染	EDTA	ホルモン疾患。卵産生。代謝性疾患。過剰な食事性ビタミンD。脱水。溶骨性新生物	EDTA。細菌汚染。鳥類はより低い値を示す	<8。代謝性および栄養性疾患。鉛中毒症。ステロイド投与。低アルブミン血症。ヨウムの低カルシウム血症
胆汁酸 (μmol/L)	高脂血症。溶血したサンプルは分析するべきではない	高脂血症で治療中の血液サンプル	正常な酵素でも肝機能の低下	—	治療への反応。肝硬変。小肝症

(続く)

表 5-31 標準的な鳥類の血清生化学検査値の異常に関する早見表[a, 272, 329, 398, 482]（続き）

指標	増加		減少	
	非獣医学的	獣医学的	非獣医学的	獣医学的
尿酸 (mg/dL)	5-15。重度の高脂血症。汚染された爪。肉食種はより高い値を示す	腎疾患。痛風。脱水。食後。排卵。組織障害。飢餓。ビタミンD過剰症	水分過剰。幼若動物はより低い値を示す	末期肝疾患
CK (U/L)	>300。健康な鳥は1,000まで上昇する	600-25,000。筋肉または心臓障害。中枢神経系 (CNS) 疾患（発作）。ビタミンE/セレニウム欠乏症。クラミジア症。鉛中毒症。IM投与	<10。細菌汚染	まれ
ソルビトール脱水素酵素 (U/L)	—	肝炎	—	—

a: 記載されている範囲は絶対的ではなく、広範囲の鳥類を解釈するためのガイドとして参考にするべきである

表 5-32　鳥類別および体重別のおおよその安静時呼吸数[149, 263, 695]

種	呼吸数（回/分）[a]
フィンチ	90-110
カナリア	60-80
セキセイインコ	60-75
ボタンインコ	50-60
オカメインコ	40-50
小型コニュア	40-50
大型コニュア	30-45
オオハシ	15-45
ボウシインコ	15-45
バタンインコ	15-40
コンゴウインコ	20-25
猛禽類	10-20

体重（g）	呼吸数（回/分）[a]
100	40-52
200	35-50
300	30-45
400	25-30
500	20-30
1,000	15-20

a：保定によって呼吸数は安静時呼吸数の 1.5-2 倍増加する

表 5-33　鳥類のチロキシン（T_4）値[a, 387, 473, 480, 818, 871]

種	T_4 基準値（nmol/L）[b]	Post-TSH（nmol/L）[c, d]
ヨウム	3.83-27.03[387, 818]	—
	1.83±0.57[473]	11.97±3.73[473]
	≦1.93[871]	23.04±13.26[871]
ボウシインコ	1.29-14.16[387, 818]	—
	10.54±8.88[473]	35.26±20.5[473]
	5.53±0.36（アカボウシインコ）[871]	78.64±44.79[871]
	≦1.93（アオボウシインコ）[871]	98.33±26.38[871]
セキセイインコ	6.44-27.03[387, 818]	
カナリア	9.01-41.18[387, 818]	
オカメインコ	9.01-30.89[387, 818]	
	15.24±8.7[473]	50.19±7.28[473]
バタンインコ	17.54±8.4[473]	45.17±16.94[473]
コニュア	6.44-25.74[387, 818]	
	2.27±0.99[473]	17.37±9.92[473]
オオハナインコ	3.86-25.74[818]	—
ズアカハネナガインコ	2.57-19.31[818]	—
ローリー	3.86-15.44[818]	—
ボタンインコ	2.57-55.34[387, 818]	
ルリコンゴウインコ	4.39±2.29[473]	15.91±8.16[473]
コンゴウインコ	1.72±0.66[473]	8.31±3.99[473]
ハト	6.05-35.01[387, 480, 818]	
アケボノインコ	6.44-24.45[818]	
オキナインコ	5.15-27.03[818]	
ネズミガシラハネナガインコ	6.44-29.6[818]	—

a：0.5μg/dL＝6.5nmol/L＝5ng/mL[298] チロキシンの単位を μg/dL から nmol/L に変換する場合，μg/dL の値に 12.87 をかける[480]

b：T_4 値は時間帯および季節の影響を受け，冬期は高い値が測定される．換羽や繁殖行動のような生理学的状態も，放出される T_4 と T_3 の比率を変化させる．鳥類の甲状腺ホルモンの半減期は哺乳類よりも非常に短いため，正確にホルモンレベルを測定することは困難である[522]

c：犬の放射免疫測定（RIA）キットは 6.5nmol/L 以下の T_4 を正確に測定できない[298]．オウムの T_4 の高感度測定法では 2-6nmol/L の範囲であった．高感度測定法は University of Tennessee Clinical Endocrinology Laboratory（865-974-5638）に依頼できる[297]

d：低用量 TSH（0.2U/kg）

表 5-34　鳥類の尿検査値[86, 607]

指　標	参照範囲	特徴など
比重（g/mL）	1.005-1.020	―
pH	6.4-8.0	産卵鶏や肉食種は酸性尿となりやすい。総排泄腔の内容物により尿 pH が変化することもある
タンパク質	陰性から微量	―
グルコース	陰性から微量	―
ケトン体	陰性	ケトン尿は渡り鳥で認められることがある
ビリルビン	陰性	
ウロビリノーゲン	陰性	

表 5-35　鳥類における眼科検査の検査値[155, 356, 385, 448, 628, 771]

種	超音波 (cm±STD)[a]	シルマー試験 (mm)	眼内圧 (mmHg) 圧平眼圧測定法	眼内圧 (mmHg) リバウンド眼圧測定法	フェノールレッドスレッド検査 (mm/15秒±STD) OS	フェノールレッドスレッド検査 (mm/15秒±STD) OD
ハゲワシ	—	—	20.6±2	—	—	—
アオボウシインコ[b]	—	—	—	—	—	—
D1	0.17±0.03	—	—	—	—	—
D2	0.35±0.02	—	—	—	—	—
D3	0.73±0.04	—	—	—	—	—
眼軸長	1.26±0.06	—	—	—	—	—
ニワトリ (3週齢)	—	—	—	17.5±0.1	—	—
イヌワシ	—	—	21.5±3	—	—	—
アメリカワシミミズク	—	—	10.8±3.6	—	—	—
ワシミミズク	—	—	—	10.5±1.6	—	—
大型オウム科[c]	—	—	—	—	19.1±3.3-25.5±5.2	19.8±4.3-28.2±6.3
アカオノスリ	—	—	20.6±3.4	—	—	—
スウェインソンノスリ	—	—	20.8±2.3	—	—	—
モリフクロウ (幼若)	—	7.2	—	—	—	—
モリフクロウ (成熟)	—	4.3	9.4±1.8	—	—	—

a：報告されている平均値
b：眼疾患の既往歴のない32羽のアオボウシインコ（*Amazona aestiva*）に眼瞼にプローブをあて超音波検査を行った．スタンドオフパッドなしの10MHzリニア型プローブを使用し，矢状面を測定した．D1とは角膜から前水晶体嚢までの距離である．D2とは前水晶体嚢から水晶体後面までの距離である．D3とは水晶体後面から視神経乳頭までの距離である[448]
c：2羽のコンゴウインコ，17羽のバタンインコ，10羽のボウシインコ，1羽のヨウム，1羽のオオハナインコ，1羽のアケボノインコの大きなグループを示す[356]

表 5-36　コンパニオンバードの支持療法の手順[83]

支持療法はコンパニオンバードにおける獣医療に最も重要な役割を果たす

1. 取り扱いやその他のストレス要因を最小限にする
2. 暖かく，静かな，通気性のよい環境下で飼育する
   - 騒音は最小限またはまったくない環境を確保する
   - 衰弱動物の羽は通常毛羽立ち，逆立っており，30℃ (86°F) の補助熱が必要である
3. 輸液療法[766]
   - 38-39℃ (100-102°F) の温かい輸液剤は低体温症を予防または補正する
   - 1日の維持量は多くの鳥で 50 mL/kg/日と推定されている（範囲：40-60 mL）（最小のスズメは 250-300 mL/kg/日を飲水する）[494]
   - 輸液の投与方法（PO，SC，IV，IO）は症例によって異なる
   - IV または IO ボーラス投与する場合，10 mL/kg まで投与し，5-10 分間かけて行うことが望ましい
   - 50 mL/kg まで強制経口投与または栄養チューブを介して投与できる。そ嚢の推定容量の 1/2-1/3 の量で開始する
   - 大量の輸液を投与する場合は 2 つ以上の投与方法を組み合わせて行うことが推奨される
   - ヘタスターチを 8 時間ごとに 10-15 mL/kg，IV 投与で 4 回，またはデキストランの投与が低タンパク血症に有効となり得る（うっ血性心不全または腎不全の症例には注意して合成コロイドを投与する）[774]
4. 必要に応じて鎮痛薬を投与する（表 5-5，5-6 参照）
5. 必要に応じてビタミンのサプリメントを与える
   - ビタミン A，ビタミン E／セレニウム
   - 外傷，食欲不振，悪液質，中枢神経系（CNS）疾患，血液量減少の症例にビタミン B 複合体を与える
6. 抗菌薬（表 5-1 参照）
   - 原発性感染症のコントロールおよび二次感染が起こり得る損傷または衰弱した鳥に投与する
7. 鉄デキストラン
   - 鉄欠乏症またはそれに続く出血
8. 正常な光周期（必要であれば緩和された照明）
9. 酸素
   - 呼吸困難，低酸素症，または重度肺炎および気嚢炎
10. 体重の維持
    - 可能であれば1日1回または2回測定する
    - 具合の悪いときは好きな食事を与え，食事を変えない
11. 強制給餌または栄養チューブによる給餌[a]
    - 栄養不良，食欲不振，悪液質，脱水
    - 初期は炭水化物の高いフォーミュラが推奨される
    - 高タンパク／高カロリーのフォーミュラは回復期の体重増加に役立つ
12. 以下のような場合にコルチコステロイドを投与する（免疫抑制作用などの副作用があるため，注意して投与）
    - 過剰なストレス
    - CNS 傷害
    - 中毒症

a：そ嚢容量は体重の 5 ％または 50 mL/kg と推定される

表 5-37　鳥類に推奨される輸液療法

輸液療法を検討する場合，以下の事柄を考慮することが望まれる．水和状態，電解質平衡，酸塩基平衡，血液検査値および血清生化学検査値，カロリーバランス

- 38-39℃（100-102°F）の温かい輸液剤は低体温症を予防または補正する
- ブドウ糖を非経口投与する場合は注意する．5％ブドウ糖は単純な脱水にはよい輸液剤であるが，重度電解質喪失を伴う場合は状態をさらに悪化させてしまうことがある[507, 766]
- ブドウ糖を経口投与すると腸管内に輸液剤が流入することなく，そして二次的な脱水を引き起こすことなく腸管内に急速に吸収される[507, 766]
- 電解質分析（0.1-0.3 mEq/kg）に基づいて，塩化カリウムを輸液剤で希釈し，カリウム補正を行うことができる[812]
- ヘタスターチを8時間ごとに10-15 mL/kg，IV投与で4回，またはデキストランの投与が低タンパク血症に有効となり得る（うっ血性心不全または腎不全の症例には注意して合成コロイドを投与する）[537, 774]

完全非経口輸液も考慮する[177, 178]

維持および欠乏量[363, 537, 634, 696]

- 水分欠乏量を決定する
  水分欠乏量（mL）＝体重（g）×％（脱水量）
- 1日維持量を決定する
  1日維持量は50 mL/kgと推定される（多くの鳥類の範囲：40-60 mL/kg/日）．最小のスズメは250-300 mL/kg/日を飲水する[494]
- 可能であれば最初の12-24時間で欠乏量の50％を補い，24-48時間かけて残りを補う．臨床家によっては最初の4-6時間に欠乏量の20-25％を補い，その後24-72時間かけて残りを補うことを推奨する

表 5-38　オウム科の輸液の投与方法および推奨される最大用量[328, 652, 766]

投与方法	推奨される輸液剤の最大投与量[a]
強制経口投与	● 最大 5 mL/100 g[b] ● 重症または食欲不振の場合の初期量はずっと少ない（そ嚢の推定容量の1/2から1/3で開始する） ● 鳥の新生子のそ嚢容量は体重の10％とされる
静脈内または骨内投与	10 mL/kg（5-10分間かけて投与することが望ましい）
皮下投与	50 mL/kg[c, d]

a：大量の輸液量を投与する場合，投与方法（PO, SC, IV/IO）を組み合わせて行うことが推奨される
b：そ嚢容量は体重の5％とする
c：10-15 mL/kgは皮下部位から容易に投与できるが，部位ごとに25 mL/kgまで投与することもある．過度な膨張はその部位への血液供給不足をもたらし，吸収を低下させることがある[766]
d：輸液剤の吸収率を高めるため，多くの鳥類にヒアルロニダーゼ（Wydase, Wyeth-Ayerst, 1 mL（150 U）/L 輸液剤）を投与するとよい[399]

表 5-39　食欲不振の鳥類における強制給餌の推奨される用量および投与間隔[634,696]

種	用量 (mL)[a,b]	投与間隔[a]
フィンチ	0.1-0.5	q4 時
セキセイインコ	0.5-3	q6 時
ボタンインコ	1-3	q6 時
オカメインコ	1-8	q6 時
小型コニュア	3-12	q6 時
大型コニュア	7-24	q6-8 時
ボウシインコ	5-35	q8 時
バタンインコ	10-40	q8-12 時
コンゴウインコ	20-60	q8-12 時

a：そ嚢の容量はより大きいため，投与量と投与間隔を調節する
b：一般的に体重の 3-5 % である[327]

表 5-40 鳥類における経腸栄養必要量の計算方法[629]

衰弱した鳥類に栄養チューブを介して1,2回以上の給餌が必要な場合,栄養要求量を満たしているか確認するべきである

基礎代謝率（BMR）(kcal/日) = $KW^{0.75}$
維持エネルギー必要量（MER）(kcal/日) = (1.5×BMR)
k=kcal/kg/日 一定（スズメ目ではない=78, スズメ目=129）
- MER を計算する
- 特異的臨床症状を考慮し,衰弱動物の MER を調節する
- 例えば,敗血症の場合は 1.5 倍する

重症例用の食事の製品はカロリー含有量を記載している（下記参照）。記載していない場合は問い合わせる（表 5-42 参照）

製 品 (製造会社)	タンパク質 (%)		脂肪 (%)		繊維質 (%)		CHO (NFE)[a] (%)	カロリー 含有量 (kcal)
	表示量 (最小)	乾物基準	表示量 (最小)	乾物基準	表示量 (最大)	乾物基準	乾物基準	
a/d Canine/Feline Critical Care (Hill's)	8.5	44.2	6.6	30.4	0.5	1.3	15.4	1.3/mL
Carnivore Care (Oxbow)	45	—	32	—	3	—	—	0.8/mL[b]
CliniCare Canine/Feline Liquid Diet (Abbott)	8.2	35.1	5.1	22.2	0.1	0.4	29.5	1/mL
Emeraid Carnivore (Lafeber)	37.8	—	34	—	4.5	—	—	2.1
Emeraid Herbivore (Lafeber)[c]	19	—	9.5	—	32	—	—	1.2/mL
Emeraid Omnivore (Lafeber)	20	—	9.5	—	0.5	—	—	2
Emeraid Nutri-Support (Lafeber)	18.5	—	5	—	1	—	—	2.5
Exact Baby Bird Hand Feeding Formula (Kaytee)	22	—	9	—	5	—	—	3.9/g

Formula						
Exact Macaw Feeding Formula (Kaytee)	19	—	13	—	—	4.1/g
Formula AA Acute Care (Roudybush)	20	—	10	—	—	3.5/g DW
Maximum-Calorie Veterinary Formula (Iams)	14	—	12	5	1	2.1/mL
Recovery Formula (Harrison's)	35	—	19	5	1	3.9/g

a：炭水化物、窒素を含有しないエキス
b：24 kcal/大さじ1杯の粉末
c：ガチョウと白鳥に Emeraid Omnivore と併用して給餌する

表 5-41　オウム科のドキシサイクリンのレシピ[243, 626]

オカメインコの薬用水
1. ドキシサイクリンを水道水と混ぜ，磁気撹拌棒と皿を用いて最終的に 280 mg/L（0.28 mg/mL）の濃度にする
2. 45 日間，毎日作製する
3. カルシウムのサプリメントを与えない

オカメインコの薬用種子
1. 60 %の脱穀したキビ，40 %の脱穀したヒマワリの種子を 6.25 mL ヒマワリ油/kg 種子と合わせる。よく混合する
2. ドキシサイクリンと湿重量 500 mg/kg の種子を電動ミキサーを用いて混合する
3. 45 日間，毎日作製する
4. カルシウムのサプリメントを与えない

セキセイインコの薬用種子
1. ひき割りえん麦と脱穀キビが 1：4 の混合物をつくる
2. よく混合する
3. 約 6 mL ヒマワリ油/kg 種子を加える（種子をコーティングする程度，滴らないように）
4. よく混合する
5. ドキシサイクリン塩酸塩カプセルの内容物を無菌的に加える（300 mg 薬剤/kg 種子）
6. 45 日間，毎日作製する
7. カルシウムのサプリメントを与えない

表 5-42　コンパニオンバードおよび鳥小屋で飼育する鳥のフォーミュラと処方食の販売元

Avi-Sci, Inc[a]
4477 South Williams Road
St. Johns, MI 48879, USA
TEL: 800-942-3438
FAX: 989-224-9227
www.avi-sci.com

Harrison's Bird Foods
7108 Crossroads Blvd, Suite 325
Brentwood, TN 37027, USA
TEL: 800-346-0269
FAX: 615-221-9898
www.harrisonsbirdfoods.com/

Kaytee Products, Inc
521 Clay St, PO Box 230
Chilton, WI 53014, USA
TEL: 800-669-9580
FAX: 920-849-7044
www.kaytee.com/

Lafeber Co
24981 N 1400 East Rd
Cornell, IL 61319, USA
TEL: 800-842-6445
FAX: 815-358-2352
www.lafebervet.com/

Lake's Unlimited, Inc
639 Stryker Ave
St Paul, MN 55107, USA
TEL: 800-634-2473
FAX: 651-290-7650
www.lakesbirdfood.com/

L'Avian Plus
D & D Commodities Ltd.
PO Box 359
Stephen, MN 56757, USA
TEL: 800-543-3208
www.lavianplus.com/LAP/

Mazuri Diets
PMI Nutrition International LLC
PO Box 66812
St Louis, MO 63166-6812, USA
TEL: 800-227-8941
www.mazuri.com/

Pretty Bird International, Inc[a]
31008 Fox Hill Ave
Stacy, MN 55079, USA
TEL: 800-356-5020
FAX: 651-462-1844
www.prettybird.com/

Rolf C. Hagen, Inc[a]
50 Hampden Rd
Mansfield, MA 02048, USA
TEL: 800-724-2436
FAX: 508-339-6973
www.hagen.com/usa/index.htmL

Roudybush Foods[a]
340 Hanson Way
Woodland, CA 95776, USA
TEL: 800-326-1726
FAX: 888-276-8222
www.roudybush.com/

Scenic Bird Food
Marion Zoological
2003 E. Center Circle
Plymouth, MN 55441, USA
TEL: 800-327-7974
FAX: 763-559-0789
www.scenicbirdfood.com/

Zeigler Bros, Inc[a]
PO Box 95
Gardners, PA 17324, USA
TEL: 800-841-6800
FAX: 717-677-6826
www.zeiglerfeed.com/htmL/

ZuPreem Diets
Premium Nutritional Products, Inc
PO Box 2094
Mission, KS 66201, USA
TEL: 800-345-4767
FAX: 913-962-1286
www.zupreem.com/

a：処方食の販売元

表 5-43　野生鳥のリハビリのために推奨される栄養[a, 90, 212, 217, 264, 735]

渡り鳥と海鳥を含む水生鳥

- ペリカンやサギのように生餌を食べる鳥は，見慣れている食物であってもいつもと異なる方法で与えられた場合に気がつかないことがある．子ども用の小型プールのような大きい容器に生きた魚を入れるとよいが，必要に応じて強制給餌も行う

ハチドリ

- ハチドリの栄養要求量を満たすことは非常に難しい．ハチドリは生きるために常にエネルギーを補充しなくてはならない．植物からの花蜜や昆虫からのタンパク質（推定 100 mg）はともに 1 日の重要な食事性必要栄養である
- Nektar-Plus (Nekton) はタンパク質を含み，適切な栄養を補うことができる
- ショウジョウバエ (*Drosophila*) のような昆虫を囲い内に放すこともできる[588]

猛禽類

- まずは再水和する（表 5-37，表 5-38 参照）．猛禽類の消化には大量の消化液の分泌が必要となるため，餌を捕食する鳥には再水和をすることが特に重要である
- 衰弱した猛禽類には栄養チューブを介してタンパク質と脂肪の含有量が高い食事を給餌する．経腸管栄養製品（表 5-40 参照），餌動物の完全体（肢，毛，羽，消化管の少ないもの），または経口電解質液に漬けたウズラ胸肉を給餌する
- 正常な消化管通過時間に回復してから餌動物の完全体を与える．餌動物と認識できるような食物，例えば内臓を取り除いた魚，ラット，マウス，ウズラを与える．自主摂食を促すためにさまざまな食物を与える
- 幼若な猛禽類には，ビタミンが補給されたマウスやラットのような動物の完全体を与える．ヒナ鳥には毛，爪，消化管を取り除き，残りの部分はサイの目状に切り，すりつぶす

鳴き鳥

- 鳥が雑食種，草食種，蜜食種，食虫種なのかを判断し，さまざまな食物を与える．The Sibley Guide to Birds[735]，The Birder's Handbook[212] のような成書を参照し推奨される食物を与えるとよい
- さまざまな食物，例えば高品質な粒餌，ミールワーム，細かく切った新鮮な果物や野菜を浅い容器または蓋に入れる
- 食物の提供は自主摂食を促す．ツグミには土の上にミミズを置き，マネシツグミには枝に付いたままのベリー類を与える
- アマツバメやツバメには鉗子から生きた昆虫を与える
- キツツキにはミールワームを閉じ込めたピーナッツバターを樹皮に塗布して与える

表 5-43	野生鳥のリハビリのために推奨される栄養[a, 90, 212, 217, 264, 735]（続き）

水鳥

- 飼いならされた水鳥，マガモ，カナダグースは砕いたトウモロコシ，穀類，葉物，薬用食ではない水鳥または家禽食を与える
- 白鳥，特にナキハクチョウは3日またはそれ以上食べないかもしれない。隔離された場所で，水分を多く含んだ食事と新鮮な野菜があったとしても決して食べないだろう
- 水は皿またはバケツに入れ，嘴が容器の底に触れる前に頸全体が沈む程度の深さにする
- 亜鉛メッキの容器は水や食べ物によって溶けることがあるかもしれないので使わない
- 子ガモ，ガチョウの子，白鳥のヒナには薬用食ではない水鳥用またはヒナ用の餌を浅い皿に入れ，さらに囲い内にまき散らす
- イチゴのようなブライトフルーツ，または小さいミールワームを入れた小さいかけらは処方食として自主的な摂食を促す

a：詳細は表 13-1，表 13-6，表 13-7 参照

表 5-44　鳥類の卵塞症の管理[81, 462]

定義
- 難産—卵管での卵の閉塞
- 卵塞—卵が卵管を通過する速度が遅いこと

原因—通常，多くの因子が関わっている
- 栄養性：低カルシウム血症，低タンパク質食，ビタミンE欠乏症，全身性栄養不良
- 卵関連性：形態または位置の異常，異常な大型卵，不適切または柔らかい卵殻
- 雌鶏関連性：骨盤損傷，卵管炎，全身性疾患，以前の難産または手術，感染症，新生物による卵管の損傷

診断
- 病歴／臨床症状／身体的所見：非特異的症状，頻呼吸，持続的に尾を振る，総排泄腔からの出血または血便，体腔の膨張，卵の触診
- X線検査／超音波検査，さらに血清生化学検査を行うとよい

治療
- 状態を安定させる
  - 温かい輸液剤を SC，IV または IO 投与する
  - ブドウ糖：50％をボーラス IV または IO 投与する。輸液剤の 2.5％を SC 投与する
  - 暖かく，暗く，加湿された環境にする
  - 多くの症例で栄養サポートが必要である
  - グルコン酸カルシウム：50-100 mg/kg，IM または IV（ゆっくり投与）
  - ビタミン：1万 U ビタミン A と 1,000 U ビタミン D_3/300 g，IM
- 獣医学的管理
  - オキシトシン：30分ごとに 5 U/kg，IM 投与を繰り返すことができる
  - プロスタグランジン E_2：0.1 mL/100 g（1 mL/kg）総排泄腔内から子宮括約筋に
- 外科的管理
  - 閉塞していなければ 12-24 時間後に行う。閉塞していればより早く行う
  - 全身麻酔を必ず行う
  - 卵操作は注意して行う。呼吸を抑制してしまうため，卵を安定させるために頭側方向に押さない
  - 手による圧搾。やさしく指圧しながら卵を尾側方向に押し出す
  - 総排泄腔からの卵内穿刺
    - 動物のサイズに関わらず，18G 針を使用する
    - 潤滑された検鏡または綿棒を用いて焦点性光源下で卵／卵管口を視覚化する
    - 卵内に針を穿刺し，卵を安定化させながら内容物を吸引する
    - 指圧しながらやさしく卵を内破させる
    - 止血曲鉗子を用いて破片を摘出する
  - 経皮卵内穿刺
    - 18G 針
    - 卵を体の左側に固定してから，無菌状態にする
    - 皮膚を介して針を卵に穿刺して内容物を吸引する
    - 指圧しながらやさしく卵を内破させる
    - 卵殻の破片の通過を促進するために水和状態を維持する
  - 卵管子宮摘出術または卵管摘出術

表 5-45　鳥類における抗酸菌症の治療プロトコール[a, b]

薬剤	薬剤の組み合わせおよび投与量									
	1[c, 823]	2[50]	3[823]	4[823]	5[823]	6[d, 63]	7[450]	8[199]	9[824]	10[695]
アジスロマイシン	—	—	—	—	—	—	—	45 mg/kg, PO, q24 時	—	43 mg/kg, PO, q24 時
イソニアジド	30 mg/kg, PO, q24 時	10 mg/kg, PO, q12 時	—	—	—	—	—	—	—	—
エタンブトール	30 mg/kg, PO, q24 時	—	30 mg/kg, PO, 24 時	30 mg/kg, PO, q24 時	30 mg/kg, PO, q24 時	20 mg/kg, PO, q24 時	30 mg/kg, PO, q24 時	15-30 mg/kg, PO, q12-24 時	30 mg/kg, PO, q24 時	30 mg/kg, PO, q24 時
エンロフロキサシン	—	—	30 mg/kg, PO, 24 時	30 mg/kg, PO, q24 時	—	10-15 mg/kg, PO・IM, q12 時	6 mg/kg, PO, q24 時	—	—	—
クラリスロマイシン	—	—	—	—	—	—	55 mg/kg, PO, q24 時	85 mg/kg, PO, q24 時	—	—
クロファジミン	—	—	—	—	—	1.5 mg/kg, PO, q24 時	—	—	6 mg/kg, PO, q24 時	—
シクロセリン	—	—	—	—	—	5 mg/kg, PO, q12 時	—	—	—	—
シプロフロキサシン[e]	—	—	—	—	80 mg/kg, PO, q24 時	—	—	—	—	15 mg/kg, PO, q12 時

（続く）

5

鳥類

表 5-45　鳥類における抗酸菌症の治療プロトコール[a,b]（続き）

薬剤	薬剤の組み合わせおよび投与量									
	1[c,823]	2[50]	3[823]	4[823]	5[823]	6[d,63]	7[450]	8[199]	9[824]	10[695]
ストレプトマイシン	—	30 mg/kg, IM, q12時	—	—	—	—	—	—	—	—
リファブチン	—	—	15 mg/kg, PO, q24時	—	—	—	45 mg/kg, PO, q24時	15-45 mg/kg, PO, q24時	—	15 mg/kg, PO, q24時
リファンピン	45 mg/kg, PO, q24時	15 mg/kg, PO, q12時	—	45 mg/kg, PO, q24時	45 mg/kg, PO, q24時	—	—	—	45 mg/kg, PO, q24時	—

a：*Mycobacterium avium* は人獣共通感染症の原因となるため、感染したペットまたはペット小屋で飼育されている鳥を治療することは賛否両論ある。鳥の *M. avium* 分離株とヒトとの分離株は抗菌薬感受性、血清型亜型、遺伝子配列の決定が異なる。そのため、ヒトの *M. avium* の感染源がペットの鳥であることは疑わしい（免疫抑制の患者は除く）。それにも関わらず、本疾患の鳥を治療している獣医師は自身の責任下で行っている。獣医師は本治療が鳥にとって一生涯継続するものであり必ずしも羽の抜け落ちをもたらすものではないことに注意するべきである[50,63,199,450,695,823]

b：多剤療法の経験的評価によるアジスロマイシン (43 mg/kg)、リファンピン (45 mg/kg)、エタンブトール (30 mg/kg) は自然発症性の抗酸菌症のジュズカケバト (*Streptopelia risoria*) に無効であった。培養および感受性試験ではアジスロマイシン以外の抗菌薬に耐性を示した[701]

c：ブドウ糖粉末に混ぜ、少量の食事とともに投与する[823]

d：猛禽類のみ推奨されている[63]

e：エンロフロキサシン (15 mg/kg, PO, q12時)、クロファジミン (6 mg/kg, PO, q12時)、またはアミカシン IM、IV 投与はシプロフロキサシンの代わりにエタンブトール、リファブチン、アジスロマイシンと併用できる[695]

表 5-46　鳥類に推奨される化学療法プロトコール

リンパ腫の C.O.P プロトコール[269, *]
- プレドニゾン 25 mg/m^2，PO，q24 時
- シクロフォスファミド 200 mg/m^2，IO，q7 日
- ビンクリスチン 0.75 mg/m^2，IO，q7 日，3 回治療
- ドキソルビシン 30 mg/m^2，IO，q21 日
- L-アスパラギナーゼ 400 U/kg，IM，q7 日
- インターフェロンα 15,000 U/m^2，SC，q2 日，3 回治療
- ドキソルビシンと L-アスパラギナーゼ治療前に，ジフェンヒドラミン 2 mg/kg，IO
- ドキソルビシンと L-アスパラギナーゼ治療前に，デキサメサゾン 1 mg/kg，IM

リンパ球性白血病またはリンパ腫のプロトコール[a, 566]
- 硫酸ビンクリスチン，初期量 0.5 mg/m^2，その後 0.75 mg/m^2，q7 日，3 回治療
- プレドニゾン 1 mg/454 g，PO，q12 時
- クロラムブシル 1 mg/羽，PO，2 回/週

皮膚型リンパ腫のプロトコール[b, 677]
- ビンクリスチン 0.1 mg/kg，IV，q7-14 日
- クロラムブシル 2 mg/kg，PO，2 回/週

骨肉腫のプロトコール[c, 194]
- ドキソルビシン治療の 30 分前にジフェンヒドラミンを投与する（投与ルート，用量の記載なし）
- ドキソルビシン 60 mg/m^2 を 6 mL の滅菌生理食塩水で希釈し，血管カテーテルを介して麻酔下の動物の頚静脈に 30 日ごとに IV 投与する
- ドキソルビシンを漏出させない。ドキソルビシンは骨髄抑制および心毒性を引き起こすことがある。血液検査（CBC）をモニターする
- 治療中は心電図のモニターが推奨される

a：用量は北京ダック（*Anas platyrhynchos*）用である
b：用量はタイハクオウム（*Cacatua alba*）用である
c：用量はアオボウシインコ（*Amazona aestiva*）用である
＊：監訳注；薬剤にドキソルビシン，L-アスパラギナーゼが含まれることから，CHOP または L-CHOP プロトコールと思われる

表 5-47　鳥類の心肺蘇生（CPR）[a]

薬剤	用量	15 g (カナリア、フィンチ)	30 g (セキセイインコ)	40-50 g (ボタンインコ)	100 g (コニュア、オカメインコ)	200 g (ヨウム)	300 g (ハト、キバタン)	400 g (ヨウム、オオハナインコ)	500 g (タイハクオウム)	750 g (大型キバタン)	1 kg (ルリコンゴウインコ)
アドレナリン (1：1,000, 1 mg/mL)	0.5-1 mg/kg	0.007-0.015 mL	0.015-0.03 mL	0.02-0.05 mL	0.05-0.1 mL	0.1-0.2 mL	0.15-0.3 mL	0.2-0.4 mL	0.25-0.5 mL	0.375-0.75 mL	0.5-1 mL
アトロピン (0.2-0.5 mg/mL)	0.5 mg/kg	0.006-0.015 mL	0.012-0.03 mL	0.015-0.05 mL	0.04-0.1 mL	0.08-0.2 mL	0.12-0.3 mL	0.16-0.4 mL	0.2-0.5 mL	0.3-0.75 mL	0.4-1 mL
グルコン酸カルシウム (10 %) (100 mg/mL)	50-100 mL/kg	0.007-0.015 mL	0.015-0.03 mL	0.02-0.05 mL	0.05-0.1 mL	0.1-0.2 mL	0.15-0.3 mL	0.2-0.4 mL	0.25-0.5 mL	0.375-0.75 mL	0.5-1 mL
重炭酸ナトリウム (1 mEq/mL)	5 mEq/kg	0.075 mL	0.15 mL	0.2-0.25 mL	0.5 mL	1 mL	1.5 mL	2 mL	2.5 mL	3.75 mL	5 mL
デキサメタゾンリン酸エステルナトリウム (4 mg/mL)	2-4 mg/kg	0.007-0.015 mL	0.015-0.03 mL	0.02-0.05 mL	0.05-0.1 mL	0.1-0.2 mL	0.15-0.3 mL	0.2-0.4 mL	0.25-0.5 mL	0.375-0.75 mL	0.5-1 mL
ドキサプラム (20 mg/mL)	20 mg/kg	0.015 mL	0.03 mL	0.04-0.05 mL	0.1 mL	0.2 mL	0.3 mL	0.4 mL	0.5 mL	0.75 mL	1 mL
プレドニゾロンコハク酸エステルナトリウム (10 mg/mL)	10-20 mg/kg	0.015-0.03 mL	0.03-0.06 mL	0.04-0.1 mL	0.1-0.2 mL	0.2-0.4 mL	0.3-0.6 mL	0.4-0.8 mL	0.5-10 mL	0.75-1.5 mL	1-2 mL

薬剤	用量								
プレドニゾロンコハク酸エステルナトリウム (50 mg/mL)	10-20 mg/kg	0.003-0.006 mL	0.006-0.012 mL	0.008-0.02 mL	0.02-0.04 mL	0.04-0.08 mL	0.06-0.12 mL	0.08-0.16 mL	0.1-0.2 mL	0.15-0.3 mL	0.2-0.4 mL
ブドウ糖 (50 %)	1 mL/kg (ゆっくり投与)	0.015 mL	0.03 mL	0.04-0.05 mL	0.1 mL	0.2 mL	0.3 mL	0.4 mL	0.5 mL	0.75 mL	1 mL
ヘタスターチ	10-15 mL/kg (ゆっくり投与)	0.15-0.225 mL	0.3-0.45 mL	0.4-0.75 mL	1-1.5 mL	2-3 mL	3-4.5 mL	4-6 mL	5-7.5 mL	7.5-11.25 mL	10-15 mL
マンニトール (20 %) (200 mg/mL)	0.5-2 mL/kg	0.0075-0.03 mL	0.015-0.06 mL	0.02-0.1 mL	0.05-0.2 mL	0.1-0.4 mL	0.15-0.6 mL	0.2-0.8 mL	0.25-1 mL	0.375-1.5 mL	0.5-2 mL
輸液剤 (ボーラス投与)	25 mL/kg	0.375 mL	0.75 mL	1-1.25 mL	2.5 mL	5 mL	7.5 mL	10 mL	12.5 mL	18.7 mL	25 mL

a：mL/kg で、IV、IO または IM 投与である。体重が不明の場合は、大きさが類似している動物種のおおよその体重に基づいた CPR を行う

表 5-48　家禽以外の鳥類に使用するワクチン[104, 119, 323, 391, 413, 486, 509, 536, 578, 610, 669, 675, 684, 812, 861]

種	薬品名	用量	初回接種	追加接種	特徴など
適用される種や特徴については参照	ウエストナイル熱 (West Nile-Innovator, Fort Dodge)	0.5-1 mL, IM	q3-4週で繰り返し、2、3回行う	3週間	● 環境中の管理が最も重要であるが、ウエストナイル熱ワクチンはガン目、コウノトリ目、ハト目、ブッポウソウ目、スズメ目、オウム目、猛禽類を含む多くの鳥類に投与されている。抗体反応が不安定である（フラミンゴ、ペンギン）[122, 174, 576, 579, 736] ● ローリーでは初回接種から1年後に溶血性貧血が認められたとの報告もある[611]
カナリア（屋内、屋外飼育）	ポックスウイルス、カナリア (Pximune-C, Biomune)	翼膜穿刺[629]	離乳時期	6-12カ月齢および繁殖時期や媒介生物が現れる季節の4週間前、その後毎年	● 生ワクチン。ワクチン接種部位に炎症または痂皮が形成される。まれに延期は臨床的に正常な鳥にも接種する[a]
ハト（レース用）	パラミクソウイルス-1 (V.P. Vaccin Nobilis Lasota, Intervet)	鼻腔内または眼、1-2滴	ショー、レースの2-4週間前	6-8週間	● 生ワクチン。乏しい免疫反応
		飲料水	―	8週間	● 群全体（>100頭）に1ボトルを24時間、飲料水に等分して投与する。乏しい免疫反応

疾患/ワクチン	用量/経路	接種年齢	頻度	コメント
パラミクソウイルス-1、ハト (Inacti/vac PMV-1, Maine Biological Lab)	0.5 mL, SC[b, 629]	4週齢	4週間、その後毎年	● 不活化ワクチン。推奨される PMV-1 ワクチン。繁殖期の1-2カ月前、レースまたはショーの6-8週間前に接種。ウイルス流行時に接種することもある[323]
パラミクソウイルス-1/ポックスウイルス、ハト (Columbovac, Solvay Duphar)	0.2 mL, SC[b, 63]	4週齢	—	● 不活化ワクチン。ポックスウイルスには乏しい免疫反応
ポックス、ハト (Acti/vacPP, Maine Biological Lab)	大腿部または翼膜の毛のない毛包にスポイトあるいはブラシを用いて擦り込む。羽毛を開くために皮膚を引っ張る[323, 629, 702]	4週齢の幼若動物にワクチン接種する。ペアリング6週間前の老齢動物にワクチン接種する[702]	毎年	● 生ワクチン。毎年の追加接種は必要でないこともある[692]。曝露した場合は追加接種する。理想的には他の季節の4週間前に接種し、接種後3-4週間で免疫が獲得される[323]。ワクチンにより免疫を獲得するまで、接種された鳥は感染性がある[702]
Salmonella typhimurium（パラチフス） ・(Sal Bac, Biomune)	0.5 mL, SC[b, 629]	繁殖、レース、ショーの2-3週間前	3-4週間、その後半年ごと	● バクテリン。効果は疑わしい。糞便排出の低下が起こり、サルモネラ症のコントロールにも有用となり得る[323, 831]。レース、ショー、または産卵の最低でも2-3週間前にワクチンを接種する

（続く）

表 5-48　家禽以外の鳥類に使用するワクチン[104, 119, 323, 391, 413, 486, 509, 536, 578, 610, 669, 675, 684, 812, 861]（続き）

種	薬品名	用量	初回接種	追加接種	特徴など
	・(Bespoke, Specialist Laboratories)	● 0.25 mL, IM	―	―	● 持続性飛行障害[63]。投与後12-24時間は沈うつが認められる。アメリカでは入手できない
オウム科	ヘルペス (Pacheco's) (Psittimune PDV, Biomune)	● 0.25 mL/<100 g, SC[629]	● 離乳時期	● 4-8週間、その後毎年	● 不活化ワクチン。最低でも繁殖期の1週間前までに接種する。隔離施設や店舗のような高リスク環境下にいる健康な鳥にワクチン接種する[669, 812]
		● 0.25 mL/>100 g, SC・IM[629]			● まれにワクチン接種部位に重度の肉芽腫を形成する。バタンインコへの接種は賛否両論がある
	ポリオーマウイルス (Psittimune APV, Biomune)	● 0.25 mL/羽 (成熟時で体重<200 g の個体), SC[629, 812]	● 35-50日齢。10-20日齢と幼若な時期にも、安全にワクチン、接種ができる。免疫の程度は不明である[675]	● 2-3週齢、その後毎年	● ワクチン接種部位の変色、肥厚、肉芽腫を生じることがある（通常は8週以内に良化する）
		● 0.5 mL/羽 (成熟時で体重>200 g の個体), SC[629, 812]		● 最後の追加接種は鳥小屋を離れる最低でも2週間前までに行う[674]	● 流行時に適用されることがある[a, 675]。小型および大型の飼育鳥のルーチン接種に正式に推奨される唯一のワクチンである。アメリカの農務省に登録されている[684]

猛禽類	パラミクソウイルス-1 (V.P. Vaccin Nobilis Lasota, Intervet)	●鼻腔内または飲料水に添加する		●飲料水内のHitchner B1およびLasota株の家禽ワクチンは有効な眼瞼の腫脹がみられることがある[391]。数か月間、免疫が認められる
	ポックス、ハト (Acti/vacPP, Maine Biological Lab)	●大腿部または翼膜の毛のない毛包にスポイトあるいはブラシを用いて擦り込む。羽毛を開くため皮膚を引っ張る[323, 629, 702]	●4週齢。レース前の幼若動物にワクチン接種する。ペアリング6週間前の老齢動物にワクチン接種する[702]	●3-4週間後に追加接種。約6か月間、免疫を獲得する 毎年	●中東ではハヤブサとノガンに接種され、効果がみられている[702]
走鳥類	東部ウマ脳炎 (Triple-E, Solvay) (EEE vaccine w/o tetanus, Fort Dodge)	●0.5-1 mL、IM[800]	●6週間-3カ月齢	●3-4週間後に追加接種。その後毎年または繁殖期の前後(3月/9月)ごとに追加接種を行う[800]	●エミュー[669]
	西部ウマ脳炎 (Triple E, Solvay)	●1 mL	●6週間	●3-4週間後に追加接種、その後6-12カ月ごとに実施する[800]	●エミュー

a：流行時の鳥へのワクチン接種の場合、理論上、ヒトは機械的媒介動物となってしまう[669]
b：ハトでは、出血を防ぐために注意する。大腿部頭側または頚部1/3の背側正中線上に接種する[323, 836]

表 5-49　鳥類の血圧測定値

種	測定法（直接法または間接法）	平均動脈圧（mmHg）	収縮期動脈圧（mmHg）	拡張期動脈圧（mmHg）
オウム科	意識下の間接法[456]	—	90-180	—
	イソフルラン麻酔下の間接法[456]	—	90-150	35.26±20.5
ミミグロボウシインコ[a]	イソフルラン麻酔下で，翼を用いた直接法[10]	155±18 (112-185)	163±18 (119-200)	148±18 (106-171)
	イソフルラン麻酔下で，肢を用いた直接法[10]	152±28 (97-190)	159±28 (113-206)	144±30 (83-181)
	吸入麻酔下での直接法[721]	116.9±20.5	132.9±22.1	101.9±22
	イソフルラン麻酔下で，翼にドプラプローブを用いた間接法[10]	140±25 (104-197)	—	—
	イソフルラン麻酔下で，肢にドプラプローブを用いた間接法[10]	145±28 (96-196)	—	—
アカオノスリ[b]	セボフルラン麻酔下の間接法[c]	155±27	181±25	—
	意識下の間接法[c]	190±38	236±42	—
	セボフルラン麻酔下の直接法	159±25 (102-216)	178±27 (124-251)	143±24 (78-198)
	意識下の直接法	201±29 (154-262)	238±39 (161-301)	180±31 (142-254)

表 5-49　鳥類の血圧測定値（続き）

種	測定法（直接法または間接法）	平均動脈圧（mmHg）	収縮期動脈圧（mmHg）	拡張期動脈圧（mmHg）
ハゲワシ	全身麻酔下であり，自発呼吸している鳥の直接法[403]	セボフルランと比べて，イソフルランは顕著に上昇させた	176±14.4-209.3±14.4，イソフルラン40分以上	139.2±14.5-171.6±14.4，イソフルラン40分以上
			128.8±15-163±13.5，セボフラン40分以上	129.2±15.2-147.1±13.8，セボフルラン40分以上
	意識下の間接法[12]	123.5±61.9	—	—
北京ダック	イソフルラン麻酔下の直接法[290]	119±17	—	—
ハト	イソフルラン麻酔下の直接法[805]	82±14	—	—
カナダヅル	イソフルラン麻酔下の直接法[478]	96±4	—	—

a：ミミグロボウシインコ（*Amazona ventralis*）で，翼と肢からの直接収縮期動脈血圧とドプラプローブを用いた間接血圧の測定に関して，意見にかなりの相違があった．オシロメトリック法を用いて間接血圧測定を試みたが失敗に終わった[10]
b：Zehnder AM, Hawkins MG, Pascoe PJ, et al. Evaluation of indirect blood pressure monitoring in awake and anesthetized red-tailed hawks (*Buteo jamaicensis*) : effects of cuff size, cuff placement, and monitoring equipment. Vet Anaesth Analg 2009;36:464-479.
c：オシロメトリック法を用いた間接血圧測定は信ぴょう性に欠ける．ドプラプローブとカフを用いた間接血圧測定は浅尺骨動脈からの直接血圧測定に類似していた

表 5-50	鳥類の精神療法薬に関するガイドライン[79, 283, 404, 412, 508, 589, 646, 731, 732, 739]

1. 獣医学的および行動学的検査をひととおり行う
- 詳しい獣医学的および行動学的な病歴を問診する
- 注意深く身体的な検査を行い，羽形成不全または皮膚異常の有無を確認する
- オウム類嘴羽毛病検査を含む最小限の検査を行い，必要に応じて皮膚・羽毛の毛包生検を行う
2. 獣医学的な問題が除外または治療されたにも関わらず症状が緩和されない場合は，行動学的な診断を行う
- 毛引き症と決定するだけでは不十分である。「なぜ」毛引きをしているのかを特定する。特に「前例，行動，結果」のデータが診断に役立つ
- 多くの行動学的な問題は，色々な因子が関わっている
3. 以下のことが盛り込まれた治療プランを作成する
- 環境の改善
  - 栄養学および基本的な飼育管理を改善する
  - 適切に環境の改善を行う
- 行動学的修正のテクニック
  - 鳥にしてほしい行動に注目し，報酬を与え，目的が達成できるように行動を刺激する。鳥に罰を与えない。餌探し行動，チュートイ（噛んでもよい玩具）や知育玩具の提供，基本的スキルの訓練を通して行動学的な代替手段または「作業療法」を行う
- 行動学の薬物療法は治療の一環として有用である
- 可能であればいつでも行動学者，できれば American College of Veterinary Behaviorists の会員の行動学者に相談する
4. 行動学的薬物療法の一般原則
- 以下の薬剤によって鳥は変化に適応しやすくなり，ストレスが軽減し，治療の成果を上げる可能性が高まる
- 多くの行動治療薬は中枢神経系 (CNS) の神経伝達物質 (NT) に働きかける
  - セロトニン (5-HT) は情緒，睡眠パターン，食欲に作用する。インパルスが抑制され，セロトニンの分泌が低下し，他ホルモンとの不均衡が生じると，不適応行動と関連することがある
  - ノルエピネフリン (NE) は注意力，睡眠，夢，学習に重要な役割を担う
  - ガンマアミノ酪酸 (GABA) は重要な抑制性伝達物質である
- 行動治療薬は，ヒトへの臨床用途または構造や作用（三環系，選択的セロトニン再取り込み阻害薬）に基づいて分類される。大きなグループとして抗不安薬，抗精神病薬，抗うつ薬があるが，これらの用途はより広範囲であることが多い
- 向精神薬を選択する際には多くの因子について検討する必要がある。作用機序，適応症，禁忌，一般的および潜在的な副作用，費用，投与方法の容易さを考慮する。さらに鳥の種類，年齢，健康状態，生殖状態についても検討対象である。詳細については以下の獣医行動学の成書，処方集参照
- 一般的に選択される薬剤の適応症
  - 恐怖症，不安症にはベンゾジアゼピン系 (BZD) およびブスピロン。抗うつ薬は全般性不安障害および分離不安症に投与されることもある
  - 常同症[a]のような強迫性障害には三環系化合物 (TCAs) および選択性セロトニン再取り込み阻害薬 (SSRIs) を用いる
  - 自傷行動が認められる常同症にはオピオイド拮抗薬（例：ナルトレキソン），SSRLs，TCAs，または症例によってはハロペリドールを選択する
  - 止痒作用を有するのは TCAs である。最も強力な抗ヒスタミン作用を有するのがドキセピンであり，次に強力な薬剤はアミトリプチリンである[b]
  - 序列によるものや不安に誘発される攻撃性には，SSRLs が用いられる
- 補助治療には非ステロイド性抗炎症薬（NSAID，表 5-6)，オピオイド拮抗薬（表 5-5），ホルモン薬（表 5-7），そして必要であれば必須脂肪酸のサプリメントが適応される

表 5-50	鳥類の精神療法薬に関する ガイドライン[79, 283, 404, 412, 508, 589, 646, 731, 732, 739] (続き)

5. 用量，投与間隔，投与期間は？
- 表 5-10 の用量の多くは事例経験または症例報告に基づいている。数少ない実証的研究は少数のサンプルを参考にしている
- 飼い主に薬物治療は多くの場合，薬剤の変更，用量の増減などを行うことを説明するべきである。例えば，4-8 週間抗うつ薬を投与後に，用量の調節または薬剤の変更をする場合があることを伝える
- 併用療法は時に薬剤の効果を強化することがある
  - BZD は抗うつ薬と併用できるが，CNS 抑制のリスクを最小限にするために BZD を減量する。抗うつ薬の効果がみられるまでに数週間かかるため，この併用は心理療法の開始初期に特に有用である
  - 両薬剤の投与量が減量されない限り，セロトニン症候群を引き起こす可能性があるため，セロトニンレベルを増加させる薬剤の併用は避ける[c]
- 抗うつ薬の最短投与期間は 6-8 週間である
- 血液検査を定期的に行う
- 治療が有効であった場合，治療を最低でも 2-6 カ月間続けるべきである
- 薬剤投与を終えるまでにはさまざまな方法がある。ひとつの方法として，3 週間ごとに用量を 25 ％ずつ減らす。症状が再発した場合には，最も低い用量まで戻す。薬剤の漸減は最低でも 3 週間かけて行う
6. 飼い主への指導・説明
- 治療反応をどのように記録するかを事前に決めておく。飼い主に症状の程度，持続時間，症状の発現頻度に関する所見などを説明し，それを記録するように伝える
- 投与する薬剤は症状（改善の程度）によって変更する場合があること，副作用，治療する期間，さらに効果が認められるまでに時間がかかることを事前に説明しておく
- 承認されている薬を使う

(続く)

表 5-50 鳥類の精神療法薬に関するガイドライン[79,283,404,412,508,589,646,731,732,739]（続き）

特性	抗不安薬		抗精神病薬	抗うつ薬	
	ベンゾジアゼピン系(BZD)	ブスピロン系		三環系化合物 (TCAs)	選択性セロトニン再取り込み阻害薬 (SSRIs)
作用	軽度の鎮静[d]、用量が増えるとともに安緩解、催眠	落ち着き	活動の低下	強力な抗ヒスタミン作用および鎮静作用など、さまざま	情緒安定化を含む、多様な作用
薬剤例	ジアゼパム ロラゼパム ミダゾラム 強力：アルプラゾラム クロラゼプ酸	—	ハロペリドール	アミトリプチリン クロミプラミン イミプラミン	フルオキセチン パロキセチン セルトラリン
欠点	学習能力を妨げ、行動修正に悪影響を及ぼすことがある	効果発現時間の延長 (2-4 週間)	副作用参照	効果発現時間の延長 (2-4 週間)	効果発現時間の延長 (3-6 週間)
副作用	鎮静、運動失調[d]、異常な興奮。猫ではジアゼパムのPO投与により、致死的な特発性肝壊死がまれに認められる	少ないまたは軽度。混乱、吐き気、食欲不振	錐体外路所見：振戦、ジスキネジアまたはアカシジア。一時的な食欲不振および逆流	抗コリン作用[e]	一般的ではなく、一時的に最も認められるのが食欲不振で[f]、セロトニン症候群は最も重度な症状である[c]

禁忌および注意事項	味				
肝または腎疾患。攻撃性。ヒトで乱用の可能性がある	味は一般的によいとされているが、そのなかでもジアゼパムの後味は苦いとされる[508]	重度な肝または腎疾患	軽い後味	離脱反応を予防するために、休薬はゆっくり行う。作用値を低下させることがある	—
					無臭、無味の錠剤

a：常同症とは旋回やページングのような反復行動であり、場合によっては羽－破壊性行動も含まれる
b：ドキセピンはジフェンヒドラミンの800倍の抗ヒスタミン作用を有する
c：セロトニン症候群は筋肉の振戦、硬直、発熱、高体温、高血圧または低血圧、昏睡、発作、頻脈、死をもたらすことがある
d：軽度な鎮静作用により止まり木から落ちる危険性がある。鎮静作用が時間とともに生じる
e：哺乳類で多様な抗コリン作用が報告されており、症状としては口渇、疲労、さまざまな程度の鎮静、便秘、不整脈、低血圧、体重増加、嘔吐が含まれる
f：SSRIsのその他の副作用には下痢、興奮性、攻撃性、不眠、まれに嘔吐が含まれる。鎮静作用および嘔吐は鳥で最も多く認められる

参考文献

1. Aarons J. First aid and wound management in the ostrich. *Proc Annu Conf Assoc Avian Vet* 1995;201-208.
2. Aarons JE. Adverse effects of high environmental temperature on ostrich chicks. *Proc Annu Conf Assoc Avian Vet* 1996;153-158.
3. Aarons JE. Assessing the down bird. *Proc Annu Conf Assoc Avian Vet* 1997;175-179.
4. Abbas RZ, Iqbal Z, Khan MN, et al. Prophylactic efficacy of diclazuril in broilers experimentally infected with three field isolates of *Eimeria tenella*. *Intl J Ag Biol* 2009;11:606-610.
5. Abernathy DR, Arnold GJ, Azarnoff DL, et al., eds. *Mosby's Drug Consult*. St. Louis: Mosby; 2003.
6. Abou-Madi N. Avian anesthesia. *Vet Clin North Am Exotic Anim Pract* 2001;4:147-167.
7. Abou-Madi N, Garner M, Kollias GV, et al. The use of Oxyglobin® in birds: preliminary pharmacokinetics and effects on selected blood parameters and tissues. *Proc Annu Conf Am Assoc Zoo Vet, Am Assoc Wildl Vet, Assoc Rept Amph Vet, Nat Assoc Zoo Wildl Vet* 2001;77-79.
8. Abrams GA, Paul-Murphy J, Murphy CJ. Conjunctivitis in birds. *Vet Clin North Am Exotic Anim Pract* 2002;5:287-309.
9. Abu-Basha EA, Idkaidek NM, Al-Shunnaq AF. Pharmacokinetcs of tilmicosin (Provitil powder and Pulmotil liquid AC) oral formulations in chickens. *Vet Res Com* 2007;31:477-485.
10. Acierno MJ, da Cunha A, Smith J, et al. Agreement between direct and indirect blood pressure measurements obtained from anesthetized Hispaniolan Amazon parrots. *J Am Vet Med Assoc* 2008;233:1587-1590.
11. Aguilar RF, Redig PT. Diagnosis and treatment of avian aspergillosis. In: Bonagura JD, ed. *Kirk's Current Veterinary Therapy XII: Small Animal Practice*. Philadelphia: WB Saunders Co; 1995:1294-1299.
12. Aguilar RF, Smith VE, Ogburn P, et al. Arrythmias associated with isoflurane anesthesia in bald eagles (*Haliaeetus leucocephalus*). *J Zoo Wildl Med* 1995;26:508-516.
13. Aiello SE, Mays A, eds. *The Merck Veterinary Manual*. 8th ed. Whitehouse Station, NJ: Merck and Co; 1998.
14. Ajadi RA, Kasali OB, Makinde AF, et al. Effects of midazolam on ketamine-xylazine anesthesia in guinea fowl (*Numida meleagris galeata*). *J Avian Med Surg* 2009;23:199-204.
15. Alderton D. *A Birdkeeper's Guide to Pet Birds*. Morris Plains, NJ: Tetra Press; 1987.
16. Allen DG, Pringle JK, Smith DA, et al, eds. *Handbook of Veterinary Drugs*. 2nd ed. Philadelphia: JB Lippincott Co; 1998:749-842.
17. Allen J. Avian clinical chemistries. In: Jacobson ER, Kollias GV, Jr, eds. *Exotic Animals*. New York: Churchill Livingstone; 1988:143-157.
18. Allen JL, Oosterhuis JE. Effect of tolazoline on xylazine-ketamine-induced anesthesia in turkey vultures. *J Am Vet Med Assoc* 1986;189:1011-1012.
19. Al-Sobayil FA, Ahmed AF, Al-Wabel NA, et al. The use of xylazine, ketamine, and isoflurane for induction and maintenance of anesthesia in ostriches (*Struthio camelus*). *J Avian Med Surg* 2009;23:101-107.
20. Alvarez Maldonado, MVZ. Reporte preliminar: digitalizacion en pollos de engorda como metodo preventivo en el sindrome ascitico. *Proc 35th Western Poult Dis Conf* 1986;4-6.
21. Amelotti I, Catala SS, Gorla DE. Response of *Triatoma infestans* to pour-on cypermethrin applied to chickens under laboratory conditions. *Mem Inst Oswaldo Cruz* 2009;104:481-485.
22. American Veterinary Medical Association Panel on Euthanasia. Report of the AVMA Panel on Euthanasia. *J Am Vet Med Assoc* 2001;218:669-696.
23. American Veterinary Medical Association Web site. AVMA Guidelines on Euthanasia. Available at: http://icwdm.org/PDF's/AVMA2007report.pdf. Accessed Jun 2007.
24. Anadón A, Bringas P, Martinez-Larrañaga MR, et al. Bioavailability, pharmacokinetics and residues of chloramphenicol in the chicken. *J Vet Pharmacol Therap* 1994;17:52-58.
25. Anadón A, Martinez-Larrañaga MR, Diaz MJ, et al. Pharmacokinetics and residues of enrofloxacin in chickens. *Am J Vet Res* 1995;56:501-506.

26. Anadón A, Martínez-Larrañaga MR, Díaz MJ, et al. Pharmacokinetic characteristics and tissue residues for marbofloxacin and its metabolite N-desmethyl-marbofloxacin in broiler chickens. *Am J Vet Res* 2002;63:927-933.
27. Anadón A, Martinez-Larrañaga MR, Velez C, et al. Pharmacokinetics and residues of enrofloxacin in chickens. *Am J Vet Res* 1992;53:2084-2089.
28. Anderson NL, Johnson CK, Fender S, et al. Clinical signs and histopathologic findings associated with a newly recognized protozoal disease (*Trichomonas gallinae*) in free-ranging house finches (*Carpodacus mexicanus*). *J Zoo Wildl Med* 2010;41:249-254.
29. Antinoff N. Improving oncologic diagnostics and therapeutics. *Proc Annu Conf Assoc Avian Vet* 2001;369-381.
30. Antinoff N. Personal communication. 2004.
31. Archawaranon M. Hematological investigations of captive Hill Mynah *Gracula religiosa* in Thailand. *Int J Poult Sci* 2005;4:679-682.
32. Ashworth CD, Nelson DR. Antimicrobial potentiation of irrigation solutions containing tris-[hydroxymethyl] aminomethane-EDTA. *J Am Vet Med Assoc* 1990;197:1513-1514.
33. Assis RC, Luns FD, Beletti ME, et al. Histomorphometry and macroscopic intestinal lesions in broilers infected with *Eimeria acervulina*. *Vet Parasitol* 2010;168:185-189.
34. Atalan G, Uzun M, Demirkan I, et al. Effect of medetomidine-butorphanol-ketamine anaesthesia and atipamezole on heart and respiratory rate and cloacal temperature of domestic pigeons. *J Vet Med A Physiol Pathol Clin Med* 2002;49:281-285.
35. Austic RE, Scott ML. Nutritional diseases. In: Calnek BW, ed. *Diseases of Poultry*. 10th ed. Ames: Iowa State University Press; 1997:47-73.
36. Axelson RD. *Caring for Your Pet Bird*. Toronto: Canaviax Publ Ltd; 1981.
37. Axelson RD. Avian dermatology. In: Hoefer HL, ed. *Practical Avian Medicine: The Compendium Collection*. Trenton, NJ: Veterinary Learning Systems Co; 1997:186-195.
38. Baert K, de Backer P. Disposition of sodium salicylate, flunixin, and meloxicam after intravenous administration in broiler chickens. *J Vet Pharmacol Therap* 2002;25:449-453.
39. Baert K, de Backer P. Comparative pharmacokinetics of three non-steroidal anti-inflammatory drugs in five bird species. *Comp Biochem Physiol C Toxicol Pharmacol* 2003;134:25-33.
40. Baert K, Nackaerts J, de Backer P. Disposition of sodium salicylate, flunixin, and meloxicam after intravenous administration in ostriches (*Struthio camelus*). *J Avian Med Surg* 2002;16:123-128.
41. Baert L, Van Poucke S, Vermeersch H, et al. Pharmacokinetics and anthelmintic efficacy of febantel in the racing pigeon (*Columba livia*). *J Vet Pharmacol Therap* 1993;16:223-231.
42. Bailey J, Heard D, Schumacher J, et al. Midazolam, butorphanol, ketamine, and the clinically effective dose of isoflurane anesthesia in ostriches (*Struthio camelus*). *25th Annu Meet Am Coll Vet Anesthesiol* 2000;38.
43. Bailey TA, Apo MM. Pharmaceutics commonly used in avian medicine. In: Samour JH, ed. *Avian Medicine*. 2nd ed. Edinburgh: Mosby Elsevier; 2008:485-509.
44. Bailey TA, Sheen RS, Samour JH, et al. Pharmacokinetics of enrofloxacin after intravenous, intramuscular and oral administration to houbara bustards (*Chlamydotis undulata macqueenii*). *J Vet Pharmacol Therap* 1997;20 (Suppl 1):204-205.
45. Baillie JW. Alternative therapy ideas for feather picking. *Proc Annu Conf Assoc Avian Vet* 2001;191-196.
46. Battison AL, Buckzowski S, Archer FJ. Plasma bile acid concentration in the cockatiel. *Can Vet J* 1996;37:233-234.
47. Bauck L. *A Practitioner's Guide to Avian Medicine*. Lakewood, CO: American Animal Hospital Association; 1993.
48. Bauck L. Nutritional problems in pet birds. *Semin Avian Exotic Pet Med* 1995;4:3-8.
49. Bauck L, Brash M. Survey of diseases of the Lady Gouldian finch. *Proc Annu Conf Assoc Avian Vet* 1999;204-212.
50. Bauck L, Hoefer HL. Avian antimicrobial therapy. *Semin Avian Exotic Pet Med* 1993;2:17-22.
51. Bauck L, LaBonde J. Toxic diseases. In: Altman RB, Clubb SL, Dorrestein GM, et al., eds. *Avian Medicine and Surgery*. Philadelphia: WB Saunders Co; 1997:604-613.

52. Bauck L, Hillyer E, Hoefer H. Rhinitis: case reports. *Proc Annu Conf Assoc Avian Vet* 1992;134-139.
53. Bechert U, Christensen JM, Poppenga R, et al. Pharmacokinetics of orally administered terbinafine in African penguins (*Spheniscus demersus*) for potential treatment of aspergillosis. *J Zoo Wild Med* 2010;41:263-274.
54. Bechert U, Christensen JM, Poppenga R, et al. Pharmacokinetics of terbinafine after single oral dose administration in red-tailed hawks (*Buteo jamaicensis*). *J Avian Med Surg* 2010;24: 122-230.
55. Beernaert LA, Baert K, Marin P, et al. Designing voriconazole treatment for racing pigeons: balancing between hepatic enzyme auto induction and toxicity. *Med Mycol* 2009;47:276-285.
56. Beernaert LA, Pasmans F, Baert K, et al. Designing a treatment protocol with voriconazole to eliminate *Aspergillus fumigatus* from experimentally inoculated pigeons. *Vet Microbiol* 2009;139:393-397.
57. Beernaert LA, Pasmans F, Van Waeyenberghe, et al. Avian *Aspergillus fumigatus* strain resistant to both itraconazole and voriconazole. *Antimicrob Agents Chemother* 2009;53:2199-2201.
58. Belant JL, Seamans TW. Comparison of three formulations of alpha-chloralose for immobilization of Canada geese. *J Wildl Dis* 1997;33:606-610.
59. Bennett RA. Common avian emergencies. *Proc 5th Annu Internat Vet Emer Critical Care Symp* 1996;698-703.
60. Bennett RA. Medical and surgical management of avian reproductive disorders. *Proc Mid-Atlantic States Assoc Avian Vet Conf* 1997;40-44.
61. Bernard JB, Allen ME. Feeding captive piscivorous animals: nutritional aspects of fish as food. *Nutritional Advisory Group Handbook.* 1997:1-11.
62. Best R. Breeding problems. In: Beynon PH, Forbes NA, Lawton MPC, eds. *BSAVA Manual of Raptors, Pigeons and Waterfowl.* Ames: Iowa State University Press; 1996:202-215.
63. Beynon PH, Forbes NA, Harcourt-Brown NH. *Manual of Raptors, Pigeons and Waterfowl.* Ames: Iowa State University Press; 1996.
64. Beynon PH, Forbes NA, Lawton MPC. *Manual of Psittacine Birds.* Ames: Iowa State University Press; 1996.
65. Bicknese EJ. Review of avian sarcocystis. *Proc Annu Conf Assoc Avian Vet* 1993;52-58.
66. Bird JE, Walser MM, Duke GE. Toxicity of gentamicin in red-tailed hawks (*Buteo jamaicensis*). *Am J Vet Res* 1983;44:1289-1293.
67. Bird JE, Miller KW, Larson AA, et al. Pharmacokinetics of gentamicin in birds of prey. *Am J Vet Res* 1983;44:1245-1247.
68. Bishop CR, Rorabaugh E. Evaluation of the safety and eficacy of selamectin in budgerigars with *Knemidokoptes* infection. *Proc Annu Conf Assoc Avian Vet* 2010;79-84.
69. Bishop CR, McCoy B, Peter B. Selamectin tolerance in *Taeniopygia guttata* with *Sternostoma tracheacolum*. *Proc Annu Conf Assoc Avian Vet* 2007;251-254.
70. Bishop Y, ed. *The Veterinary Formulary.* 5th ed. London: Pharmaceutical Press; 2001.
71. Black PA, Cox SK, Macek M, et al. Pharmacokinetics of tramadol hydrochloride and its metabolite O-desmethyltramadol in peafowl (*Pavo cristatus*). *J Zoo Wildl Med* 2010;41:671-676.
72. Black WD. A study of the pharmacodynamics of oxytetracycline in the chicken. *Poult Sci* 1977;56:1430-1434.
73. Bloomfield RB, Brooks D, Vulliet R. The pharmacokinetics of a single intramuscular dose of amikacin in red-tailed hawks (*Buteo jamaicensis*). *J Zoo Wildl Med* 1997;28:55-61.
74. Bonar CJ, Lewandowski AH. Use of a liposomal formulation of amphotericin B for treating wound aspergillosis in a goliath heron (*Ardea goliath*). *J Avian Med Surg* 2004;18:162-166.
75. Bonar CJ, Lewandowski AH, Schaul J. Suspected fenbendazole toxicosis in 2 vulture species (*Gyps africanus, Torgos tracheliotus*) and marabou storks (*Leptoptilos crumeniferus*). *J Avian Med Surg* 2003;17:16-19.
76. Bond MW. IME-Medication for vomiting psittacines. *J Assoc Avian Vet* 1993;7:102.
77. Booth NH. Toxicology of drug and chemical residues. In: Booth NH, McDonald LE, eds. *Veterinary Pharmacology and Therapeutics.* 6th ed. Ames: Iowa State University Press; 1988:1167-1179.

78. Boothe DM. Drugs affecting the respiratory system. *Vet Clin North Am Exotic Anim Pract* 2000;3:371-394.
79. Boothe DM. Drugs that modify animal behavior. In: Boothe DM, ed. *Small Animal Clinical Pharmacology and Therapeutics*. Philadelphia: WB Saunders; 2001:457-472.
80. Bossche HV, Engelen M, Rochette F. Antifungal agents of use in animal health—chemical, biochemical and pharmacological aspects. *J Vet Pharmacol Therap* 2003;26:5-29.
81. Bowles HL. Diagnosis and management of female avian reproductive diseases. *Proc Annu Conf Assoc Avian Vet* 2001;349-357.
82. Bowles HL. Management with potassium bromide of seizures of undetermined origin in an umbrella cockatoo. *Exotic DVM* 2003;4.5:7-8.
83. Bowles H, Lichtenberger M, Lennox A. Emergency and critical care of pet birds. *Vet Clin North Am Exotic Anim Pract* 2007;10:345-394.
84. Bowman MR, Paré JA, Ziegler LE, et al. Effects of metoclopramide on the gastrointestinal tract motility of Hispaniolan parrots (*Amazona ventralis*). *Proc Annu Conf Am Assoc Zoo Vet* 2002;117-118.
85. Bowman MR, Waldoch J, Pittman JM, et al. Enrofloxacin plasma concentrations in sandhill cranes (*Grus canadensis*) after administration in drinking water: a preliminary study. *Proc Annu Conf Am Assoc Zoo Vet* 2002;389-390.
86. Braun EJ. Comparative renal function in reptiles, birds, and mammals. *Semin Avian Exotic Pet Med* 1998;7:62-71.
87. Breadner S. Chronic *Nocardia* infection in a hyacinth macaw. *Proc Annu Conf Assoc Avian Vet* 1994;283-285.
88. Brenner DJ, Larsen RS, Dickinson PJ, et al. Development of an avian brachial plexus nerve block technique for perioperative analgesia in mallard ducks (*Anas platyrhynchos*). *J Avian Med Surg* 2010;24:24-34.
89. Brooks DE. Avian cataracts. *Semin Avian Exotic Pet Med* 1997;6:131-137.
90. Brown CS. Wild bird rehabilitation for the practicing veterinarian. *Proc Annu Conf Assoc Avian Vet* 2003;207-219.
91. Brown MJ, Cromie RL. Weight loss and enteritis. In: Beynon PH, Forbes NA, Harcourt-Brown NH, eds. *Manual of Raptors, Pigeons and Waterfowl*. Ames: Iowa State University Press; 1996:322-329.
92. Bruch J von, Aufinger P, Jakoby JR. Untersuchungen zur pharmakokinetik und wirkung von intramuskulär, oral und über das trinkwasser verabreichtem sulfadimethoxine an gesunden und kokzidien-infizierten, adulten tauben (*Columba livia* Gmel., 1789, var. dom.). (Pharmacokinetics and efficacy of sulfadimethoxine in healthy and coccidia-infected adult pigeons). *Vet Bull* 1986;56:7830.
93. Bunting EM, Abou Madi N, Cox S, et.al. Evaluation of oral itraconazole administration in captive Humboldt penquins (*Spheniscus humboldti*). *J Zoo Wildl Med* 2009;40:508-518.
94. Burch DGS, Harding C, Alvarez R, et al. Treatment of a field case of avian intestinal spirochaetosis caused by *Brachyspira pilosicoli* with tiamulin. *Avian Path* 2006;35:211-216.
95. Burhenne J, Haefeli WE, Hess M, et al. Pharmacokinetics, tissue concentrations, and safety of the antifungal agent voriconazole in chickens. *J Avian Med Surg* 2008;22:199-207.
96. Burke TJ. Antibiotic therapy in pet birds and reptiles. In: Weber AJ, Grey S, Townsend K, et al., eds. *Veterinary Pharmaceuticals and Biologicals*. 5th ed. Lenexa, KS: Veterinary Medicine Publ; 1986.
97. Burns RB, Birrenkott GP. Half-life of dexamethasone and its effect on plasma corticosterone in raptors. *Proc Am Assoc Zoo Vet* 1988;12-13.
98. Bush M, Locke D, Neal LA, et al. Gentamicin tissue concentration in various avian species following recommended dosage therapy. *Am J Vet Res* 1981;42:2114-2116.
99. Bush M, Locke D, Neal LA, et al. Pharmacokinetics of cephalothin and cephalexin in selected avian species. *Am J Vet Res* 1981;42:1014-1017.
100. Bush M, Neal LA, Custer RS. Preliminary pharmacokinetic studies of selected antibiotics in birds. *Proc Annu Conf Assoc Avian Vet* 1979;45-47.

101. Butcher GD. Management of galliformes. In: Harrison GJ, Lightfoot TL, eds. *Clinical Avian Medicine*. Vol II. Palm Beach: Spix Publishing; 2006:865.
102. Byrne RF, Davis C, Lister SA, et al. Prescribing for birds. In: Bishop Y, ed. *The Veterinary Formulary*. 5th ed. London: Pharmaceutical Press; 2001:43-56.
103. Calle PP, Stewart CA. Hematologic and serum chemistry values of captive hyacinth macaws (*Anodorhynchus hyacinthinus*). *J Zoo Anim Med* 1987;18:98-99.
104. Cambre RC, Kenny D. Vaccination of zoo birds against avian botulism with mink botulism vaccine. *Proc Annu Conf Am Assoc Zoo Vet* 1993;383-385.
105. Campbell TW. Biochemical evaluation of blood for the detection of hepatic disease in birds. PhD Dissertation, Kansas State University, Manhattan, KS, 1987.
106. Campbell TW. Hematology of psittacines. Weiss DJ, Wardrop KJ, eds. In: *Schalm's Veterinary Hematology*. 6th ed. Ames: Blackwell Publishing; 2010:971.
107. Campbell TW, Smith SA, Zimmerman KL. Hematology of waterfowl and raptors. In: Weiss DJ, Wardrop KJ, eds. *Schalm's Veterinary Hematology*. 6th ed. Ames: Blackwell Publishing; 2010:978-979.
108. Canny CJ, Ward DA, Patton S, et al. Microsporidian keratoconjunctivitis in a double yellow-headed Amazon parrot (*Amazona ochrocephala oratrix*). *J Avian Med Surg* 1999;13:279-286.
109. Cardozo LB, Almeida RM, Fiuza LC, et al. Brachial plexus blockade in chickens with 0.75% ropivacaine. *Vet Anaesth Analg* 2009;36:396-400.
110. Carpenter JW. Cranes (Order Gruiformes). In: Fowler ME, ed. *Zoo and Wild Animal Medicine*. 2nd ed. Philadelphia: WB Saunders Co; 1986:315-326.
111. Carpenter JW. Infectious and parasitic diseases of cranes. In: Fowler ME, ed. *Zoo and Wild Animal Medicine: Current Therapy 3*. Philadelphia: WB Saunders Co; 1993:229-237.
112. Carpenter JW. Gruiformes (cranes, limpkins, rails, gallinules, coots, bustards). In: Fowler ME, Miller RE, eds. *Zoo and Wild Animal Medicine*. 5th ed. St. Louis: WB Saunders Co; 2003: 171-180.
113. Carpenter JW. Personal observation. 2011.
114. Carpenter JW, Novilla MN, Hatfield JS. The safety and physiological effects of the anticoccidial drugs monensin and clazuril in sandhill cranes (*Grus canadensis*). *J Zoo Wildl Med* 1992;23:214-221.
115. Carpenter JW, Novilla MN, Hatfield JS. Efficacy of selected coccidiostats in sandhill cranes (*Grus canadensis*) following challenge. *J Zoo Wildl Med* 2005;36:391-400.
116. Carpenter JW, Hunter RP, Olsen JH, et. al. Pharmacokinetics of marbofloxacin in blue and gold macaws (*Ara ararauna*). *Am J Vet Res* 2006;67:947-950.
117. Carpenter JW, Olsen JH, Randle-Port M, et al. Pharmacokinetics of azithromycin in the blue and gold macaw (*Ara ararauna*) after intravenous and oral administration. *J Zoo Wildl Med* 2005;36:606-609.
118. Carpenter JW, Tully T, Jr, Gehring R, et al. Pharmacokinetics of piperacillin/tazobactam in the Hispaniolan Amazon parrot (*Amazona ventralis*). *Proc Annu Conf Assoc of Avian Vet* 2008;11.
119. Carpenter NA. Anseriform and galliform therapeutics. *Vet Clin North Am Exotic Anim Pract* 2000;3:1-17.
120. Carter RT, Murphy CJ, Stuhr CM, et al. Bilateral phacoemulsification and intraocular lens implantation in a great horned owl. *J Am Vet Med Assoc* 2007;230:559-561.
121. Chaleva EI, Vasileva IV, Savova MD. Absorption of lincomycin through the respiratory pathways and its influence on alveolar macrophages after aerosol administration to chickens. *Res Vet Sci* 1994;57:245-247.
122. Chang GJ, Davis BS, Stringfield C, et al. Prospective immunization of the endangered California condors (*Gymnogyps californianus*) protects this species from lethal West Nile virus infection. *Vacc* 2007;25:2325-2330.
123. Chapman HD, Matsler PL, Chapman ME. Control of coccidiosis in turkeys with diclazuril and monensin: effects upon performance and development of immunity to *Eimeria* species. *Avian Dis* 2004;48:631-634.

124. Chitty J. A novel disinfectant in psittacine respiratory disease. *Proc Annu Conf Assoc Avian Vet* 2002;25-27.
125. Chitty J. Birds of prey. In: Meredith A, Redrobe S, eds. *BSAVA Manual of Exotic Pets*. Gloucester, GB: British Small Animal Veterinary Association; 2002:179-192.
126. Chitty J, Lierz M. Formulary. In: Chitty J, Lierz M, eds. *BSAVA Manual of Raptors, Pigeons and Passerine Birds*. Gloucester: British Small Animal Veterinary Association; 2008:384-390.
127. Christensen J, Fosse RT, Halvorsen OJ, et al. Comparison of various anesthetic regimens in the domestic fowl. *Am J Vet Res* 1987;48:1649-1657.
128. Chung HS, Jung WC, Kim DH, et al. Ceftiofur distribution in plasma and tissues following subcutaneously administration in ducks. *J Vet Med Sci* 2007;69:1081-1085.
129. Clark CH, Thomas JE, Milton JL, et al. Plasma concentrations of chloramphenicol in birds. *Am J Vet Res* 1982;43:1949.
130. Clarke CR, Kocan AA, Webb AI, et al. Intravenous pharmacokinetics of penicillin G and antipyrine in ostriches and emus. *J Zoo Wildl Med* 2001;32:74-77.
131. Cline DR, Greenwood RJ. Effects of certain anaesthetic agents on mallard ducks. *J Am Vet Med Assoc* 1972;161:624-633.
132. Clippinger TL. Diseases of the lower respiratory tract of companion birds. *Semin Avian Exotic Pet Med* 1997;6:201-208.
133. Clubb SL. Therapeutics. In: Harrison GJ, Harrison LR, eds. *Clinical Avian Medicine and Surgery*. Philadelphia: WB Saunders Co; 1986:327-355.
134. Clubb SL. Birds. In: Johnston DE, ed. *The Bristol Veterinary Handbook of Antimicrobial Therapy*. 2nd ed. Trenton, NJ: Veterinary Learning Systems Co; 1987:188-199.
135. Clubb SL. Round table discussion: pain management in clinical practice. *J Avian Med Surg* 1998;12:276-278.
136. Clubb SL, Cray C, Greiner E, Latimer KS. Cryptosporidiosis in a psittacine nursery. *Proc Annu Conf Assoc Avian Vet* 1996;177-185.
137. Clubb SL, Schubot RM, Joyner K, et al. Hematologic and serum biochemical reference intervals in juvenile eclectus parrots (*Eclectus roratus*). *J Assoc Avian Vet* 1990;4:218-225.
138. Clubb SL, Schubot RM, Joyner K, et al. Hematologic and serum biochemical reference intervals in juvenile cockatoos. *J Assoc Avian Vet* 1991;5:16-26.
139. Clubb SL, Schubot RM, Joyner K, et al. Hematologic and serum biochemical reference intervals in juvenile macaws (*Ara* sp. [sic.]). *J Assoc Avian Vet* 1991;5:154-162.
140. Clyde V, Kollias G. Diet-associated gout in juvenile macaws. *Proc Annu Conf Am Assoc Zoo Vet* 1989;90.
141. Clyde VL, Patton S. Diagnosis, treatment and control of common parasites in companion and aviary birds. *Semin Avian Exotic Pet Med* 1996;5:75-84.
142. Clyde VL, Paul-Murphy J. Avian analgesia. In: Fowler ME, Miller RE, eds. *Zoo and Wild Animal Medicine: Current Therapy 4*. Philadelphia: WB Saunders Co; 1999:309-314.
143. Cockcroft PD, Jones AC, Harris JM. Antibacterial activity of ceftiofur-impregnated polymethylmethacrylate beads following manufacture, storage and sterilisation. *Vet Rec* 2003;152:21-22.
144. Cole GA, Paul-Murphy J, Krugner-Higby L, et al. Analgesic effects of intramuscular administration of meloxicam in Hispaniolan parrots (*Amazona ventralis*) with experimentally induced arthritis. *Am J Vet Res* 2009;70:1471-1476.
145. Coles BH. Cage and aviary birds. In: Beynon PH, Cooper JE, eds. *BSAVA Manual of Exotic Pets*. Worthing, UK: British Small Animal Veterinary Association; 1991:150-179.
146. Coles BH. Appendix 1: An avian formulary. *Avian Medicine and Surgery*. 2nd ed. Oxford: Blackwell Science, Osney Mead; 1997:240-278.
147. Coles BH. Prescribing for exotic birds. In: Bishop Y, ed. *The Veterinary Formulary*. 5th ed. London: Pharmaceutical Press; 2001:99-105.
148. Cook K, Riggs G. Clinical reports: gonadotropic releasing hormones agonist implants. *Proc Annu Conf Assoc Avian Vet* 2007;309-315.

149. Cooper JE. Appendix IX. Medicines and other agents used in treatment, including emergency anaesthesia kit and avian resuscitation protocol. In: Cooper JE, ed. *Birds of Prey: Health and Disease*. 3rd ed. Ames: Blackwell Publishing, Iowa State Press; 2002:271-277.
150. Cornelissen H. Behavior, anatomy, feeding and medical problems of toucans in captivity. *Proc Euro Conf Avian Med Surg* 1993;446-453.
151. Cornelissen H. IME—Treatment of common passerine conditions. *J Assoc Avian Vet* 1993;7:103.
152. Cornelissen H, Ducatelle R, Roels S. Successful treatment of a channel-billed toucan (*Ramphastos vitellinus*) with iron storage disease by chelation therapy: sequential monitoring of the iron content of the liver during the treatment period by quantitative chemical and image analyses. *J Avian Med Surg* 1995;9:131-137.
153. Cornick JL. *Veterinary Anesthesia*. Woburn, MA: Butterworth-Heinemann; 2001:196-198.
154. Cortright KA, Wetzlich SE, Craigmill AL. Plasma pharmacokinetics of midazolam in chickens, turkeys, pheasants and bobwhite quail. *J Vet Pharmacol Ther* 2007;30:429-436.
155. Cousquer G. Ophthalmological findings in free-living tawny owls (*Strix aluco*) examined at a wildlife veterinary hospital. *Vet Rec* 2005;156:734-739.
156. Cross G. Antiviral therapy. *Semin Avian Exotic Pet Med* 1995;4:96-102.
157. Crosta L, Delli Carri AP. Oral treatment with clindamycin in racing pigeons. *Proc First Conf Euro Comm Assoc Avian Vet* 1991;293-296.
158. Csikó GY, Banhidi GY, Semjén G, et al. Metabolism and pharmacokinetics of albendazole after oral administration to chickens. *J Vet Pharmacol Therap* 1996;19:322-325.
159. Cubas ZS. Medicine: Family Rhamphastidae (toucans). In: Fowler ME, Cubas ZS, eds. *Biology, Medicine, and Surgery of South American Wild Animals*. Ames: Iowa State University Press; 2001:188-199.
160. Cubas ZS. Toucans: husbandry and medicine. *Proc Annu Congr World Small Anim Vet Assoc*. Sao Paulo, Brazil; 2009. At: http://www.vin.com/proceedings/Proceedings.plx?CID=WSAVA 2009&Category=8063&PID=53615&Print=1&O=Generic. Accessed December 12, 2010.
161. Cubas ZS, Godoy SN. Hemochromatosis in toucans. *Exotic DVM* 2002;4:27-28.
162. Curro TG. Evaluation of the isoflurane-sparing effects of butorphanol and flunixin in psittaciformes. *Proc Annu Conf Assoc Avian Vet* 1994;17-19.
163. Curro TG, Brunson DB, Paul-Murphy J. Determination of the ED50 of isoflurane and evaluation of the isoflurane-sparing effect of butorphanol in cockatoos (*Cacatua* spp.). *Vet Surg* 1994;23:429-433.
164. Cushing A, McClean M. Use of thiafentanil-medetomidine for the induction of anesthesia in emus (*Dromaius novaehollandiae*) within a wild animal park. *J Zoo Wildl Med* 2010;41:234-241.
165. Custer RS, Bush M, Carpenter JW. Pharmacokinetics of gentamicin in blood plasma of quail, pheasants, and cranes. *Am J Vet Res* 1979;40:892-895.
166. Cuthbert R, Parry-Jones J, Green RE, et al. NSAIDs and scavenging birds: potential impacts beyond Asia's critically endangered vultures. *Biol Lett* 2007;3:90-93.
167. Cybulski W, Larsson P, Tjälve H, et al. Disposition of metronidazole in hens (*Gallus gallus*) and quails (*Coturnix coturnix japonica*): pharmacokinetics and whole-body autoradiography. *J Vet Pharmacol Therap* 1996;19:352-358.
168. Dahlhausen B. Featherpicking in pet birds. *Proc Conf Mid-Atlantic States Assoc Avian Vet* 1997;1-5.
169. Dahlhausen B, Aldred S, Colaizzi E. Resolution of clinical proventricular dilatation disease by cyclooxygenase 2 inhibition. *Proc Annu Conf Assoc Avian Vet* 2002;9-12.
170. Dahlhausen B, Lindstrom JG, Radabaugh CS. The use of terbinafine hydrochloride in the treatment of avian fungal disease. *Proc Annu Conf Assoc Avian Vet* 2000;35-39.
171. Danbury TC, Weeks CA, Chambers JP, et al. Self-selection of the analgesic drug carprofen by lame broiler chickens. *Vet Rec* 2000;146:307-311.
172. Davidson M. Ocular consequences of trauma in raptors. *Semin Avian Exotic Pet Med* 1997;6:121-130.

173. Davies RR. Passerine birds: going light. In: Chitty J, Lierz M, eds. *BSAVA Manual of Raptors, Pigeons and Passerine Birds*. Gloucester: British Small Animal Veterinary Association; 2008:365-369.
174. Davis MR, Langan JN, Johnson YJ, et al. West Nile virus seroconversion in penguins after vaccination with a killed virus vaccine or a DNA vaccine. *J Zoo Wildl Med* 2008;39:582-589.
175. Day TK, Roge CK. Evaluation of sedation in quail induced by use of midazolam and reversed by use of flumazenil. *J Am Vet Med Assoc* 1996;209:969-971.
176. De Francisco N, Ruiz Troya JD, Agüera EI. Lead and lead toxicity in domestic and free living birds. *Avian Path* 2003;32:3-13.
177. Degernes LA. Topics in emergency medicine: fluid therapy and parenteral nutrition. *Proc Avian Specialty Advanced Prog Small Mam and Rept Med Surg (Annu Conf Assoc Avian Vet)* 1998;55-60.
178. Degernes L, Davidson G, Flammer K, et al. Administration of total parenteral nutrition in pigeons. *Am J Vet Res* 1994;55:660-665.
179. Degernes LA, Fisher PE, Trogdon M, et al. Gastrointestinal scintigraphy in psittacines. *Proc Annu Conf Assoc Avian Vet* 1999;93-94.
180. Degernes LA, Harrison LD, Smith DW, et al. Autologous, homologous and heterologous red blood cell transfusions in conures of the genus *Aratinga*. *J Avian Med Surg* 1999;13:10-14.
181. De Herdt P, Devriese LA, De Groote B, et al. Antibiotic treatment of *Streptococcus bovis* infections in pigeons. *Proc Euro Conf Avian Med Surg* 1993;297-304.
182. Dein FJ, Monard DF, Kowalczyk DF. Pharmacokinetics of chloramphenicol in Chinese spot-billed ducks. *J Vet Pharmacol Therap* 1980;3:161-168.
183. de Lucas JJ, Rodríguez C, Waxman S, et al. Pharmacokinetics of marbofloxacin after intravenous and intramuscular administration to ostriches. *Vet J* 2005:3:364-368.
184. Denver MC, Tell LA, Galey FD. Comparison of two heavy metal chelators for treatment of lead toxicosis in cockatiels. *Am J Vet Res* 2000;61:935-940.
185. De Voe RS, Trogdon M, Flammer K. Preliminary assessment of the effect of diet and L-carnitine supplementation on lipoma size and bodyweight in budgerigars (*Melopsittacus undulatus*). *J Avian Med Surg* 2004;18:12-18.
186. Devriese L, Dutta G. Effects of erythromycin inactivating *Lactobacillus* crop flora on blood levels. *J Vet Pharmacol Therap* 1984;7:49-53.
187. Dierenfeld ES. Vitamin E in exotics: effects, evaluation and ecology. *J Nutr* 1994;124:2579-2581.
188. Di Somma A, Bailey T, Silvanose C, et al. The use of voriconazole for the treatment of aspergillosis in falcons (*Falco* species). *J Avian Med Surg* 2007;21:307-316.
189. Dodwell GT. *The Complete Book of Canaries*. London: Merehurst Press; 1986.
190. Doneley B. Acute pancreatitis in parrots. *Exotic DVM* 2003;4:13-16.
191. Doneley B. Management of captive ratites. In: Harrison GJ, Lightfoot TL, eds. *Clinical Avian Medicine*. Vol II. Palm Beach: Spix Publishing; 2006:957-989.
192. Doneley B. The use of gabapentin to treat presumed neuralgia in a little corella (*Cacatua sanguinea*). *Proc Australian Assoc Avian Vet* 2007;169-172.
193. Doneley B. Formulary. In: Doneley B, ed. *Avian Medicine and Surgery in Practice: Companion and Aviary Birds*. London: Manson Publishing; 2011:285-320.
194. Doolen M. Adriamycin® chemotherapy in a blue-front Amazon with osteosarcoma. *Proc Annu Conf Assoc Avian Vet* 1994;89-91.
195. Dorrestein GM. Studies on pharmacokinetics of some antibacterial agents in homing pigeons (*Columba livia*). Thesis, Utrecht University, 1986.
196. Dorrestein GM. Formulation and (bio)availability problems of drug formulations in birds. *J Vet Pharmacol Therap* 1992;15:143-150.
197. Dorrestein GM. Antimicrobial drug use in companion birds. In: Prescott JF, Baggot JD, eds. *Antimicrobial Therapy in Veterinary Medicine*. 2nd ed. Ames: Iowa State University Press; 1993:491-506.

198. Dorrestein GM. Infectious diseases and their therapy in Passeriformes. In: *Antimicrobial Therapy in Caged Birds and Exotic Pets*. Trenton, NJ: Veterinary Learning Systems Co; 1995:11-27.
199. Dorrestein GM. Antimicrobial drug use in companion birds. In: Prescott JF, Baggot JD, Walker RD, eds. *Antimicrobial Therapy in Veterinary Medicine*. 3rd ed. Ames: Iowa State University Press; 2000:617-636.
200. Dorrestein GM. Passerine and softbill therapeutics. *Vet Clin North Am Exotic Anim Pract* 2000;3:35-57.
201. Dorrestein GM, Kazemi SM, Eksik N, et al. Comparative study of Synulox® and Augmentin® after intravenous, intramuscular and oral administration in collared doves (*Streptopelia decaocto*). In: Kösters J, ed. *X. Tagung der Fachgruppe "Geflügelkrankheiten."* Giessen, Germany: Deutschen Veterinärmedizinischen Gesellschaft e.V; 1996:42-54.
202. Dorrestein GM, van der Hage M, Kik M, et al. *Syngamus trachea*: an unusual infection in Vinaceous Amazons (*Amazona vinacea*). *Proc Annu Conf Assoc Avian Vet* 2001:59-65.
203. Dorrestein GM, Van Der Horst HHA, Cremers HJWM, et al. Quill mite (*Dermoglyphus passerinus*) infestation of canaries (*Serinus canaria*): diagnosis and treatment. *Avian Pathol* 1997;26:195-199.
204. Dorrestein GM, van Gogh H, Rinzema JD. Pharmacokinetic aspects of penicillins, aminoglycosides and chloramphenicol in birds compared to mammals. A review. *Vet Quart* 1984;6:216-224.
205. Dorrestein GM, Van Gogh H, Rinzema JD, et al. Comparative study of ampicillin and amoxicillin after intravenous, intramuscular and oral administration in homing pigeons (*Columba livia*). *Res Vet Sci* 1987;42:343-348.
206. *Drug Facts and Comparisons*. *Drug Facts and Comparisons 2003*. Philadelphia: Lippincott Williams and Wilkins; 2002.
207. Dumonceaux G, Harrison GJ. Toxins. In: Ritchie BW, Harrison GJ, Harrison LR, eds. *Avian Medicine: Principles and Application*. Delray Beach, FL: Wingers Publishing; 1994:1030-1052.
208. Dyer DC, Van Alstine WG. Antibiotic aerosolization: tissue and plasma oxytetracycline concentrations in parakeets. *Avian Dis* 1987;31:677-679.
209. Echols S, Speer B. Omega-3 fatty acid supplementation: potential uses and limitations. *Proc Annu Conf Assoc Avian Vet* 2000;13-16.
210. Edling TM. Anaesthesia and analgesia In: Chitty J, Harcourt-Brown N, eds. *BSAVA Manual of Psittacine Birds*. Gloucester: British Small Animal Veterinary Association; 2005:87-96.
211. Efstathopoulos N, Giamarellos-Bourboulis E, Kanellakopoulou K, et al. Treatment of experimental osteomyelitis by methicillin resistant *Staphylococcus aureus* with bone cement system releasing grepafloxacin. *Injury* 2008;39:1384-1390.
212. Ehrlich PR, Dobkin DS, Wheye D. *The Birder's Handbook: A Field Guide to the Natural History of North American Birds*. New York: Simon & Schuster; 1988.
213. El-Banna HA, El-Bahy MM, El-Zorba HY, et al. Anticoccidial efficacy of drinking water soluble diclazuril on experimental and field coccidiosis in broiler chickens. *J Vet Med A Physiol Pathol Clin Med* 2005;52:287-291.
214. El-Gammal AA, Ravis WR, Krista LM, et al. Pharmacokinetics and intramuscular bioavailability of amikacin in chickens following single and multiple dosing. *J Vet Pharmacol Therap* 1992;15:133-142.
215. El-Gendi AY, el-Banna HA, Abo Norag M, et al. Disposition kinetics of danofloxacin and ciprofloxacin in broiler chickens. *Dtsch Tierarztl Wochenschr* 2001;429-434.
216. El-Kholy H, Kemppainen B, Ravis W, et al. Pharmacokinetics of levamisole in broiler breeder chickens. *J Vet Pharm Therap* 2006;29:49-53.
217. Elliston E, Perlman J. Meeting the protein requirements of adult hummingbirds in captivity. *J Wildl Rehab* 2002;25:14-19.
218. Ensley PK, Janssen DL. A preliminary study comparing the pharmacokinetics of ampicillin given orally and intramuscularly to psittacines: Amazon parrots (*Amazona* spp.) and bluenaped parrots (*Tanygnathus lucionensis*). *J Zoo Anim Med* 1981;12:42-47.

219. Ernst S, Goggin JM, Biller DS, et al. Comparison of iohexol and barium sulfate as gastrointestinal contrast media in mid-sized psittacine birds. *J Avian Med Surg* 1998;12:16-20.
220. Escobar A, Thiesen R, Vitaliano SN, et al. Some cardiopulmonary effects of sevoflurane in crested caracara (*Caracara plancus*). *Vet Anaesth Analg* 2009;36:436-441.
221. Espigol C, Artigas C, Palmada J, et al. Serum levels of doxycycline during water treatment in poultry. *J Vet Pharmacol Therap* 1997;20:192-193.
222. Esposito JF. Respiratory medicine. *Vet Clin North Am Exotic Anim Pract* 2000;3:395-402.
223. Ethell MT, Bennett RA, Brown MP, et al. In vitro elution of gentamicin, amikacin and ceftiofur from polymethylmethacrylate and hydroxyapatite cement. *Vet Surg* 2000;29:375-382.
224. Eugenio CT. Amitriptyline HCl: Clinical study for treatment of feather picking. *Proc Annu Conf Assoc Avian Vet* 2003;133-135.
225. Evans EE, Wade LL, Flammer K. Administration of doxycycline in drinking water for treatment of spiral bacterial infection in cockatiels. *J Am Vet Med Assoc* 2008;232:389-393.
226. Evrard HC, Balthazart J. The assessment of nociceptive and non-nociceptive skin sensitivity in the Japanese quail (*Coturnix japonica*). *J Neurosci Methods* 2002;116:135-146.
227. Farca AM, Piromalli G, Maffei F, et al. Potentiating effect of EDTA-Tris on the activity of antibiotics against resistant bacteria associated with otitis, dermatitis and cystitis. *J Small Anim Pract* 1997;38:243-245.
228. Ferrell ST, Graham JE, Swaim SF. Avian wound healing and management. *Proc Annu Conf Assoc Avian Vet* 2002;337-347.
229. Figueiredo JP, Cruz ML, Mendes GM, et al. Assessment of brachial plexus blockade in chickens by an axillary approach. *Vet Anaesth Analg* 2008;35:511-518.
230. Filippich LJ, O'Donoghue PJ. *Cochlosoma* infections in finches. *Aust Vet J* 1997;75:561-563.
231. Filippich LJ, Parker MG. Megabacteria and proventricular/ventricular disease in psittacines and passerines. *Proc Annu Conf Assoc Avian Vet* 1994;287-293.
232. Filippich LJ, Perry RA. Drug trials against megabacteria in budgerigars (*Melopsittacus undulatus*). *Aust Vet Pract* 1993;23:184-189.
233. Filippich LJ, Bucher AM, Charles BG. Platinum pharmacokinetics in sulphur-crested cockatoos (*Cacatua galerita*) following single-dose cisplatin infusion. *Aust Vet J* 2000;78:406-411.
234. Filippich LJ, Gilbert CM, Charles BG. Pharmacokinetics of doxorubicin in cockatoos (*Cacatua galerita*). *Proc Annu Conf Assoc Avian Vet* 2004;25-27.
235. Filippich LJ, Bucher AM, Charles BG, et al. Intravenous cisplatin administration in sulphur-crested cockatoos (*Cacatua galerita*): clinical and pathologic observations. *J Avian Med Surg* 2001;15:23-30.
236. Filippich LJ, Charles BG, Sutton RH, et al. Carboplatin administration in sulphur-crested cockatoos (*Cacatua galerita*): clinical observations. *J Avian Med Surg* 2005;19:92-97.
237. Fitzgerald G, Cooper JE. Preliminary studies on the use of propofol in the domestic pigeon (*Columba livia*). *Vet Sci* 1990;49:334-338.
238. Flammer K. An overview of antifungal therapy in birds. *Proc Annu Conf Assoc Avian Vet* 1993;1-4.
239. Flammer K. A review of the pharmacology of antimicrobial drugs in birds. *Proc Avian/Exotic Anim Med Symp* 1994;65-78.
240. Flammer K. Fluconazole in psittacine birds. *Proc Annu Conf Assoc Avian Vet* 1996;203-204.
241. Flammer K. Approach to the vomiting bird. *Proc 21st Annu Waltham®/OSU Symp* 1997;19-21.
242. Flammer K. Common bacterial infections and antibiotic use in companion birds. *Antimicrobial Therapy in Exotics; Supplement to Comp Cont Edu Pract Vet* 1998;20(3A):34-48.
243. Flammer K. Doxycycline-medicated seed for treatment of chlamydiosis. *Proc Annu Conf Assoc Avian Vet* 2002;7-8.
244. Flammer K. Treatment of bacterial and mycotic diseases of the avian gastrointestinal tract. *Proc North Am Vet Conf* 2002;851-852.
245. Flammer K. Antifungal drug update. *Proc Annu Conf Assoc of Avian Vet* 2006;3.
246. Flammer K, Papich M. Assessment of plasma concentration and effects of injectable doxycycline in three psittacine species. *J Avian Med Surg* 2005;19:216-224.

247. Flammer K, Whitt-Smith D. Plasma concentrations of enrofloxacin psittacine birds offered water medicated with 200 mg/L of the injectable formulation of enrofloxacin. *J Avian Med Surg* 2002;16:286-290.
248. Flammer K, Aucoin DP, Whitt DA. Intramuscular and oral disposition of enrofloxacin in African grey parrots following single and multiple doses. *J Vet Pharmacol Therap* 1991;41:359-366.
249. Flammer K, Whitt-Smith D, Papich M. Plasma concentrations of doxycycline in selected psittacine birds when administered in water for potential treatment of *Chlamydophila psittaci* infection. *J Avian Med Surg* 2001;15:276-282.
250. Flammer K, Aucoin DP, Whitt DA, et al. Plasma concentrations of enrofloxacin in African grey parrots treated with medicated water. *Avian Dis* 1990;34:228-234.
251. Flammer K, Aucoin DP, Whitt DA, et al. Potential use of long-acting injectable oxytetracycline for treatment of chlamydiosis in Goffin's cockatoos. *Avian Dis* 1990;34:1017-1022.
252. Flammer K, Cassidy DR, Landgraf WW, et al. Blood concentrations of chlortetracycline in macaws fed a medicated pelleted feed. *Avian Dis* 1989;33:199-203.
253. Flammer K, Clark CH, Drewes LA, et al. Adverse effects of gentamicin in scarlet macaws and galahs. *Am J Vet Res* 1990;51:404-407.
254. Flammer K, Nettifee-Osborne JA, Webb DJ, et al. Pharmacokinetics of voriconazole after oral administration of single and multiple doses in African grey parrots (*Psittacus erithacus timneh*). *Am J Vet Res* 2008;69:114-121.
255. Flinchum GB. Potential use of policosanol in the treatment of hyperlipidemia in pet birds. *Exotic DVM* 2003;5:51-55.
256. Fontenot DK, Terrell SP, Neiffer DL, et al. Clinical trial of a depot form of levonorgestrel in domestic turkeys. *Proc Annu Conf Assoc Avian Vet* 2002;43.
257. Food and Drug Administration. FDA prohibits nitrofuran drug used in food-producing animal. http//www.fda.gov/cvm/index/updates/nitroup.htm, 2002.
258. Food and Drug Administration. Reminder-extra-label use of fluoroquinolones prohibited. http//www.fda.gov/cvm/index/updates/noeluflq.htm, 2002.
259. Forbes NA. Birds of prey. In: Beynon PH, Cooper JE, eds. *BSAVA Manual of Exotic Pets*. Ames: Iowa State University Press; 1991:212-220.
260. Forbes NA. Respiratory problems. In: Beynon PH, Forbes NA, Lawton MPC, eds. *BSAVA Manual of Psittacine Birds*. Ames: Iowa State University Press; 1996:147-157.
261. Forbes NA. Raptors: parasitic diseases. In: Chitty J, Lierz M, eds. *BSAVA Manual of Raptors, Pigeons and Passerine Birds*. Gloucester: British Small Animal Veterinary Association; 2008:202-211.
262. Forbes NA, Fox MT. Control of endemic *Caryospora*-species infestation of captive raptors. *Proc Annu Conf Assoc Avian Vet* 2000;173-179.
263. Forbes NA, Richardson T. Husbandry and nutrition. In: Beynon PH, Forbes NA, Harcourt-Brown NH, eds. *BSAVA Manual of Raptors, Pigeons and Waterfowl*. Ames: Iowa State University Press; 1996:289-298.
264. Ford S, Chitty J, Jones MP. Raptor medicine master class. *Proc Annu Conf Assoc Avian Vet* 2009;143-162.
265. Forshaw JM, Cooper WT. *Parrots of the World*. 3rd ed. Melbourne: Lansdowne Editions; 1989.
266. Fowler GS, Fowler ME. Order Sphenisciformes (penguins). In: Fowler ME, Cubas ZS, eds. *Biology, Medicine, and Surgery of South American Wild Animals*. Ames: Iowa State University Press; 2001:53-64.
267. Fowler ME. *Restraint and Handling of Wild and Domestic Animals*. 2nd ed. Ames: Iowa State University Press; 1995.
268. Fowler ME. Captive management and medicine. In: Fowler ME, Cubas ZS, eds. *Biology, Medicine, and Surgery of South American Wild Animals*. Ames: Iowa State University Press; 2001:105-114.

269. France M. Chemotherapy treatment of lymphosarcoma in a Moluccan cockatoo. *Proc Annu Conf Assoc Avian Vet* 1993;15-19.
270. Frazier DL. Avian toxicology. In: Olsen GH, Orosz SE, eds. *Manual of Avian Medicine*. St. Louis: Mosby; 2000:228-263.
271. Friffin C, Snelling LR. Use of hyaluronidase in avian subcutaneous fluids. *Proc Annu Conf Assoc Avian Vet* 1998;239-240.
272. Fudge AM. Blood testing artifacts: interpretation and prevention. *Semin Avian Exotic Pet Med* 1994;3:2-4.
273. Fudge AM. Laboratory reference ranges for selected avian, mammalian, and reptilian species. In: Fudge AM, ed. *Laboratory Medicine: Avian and Exotic Pets*. Philadelphia: WB Saunders Co; 2000:375-400.
274. Fudge AM, Joseph V. Disorders of avian leukocytes. In: Fudge AM, ed. *Laboratory Medicine: Avian and Exotic Pets*. Philadelphia: WB Saunders Co; 2000:19-25.
275. Fudge AM, Reavill DR, Rosskopf WJ, Jr. Diagnosis and management of avian dyspnea: a review. *Proc Annu Conf Assoc Avian Vet* 1993;187-195.
276. Gaggermeier B, Henke J, Schatzmann U. Investigations on analgesia in domestic pigeons (*C. livia*, Gmel., 1789, var. dom.) using buprenorphine and butorphanol. *Proc Eur Assoc Avian Vet* 2003;70-73.
277. Galvin C. Laboratory diagnostic aids in pet bird practice. *Proc Annu Conf Am Anim Hosp Assoc* 1980;41-52.
278. Gancz A, Wellehan J, Boutette J, et al. Diabetes mellitus concurrent with hepatic haemosiderosis in two macaws (*Ara severa, Ara militaris*). *Avian Pathol* 2007;36:331-336.
279. García-Montijano M, Gonzáles F, Waxman S, et al. Pharmacokinetics of marbofloaxacin after oral administration to Eurasian buzzards (*Buteo buteo*). *J Avian Med Surg*. 2003;17:185-190.
280. Garcia-Montijano M, Waxman S, de Lucas JJ, et al. The pharmacokinetic behaviour of marbofloxacin in Eurasian buzzards (*Buteo buteo*) after intraosseous administration. *Vet J* 2006;171:551-555.
281. Garcia-Montijano M, Waxman S, de Lucas JJ, et. al. Disposition of marbofloxacin in vulture (*Gyps fulvus*) after intravenous administration of a single dose. *Res Vet Sci*. 2010; epub.
282. García-Ovando H, Chiostri E, Ugnia L, et al. HPLC residues of enrofloxacin and ciprofloxacin in eggs of laying hens. *J Vet Pharmacol Therap* 1997;20:204.
283. Gaskins LA, Massey JG, Ziccardi MH. Effect of oral diazepam on feeding behavior and activity of Hawai'i' amakihi (*Hemignathus virens*). *Appl Anim Behav Sci* 2008;112:384-394.
284. Gentle MJ, Hocking PM, Bernard R, et al. Evaluation of intraarticular opioid analgesia for the relief of articular pain in the domestic fowl. *Pharmacol Biochem Behav* 1999;63:339-343.
285. Gentz EJ, Dykes NL, Kollias GV, et al. Comparison of barium and iohexol as gastrointestinal contrast media in avian radiography. *Proc Annu Conf Am Assoc Zoo Vet* 1999;197.
286. Giddings RF. Treatment of flukes in a toucan. *J Am Vet Med Assoc* 1988;193:1555-1556.
287. Gill JH. Avian skin diseases. *Vet Clin North Am Exotic Anim Pract* 2001;4:486.
288. Giorgi M, Soldani G. Pharmacokinetic study of clazuril (Appertex) in eggs and plasma from laying hens after single or multiple treatments, using a new HPLC method for detection. *Br Poult Sci* 2008;49:609-618.
289. Glatz PC, Murphy BL, Preston AP. Analgesia therapy of beak-trimmed chickens. *Aust Vet J* 1992;69:18.
290. Goelz MF, Hahn AW, Kelley ST. Effects of halothane and isoflurane on mean arterial blood pressure, heart rate, and respiratory rate in adult Pekin ducks. *Am J Vet Res* 1990;51:458-460.
291. Goodwin JS, Jacobson ER, Gaskin JM. Effects of Pacheco's parrot disease virus on hematologic and blood chemistry values of Quaker parrots (*Myopsitta monachus*). *J Zoo Anim Med* 1982;13:127-132.
292. Gould WJ. Caring for birds' skin and feathers. *Vet Med* 1995;(Jan):53-63.
293. Graczyk T, Shaw M, Cranfield MR, et al. Hematological characteristics of avian malaria cases in African black-footed penguins. *J Parasitol* 1994;80:302-308.

294. Graham JE, Tell LA, Kollias-Baker C, et al. Pharmacokinetics of ketoprofen in adult Japanese quail (*Coturnix japonica*). *Proc Annu Conf Assoc Avian Vet* 2001;19-21.
295. Graham JE, Tell LA, Kollias-Baker C, et al. Preliminary investigation into the pharmacodynamics of ketoprofen in quail. *Proc Annu Conf Assoc Avian Vet* 2002;75-76.
296. Gray P, Gou J, Shivaprasad HL, et al. Use of antiviral drugs for treatment of avian bornavirus infection. *Proc Annu Conf Assoc Avian Vet* 2010;19.
297. Greenacre CB, Young DW, Behrend EN, et al. Validation of a novel high-sensitivity radioimmunoassay procedure for measurement of total thyroxine concentration in psittacine birds and snakes. *Am J Vet Res* 2001;62:1750-1754.
298. Greenacre CB, Olsen J, Wilson GH, et al. The use of synthetic TSH to evaluate the thyroid gland. *Proc Annu Conf Assoc Avian Vet* 2002;13.
299. Gregory CR. Proventricular dilatation disease. In: Ritchie BW, ed. *Avian Viruses: Function and Control*. Lake Worth, FL: Wingers Publishing; 1995:439-448.
300. Greth A, Gerlach H, Gerbermann H, et al. Pharmacokinetics of doxycycline after parenteral administration in the houbara bustard (*Chlamydotis undulata*). *Avian Dis* 1993;37:31-36.
301. Griminger P. Vitamin K anatagonists. *J Nutr* 1987;117:1325-1329.
302. Grimm F, Serbest E. The therapy of osteomyelitis with clindamycin in patients suffering from fractures. *Proc VIII Tagung über Vogelkrankheiten*, München 1992;252-254.
303. Gronwall R, Brown MP, Clubb S. Pharmacokinetics of amikacin in African gray parrots. *Am J Vet Res* 1989;50:250-252.
304. Guo FC, Suo X, Zhang GZ, et al. Efficacy of decoquinate against drug sensitive laboratory strains of *Eimeria tenella* and field isolates of *Eimeria* spp. in broiler chickens in China. *Vet Parasitol* 2007;147:239-245.
305. Guzman DS-M, Diaz-Figueroa O, Tully T, Jr, et al. Evaluating 21-day doxycycline and azithromycin treatments for experimental *Chlamydophila psittaci* infection in cockatiels (*Nymphicus hollandicus*). *J Avian Med Surg* 2010;24:35-45.
306. Guzman DS-M, Flammer K, Papich MG, et al. Pharmacokinetics of voriconazole after oral administration of single and multiple doses in Hispaniolan Amazon parrots (*Amazona ventralis*). *Am J Vet Res* 2010:71:460-467.
307. Haberkorn A, et al. The use of Bay VI 9142 (Baycox®), a new coccidiocide, in waterfowl, particularly in the goose. *Proc Conf Avian Dis* 1988.
308. Hamamoto K, Koike R, Machida Y. Bioavailability of amprolium in fasting and nonfasting chickens after intravenous and oral administration. *J Vet Pharmacol Ther* 2000;23:9-14.
309. Hamdy AH, Saif YM, Kasson CW. Efficacy of lincomycin-spectinomycin water medication on *Mycoplasma meleagridis* air sacculitis in commercially raised turkey poults. *Avian Dis* 1981;26:227-233.
310. Hamdy AH, Kratzer DD, Paxton LM, et al. Effect of a single injection of lincomycin, spectinomycin, and linco-spectin on early chick mortality caused by *E. coli and S. aureus*. *Avian Dis* 1979;24:164-173.
311. Hamlin RL, Stalnaker PS. Basis for use of digoxin in small birds. *J Vet Pharmcol Therap* 1987;10:354-356.
312. Haneveld-v Laarhoven MA, Dorrestein GM. IME—Sudden high mortality in canaries. *J Assoc Avian Vet* 1990;4:82.
313. Hannon DE, Swaim SF, Milton JL, et al. Full thickness mesh skin grafts in two great horned owls. *J Zoo Wildl Med* 1993;24:539-542.
314. Hanssen I, Grav HJ, Steen H. Vitamin C deficiency in growing willow ptarmigan (*Lagopus lagopus lagopus*). *J Nutr* 1979;109:2260-2276.
315. Hantash TM, Abu-Basha EA. Pharmacokinetics and bioavailability of a sulfadiazine/trimethoprim combination following intravenous, intramuscular, and oral administration in ostriches (*Struthio camelus*). *Proc Annu Conf Assoc Avian Vet* 2008;319-324.
316. Harcourt-Brown NH. Tendon repair in the pelvic limb of birds of prey: Part II. Surgical techniques. In: *Raptor Biomedicine III*. Lake Worth, FL: Zoological Education Network; 2002:217-231.

317. Harcourt-Brown N, Chitty J. Formulary. In: Harcourt-Brown N, Chitty J, eds. *BSAVA Manual of Psittacine Birds*. Gloucester: British Small Animal Veterinary Association; 2005:303-308.
318. Hardey J, Crick H, Wernham C, et al. *Raptors: A Field Guide to Survey and Monitoring*. Edinburgh: Scottish Natural Heritage; 2006.
319. Haritova AM, Rusenova NV, Parvanov PR, et al. Integration on pharmacokinetic and pharmacodynamic indices of marbofloxacin in turkeys. *Antimicrob Agents Chemother* 2006; 50:3779-3785.
320. Harlin RW. Pigeons. *Vet Clin North Am Small Anim Pract* 1994;24:157-173.
321. Harlin RW. Backyard poultry. *Proc Mid-Atlantic States Assoc Avian Vet Conf* 1995;65-68.
322. Harlin RW. Pigeons. *Proc Annu Conf Assoc Avian Vet* 1995;361-373.
323. Harlin RW. Pigeon therapeutics. *Vet Clin North Am Exotic Anim Pract* 2000;3:19-34.
324. Harlin RW. Practical pigeon medicine. *Proc Annu Conf Assoc Avian Vet* 2006;249-262.
325. Harper FDW. Poor performance and weight loss. In: Beynon PH, Forbes NA, Harcourt-Brown NH, eds. *BSAVA Manual of Raptors, Pigeons and Waterfowl*. Ames: Iowa State University Press; 1996:272-278.
326. Harrenstien LA, Tell LA, Vulliet R, et al. Disposition of enrofloxacin in red-tailed hawks (*Buteo jamaicensis*) and great horned owls (*Bubo virginianus*) after a single oral, intramuscular, or intravenous dose. *J Avian Med Surg* 2000;14:228-236.
327. Harris D. Therapeutic avian techniques. *Semin Avian Exotic Pet Med* 1997;6:55-62.
328. Harrison GJ. What to do until a diagnosis is made. In: Harrison GJ, Harrison LR, eds. *Clinical Avian Medicine and Surgery*. Philadelphia: WB Saunders Co; 1986:356-361.
329. Harrison GJ, Harrison LR, eds. *Clinical Avian Medicine and Surgery*. Philadelphia: WB Saunders Co; 1986:662-663.
330. Harvey R. *Practical Incubation*. Suffolk, UK: Payn Essex Printers Ltd, Sudbury; 1990.
331. Harvey-Clark C, Gass CL. IME—Treating aspergillosis in hummingbirds. *J Assoc Avian Vet* 1993;7:216.
332. Hawk CT, Leary SL. *Formulary for Laboratory Animals*. 2nd ed. Ames: Iowa State University Press; 1999.
333. Hawkey CM, Samour HJ. The value of clinical hematology in exotic birds. In: Jacobson ER, Kollias GV, Jr, eds. *Exotic Animals*. New York: Churchill Livingstone; 1988:109-141.
334. Hawkins MG, Machin KL. Avian pain and analgesia. *Proc Annu Conf Assoc Avian Vet* 2004;165-174.
335. Hawkins MG, Taylor IT, Byrne BA, et al. The pharmacokinetics and pharmacodynamics of orbifloxacin in Japanese quail (*Coturnix coturnix japonica*). *Proc Annu Conf Assoc Avian Vet* 2010;25.
336. Hawkins MG, Wright BD, Pascoe PJ, et al. Pharmacokinetics and anesthetic and cardiopulmonary effects of propofol in red-tailed hawks (*Buteo jamaicensis*) and great horned owls (*Bubo virginianus*). *Am J Vet Res* 2003;64:677-683.
337. Heard D. Anesthesia and analgesia. In: Altman RB, Clubb SL, Dorrestein GM, et al., eds. *Avian Medicine and Surgery*. Philadelphia: WB Saunders Co; 1997:807-827.
338. Heatley JJ, Gill H, Crandall L, et al. Enilconazole for treatment of raptor aspergillosis. *Proc Annu Conf Assoc Avian* 2007;287-288.
339. Heaton JT, Brauth SE. Effects of yohimbine as a reversing agent for ketamine-xylazine anesthesia in budgerigars. *Lab Anim Sci* 1992;42:54-56.
340. Hedberg GE, Bennett RA. Preliminary studies on the use of milbemycin oxime in galliformes. *Proc Annu Conf Assoc Avian Vet* 1994;261-264.
341. Heidenreich M. *Birds of Prey, Medicine and Management*. Malden, MA: Blackwell Science Ltd; 1997.
342. Heinen E, DeJong A, Scheer M. Antimicrobial activity of fluoroquinolones in serum and tissues in turkeys. *J Vet Pharmacol Therap* 1997;20 (Suppl 1):196-197.
343. Helmer P. Psittacine sarcocystosis. *Proc Annu Conf Assoc Avian Vet* 2004;602.
344. Helmick KE, Boothe DM, Jensen JM. Disposition of single-dose intravenously administered amikacin in emus. *J Zoo Wildl Med* 1997;28:49-54.

345. Helmick KE, Boothe DM, Jensen JM. Disposition of single-dose intravenously administered enrofloxacin in emus. *J Zoo Wildl Med* 1997;28:43-48.
346. Hess L. Possible complications associated with topical corticosteroid use in birds. *Proc Annu Conf Assoc Avian Vet* 2001;29-32.
347. Hess L. Corticosteroid synthesis and metabolism in birds. *Semin Avian Exotic Pet Med* 2002;11:65-70.
348. Hines R, Kolattukuty PE, Sharkey P. Pharmacological induction of molt and gonadal involution in birds. *Proc Annu Conf Assoc Avian Vet* 1993;127-134.
349. Hirsch DC, Knox SJ, Couzelman GM, Jr, et al. Pharmacokinetics of penicillin-G in the turkey. *Am J Vet Res* 1978;39:1219-1221.
350. Hochleithner M. Reference values for selected psittacine species using a dry chemistry system. *J Assoc Avian Vet* 1989;3:207-209.
351. Hocking PM, Robertson GW, Gentle MJ. Effects of non-steroidal anti-inflammatory drugs on pain-related behaviour in a model of articular pain in the domestic fowl. *Res Vet Sci* 2005;78:69-75.
352. Hocking PM, Gentle MJ, Bernard R, et al. Evaluation of a protocol for determining the effectiveness of pretreatment with local analgesics for reducing experimentally induced articular pain in domestic fowl. *Res Vet Sci Lond* 1997;63:263-267.
353. Hoefer H. IME—Hepatic fibrosis and colchicine therapy. *J Assoc Avian Vet* 1991;5:193.
354. Hoefer HL. Antimicrobials in pet birds. In: Bonagura JD, ed. *Kirk's Current Veterinary Therapy XII: Small Animal Practice*. Philadelphia: WB Saunders Co; 1995:1278-1283.
355. Hogan HL, Joseph B, Henrickson R, et al. Efficacy and safety of ivermectin treatment for scaley leg mite infestation in parakeets. *Proc Annu Conf Am Assoc Zoo Vet* 1984;156.
356. Holt E, Rosenthal K, Shofer FS. The phenol red thread tear test in large Psittaciformes. *Vet Ophthalmol* 2006;9:109-113.
357. Hoogesteijn AL, Raphael BL, Calle P, et al. Oral treatment of avian lead intoxication with meso-2,3-dimercaptosuccinic acid. *J Zoo Wildl Med* 2003;34:82-87.
358. Hooimeijer J. Coccidiosis in lorikeets infectious for budgerigar. *Proc Annu Conf Assoc Avian Vet* 1993;59-61.
359. Hoppes S. Common parasites in companion birds. *Proc Annu Conf Assoc Avian Vet* 1998; 213-216.
360. Hoppes S, Flammer K, Hoersch K, et al. Disposition and analgesic effects of fentanyl in white cockatoos (*Cacatua alba*). *J Avian Med Surg* 2003;17:124-130.
361. Howard LL, Papendick R, Stalis IH, et al. Fenbendazole and albendazole toxicity in pigeons and doves. *J Avian Med Surg* 2002;16:203-210.
362. Hu J, McDougald LR. The efficacy of some drugs with known antiprotozoal activity against *Histomonas meleagridis* in chickens. *Vet Parasitol* 2004;121:233-238.
363. Huckabee JR. Raptor therapeutics. *Vet Clin North Am Exotic Anim Pract* 2000;3:91-116.
364. Hudelson KS. A review of the mechanisms of avian reproduction and their clinical applications. *Semin Avian Exotic Pet Med* 1996;5:189-198.
365. Huff DG. Avian fluid therapy and nutritional therapeutics. *Semin Avian Exotic Pet Med* 1993;2:13-16.
366. Iglauer F, Rasim R. Treatment of psychogenic feather picking in psittacine birds with a dopamine antagonist. *J Small Anim Pract* 1993;34:564-566.
367. Inghelbrecht S, Vermeersch H, Ronsmans S, et al. Pharmacokinetics and anti-trichomonal efficacy of a dimetridazole tablet and water-soluble powder in homing pigeons (*Columba livia*). *J Vet Pharmacol Therap* 1996;19:62-67.
368. Ingram K. Hummingbirds and miscellaneous orders. In: Fowler ME, ed. *Zoo and Wild Animal Medicine*. 2nd ed. Philadelphia: WB Saunders; 1986:447-456.
369. International Species Information System (ISIS) Discussion Forum. 2003. http://forums.isis.org/forums. Accessed 11 Nov 2003.
370. Isaza R, Budsberg SC, Sundlof SF, et al. Disposition of ciprofloxacin in red-tailed hawks following a single oral dose. *J Zoo Wildl Med* 1993;24:498-502.

371. Islam KMS, Klein U, Burch DGS. The activity and compatibility of the antibiotic tiamulin with other drugs in poultry medicine—a review. *Poult Sci* 2009;88:2353-2359.
372. Itoh N, Okada H. Pharmacokinetics and tolerability of chloramphenicol in budgerigars (*Melopsittacus undulatus*). *J Vet Med Sci* 1993;55:439-442.
373. Jaensch SM, Cullen L, Raidal SR. Assessment of liver function in galahs after partial hepatectomy: a comparison of plasma enzyme concentrations, serum bile acid levels, and galactose clearance tests. *J Avian Med Surg* 2000;14:164-171.
374. Jalanka H. New alpha two adrenoceptor agonists and antagonists. In: Fowler ME, ed. *Zoo and Wild Animal Medicine: Current Therapy.* 3rd ed. Philadelphia: WB Saunders Co; 1993: 475-476.
375. Jalanka HH. Medetomidine-ketamine and atipamezole: a reversible method for chemical restraint of birds. *Proc First Annu Conf Euro Comm Assoc Avian Vet* 1991;102-104.
376. James SB, Sheppard C, Arland M, et al. The use of medetomidine as an oral sedative in galliformes. *Proc Annu Conf Am Assoc Zoo Vet* 1999;293-294.
377. Janovsky M, Ruf T, Wolfgang Z. Oral administration of tiletamine/zolazepam for the immobilization of the common buzzard (*Buteo buteo*). *J Raptor Res* 2002;36:188-193.
378. Jenkins JR. Postoperative care of the avian patient. *Semin Avian Exotic Pet Med* 1993;2: 97-102.
379. Jenkins JR. Avian critical care and emergency medicine. In: Altman RB, Clubb SL, Dorrestein GM, et al., eds. *Avian Medicine and Surgery*. Philadelphia: WB Saunders Co; 1997:839-863.
380. Jenkins JR. Feather picking and self-mutilation in psittacine birds. *Vet Clin North Am Exotic Anim Pract* 2001;4:663-667.
381. Jenkins JR. Personal communication. 2003.
382. Jennings IB. Haematology. In: Beynon PH, Forbes NA, Harcourt-Brown NH, eds. *BSAVA Manual of Raptors, Pigeons and Waterfowl*. Ames: Iowa State University Press; 1996:68-78.
383. Jensen J, Westerman E. Amikacin pharmacokinetics in ostrich (*Struthio camelus*). *Proc Annu Conf Am Assoc Zoo Vet* 1990;238-242.
384. Jensen JM, Johnson JH, Weiner ST. *Husbandry & Medical Management of Ostriches, Emus & Rheas*. College Station, TX: Wildlife and Exotic Animal TeleConsultants; 1992.
385. Jeong MB, Kim YG, Yi NY, et al. Comparison of the rebound tonometer (TonoVet) with the applanation tonometer (TonoPen XL) in normal Eurasian eagle owls (*Bubo bubo*). *Vet Ophthalmol* 2007;10:376-379.
386. Jin S, Sell JL. Dietary vitamin K1 requirements and comparison of biopotency of different vitamin K sources for young turkeys. *Poult Sci* 2001;80:615-620.
387. Johnson-Delaney CA, Harrison LR, eds. *Exotic Companion Medicine Handbook for Veterinarians*. Lake Worth, FL: Wingers Publishing; 1996.
388. Johnson-Delaney CA. *Exotic Companion Medicine Handbook for Veterinarians*. Lake Worth, Fl: Zoological Education Network; 2005 edition; www.exoticdvm.com.
389. Johnston M. Personal communication. 2003.
390. Johnston MS, Ivey ES. Parathyroid and ultimobranchial glands: calcium metabolism in birds. *Semin Avian Exotic Pet Med* 2002;11:84-93.
391. Jones MP. Selected diseases of birds of prey. *Proc Annu Meet Am Board Vet Pract* 2001;31-39.
392. Jones MP. Selected infectious diseases of birds of prey. *J Exotic Pet Med* 2006;15:5-17.
393. Jones MP, Orosz SE. Overview of avian neurology and neurological diseases. *Semin Avian Exotic Pet Med* 1996;5:150-164.
394. Jones MP, Orosz SE, Cox SK, et al. Pharmacokinetic disposition of itraconazole in red-tailed hawks (*Buteo jamaicensis*). *J Avian Med Surg* 2000;14:15-22.
395. Jordan FTW, Horrocks BK. The minimum inhibitory concentration of tilmicosin and tylosin for *Mycoplasma gallisepticum* and *Mycoplasma synoviae* and a comparison of their efficacy in the control of *Mycoplasma gallisepticum* infection in chickens. *Avian Dis* 1997;41:802-807.
396. Joseph V. Raptor pediatrics. *Semin Avian Exotic Pet Med* 1993;2:142-151.
397. Joseph V. Preventive health programs for falconry birds. *Proc Annu Conf Assoc Avian Vet* 1995;171-178.

398. Joseph V. Selected medical topics for birds of prey. *Proc Annu Conf Assoc Avian Vet* 1996; 261-266.
399. Joseph V. Emergency care of raptors. *Vet Clin North Am Exotic Anim Pract* 1998;1:77-98.
400. Joseph V, Pappagianis D, Reavill DR. Clotrimazole nebulization for the treatment of respiratory aspergillosis. *Proc Annu Conf Assoc Avian Vet* 1994;301-306.
401. Joyner K. Psittacine incubation and pediatrics. In: Fowler ME, ed. *Zoo and Wild Animal Medicine: Current Therapy*. 3rd ed. Philadelphia: WB Saunders; 1993:247-260.
402. Joyner KL. Pediatric therapeutics. *Proc Annu Conf Assoc Avian Vet* 1991;188-199.
403. Joyner PH, Jones MP, Ward D, et al. Induction and recovery characteristics and cardiopulmonary effects of sevoflurane and isoflurane in bald eagles. *Am J Vet Res* 2008;69:13-22.
404. Juarbe-Diaz SJ. Animal behavior case of the month. *J Am Vet Med Assoc* 2000;216:1562-1564.
405. Junge RE, Naeger LL, LeBeau MA, et al. Pharmacokinetics of intramuscular and nebulized ceftriaxone in chickens. *J Zoo Wildl Med* 1994;25:224-228.
406. Kahler J. Somatostatin treatment for diabetes mellitus in a sulfur breasted toucan. *Proc Annu Conf Assoc Avian Vet* 1994;269-273.
407. Kahler J. The use of gallium scanning in psittacine birds. *Proc Annu Conf Assoc Avian Vet* 2001;91-93.
408. Kamiloglu A, Atalan G, Kamiloglu NN. Comparison of intraosseous and intramuscular drug administration for induction of anaesthesia in domestic pigeons. *Res Vet Sci* 2008;85:171-175.
409. Kasper A. Rehabilitation of California towhees. *Proc Annu Conf Assoc Avian Vet* 1997;83-90.
410. Kaufman E, Pokras M, Sedgwick C. IME-Anesthesia in waterfowl. *AAV Today* 1988;2:98.
411. Kaufman GE. Avian emergencies. In: Murtaugh RJ, Kaplan PM, eds. *Veterinary Emergency and Critical Care Medicine*. St Louis: Mosby Year Book, Inc; 1992:453-463.
412. Kearns KS. Paroxetine therapy for feather picking and self-mutilation in the waldrapp ibis (*Genonticus eremita*). *Proc Joint Conf Am Assoc Zoo Vet/Am Assoc Wildl Vet/Wildl Dis Assoc* 2004;254-255.
413. Keffen R. The ostrich: capture, care, accommodation, and transportation. In: McKenzie A, ed. *Capture and Care Manual*. Pretoria, South Africa: Wildlife Decision Services; 1993:634-652.
414. Keitzmann M, Knoll U, Glünder G. Pharmacokinetics of enrofloxacin and danofloxacin in broiler chickens. *J Vet Pharmacol Therap* 1997;20(Suppl 1):202.
415. Keller D, Sanchez-Migallon Guzman D, Kukanich B, et al. Pharmacokinetics of nalbuphine hydrochloride after intravenous and intramuscular administration to Hispaniolan Amazon parrots (*Amazona ventralis*). *Am J Vet Res* 2011;72:741-745.
416. Kempf I, Reeve-Johnson L, Gesbert F, et al. Efficacy of tilmicosin in the control of experimental *Mycoplasma gallisepticum* infection in chickens. *Avian Dis* 1997;41:802-807.
417. Keymer I. Pigeons. In: Beynon P, Cooper J, eds. *BSAVA Manual of Exotic Pets*. Ames: Iowa State University Press; 1991:180-202.
418. Kirkwood J. Management-related diseases. In: Samour J, ed. *Avian Medicine*. London: Harcourt Publishers Limited; 2000:170-218.
419. Klaphake E, Fecteau K, DeWit M, et al. Effects of leuprolide acetate on selected blood and fecal sex hormones in Hispaniolan Amazon parrots (*Amazona ventralis*). *J Avian Med Surg* 2009;23:253-262.
420. Klaphake E, Schumacher J, Greenacre C, et al. Comparative anesthetic and cardiopulmonary effects of pre- versus postoperative butorphanol administration in Hispaniolan Amazon parrots (*Amazona ventralis*) anesthetized with sevoflurane. *J Avian Med Surg* 2006;20:2-7.
421. Klein PN, Charmatz K, Langenberg J. The effect of flunixin meglumine (Banamine®) on the renal function in northern bobwhite (*Colinus virginianus*): an avian model. *Proc Annu Conf Am Assoc Zoo Vet* 1994;128-131.
422. Knoll U, Glunder G, Kietzmann M. Comparative study of the plasma pharmacokinetics and tissue concentrations of danofloxacin and enrofloxacin in broiler chickens. *J Vet Pharmacol Ther* 1999;22:239-246.
423. Koepff C. *The New Finch Handbook*. Woodbury, NY: Barron's Educational Series; 1983.
424. Kollias GV. Nutritional support for captive wild birds. *Proc Annu Conf Am Assoc Zoo Vet* 1993;23-24.

425. Kollias GV, Jr, Palgut J, Rossi J, et al. The use of ketoconazole in birds: preliminary pharmacokinetics and clinical applications. *Proc Annu Conf Assoc Avian Vet* 1986;103.
426. Kollias GV, Zgola MM, Weinkle TK, et al. Amikacin sulfate pharmacokinetics in ring-necked pheasants (*Phasianus colchicus*): age and route dependent effects. *Proc Annu Conf Am Assoc Zoo Vet* 1996;178-180.
427. Korbel R. Inhalation anaesthesia with isoflurane (Forene®) and sevoflurane (SEVOrane®) in domestic pigeons (*Columba livia*, Gmel., 1789, var. domestica). *Ger Vet Med Soc* 1998;209-217.
428. Korbel RT. Avian ophthalmology: principles and application. *Proc Annu Conf Assoc Avian Vet* 1997;305-315.
429. Korbel RT. Investigations into intraocular injection of recombinant tissue plasminogen activator (rTPA) for the treatment of trauma-induced intraocular hemorrhages in birds. *Proc Annu Conf Assoc Avian Vet* 2003;97.
430. Korbel RT, Goetz B. Investigations on topical anesthesia of the eye in racing pigeons (*Columba livia*) and common buzzards (*Buteo buteo*). *Proc Annu Conf Assoc Avian Vet* 2001;51-53.
431. Koustos EA, Tell LA, Woods LW, et al. Adult cockatiels (*Nymphicus hollandicus*) at maintenance are more sensitive to diets containing excess vitamin A than to vitamin A-deficient diets. *J Nutr* 2003;133:1898-1902.
432. Krautwald ME, Pieper K, Rullof R, et al. Further experiences with the use of Baytril in pet birds. *Proc Annu Conf Assoc Avian Vet* 1990;226-236.
433. Krautwald-Junghanns ME, Straub J. Avian Cardiology: Part I. *Proc Annu Conf Assoc Avian Vet* 2001;323-330.
434. Krautwald-Junghanns ME, Zebisch R, Schmidt V. Relevance and treatment of coccidiosis in domestic pigeons (*Columba livia* forma *domestica*) with particular emphasis on toltrazuril. *J Avian Med Surg* 2009;23:1-5.
435. Kreeger TJ, Degernes LA, Kreeger JS, et al. Immobilization of raptors with tiletamine and zolazepam (Telazol). In: Redig PT, Cooper JE, Remple DJ, et al, eds. *Raptor Biomedicine*. Minneapolis: University of Minnesota Press; 1993:141-144.
436. Krinsley M. IME—Use of DermCaps Liquid and hydroxyzine HCl for the treatment of feather picking. *J Assoc Avian Vet* 1993;7:221.
437. LaBonde J. Toxicity in pet avian patients. *Semin Avian Exotic Pet Med* 1995;4:23-31.
438. LaBonde J. Private collections of waterfowl. *Proc Annu Conf Assoc Avian Vet* 1996;215-224.
439. Laczay P, Semjén G, Nagy G, et al. J. Comparative studies on the pharmacokinetics of norfloxacin in chickens, turkeys, and geese after a single oral administration. *J Vet Pharmacol Therap* 1998;21:161-164.
440. Lane R. Basic techniques in pet avian clinical pathology. *Vet Clin North Am Small Anim Pract* 1991;21:1157-1179.
441. Langan JN, Ramsay EC, Blackford JT, et al. Cardiopulmonary and sedative effects of intramuscular medetomidine-ketamine and intravenous propofol in ostriches (*Struthio camelus*). *J Avian Med Surg* 2000;14:2-7.
442. Langenberg JA, Businga NK, Nevill HE. Capture of wild sandhill cranes with alpha-chloralose: techniques and physiologic effects. *Proc Joint Conf Am Assoc Zoo Vet/Am Assoc Wildl Vet* 1998;50-53.
443. Langlois I, Harvey RC, Jones MP, et al. Cardiopulmonary and anesthetic effects of isoflurane and propofol in Hispaniolan Amazon parrots. *J Avian Med Surg* 2003;17:4-10.
444. Lashev LD, Mihailov R. Pharmacokinetics of apramycin in Japanese quail. *J Vet Pharmacol Therap* 1994;17:394-395.
445. Lawton MPC. Anaesthesia. In: Beynon PH, Forbes NA, Lawton MPC, eds. *BSAVA Manual of Psittacine Birds*. Ames: Iowa State University Press; 1996:49-55.
446. Lawton MPC. Anaesthesia. In: Beynon PH, Forbes NA, Harcourt-Brown NH, eds. *BSAVA Manual of Raptors, Pigeons and Waterfowl*. Ames: Iowa State University Press; 1996:79-88.
447. Legler M, Kothe R, Rautebschlein S, et al. (Detection of psittacid herpesvirus 1 in Amazon parrots with cloacal papilloma [internal papillomatosis of parrots, IPP] in an aviary of different psittacine species). *Dtsch Tierarztl Wochenschr* 2008;115:461-470.

448. Lehmkul RC, Almedia MF, Mamprim MJ, et al. B-mode ultrasonography biometry of the Amazon parrot (*Amazona aestiva*) eye. *Vet Ophthalmol* 2010;13(Suppl):26-28.
449. Lennox AM. Long-term use of haloperidol in two parrots. *Proc Annu Conf Assoc Avian Vet* 1999;133-137.
450. Lennox AM. Successful treatment of mycobacteriosis in three psittacine birds. *Proc Annu Conf Assoc Avian Vet* 2002;111-113.
451. Lennox AM. The use of Aldara™ (imiquimod) for the treatment of cloacal papillomatosis in psittacines. *Exotic DVM* 2002;4:34-35.
452. Lennox AM. Mycobacteriosis in companion psittacine birds: a review. *J Avian Med Surg* 2007;21:181-187.
453. Lennox AM, VanDerHeyden N. Haloperidol for use in treatment of psittacine self-mutilation and feather plucking. *Proc Annu Conf Assoc Avian Vet* 1993;119-120.
454. Levy A, Perelman B, Waner T, et al. Reference blood chemical values in ostriches (*Struthio camelus*). *Am J Vet Res* 1989;50:1548-1550.
455. Lichtenberger M. Treatment of respiratory inhalant toxins in 4 psittacine birds. *Proc Annu Conf Assoc Avian Vet* 2003;39-43.
456. Lichtenberger M, Ko J. Critical care monitoring. *Vet Clin North Am Exotic Anim Pract* 2007;10:317-344.
457. Lichtenberger M, Chavez W, Cray C, et al. Mortality and response to fluid resuscitation after acute blood loss in mallard ducks. *Proc Annu Conf Assoc Avian Vet* 2003;7-10.
458. Lichtenberger M, Lennox A, Chavez W, et al. The use of butorphanol constant rate infusion in psittacines. *Proc Annu Conf Assoc Avian Vet/Assoc Exotic Mam Vet* 2009;73.
459. Lichtenberger M, Rosenthal K, Brue R, et al. Administration of Oxyglobin and 6% hetastarch after acute blood loss in psittacine birds. *Proc Annu Conf Assoc Avian Vet* 2001;15-18.
460. Lierz M. Use of inhalation chamber for aspergillosis therapy. *Exotic DVM* 2000;2:79-80.
461. Lightfoot TL. Clinical use and preliminary data of chorionic gonadotropin administration in psittacines. *Proc Annu Conf Assoc Avian Vet* 1996;303-306.
462. Lightfoot TL. How I approach chronic egg laying. *Proc North Am Vet Conf* 1998;757-760.
463. Lightfoot TL. Hyaluronidase: therapeutic applications including egg-yolk disease. *Proc Annu Conf Assoc Avian Vet* 2000;17-21.
464. Limoges M-J, Semple HA, Wheler CL, et al. Plasma pharmacokinetics of an orally administered azithromycin in mealy Amazons (*Amazona farinosa*). *Proc Annu Conf Assoc Avian Vet* 1998;41-43.
465. Lin E, Luscombe C, Colledge G, et al. Long-term therapy with the guanine nucleoside analog penciclovir controls chronic duck hepatitis B virus infection in vivo. *Antimicrob Agents Chemother* 1998;42:2132-2137.
466. Lin HC, Todhunter PG, Power TA, et al. Use of xylazine, butorphanol, tiletamine-zolazepam, and isoflurane for induction and maintenance of anesthesia in ratites. *J Am Vet Med Assoc* 1997;210:244-248.
467. Lindenstruth H, Frost JW. Enrofloxacin (Baytril)- an alternative for psittacosis prevention and therapy in imported psittacines. *DTW Dtsch Tierarztl Wochenschr* 1993;100:364-368.
468. Locke D, Bush M. Tylosin aerosol therapy in quail and pigeons. *J Zoo Anim Med* 1984;15:67-72.
469. Locke D, Bush M, Carpenter JW. Pharmacokinetics and tissue concentrations of tylosin in selected avian species. *Am J Vet Res* 1982;43:1807-1810.
470. Loerzel SM, Smith PJ, Howe A, et al. Vecuronium bromide, phenylephrine and atropine combinations as mydriatics in juvenile double-crested cormorants (*Phalacrocorax auritus*). *Vet Ophthalmol* 2002;5:149-154.
471. Lohr JE, Haberkorn A. Efficacy of toltrazuril against natural infections with intestinal coccidia in aviary birds. *Praktische-Tierarzt* 1998;79:419-422.
472. Loibl MF, Clutton RE, Marx BD, et al. Alpha-chloralose as a capture and restraint agent of birds: therapeutic index determination in the chicken. *J Wildl Dis* 1988;24:684-687.

473. Lothrop CD, Loomis MR, Olsen JH. Thyrotropin stimulation test for evaluation of thyroid function in psittacine birds. *J Am Vet Med Assoc* 1985;186:47-48.
474. Lothrop CD, Olsen JH, Loomis MR, et al. Evaluation of adrenal function in psittacine birds using ACTH. *J Am Vet Med Assoc* 1985;187:1113-1115.
475. Lublin A, Raz C, Weisman Y. Excretion of Baytril (enrofloxacin) in pigeon milk as an approach to treat squabs. *Israel J Vet Med* 1996;51:125-128.
476. Lublin Z, Mechani S, Malkinson M, et al. Efficacy of norfloxacin nicotinate treatment of broiler breeders against *Haemophilus paragallinarum*. *Avian Dis* 1993;37:673-679.
477. Ludders JW, Mitchell GS, Rode J. Minimal anesthetic concentration and cardiopulmonary dose response of isoflurane in ducks. *Vet Surg* 1990;19:304-307.
478. Ludders JW, Rode J, Mitchell GS. Isoflurane anesthesia in sandhill cranes (*Grus canadensis*): minimal anesthetic concentration and cardiopulmonary dose-response during spontaneous and controlled breathing. *Anesth Analg* 1989;68:511-516.
479. Ludders JW, Rode J, Mitchell GS, et al. Effects of ketamine, xylazine, and a combination of ketamine and xylazine in Pekin ducks. *Am J Vet Res* 1989;50:245.
480. Lumeij JT. Appendix: hematology and biochemistry-Columbiformes. In: Ritchie BW, Harrison GJ, Harrison LR, eds. *Avian Medicine: Principles and Application*. Lake Worth, FL: Wingers Publ; 1994:1339-1340.
481. Lumeij JT. Psittacine antimicrobial therapy. In: *Antimicrobial Therapy in Caged Birds and Exotic Pets*. Trenton: Veterinary Learning Systems Co; 1995:38-48.
482. Lumeij JT. Avian clinical biochemistry. In: Kaneko JJ, Harvey JW, Bruss ML, eds. *Clinical Biochemistry of Domestic Animals*. San Diego: Academic Press; 1997:857-884.
483. Lumeij JT, Gorgevska D, Woestenborghs R. Plasma and tissue concentrations of itraconazole in racing pigeons (*Columba livia domestica*). *J Avian Med Surg* 1995;9:32-35.
484. Lumeij JT, Redig PT, Sprang EPM. Further studies on allopurinol induced hyperuricaemia and visceral gout in red-tailed hawks. *Avian Path* 1998;27:390-393.
485. Lung NP, Romagnano A. Current approaches to feather picking. In: Bonagura JD, ed. *Kirk's Current Veterinary Therapy XII: Small Animal Practice*. Philadelphia: WB Saunders Co; 1995:1303-1307.
486. Lupu CA. Evaluation of side effects of tamoxifen in budgerigars. *J Avian Med Surg* 2000;14:237-242.
487. Machin KL, Caulkett NA. Cardiopulmonary effects of propofol and a medetomidine-midazolam-ketamine combination in mallard ducks. *Am J Vet Res* 1998;59:598-602.
488. Machin KL, Caulkett NA. Investigation of injectable anesthetic agents in mallard ducks (*Anas platyrhyncos*): a descriptive study. *J Avian Med Surg* 1998;12:255-262.
489. Machin KL, Caulkett NA. Cardiopulmonary effects of propofol infusion in canvasback ducks (*Aythya valisineria*). *J Avian Med Surg* 1999;13:167-172.
490. Machin KL, Caulkett NA. Evaluation of isoflurane and propofol anesthesia for intraabdominal transmitter placement in nesting female canvasback ducks. *J Wildl Dis* 2000;36:324-334.
491. Machin KL, Livingston A. Plasma bupivacaine levels in mallard ducks (*Anas platyrhynchos*) following a single subcutaneous dose. *Proc Annu Conf Am Assoc Zoo Vet/Am Assoc Wildl Vet/Assoc Rept Amph Vet/Nat Assoc Zoo Wildl Vet* 2001;159-163.
492. Machin KL, Livingston A. Assessment of the analgesic effects of ketoprofen in ducks anesthetized with isoflurane. *Am J Vet Res* 2002;63:821-826.
493. Machin KL, Tellier LA, Lair S, et al. Pharmacodynamics of flunixin and ketoprofen in mallard ducks (*Anas platyrhynchos*). *J Zoo Wildl Med* 2001;32:222-229.
494. Macwhirter P. Passeriformes. In: Ritchie RW, Harrison GJ, Harrison LR, eds. *Avian Medicine: Principles and Application*. Lake Worth, FL: Wingers Publ; 1994:1172-1199.
495. Macwhirter P, Pyke D, Wayne J. Use of carboplatin in the treatment of renal adenocarcinoma in a budgerigar. *Exotic DVM* 2002;4:11-12.
496. Mader JT, Calhoun J, Cobos J. In vitro evaluation of antibiotic diffusion from antibiotic-impregnated biodegradable beads and polymethylmethacrylate beads. *Antimicrob Agents Chemother* 1997;41:415-418.

497. Mainka SA, Dierenfeld ES, Cooper RM, et al. Circulating α-tocopherol following intramuscular or oral vitamin E administration in Swainson's hawks (*Buteo swainsonii*). *J Zoo Wildl Med* 1994;25:229-232.
498. Maiti SK, Tiwary R, Vasan P, et al. Xylazine, diazepam and midazolam premedicated ketamine anaesthesia in white Leghorn cockerels for typhlectomy. *J S Afr Vet Assoc* 2006;77:12-18.
499. Malkinson M, Banet C, Khinich Y, et al. Use of live and inactivated vaccines in the control of West Nile fever in domestic geese. *Annals New York Acad Sci* 2001;951:255-261.
500. Malley AD. Practical therapeutics for cage and aviary birds. In: Raw ME, Parkinson TJ, eds. *The Veterinary Annual*. London: Blackwell Scientific Publ; 1994:235-246.
501. Mama KR, Phillips LG, Pascoe PJ. Use of propofol for induction and maintenance of anesthesia in a barn owl (*Tyto alba*) undergoing tracheal resection. *J Zoo Wildl Med* 1996;27:397-401.
502. Mandelker L. Avian anesthesia, part II: injectable agents. *Compan Anim Pract* 1988;2:21.
503. Mans C, Sanchez-Migallon Guzman D, Lahner LL, et al. Intranasal midazolam for conscious sedation in Hispaniolan Amazon parrots (*Amazona ventralis*). *Proc Annu Conf Am Assoc Zoo Vet* 2010;160.
504. Marangi M, Cafiero MA, Capelli G, et al. Evaluation of the poultry red mite, *Dermanyssus gallinae* (Acari: Dermanyssidae) susceptibility to some acaricides in field populations from Italy. *Exp Appl Acarol* 2009;48:11-18.
505. Marshall KL, Craig LE, Jones MP, et al. Quantitative renal scintigraphy in domestic pigeons (*Columba livia domestica*) exposed to toxic doses of gentamicin. *Am J Vet Res* 2003;64:453-462.
506. Marshall R. Avian anthelmintics and antiprotozoals. *Semin Avian Exotic Pet Med* 1993;2:33-41.
507. Martin HD, Kollias GV. Evaluation of water deprivation and fluid therapy in pigeons. *J Zoo Wildl Med* 1989;20:173-177.
508. Martin KM. Psittacine behavioral pharmacotherapy. In: Leuscher AU, ed. *Manual of Parrot Behavior*. Ames: Blackwell Publishing; 2006:267-280.
509. Martinez R, Wobeser G. Immunization of ducks for type C botulism. *J Wildl Dis* 1999;35:710-715.
510. Marx D. Preventive health care with diagnostics. *AAV Today* 1988;2:92-94.
511. Marx KL, Roston MA. *The Exotic Animal Drug Compendium: An International Formulary*. Trenton: Veterinary Learning Systems; 1996.
512. Mashima TY, Ley DH, Stoskopf MK, et al. Evaluation of treatment of conjunctivitis associated with *Mycoplasma gallisepticum* in house finches (*Carpodacus mexicanus*). *J Avian Med Surg* 1997;11:20-24.
513. Massey JG. Diseases and medical management of wild passeriformes. *Semin Avian Exotic Pet Med* 2003;12:29-36.
514. Massey JG, Work TM. Diclazuril therapy for clinical toxoplasmosis. *Proc Annu Conf Assoc Avian Vet* 2000;29-39.
515. Matthews NS. Anesthesia for big birds (ostriches and emus). *Proc North Am Vet Conf* 1993;705.
516. Mazet JAK, Newman SH, Gilardi KVK, et al. Advances in oiled bird emergency medicine and management. *J Avian Med Surg* 2002;16:146-149.
517. McDonald SE. IME—Injecting eggs with antibiotics. *J Assoc Avian Vet* 1989;1:9.
518. McDonald SE. IME—Summary of medications for use in psittacine birds. *J Assoc Avian Vet* 1989;3:120-127.
519. McGeown D, Danbury TC, Waterman-Pearson AE, et al. Effect of carprofen on lameness in broiler chickens. *Vet Rec* 1999;144:668-671.
520. McMillan MC. Avian gastrointestinal radiography. In: Hoefer HL, ed. *Practical Avian Medicine: The Compendium Collection*. Trenton: Veterinary Learning Systems Co; 1997:24-29.
521. Menao MC, Bottino JA, Biasia I, et al. *Salmonella typhimurium* infection in hyacinth macaw (*Anodorhynchus hyacinthinus*). *Arquivos-do-Instituto-Biologico-Sao-Paulo* 2000;67:43-47.

522. Merryman JI, Buckles EL. The avian thyroid gland. *J Avian Med Surg* 1998;12:234-242.
523. Mertens PA. Pharmacological treatment of feather picking in pet birds. *Euro Soc Vet Clin Ethol Newsl* 3:4/5, Internet version 1.1, 1997. http//www.esvce.org/newsletter/esvce-97-1.html.
524. Meteyer CU, Rideout BA, Gilbert M, et al. Pathology and proposed pathophysiology of diclofenac poisoning in free-living and experimentally exposed oriental white-backed vultures (*Gyps bengalensis*). *J Wildl Dis* 2005;41:707-716.
525. Migaki TT, Avakian AP, Barnes HJ, et al. Efficacy of danofloxacin and tylosin in the control of mycoplasmosis in chicks infected with tylosin-susceptible or tylosin-resistant field isolates of *Mycoplasma gallisepticum*. *Avian Dis* 1993;37:508-514.
526. Mikaelian I, Paillet I, Williams D. Comparative use of various mydriatic drugs in kestrels (*Falco tinnunculus*). *Am J Vet Res* 1994;55:270-272.
527. Millam JR. Leuprolide acetate can reversibly prevent egg laying in cockatiels. *Proc Annu Conf Assoc Avian Vet* 1993;46.
528. Millam JR, Finney HL. Leuprolide acetate can reversibly prevent egg laying in cockatiels (*Nymphicus hollandicus*). *Zoo Biol* 1994;13:149-155.
529. Miller EA, Welte SC. Caring for oiled birds. In: Fowler ME, Miller RE, eds. *Zoo and Wild Animal Medicine: Current Therapy 4*. Philadelphia: WB Saunders Co; 1998:300-309.
530. Miller MS. Electrocardiography. In: Harrison GJ, Harrison LR, eds. *Clinical Avian Medicine and Surgery*. Philadelphia: WB Saunders Co; 1986:286-292.
531. Mitchell MA, Tully TN, JR. Birds. In: *Manual of Exotic Pet Practice*. St. Louis: Saunders/Elsevier; 2009;250-298.
532. Mohan R. *Mycoplasma* in ratites. *Proc Annu Conf Assoc Avian Vet* 1993;294-296.
533. Molter CM, Court MH, Hazarika S, et al. Pharmacokinetics of parenteral and oral meloxicam in Hispaniolan parrots (*Amazona ventralis*). *Proc Annu Conf Assoc Avian Vet/Assoc Exotic Mam Vet* 2009:317-318.
534. Moore DM, Rice RL. Exotic aimal formulary. In: Holt KM, Boothe DM, Gaumnitz J, et al. *Veterinary Values*. 5th ed. Lenexa, KS: Veterinary Medicine Publishing Group; 1998:159-245.
535. Moore RP, Snowden KF, Phalen DN, et al. Diagnosis, treatment, and prevention of megabacteriosis in the budgerigar (*Melopsittacus undulatus*). *Proc Annu Conf Assoc Avian Vet* 2001;161-163.
536. Morishita TY. Clinical assessment of gallinaceous birds and waterfowl in backyard flocks. *Vet Clin North Am Exotic Anim Pract* 1999;2:383-404.
537. Morrisey JK. Avian emergency medicine and critical care. In: Hoefer HL, ed. *Practical Avian Medicine: The Compendium Collection*. Trenton, NJ: Veterinary Learning Systems Co; 1997:53-57.
538. Morrisey JK, Hohenhaus AE, Rosenthal K, et al. Comparison of three media for the storage of avian whole blood. *Proc Annu Conf Am Assoc Zoo Vet* 1998;149-150.
539. Mostachio GQ, de-Oliveira LD, Carciofi AC, et al. The effects of anesthesia with a combination of intramuscular xylazine-diazepam-ketamine on heart rate, respiratory rate and cloacal temperature in roosters. *Vet Anaesth Analg* 2008;35:232-236.
540. Muir W, Hubbel J. *Handbook of Veterinary Anesthesia*. 2nd ed. St. Louis: Mosby; 1995: 341-371.
541. Mulcahy DM, Stoskopf MK, Esler D. Lack of isoflurane-sparing effect of butorphanol in field anesthesia of harlequin ducks (*Histrionicus histrionicus*). *Proc Annu Conf Am Assoc Zoo Vet/Internat Assoc Aquatic Anim Med* 2000;532-533.
542. Mulcahy DM, Tuomi P, Larsen RS. Differential mortality of male spectacled eiders (*Somateria fischeri*) and king eiders (*Somateria spectabilis*) subsequent to anesthesia with propofol, bupivacaine, and ketoprofen. *J Avian Med Surg* 2003;17:117-123.
543. Muller MG, Kinne J, Schuster RK, et al. Outbreak of microsporidiosis caused by *Enterocytozoon bieneusi* in falcons. *Vet Parasitol* 2008;152:67-78.
544. Murai A, Furuse M, Okumura J-I. Involvement of (n-6) essential fatty acids and prostaglandins in liver lipid accumulation in Japanese quail. *Am J Vet Res* 1996;57:342-345.

545. Murase T, Ikeda T, Goto I, et al. Treatment of lead poisoning in wild geese. *J Am Vet Med Assoc* 1992;200:1726-1729.
546. Murphy CJ. Raptor ophthalmology. *Compend Contin Educ Pract Vet* 1987;9:241-260.
547. Murphy J. Diabetes in toucans. *Proc Annu Conf Assoc Avian Vet* 1992;165-170.
548. Murphy J. Psittacine trichomoniasis. *Proc Annu Conf Assoc Avian Vet* 1992;21-24.
549. Murray M, Tseng F. Diagnosis and treatment of secondary anticoagulant rodenticide toxicosis in a red-tailed hawk (*Buteo jamaicensis*). *J Avian Med Surg* 2008;22:41-46.
550. Murray MJ. Management of the avian trauma case. *Semin Avian Exotic Pet Med* 1994;3:200-209.
551. Mutlow A, Forbes N. *Haemoproteus* in raptors: pathogenicity, treatment, and control. *Proc Annu Conf Assoc Avian Vet* 2000;157-163.
552. Naccari F, Salpietro DC, DeSarro A, et al. Tolerance and pharmacokinetics of ciprofloxacin in the chick. Preliminary experience in subjects of pediatric age with urinary tract infections. *Res Commun Mol Pathol Pharmacol* 1998;99:187-192.
553. Naether CA. *Raising Pigeons and Doves*. New York: David McKay Co; 1979.
554. Naganobu K, Fujisawa Y, Ohde H, et al. Determination of the minimum anesthetic concentration and cardiovascular dose response for sevoflurane in chickens during controlled ventilation. *Vet Surg* 2000;29:102-105.
555. Naidoo V, Swan GE. Diclofenac toxicity in *Gyps* vulture is associated with decreased uric acid excretion and not renal portal vasoconstriction. *Comp Biochem Physiol C Toxicol Pharmacol* 2008;149:269-274.
556. Naidoo V, Venter L, Wolter K, et al. The toxicokinetics of ketoprofen in *Gyps coprotheres*: toxicity due to zero-order metabolism. *Arch Toxicol* 2010;84:761-766.
557. Naidoo V, Wolter K, Cromarty AD, et al. The pharmacokinetics of meloxicam in vultures. *J Vet Pharmacol Ther* 2008;31:128-134.
558. Naidoo V, Wolter K, Cromarty D, et al. Toxicity of non-steroidal anti-inflammatory drugs to *Gyps* vultures: a new threat from ketoprofen. *Biol Lett* 2010;6:339-341.
559. Napier JE, Hinrichs SH, Lampen F, et al. An outbreak of avian mycobacteriosis caused by *Mycobacterium intracellulare* in little blue penguins (*Eudyptula minor*). *J Zoo Wildl Med* 2009;40:680-686.
560. National Association of State Public Health Veterinarians. Compendium of measures to control *Chlamydophila psittaci* infection among humans and pet birds, 2002: recommendations and requirements. *Compend Contin Educ Pract Vet* 2002;24:374-379.
561. National Registration Authority for Agricultural and Veterinary Chemicals (2002). *Dimetridazole Scope Document*. Canberra, Australia. http://www.apvma.gov.au/chemrev/dimetridazole_scope.pdf.
562. National Research Council. *Nutrient Requirements of Poultry*. Washington, DC: National Academy Press; 1994.
563. Nazifi S, Nabinejad A, Sepehrimanesh M, et al. Haematology and serum biochemistry of golden eagle (*Aquila chrysaetos*) in Iran. *Comp Clin Pathol* 2008;17:197-201.
564. Nemetz LP, Lennox AM. Zosyn: a replacement for Pipracil in the avian patient. *Proc Annu Conf Assoc Avian Vet* 2004;11-13.
565. Neut D, van de Belt H, van Horn JR, et al. Residual gentamicin-release from antibiotic-loaded polymethylmethacrylate beads after 5 years of implantation. *Biomaterials* 2003;24:1829-1831.
566. Newell SM. Diagnosis and treatment of lymphocytic leukemia and malignant lymphoma in a Pekin duck (*Anas platyrhyncos domesticus*). *J Assoc Avian Vet* 1991;5:83-86.
567. Nguyen KQ, Hawkins MG, Taylor IT, et al. Stability and uniformity of extemporaneous preparations of voriconazole in two liquid suspension vehicles at two storage temperatures. *Am J Vet Res* 2009;7:908-914.
568. Nolan PM, Duckworth RA, Hill GE, et al. Maintenance of a captive flock of house finches free of infection by *Mycoplasma gallisepticum*. *Avian Dis* 2000;44:948-952.
569. Norton TM, Gaskin J, Kollias GV, et al. Efficacy of acyclovir against herpesvirus infection in Quaker parakeets. *Am J Vet Res* 1991;52:2007-2009.

570. Norton TM, Greiner E, Latimer K, et al. Medical protocols recommended by the U.S. bali mynah SSP. 2001. http://www.riverbanks.org/subsite/aig/new.htm.
571. Norton TM, Greiner E, Latimer K, et al. 2004 medical protocols recommended by the U.S. bali mynah SSP. Available at: http://www.riverbanks.org/subsite/aig/new.htm. Accessed Jan 26, 2011.
572. Norton TM, Neiffer DL, Seibels B, et al. 2007 *Atoxoplasma* medical protocols recommended by the passerine *Atoxoplasma* working group. Available at: http://www.aazv.org/displaycommon.cfm?an=1&subarticlenbr=545. Accessed Jan 26, 2011.
573. Oaks JL, Gilbert M, Virani MZ, et al. Diclofenac residues as the cause of vulture population decline in Pakistan. *Nature* 2004;427:630-633.
574. Oglesbee BL. Avian cardiology. *Proc North Am Vet Conf* 1996;730-731.
575. Oglesbee BL, McDonald S, Warthen K. Avian digestive system disorders. In: Birchard SJ, Sherding RG, eds. *Saunders Manual of Small Animal Practice*. Philadelphia: WB Saunders Co; 1994:1290-1301.
576. Okeson DM, Llizo SY, Miller CL, et al. Antibody response of five bird species after vaccination with a killed West Nile virus vaccine. *J Zoo Wildl Med* 2007;38:240-244.
577. Olsen GH, Carpenter JW, Langenberg JA. Medicine and surgery. In: Ellis DH, Gee GF, Mirande CM, eds. *Cranes: Their Biology, Husbandry, and Conservation*. Washington, DC: National Biological Service/International Crane Foundation; 1996:142-143.
578. Olsen GH, Turell MJ, Pagac BB. Efficacy of eastern equine encephalitis immunization in whooping cranes. *J Wildl Dis* 1997;33:312-315.
579. Olsen GH, Miller KJ, Docherty DE, et al. Pathogenicity of West Nile virus and response to vaccination in sandhill cranes (*Grus canadensis*) using a killed vaccine. *J Zoo Wildl Med* 2009;40:263-271.
580. Olsen GP, Russell KE, Dierenfeld E, et al. A comparison of four regimens for treatment of iron storage disease using the European starling (*Sturnus vulgaris*) as a model. *J Avian Med Surg* 2006;20:74-79.
581. Onderka D, Doornenbal E. Mycotic dermatitis in ostriches. *Can Vet J* 1992;33:72-76.
582. Orcutt CJ, Bartick TE. Mucormycotic meningoencephalitis and pneumonia in a chattering lory (*Lorius garrulus*). *J Assoc Avian Vet* 1994;8:85-89.
583. Orosz SE, Frazier DL. Antifungal agents: a review of their pharmacology and therapeutic indications. *J Avian Med Surg* 1995;9:8-18.
584. Orosz SE, Schroeder EC, Frazier DL. Itraconazole: a new antifungal drug for birds. *Proc Annu Conf Assoc Avian Vet* 1994;13-19.
585. Orosz SE, Schroeder EC, Frazier DL. Pharmacokinetic properties of itraconazole in blue-fronted Amazon parrots (*Amazona aestiva aestiva*). *J Avian Med Surg* 1996;10:168-173.
586. Orosz SE, Jones MP, Cox SK, et al. Pharmacokinetics of amoxicillin plus clavulanic acid in blue-fronted Amazon parrots (*Amazona aestiva aestiva*). *J Avian Med Surg* 2000;14:107-112.
587. Orr K. Botulism in a California condor (*Gymnogyps californianus*). *Proc Annu Conf Am Assoc Zoo Vet* 2002;101-104.
588. Orr KA, Fowler ME. Order Trochiliiformes (hummingbirds). In: Fowler ME, Cubas ZS, eds. *Biology, Medicine, and Surgery of South American Wild Animals*. Ames: Iowa State University Press; 2001:174-179.
589. Overall K. Personal communication. 2011.
590. Ozen H, Karaman M, Ciğremiş Y, et al. Effectiveness of melatonin on aflatoxicosis in chicks. *Res Vet Sci* 2009;86:485-489.
591. Padilla LR, Miller RE, Flammer K. Doxycycline in drinking water for treatment of *Chlamydophila psittaci* in fruit doves. *Proc Annu Conf Am Assoc Zoo Vet* 2003;267-268.
592. Page DC, Schmidt RE, English JH, et al. Antemortem diagnosis and treatment of sarcocystosis in two species of psittacines. *J Zoo Wildl Med* 1992;23:77-85.
593. Paley D, Herzenberg JE. Intramedullary infections treated with antibiotic cement rods: preliminary results in nine cases. *J Orthoped Trauma* 2002;16:723-729.

594. Papendick R, Stalis I, Harvey C, et al. Suspected fenbendazole toxicity in birds. *Proc Annu Conf Am Assoc Zoo Vet/Am Assoc Wildl Vet* 1998;144-146.
595. Parrot TY, Cray C, Martin S. Daily dosing of voriconazole and correlation with serological testing. *Proc Annu Conf Assoc Avian Vet* 2010;69-70.
596. Paul-Murphy J, Ludders JW. Avian analgesia. *Vet Clin North Am Exotic Anim Pract* 2001;4:35-45.
597. Paul-Murphy JR, Brunson DB, Miletic V. Analgesic effects of butorphanol and buprenorphine in conscious African grey parrots. *Am J Vet Res* 1999;60:1218-1221.
598. Paul-Murphy J, Hess JC, Fialkowski JP. Pharmacokinetic properties of a single intramuscular dose of buprenorphine in African grey parrots (*Psittacus erithacus erithacus*). *J Avian Med Surg* 2004;18:224-228.
599. Paul-Murphy JR, Sladky KK, Krugner-Higby LA, et al. Analgesic effects of carprofen and liposome-encapsulated butorphanol tartrate in Hispaniolan parrots (*Amazona ventralis*) with experimentally induced arthritis. *Am J Vet Res* 2009;70:1201-1210.
600. Pavez JC, Hawkins MG, Pascoe PJ, et al. Effect of fentanyl target-controlled infusions on isoflurane minimum anaesthetic concentration and cardiovascular function in red-tailed hawks (*Buteo jamaicensis*). *Vet Anaesth Analg* 2011;38:344-351.
601. Pees M, Kuhring K, Demiraij F, et al. Bioavailability and compatibility of enalapril in birds. *Proc Annu Conf Assoc Avian Vet* 2006;7-11.
602. Pees M, Schmidt V, Coles B, et al. Diagnosis and long-term therapy of right-sided heart failure in a yellow-crowned Amazon (*Amazona ochrocephala*). *Vet Rec* 2006;158:445-447.
603. Pereira ME, Werther K. Evaluation of the renal effects of flunixin meglumine, ketoprofen and meloxicam in budgerigars (*Melopsittacus undulatus*). *Vet Rec* 2007;160:844-846.
604. Péricard JM, Andral B. Thiamine deficiency as a possible cause for the "staggers" syndrome of the Griffon vulture (*Gyps fulvus*). *Proc Euro Conf Avian Med Surg* 1993;191-198.
605. Perpinan D, Melero R. Suspected ivermectin toxicity in a Nanday parakeet (*Nandayus nenday*). *Proc Annu Conf Am Assoc Zoo Vet* 2003;298-299.
606. Peters TL, Fulton RM, Roberson KD, et al. Effect of antibiotics on in vitro and in vivo avian cartilage degradation. *Avian Dis* 2002;46:75-86.
607. Phalen DN. Avian renal disorders. In: Fudge AM, ed. *Laboratory Medicine: Avian and Exotic Pets*. Philadelphia: WB Saunders Co; 2000:61-68.
608. Phalen DN. Diagnosis and treatment of megabacteriosis in birds. *Vet Quart Rev* (Texas A & M University), 2001; Oct-Dec.
609. Phalen DN. Common bacterial and fungal infectious diseases in pet birds. *Suppl Compend Contin Educ Pract Vet* 2003;25:43-48.
610. Phalen DN. Implications of viruses in clinical disorders. In: Harrison GJ, Lightfoot TL, eds. *Clinical Avian Medicine*. Vol II. Palm Beach: Spix Publishing; 2006:721-745.
611. Phalen DN. Preventive medicine and screening. In: Harrison GJ, Lightfoot TL, eds. *Clinical Avian Medicine*. Vol II. Palm Beach: Spix Publishing; 2006:573-585.
612. Phalen DN, Logan KS, Snowden KF. *Encephalitozoon hellem* infection as the cause of a unilateral chronic keratoconjunctivitis in an umbrella cockatoo (*Cacatua alba*). *Vet Ophthalmol* 2006;9:59-63.
613. Phalen DN, Hays HB, Filippich LJ, et al. Heart failure in a macaw with atherosclerosis of the aorta and brachiocephalic arteries. *J Am Vet Med Assoc* 1996;209:1435-1440.
614. Plumb DC. *Plumb's Veterinary Drug Handbook*. 6th ed. Ames: Blackwell Publishing; 2008.
615. Poffers J, Lumeij JT, Redig PT. Investigations into the uricolytic properties of urate oxidase in a granivorous (*Columba livia domestica*) and in a carnivorous (*Buteo jamaicensis*) avian species. *Avian Pathol* 2002;31:573-579.
616. Poffers J, Lumeij JT, Timmermans-Sprang EPM, et al. Further studies on the use of allopurinol to reduce plasma uric acid concentrations in the red-tailed hawk (*Buteo jamaicensis*) hyperuricaemic model. *Avian Pathol* 2002;31:567-572.
617. Pollock C. Personal communication. 2003.

618. Pollock CG, Pledger T, Renner M. Diabetes mellitus in avian species. *Proc Annu Conf Assoc Avian Vet* 2001;151-155.
619. Pollock CG, Schumacher J, Orosz SE, et al. Sedative effects of medetomidine in pigeons. *J Avian Med Surg* 2001;15:95-100.
620. Polo FJ, Peinado VI, Viscor G, et al. Hematologic and plasma chemistry values in captive psittacine birds. *Avian Dis* 1998;42:523-535.
621. Ponder J. VIN Avian Boards Web site. Available at: www.vin.com/Members/boards/discussionviewer.aspx?DocumentId54072477. Accessed Jul 7, 2009.
622. Porter SL. Vehicular trauma in owls. *Proc Annu Conf Assoc Avian Vet* 1990;164-170.
623. Porter SL. Euthanasia techniques for wildlife. *Proc North Am Vet Conf* 1994;925.
624. Potassium bromide handout. http://www.cvm.tamu.edu/vcpl/publications/Kbr_handout.htm. Accessed November 18, 2003.
625. Powers LV. Interpretation of avian hematologic abnormalities. *Proc Mid-Atlantic States Assoc Avian Vet* 1997;36-39.
626. Powers LV, Flammer K, Papich M. Preliminary investigation of doxycycline plasma concentrations in cockatiels (*Nymphicus hollandicus*) after administration by injection or in water or feed. *J Avian Med Surg* 2000;14:23-30.
627. Powers LV, Pokras M, Rio K, et al. Hematology and occurrence of hemoparasites in migrating sharp-shinned hawks (*Accipiter striatus*) during fall migration. *J Raptor Res* 1994;28:178-185.
628. Prashar A, Guggenheim JA, Erichsen JT, et al. Measurement of intraocular pressure (IOP) in chickens using a rebound tonometer: quantitative evaluation of variance due to position inaccuracies. *Exp Eye Res* 2007;85:563-571.
629. Product insert.
630. Prus SE, Clubb SL, Flammer K. Doxycycline plasma concentrations in macaws fed a medicated corn diet. *Avian Dis* 1992;36:480-483.
631. Quandt JE, Greenacre CB. Sevoflurane anesthesia in psittacines. *J Zoo Wildl Med* 1999;30:308-309.
632. Quesenberry K. Avian neurologic disorders. In: Birchard SJ, Sherding RG, eds. *Saunders Manual of Small Animal Practice*. 2nd ed. Philadelphia: WB Saunders; 2000:1459-1463.
633. Quesenberry KE. Avian antimicrobial therapeutics. In: Jacobson ER, Kollias GV, Jr, eds. *Exotic Animals*. New York: Churchill Livingstone; 1988:177-207.
634. Quesenberry KE, Hillyer EV. Supportive care and emergency therapy. In: Ritchie BW, Harrison GJ, Harrison LR, eds. *Avian Medicine: Principles and Application*. Lake Worth, FL: Wingers Publ; 1994:382-416.
635. Quintavalla F, Zucca P. Birds of prey: blood chemistry profile for peregrine falcons (*Falco peregrinus*) and eagle owls (*Bubo bubo*) in a raptor centre in north Italy. *Proc Euro Conf Assoc Avian Vet* 1993;544-551.
636. Raath JP, Quandt SKF, Malan JH. Ostrich (*Struthio camelus*) immobilization using carfentanil and xylazine and reversal with yohimbine and naltrexone. *J South Afr Vet Assoc* 1992;63:138-140.
637. Radabaugh SC, Lindstrom JG, Dahlhausen B. The use of terbinafine hydrochloride in the treatment of avian fungal disease. *AAV Clin Forum* 2007:5-7.
638. Rae M. Endocrine disease in pet birds. *Semin Avian Exotic Pet Med* 1995;4:32-38.
639. Ramer JC, Paul-Murphy J, Brunson D, et al. Effects of mydriatic agents in cockatoos, African gray parrots, and blue-fronted Amazon parrots. *J Am Vet Med Assoc* 1996;208:227-230.
640. Ramsay E. Ratite restraint, immobilization, and anesthesia. *Proc Avian Exotic Anim Med Symp* 1991;176-179.
641. Ramsay E. Personal communication. 2003.
642. Ramsay EC, Grindlinger H. Use of clomipramine in the treatment of obsessive behavior in psittacine birds. *J Assoc Avian Vet* 1994;8:9.
643. Ramsay EC, Vulliet R. Pharmacokinetic properties of gentamicin and amikacin in the cockatiel. *Avian Dis* 1993;37:628-634.

644. Ramsay EC, Drew ML, Johnson B. Trichomoniasis in a flock of budgerigars. *Proc Annu Conf Assoc Avian Vet* 1990;309-311.
645. Randolph K. Equine encephalitis virus in ratites. *Proc Annu Conf Assoc Avian Vet* 1995; 249-252.
646. Rapp JT, Vollmer TR. Stereotypy II: a review of neurobiological interpretations and suggestions for an integration with behavioral methods. *Res Dev Disabil* 2005;26:548-564.
647. Rathinam T, Chapman HD. Sensitivity of isolates of *Eimeria* from turkey flocks to the anticoccidial drugs amprolium, clopidol, diclazuril, and monensin. *Avian Dis* 2009;53:405-408.
648. Ratzlaff K, Papich MG, Flammer K. Plasma concentrations of fluconazole ater a single oral dose and administration in drinking water in cockatiels (*Nymphicus hollandicus*). *J Avian Med Surg* 2011;25:23-31.
649. Redig P. *Medical Management of Birds of Prey: A Collection of Notes on Selected Topics*. St. Paul: The Raptor Center; 1993.
650. Redig P. Recommendations for anesthesia in raptors with comments on trumpeter swans. *Semin Avian Exotic Pet Med* 1998;7:22-29.
651. Redig P. Infectious diseases; fungal diseases. In: Samour J, ed. *Avian Medicine*. London: Harcourt Publ; 2000:275-291.
652. Redig PT. Fluid therapy and acid-base balance in the critically ill avian patient. *Proc Annu Conf Assoc Avian Vet* 1984;59-73.
653. Redig PT. Treatment protocol for bumblefoot types 1 and 2. *AAV Today* 1987;1:207-208.
654. Redig PT. Health management of raptors trained for falconry. *Proc Annu Conf Assoc Avian Vet* 1992;258-264.
655. Redig PT. Avian emergencies. In: Beynon PH, Forbes NA, Harcourt-Brown NH, eds. *BSAVA Manual of Raptors, Pigeons and Waterfowl*. Ames: Iowa State University Press; 1996:30-41.
656. Redig PT. Nursing avian patients. In: Beynon PH, Forbes NA, Harcourt-Brown NH, eds. *Manual of Raptors, Pigeons and Waterfowl*. Ames: Iowa State University Press; 1996:42-46.
657. Redig PT. Falconiformes (vultures, hawks, falcons, secretary bird). In: Fowler ME, Miller RE, eds. *Zoo and Wild Animal Medicine*. 5th ed. Philadelphia: WB Saunders Co; 2005:150-161.
658. Redig PT, Cruz-Martinez L. Raptors. In: Tully TN, Dorrestein GM, Jones AK, eds. *Avian Medicine*. Edinburgh: Saunders Elsevier; 2009:209-242.
659. Redig PT, Duke GE. Intravenously administered ketamine HCl and diazepam for anesthesia of raptors. *J Am Vet Med Assoc* 1976;169:886-888.
660. Redig PT, Ponder J. Raptors: practical information every avian practitioner can use. *Proc Annu Conf Assoc of Avian Vet* 2010;171-180.
661. Redig PT, Talbot B, Guarnera T. Avian malaria. *Proc Annu Conf Assoc Avian Vet* 1993; 173-181.
662. Reidarson TH, McBain JF, Denton D. The use of medroxyprogesterone acetate to induce molting in chinstrap penguins. *J Zoo Wildl Med* 1999;30:278-280.
663. Reiss AE, Badcock NR. Itraconazole levels in serum, skin and feathers of Gouldian finches (*Chloebia gouldiae*) following in-seed medication. *Proc Joint Conf Am Assoc Zoo Vet/Am Assoc Wildl Vet* 1998;142-143.
664. Reither NP. Medetomidine and atipamezole in avian practice. *Proc Euro Conf Avian Med Surg* 1993;43-48.
665. Remple JD. Intracellular hematozoa of raptors: a review and update. *J Avian Med Surg* 2004;18:75-88.
666. Remple JD, Forbes NA. Antibiotic-impregnated polymethyl methacrylate beads in the treatment of bumblefoot in raptors. In: *Raptor Biomedicine III*. Lake Worth, FL: Zoological Education Network; 2002:255-263.
667. Remple JD, Riddle SK. Pharmacology considerations. *Clinical Avian Med* 1991;2:77-85.
668. Riggs SM, Hawkins MG, Craigmill AL, et al. Pharmacokinetics of butorphanol tartrate in red-tailed hawks (*Buteo jamaicensis*) and great horned owls (*Bubo virginianus*). *Am J Vet Res* 2008;69:596-603.
669. Ritchie BW. *Avian Viruses: Function and Control*. Lake Worth, FL: Wingers Publ; 1995.

670. Ritchie BW. Diagnosing and preventing common viral infections in companion birds. *Proc 21st Annu Waltham/OSU Symp* 1997;7-13.
671. Ritchie BW, Harrison GJ. Formulary. In: Ritchie BW, Harrison GJ, Harrison LR, eds. *Avian Medicine: Principles and Application*. Lake Worth, FL: Wingers Publ; 1994:457-478.
672. Ritchie BW, Harrison GJ. Formulary. In: Ritchie BW, Harrison GJ, Harrison LR, eds. *Avian Medicine: Principles and Application*. Abridged ed. Lake Worth, FL: Wingers Publ; 1997:227-253.
673. Ritchie BW, Harrison GJ, Harrison LR. Hematology and biochemistry. In: Ritchie BW, Harrison GJ, Harrison LR, eds. *Avian Medicine: Principles and Application*. Lake Worth, FL: Wingers Publ; 1994:1331-1347.
674. Ritchie BW, Latimer KS, Leonard J, et al. Safety, immunogenicity and efficacy of an inactivated avian polyomavirus vaccine. *Am J Vet Res* 1998;59:143-148.
675. Ritchie BW, Vaughn SB, St. Leger J, et al. Use of an inactivated virus vaccine to control polyomavirus outbreaks in nine flocks of psittacine birds. *J Am Vet Med Assoc* 1998;212:685-690.
676. Rivera S, McClearen J, Reavill DR. Suspected fenbendazole toxicity in pigeons (*Columba livia*). *Proc Annu Conf Assoc Avian Vet* 2000;207-209.
677. Rivera S, McClearen JR, Reavill DR. Treatment of nonepitheliotropic cutaneous B-cell lymphoma in an umbrella cockatoo (*Cacatua alba*). *J Avian Med Surg* 2009;23:294-302.
678. Robbins PK, Tell LA, Needham ML, et al. Pharmacokinetics of piperacillin after intramuscular injection in red-tailed hawks and great horned owls. *J Zoo Wildl Med* 2000;31:47-51.
679. Roberts MF. *Pigeons*. Jersey City: TFH Publ; 1962.
680. Rochette F, Engelen M, Bossche HV. Antifungal agents of use in animals health—practical applications. *J Vet Pharmacol* 2003;26:31-53.
681. Rolinski Z, Kowalski C, Wlaz P. Distribution and elimination of norfloxacin from broiler chicken tissues and eggs. *J Vet Pharmacol Therap* 1997;20:200-201.
682. Romagnano A. Magnetic resonance imaging of the avian brain and abdominal cavity. *Proc Annu Conf Assoc Avian Vet* 1995;307-309.
683. Romagnano A. Avian obstetrics. *Semin Avian Exotic Pet Med* 1996;5:180-188.
684. Romagnano A. Examination and preventive medicine protocols in psittacines. *Vet Clin North Am Exotic Anim Pract* 1999;2:333,352-355.
685. Rosenthal K. Psychotrophic agents in pet birds. *Proc North Am Vet Conf* 2000;920-921.
686. Rosenthal KL, Johnston M. Hypothyroidism in a red-lored Amazon (*Amazona autumnalis*). *Proc Annu Conf Assoc Avian Vet* 2003;33-36.
687. Rosenthal K, Stamoulis M. Diagnosis of congestive heart failure in an Indian Hill mynah bird (*Gracula religiosa*). *J Assoc Avian Vet* 1993;7:27-30.
688. Rosenthal K, Duda L, Ivey ES, et al. A report of photodynamic therapy for squamous cell carcinoma in a cockatiel. *Proc Annu Conf Assoc Avian Vet* 2001;175-176.
689. Rosskopf WJ, Woerpel RW. Practical avian therapeutics with dosages of commonly used medications. *Proc Basics Avian Med* (Sydney, Australia) 1996;75-81.
690. Rupiper DJ. IME—Allopurinol in simple syrup for gout. *J Assoc Avian Vet* 1993;7:219.
691. Rupiper DJ. Diseases that affect race performance of homing pigeons. Part 1: Husbandry, diagnostic strategies, and viral diseases. *J Avian Med Surg* 1998;12:70-77.
692. Rupiper DJ. Personal communication. 2004.
693. Rupiper DJ, Ehrenberg M. Introduction to pigeon practice. *Proc Annu Conf Assoc Avian Vet* 1994;203-211.
694. Rupiper DJ, Ehrenberg M. Practical pigeon medicine. *Proc Annu Conf Assoc Avian Vet* 1997;479-497.
695. Rupley AE. Respiratory bacterial, fungal and parasitic diseases. *Proc Avian Specialty Advanced Prog Small Mam Rept Med Surg* (*Annu Conf Assoc Avian Vet*) 1997;23-44.
696. Rupley AE. Critical care of pet birds. *Vet Clin North Am Exotic Anim Pract* 1998;1:11-41.
697. Rush EM, Hunter RP, Papich M, et al. Pharmacokinetics and safety of acyclovir in tragopans (*Tragopan* species). *J Avian Med Surg* 2005;19:271-276.
698. Russell AD, Hugo WB, Ayliffe GAJ, eds. *Principles and Practice of Disinfection, Preservation and Sterilization*. 3rd ed. Malden, MA: Blackwell Science; 1999.

699. Sabrautzki S. The course of gentamicin concentrations in serum and tissues of pigeons. Inaugural dissertation. Tierarztliche Fakultat der Ludwig-Maximilians-Universitat Munchen. *Vet Bull* 1983;54:5915.
700. Sacre B, Oppenheim Y, Steinberg H, et al. Presumptive histiocytic sarcoma in a great horned owl. *J Zoo Wildl Med* 1992;23:113-121.
701. Saggese MD, Tizard I, Phalen DN. Efficacy of multi-drug therapy with azithromycin, rifampin, and ethambutol for the treatment of ring-necked doves (*Streptopelia risoria*) naturally infected with avian mycobacteriosis. *Proc Annu Conf Assoc Avian Vet* 2007:27-29.
702. Samour J. Pharmaceutics commonly used in avian medicine. In: Samour J, ed. *Avian Medicine*. Philadelphia: Mosby; 2000:388-418.
703. Samour J. Toxicology. In: Samour J, ed. *Avian Medicine*. London: Mosby; 2000:180-193.
704. Samour J. Management of raptors. In: Harrison GJ, Lightfoot TL, eds. *Clinical Avian Medicine*. Vol II. Palm Beach: Spix Publishing; 2006:948-954.
705. Samour JH, Naldo J. Serratospiculiasis in captive falcons in the Middle East: a review. *J Avian Med Surg* 2001;15:2-9.
706. Samour JH, Naldo J. Diagnosis and therapeutic management of lead toxicosis in falcons in Saudi Arabia. *J Avian Med Surg* 2002;16:16-20.
707. Samour JH, Naldo J. Diagnosis and therapeutic menangement of trichomoniasis in falcons in Saudi Arabia. *J Avian Med Surg* 2003;17:135-143.
708. Samour JH, Irwin-Davies J, Faraj E. Chemical immobilisation in ostriches using etorphine hydrochloride. *Vet Rec* 1990;127:575-576.
709. Samour JH, Naldo JL, John SK. Therapeutic management of *Babesia shortii* infection in a peregrine falcon (*Falco peregrinus*). *J Avian Med Surg* 2005;19:294-296.
710. Samour JH, Jones DM, Knight JA, et al. Comparative studies of the use of some injectable anesthetic agents in birds. *Vet Rec* 1984;115:6-11.
711. Sanchez-Migallon GD, Paul-Murphy J, Barker S, et al. Plasma concentrations of butorphanol in Hispaniolan Amazon parrots (*Amazona ventralis*) after intravenous and oral administration. *Proc Annu Conf Assoc Avian Vet/Assoc Exotic Mam Vet* 2008;23-24.
712. Sanchez-Migallon Guzman D, Flammer K, Paul-Murphy J, et al. Pharmacokinetics of butorphanol after oral, intravenous and intramuscular administration in Hispaniolan Amazon parrots (*Amazona ventralis*). *J Avian Med Surg* 2011;25:185-191.
713. Sanchez-Migallon Guzman D, Kukanich B, Keuler NS, et al. Antinociceptive effects of nalbuphine hydrochloride in Hispaniolan Amazon parrots (*Amazona ventralis*). *Am J Vet Res* 2011;72:736-740.
714. Sandmeier P. Evaluation of medetomidine for short-term immobilization of domestic pigeons (*Columba livia*) and Amazon parrots (*Amazona* species). *J Avian Med Surg* 2000;14:8-14.
715. Santangelo B, Ferrari D, Di Martino I, et al. Dexmedetomidine chemical restraint in two raptor species undergoing inhalation anaesthesia. *Vet Res Commun* 2009;33:S209-S211.
716. Sarkozy G, Semjen G, Laczay P, et al. Treatment of experimentally induced *Pasteurella multocida* in broilers and turkeys: comparative studies of different oral treatment regimens. *J Vet Med B Infect Dis Vet Public Health* 2002;49:130-134.
717. Schaeffer DO. Avian euthanasia. *Proc Annu Conf Assoc Avian Vet* 1996;287-288.
718. Schink B, Korbel RT. Investigations on pharmacokinetics and pharmacodynamics of cefovecin in domestic pigeons. *Proc Annu Conf Assoc Avian Vet* 2010;301-302.
719. Schmidt EMS, Paulillo AC, Dittrich RL, et al. Serum biochemical parameters in the ring-necked pheasant (*Phasianus colchius*) on breeding season. *Int J Poult Sci* 2007;6:673-674.
720. Schmidt V, Demiraj F, Di Somma A, et al. Plasma concentrations of voriconazole in falcons. *Vet Rec* 2007;161:265-268.
721. Schnellbacher RW, DaCuhna A, Beaufrere H, et al. The effects of adrenergic agonists as a treatment for isoflurane-induced hypotension in Hispaniolan Amazon parrots (*Amazona ventralis*). *Proc Annu Conf Assoc Avian Vet/Assoc Exotic Mam Vet* 2010;285.
722. Schobert E. Telazol® use in wild and exotic animals. *Vet Med* 1987;(Oct):1080-1088.

723. Scholtz N, Halle I, Flachowsky G, et al. Serum chemistry reference values in adult Japanese quail (*Coturnix coturnix japonica*) including sex-related differences. *Poult Sci* 2009;88:1186-1190.
724. Schroeder EC, Frazier DL, Morris PJ, et al. Pharmacokinetics of ticarcillin and amikacin in blue-fronted Amazon parrots (*Amazona aestiva aestiva*). *J Avian Med Surg* 1997;11:260-267.
725. Schuetz S, Krautwald-Junghanns ME, Lutz F, et al. Pharmacokinetic and clinical studies of the carbapenem antibiotic, meropenem, in birds. *Proc Annu Conf Assoc Avian Vet* 2001; 183-190.
726. Schumacher J, Citino SB, Hernandez K, et al. Cardiopulmonary and anesthetic effects of propofol in wild turkeys. *Am J Vet Res* 1997;58:1014-1017.
727. Scope A, Schwendenwein I, Enders F, et al. Hematologic and clinical chemistry reference values in red lories. *Avian Dis* 2000;44:885-890.
728. Sedgwick CJ. Anesthesia of caged birds. In: Kirk RW, ed. *Current Veterinary Therapy VII: Small Animal Practice*. Philadelphia: WB Saunders Co; 1980:653-656.
729. Seibels B, Lamberski N, Gregory CR, et al. Effective use of tea to limit dietary iron available to starlings (*Sturnus vulgaris*). *J Zoo Wildl Med* 2003;34:314-316.
730. Seibert LM. Psittacine feather picking. *Proc West Vet Conf* 2003.
731. Seibert LM, Tobias K, Sequin B. Understanding behavior: husbandry considerations for better behavioral health in psittacine species. *Compend Contin Educ Vet* 2007;29:303-306.
732. Seibert LM, Crowell-Davis SL, Wilson GH, et al. Placebo-controlled clomipramine trial for the treatment of feather picking disorder in cockatoos. *J Am Anim Hosp Assoc* 2004;40: 261-269.
733. Sellers C. Personal communication. 2003.
734. Shaver SL, Robinson NG, Wright BD, et al. A multimodal approach to management of suspected neuropathic pain in a prairie falcon (*Falco mexicanus*). *J Avian Med Surg* 2009;23:209-213.
735. Sibley DA. *The Sibley Guide to Birds*. New York: Knopf; 2000.
736. Siegal-Willot JL, Carpenter JW, Glaser AL. Lack of detectable antibody response in greater flamingos (*Phoeniopterus ruber ruber*) after vaccination against West Nile Virus with a killed equine vaccine. *J Avian Med Surg* 2006;20:89-93.
737. Silveira LF, Hofling E, Moro MEG, et al. Order Tinamiformes (tinamous). In: Fowler ME, Cubas ZS, eds. *Biology, Medicine, and Surgery of South American Wild Animals*. Ames: Iowa State University Press; 2001:72-80.
738. Simone-Freilicher E. Use of isoxsuprine for treatment of clinical signs associated with presumptive atherosclerosis in a yellow-naped Amazon parrot (*Amazona ochrocephala auropalliata*). *J Avian Med Surg* 2007;21:215-219.
739. Simpson BS, Papich MG. Pharmacologic management in veterinary behavioral medicine. *Vet Clin North Am Small Anim Pract* 2003;33:365-404.
740. Sinclair K, Paul-Murphy J, Church M, et al. Renal physiologic and histopathologic effects of meloxicam in Japanese quail (*Coturnix japonica*). *Proc Annu Conf Assoc Avian Vet/Assoc Exotic Mam Vet* 2010;287-288.
741. Sinn LC. Anesthesiology. In: Ritchie BW, Harrison GJ, Harrison LR, eds. *Avian Medicine: Principles and Application*. Lake Worth, FL: Wingers Publ; 1994:1066-1080.
742. Siperstein LJ. Use of neurontin (gabapentin) to treat leg twitching/foot mutilation in a Senegal parrot. *Proc Annu Conf Assoc Avian Vet/Assoc Exotic Mam Vet* 2007;335.
743. Skallerup P, Luna LA, Johansen MV, et al. The impact of natural helminth infections and supplementary protein on growth performance of free-range chickens on smallholder farms in El Sauce, Nicaragua. *Prev Vet Med* 2005;69:229-244.
744. Sladky KK, Krugner-Higby L, Meek-Walker E, et al. Serum concentrations and analgesic effects of liposome-encapsulated and standard butorphanol tartrate in parrots. *Am J Vet Res* 2006;67:775-781.
745. Smith JA, Tully TN, Cornick JL. Determination of isoflurane minimum anesthetic concentration in emus. *Proc Annu Conf Assoc Avian Vet* 1997;181-182.

746. Smith SA. Diagnosis and treatment of helminths in birds of prey. In: Redig PT, Cooper JE, Remple JD, et al., eds. *Raptor Biomedicine*. Minneapolis: University of Minnesota Press; 1993:21-27.
747. Smith SA. Parasites of birds of prey: their diagnosis and treatment. *Semin Avian Exotic Pet Med* 1996;5:97-105.
748. Snowden K, Phalen DN. *Encephalitozoon* infection in birds. *Semin Avian Exotic Pet Med.* 2004;13:94-99.
749. Snyder SB, Richard MJ. Treatment of avian tuberculosis in a whooping crane (*Grus americana*). *Proc Annu Conf Am Assoc Zoo Vet* 1994;167-170.
750. Soenens J, Vermeersch H, Baert K, et al. Pharmacokinetics and efficacy of amoxycillin in the treatment of an experimental *Streptococcus bovis* infection in racing pigeons (*Columba livia*). *Vet J* 1998;156:59-65.
751. Souza MJ, Cox SK. Tramadol use in zoologic medicine. *Vet Clin North Am Exotic Anim Pract* 2011;14:117-130.
752. Souza MJ, Martin-Jimenez T, Jones MP, et al. Pharmacokinetics of intravenous and oral tramadol in the bald eagle (*Haliaeetus leucocephalus*). *J Avian Med Surg* 2009;23:247-252.
753. Souza MJ, Martin-Jimenez T, Jones MP, et al. Pharmacokinetics of oral tramadol in red-tailed hawks (*Buteo jamaicensis*). *J Vet Pharmacol Ther* 2010;34:86-88.
754. Souza MJ, Sanchez-Migallon GD, Paul-Murphy J, et al. Tramadol in Hispaniolan Amazon parrots (*Amazona ventralis*). *Proc Annu Conf Assoc Avian Vet/Assoc Exotic Mam Vet* 2010;293-294.
755. Speer BL. Laying problems in caged birds. In Bongaura JD, ed. *Kirk's Current Veterinary Therapy XIII*. Philadelphia: WB Saunders Co; 2000:1110-1113.
756. Sreter T, Szell Z, Varga I. Anticryptosporidial prophylactic efficacy of enrofloxacin and paromomycin in chickens. *J Parasitol* 2002;88:209-211.
757. Stadler C, Carpenter JW. Parasites of backyard game birds. *Semin Avian Exotic Pet Med* 1996;5:85-96.
758. Stake PE. Taxomifen induced forced-rest/molt in laying hens. *Poult Sci* 1979;58:1111.
759. Stalis IH, Rideout BA, Allen JL, et al. Possible albendazole toxicity in birds. *Proc Joint Conf Am Assoc Zoo Vet/Wildl Dis Assoc/Am Assoc Wildl Vet* 1995;190-191.
760. Stanford M. Cage and aviary birds. In: Meredith A, Redrobe S, eds. *BSAVA Manual of Exotic Pets.* 4th ed. Gloucester, GB: British Small Animal Veterinary Association; 2002:157-167.
761. Stanford M. Use of Doxirobe Gel®. *Exotic DVM* 2002;4:11.
762. Stanford M. Interferon treatment of circovirus infection in grey parrots (*Psittacus erithacus*). *Vet Rec* 2004;154:435-436.
763. Stanley T. New developments in opioid drug research for alleviation of animal pain. *J Am Vet Med Assoc* 1987;191:1252-1253.
764. Starkey SR, Morrisey JK, Hickam JD, et al. Extrapyramidal side effects in a blue and gold macaw (*Ara ararauna*) treated with haloperidol and clomipramine. *J Avian Med Surg* 2008;22:234-239.
765. Stegemann M. Comparative pharmacokinetic studies of pulse and continuous dosing. *Euro Poult Symp* 1995;37-41.
766. Steinhort LA. Avian fluid therapy. *J Avian Med Surg* 1999;13:83-91.
767. Steinhort LA. Diagnosis and treatment of common diseases of finches. In Bongaura JD, ed. *Kirk's Current Veterinary Therapy XIII*. Philadelphia: WB Saunders Co; 2000:1119-1123.
768. Stern H, Gratzek A, Reavill D. Successful treatment of keratomycosis caused by *Candida* in a peach-faced lovebird (*Agapornis roseicollis*). *Proc Annu Conf Assoc Avian Vet* 2010:377-378.
769. Stetter MD, Sheppard C, Cook RA. Itraconazole-impregnated synthetic grit for sustained release dosing in avian species. *Proc Annu Conf Am Assoc Zoo Vet* 1996;181-185.
770. Stewart JS. IME—Restraint and anesthesia of ratites. *J Assoc Avian Vet* 1990;4:90.
771. Stiles J, Buyukmihci NC, Farver TB. Tonometry of normal eyes in raptors. *Am J Vet Res* 1994;55:477-479.

772. Stipkovits L, Burch DGS, Salyi G, et al. Study to test the compatibility of Tetramutin® given in feed at different levels with salinomycin (60 ppm) in chickens. *J Vet Pharmacol Therap* 1997;20:191-192.
773. St. Leger J, Read DH, Shivaprasad HL. Passerine protozoal sinusitis: an infection you should know about. *Proc Annu Conf Assoc Avian Vet* 1998;157-160.
774. Stone EG. Preliminary evaluation of hetastarch for the management of hypoproteinemia and hypovolemia. *Proc Annu Conf Assoc Avian Vet* 1994;197-199.
775. Stunkard JA. *Diagnostics, Treatment and Husbandry of Pet Birds*. Edgewater, MD: Stunkard Publ Co; 1984.
776. Suarez DL. Appetite stimulation in raptors. In: Redig PT, Cooper JE, Remple DJ, et al., eds. *Raptor Biomedicine*. Minneapolis: University of Minnesota Press; 1993:225-228.
777. Suedmeyer WK. IME—Use of Adequan in articular diseases of avian species. *J Assoc Avian Vet* 1993;7:105.
778. Suedmeyer WK, McMurtry D. Use of 9,10 anthraquinone, flight control, to deter Canada geese (*Branta canadensis*) from zoo grounds. *Proc Joint Conf Am Assoc Zoo Vet/Internat Assoc Aquatic Anim Med* 2000;369-370.
779. Suedmeyer WK, Bermudez A, Fales W. Treatment of epidermal cysts associated with *Aspergillus fumigatus* and an *Alternaria* sp. in a silky bantam chicken (*Gallus gallus*). *Proc Joint Conf Am Assoc Zoo Vet/Internat Assoc Aquatic Anim Med* 2000;307-309.
780. Suedmeyer WK, Haynes N, Roberts D. Clinical management of endoventricular mycoses in a group of African finches. *Proc Annu Conf Assoc Avian Vet* 1997;225-227.
781. Suedmeyer WK, McCaw D, Turnquist S. Use of photodynamic therapy against squamous cell carcinoma in the casque of a great Indian hornbill (*Buceros bicornis*). *Proc Annu Conf Am Assoc Zoo Vet* 1999;283-285.
782. Swalec-Tobias KM, Schneider RK, Besser TE. Use of antimicrobial-impregnated polymethyl methacrylate. *J Am Vet Med Assoc* 1996;208:841-845.
783. Swan GE, Cuthbert R, Quevedo M, et al. Toxicity of diclofenac to *Gyps* vultures. *Biol Lett* 2006;2:279-282.
784. Swarup D, Patra RC, Prakash V, et al. Safety of meloxicam to critically endangered *Gyps* vultures and other scavenging birds in India. *Anim Cons* 2007;10:192-198.
785. Swinnerton KJ, Greenwood AG, Chapman RE, et al. The incidence of the parasitic disease trichomoniasis and its treatment in reintroduced and wild pink pigeons *Columba mayeri*. *Ibis* 2005;147:772-782.
786. Szelenyi Z, Peczely P. Thyroxine induced moult in domestic hen. *Acta Physiol Hung* 1988;72:143-149.
787. Tanner AC. Antimicrobial drug use in poultry. In: Prescott J, Baggot J, eds. *Antimicrobial Therapy in Veterinary Medicine*. 3rd ed. Ames: Iowa State University Press; 2000: 637-655.
788. Tanner AC, Avakian AP, Barnes HJ, et al. A comparison of danofloxacin and tylosin in the control of induced *Mycoplasma gallisepticum* infection in broiler chicks. *Avian Dis* 1993;37:515-522.
789. Tarello W. Serratospiculosis in falcons from Kuwait: incidence, pathogenicity and treatment with melarsomine and ivermectin. *Parasite* 2006;13:59-63.
790. Tarello W. Clinical signs and response to primaquine in falcons with *Haemoproteus tinnunculi* infection. *Vet Rec* 2007;161:204-206.
791. Tarello W. Efficacy of ivermectin (Ivomec) against intestinal capillariosis in falcons. *Parasite* 2008;15:171-174.
792. Tavernier P, Saggese M, Van Wettere A, et al. Malaria in an eastern screech owl (*Megascops asio*). *Avian Dis* 2005;9:433-435.
793. Taylor SM, Kenny J, Houston A, et al. Efficacy, pharmacokinetics and effect on egg-laying and hatchability of two dose rates of in-feed fenbendazole for the treatment of *Capillaria* species infections in chickens. *Vet Rec* 1993;133:519-521.
794. Teare JA. Antagonism of xylazine hydrochloride-ketamine hydrochloride immobilization in guineafowl (*Numidia meleagris*) by yohimbine hydrochloride. *J Wildl Dis* 1987;23:301-305.

795. Teare JA, Schwark WS, Shin SJ, et al. Pharmacokinetics of a long-acting oxytetracycline preparation in ring-necked pheasants, great horned owls and Amazon parrots. *Am J Vet Res* 1985;46:2639-2643.
796. Tell L, Harrenstien L, Wetzlich S, et al. Pharmacokinetics of ceftiofur sodium in exotic and domestic avian species. *J Vet Pharmacol Therap* 1998;21:85-91.
797. Tell L, Shukla A, Munson L, et al. A comparison of the effects of slow release, injectable levonorgestrel and depot medroxyprogesterone acetate on egg production in Japanese quail (*Coturnix coturnix japonica*). *J Avian Med Surg* 1999;13:23-31.
798. Tell LA, Clemons KV, Kline Y, et al. Efficacy of voriconazole in Japanese quail (*Coturnix japonica*) experimentally infected with *Aspergillus fumigatus*. *Med Mycol* 2010;48:234-244.
799. Tell LA, Craigmill AL, Clemons KV, et al. Studies on itraconazole delivery and pharmacokinetics in mallard ducks (*Anas platyrhynchos*). *J Vet Pharmacol Therap* 2005;28:267-274.
800. Tengelsen LA, Bowen RA, Royals MA, et al. Response to and efficacy of vaccination against eastern equine encephalomyelitis virus in emus. *J Am Vet Med Assoc* 2001;218:1469-1473.
801. Tennant B. *Small Animal Formulary*. Mid Glamorgan, Wales, UK: Stephens & George Ltd; 1994.
802. Ter Beest J, McClean M, Cushing A, et al. Efficacy of thiofentanil-dexmedetomidine-Telazol for greater rhea (*Rhea americana*) immobilizations. *Proc Joint Conf Am Assoc Zoo Vet/Am Assoc Wildl Vet* 2010;202.
803. Thomas-Baker B, Dew RD, Patton S. Ivermectin treatment of ocular nematodiasis in birds. *J Am Vet Med Assoc* 1986;189:1113.
804. Thuesen LR, Bertelsen MF, Brimer L, et al. Selected pharmacokinetic parameters for cefovecin in hens and green iguanas. *J Vet Pharmacol Ther* 2009;32:613-617.
805. Touzout-Jourde G, Hernandez-Divers SJ, Trim CM, et al. Cardiopulmonary effects of controlled versus spontaneous ventilation in pigeons anesthetized for coelioscopy. *J Am Vet Med Assoc* 2005;227:1424-1428.
806. Tseng FS. Considerations in care for birds affected by oil spills. *Semin Avian Exotic Pet Med* 1999;8:21-31.
807. Tsiquaye KN, Slomka MJ, Maung M. Oral famciclovir against duck hepatitis B virus replication in hepatic and nonhepatic tissues of ducklings infected in ovo. *J Med Virol* 1994;42:306-310.
808. Tudor DC. *Pigeon Health and Disease*. Ames: Iowa State University Press; 1991.
809. Tully TN. A treatment protocol for non-responsive arthritis in companion birds. *Proc Annu Conf Assoc Avian Vet* 1994;45-49.
810. Tully TN. Therapeutics. In: Tully TN, Shane SM, eds. *Ratite Management, Medicine, and Surgery*. Malabar, FL: Krieger Publ; 1996:155-163.
811. Tully TN. Formulary. In: Altman RB, Clubb SL, Dorrestein GM, et al., eds. *Avian Medicine and Surgery*. Philadelphia: WB Saunders Co; 1997:671-688.
812. Tully TN. Psittacine therapeutics. *Vet Clin North Am Exotic Anim Pract* 2000;3:59-90.
813. Tully TN. Personal communication. 2003.
814. Tully TN, Jr. Birds. In: Mitchell MA, Tully TN, Jr, eds. *Manual of Exotic Pet Practice*. St. Louis: Saunders/Elsevier; 2009:250-298.
815. Turbahn A, De Jäckel SC, Greuel E, et al. Dose response study of enrofloxacin against *Riemerella anatipestifer* septicaemia in muscovy and Pekin ducklings. *Avian Pathol* 1997;26:791-802.
816. Turner R. Trexan (naltrexone hydrochloride) use in feather picking in avian species. *Proc Annu Conf Assoc Avian Vet* 1993;116-118.
817. Ueblacker SN. Trichomoniasis in American kestrels (*Falco sparverius*) and Eastern screech-owls (*Otus asio*). In: Lumeij JT, Remple JD, Redig PT, et al, eds. *Raptor Biomedicine III*. Lake Worth, FL: Zoological Education Network; 2000:59-63.
818. University of Miami School of Medicine, Comparative Pathology Laboratory, Miami, FL.
819. Uzun M, Onder F, Atalan G, et al. Effects of xylazine, medetomidine, detomidine, and diazepam on sedation, heart and respiratory rates, and cloacal temperature in rock partridges (*Alectoris graeca*). *J Zoo Wildl Med* 2006;37:135-140.

820. Valverde A, Bienzle D, Smith DA, et al. Intraosseous cannulation and drug administration for induction of anesthesia in chickens. *Vet Surg* 1993;22:240-244.
821. Valverde A, Honeyman VL, Dyson DH, et al. Determination of a sedative dose and influence of midazolam on cardiopulmonary function in Canada geese. *Am J Vet Res* 1990;51:1071-1074.
822. Van Alstine WG, Dyer DC. Antibiotic aerosolization: tissue and plasma oxytetracycline concentrations in turkey poults. *Avian Dis* 1985;29:430-436.
823. VanDerHeyden N. Update on avian mycobacteriosis. *Proc Annu Conf Assoc Avian Vet* 1994;53-61.
824. VanDerHeyden N. New strategies in the treatment of avian mycobacteriosis. *Semin Avian Exotic Pet Med* 1997;6:25-33.
825. Vanhaecke E, De Backer P, Remon JP, et al. Pharmacokinetics and bioavailability of erythromycin in pigeons (*Columba livia*). *J Vet Pharmacol Ther* 1990;13:356-360.
826. Van Heerden J, Keffen R. Preliminary investigation into the immobilizing of ostriches. *J South Afr Vet Assoc* 1991;62:114-117.
827. van Raaij TM, Visser LE, Vulto AG, et al. Acute renal failure after local gentamicin treatment in an infected total knee arthroplasty. *J Arthroplasty* 2002;17:948-950.
828. Van Sant F. Zinc and clinical disease in parrots. *Proc Annu Conf Assoc Avian Vet* 1997; 387-391.
829. Van Sant F, Stewart GR. Ponazuril used as a treatment for suspected *Cryptosporidium* infection in 2 hybrid falcons. *Proc Annu Conf Assoc Avian Vet* 2009;368-371.
830. Vercruysse J. Efficacy of toltrazuril and clazuril against experimental infections with *Eimeria labbeana* and *E. columbarum* in racing pigeons. *Avian Dis* 1990;34:73-79.
831. Vereecken M, DeHerdt P, Ducatelle R, et al. The effect of vaccination on the course of an experimental *Salmonella typhimurium* infection in racing pigeons. *Avian Pathol* 2000;29:465-471.
832. Vesal N, Eskandari MH. Sedative effects of midazolam and xylazine with or without ketamine and detomidine alone following intranasal administration in ring-necked parakeets. *J Am Vet Med Assoc* 2006;228:383-388.
833. Vesal N, Zare P. Clinical evaluation of intranasal benzodiazepines, alpha-agonists and their antagonists in canaries. *Vet Anaesth Analg* 2006;33:143-148.
834. Villanua D, Acevedo P, Hofle U, et al. Changes in parasite transmission stage excretion after pheasant release. *J Helminthol* 2006;80:313-318.
835. Vink-Nooteboom M, Lumeij JT, Wolvekamp WT. Radiography and image-intensified fluoroscopy of barium passage through the gastrointestinal tract in six healthy Amazon parrots (*Amazona aestiva*). *Vet Radiol Ultrasound* 2003;44:43-48.
836. Vogel L, Gerlach H, Loffler M. Columbiformes. In: Ritchie BW, Harrison GJ, Harrison LR, eds. *Avian Medicine: Principles and Application*. Lake Worth, FL: Wingers Publ; 1994:1200-1217.
837. Vriends MM. *Simon & Schuster's Guide to Pet Birds*. New York: Simon & Schuster; 1984.
838. Wagner CH, Hochleitner M, Rausch W-D. Ketoconazole plasma levels in buzzards. *Proc First Conf Euro Comm Assoc Avian Vet* 1991;333-340.
839. Weber MA, Terrell SP, Neiffer DL, et al. Bone marrow hypoplasia and intestinal crypt cell necrosis associated with fenbendazole administration in five painted storks. *J Am Vet Med Assoc* 2002;221:417-419.
840. Welle KR. A review of psychotropic drug therapy. *Proc Annu Conf Assoc Avian Vet* 1998; 121-124.
841. Welsh RD, Nieman RW, Vanhooser SL, et al. Bacterial infections in ratites. *Vet Med* 1997;92:992-998.
842. Westerhof I. Ocular filariasis in a parakeet, a tropical surprise. *Tijdschrift voor Diergeneeskunde* 1992;117(Suppl):38S.
843. Weston HS. The successful treatment of sarcocystosis in two keas (*Nestor nobilis*) at the Franklin Park Zoo. *Proc Annu Conf Am Assoc Zoo Vet* 1996;186-191.

844. Wheler C. Avian anesthetics, analgesics, tranquilizers. *Semin Avian Exotic Pet Med* 1993;2:7-12.
845. Wheler CL, Machin KL, Lew LJ. Use of antibiotic-impregnated polymethylmethacrylate beads in the treatment of chronic osteomyelitis and cellulitis in a juvenile bald eagle (*Haliaeetus leucocephalus*). *Proc Annu Conf Assoc Avian Vet* 1996;187-194.
846. White J. Neotropical songbirds and veterinary medicine: are we giving them the attention they deserve? *Proc Annu Conf Assoc Avian Vet* 1997;77-82.
847. Whiteside DP, Barker IK, Conlon PD, et al. Pharmacokinetic disposition of the oral iron chelator deferiprone in the white leghorn chicken. *J Avian Med Surg* 2007;21:110-120.
848. Whiteside DP, Barker IK, Mehren KG, et al. Evaluation of the oral iron chelator deferiprone for the treatment of iron overload in avian species. *Proc Annu Conf Am Assoc Zoo Vet/Am Assoc Wildl Vet/Assoc Rept Amph Vet/Nat Assoc Zoo Wildl Vet* 2001;215-219.
849. Wigle WL. Respiratory diseases of gallinaceous birds. *Vet Clin North Am Exotic Anim Pract* 2000;3:403-421.
850. Willette M, Ponder J, Cruz-Martinez L, et al. Management of select bacterial and parasitic conditions of raptors. *Vet Clin North Am Exotic Anim Pract* 2009;12:491-517.
851. Williams M, Smith PJ, Loerzel SM, et al. Evaluation of the efficacy of vecuronium bromide as a mydriatic in several different species of aquatic birds. *Proc Annu Conf Assoc Avian Vet* 1996;113-117.
852. Williams SM, Fulton RM, Render JA, et al. Ocular and encephalic toxoplasmosis in canaries. *Avian Dis* 2001;45:262-267.
853. Wilson GH, Greenacre CB, Howerth EW, et al. Ascaridosis in a group of psittacine birds. *J Avian Med Surg* 1999;13:32-39.
854. Wilson GH, Hernandez-Divers S, Budsberg SC, et al. Pharmacokinetics and use of meloxicam in psittacine birds. *Proc Annu Conf Assoc Avian Vet* 2004;7-9.
855. Wilson H. Avian emergency and critical care. *Proc Annu Conf Assoc Avian Vet* 2003;261-267.
856. Wilson H, Seibert L, Ritchie BW. Clomipramine trial in feather picking cockatoos: Part I. *Proc Annu Conf Assoc Avian Vet* 2002;35-37.
857. Wilson H, Graham J, Roberts R, et al. Integumentary neoplasms in psittacine birds: treatment strategies. *Proc Annu Conf Assoc Avian Vet* 2000;211-214.
858. Wilson RC, Zenoble RD, Horton CR Jr, et al. Single dose digoxin pharmacokinetics in the quaker conure (*Myiopsitta monachus*). *J Zoo Wildl Med* 1989;20:432-434.
859. Wobeser GA. *Diseases of Wild Waterfowl*. New York: Plenum Press; 1997.
860. Woerpel RW, Rosskopf WJ, Jr. Clinical experience with avian laboratory diagnostics. *Vet Clin North Am Small Anim Pract* 1984;14:249-286.
861. Woolcock PR. Duck hepatitis virus type I: studies with inactivated vaccines in breeder ducks. *Avian Pathol* 1991;20:509-522.
862. Worell AB. Therapy of noninfectious avian disorders. *Semin Avian Exotic Pet Med* 1993;2:42-47.
863. Worell AB. Toucans and mynahs. In: Altman RB, Clubb SL, Dorrestein GM, et al., eds. *Avian Medicine and Surgery*. Philadelphia: WB Saunders Co; 1997:910-917.
864. Yadav S, Srivastav AK. Influence of calcitonin administration on ultimobranchial and parathyroid glands of pigeon, *Columba livia*. *Microsc Res Tech* 2009;72:380-384.
865. Yuan L, Sun J, Wang R, et al. Pharmakokinetics and bioavailability of cefquiome in healthy ducks. *Am J Vet Res* 2011;72:122-126.
866. Zantop D. Medetomidine in birds. *Exotic DVM* 1999;1:34.
867. Zantop D. Personal communication. 2002.
868. Zantop DW. Treatment of bile duct carcinoma in birds with carboplatin. *Exotic DVM* 2000;2:76-78.
869. Zantop DW. Using leuprolide acetate to manage common avian reproductive problems. *Exotic DVM* 2000;2:70.
870. Zenker W, Janovsky M, Kurzwell J, et al. Immobilisation of the Eurasian buzzard (*Buteo buteo*) with oral tiletamine/zolazepam. In: Lumeij JT, Remple JD, Redig PT, et al., eds. *Raptor Biomedicine III*. Lake Worth, FL: Zoological Education Network; 2002:295-300.

871. Zenoble RD, Kempppainen RJ, Young DW, et al. Endocrine responses of healthy parrots to ACTH and thyroid stimulating hormone. *J Am Vet Med Assoc* 1985;187:1116-1118.
872. Ziv G, Shem-Tov M, Glickman A, et al. Concentrations of amoxycillin and clavulanic acid in the serum of broilers during continuous and pulse-dosing of the drinking water. *J Vet Pharmacol Therap* 1997;20 (Suppl 1):183-184.
873. Ziv G, Shem-Tov M, Glickman A, et al. Serum oxytetracycline and chlortetracycline concentrations in broilers and turkeys treated with high doses of the drugs via the feed and water. *J Vet Pharmacol Therap* 1997;20 (Suppl 1):190-191.
874. Zollinger TJ, Gamble KC, Alvarado TP, et al. Rhabdomyolysis, steatitis, and coagulopathy in East African white pelicans (*Pelecanus onocrotalus*) and pink-backed pelicans (*Pelecanus rufescens*). *Proc Annu Conf Am Assoc Zoo Vet* 2002;111-113.
875. Zuba JR, Singleton C, Papendick R. Avian chlamydiosis and doxycycline toxicity in a flock of free-contact rainbow lorikeets (*Trichoglossus haematodus haematodus*): considerations, concerns, and quandaries. *Proc Annu Conf Am Assoc Zoo Vet* 2002;105-107.
876. Zucca P. Infectious diseases; arthropods. In: Samour J, ed. *Avian Medicine*. London: Harcourt Publ; 2000:219-245.
877. Zuchowska E. Some blood parameters in zoo birds. *Proc Euro Conf Avian Med Surg* 1993;493-506.
878. Zwijnenberg RJG, Vulto AG, Van Miert AS, et al. Evaluation of antibiotics for racing pigeons (*Columba livia* var. *domestica*) available in the Netherlands. *J Vet Pharmacol Therap* 1992;15:364-378.

第6章 フクロモモンガ

David M. Brust
Geoffrey W. Pye

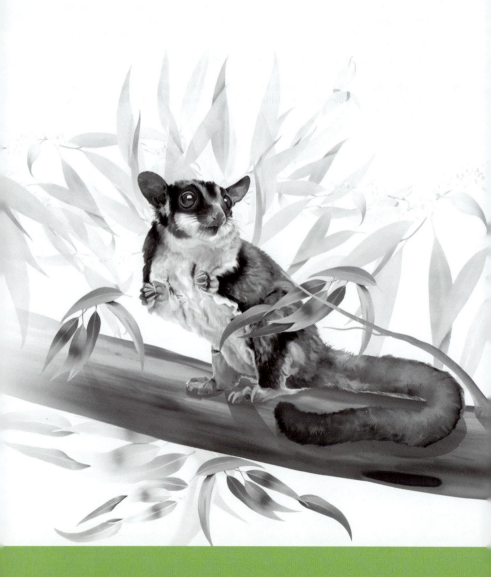

表 6-1　フクロモモンガの抗菌薬，抗真菌薬

薬 剤	用 量	特徴など
アミカシン硫酸塩	● 10 mg/kg，IM，q12 時，5 日[37]	● グラム陰性菌による肺炎
アモキシシリン	● 30 mg/kg，PO・IM，q12-24 時，14 日に分割投与[20, 30] ● 30 mg/kg，IM，q24 時[12]	
アモキシシリン・クラブラン酸 (Clavamox, Pfizer)	● 12.5 mg/kg，PO・SC，q12-24 時に分割投与[30, 41]	● 注射用薬はアメリカでは入手できない
イトラコナゾール	● 5-10 mg/kg，PO，q12 時[40]	
エンロフロキサシン (Baytril, Bayer)	● 2.5-5 mg/kg，PO・IM，q12-24 時[37] ● 5 mg/kg，PO・SC・IM，q12 時[41]	● 非経口投与は，組織壊死が起こり得る
グリセオフルビン	● 20 mg/kg，PO，q24 時，30-60 日[37]	
ゲンタマイシン	● 1.5-2.5 mg/kg，SC・IM・IV，q12 時[37] ● 2 mg/kg，SC・IM，q12-24 時に分割投与[30]	● 適応はまれ。注意して投与する。神経毒性があり，輸液の併用が必要である
シプロフロキサシン	● 10 mg/kg，PO，q12 時[30]	
セファレキシン	● 30 mg/kg，PO・SC，q12-24 時に分割投与[30, 41]	● 注射薬はアメリカでは入手できない
トリメトプリム・スルファメトキサゾール	● 10-20 mg/kg，PO，q12-24 時[37] ● 15 mg/kg，PO，q12 時[29, 36]	
ナイスタチン	● 2,000 U/kg，PO，q12 時[4] ● 5,000 U/kg，q8 時，3 日[37]	● カンジダ症
ペニシリン	● 22,000-25,000 U/kg，q12-24 時[37]	● プロバイオティクスも併用する
メトロニダゾール	● 25 mg/kg，PO，q12 時，7-10 日[18]	● フルーティな味で 5 mg/mL に調剤する[4]
リンコマイシン	● 30 mg/kg，IM，q24 時，7 日[12]	● 皮膚炎。用量は q12-24 時で分割投与できる

表 6-2　フクロモモンガの抗寄生虫薬

薬　剤	用　量	特徴など
イベルメクチン	● 0.2 mg/kg，SC，10-14 日後に繰り返す[3, 30]	● 回虫，鉤虫，鞭虫，ダニ
オキシフェンダゾール	● 5 mg/kg，PO，単回投与[3, 36] ● 10-20 mg/kg，PO[1]	● 回虫，条虫（成虫） ● 回虫，条虫（成虫）
カルバリル粉末（5％）	● 局所投与[2]	● 外部寄生虫。慎重に投与する。巣箱に使用できる
セラメクチン (Revolution, Pfizer)	● 6-18 mg/kg，局所投与，30 日後に繰り返す[4]	● 外部寄生虫
ピレスリン粉末	● 局所投与[33]	● 外部寄生虫。子猫に安全な製品を使用する
フェバンテル（F）／ピランテルパモ酸塩（P）	● (F) 15 mg/kg＋ (P) 14.4 mg/kg，PO[1]	● 回虫，円虫
フェンベンダゾール	● 20-50 mg/kg，PO，q24 時，3[3, 30]，14 日後に繰り返す[4]	● 回虫，鉤虫，鞭虫。条虫。用量の下限値が推奨される
メトロニダゾール	● 25 mg/kg，PO，q12 時[30]	● 腸管内寄生虫。フルーティな味で 5 mg/mL に調剤する[4]
レバミゾール	● 10 mg/kg，PO[37]	

表6-3 フクロモモンガの鎮静薬，麻酔薬

薬　剤	用　量	特徴など
アセプロマジン	—	●組み合わせはケタミン／アセプロマジン，ブトルファノール／アセプロマジン参照
アトロピン	● 0.01-0.02 mg/kg，SC・IM[30] ● 0.02-0.04 mg/kg，SC・IM・IV[37]	
イソフルラン	●導入 5 %[1]，維持 1-3 %[35, 39]	●最適な麻酔薬
エンフルラン	●効果が発現するまで投与[30]	●麻酔薬
キシラジン	—	●組み合わせはケタミン参照
グリコピロレート	● 0.01-0.02 mg/kg，SC・IM・IV[20]	●鎮静時の流涎を抑える
ケタミン	— ● 20 mg/kg，IM[12] ● 30-50 mg/kg，IM[37]	●組み合わせは以下参照 ●イソフルランを続けて投与する
ケタミン(K)／アセプロマジン(A)	● (K) 10 mg/kg＋(A) 1 mg/kg，SC[15] ● (K) 30 mg/kg＋(A) 2 mg/kg，SC・IM[37]	●鎮静および鎮痛作用により，術後の切開部位への自傷行動を予防する ●不動化
ケタミン(K)／キシラジン(X)	● (K) 10-25 mg/kg＋(X) 5 mg/kg，SC・IM[37]	●不動化
ケタミン(K)／ミダゾラム(Mi)	● (K) 10-20 mg/kg＋(Mi) 0.35-0.5 mg/kg，SC・IM[37]	●ミダゾラム投与 5-10 分後にケタミンを投与する
ケタミン(K)／メデトミジン(Me)	● (K) 2-3 mg/kg＋(Me) 0.05-0.1 mg/kg，SC・IM[37]	●不動化（メデトミジン参照）
ジアゼパム	● 0.5-1 mg/kg，IM[1] ● 0.5-2 mg/kg，PO・IM・IV[37] ● 1-2 mg/kg，IV[4]	●鎮静には低用量を投与 ●発作には高用量を IV 投与
セボフルラン	● 1-5 %，効果が発現するまで投与[5, 30]	●麻酔作用
チレタミン・ゾラゼパム (Telazol, Fort Dodge)	—	●投与してはならない。10 mg/kg でオプトフクロモモンガに神経症状および死をもたらした[11]

（続く）

表 6-3 フクロモモンガの鎮静薬，麻酔薬（続き）

薬剤	用量	特徴など
デクスメデトミジン (Dexdomitor, Pfizer)	—	● α_2 作動薬であり，ラセミ化合物メデトミジンの活性光学異性体である。メデトミジンの半量で投与するべきであるが，濃度の違いによって同量となる（半量ではなく，5/8量を勧める者もいる）。安全性または効力に関するデータは少ない
ブトルファノール (Torbugesic, Fort Dodge)	—	● 組み合わせは以下参照
ブトルファノール(B) /アセプロマジン(A)	● (B) 1.7 mg/kg＋ 　(A) 1.7 mg/kg, PO[15]	● 術後の切開部位への自傷行動を防ぐための鎮静および鎮痛作用。投与時は生理食塩水で希釈する
ブピバカイン	● 0.1-1 mg/kg（局所浸潤）[40]	● 局所麻酔薬。中毒を防ぐために希釈する
ブプレノルフィン	—	● 組み合わせは以下参照
ブプレノルフィン(Bu)／ ミダゾラム(Mi)／ メロキシカム(Mel)	● (Bu) 0.01 mg/kg＋ 　(Mi) 0.1 mg/kg＋ 　(Mel) 0.2 mg/kg, IM[40]	● 術後の自傷行動を減らすために術前に投与する
ミダゾラム	—	● 組み合わせはケタミン／ミダゾラム，ブプレノルフィン／ミダゾラム／メロキシカム参照
	● 0.25-0.5 mg/kg, IM[19]	● 抗不安薬。麻酔前投与薬。鎮静作用
メデトミジン (Domitor, Pfizer)	—	● アメリカでは入手不可能であるが，調剤薬局で入手できる。デクスメデトミジン参照。組み合わせはケタミン／メデトミジン参照
メロキシカム (Metacam, Boehringer Ingelheim)	● 0.2 mg/kg, PO・SC[4]	● 非ステロイド性抗炎症薬(NSAID)。鎮痛作用。組み合わせはブプレノルフィン／ミダゾラム／メロキシカム参照
ヨヒンビン	● 0.2 mg/kg, IV[37]	● キシラジンの拮抗薬
リドカイン	● 0.1-2 mg/kg（局所浸潤）[40]	● 局所麻酔薬。10-15 mg/kgは中毒量となり得る[9]
	● ＜10 mg/kg, q24時（局所投与のみ）[9]	● 局所麻酔薬。中毒を防ぐために希釈する

表 6-4　フクロモモンガの鎮痛薬

薬　剤	用　量	特徴など
ブトルファノール （Torbugesic，Fort Dodge）	● 0.1-0.5 mg/kg，SC・IM，q6-8 時[37] ● 0.5 mg/kg，IM，q8 時[35]	● 鎮痛作用
ブプレノルフィン	● 0.005-0.01 mg/kg，SC・IM，q8 時[40] ● 0.01-0.03 mg/kg，PO・SC，q12 時[37]	● 鎮痛作用
フルニキシンメグルミン（Banamine，Schering-Plough）	● 0.1-1 mg/kg，IM，q12-24 時[24, 29]	● 鎮痛作用。NSAID。3 日間まで投与できる
メロキシカム（Metacam，Boehringer Ingelheim）	● 0.1-0.2 mg/kg，PO・IM，q12 時[5] ● 0.1-0.2 mg/kg，PO・SC，q24 時[37]	● 鎮痛作用。NSAID。甘味のため，フクロモモンガに好まれる。0.5 mg/mL を投与する[5]

表6-5　フクロモモンガの各種薬剤

薬　剤	用　量	特徴など
L-カルニチン	● 100 mg/kg, PO, q12 時[37]	
アドレナリン	● 0.003 mg/kg, IV[26]	●心臓を刺激する。ヒスタミン作用を拮抗する。血糖値を上げる
エナラプリル	● 0.22-0.44 mg/kg, PO, q24 時[37] ● 0.5 mg/kg, PO, q24 時[26]	●心不全および高血圧の治療に投与する血管拡張薬。1 mg/mL のフルーティな味に調剤する[26]
カルシトニン	● 50-100 U/kg[35]	●栄養性骨形成異常症。投与前に血清カルシウム値が正常であることを確かめる。サーモン由来である
グリセロリン酸カルシウム・乳酸	● 7 mg/kg, IM[32]	●栄養性骨形成異常症。カルシウム欠乏症
グルコン酸カルシウム	● 100 mg/kg, SC, q12 時, 3-5 日。10 mg/mL まで生理食塩水で希釈する[5]	●栄養性骨形成異常症。カルシウム欠乏症
グルビオン酸カルシウム	● 150 mg/kg, PO, q24 時[40]	●栄養性骨形成異常症。カルシウム欠乏症
シサプリド	● 0.25 mg/kg, q8-24 時, PO・IM[20, 37]	●消化管運動促進薬
デキサメタゾン	● 0.1-0.6 mg/kg, SC・IM・IV[30] ● 0.2 mg/kg, SC・IM・IV, q12-24 時[37] ● 0.5-2 mg/kg, SC・IM・IV[20]	●抗炎症薬。アレルギー ●ショック
ドキサプラム	● 2 mg/kg, IV[26]	●一般的な中枢神経系（CNS）刺激薬。呼吸促進薬。舌下投与できる
ビタミン A	● 500-5,000 U/kg, IM[30]	●皮膚疾患
ビタミン B 複合体	● 0.01-0.02 mL/kg, SC・IM[37] ● 0.02-0.2 mL/kg, SC・IM[30]	●刺激性があり，注射部位に炎症などを引き起こす可能性がある。希釈して用いる ●小動物用製剤を投与する
ビタミン E	● 10 U/kg, SC[4]	●神経学的疾患
ビタミン K	● 2 mg/kg, SC, q24-72 時[37]	
フルオキセチン	● 1-5 mg/kg, PO, q8 時[14, 25]	●自傷行動。液体製剤を使用する
プレドニゾロン	● 0.1-0.2 mg/kg, PO・SC・IM, q24 時[37]	●抗炎症薬

表 6-5 フクロモモンガの各種薬剤（続き）

薬剤	用量	特徴など
フロセミド	● 1-4 mg/kg，SC・IM，q6-8 時[23, 37] ● 1-5 mg/kg，PO，q12 時[37]	● 利尿薬
メトクロプラミド	● 0.05-0.1 mg/kg，PO・SC・IM，q6-12 時，prn[20, 37]	● 消化管運動促進薬

表 6-6　フクロモモンガの血液検査値および血清生化学検査値[a]

測定項目	フクロモモンガ：A Complete Veterinary Care Guide[4, b]	International Species Information System[13]	Midwest Bird and Exotic Animal Hospital Illinois, USA[34, 35]
血液			
RBC ($10^6/\mu L$)	8.31-8.83 (53)	7.8±0.9 (20)	6.1±1.4 (10)
Hgb (g/dL)	15.8-16.9 (53)	15.4±1.6 (21)	11.6±4.7 (10)
PCV (%)	51-54 (62)	43±4 (24)	43±13 (10)
MCH (pg)	18.8-19.4 (53)	19.9±1.3 (20)	—
MCHC (g/dL)	30.6-31 (53)	35.1±2 (21)	—
MCV (fL)	60-68 (54)	56.8±5.4 (20)	—
WBC ($10^3/\mu L$)	5.49-9.31 (62)	7.7±5.5 (23)	8.6±5.1 (10)
分葉好中球 ($10^3/\mu L$)	1.46-2.2 (61)	1.2±1 (23)	31±16 % (10)
桿状好中球 ($10^3/\mu L$)	—	0.14±0.04 (3)	0 % (10)
リンパ球 ($10^3/\mu L$)	3.69-7.16 (62)	6.2±5.1 (23)	64±17 % (10)
単球 ($10^3/\mu L$)	0.11-0.17 (45)	0.19±0.17 (18)	3±3 % (10)
好酸球 ($10^3/\mu L$)	0.09-0.28 (10)	0.18±0.24 (16)	2±2 % (10)
好塩基球 ($10^3/\mu L$)	0.03-0.06 (8)	0.04 (1)	0 % (10)
血小板 ($10^3/\mu L$)	292-400 (53)	728±176 (3)	162±62 (10)
NRBC/100 WBC	—	2±1 (7)	—
生化学			
総タンパク質 (g/dL)	6.7-7 (92)	6.0±0.6 (15)	5.6±0.7 (11)
アルブミン (g/dL)	3.1-4.6 (99)	3.8±0.7 (8)	4.1±0.8 (11)
グロブリン (g/dL)	2.9-3.1 (92)	2.3±0.8 (7)	—
AST (U/L)	54-100 (38)	70±65 (17)	147±137 (11)
ALT (U/L)	97-137 (81)	67±38 (16)	100±83 (11)
ALP (U/L)	89-115 (75)	231±93 (7)	—
LDH (U/L)	—	246±33 (3)	—
コレステロール (mg/dL)	112-124 (78)	159±49 (6)	—
総ビリルビン (mg/dL)	0.12-0.7 (72)	0.3±0.2 (15)	0.6±0.3 (11)
グルコース (mg/dL)	153-172 (85)	135±75 (17)	156±40 (11)
BUN (mg/dL)	15-18 (100)	19±11 (16)	25±9.2 (11)

表 6-6　フクロモモンガの血液検査値および血清生化学検査値[a]（続き）

測定項目	フクロモモンガ：A Complete Veterinary Care Guide[4, b]	International Species Information System[13]	Midwest Bird and Exotic Animal Hospital Illinois, USA[34, 35]
クレアチニン (mg/dL)	0.5-0.6 (100)	0.7±0.3 (8)	0.4±0.2 (11)
Na (mEq/L)	139-143 (92)	142±4 (5)	137±10 (11)
Cl (mEq/L)	106-109 (94)	105±3 (5)	—
K (mEq/L)	4.6-5.5 (93)	3.3±0.7 (5)	5.8±3.9 (11)
P (mg/dL)	4.4-6.1 (62)	6.7±2.0 (6)	4.9±2.8 (11)
Ca (mg/dL)	8.5-8.9 (97)	7.4±2.9 (7)	8.0±1.6 (11)
CPK (U/L)	1,081-1,637 (47)	639±477 (5)	2,596±3,840 (11)[c]

a：カッコ内はサンプル数
b：表示した数値（異常値を除く）は95％信頼区間である。血液は前大静脈から採血した。採血後，すぐにグルコース値を測定した
c：これらの数値は非常に高いため，正常な参考値として用いるべきではないというのが，筆者の見解である

表 6-7　フクロモモンガの生物学および生理学的数値[1,3,4,7,8,10,13,27,28,31,38,42-44]

パラメーター	正常値
平均寿命（野生）	
雄	4-5 年
雌	5-7 年
報告されている最長寿命	
野生	9 年
保護	15 年
群の頭数（野生）	平均 7 頭（リーダーの雄 1 頭，それ以外の雄 2 頭，成熟した雌 4 頭）
群の頭数（保護）	最小 2 頭（多い方がよい）
成熟動物の体重[a]	雄 115-160 g（平均 140 g） 雌 95-135 g（平均 115 g）
体長	16-21 cm（平均 17 cm）
尾長	16.5-21 cm（平均 19 cm）
心拍数	200-300 回／分
呼吸数	16-40 回／分
直腸温	36.2±0.4 ℃（97.2±0.7 ℉）
休眠中の直腸温	≦15 ℃（59 ℉）
温熱中間帯	27-31 ℃（81-88 ℉）
基礎代謝率	2.54（体重は kg 単位）$^{0.75}$
発情周期	
型	季節多発情型
期間	29 日
妊娠期間	15-17 日
産子数	1-4 頭（通常 2 頭）
出生時体重	0.19 g
脱嚢日齢	50-74 日（通常 60 日）
離乳日齢	85-120 日（通常 100 日）
巣立ち	7-10 カ月
性成熟	雄 12-14 カ月，雌 8-12 カ月

a：体重は成熟したフクロモモンガ（*Petaurus breviceps*）の数値である．アメリカに多く生息するフクロモモンガは小型のニューギニア亜種である．標準的な体重は 80-130 g である[17,29,33,35]

表 6-8　フクロモモンガの尿検査値[4]

測定項目	平均値	正常範囲[a, b]
比重	1.030	1.020-1.040 (103)
pH	6.2	6-6.3 (98)
タンパク質 (mg/dL)	12	9.5-14.6 (82)

a：数値（異常値を除く）は 95 ％信頼区間である。尿検査は IDEXX Vetlab UA™ を用いて実施された
b：カッコ内はサンプル数

表6-9　フクロモモンガの成長と発達[3,5,6]

ステージ1：育子嚢内

年齢（日）	体重(g)	頭(mm)	肢(mm)	主要な特徴
1	0.2	—	—	口と前肢が最も発達する
20	0.8	11	6	耳は頭とは独立して動くようになる。洞毛（ヒゲ）の乳頭が認められるようになる
30	1.6	14	9	—
35	2	—	—	洞毛が生える。耳に色がついてくる
40	3.2	17	12	肩も色づきはじめる。目に切れ込みが認められるようになる
50	6.2	20	16	50-60日目に乳首から離れ，脱嚢する

ステージ2：脱嚢(OOP)[a,b]

年齢（週）	体重(g)	主要な特徴
1	8-18	背部に縞模様が形成される。体毛はわずか，もしくはない。尾はツルツルしている。目は閉じている
2	12-22	目はまだ閉じている。体毛が伸びる
3	17-29	細い体毛で，腹部は体毛がない。尾はまだツルツルしている。約17-21日目で目が開く
4	18-35	体毛がより目立つようになる。尾の体毛がフワフワになりはじめる。離乳がはじまる
5	19-39	体毛が生えそろう。腹部の体毛は薄い。尾の体毛も生えそろってくる
6	20-45	尾は完全にフワッと膨らむ。腹部の体毛も完全に生えそろう。ほぼ離乳する
7	21-60	夜間は非常に活発になる。主に固形物を食べる
8	23-75	完全に自給自足できるようになり，離乳する

a：正確な脱嚢(OOP)日を推定することは困難である。フクロモモンガは夜行性であり，親の防衛本能が強く，気付きにくい。また，幼若動物は同年齢でも体重差が激しい。年齢を推定する最も信頼できる方法は，身体的な発達の特徴，特に腹部および尾を視覚的に評価することである[4]
b：脱嚢後，年齢は通常，週単位で測定する[1]

表 6-10　飼育下のフクロモモンガの食事性構成要素[2,4]

一般的備考	過剰に甘く脂肪分の多い食品や手づくり食による栄養不足が，肥満，栄養不良，骨形成異常症の原因となることが多い
1日摂取量	体重の 15-20 %
小粒の食事	栄養バランスのとれた市販のフクロモモンガ用の食事（Glide-R-Chow™ [www.sugarbears.com]，NutriMax™ [www.vetspride.com]）
新鮮な果物，野菜	リンゴ，アプリコット，バナナ，ベリー，コーン，ブドウ，サヤマメ，キウイ，マンゴー，メロン，オレンジ，パパイヤ，エンドウマメ，サツマイモ，カボチャ，スイカ
サプリメント	フクロモモンガ用に調整されたカルシウムがベースのマルチビタミン剤（Glide-A-Mins™ [www.sugarbears.com]，Vitamax™ [www.vetspride.com]）
トリーツ[a]	厳しく管理する，アップルソース，ヨーグルト，さらにミールワーム，バッタ類，ガ，ハエ幼虫，コオロギのような無脊椎動物の食事制限を行う
ボトル水またはろ過水	ボトル水は毎日取り換える。幼若動物には，小さい灰皿のような重さのある容器が必要となり得る
花，枝	*Eucalyptus, Banksia, Leptospermum, Grevillea, Acacia, Melaleuca, Callistemum, Hakea*

a：フクロモモンガは栄養価の高い食品よりも甘く脂肪分の高い食品を好む傾向があるため，多くの種類を与えない方がよい

表 6-11	フクロモモンガに推奨される食事[4, 22]

食事 1[4]

75％：栄養バランスのとれた，市販のフクロモモンガ用ドライフード：1-2 oz（28-56 g）／日／頭：ケージ内で自由摂取させる（Glide-R-Chow™ [www.sugarbears.com]，NutriMax™ [www.vetspride.com]）

25％：新鮮な果物と野菜：リンゴ約 1/8 もしくはその同等なミックスフルーツ・野菜を 1 日量とする。夜に与え，朝に残り物を取り除く。リンゴ，アプリコット，バナナ，ベリー，コーン，ブドウ，サヤマメ，キウイ，マンゴー，メロン，オレンジ，パパイヤ，エンドウマメ，サツマイモ，カボチャ，スイカ

カルシウムがベースのマルチビタミンサプリメント：1 日おきに，果物・野菜のうえに軽く振りかける。スキンシップのために毎日，アップルソースやフルーツの離乳食に混ぜて手から与えることもできる（Glide-A-Mins™ [www.sugarbears.com]，Vitamax™ [www.vetspride.com]）

トリーツ：食事量の 5％を超えてはならない。個別に少しずつ与え，下痢に注意する。厳しく管理し，アップルソース，ヨーグルト，さらにミールワーム，バッタ類，ガ，ハエ幼虫，コオロギのような無脊椎動物などは与えてもよい

食事 2[a-c, 16]

50％：フクロモモンガダマシ用混合物（150 mL 温水，150 mL ハチミツ，固ゆでした殻付き卵，25 g 高タンパク質のベビーシリアル，小さじ 1 杯 ビタミン・ミネラルサプリメント）
- 温水とハチミツを混ぜる
- 別の容器で卵が均質になるまでかき混ぜる
- 徐々にハチミツ・水を加え，さらにビタミン粉末，ベビーシリアルの順に加え，その後は，滑らかになるまでよく混ぜる
- 冷蔵庫で保管する

50％：食虫／雑食動物用フード（例：Mazuri Brand, Purina Mills, St. Lous, MO; Reliable Protein Products, Palm Desert, CA; ZuPreem, Mission, KS）

食事 3[d, 17, 21]

- リンゴ 3 g，バナナ／コーン 3 g，ブドウ／キウイ 3 g，皮付きオレンジ 4 g，ナシ 2 g，マスクメロン／メロン／パパイヤ 2 g
- サツマイモ 3 g
- イヌ用ドライフード 1.5 g
- ハエ幼虫小さじ 1 杯
- フクロモモンガダマシ用混合物（上記参照）小さじ 2 杯
- 数日齢のヒナ（週に 1 回）
- 大型の昆虫またはミールワーム（入手できた場合）

a：歯科疾患を予防するため，この食事に昆虫を追加することができる
b：夕方に食事を新しくする。好きな食材のみ選択摂取されるのを防ぐために，食材をすべて細かくカットする。トリーツ（肉，マルチビタミン・ミネラル粉末を加えたカットフルーツ，ハチ花粉，ミミズ，コオロギのような内臓のある昆虫）は，1 日摂取量の約 5％までとする
c：フクロモモンガ用のペレット（例：Marion Zoological，Plymouth，MN）は，その他の雑食動物用ドライフードよりも推奨される
d：記載量は 2 頭分である。フクロモモンガの生息地（例：北アメリカ）の食材が入手できない場合は，この食事に炭酸カルシウムを追加する

表 6-12　人工保育のフクロモモンガの哺乳量の推定[a-d, 6]

日齢（日）	哺乳量（mL/日）	Wombaroo Possum Milk Replacer[e]
20	0.7	フォーミュラ＜0.8
30	1.1	フォーミュラ＜0.8
40	1.8	フォーミュラ＜0.8
50	3	フォーミュラ＜0.8
51-53	4（3 mL [＜0.8] ＋1 mL [＞0.8]）	フォーミュラ＜0.8 から フォーミュラ＞0.8 に移行
54-56	4（2 mL [＜0.8] ＋2 mL [＞0.8]）	フォーミュラ＜0.8 から フォーミュラ＞0.8 に移行
57-59	4（1 mL [＜0.8] ＋3 mL [＞0.8]）	フォーミュラ＜0.8 から フォーミュラ＞0.8 に移行
60	3	フォーミュラ＞0.8
70	4	フォーミュラ＞0.8
80	6	フォーミュラ＞0.8
90	7	フォーミュラ＞0.8
100	8	フォーミュラ＞0.8

a：表 6-9 に記載されたフクロモモンガの発達の特徴，体重測定値を参照して日齢を推測する．推定日齢に応じた哺乳量を与える．衰弱した幼若動物の場合は，体重よりも頭と尾の測定を行う方法がより正確に日齢を推定できる
b：幼若動物が成長するにつれて，有袋動物のミルクの組成およびエネルギー量は変化する．そのため，人工保育のフクロモモンガのために Wombaroo 社の Possum Milk Replacer には 2 種類のフォーミュラがある．フォーミュラ＜0.8 は幼若動物用．フォーミュラ＞0.8 は脱嚢した動物用である．完全に脱嚢したならば，フォーミュラ＞0.8 のみを使用する
c：Wombaroo 社の Possum Milk Replacer フォーミュラ＜0.8 と＞0.8 は Exotic Nutrition Co, Newport News, VA; (866) 988-0301; exoticdiet@cox.net または Perfect Pets Inc, Belleville, MI; (800) 366-8794; www.wombaroo.com を通してアメリカで入手できる
d：人工保育の方法は Barnes[1]，Ness と Booth[36] 参照

参考文献

1. Barnes M. Sugar gliders. In: Gage LJ, ed. *Hand-rearing Wild and Domestic Mammals*. Ames: Iowa State Press; 2002:55-62.
2. Booth RJ. Medicine and husbandry: dasyurids, possums, and bats. *Proc 233rd Wildl Post Grad Comm Vet Sci* 1994;423-441.
3. Booth RJ. General husbandry and medical care of sugar gliders. In: Bonagura JD, ed. *Kirk's Current Veterinary Therapy XIII: Small Animal Practice*. Philadelphia: WB Saunders Co; 2000:1157-1163.
4. Brust D. *Sugar Gliders: A Complete Veterinary Care Guide*. Sugarland, TX: Veterinary Interactive Publications; 2009.
5. Brust DM. What every veterinarian needs to know about sugar gliders. *Exotic DVM* 2009;11: 32-41.
6. Doneley B. Hand-rearing orphan marsupials. *Exotic DVM* 2002;4:79-82.
7. Fleming MR. Thermoregulation and torpor in the sugar glider, *Petaurus breviceps* (Marsupialia: Petauridae). *Aust J Zool* 1980;28:521-534.
8. Grzimek B, Ganslosser U. Ringtails and gliders. In: Grzimek B, ed. *Grzimek's Encyclopedia of Mammals*. Vol 1. New York: McGraw-Hill; 1990:318-324.
9. Heard D. Available at: www.vin.com/Members/boards/discussionviewer.aspx?DocumentId =4095629. Accessed Aug 19, 2009.
10. Henry SR, Suckling GC. A review of the ecology of the sugar glider. In: Smith PA, Hume ID, eds. *Possums and Gliders*. Sydney: Australian Mammal Society; 1984:355-358.
11. Holz P. Immobilization of marsupials with tiletamine and zolazepam. *J Zoo Wildl Med* 1992;23:426-428.
12. Hough I, Reuter RE, Rahaley RS, et al. Cutaneous lymphosarcoma in a sugar glider. *Aust Vet J* 1992;69:93-94.
13. International Species Information System (ISIS). 12101 Johnny Cake Rd, Apple Valley, MN, 2002.
14. Johnson D. Diagnosing and treating sugar gliders. *Proc West Vet Conf* 2004.
15. Johnson SD. Orchiectomy of the mature sugar glider *(Petaurus breviceps)*. *Exotic Pet Pract* 1997;2:71.
16. Johnson-Delaney C. Feeding sugar gliders. *Exotic DVM* 1998;1:4.
17. Johnson-Delaney CA. The marsupial pet: sugar gliders, exotic possums, and wallabies. *Proc Annu Conf Assoc Avian Vet* 1998;329-339.
18. Johnson-Delaney CA. Medical problems in the sugar glider. *Exotic Pet Pract* 2000;5:33-34, 37.
19. Johnson-Delaney CA. Medical update for sugar gliders. *Exotic DVM* 2000;2:91-93.
20. Johnson-Delaney CA. Therapeutics of companion exotic marsupials. *Vet Clin North Am Exotic Anim Pract* 2000;3:173-181.
21. Johnson-Delaney CA. Marsupial nutrition and physiology. *Exotic DVM* 2002;4:75-77.
22. Johnson-Delaney CA. *Marsupials. Exotic Companion Medicine Handbook*. In: Johnson-Delaney CA, ed. West Palm Beach: Zoological Education Network; 2000.
23. Johnson-Delaney CA. Other small mammals. In: Meredith A, Redrobe S, eds. *BSAVA Manual of Exotic Pets*. 4th ed. Quedgeley: British Small Animal Veterinary Association; 2002:102-115.
24. Johnson-Delaney CA. Practical marsupial medicine. *Annu Conf Assoc Exotic Mam Vet* 2006;51-60.
25. Johnson-Delaney CA. Marsupials. In: Meredith A, Johnson-Delaney C, eds. *BSAVA Manual of Exotic Pets*. 5th ed. Quedgeley: British Small Animal Veterinary Association; 2010.
26. Lennox AM. Emergency and critical care procedures in sugar gliders *(Petaurus breviceps)*, African hedgehogs *(Atelerix albiventris)*, and prairie dogs *(Cynomys* spp*)*. *Vet Clin North Am Exotic Anim Pract* 2007;10:533-555.
27. Lindenmayer D. *Gliders of Australia: a Natural History*. Sydney: University of New South Wales Press; 2002.

28. MacPherson C. *Sugar Gliders (A Complete Pet Owner's Manual)*. Hong Kong: Barron's Educational Series; 1997.
29. MacPherson C. Personal communication. 1998.
30. Morrisey JK, Carpenter JW. Formulary. In: Quesenberry KE, Carpenter JW, eds. *Ferrets, Rabbits, and Rodents: Clinical Medicine and Surgery*. 2nd ed. St Louis: Saunders/Elsevier; 2004:436-444.
31. Nagy KA, Suckling GC. Field energetics and water balance of sugar gliders, *Petaurus breviceps* (Marsupialia: Petauridae). *Aust J Zool* 1985;33:683-691.
32. Nelson S. A presumed case of "milk fever" hypocalcemia in a sugar glider. *Exotic DVM* 2000;1:42.
33. Ness RD. Introduction to sugar gliders. *Proc North Am Vet Conf* 1998;864-865.
34. Ness RD. Clinical pathology and sample collection of exotic small mammals. *Vet Clin North Am Exotic Anim Pract* 1999;2:591-620.
35. Ness RD. Sugar glider *(Petaurus breviceps)*: general husbandry and medicine. *Proc Exotic Small Mam Med Mgt (Annu Conf Assoc Avian Vet)* 2000;99-107.
36. Ness RD, Booth R. Sugar gliders. In: Quesenberry KE, Carpenter JW, eds. *Ferrets, Rabbits, and Rodents: Clinical Medicine and Surgery*. 2nd ed. St Louis: Saunders/Elsevier; 2004:330-338.
37. Ness RD, Johnson-Delaney C. Sugar gliders. In: Quesenberry KE, Carpenter JW, eds. *Ferrets, Rabbits, and Rodents: Clinical Medicine and Surgery*. 3rd ed. St. Louis: Saunders/Elsevier; 2012:393-410.
38. Nowak RM. Petauridae: gliding and striped possums. In: Nowak RM, ed. *Walker's Mammals of the World*. 6th ed. Vol 1. Baltimore: Johns Hopkins University Press; 1999:139-140.
39. Pye GW. Marsupial, insectivore, and chiropteran anesthesia. *Vet Clin North Am Exotic Anim Pract* 2001;4:211-237.
40. Pye GW. Personal observations. 2010.
41. Pye GW, Carpenter JW. A guide to medicine and surgery in sugar gliders. *Vet Med* 1999;94:891-905.
42. Strahan R. *The Mammals of the World*. Chatswood: Reed Books; 1995.
43. Tyndale-Biscoe CH. Reproductive physiology of possums and gliders. In: Smith PA, Hume ID, eds. *Possums and Gliders*. Sydney: Australian Mammal Society; 1984:79-87.
44. Tyndale-Biscoe CH, Renfree M. *Reproductive Physiology of Marsupials*. Cambridge: Cambridge University Press; 1987.

第7章 ハリネズミ

James W. Carpenter
Christopher J. Marion

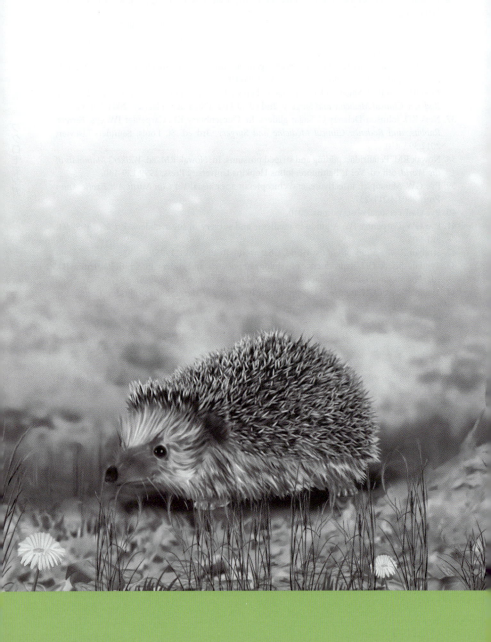

表 7-1　ハリネズミの抗菌薬

薬　剤	用　量	特徴など
アミカシン	● 2.5-5 mg/kg, IM, q8-12 時[24]	● 投与前に水分補給した状態であることを確認する。腎疾患では投与してはならない[18]
	● 4 g 粉末ごとに 1 mg[23]	● ポリメチルメタクリル酸（PMMA）ビーズ
アモキシシリン	● 15 mg/kg, PO・SC・IM, q12 時[12, 35]	● 多くのハリネズミで嗜好性がよい[8]
アモキシシリン・クラブラン酸 (Clavamox, Pfizer)	● 12.5 mg/kg, PO, q12 時[28, 37]	● 多くのハリネズミで嗜好性がよい[8]
アンピシリン	● 10 mg/kg, IM, q12 時[12, 14, 35]	● 投与は推奨されない，もしくは注意して投与する[18]
エリスロマイシン	● 10 mg/kg, PO・IM, q12 時[12, 14]	● ペニシリン耐性グラム陽性球菌。*Mycoplasma*。*Pasteurella*。*Bordetella*
エンロフロキサシン (Baytril, Bayer)	● 2.5-5 mg/kg, PO・IM, q12 時[32]	● IM 投与は避ける
	● 5-10 mg/kg, PO・SC・IM, q12 時[10, 35]	● SC 投与する場合は希釈する
オキシテトラサイクリン	● 25-50 mg/kg, PO, q24 時, 5-7 日[7, 8, 24]	● *Bordetella*。フードと混和して投与できる
オキシテトラサイクリン眼軟膏 (Terramycin, Pfizer)	● 角膜または結膜に局所投与[24], q8-12 時[18]	● 角膜剥離または結膜炎。犬猫と同様に投与する
クラリスロマイシン	● 5.5 mg/kg, PO, q12 時[28]	
クリンダマイシン	● 5.5-10 mg/kg, PO, q12 時[24, 37]	● 嫌気性菌。歯牙疾患
クロラムフェニコール	● 30 mg/kg, IM, q12 時[12, 14]	● 急性サルモネラ症
	● 30-50 mg/kg, PO・SC・IM・IV, q12 時[35]	
	● 50 mg/kg, PO・SC・IM, q12 時[10, 12, 14]	
クロルテトラサイクリン	● 5-20 mg/kg, PO, q12 時[28]	
クロルヘキシジン	● 局所投与[35], q8-12 時[18]	● 細菌性皮膚炎。外傷性皮膚病変。創傷治癒。浸漬（例：肢）。適切に希釈して投与する

(続く)

表 7-1　ハリネズミの抗菌薬（続き）

薬　剤	用　量	特徴など
クロルヘキシジンシャンプー	● 2-3％，シャンプー[24]	● 細菌性・真菌性皮膚炎
ゲンタマイシン	● 2 mg/kg，SC・IM，q8 時[10]	● 適応はまれ。投与は推奨されない。腎毒性がある
ゲンタマイシン点眼薬	● 角膜または結膜に局所投与[24]，q8 時[18]	● 角膜剥離または結膜炎。犬猫と同様に使用する
シプロフロキサシン (Cipro, Bayer)	● 5-20 mg/kg，PO，q12 時[28]	
スピラマイシン	● 15 mg/kg，PO，8 日[12]	● 歯肉炎。投与間隔は記載されていない。アメリカでは入手できない
スルファジメトキシン	● 2-20 mg/kg，PO・SC・IM，q24 時[10, 12]	● わずかに腎毒性があり得る[18]
セファレキシン	● 25 mg/kg，PO，q8 時[24]	● 糞が軟らかくなることがある[18]
セフチオフル (Naxcel, Pfizer)	● 20 mg/kg，SC，q12-24 時[24] ● 20 mL 粉末ごとに 1 g[23]	● ポリメチルメタクリル酸(PMMA) ビーズ
タイロシン (Tylan, Elanco)	● 10 mg/kg，PO・SC，q12 時[14]	● *Mycoplasma*。*Clostridium*。IM 投与してはならない（筋壊死を起こす）
ドキシサイクリン	● 2.5-10 mg/kg，PO・SC・IM，q12 時[28]	
トリメトプリム・サルファ剤	● 30 mg/kg，PO・SC・IM，q12 時[10, 32]	● 呼吸器感染。トリメトプリム・スルファメトキサゾールは注射薬として入手できる
ナイスタチン・ネオマイシン・チオストレプトン・トリアムシノロンクリーム (Panalog, Fort Dodge)	● 皮膚病変に局所投与，q12-24 時，prn[24]	● 細菌性・真菌性皮膚炎。抗炎症作用
ネオマイシン・チアベンダゾール・デキサメタゾン溶液 (Tresaderm, Merial)	● 皮膚病変または耳道に局所投与，q12 時，prn[24]	● 細菌性・真菌性皮膚炎。外耳炎。抗炎症作用
ピペラシリン	● 10 mg/kg，SC，q8-12 時[24]	
ペニシリン G	● 4 万 U/kg，SC・IM，q24 時[12, 28]	

表 7-1　ハリネズミの抗菌薬（続き）

薬　剤	用　量	特徴など
ポリミキシンB・バシトラシン・ネオマイシン眼軟膏	● 角膜に局所投与[24]，q8-12時[18]	● 角膜剥離または結膜炎。犬猫と同様に投与する
ムピロシン（2％）（Muricin, Dechra）	● 皮膚病変に局所投与，q12-24時，prn[24]	● 細菌性皮膚炎または外傷性皮膚病変
メトロニダゾール	● 20 mg/kg，PO，q12時[24, 28]	● 嫌気性菌

表 7-2　ハリネズミの抗真菌薬

薬　剤	用　量	特徴など
イトラコナゾール（Sporanox, Ortho McNeil Jannsen）	● 5-10 mg/kg，PO，q12-24時[24]	● 全身性真菌症
エニルコナゾール（Imaverol, Janssen）	● 局所投与，q24時[37]	● 皮膚糸状菌症。50倍に希釈する
グリセオフルビン（ミクロサイズ）	― ● 25 mg/kg，PO，q12時[12] ● 50 mg/kg，PO，q24時[12, 35] 14-21日[26]	● 皮膚真菌症，深在性真菌症。長期療法
クロルヘキシジン	● 2-3％シャンプー[24]	● 皮膚糸状菌症
ケトコナゾール	● 10 mg/kg，PO，q24時，6-8週[12, 35]	● 真菌症。長期間投与する
石灰硫黄合剤	● 局所投与[9]	● 皮膚糸状菌症
ナイスタチン	● 3万 U/kg，PO，q8-24時[24]	● 酵母菌感染症
ヨードチンキ2％	● 局所投与[18]	● 皮膚糸状菌症

表 7-3　ハリネズミの抗寄生虫薬

薬剤	用量	特徴など
アミトラズ (Mitaban, Pfizer)	0.3％局所投与，q7日，2-3回[22, 24]	ダニ (*Caparinia*, *Chorioptes* など)。希釈も可能である。注意して投与する
イベルメクチン	0.2 mg/kg，PO・SC，q14日，3回[35]	ダニ (*Caparinia* など)。線虫類。ピレスリンベースのシャンプーを7日ごとに数回併用することで，イベルメクチン単独投与よりも効果が高まる場合がある
	0.2-0.4 mg/kg，PO・SC，q10-14日，3-5回[13, 28]	外部寄生虫
	0.5 mg/kg，PO・SC，q14日，3回[3]	ダニ。低用量イベルメクチンに対する耐性が報告されている
	<1 mg/kg[18]，PO・SC	耐性の *Chorioptes* に適応する
イミダクロプリド	子犬／子猫の投与量の半量，局所投与，q30日[8]	ノミ。後頭部の針毛に投与する
スルファジミジン	100-200 mg/kg，SC，q24時，3日[7]	コクシジウム症
スルファジメトキシン	2-20 mg/kg，PO[12]・SC・IM[14]，q24時，2-5日，休薬5日間，投薬2-5日間[12]	コクシジウム症
	10 mg/kg，PO，q24時，5-7日[24]	コクシジウム症
セラメクチン (Revolution, Pfizer)	6 mg/kg，局所投与[5]	外部寄生虫。高用量投与が必要となり得る
ノミ製品 (猫用)	局所投与[9]	慎重に投与する
フィプロニルスプレー (Frontline, Merial)	噴霧，10日後に繰り返す[18, 21]	ダニ。背部に1回噴霧する
フェンベンダゾール	10-15 mg/kg，PO，q14日，2-3回[35]	線虫類
	10-30 mg/kg，PO，q24時，5日[14]	線虫類 (例：*Crenosoma*, *Capillaria*)
	25 mg/kg，PO，q10日[24]	線虫類
プラジクアンテル (Droncit, Bayer)	7 mg/kg，PO・SC，q14日で繰り返す[9, 35]	条虫，吸虫
ペルメトリン (1%)	噴霧[36]	ダニ。1回，霧状に噴霧する。寝床を交換する
メトロニダゾール	25 mg/kg，PO，q12時，5日[9, 35]	腸管内原虫

表 7-3　ハリネズミの抗寄生虫薬（続き）

薬　剤	用　量	特徴など
メベンダゾール	● 15 mg/kg，PO，q14 日で繰り返す[18] ● 25 mg/頭＜500 g，q12 時。50 mg/頭＞500 g，q24 時，PO，5 日，q14-21 日で繰り返す[18]	● 線虫類。肝疾患には投与しない ● *Capillaria, Crenosoma, Brachylaernus, Hymenolepsis, Physaloptera*
ルフェヌロン	● 子犬／子猫の投与量の半量，PO，q30 日[8]	● ノミ
レバミゾール（1％）	● 10 mg/kg，SC[7]，q48 時で繰り返す，必要に応じて q14 日で繰り返す[12]	● 肺線虫を含む線虫類

表7-4 ハリネズミの鎮静薬，麻酔薬

薬剤	用量	特徴など
アセプロマジン	● 0.1-1 mg/kg，PO・SC・IM[8]	●鎮静作用。単独投与した場合，低血圧が起こり得る。低血圧の発生はアトロピンの前投与により軽減できる
アチパメゾール (Antisedan, Pfizer)	● 0.3-0.5 mg/kg，IM[37] ● 1 mg/kg，SC・IM・IV・IP[1, 18]	●メデトミジンとデクスメデトミジンに拮抗する
アトロピン	● 0.01-0.04 mg/kg，SC・IM[28]	●麻酔前投与薬
イソフルラン	●導入 3-5％[35] ●維持 0.5-3％[34, 35]	●最適な麻酔薬。一般的に導入チャンバーまたはマスクを使用して導入する ●マスクまたは気管内チューブを使用して維持する
エンフルラン	●効果が発現するまで投与[28]	●麻酔作用。一般的には投与しない。イソフルランまたはセボフルランが推奨される
キシラジン	● 0.5-1 mg/kg，IM[32]	●麻酔作用。ケタミンと併用されることがある。通常は吸入麻酔が推奨されるため，適応はまれである
ケタミン	― ● 5-20 mg/kg，IM[32]	●組み合わせはジアゼパム／ケタミンとメデトミジン／ケタミン／フェンタニル参照 ●鎮静作用。麻酔作用。褐色脂肪組織のある頸部に投与してはならない[14]。ミダゾラム（あるいは望ましくないが，ジアゼパム）または$α_2$作動薬と併用できる。覚醒時間の延長または覚醒時に暴れることがある
ケタミン(K)／メデトミジン(M)	● (K) 5 mg/kg＋ (M) 0.1 mg/kg，IM[28, 37]	●麻酔作用。アチパメゾール(0.3-0.5 mg/kg)はメデトミジンと拮抗する。メデトミジン参照[a]
ジアゼパム	― ● 0.5-2 mg/kg，IM[32]	●組み合わせは以下参照 ●軽度の鎮静作用。麻酔作用を持つケタミンと併用することがある。発作。通常はミダゾラムのIM投与が推奨される

表 7-4　ハリネズミの鎮静薬，麻酔薬（続き）

薬　剤	用　量	特徴など
ジアゼパム（D）／ケタミン（K）	● (D) 0.5-2 mg/kg＋ 　(K) 5-20 mg/kg，IM[3]	● 麻酔作用。褐色脂肪組織のある頸部に投与してはならない[11]。通常はミダゾラムの IM 投与が推奨される
セボフルラン （SevoFlo，Abbott）	● 効果が発現するまで投与[28]	● 麻酔作用
チレタミン・ゾラゼパム（Tetazol，Fort Dodge）	● 1-5 mg/kg，IM[35]	● 鎮静作用。麻酔作用。覚醒時間の延長または覚醒時に暴れることがある。通常は吸入麻酔が推奨されるため，適応はまれである
デクスメデトミジン[a] （Dexdomitor，Pfizer）	—	● メデトミジン参照[a]
ナロキソン	● 0.1-0.16 mg/kg，SC・IM，q6-8 時[1, 18]	● フェンタニルに拮抗する
ヒドロモルフォン	● 0.1 mg/kg，SC[31]	● 麻酔前投与薬
フェンタニル	—	● 組み合わせはメデトミジン参照
ブトルファノール	—	● 組み合わせはミダゾラム参照
ブプレノルフィン	—	● 組み合わせはミダゾラム参照
ミダゾラム	— ● 0.25-0.5 mg/kg，IM[20]	● 組み合わせは以下参照。IM 投与が推奨されるベンゾジアゼピン系である ● 麻酔前投与薬
ミダゾラム（Mi）／ブトルファノール（But）	● (Mi) 0.25-0.5 mg/kg＋ 　(But) 0.4 mg/kg，IM[20]	● 疼痛やストレスが認められる処置前に投与する
ミダゾラム（Mi）／ブプレノルフィン（Bup）	● (Mi) 0.25-0.5 mg/kg＋ 　(Bup) 0.03 mg/kg，IM[20]	● 疼痛やストレスが認められる処置前に投与する

（続く）

表7-4　ハリネズミの鎮静薬，麻酔薬（続き）

薬　剤	用　量	特徴など
メデトミジン[a] (Domitor, Pfizer)	―	●組み合わせは以下参照。アメリカで市販されていないが，調剤薬局によって入手できる。同量のデクスメデトミジンが推奨されるが，安全性または効力についての報告はされていない
	● 0.05-0.1 mg/kg, IM[24, 37]	●軽い鎮静作用。アチパメゾール（0.3-0.5 mg/kg, IM）と拮抗する
	● 0.2 mg/kg, SC・IM[2]	●重度な鎮静作用。アチパメゾール（0.3-0.5 mg/kg, IM）と拮抗する
メデトミジン（M）／ケタミン（K）／フェンタニル（F）	●（M）0.2 mg/kg＋（K）2 mg/kg＋（F）0.1 mg/kg, SC[1]	●麻酔作用。良好な筋弛緩作用。メデトミジンにはアチパメゾール（1 mg/kg, IM）が拮抗し，フェンタニルにはナロキソン（0.16 mg/kg, IM）が拮抗する。メデトミジン参照[a]
ヨヒンビン	● 0.5-1 mg/kg, IM[28]	●キシラジンに拮抗する

a：デクスメデトミジン（0.5 mg/mL）は$α_2$作動薬でありラセミ化合物のメデトミジンの活性光学異性体である。メデトミジン（1 mg/mL）の半量で同じ用量となる。メデトミジン（アメリカで現在市販されていないが多くの調剤薬局によって入手できる）と同様の効果が予想されるが，ハリネズミへの投与における効果や安全性についてのデータはなく，今日までハリネズミに臨床的に使用されたことは多くない。両薬剤のv/vの効果は同等ではないことがあるため，デクスメデトミジンの投与量は臨床的反応によって調整する必要がある

表7-5　ハリネズミの鎮痛薬

薬剤	用量	特徴など
カルプロフェン	● 1 mg/kg, PO・SC, q12-24時[18]	● 非ステロイド性抗炎症薬（NSAID）
デキサメタゾン	● 0.1-1.5 mg/kg, IM[12] ● 1-4 mg/kg, SC・IM・IV[8, 24]	● グルココルチコイド。炎症。アレルギー ● ショック。脊椎損傷
トリアムシノロン	● 0.2 mg/kg, SC・IM[8]	● グルココルチコイド。NSAID。投与間隔は示されていない
ナロキソン	● 0.1-0.16 mg/kg, SC・IM, q6-8時[1, 18]	● フェンタニルに拮抗する
ブトルファノール	● 0.05 mg/kg, q8時, SC, prn[14] ● 0.05-0.1 mg/kg, SC・IM, q8-12時[15] ● 0.2-0.4 mg/kg, SC・IM, q6-8時[34, 35]	● 鎮痛作用 ● 鎮痛作用 ● 鎮痛作用
ブプレノルフィン	● 0.01 mg/kg, SC・IM, q6-8時[7, 34, 37] ● 0.01-0.5 mg/kg, SC・IM, q8-12時[15]	● 鎮痛作用。高用量が必要になることが多い ● 鎮痛作用
フルニキシンメグルミン（Banamine, Schering-Plough）	● 0.3 mg/kg, SC, q24時[15]	● NSAID。関節炎。慢性炎症。高用量が必要になり得る
プレドニゾロン	● 2.5 mg/kg, PO・SC・IM, q12時, prn[12, 28] ● 10 mg/kg, SC・IM[8, 12]	● グルココルチコイド。アレルギー ● ショック。脊椎損傷
メチルプレドニゾロン	● 1-2 mg/kg, SC[24]	● グルココルチコイド。抗炎症薬
メロキシカム（Metacam, Boehringer Ingelheim）	● 0.08 mg/kg, PO, q24時[31] ● 0.2 mg/kg, PO・SC, q24時[17, 18, 38]	● NSAID

表 7-6　ハリネズミの各種薬剤

薬　剤	用　量	特徴など
Carnivore Care (Oxbow)	● 2-3 mL，PO[17]	● 強制給餌。投与前に軽い鎮静が必要となり得る
アドレナリン	● 0.003 mg/kg，IV[20]	● 心不全
アトロピン	● 0.05-0.2 mg/kg，SC[8]	● 徐脈
エナラプリル (Enacard, Merial)	● 0.5 mg/kg，PO，q24 時[24]	● 血管拡張薬。心不全
エリスロポエチン (Epogenm, Amgen)	● 100 U/kg，SC，q48-72 時[24]	● 慢性貧血
グリコピロレート	● 0.01-0.02 mg/kg，SC[8]	● 徐脈
グルコン酸カルシウム (10 %)	● 0.5 mg/kg，IM[12] ● 50 mg/kg，IM[24]	● 骨折修復 ● 低カルシウム血症
グルコン酸カルシウム (23 %)	● 100-150 mg/kg，IV[20]	
シメチジン	● 10 mg/kg，PO，q8 時[24]	● 胃潰瘍の治療
水酸化アルミニウム	● 100 mg/kg をシリンジで PO 投与[29]	● 腎不全。高リン血症
スクラルファート (Carafate, Axcan)	● 10 mg/kg，PO，q8-12 時[28]	● 消化管潰瘍
テオフィリン	● 10 mg/kg，PO・IM，q12 時[24]	● 気管支拡張薬
デキストラン鉄	● 25 mg/kg，IM[37]	● 貧血
ドキサプラム	● 2-10 mg/kg，IV・IP[8, 20]	● 呼吸促進薬
乳酸リンゲル液 (LRS)	― ● 1-15 mL/kg，IV[20] ● 25 mL/kg，SC，q12 時[38] ● 50-100 mL/kg/日[17]	● 補液。脱水。ショック
乳酸菌	● 2.5 mL/kg，q24 時[12]	● 消化管細菌叢の回復に役立つことがある
ヒアルロニダーゼ	● 100-150 U/L[24]	● SC 輸液剤に添加する。輸液の吸収を促進させる
ビタミン A	● 400 U/kg，IM，q24 時，10 日[12]	● 皮膚疾患。針毛の過剰喪失
ビタミン B 複合体	● 1 mL/kg，SC・IM，単回投与[14, 28]	● 中枢神経系 (CNS) 症状。原因不明の麻痺。食欲不振。小動物用製剤を使用する

表7-6 ハリネズミの各種薬剤（続き）

薬剤	用量	特徴など
ビタミンC	● 50-200 mg/kg, PO・SC, q24時[12] ● 1g アスコルビン酸/L, 飲料水[12]	● 欠乏症。感染症。歯肉炎 ● 毎日交換する。推奨されない。その他の投与方法が推奨される。経口錠剤または粉末で投与する[18]
ファモチジン	● 1 mg/kg, SC, q24時[29]	● 胃潰瘍の予防または治療
ブピバカイン	● 1.1 mg/kg, 生理食塩水で12倍希釈する[31]	● 創部浸潤
フロセミド	● 2.5-5 mg/kg, PO・SC・IM, q8時[28, 37]	● 浮腫。利尿薬
ヘタスターチ	● 5 mL/kg, IV[20]	● 5-10分間以上かけて投与する
マルチビタミン	● 1滴未満/kg, PO, q24時[5]	● 不顕性の欠乏症。人工飼育下の保護動物
メトクロプラミド	● 0.2-0.5 mg/kg, PO・SC[24]	● 嘔吐・吐出。制吐薬。消化管運動促進薬[18]
ラクツロース	● 0.3 mL/kg, PO, q8-12時[24]	● 肝疾患。便秘[18]

表 7-7　ハリネズミの血液検査値および血清生化学検査値[1]

測定項目	参考値
血液	
RBC ($10^6/\mu L$)	6±2 (3-16)
Hgb (g/dL)	12±2.8 (7-21.1)
PCV (%)	36±7 (22-64)
MCV (fL)	67±9 (41-94)
MCH (pg)	22±4 (11-31)
MCHC (g/dL)	34±5 (17-48)
WBC ($10^3/\mu L$)	11±6 (3-43)
好中球 ($10^3/\mu L$)	5.1±5.2 (0.6-37.4)
リンパ球 ($10^3/\mu L$)	4±2.2 (0.9-13.1)
単球 ($10^3/\mu L$)	0.3±0.3 (0-1.6)
好酸球 ($10^3/\mu L$)	1.2±0.9 (0-5.1)
好塩基球 ($10^3/\mu L$)	0.4±0.3 (0-1.5)
血小板 ($10^3/\mu L$)	226±108 (60-347)
生化学	
総タンパク質 (g/dL)	5.8±0.7 (4-7.7)
アルブミン (g/dL)	2.9±0.4 (1.8-4.2)
グロブリン (g/dL)	2.7±0.5 (1.6-3.9)
AST (U/L)	34±22 (8-137)
ALT (U/L)	53±24 (16-134)
ALP (U/L)	51±21 (8-92)
GGT (U/L)	4±1 (0-12)
LDH (U/L)	441±258 (57-820)
コレステロール (mg/dL)	131±25 (86-189)
トリグリセリド (mg/dL)	38±22 (10-96)
総ビリルビン (mg/dL)	0.3±0.3 (0-1.3)
グルコース (mg/dL)	89±30
アミラーゼ (U/L)	510±170 (244-858)
BUN (mg/dL)	27±9 (13-54)

表 7-7　ハリネズミの血液検査値および血清生化学検査値[11]

測定項目	参考値
クレアチニン (mg/dL)	0.4±0.2 (0-0.8)
Na (mEq/L)	141±9 (120-165)
Cl (mEq/L)	109±10 (92-128)
K (mEq/L)	4.9±1 (3.2-7.2)
P (mg/dL)	5.3±1.9 (2.4-12)
Ca (mg/dL)	8.8±1.4 (5.2-11.3)
クレアチンキナーゼ (U/L)	863±413 (333-1,964)

表 7-8　ハリネズミの生物学および生理学的データ[5, 8, 13, 19, 27, 30, 33, 35, 39]

指標	生物学および生理学的検査値
体重	雄 400-600 g 雌 300-400 g
寿命	平均 4-6 年，8 年生きる個体もいる
体温，直腸温	35.4-37 ℃ (95.7-98.6 ℉)
推奨される環境温度	24-29 ℃ (75-85 ℉) ＜16 ℃ (60 ℉) は冬眠をもたらす
成熟個体の歯式	2 (I3/2:C1/1:P3/2:M3/3) ＝36。個体によって数に差がみられる
消化器系	単胃。盲腸なし。通過時間 12-16 時間
心拍数	180-280 回/分
呼吸数	25-50 回/分
性成熟の年齢	雄 6-8 カ月 雌 2-6 カ月
繁殖年齢	雄 生涯 雌 2-3 年
妊娠期間	34-37 日間
乳汁組成	タンパク質，16 g/100 g。炭水化物，微量。脂肪，25.5 g/100 g
産子数	平均 3-4 頭（範囲 1-7 頭）
出生体重	10-18 g
開眼時期	14-18 日齢
乳歯発生	18 日齢で開始する。すべての乳歯は 9 週齢までに発生する
永久歯発生	7-9 週齢で開始する
離乳時期	4-6 週齢（3 週齢で固形物を食べはじめる）

表 7-9　ハリネズミに推奨される食事[6, 13, 14, 18, 30, 32]

野生下のハリネズミは昆虫，ミミズ，カタツムリ，ナメクジ，時には小型の脊椎動物や果物を摂食する。保護されたハリネズミは一般的にタンパク質 30-50 %，脂肪 10-20 %（乾物量）のフードが与えられる。必要な栄養に関する科学的研究は少ないが，市販のハリネズミ用フードは最も栄養バランスがとれていると思われる。このフードがない場合は，活動量の少ない猫用の上質なフードを食事のベースとして与える。個体の体重と活動量によって変化するが，ベースのフードの大さじ 1-2 杯が一般的な 1 日量になる。成長期および繁殖期の雌は通常の食事を自由摂食できるようにし，カルシウムが豊富な食事を併せて与える

メインの食事に加えて，小さじ 1-2 杯のウェットフード（例：犬猫用の缶詰，調理された肉または卵，低脂肪のカッテージチーズ）および小さじ約 1/2 杯の果物（例：バナナ，ブドウ，リンゴ，ナシ，ベリー）または野菜（例：豆，調理したニンジン，カボチャ，サヤエンドウ，トマト，葉物）を毎日給餌する。バランスのとれた栄養をとるポイントは多種類の食材を与えることである。提供できるトリーツにはミールワーム，ミミズ，ワックスワーム，コオロギ，猫用トリーツが含まれる。これらのトリーツは寝具に隠し，採食行動を促す

肥満を予防するため，過剰給餌は避ける。給餌量は特別な栄養状況（例：妊娠，肥満）に応じて増減する。一般的に夕方に 1 回，給餌を行う

食事 1

- 猛禽類フードまたは食虫動物フード山盛り小さじ 1 杯
- 高品質猫用フード山盛り小さじ 1.5 杯[a]
- 果物・野菜ミックス山盛り小さじ 1 杯[b]
- 小型ミールワーム 6-10 頭またはコオロギ 1-2 頭（妊娠中または授乳中は与える量を増やす）[c]

食事 2

- 高品質，低カロリーの猫用フード山盛り小さじ 3 杯[a]
- 果物・野菜ミックス山盛り小さじ 1 杯[b]
- 小型ミールワーム 6 頭またはコオロギ 1-2 頭[c]

食事 3

- 食虫動物用の市販フード小さじ 3-4 杯
- 小型ミールワーム 5-6 頭またはコオロギ 1-2 頭[c]

a：幼若または妊娠・泌乳中のハリネズミには子猫またはフェレット用フードを与えることができる。成熟動物には成猫用の低カロリーフードを与えることができる
b：果物・野菜ミックス：濃い葉物（ほうれん草，ケール，葉レタス）小さじ 1/2 杯，角切りニンジン小さじ 1/4 杯，角切りリンゴ小さじ 1/4 杯，角切りバナナ小さじ 1/4 杯，角切りブドウまたはレーズン小さじ 1/4 杯，ビタミン・ミネラル粉末（Vionate または砕いた猫用ビタミン錠）小さじ 1/4 杯を混ぜたもの
c：ミールワームは高カロリー，低カルシウムであるため，週 2-3 回に制限するべきである。餌となるコオロギには，3 日間は食虫動物用フードと果物・野菜ミックスを与え，その後ハリネズミに与える。その他の市販昆虫も与えることができる

表7-10 人工飼育されているハリネズミ[13, 30, 33]

1. 初乳摂取のために，可能であれば生後24-72時間は新生子を母親と一緒にする
2. 授乳の失敗や母親が育子放棄した場合，同様の子を持つ母親に育てさせると，一般的に成功する
3. 犬用ミルクにラクターゼ（Lactaid, McNeil Nutritionals）を加え，先端にカテーテルをつけた1mLシリンジまたは点眼スポイトで給餌する
4. 新生子は約3週間，2-4時間おきに摂食するため，給餌回数を多くし，その後給餌間隔を徐々に空ける。新生子の最初の1週目は体重が1-2g/日増量し，2週目は3-4g/日，3-4週目は4-5g/日，60日齢になるまでに7-9g/日増量するべきである。4-6週目には親に育てられた場合も人工飼育されている場合も犬猫用缶詰，ひき肉または脱皮直後のミールワームを与え，離乳させるべきである。人工飼育されたハリネズミの死亡率は高い
5. 最初の数週間は，周囲の温度を32-35℃（90-95℉）に保つべきである
6. 排便には手による刺激が必要であり，食事後に温水で湿らせた布または綿棒を用いて腹部および会陰部のマッサージをする

表7-11 ハリネズミの一般的な注射部位および静脈穿刺部位[5, 16, 17, 25]

注射部位	特徴など
皮下	5-10mL/部位。脇にある毛に覆われた皮膚と針毛の接点。針毛の下へのSC投与は1.5-3インチの針が必要である
筋肉内	0.5mL/部位。大腿前部，三頭筋。鎮静が必要となり得る。輪筋には1mL/部位までとする
静脈内	伏在静脈，頚静脈
腹腔内	5-10mL。処置には鎮静が必要である。右腹部の尾側へ投与する。輸液投与に有用である
骨内	0.5-1mL ゆっくりボーラス投与する。脛骨置換に麻酔が必要となる。使用はまれである
穿刺部位	特徴など
伏在静脈	0.5-1mL。鎮静が必要となる
頚静脈	0.5-1mL。鎮静が必要となる。痩せていると行いやすい。目で確認できないため，触診できない。頚静脈が走行していると推測される部位へ穿刺する
橈側皮静脈	鎮静が必要となる
前大静脈	鎮静が必要となる。心臓を穿刺するリスクがある

表 7-12　ハリネズミにおける予防獣医学[16]

- 肥満を予防する。飼い主に最低 1 カ月ごとに体重測定をしてもらう
- 歯科予防：定期的な歯みがき，スケーリング
- 定期的に爪切りを行う
- 1 年ごと（または半年ごと）に身体検査，糞便検査（浮遊法および直接法）を行う
- 定期的なワクチン接種は勧められていない
- 低体温を予防する。保温された環境および乾燥した寝床を提供する
- 個体特定のためにマイクロチップを埋め込む

表 7-13　ハリネズミによく認められる疾患[5, 8, 18]

- 肥満
- 歯科疾患（歯肉炎，歯周炎）
- 新生物（3 歳齢を越えると高い確率で腫瘍疾患が認められる。通常は悪性。最も認められる腫瘍：乳腺腫瘍，リンパ腫，口腔内扁平上皮癌）
- サルモネラ症[a]
- 外傷
- 皮膚炎（疥癬ダニ，細菌，皮膚糸状菌症[a]）
- 脂肪肝，肝炎
- 肺炎
- 腸管内寄生虫
- 心疾患
- 神経系疾患（プルプル症候群）
- 外耳炎
- 眼球突出
- 泌尿器疾患（尿石症，腎結石，膀胱炎など）

a：人獣共通感染症

表 7-14　ハリネズミによく認められる鳴き声[8]

シューシューと鼻を鳴らす・ブタのような鳴き声	攻撃または威嚇音であり，鼻孔から勢いよく息を吐く音である。一般的に不安な状況，他の動物に出会った場合，または体を丸める過程で発声する
悲鳴	激しいストレスや痛みを感じている場合に発声する激しい苦痛音である
鳥のさえずりのような音・ピーピー音	新生子の高音の鳴き声。母親との接触を刺激する
短くコッコッとする	母親の新生子に対する高音の鳴き声。求愛行動の雄も発声する
鼻をクンクンする	食事の際に発声する
不可聴音	ハリネズミは人間の可聴領域を超える 40-90 kHz までの音を聞くことができ，発声することもできる

表 7-15　ハリネズミの心臓の測定値[a, 4]

X線画像における測定値[b]	平均±SD（範囲）
AB/CD	1.38±0.11 (1.24-1.59)
AB/H	0.88±0.07 (0.74-1.01)
AB/R5-7	1.89±0.29 (1.55-2.73)
CD/H	0.63±0.04 (0.58-0.7)
VHS	8.16±0.48 (7.25-8.75)
L/W	1.4±0.11 (1.16-1.55)
L/C	1.64±0.25 (1.38-2.13)
W/T	0.6±0.03 (0.55-0.66)
W/C	1.17±0.17 (1-1.45)
超音波画像における測定値[c]	平均±SD（範囲）
IVSd (cm)	0.15±0.01 (0.13-0.17)
IVSs (cm)	0.22±0.02 (0.19-0.24)
LVIDd (cm)	0.74±0.05 (0.67-0.84)
LVIDs (cm)	0.58±0.03 (0.54-0.65)
LVFWd (cm)	0.16±0.01 (0.14-0.18)
LVFWs (cm)	0.23±0.02 (0.19-0.27)
FS (%)	21.45±2.5 (17.4-26.8)
EPSS (cm)	0.11±0.02 (0.09-0.14)
AO (cm)	0.36±0.02 (0.31-0.4)
LA (cm)	0.56±0.04 (0.51-0.62)
LA/AO (cm)	1.55±0.16 (1.37-1.92)
LVOT Vmax (m/秒)	0.489±0.108 (0.296-0.662)
RVOT Vmax (m/秒)	0.335±0.094 (0.236-0.512)

表 7-15　ハリネズミの心臓の測定値[a,4]（続き）

心電図における測定値[c]	平均±SD（範囲）
R 波の高さ (mV)	0.22±0.11 (0.08-0.5)
QRS の幅（秒）	0.03±0 (0.03-0.03)
平均電気軸	-10±13 (-28 から 8)
心拍数（回/分）	200±48 (100-260)

a：n＝13 頭。雄が 5 頭，雌が 8 頭。年齢の範囲は 6 カ月齢 -5 年で，7 頭は＜1 歳齢，6 頭は＞1 歳齢
b：AB；心臓の長軸。CD；心臓の最大の幅であり AB と垂直。H；胸部の深さを示し，脊椎の腹側縁から気管分岐部の位置の胸骨の背側縁まで。R5-7；第 5 肋骨の頭側面から第 7 肋骨の尾側面までの距離。VHS；胸骨心臓サイズ。L；心臓の長さ。W；最大幅であり L と垂直。C；鎖骨の長さ。T；第 6 肋骨と脊柱の関節部位の胸骨幅
c：IVSd；拡張期における心室中隔厚。IVSs；収縮期における心室中核厚。LVIDd；拡張期における左心室内径。LVIDs；収縮期における左心室内径。LVFWd；拡張期における左心室自由壁厚。LVFWs；収縮期における左心室自由壁厚。FS；短縮率。EPSS；E 点心室中隔間距離。AO；拡張期における大動脈直径。LA；左心房内径。LVOT；左心室流出の最大速度。RVOT；右心室流出の最大速度

参考文献

1. Arnemo JM, Soli NE. Chemical immobilization of free-ranging European hedgehogs *(Erinaceus europaeus)*. *J Zoo Wildl Med* 1995;26:246–251.
2. Barbiers R. Insectivora (hedgehogs, tenrecs, shrews, moles) and Dermoptera (flying lemurs). In: Fowler ME, Miller RE, eds. *Zoo and Wild Animal Medicine*. 5th ed. Philadelphia: WB Saunders Co; 2003:304–315.
3. Bennett RA. Husbandry and medicine of hedgehogs. *Proc Exotic Sm Mam Med Mgt (Annu Conf Assoc Avian Vet)* 2000;109–114.
4. Black PA, Marshall C, Seyfried AW, et al. Cardiac assessment of African hedgehogs *(Atelerix albiventris)*. *J Zoo Wildl Med* 2011;42:49–53.
5. Carpenter JW. Personal observation. 2011.
6. Crawford RL. Fact sheet: brief introduction to hedgehogs. Beltsville, MD: Animal Welfare Information Center, National Agricultural Library; 1995:1–7.
7. Gregory MW, Stocker L. Hedgehogs. In: Beynon PH, Cooper JE, eds. *BSAVA Manual of Exotic Pets*. Gloucestershire: British Small Animal Veterinary Association; 1991:63–68.
8. Heatley JJ. Hedgehogs. In: Mitchell MA, Tully TN Jr, eds. *Manual of Exotic Pet Practice*. St Louis: Saunders/Elsevier; 2009:433–455.
9. Hoefer HL. Hedgehogs. *Vet Clin North Am Small Anim Pract* 1994;24:113–120.
10. Hoefer HL. Clinical approach to the African hedgehog. *Proc North Am Vet Conf* 1999;836–838.
11. International Species Information System. Apple Valley, MN. 2002.
12. Isenbügel E, Baumgartner RA. Diseases of the hedgehog. In: Fowler ME, ed. *Zoo and Wild Animal Medicine: Current Therapy 3*. Philadelphia: WB Saunders Co; 1993:294–302.
13. Ivey E, Carpenter JW. African hedgehogs. In: Quesenberry KE, Carpenter JW, eds. *Ferrets, Rabbits, and Rodents: Clinical Medicine and Surgery*. 3rd ed. Philadelphia: Saunders/Elsevier; 2012:411–427.
14. Johnson-Delaney CA. *Exotic Companion Medicine Handbook for Veterinarians*. Lake Worth, FL: Wingers Publ; 1996.
15. Johnson-Delaney CA. Other small mammals. In: Meredith A, Redrobe S, eds. *BSAVA Manual of Exotic Pets*. 4th ed. Quedgeley: British Small Animal Veterinary Association; 2002:102–115.
16. Johnson-Delaney CA. Hedgehogs. In: Johnson-Delaney CA, ed. *Exotic Companion Medicine Handbook for Veterinarians*. Lake Worth, FL: Zoological Education Network; 2005.
17. Johnson-Delaney CA. Common procedures in hedgehogs, prairie dogs, exotic rodents, and companion marsupials. *Vet Clin North Am Exotic Anim Pract* 2006;9:415–435.
18. Johnson-Delaney CA. What veterinarians need to know about hedgehogs. *Exotic DVM* 2007;9.1:38–44.
19. Landes E, Zentek J, Wolf P, et al. Investigations on the composition of milk and development of sucklings in hedgehogs. *Kleintierpraxis* 1997;42:647–658.
20. Lennox AM. Emergency and critical care procedures in sugar gliders *(Petaurus breviceps)*, African hedgehogs *(Atelerix albiventris)*, and prairie dogs *(Cynomys spp)*. *Vet Clin North Am Exotic Anim Pract* 2007;10:533–555.
21. Leonatti SR. *Ornithonyssus bacoti* mite infestation in an African pygmy hedgehog. *Exotic DVM* 2007;9.2:3–4.
22. Letcher JD. Amitraz as a treatment for acariasis in African hedgehogs *(Atelerix albiventris)*. *J Zoo Anim Med* 1988;19:24–29.
23. Levine BS. Review of antibiotic-impregnated polymethylmethacrylate beads in avian and exotic pets. *Exotic DVM* 2003;5.4:11.
24. Lightfoot TL. Therapeutics of African pygmy hedgehogs and prairie dogs. *Vet Clin North Am Exotic Anim Pract* 2000;3:155–172.
25. Longley L. Anaesthesia of other small mammals. In: Longley L, ed. *Anaesthesia of Exotic Pets*. Philadelphia: Saunders/Elsevier; 2008:96–102.
26. Marshall KL. Fungal diseases in small mammals: therapeutic trends and zoonotic considerations. *Vet Clin North Am Exotic Anim Pract* 2003;6:415–427.

27. Morgan KR, Berg BM. Body temperature regulation and energy metabolism in pigmy hedgehogs. *Am Zool* 1997;37:150A.
28. Morrisey JK, Carpenter JW. Formulary. In: Quesenberry KE, Carpenter JW, eds. *Ferrets, Rabbits, and Rodents: Clinical Medicine and Surgery*. 3rd ed. St Louis: Saunders/Elsevier; 2012:566-575.
29. Powers LV. Subcutaneous implantable catheter for fluid administration in an African pygmy hedgehog. *Exotic DVM* 2002;4.5:16–17.
30. Reeve N. *Hedgehogs*. London: T & AD Poyser Ltd; 1994.
31. Rhody JL, Schiller CA. Spinal osteosarcoma in a hedgehog with pedal self-mutilation. *Vet Clin North Am Exotic Anim Pract* 2006;9:625–631.
32. Smith AJ. Husbandry and medicine of African hedgehogs (*Atelerix albiventris*). *J Small Exotic Anim Med* 1992;2:21–28.
33. Smith AJ. Neonatology of the hedgehog (*Atelerix albiventris*). *J Small Exotic Anim Med* 1995;3:15–18.
34. Smith AJ. Medical management of hedgehogs. *Proc 21st Annu Waltham/OSU Symp* 1997;57–61.
35. Smith AJ. General husbandry and medical care of hedgehogs. In: Bonagura JD, ed. *Kirk's Current Veterinary Therapy XIII: Small Animal Practice*. Philadelphia: WB Saunders Co; 2000:1128–1133.
36. Staley EC, Staley EE, Behr MJ. Use of permethrin as a miticide in the African hedgehog (*Atelerix albiventris*). *Vet Hum Toxicol* 1994;36:138.
37. Stocker L. *Medication for Use in the Treatment of Hedgehogs*. Ayelsbury: Marshcliff; 1992.
38. Vuolo S, Whittington JK. Dystocia secondary to a perianal fetal hernia in an African hedgehog. *Exotic DVM* 2008;10.3:10–12.
39. Wrobel D, Brown SA. *The Hedgehog: An Owner's Guide to a Happy, Healthy Pet*. New York: Howell Book House; 1997.

第8章 げっ歯類

Jörg Mayer

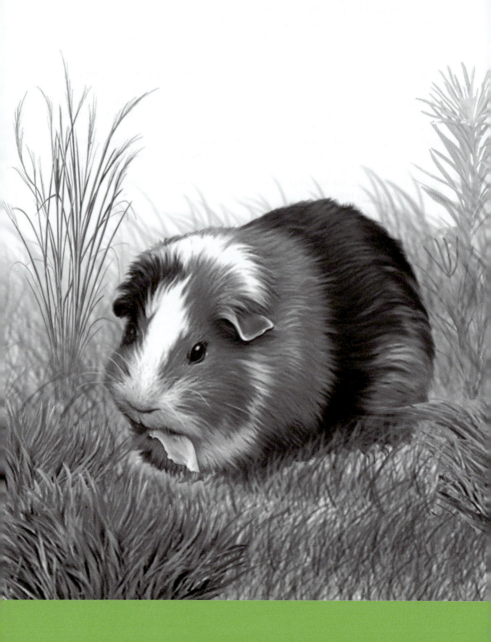

表 8-1　げっ歯類の抗菌薬，抗真菌薬[a]

薬剤	用量	種／特徴など
アジスロマイシン	● 15-30 mg/kg，PO，q24 時[66] ● 35 mg/kg，PO，q24 時[16] ● 75 mg/kg，IP，q24 時，5 日[30]	● 多くのげっ歯類 ● 多くのげっ歯類 ● マウス
アミカシン	● 5 mg/kg，SC・IM，q8 時[40] ● 8-16 mg/kg，SC・IM・IV，分割投与，q8-24 時[10] ● 15 mg/kg，IM，q12 時[60]	● チンチラ ● すべてのげっ歯類：輸液を併用する ● モルモット：高用量投与方法は分割投与方法と同様に効果的である
アムホテリシン B	● 0.1-1 mg/kg，IV，q24 時，5 日/週，3 週間[45] ● 0.11 mg/kg，SC[1] ● 0.43 mg/kg，PO[1]	● 多くのげっ歯類：ヒストプラズマ症 ● マウス：注意して投与する。腎毒性がみられる ● マウス：カンジダ症
アモキシシリン・クラブラン酸 （Clavamox，Pfizer）	● 20 mg/kg，PO，q12 時[66]	● マウス，ラット
アンピシリン	― ● 6-30 mg/kg，PO，q8 時[3] ● 20-100 mg/kg，PO・SC・IM，q8 時[12, 66]	● ハムスター，モルモット，チンチラに投与しない。腸炎を引き起こすことがある[1] ● ジャービル ● ジャービル，マウス，ラット
イトラコナゾール	● 2.5-10 mg/kg，PO，q24 時[1] ● 50-150 mg/kg，PO，q24 時[1]	● ラット：腟カンジダ症。モルモット：全身性カンジダ症 ● マウス：ブラストミセス症
エニルコナゾール	● 0.2 ％溶液に漬ける，q7 日[1, 77]	● マウス：皮膚糸状菌症
エリスロマイシン	― ● 20 mg/kg，PO，q12 時[66, 86] ● 0.13 mg/mL，飲料水[1, 14]	● チンチラ，モルモット，ハムスターには投与しない，もしくは注意して投与する[52] ● マウス，ラット ● ハムスター：増殖性回腸炎の発生。注意して投与する。腸性毒血症を起こすことがある。500 mg/gal の飲料水と同等である

（続く）

表 8-1　げっ歯類の抗菌薬，抗真菌薬[a]（続き）

薬剤	用量	種／特徴など
エンロフロキサシン (Baytril, Bayer)	―	●非常に高用量な投与を長期間続けた場合，若齢動物に関節症をもたらすことがある。SC, IM 投与は制限する。SC 投与時に，注射液を塩化ナトリウム注射液または乳酸リンゲル液で希釈できる
	●5-20 mg/kg, PO・SC・IM, q12 時[1, 10, 33, 66]	●多くのげっ歯類：ラットの *Mycoplasma* には，ドキシサイクリンと併用することが可能である
	●0.05-0.2 mg/mL, 飲料水, 14 日[33, 84]	●ジャービル，ハムスター，マウス，ラット：パスツレラ症
エンロフロキサシン(E)／ドキシサイクリン(D)	●(E) 10 mg/kg＋ (D) 5 mg/kg, PO, q12 時[71]	●ラット：*Mycoplasma*
オキシテトラサイクリン	●5 mg/kg, IM, q12 時[1, 3]	●モルモット：毒性が報告されている[73]
	●10 mg/kg, PO, q8 時[13, 19]	●ジャービル
	●10-20 mg/kg, PO, q8 時[13]	●マウス，ラット：ティザー病（マウス）。マイコプラズマ性肺炎（ラット）
	●16 mg/kg, SC, q24 時[13, 19]	●ハムスター
	●50 mg/kg, PO, q12 時[19]	●チンチラ，モルモット：モルモットでは毒性が報告されている[49]
	●60 mg/kg, IM, q3 日[78]	●すべてのげっ歯類
	●100 mg/kg, SC, q24 時[78]	●すべてのげっ歯類
	●0.25-1 mg/mL, 飲料水[13, 19]	●ハムスター，マウス，ラット，ジャービル
	●3 g/L, 飲料水[78]	●チンチラ，モルモット：モルモットでは毒性が報告されている[72]
カルベニシリン	●100 mg/kg, PO, q12 時[3] ●200 mg/kg, IP[1]	●マウス，ラット ●マウス
キャプタン粉末 (Orthocide, Chevron)	●小さじ 1 杯 /2 カップダスト[41]	●チンチラ：同じケージ内にいる他個体への皮膚糸状菌のまん延予防に用いる抗真菌薬である。ダストに添加する

表 8-1　げっ歯類の抗菌薬，抗真菌薬[a]（続き）

薬　剤	用　量	種／特徴など
グリセオフルビン	—	●皮膚糸状菌症。妊娠期には投与しない。下痢，白血球減少症，食欲不振を引き起こすことがある[33]
	● 15-50 mg/kg，PO，q24 時，14-28 日[33, 72]	●モルモット：100 mg/kg まで投与できる
	● 25 mg/kg，PO，q24 時[40]	●チンチラ
	● DMSO 内に 1.5 %，局所投与，5-7 日[33]	●すべてのげっ歯類
	● 250 mg/kg，q10 日，4 回，餌のうえに置く[47]	●プレーリードッグ
クリンダマイシン	● 7.5 mg/kg，SC，q12 時[26]	●多くのげっ歯類：下痢を引き起こす。PO 投与してはならない。チンチラおよびモルモットへの投与は避ける，もしくは注意して投与する。骨内移行はよい
クロラムフェニコール眼軟膏	●点眼，q6-12 時[72]	●すべてのげっ歯類
クロラムフェニコールコハク酸エステルナトリウム	● 30-50 mg/kg，PO・SC・IM，q8-12 時[66]	●すべてのげっ歯類
	● 0.5 mg/mL，飲料水[13]	●マウス
	● 0.83 mg/mL，飲料水[13]	●ジャービル
	● 1 mg/mL，飲料水[13]	●モルモット
クロルテトラサイクリン	● 10 mg/kg，SC・IM，q12 時[2, 66]	●ラット
	● 20 mg/kg，PO・SC・IM，q12 時[2, 66]	●ハムスター
	● 25 mg/kg，PO・SC・IM，q12 時[2, 66]	●マウス
	● 50 mg/kg，PO，q12 時[2, 66]	●チンチラ
ケトコナゾール	● 10-40 mg/kg，PO，q24 時，14 日[1]	●すべてのげっ歯類：真菌症
ゲンタマイシン	● 2 mg/kg，IM，q12 時[1]	●チンチラ：細菌性腸炎。*Pseudomonas*
	● 4-24 mg/kg，SC・IM，q12 時[1, 33]	●すべてのげっ歯類
	● 5 mg/kg，SC・IM，q24 時[3, 13, 19]	●すべてのげっ歯類
	● 20 mg/kg，SC，q24 時[1]	●ラット
	● 10 mg/mL，飲料水または局所投与[22]	●ジャービル：鼻の皮膚炎

（続く）

表 8-1 げっ歯類の抗菌薬，抗真菌薬[a]（続き）

薬剤	用量	種／特徴など
シプロフロキサシン (Cipro, Bayer)	● 5-20 mg/kg，PO，q12-24 時[33, 66]	● すべてのげっ歯類：若齢動物では関節症を生じることがある
スルファキノキサリン	● 0.25-1 mg/mL，飲料水[13]	● マウス，ラット，チンチラ，ジャービル，モルモット，ハムスター
	● 0.05 %，餌[13]	● ラット
スルファジメトキシン	● 10-15 mg/kg，PO，q12 時[33]	● すべてのげっ歯類
スルファメタジン	● 0.8 mg/mL，飲料水[3]	● ジャービル
	● 1 mg/mL，飲料水[3]	● チンチラ，ハムスター，モルモット，マウス，ラット
スルファメラジン	● 0.8 mg/mL，飲料水[3]	● ジャービル
	● 1 mg/mL，飲料水[3]	● チンチラ，ハムスター，モルモット，マウス，ラット
	● 1 mg/4 g，餌[13]	● マウス，ラット
石灰硫黄合剤ディップ	● 浸漬，q7 日，4-6 回[3, 66]	● すべてのげっ歯類：皮膚糸状菌症。水で 1：40 に希釈する
セファレキシン	● 15 mg/kg，SC，q24 時[66]	● ラット
	● 25 mg/kg，SC，q24 時[66]	● ハムスター，ジャービル
	● 60 mg/kg，PO，q12 時[66]	● マウス
セファロリジン	● 10-25 mg/kg，SC・IM，q24 時[3]	● ハムスター，マウス，ラット
タイロシン (Tylan, Elanco)	● 2-8 mg/kg，PO・SC・IM，q12 時[13, 19]	● ハムスター：注意して投与する
	● 10 mg/kg，PO・SC，q12 時[a, 19]	● チンチラ，モルモット，マウス，ラット：モルモットでは毒性が報告されている[76]
	● 10 mg/kg，PO・SC・IM，q24 時[18]	● チンチラ，モルモット，マウス，ラット：モルモットでは毒性が報告されている[76]
	● 0.5 mg/mL (500 mg/L)，飲料水[17]	● ジャービル，ハムスター，マウス，ラット：ラット(PD)[17]。ハムスターでは毒性が報告されている[3]

表 8-1　げっ歯類の抗菌薬，抗真菌薬[a]（続き）

薬剤	用量	種／特徴など
テトラサイクリン	● 10 mg/kg，PO，q8-12 時[66]	● モルモット：注意して投与する。毒性が報告されている[72]
	● 10 mg/kg，PO，q24 時[1]	● モルモット：注意して投与する。毒性が報告されている[72]
	● 10-20 mg/kg，PO，q8-12 時[1, 13]	● ハムスター，ジャービル，マウス，ラット，プレーリードッグ，チンチラ
	● 20 mg/kg，IM，q24 時[3]	● ジャービル
	● 0.32 mg/mL，飲料水[13]	● チンチラ
	● 0.4 mg/mL，飲料水，10 日[3, 13, 14]	● ハムスター：増殖性回腸炎の発生[14]
	● 0.7 mg/mL，飲料水[13]	● モルモット：毒性が報告されている[72]
	● 2-5 mg/mL，飲料水[13]	● ジャービル，マウス，ラット
	● 0.1-0.5 %，餌，14 日[13]	● ラット
テルビナフィン	● 10-30 mg/kg，PO，q24 時，4-6 週[35]	● 多くのげっ歯類：抗真菌薬
ドキシサイクリン	● 2.5-5 mg/kg，PO，q12 時[2, 33]	● すべてのげっ歯類：肺炎。エンロフロキサシンと併用が可能である。若齢期および妊娠期には投与しない
	● 70-100 mg/kg，SC・IM，q7 日[65, 66]	● マウス，ラット：長時間作用型製剤を使用する
トリメトプリム・サルファ剤	—	● SC 投与により組織壊死が起こり得る[33]
	● 15-30 mg/kg，PO・SC・IM，q12 時[1, 19, 33, 66]	● チンチラ，モルモット，ハムスター，マウス，ラット，プレーリードッグ
	● 48-96 mg/kg，PO，q24 時[1]	● ラット
ナイスタチン	● 6 万 -9 万 U/kg，PO，q12 時，7-10 日[23]	● チンチラ：消化管真菌症（消化管から吸収されない）。皮膚糸状菌症の場合は局所投与できる

（続く）

表 8-1　げっ歯類の抗菌薬，抗真菌薬[a]（続き）

薬　剤	用　量	種／特徴など
ネオマイシン	● 8 mg/kg, PO, q24 時[12] ● 15 mg/kg, PO, q24 時[12] ● 25 mg/kg, PO, q12 時[16, 66] ● 100 mg/kg, PO・SC, q24 時[1, 12] ● 0.5 mg/mL, 飲料水[3] ● 2.6 mg/mL, 飲料水[3]	● モルモット：投与しない，もしくは注意して投与する ● チンチラ：投与しない，もしくは注意して投与する ● マウス，ラット，ハムスター ● ジャービル，ハムスター ● ハムスター：増殖性回腸炎 ● マウス，ラット，ジャービル
ネチルミシン	● 6-8 mg/kg, SC・IM・IV, 分割投与，q8-24 時[76]	● チンチラ，モルモット：*Pseudomonas*
パルミチン酸クロラムフェニコール	● 30-50 mg/kg, PO, q8-12 時[66]	● 多くのげっ歯類
バンコマイシン	● 20 mg/kg, PO, q24 時[45]	● ティザー病
フラゾリドン	● 30 mg/kg, PO, q24 時[13] ● 5.5 mg/mL, 飲料水[13]	● ハムスター ● モルモット
ペニシリン G	― ● 22,000 U/kg, SC・IM, q24 時[66]	● モルモット，チンチラには投与しない ● ラット
ペニシリン G （ベンザチン製剤／プロカイン製剤）	― ● 22,000 U/kg, IM, q24 時[66, 81]	● モルモットには投与しない ● チンチラ（注意して投与する），ハムスター，ジャービル，マウス，ラット
マルボフロキサシン	● 4 mg/kg, PO・SC, q24 時[25]	● すべてのげっ歯類：泌乳期，妊娠期，成長期には投与しない。注射液は経口投与できる

表 8-1　げっ歯類の抗菌薬，抗真菌薬[a]（続き）

薬　剤	用　量	種／特徴など
メトロニダゾール	—	● 嫌気性菌。嗜好性をよくするためにショ糖を加える
	● 10-20 mg/kg，PO，q12 時[66]	● チンチラ：注意して投与する。嗜好性が悪いと摂食の減少を招く
	● 10-40 mg/kg，PO，q24 時[66]	● マウス，ラット
	● 10-40 mg/rat，PO，q24 時[1]	● ラット
	● 20-60 mg/kg，PO，q8-12 時[1]	● プレーリードッグ
	● 2.5 mg/mL，飲料水，5 日[13]	● マウス
ルフェヌロン （Program，Novartis）	● 100 mg/kg，PO，q14 日，3 回[25]	● チンチラ，デグー：皮膚糸状菌症

a：抗菌薬の投与は腸炎および抗菌薬関連性のクロストリジウム性腸毒血症を引き起こすことがある。特に主要な抗菌スペクトルがグラム陽性菌の場合に認められ，経口投与した場合に発生が多く認められる。チンチラ，モルモット，ハムスターは最も感受性が高い。さらにジャービル，モルモット，ハムスター，マウスでは，ストレプトマイシンとジヒドロストレプトマイシンの直接的な毒性の影響を受ける。一部のペニシリン製剤に含有されるプロカインもマウスとモルモットに毒性を示す。モルモットとチンチラはクロラムフェニコールとアミノグリコシド系に対して非常に感受性が高く，推奨量以上の投与は耳毒性を引き起こしやすい。抗菌薬関連性のクロストリジウム性腸毒血症に関与する各げっ歯類と抗菌薬は以下のとおりである。[3, 5, 17, 19, 33, 41, 72, 76]

- チンチラ：ペニシリン（アンピシリン，アモキシシリンを含む），セファロスポリン，クリンダマイシン，エリスロマイシン，リンコマイシン
- モルモット：ペニシリン（アンピシリン，アモキシシリンを含む），セファゾリン，クリンダマイシン，エリスロマイシン，リンコマイシン，ジヒドロストレプトマイシン，ストレプトマイシン，バシトラシン，クロルテトラサイクリン，オキシテトラサイクリン，テトラサイクリン，タイロシン
- ハムスター：ペニシリン（アンピシリン，アモキシシリンを含む），セファロスポリン，クリンダマイシン，エリスロマイシン，リンコマイシン，バンコマイシン，ジヒドロストレプトマイシン，ストレプトマイシン，バシトラシン，経口ゲンタマイシン，タイロシン

表 8-2　げっ歯類の抗寄生虫薬

薬　剤	用　量	種／特徴など
アジピン酸ピペラジン	● 200 mg/kg，PO，q24時，7日間，休薬7日間，投薬7日間[3]	● ラット：ぎょう虫
	● 200-600 mg/kg，PO，q24時，7日間，休薬7日間，投薬7日間[3]	● ジャービル
	● 500 mg/kg，PO，q24時[66]	● チンチラ
	● 0.5 mg/mL，飲料水，21日[3]	● ラット：ぎょう虫
	● 3-5 mg/mL，飲料水，7日間，休薬7日間，投薬7日間[66]	● ハムスター
	● 4-7 mg/mL，飲料水，3-10日[66]	● モルモット，マウス，ラット
アミトラズ（Mitaban, Upjohn）	● 1.4 mL/L，局所投与，q7-14日，3-6回[33, 66]	● ジャービル，ハムスター：毛包虫症。綿球，ブラシを用いて投与する。注意して投与する。幼若動物では推奨されていない
	● 0.3％溶液，局所投与，q7日[66]	● モルモット
アルベンダゾール	● 5 mg/kg，PO，q12時[8]	● モルモット
	● 25 mg/kg，PO，q12時，2日[23]	● チンチラ：ジアルジア症
イベルメクチン	● 0.2-0.4 mg/kg，SC，q7-14日[65, 66]	● チンチラ，モルモット，ハムスター，プレーリードッグ，マウス，ラット：外部寄生虫。推奨量は7日ごとに0.4 mg/kgである（より高用量の報告もある）。Demodex症には5-7日ごとに投与する
	● 0.5 mg/kg，SC，繰り返す，q14日[73]	● モルモット：ヒゼンダニ
	● 動物に噴霧する，もしくは外用薬を4-5回／年，滴下する[7, 33]	● マウス：マダニのコントロールへの臨床試験[7]。1％イベルメクチンと溶媒（プロピレングリコールと水を1：1）を1：100で希釈して使用する（0.1 mg/mL）。マウスに直接噴霧する，もしくは耳の後ろに局所投与する
	● 8 mg/L，飲料水，4日／週，5週間[51]	● マウス：ぎょう虫
	● 25 mg/L，飲料水，4日／週，5週間[51]	● ラット：ぎょう虫

表 8-2　げっ歯類の抗寄生虫薬（続き）

薬　剤	用　量	種／特徴など
イミダクロプリド (Advantage, Bayer)	●子猫用の用量の半量を局所投与[66] ●20 mg/kg, 局所投与, q30 日[25]	●プレーリードッグ ●多くのげっ歯類：ノミのコントロール
イミダクロプリド (10％)・モキシデクチン(1％) (Advocate, Bayer)	●0.1 mL/頭[45]	●モルモット：外部寄生虫（例：ノミ, ハジラミ, ダニ）
塩酸キナクリン	●75 mg/kg, q8 時[1]	●すべてのげっ歯類：チンチラのジアルジア症
カルバリル粉末(5％)	●局所投与, q7 日, 3 回[3]	●チンチラ, モルモット：外部寄生虫
クエン酸ピペラジン	●100 mg/kg, PO, q24 時, 2 日[66] ●2-5 mg/mL, 飲料水, 7 日間, 休薬 7 日間, 投薬 7 日間[3] ●10 mg/mL, 飲料水, 7 日間, 休薬 7 日間, 投薬 7 日間[66]	●チンチラ ●すべてのげっ歯類：ぎょう虫 ●モルモット, ハムスター
ジクロルボスストリップ(長さ 5 cm)	●ケージの 15 cm 上に吊るす, 24 時間, その後 2 回/週, 3 週間[3]	●すべてのげっ歯類：外部寄生虫
ジメトリダゾール	●20-50 mg/kg, PO, q24 時, 7 日[8] ●1 mg/mL, 飲料水[3]	●モルモット ●マウス, ラット：消化管内寄生虫。アメリカでは入手できない
スルファキノキサリン	●1 mg/mL, 飲料水, 14-21 日[1]	●すべてのげっ歯類：コクシジウム症
スルファジメトキシン	●10-15 mg/kg, PO, q12 時[33] ●25-50 mg/kg, PO, q24 時, 10 日[66] ●50 mg/kg, PO, 単回投与, その後, 25 mg/kg, q24 時, 10-20 日[1]	●すべてのげっ歯類：コクシジウム症 ●チンチラ, モルモット, ハムスター：コクシジウム症 ●すべてのげっ歯類：コクシジウム症

(続く)

表 8-2　げっ歯類の抗寄生虫薬（続き）

薬　剤	用　量	種／特徴など
スルファメタジン	● 0.8 mg/mL，飲料水[3]	● ジャービル：コクシジウム症
	● 1 mg/mL，飲料水[3]	● チンチラ，モルモット，ハムスター，マウス，ラット：コクシジウム症
	● 1-5 mg/mL，飲料水[1]	● すべてのげっ歯類：コクシジウム症
スルファメラジン	● 0.8 mg/mL，飲料水[3]	● ジャービル：コクシジウム症
	● 1 mg/mL，飲料水[3]	● チンチラ，モルモット，ハムスター，マウス，ラット：コクシジウム症
石灰硫黄合剤ディップ	● 浸漬，q7 日，6 週[3]	● すべてのげっ歯類：外部寄生虫。水で40倍に希釈する
セラメクチン (Revolution, Pfizer)	● 6 mg/kg，局所投与，q30 日[8]	● チンチラ，デグー，シマリス
	● 20-30 mg/kg，局所投与[80]	● モルモット
	● 15-30 mg/kg，局所投与，q21-28 日，2 回 (Demodex 症ならば q14 日)[26]	● 多くのげっ歯類：Sarcoptes 症には 30 mg/kg を投与する
チアベンダゾール	● 50-100 mg/kg，PO，q24 時，5 日[2]	● チンチラ，ジャービル，モルモット，ハムスター，マウス，ラット：回虫症
トルトラズリル (Baycox, Bayer)	● 10 mg/kg，PO，q24 時，3 日，休薬 3 日間，投薬 3 日間[25]	● 多くのげっ歯類：コクシジウム症の選択薬。2.5％溶液の pH は非常に低い。水とプロピレングリコールで 1：1：1 に希釈する必要がある[80]。5％溶液では希釈する必要がない
	● 25 ppm/L，飲料水[8]	● 多くのげっ歯類
ニテンピラム (Capstar, Novartis)	● 1 mg/kg，PO，単回投与[26]	● ジャービル，ハムスター，マウス，ラット：ウジの発生
ピランテルパモ酸塩	● 50 mg/kg，PO[1]	● 多くのげっ歯類：線虫症
ピレスリンシャンプー (0.05％)	● シャンプー，q7 日，4 回[81]	● ハムスター，マウス，ラット：ノミ

表 8-2 げっ歯類の抗寄生虫薬（続き）

薬 剤	用 量	種／特徴など
ピレスリン粉末	●局所投与，3 回 / 週，3 週間[3] ●局所投与，q7 日，3 回[3]	●ジャービル，ハムスター，マウス，ラット：外部寄生虫 ●チンチラ，モルモット：外部寄生虫
フィプロニル（Frontline 9.8 %［1 mL には 98 mg 含有する］，Merial）	●7.5 mg/kg，局所投与，q30-60 日[77] ●3 mL/kg，局所投与[25]	●ハムスター，マウス，シマリス：ノミ成虫の駆虫 ●モルモット：安全性が確立されていない（注意して投与する）
フェバンテル	●10 mg/kg，PO，q24 時，3 日[25]	●多くのげっ歯類：線虫症
フェンベンダゾール	●20-50 mg/kg，PO，q24 時，5 日[2, 14] ●0.3 %，餌，14 日[82]	●すべてのげっ歯類：ジアルジア症。一般的に低用量投与が推奨される ●マウス：条虫，ぎょう虫への臨床試験
プラジクアンテル（Droncit，Bayer）	●6-10 mg/kg，PO[33]・SC[66]，10 日後に繰り返す ●30 mg/kg，PO，q14 日，3 回[14] ●140 ppm，餌，7 日[1]	●すべてのげっ歯類：条虫 ●ジャービル，マウス，ラット ●マウス
プロポキスル	●局所投与，q7 日[25]	●多くのげっ歯類：カルバミン酸。ノミのコントロール（多くのネコノミ，イヌノミは耐性である）
ペルメトリン	●0.25 %，ケージ内に振りかける[6] ●5 %溶液に綿球を浸す[6]	●すべてのげっ歯類：外部寄生虫 ●多くのげっ歯類：4-5 週間，ケージ内に入れる
マラチオンスプレー／ディップ	●局所投与，q7 日，3 回[3]	●すべてのげっ歯類：外部寄生虫。0.5 %スプレーまたは 2 %ディップ
マラチオン粉末（3-5 %）	●局所投与，3 回 / 週，3 週間[3]	●ジャービル，ハムスター，マウス，ラット：外部寄生虫

（続く）

表 8-2　げっ歯類の抗寄生虫薬（続き）

薬　剤	用　量	種／特徴など
メトロニダゾール	● 10-40 mg/頭，q24時，PO[1] ● 25 mg/kg，PO，q12時[66] ● 40 mg/kg，PO，q24時[66] ● 50 mg/kg，PO，q12時，5日[33,66] ● 70 mg/kg，PO，q8時[1] ● 2.5 mg/mL，飲料水，5日[1]	● ラット ● モルモット ● プレーリードッグ ● チンチラ：ジアルジア症。注意して投与する ● ハムスター ● マウス，ラット
メベンダゾール	● 40 mg/kg，PO，q7日，21日[1] ● 50-60 mg/kg，PO，q12時，5日[8]	● マウス，ラット：ぎょう虫 ● チンチラ，デグー，シマリス
モキシデクチン	―	● イミダクロプリド・モキシデクチン参照

表 8-3　げっ歯類の鎮静薬，麻酔薬

薬　剤	用　量	種／特徴など
アセプロマジン	―	●組み合わせはケタミン／アセプロマジン参照
	● 0.5-1 mg/kg, IM[33]	●チンチラ，モルモット，ハムスター，マウス，ラット：麻酔前投与薬。ジャービルでは発作を起こす
アチパメゾール (Antisedan, Pfizer)[a]	―	●メデトミジンと拮抗する
	● 1 mg/kg, SC[75]	●モルモット，マウス，ラット
	● 1-2.5 mg/kg, IP[4, 21]	●マウス，ラット
アトロピン	● 0.05-0.1 mg/kg, SC[33]	●すべてのげっ歯類：ラットは，血清アトロピンエステラーゼを有するものもいる
	● 0.1-0.2 mg/kg, SC・IM[6]	●チンチラ，モルモット
	● 0.1-0.4 mg/kg, SC・IM[6, 66]	●ジャービル，ハムスター，マウス，ラット
イソフルラン	●導入 2-5 %，その後，維持 0.25-4 %[3, 43]	●すべてのげっ歯類：最適な吸入麻酔薬
エンフルラン	●効果が発現するまで投与	●すべてのげっ歯類
キシラジン	―	●組み合わせはケタミン，チレタミン・ゾラゼパム／キシラジン参照
	● 5-10 mg/kg, SC・IM・IP[63]	●多くのげっ歯類：IM 投与によって筋壊死が起こり得る
グリコピロレート	● 0.01-0.02 mg/kg, SC[43]	●すべてのげっ歯類：口腔または呼吸器から過剰な粘液が認められる

(続く)

表 8-3　げっ歯の鎮静薬，麻酔薬（続き）

薬　剤	用　量	種／特徴など
ケタミン	—	●組み合わせは以下参照
	● 20-40 mg/kg, IM[3, 66]	●チンチラ，ハムスター：軽度の鎮静作用。ハムスターでは高用量で重度の鎮静作用がみられることがある（個体差が著しく大きい）
	● 22 mg/kg, IM[3]	●マウス，ラット：軽度の鎮静作用。マウスでは 44 mg/kg，ラットでは 25-40 mg/kg で重度の鎮静作用がみられる
	● 22-44 mg/kg, IM[66]	●モルモット：軽度の鎮静作用。高用量で重度の鎮静作用がみられることがある（個体差が著しく大きい）
	● 40-60 mg/kg, IM[3]	●ジャービル：軽度の鎮静作用。高用量で重度の鎮静作用がみられることがある（個体差が著しく大きい）
ケタミン(K)／アセプロマジン(A)	● (K) 40 mg/kg＋ (A) 0.5 mg/kg, IM[41, 44, 64]	●チンチラ：麻酔作用。ジャービルはアセプロマジンを投与してはならない（覚醒まで長引く）
	● (K) 50-150 mg/kg＋ (A) 2.5-5 mg/kg, IM[63]	●マウス，ラット：最低投与量が推奨される
ケタミン(K)／キシラジン(X)	● (K) 20-40 mg/kg＋ (X) 2 mg/kg, IM[33]	●モルモット：軽度の麻酔作用
	● (K) 35-40 mg/kg＋ (X) 4-8 mg/kg, IM[3]	●チンチラ：麻酔作用
	● (K) 50 mg/kg＋ (X) 2 mg/kg, IP[3]	●ジャービル：麻酔作用
	● (K) 50 mg/kg＋ (X) 5 mg/kg, IP[33]	●マウス：麻酔作用
	● (K) 75-95 mg/kg＋ (X) 5 mg/kg, IM, IP[33]	●ラット：麻酔作用
	● (K) 80 mg/kg＋ (X) 5 mg/kg, IM, IP[33]	●ハムスター：麻酔作用
ケタミン(K)／ジアゼパム(D)	● (K) 20-30 mg/kg＋ (D) 1-2 mg/kg, IM[72]	●モルモット：麻酔作用
	● (K) 20-40 mg/kg＋ (D) 1-2 mg/kg, IM[41]	●チンチラ：麻酔作用
ケタミン(K)／デクスメデトミジン(De)[c]	● (K) 75 mg/kg＋ (De) 0.5 mg/kg, IP[4]	●マウス，ラット
ケタミン(K)／ミダゾラム(Mi)	● (K) 5-10 mg/kg＋ (Mi) 0.5-1 mg/kg, IM[66]	●チンチラ，モルモット，プレーリードッグ

表 8-3　げっ歯の鎮静薬，麻酔薬（続き）

薬　剤	用　量	種／特徴など
ケタミン(K)／メデトミジン(Me)	● (K) 40 mg/kg＋(Me) 0.5 mg/kg，IM[75]・IP[46] ● (K) 50-75 mg/kg＋(Me) 1 mg/kg，IP[21] ● (K) 75-90 mg/kg＋(Me) 0.5 mg/kg，IM・IP[66, 75] ● (K) 75-90 mg/kg＋(Me) 1 mg/kg，IM・IP[66]	● モルモット：麻酔時間 20-30 分間 ● マウス：麻酔作用。マイナーな方法。雌は最大用量を適用する。メデトミジンの拮抗薬はアチパメゾールである ● ラット，ジャービル：外科麻酔時間は 20-30 分間 ● マウス
ジアゼパム	― ● 0.5-3 mg/kg，IM[3] ● 1-5 mg/kg，IM[3, 67]	● 組み合わせはフェンタニル・フルアニゾン／ジアゼパムとケタミン／ジアゼパム参照 ● モルモット：鎮静作用 ● すべてのげっ歯類：鎮静作用。モルモット：重度な掻痒症の緩和または幼若動物の恐怖心を抑える
セボフルラン	● 効果が発現するまで投与[66]	● 多くのげっ歯類
チレタミン・ゾラゼパム (Telazol，Fort Dodge)	― ● 20-40 mg/kg，IM[24, 41, 44] ● 50-80 mg/kg，IM[63]	● 組み合わせは以下参照 ● チンチラ，ラット：麻酔作用 ● マウス，ラット
チレタミン・ゾラゼパム (T)／キシラジン (X)	● (T) 20 mg/kg＋(X) 10 mg/kg，IP[43] ● (T) 30 mg/kg＋(X) 10 mg/kg，IM，IP[33]	● ジャービル：麻酔作用 ● ハムスター：麻酔作用
デクスメデトミジン[b] (Dexdomitor，Orion)	―	● メデトミジンに類似するα_2作動薬[b]。組み合わせはケタミン／デクスメデトミジン参照
ナロキソン	● 0.01-0.1 mg/kg，SC・IP[43]	● すべてのげっ歯類：麻酔薬と拮抗する
ナロルフィン	● 2-5 mg/kg，IV[3]	● すべてのげっ歯類：麻酔薬と拮抗する
パルミチン酸ピポチアジン	― ● 25 mg/kg，SC，q5 週[61]	● 長時間作用型の神経弛緩薬。試験段階の抗精神病薬 ● ラット

（続く）

表8-3　げっ歯の鎮静薬，麻酔薬（続き）

薬　剤	用　量	種／特徴など
フェンタニル・ドロペリドール (Innovar-Vet, Mallinckrodt)	—	●鎮静作用。麻酔作用。注射部位の炎症を抑えるために1：10で希釈する[3]。炎症により自傷行動が起こる［警告］ジャービルとハムスターは投与してはならない
	● 0.06-0.3 mL/kg，IM[6]	●マウス：鎮静作用
	● 0.1-0.5 mL/kg，IM[3, 6]	●ラット：鎮静作用
	● 0.22-0.88 mL/kg，IM[3]	●モルモット：鎮静作用。最大用量を投与すると，注射部位に炎症を起こす
フェンタニル・フルアニゾン (Hypnorm, Janssen)	—	●麻酔作用
	● 0.2-0.6 mL/kg，IM・IP[74]	●マウス，ラット
	● 0.5-1 mL/kg，IM[74]	●モルモット
フェンタニル・フルアニゾン(F)／ジアゼパム(D)	—	●麻酔作用。持続時間は45-60分間
	● (F) 0.4 mL/kg，IP＋ (D) 2.5 mg/kg，IP[75]	●ラット
	● (F) 0.4 mL/kg，IP＋ (D) 5 mg/kg，IP[75]	●マウス
	● (F) 1 mL/kg，IM＋ (D) 2.5 mg/kg，IM[75]	●モルモット
フェンタニル・フルアニゾン／ミダゾラム	—	●麻酔作用。持続時間は45-60分間。1区画フェンタニル・フルアニゾン，1区画ミダゾラム，2区画滅菌水
	● 2.7 mL/kg，IM・IP[75]	●ラット
	● 8 mL/kg，IM・IP[75]	●モルモット
	● 10 mL/kg，IM・IP[75]	●マウス
プロポフォール	—	●麻酔作用。導入
	● 3-5 mg/kg，IV[66]	●モルモット，チンチラ，プレーリードッグ
	● 7.5-10 mg/kg，IV[28]	●ラット
	● 12-26 mg/kg，IV[28]	●マウス

表 8-3　げっ歯の鎮静薬，麻酔薬（続き）

薬　剤	用　量	種／特徴など
ペントバルビタール	—	●麻酔作用。推奨されていない。わずかな鎮痛作用がある。自律神経系を抑制する。滅菌生理食塩水で希釈する（＜10 mg/mL）
	● 30-45 mg/kg，IP[33]	●モルモット，ラット
	● 35-40 mg/kg，IP[3]	●チンチラ
	● 50-90 mg/kg，IP[33]	●ジャービル，ハムスター，マウス
ミダゾラム	—	●組み合わせはケタミン／ミダゾラム参照
	● 1-2 mg/kg，IM[33]	●すべてのげっ歯類：麻酔前投与薬
メデトミジン[b]（Domitor，Pfizer）	—	●組み合わせはケタミン／メデトミジン参照。アメリカでは市販されていない[b]
	● 0.03-0.1 mg/kg，SC[50]	●マウス，ラット：軽度から中等度の麻酔作用
	● 0.1 mg/kg，SC[50]	●ハムスター：軽度から中等度の麻酔作用
	● 0.1-0.2 mg/kg，SC[50]	●ジャービル：軽度から中等度の麻酔作用
	● 0.3 mg/kg，SC[50]	●モルモット：効果は多様
ヨヒンビン（Yobine，Lloyd）	● 0.5-1 mg/kg，IV[33]	●すべてのげっ歯類：キシラジンと拮抗する

a：アチパメゾール；0.25 mg/mL 貯蔵液を作製するために 20 倍の希釈液をつくる。1 mL のアチパメゾールに 19 mL，滅菌水を足す。マウスは 0.25 mg/mL 貯蔵液を 0.1 mL/10 g，SC または IP 投与する。ラットも上記のように 0.25 mg/mL 溶液を作製し，0.6 mL/150 g，SC または IP 投与する

b：メデトミジンは市販されていないが厳選された調剤薬局（例：Diamondback Drugs，www.diamondbackdrugs.com／Wildlife Pharmaceuticals，www.wildpharm.com）によって入手できる。デクスメデトミジンは α_2 作動薬であり，ラセミ化合物のメデトミジンの活性光学異性体である。通常，メデトミジンの投与量の半量が必要であるが，濃度の違いにより同じ用量となる。メデトミジンと同様の効果が予想されるがげっ歯類への投与における効果や安全性についてのデータは少ない。両薬剤の v/v の効果は同等ではないことがあるため，デクスメデトミジンの用量は臨床的反応によって調整する必要がある

c：貯蔵液を使用する（マウス）
　　ケタミン（100 mg/mL）＝0.375 mL
　　デクスメデトミジン（0.5 mg/mL）＝0.5 mL
　　滅菌水＝4.125 mL
　上記の貯蔵液をマウスに 0.1 mL/10 g，IP 投与する（＝0.2 mL/20 g，0.3 mL/30 g）
　貯蔵液を使用する（ラット）
　　ケタミン（100 mg/mL）＝3 mL
　　デクスメデトミジン（0.5 mg/mL）＝0.1 mL
　　滅菌水＝4.9 mL
　上記の貯蔵液をラットに 0.2 mL/100 g，IP 投与する

表 8-4　げっ歯類の鎮痛薬

薬　剤	用　量	種／特徴など
アセチルサリチル酸（アスピリン）	—	●鎮痛作用。解熱作用。非ステロイド性抗炎症薬（NSAID）
	● 50-100 mg/kg, PO, q4 時[37]	●モルモット
	● 100 mg/kg, PO, q48 時[50]	●ラット
	● 100-150 mg/kg, PO, q4 時[37]	●ジャービル，ハムスター，マウス，ラット
	● 100-200 mg/kg, PO, q6-8 時[50]	●チンチラ
	● 120 mg/kg, PO, q4 時[50, 54]	●マウス
	● 240 mg/kg, PO, q24 時[81]	●ジャービル，ハムスター
アセトアミノフェン（Tylenol syrup, McNeil）	● 200 mg/kg, PO[1]	●マウス，ラット
	● 1-2 mg/mL, 飲料水[43]	●すべてのげっ歯類
イブプロフェン	—	●抗炎症薬
	● 7-15 mg/kg, PO, q4 時[33]	●マウス
	● 10 mg/kg, PO, q4 時[33]	●モルモット
	● 10-30 mg/kg, PO, q4 時[27, 33, 48]	●ラット
エトミデート	● 1-2 mg/kg, IV[53]	●多くのげっ歯類：短時間作用型の導入薬発作を予防するためにベンゾジアゼピンを併用する
オキシモルフォン	—	●麻薬
	● 0.2-0.5 mg/kg, SC・IM, q6-12 時[37]	●ジャービル，モルモット，ハムスター，マウス，ラット
ガバペンチン	● 50 mg/kg, PO, q24 時[31]	●ハムスター
カルプロフェン（Rimadyl, Pfizer）	—	●NSAID
	● 1 mg/kg, PO, q12-24 時[66]	●プレーリードッグ
	● 1-4 mg/kg, PO, q12-24 時[24, 52]	●モルモット
	● 1.5 mg/kg, PO, q12 時[70]	●ラット
	● 2-5 mg/kg, PO, SC, q12-24 時[66]	●チンチラ，モルモット，マウス，ラット
	● 5 mg/kg, SC, q24 時[70]	●ジャービル，ハムスター，マウス，ラット
	● 5-10 mg/kg, PO[55]	●ラット：ブプレノルフィン（0.05 mg/kg, SC・IM）と併用することができる

表 8-4　げっ歯類の鎮痛薬（続き）

薬剤	用量	種／特徴など
ケトプロフェン	● 1 mg/kg, SC・IM, q12-24 時[66]	● チンチラ，モルモット
	● 1-3 mg/kg, SC・IM, q12-24 時[66]	● プレーリードッグ：3-5 mg/kg でも投与されている
	● 5 mg/kg, PO・SC・IM, q24 時[27, 66, 67]	● 多くのげっ歯類
コデイン	—	● 麻薬
	● 10-20 mg/kg, SC, q6 時[81]	● マウス
	● 60 mg/kg, SC, q4 時[81]	● ラット
トラマドール	● 5 mg/kg, IM[32]	● ラット
	● 5-10 mg/kg, PO, q12-24 時[57]	● すべてのげっ歯類
	● 5-20 mg/kg, PO・SC, q12-24 時[66]	● ラット
	● 5-40 mg/kg, SC・IP[4, 36]	● マウス
ナルブフィン (Nubain, Endo Labs)	● 1-2 mg/kg, IM, q3 時[37]	● モルモット
	● 4-8 mg/kg, IM, q3 時[37]	● ジャービル，ハムスター，マウス，ラット
ピロキシカム	—	● NSAID
	● 3.4-20 mg/kg, PO[85]	● マウス
ブトルファノール	● 0.2-2 mg/kg, SC・IM・IP, q2-4 時[33, 46, 66, 70]	● マウス，ラット，チンチラ，モルモット
	● 1-5 mg/kg, SC, q4 時[37, 66]	● ジャービル，ハムスター，マウス
ブプレノルフィン	● 0.02-0.5 mg/kg, SC・IV・IP, q6-12 時[33]	● ラット
	● 0.05 mg/kg, SC・IM[55]	● ラット：カルプロフェン (5-10 mg/kg, PO) と併用する
	● 0.05-0.1 mg/kg, SC, q6-12 時[81]	● すべてのげっ歯類
	● 0.1-0.2 mg/kg, SC, q8 時[33]	● ジャービル
	● 0.5 mg/kg, SC, q8 時[33]	● ハムスター

（続く）

表 8-4 げっ歯類の鎮痛薬（続き）

薬 剤	用 量	種／特徴など
フルニキシンメグルミン	—	NSAID。水和状態がよい場合のみ投与する
	0.3-2 mg/kg, PO・IM・IV, q12-24 時[70]	マウス
	1-3 mg/kg, SC・IM, q12 時[40, 41]	チンチラ
	1.1-2.5 mg/kg, SC・IM, q12 時[70]	ラット
	2.5 mg/kg, SC, q12-24 時[37]	ジャービル, ハムスター, マウス, ラット
	2.5-5 mg/kg, SC, q12-24 時[37]	モルモット
ペチジン	10-20 mg/kg, SC・IM, q2-3 時[42]	モルモット
ペンタゾシン (Talwin, Sanofi Winthrop)	10 mg/kg, SC, q24 時[37]	ジャービル, モルモット, ハムスター, マウス, ラット
メペリジン	10-20 mg/kg, SC・IM, q2-3 時[27]	モルモット, マウス, ラット
	20 mg/kg, SC・IM, q2-3 時[37]	ジャービル, モルモット, ハムスター, マウス, ラット
メロキシカム (Metacam, Boehringer Ingelheim Vetmedica)	—	NSAID
	≧0.5 mg/kg, PO・SC, q24 時[66]	チンチラ, モルモット, ハムスター
	1-2 mg/kg, PO・SC, q24 時[24, 66, 68]	ラット
	1-5 mg/kg, PO・SC, q24 時[66]	マウス
モルヒネ	—	麻薬
	2-5 mg/kg, SC・IM, q4 時[37, 66, 81]	チンチラ, モルモット, マウス, ラット
	2-5 mg/kg, SC・IM, q2-4 時[66]	ジャービル, ハムスター

表 8-5 げっ歯類の心血管作用薬

薬　剤	用　量	種／特徴など
アテノロール	● 0.2-2 mg/kg, PO, q24 時[45]	● 多くのげっ歯類：β遮断薬。高血圧および頻脈性不整脈
アドレナリン	● 0.003 mg/kg, IV, prn[52] ● 0.1 mg/kg, IV[66]	● モルモット：心停止 ● 多くのげっ歯類
アトロピン	● 0.05-0.5 mg/kg, SC・IM[1, 45] ● 10 mg/kg, SC, q20 分[33]	● すべてのげっ歯類：麻酔前投与薬，心障害 ● すべてのげっ歯類：有機リン酸中毒。モルモットでは心血管系異常を引き起こすことがある
エナラプリル	● 0.5-1 mg/kg, PO, q24 時[26]	● 多くのげっ歯類：ACE 阻害薬。心不全
グリコピロレート	● 0.01-0.1 mg/kg, SC・IM・IV[43]	● 多くのげっ歯類：徐脈に使用される抗コリン薬。麻酔前投与薬
ジゴキシン	● 0.05-0.1 mg/kg, PO, q12-24 時[65]	● ハムスター：拡張型心筋症
ジルチアゼム	● 0.5-1 mg/kg, PO, q12-24 時[45]	● 多くのげっ歯類：Ca チャネルブロッカー。高血圧と肥大型心筋症
タウリン	● 100 mg/kg, PO, q12 時, 8 週[45]	● 多くのげっ歯類：心筋症
ドパミン	● 0.08 mg/kg, IV, prn[52]	● モルモット：低血圧（特に麻酔が関連する低血圧）
ニトログリセリン軟膏 (2 %)	● 3 mm 分の長さを耳介の内側に塗布する, q6-12 時[45]	● 多くのげっ歯類：うっ血性心不全
ピモベンダン	● 0.2-0.4 mg/kg, PO, q12 時[62]	● 多くのげっ歯類：心不全の治療に用いる強心性血管拡張薬
フロセミド	● 0.3-4 mg/kg, PO・SC・IM・IV, q12-24 時[45]	● 多くのげっ歯類：うっ血性心不全
ベナゼプリル	● <0.1 mg/kg, PO, q24 時[45]	● 多くのげっ歯類：ACE 阻害薬。心不全，高血圧，慢性腎不全
リドカイン	● 1-2 mg/kg, IV, または, 2-4 mg/kg, IT[45]	● 多くのげっ歯類：不整脈

表 8-6　げっ歯類の緊急薬

薬剤	用量	種／特徴など
アドレナリン	● 0.003 mg/kg, IV[52]	● モルモット：心停止
アトロピン	● 0.05-0.1 mg/kg, SC[33]	● すべてのげっ歯類：徐脈。血清アトロピンエステラーゼを有するラットもいる
	● 0.1-0.2 mg/kg, SC・IM[3]	● チンチラ，モルモット
	● 0.4 mg/kg, SC・IM[3]	● ジャービル，ハムスター，マウス，ラット
	● 10 mg/kg, SC, q20分[33]	● すべてのげっ歯類：有機リン酸中毒
エフェドリン	● 1 mg/kg, IV[52]	● モルモット：抗ヒスタミン作用。交感神経刺激薬
グリコピロレート	● 0.01-0.02 mg/kg, SC[43]	● すべてのげっ歯類：徐脈
グルコン酸カルシウム	● 100 mg/kg, IM[39]	● モルモット：難産。投与後，1Uのオキシトシンを投与する（表8-7参照）
	● 100 mg/kg, IP[77]	● チンチラ：低カルシウム性テタニー。子癇
ジアゼパム	● 1-2 mg/kg, IM[76]	● モルモット：重度掻痒症の緩和
	● 1-5 mg/kg, IM・IV・IP・IO[65]	● すべてのげっ歯類：発作の治療
ジフェンヒドラミン	—	● 抗ヒスタミン薬。アナフィラキシー
	● 1-2 mg/kg, PO・SC, q12時[66]	● すべてのげっ歯類
	● 1-5 mg/kg, SC, prn[52,66]	● モルモット
デキサメタゾン	—	● すべてのげっ歯類：抗炎症薬
	● 0.5-2 mg/kg, SC・IM・IV[66]	● モルモットとチンチラは注意して投与する
	● 0.6 mg/kg, IM[1]	● モルモット：妊娠中毒症
	● 4-5 mg/kg, SC・IM・IP・IV[65]	● ショック
ドキサプラム	—	● 呼吸促進薬
	● 2-5 mg/kg, IV・IP[33]	● モルモット
	● 5-10 mg/kg, IV・IP[33]	● チンチラ，ジャービル，ハムスター，マウス，ラット
ドパミン	● 0.08 mg/kg, IV[52]	● モルモット：低血圧

表 8-6　げっ歯類の緊急薬（続き）

薬剤	用量	種／特徴など
乳酸リンゲル液	● 10-25 mL/kg, IV[69]	● 多くのげっ歯類：5-10 分間以上かけてゆっくり投与する（効果がなければ IP 投与する）
ビタミン C（アスコルビン酸）	● 50-100 mg/kg, PO・SC・IM, q24 時[66, 76]	● モルモット：アスコルビン酸欠乏症（壊血病）
フロセミド	—	● 浮腫，肺水腫，腹水で用いる利尿薬
	● 1-4 mg/kg, SC・IM, q4-6 時[35]	● すべてのげっ歯類
	● 5-10 mg/kg, SC・IM, q12 時[2, 35]	● すべてのげっ歯類

表 8-7　げっ歯類の各種薬剤

薬剤	用量	種/特徴など
EDTA カルシウム	30 mg/kg，SC，q12 時[41, 66]	すべてのげっ歯類：鉛キレート剤
アセチルシステイン	3 mg/kg，PO・SC，q12 時[26]	多くのげっ歯類：注射液はネブライザー療法に使用できる
アトロピン(1 %)・フェニレフリン(10 %)	点眼[33]	すべてのげっ歯類：非アルビノの眼の散瞳
アミノフィリン	50 mg/kg，PO・SC[1, 66]	モルモット
インスリン	1 U/kg，SC，q12 時で調整し，その後必要に応じて 0.1 U/kg[45]	チンチラ
	1-2 U/頭，SC，q12 時[66]	モルモット
	1-3 U/頭，SC[66]	ラット
	2 U/頭，SC[52, 66]	ハムスター，ジャービル
エフェドリン	1 mg/kg，PO・IV，prn[52]	モルモット：抗ヒスタミン作用。アナフィラキシー
オオアザミ (*Silybum marianum*)	4-15 mg/kg，PO，q8-12 時[45]	多くのげっ歯類：肝障害
オキシトシン	0.2-3 U/kg，SC・IM・IV[3]	すべてのげっ歯類：出産が遅れており，産道閉塞していない時に投与する。モルモットでは注意して投与する。6-9カ月齢までに初産をしていない個体は，恥骨結合の癒合が起こり，難産を起こす。1 U/頭投与後，15分経過しても1頭目が出産されない場合は，帝王切開を適用する
	1 U/kg，SC・IM[1]	ラット
	1-2 U/頭，IM[1]	モルモット：子宮収縮。乳汁排出
	6.25 U/kg，SC[1]	マウス：乳汁排出
カオリン・ペクチン	0.2 mL，PO，q6-8 時[1]	モルモット：抗下痢作用
活性炭	1 g/kg，PO[80]	多くのげっ歯類：中毒症にのみ投与する（一般的な下痢には投与しない）

表 8-7　げっ歯類の各種薬剤（続き）

薬剤	用量	種／特徴など
カベルゴリン	● 5μg/kg, PO, q2 時, 5 日[80]	● 多くのげっ歯類：偽妊娠
	● 0.6 mg/kg, PO, SC, q72 時[59]	● ラット：下垂体腫瘍
クエン酸カリウム	● 10-30 mg/kg, PO, q12 時[66]	● モルモット
シクロホスファミド	● 300 mg/kg, IP, q24 時[52]	● モルモット：抗腫瘍作用
シサプリド (Propulsid, Janssen)	● 0.1-0.5 mg/kg, PO, q12 時[66]	● すべてのげっ歯類：消化管運動を促進する。アメリカでは市販されていない。調剤が可能である
	● 0.5 mg/kg, PO, q8-12 時[66]	● チンチラ，モルモット
ジフェニルヒダントイン	● 25-50 mg/kg, q12 時[45]	● 多くのげっ歯類：発作
ジフェンヒドラミン	—	● 抗ヒスタミン作用。アナフィラキシー
	● 1-2 mg/kg, PO・SC, q12 時[66]	● チンチラ，ハムスター，マウス，ラット
	● 5 mg/kg, SC, prn[52]	● モルモット
シメチコン	● 70 mg/kg, PO, prn[80]	● 多くのげっ歯類：胃腸膨満
シメチジン	● 5-10 mg/kg, PO・SC・IM・IV, q6-12 時[2]	● すべてのげっ歯類：胃，十二指腸潰瘍。食道炎，胃食道性嘔吐・吐出
シュードエフェドリン	● 1.2 mg/頭, PO, q12 時[77]	● チンチラ：鼻充血除去薬
水酸化アルミニウム	● 20-40 mg/頭, PO, prn[76]	● モルモット：腎不全による高リン血症
水酸化マグネシウム	● 4 mg/kg, PO[45]	● カルシウム尿石を予防する
スクラルファート (Carafate, Hoechst Marion Roussel)	● 25-100 mg/kg, PO, q8-12 時[63, 66]	● すべてのげっ歯類：口腔内，食道内，胃および十二指腸潰瘍
性腺刺激ホルモン (GnRH)	● 20μg/頭, IM, 単回投与[29]	● 卵巣嚢胞
	● 25μg/頭, q14 日, 2 回[56]	● モルモット：卵巣嚢胞
チアミン	● 1 mg/kg, 餌[45]	● 多くのげっ歯類：チアミン欠乏症
テオフィリン	● 10 mg/kg, PO, q8-12 時[66]	● プレーリードッグ

（続く）

表 8-7　げっ歯類の各種薬剤（続き）

薬　剤	用　量	種／特徴など
デキサメタゾン	―	●抗炎症薬
	●0.5-2 mg/kg，PO・SC，その後漸減，q12時，3-14日[33]	●すべてのげっ歯類
	●0.6 mg/kg，IM[3]	●すべてのげっ歯類
デポ型リュープロレリン酢酸塩 （Lupron Depot，TAP Pharmaceuticals）	●0.2-0.3 mg/kg，IM，q28日[67]	●モルモット：卵巣嚢胞
トリロスタン	●2-4 mg/kg，PO，q24時[45]	●副腎皮質機能亢進症
トレミフェン	●12 mg/kg，PO，q24時[45]	●ラット：下垂体過形成・腺腫
トロピカミド（1％）	●点眼[33]	●すべてのげっ歯類：アルビノの眼の散瞳
乳酸菌	―	●すべてのげっ歯類：抗菌薬投与中にPO投与し，休止後も5-7日間投与する[19]。抗菌薬投与の2時間前または2時間後に投与する[19]
乳酸リンゲル液	●10-25 mL/kg，IV，5-10分以上かけてボーラス投与[1]	●多くのげっ歯類：37℃（99°F）まで温める
	●50-100 mL/kg，SC・IV・IO，q24時[69]	●すべてのげっ歯類：必要維持液
ネオマイシン・デキサメタゾン・ポリミキシンB点眼液（Maxitrol，Alcon）	●点眼，q8-12時[65]	●すべてのげっ歯類：眼科用。ステロイド薬による消化管閉塞を起こすことがある
ビタミンA	●50-500 U/kg，IM[52]	●モルモット，ハムスター
	●2,000 U/頭[45]	●チンチラ：ビタミンA欠乏症
	●2μg ビタミンAパルミチン酸/g，餌[1]	●ハムスター
	●10 mgβ-カロチン/kg 餌[1]	●モルモット
ビタミンB複合体（小型動物）	●0.02-0.2 mL/kg，SC・IM[3,79]	●すべてのげっ歯類：ビタミンB_1（100 mg/mL），ビタミンB_2（2 mg/mL），ビタミンB_{12}（0.1 mg/mL）

表 8-7　げっ歯類の各種薬剤（続き）

薬　剤	用　量	種／特徴など
ビタミンC（アスコルビン酸）	● 10-30 mg/kg，PO・SC・IM[1]	● モルモット：維持
	● 20-200 mg/kg，SC・IM[2]	● モルモット：ビタミンC欠乏症の治療
	● 50-100 mg/頭，PO・SC，毎日[72]	● モルモット：ビタミンC欠乏症の治療。非経口投与から開始し，臨床症状が消えるまでPO投与する
	● 0.2-0.4 mg/mL，飲料水[72]	● モルモット：ビタミンC欠乏症を予防する。毎日交換する
ビタミンD	● 200-400 U/kg，SC・IM[3]	● すべてのげっ歯類
ビタミンE・セレニウム（Bo-Se，Schering）	● 0.1 mL/100-250 g，SC[3]	● すべてのげっ歯類
ビタミンK_1	● 1-10 mg/kg，IM，q24時，4-6日[33]	● すべてのげっ歯類：ワルファリン中毒。急性症例にメナジオールは投与しない
	● 2.5-5 mg/kg，IM，q24時，21-28日[33]	● すべてのげっ歯類：ブロジファクム中毒。急性症例にメナジオールは投与しない
ヒト絨毛性性腺刺激ホルモン（hCG）	● 1,000 U/頭，IM，7-10日後に繰り返す[72]	● モルモット：卵巣囊胞
ヒドララジン	● 1 mg/kg，IV，prn[52]	● モルモット：高血圧
フェノバルビタール	● 5-20 mg/kg，PO・IV・IP[52, 66]	● モルモット：抗てんかん薬。鎮静薬
フルオキセチン（Prozac，Eli Lilly/Dista）	● 5-10 mg/kg，PO，q24時[45]	● 多くのげっ歯類：毛むしりなどの問題行動の治療に用いる
プレドニゾン	● 0.5-2.2 mg/kg，PO・SC・IM[3, 66]	● すべてのげっ歯類：抗炎症薬
フロセミド	—	● 浮腫，肺水腫，腹水で用いる利尿薬
	● 1-4 mg/kg，IM，q4-6時[35]	● すべてのげっ歯類
	● 2-5 mg/kg，PO・SC・IM，q12時[66]	● チンチラ，モルモット
	● 2-10 mg/kg，PO・SC・IM，q12時[66]	● ジャービル，ハムスター，マウス，ラット
	● 5-10 mg/kg，SC・IM，q12時[2, 35]	● すべてのげっ歯類

（続く）

表 8-7　げっ歯類の各種薬剤（続き）

薬　剤	用　量	種／特徴など
ヘパリン	● 5 mg/kg，IV，prn[52]	● モルモット：播種性血管内凝固（DIC）
マレイン酸クロルフェニラミン	● 0.6 mg/kg，PO，q24 時[1]	● モルモット：抗ヒスタミン作用
ミトタン	● 5 mg/頭，PO，q24 時，4 週[45]	● ハムスター：副腎皮質機能亢進症
メチマゾール	● 0.5-2 mg/kg，PO，q24 時[58]	● モルモット：甲状腺機能亢進症
メチラポン	● 8 mg/頭，PO，q24 時，4 週間[45]	● ハムスター：副腎皮質機能亢進症
メトクロプラミド	● 0.2-1 mg/kg，PO・SC・IM，q12 時[65]	● すべてのげっ歯類：胃閉塞
ヨード（放射性 I-131）	● 1 mCi/頭，SC，単回投与[58]	● モルモット：甲状腺機能亢進症
ラクツロース	● 0.5 mL/kg，PO，q12 時[45]	● 多くのげっ歯類：肝疾患。オオアザミとともに投与する
硫酸バリウム（1,000 mg/mL）	● 5-10 mL/kg，PO[80]	● 多くのげっ歯類：対比研究。水と 2 倍希釈する必要があり得る
レボチロキシン	● 5 μg/kg，PO，q12 時[45]	● 多くのげっ歯類：甲状腺機能低下症
ロペラミド	● 0.1 mg/kg，PO，q8 時，3 日，その後，q24 時，2 日[33]	● すべてのげっ歯類：腸炎（下痢）。1 mL の水に加えて投与する

表 8-8 げっ歯類の一般的名称および学名[33]

一般名	その他の名称	学名
チンチラ	オナガチンチラ	*Chinchilla laniger*
シマリス	シベリアシマリス，チョウセンシマリス，ニホンリス	*Tamias sibiricus*（*Eutamias sibericus*）
デグー	コモンデグー	*Octodon degus*
オブトアレチネズミ	ファットテールジャービル	*Pachyuromys duprasi*
ジャービル	モンゴルジャービル，ツメスナネズミ	*Meriones unguiculatus*
モルモット	ケイビー	*Cavia porcellus*
チャイニーズハムスター	ストライプハムスター	*Cricetulus griseus*
ドワーフハムスター	ロシアドワーフハムスター	*Phodopus sungorus sungorus*
ゴールデンハムスター	シリアハムスター，コモンハムスター	*Mesocricetus auratus*
スナネズミ	エジプトスナネズミ	*Meriones shawi*
マウス	コモンマウス	*Mus musculus*
プレーリードッグ	オグロプレーリードッグ	*Cynomys ludovicianus*
ラット	ブラウンラット	*Rattus norvegicus*

表 8-9 げっ歯類の血液検査値および血清生化学検査値[3, 18, 63, 83]

測定項目	マウス	ラット	ジャービル	ハムスター	モルモット	チンチラ	プレーリードッグ
RBC ($10^6/\mu L$)	7-11	7-10	7-8	7-8	4-7	5.6-8.4	5.9-9.4
Hgb (g/dL)	10-20	12-18	14-16	16.6-18.6	11-17	11.8-14.6	12.7-19.6
PCV (%)	35-40	35-45	35-45	45-50	35-45	27-54	36-54
WBC ($10^3/\mu L$)	4-12	5-23	7.5-10.9	7-10	7-14	5.4-15.6	1.9-10.1
好中球 (%)	5-40	10-50	22	18-40	20-60	39-54	43-87
リンパ球 (%)	30-90	50-70	75	56-80	30-80	45-60	8-54
単球 (%)	0-10	0-10	0-4	2	2-20	0-5	0-12
好酸球 (%)	0-5	0-5	0-3	0-1	0-5	0-5	0-10
好塩基球 (%)	0-1	0-1	0-1	0-1	0-1	0-1	0-2
総タンパク質 (g/dL)	3.5-7.2	5.6-7.6	4.3-12.5	5.2-7	4.6-6.2	3.8-5.6	5.8-8.1
アルブミン (g/dL)	2.5-4.8	3.8-4.8	1.8-5.5	3.5-4.9	2.1-3.9	2.3-4.1	2.4-3.9
グロブリン (g/dL)	0.6	1.8-3	1.2-6	2.7-4.2	1.7-2.6	0.9-2.2	3.4-4.2
AST (U/L)	54-269	—	—	28-122	—	96	16-53
ALT (U/L)	26-77	20-92	—	22-128	10-25	10-35	26-91
ALP (U/L)	45-222	16-96	—	99-186	—	6-72	25-64
コレステロール (mg/dL)	26-82	40-130	90-150	55-181	20-43	50-302	—
トリグリセリド (mg/dL)	—	26-145	—	72-227	0-145	—	—
総ビリルビン (mg/dL)	0.1-0.9	0.2-0.6	0.2-0.6	0.1-0.9	0.3-0.9	0.6-1.3	0.1-0.3

グルコース (mg/dL)	62-175	50-135	50-135	37-198	60-125	109-193	120-209
BUN (mg/dL)	17-28	15-21	17-27	12-26	9-32	17-45	21-44
クレアチニン (mg/dL)	0.3-1	0.2-0.8	0.6-1.4	0.4-1	0.6-2.2	0.4-1.3	0.8-2.3
Na (mEq/L)	112-193	135-155	141-172	128-144	146-152	142-166	144-175
Cl (mEq/L)	82-114	—	—	—	98-115	108-129	—
K (mEq/L)	5.1-10.4	5.9	3.3-6.3	3.9-5.5	6.8-8.9	3.3-5.7	4-5.7
P (mg/dL)	6-10.4	5.8-8.2	3.7-7	3-9.9	5.3	4-8	3.6-10
Ca (mg/dL)	3.2-8	5.3-13	3.7-6.2	5.3-12	7.8-10.5	5.6-12.1	8.3-10.8

表 8-10 げっ歯類の生物学的および生理学的データ[2, 3, 33, 49, 83]

げっ歯類	平均体重 (g) (雄/雌)	性成熟の平均年齢 (日) (雄/雌)	寿命 (年)	体温 ℃ (℉)	心拍数 (回/分)	呼吸数 (回/分)
チンチラ	450-600/550-800	240-540/240-540[a]	8-10	36.1-37.8 (97-100)	100-150	40-80
デグー	200-300	90-180	10 (最長)	—	—	—
オブトアレチネズミ	60-90	75-105	3	—	—	90
ジャービル	65-100/55-85	70-85/65-85	3-4	37-38.5 (98.6-101.3)	360	—
モルモット	900-1,200/700-900	90-120/60-90	4-5	37.2-39.5 (99-103.1)	230-380	40-100
ハムスター	85-130/95-150	70-100/40-70	1.5-2	37-38 (98.6-100.4)	250-500	35-135
マウス	20-40/25-40	50/50-60	1.5-3	36.5-38 (97.5-100.4)	325-780	60-220
プレーリードッグ	1,000-2,200/500-1,500	730-995	6-10	35.4-39.1 (95.7-102.3)	83-318	40-60
ラット	450-520/250-300	65-110	2.5-3.5	35.9-37.5 (96.6-99.5)	250-450	115

a：秋季に生まれた動物は1年後に繁殖する

表 8-11　げっ歯類の血液量と安全な採血量[67]

種	血液量（平均）	安全な採血量
ジャービル	67 mL/kg	0.3 mL/頭
モルモット	75 mL/kg	7.7 mL/kg
ハムスター	78 mL/kg	5.5 mL/kg
マウス	79 mL/kg	7.7 mL/kg
ラット	64 mL/kg	5.5 mL/kg

表 8-12　げっ歯類の尿検査[a, 8-11, 45]

測定項目	チンチラ	ジャービル	モルモット	ハムスター	マウス	ラット
尿量（mL/日）	―	2-4 滴	20-25	5.1-8.4	0.5-2.5	13-23（5.5 mL/100 g/日）
比重	―	―	1.005-1.050（比重計） 1.000-1.025（試験紙）	1.014-1.060	1.034	1.022-1.050
平均 pH	8.5	―	6.5-8.5	8.5	5.01	5-7
タンパク質（mg/dL）	―	―	平均 525	―	雄はタンパク尿	<30
寄生虫	―	―	*Klossiella cobaye* のシストが認められることがある	―	―	*Trichosomoides crassicauda*（膀胱線虫），尿中に仮性卵

a：数値は目安である．血統，年齢，性別，絶食状態，検査法などにより，同じ動物種であっても数値はバラツキがある

表 8-13　げっ歯類の繁殖学的データ[3, 10, 33, 49, 83]

種	発情周期（日）	妊娠期間（日）	産子数	出生体重（g）	開眼日齢	離乳年齢（日齢）	繁殖期間	出産前に成熟動物を引き離す必要の有無
チンチラ	30-50	105-115	2-3	30-50	出生時	36-48	—	—
デグー	—	87-93	1-10	14	2-3	28	—	—
オブトアレチネズミ	—	19-22	3-6	—	—	21-28	—	—
ジャービル	4-6	24-26	4-6	2.5-3.5	16-20	20-30	15-20 カ月	なし（生涯のつがい）
モルモット	15-17	59-72	2-5	60-100	出生時	14-28	3-4 年	なし
ハムスター	4	15-18	4-12	2	14-16	20-28	11-18 カ月	あり
マウス	4-5	19-21	10-12	0.5-1.5	10-14	21-28	12-18 カ月	なし
モルモット	14-21	30	2-10	—	—	42-49	—	—
ラット	4-5	19-23	6-12	5-6	12-17	17-21	14 カ月	なし

表 8-14　げっ歯類の成熟動物の雌雄鑑別[33, 63]

雄	雌
● 雄の肛門性器間距離は長い ● 陰茎を確認するために「生殖乳頭（陰茎包皮）」を引っ張る ● 陰嚢（存在する場合）または鼠径部の皮下の精巣を触診する ● 雄は鼠径部に2つの開口部がある 　● 肛門 　● 陰茎先端の尿道口 ● 肥満の雄では陰茎と肛門の間が陥没していることがある。この陥没は周囲の皮膚を引っ張ることで消失する	● 雌の肛門性器間距離は短い ● 鼠径部には3つの開口部がある 　● 肛門（最も尾側） 　● 腟口（中央）：よく探す 　● 尿道乳頭の先端の尿道口（最も頭側） ● 尿道口は腟の外に位置する（犬猫と異なる） ● 腟口は，肥満の雌では皮膚のヒダのように見え，幼若な雌では閉じている。周囲の皮膚をやさしく引っ張ることで，開口部を露出することができる

表 8-15　げっ歯類の栄養学的データ[3, 34, 83]

種	摂取量 (100 g BW/日ごと)		栄養学的推奨量			
	食事量 (g)	飲水量 (mL)	最小繊維量 (%)	炭水化物 (%)	脂肪 (%)	タンパク質 (%)
チンチラ	3-6	—	—	—	—	—
ジャービル	5-8	4-7	—	—	2-4	16-22
モルモット	6	10	16-18	16	—	18-30
ハムスター	8-12	8-10	—	8	3-5	15-25
マウス	12-18	15	—	45-55	5-25	16-20
プレーリードッグ	2.3-4.1	—	—	—	—	—
ラット	5-6	≧10-12	—	—	5-25	12-27

表 8-16　げっ歯類の人獣共通感染症

種	
チンチラ[49]	*Listeria monocytogenes*
	リンパ球性脈絡髄膜炎（LCM）。まれ
	皮膚糸状菌症（*Trichophyton mentagrophytes*, *Microsporum canis*, *M. gypseum*）
	Baylisascaris procyonis
ジャービル[34]	サルモネラ症。まれ
	Hymenolepis nana。まれ
モルモット[34, 46]	鱗屑，尿タンパク質にアレルギー（皮膚，呼吸器）
	Bordetella, サルモネラ症, *Yersinia pseudotuberculosis*, *Streptococcus*。まれ
	皮膚糸状菌症（*Trichophyton mentagrophytes*）
	疥癬ダニ（*Trixacarus caviae*, *Sarcoptes scabei*）
ハムスター[15, 34]	サルモネラ症，*Acinetobacter*
	リンパ球性脈絡髄膜炎（LCM）。まれ
	皮膚糸状菌症（*Trichophyton mentagrophytes*, *Microsporum* spp）
	Hymenolepis nana
マウス[34]	鱗屑，尿タンパク質にアレルギー（皮膚，呼吸器）
	サルモネラ症。まれ
	リンパ球性脈絡髄膜炎（LCM）。まれ
プレーリードッグ[49]	*Clostridium piliforme*, *Pasteurella multocida*, サルモネラ症, *Yersinia pseudotuberculosis*, *Y. pestis*, *Y. enterocolitica*
	ハンタウイルス（野生），狂犬病ウイルス（野生）
	皮膚糸状菌症（*Trichophyton mentagrophytes*, *Microsporum gypseum*）
	さまざまな外部寄生虫（ダニ，ノミ，シラミ）
ラット[34]	鱗屑，尿タンパク質にアレルギー（皮膚，呼吸器）
	レプトスピラ症，サルモネラ症，条虫症，レンサ球菌症
	出血熱，森林ペスト（媒介動物：ラットノミ），セントルイス脳炎（媒介動物：*Liponyssus sylviarum*），ネズミ咬熱（*Streptobacillus moniliformis*）

表 8-17　げっ歯類の診断的検査法[20]

検査機関	検査方法
Avecon Diagnostics 501 Grouse Drive Bath, PA 18014, USA 610-837-8400 Email：rlstephon@avecon.com	フェレットの唾液または血液（血清・血漿）中の ADV（アリューシャン病ウイルス）抗体検査の ELISA 法
Synlab Diagnostic 68161 Mannheim Friedrichsring 4, Germany 011 49 6211 66 72 40 Email：Synlabdia@aol.com	フェレットの唾液または血液（血清・血漿）中の ADV 抗体検査の ELISA 法
Avian Biotech International 1336 Timberlane Road Tallahassee, FL 32312, USA 800-514-9672 Email：contact@avianbiotech.com	*Mycobacterium*, *Candida*, *Cryptosporidium*, *Giardia*, *Salmonella* の PCR 法
Avian Biotech International UK PO Box 107 Truro Cornwall, TR1 2YR, England 011-44-1872-262737 Email：contact@avianbiotech.co.uk URL：http://www.avianbiotech.co.u	*Mycobacterium*, *Candida*, *Cryptosporidium*, *Giardia*, *Salmonella* の PCR 法
Laboratory Animal Diagnostic Services (LADS) BioReliance Corporation 14920 Broschart Road Rockville, MD 20850, USA 800-804-3586 Email：lads@bioreliance.com	げっ歯類とウサギの血清学検査，げっ歯類の PCR 法
BioReliance Ltd. Todd Campus Glasgow, G20 0XA, Scotland 44 (0) 141 946 9999	げっ歯類とウサギの血清学検査，げっ歯類の PCR 法
Charles River Laboratories International, Inc. 251 Ballardvale Street Wilmington, MA 01887, USA 877-274-8371 (US and Canada) 800 3195 3430 (International)	げっ歯類の血清学検査，PCR 法

（続く）

表 8-17　げっ歯類の診断的検査法[20]（続き）

検査機関	検査方法
Animal Health Diagnostic Center College of Veterinary Medicine Cornell University 240 Farrier Rd Ithaca, NY 14853, USA 607-253-3900 Email：diagcenter@cornell.edu URL：http://www.diagcenter.vet.cornell.edu	イヌジステンパーウイルスの血清中和および直接蛍光法，*Giardia* と *Cryptosporidium* 抗原の ELISA 法，菌性血清学検査
University of Georgia 110 Riverbend Rd, Riverbend North Athens, GA 30602, USA 706-542-5812 URL：http://www.vet.uga.edu/SAMS/IDL	*Salmonella*, *Pasteurella* の PCR 法，*Pasteurella* の血清学的検査，ADV の ELISA 法
Michigan State Univeristy Clinical Pathology Laboratory Veterinary Medical Center Michigan State University East Lansing, MI 48824, USA 517-355-1774 URL：http://www.animalhealth.msu.edu	イヌのウイルス疾病，フェレットの腸コロナウイルス，フェレットロタウイルス A 型および C 型，ウサギロタウイルス，ウサギ出血病ウイルス，ADV の PCR 法
University of Missouri-Columbia Research Animal Diagnostic Laboratory（RADIL） 4011 Discovery Drive Columbia, MO 65201, USA 800-669-0825 Email：RADIL@missouri.edu	げっ歯類の PCR 法，ウサギをはじめとしたげっ歯類の血清学検査
Research Associates Laboratory（R.A.L.,Inc.） 14556 Midway Road Dallas, TX 75244, USA 972-960-2221 URL：http://www.vetdna.com	*Helicobacter*, *Cryptosporidium*, *Giardia*, *Salmonella* の PCR 法
Taconic Anmed One Hudson City Centre Hudson, NY 12534, USA 888-822-6642 Email：custserv@taconic.com European Customer Services: Email：TaconicEurope@taconic.com	ウサギをはじめとしたげっ歯類の血清学検査，*Helicobacter* の PCR 法
University of Miami-Comparative Pathology 1120 NW 14th Street CRB Building Miami, FL 33136, USA 800-596-7390 Email：compathlab@med.miami.edu	げっ歯類の血清学検査，*Giardia* と *Cryptosporidium* 抗原の ELISA 法

表 8-17　げっ歯類の診断的検査法[20]（続き）

検査機関	検査方法
Veterinary Molecular Diagnostics 5989 Meijer Dr, Suite 5 Milford, OH 45150, USA 513-576-1808 URL：http://www.vmdlabs.com	*Helicobacter*, *Cryptosporidium* の PCR 法
Zoologix Inc 9811 Owensmouth Avenue, Suite 4 Chatsworth, CA 91311, USA 818-717-8880 Email：info@zoologix.com	鳥類，霊長類，野生動物，げっ歯類の PCR 法

表 8-18　げっ歯類の内分泌検査値[45]

検査項目	モルモット	シリアン ハムスター	マウス	ラット
血漿遊離コルチゾール（μg/dL）	0.6-5.8	0.5-1	—	—
唾液コルチゾール（ng/mL）[a]	基底値：6.6±3.4	—	—	—
	ポストACTH刺激：157±53	—	—	—
血清総 T_4 (μg/dL)	2.5±0.3-3.2±0.8	3.6	3.08-4.74	3.4-6.22
遊離 T_4 (ng/dL)	1.26-2.03	—	—	1.17-2.8
総 T_3 (ng/dL)	39-44	45.45	84.42-110.39	—
遊離 T_3 (ng/dL)	0.221-0.26	—	52-77.9	110-1,038 (pg/dL)

a：ACTH 刺激試験では ACTH 20 U を IM 投与する．投与から 4 時間後にサンプルを採取する

表 8-19　げっ歯類の心臓超音波検査測定値[38]

測定項目	チンチラ	モルモット	ハムスター	マウス	ラット
拡張期の左心室内径 (mm)	5.1-6.9	6.49-7.21	3.7-4.5	3.48-3.66	5.93-6.43
収縮期の左心室内径 (mm)	2.3-4.3	4.18-4.52	1.9-2.7	2.26-2.42	4.08-4.42
拡張期の左心室自由壁 (mm)	2-2.8	1.44-2.06	0.9-1.1	0.41-0.43	1.12-1.7
収縮期の左心室自由壁 (mm)	—	1.91-2.61	—	0.86-0.92	2.02-2.7
拡張期の心室中隔の厚さ (mm)	1.5-2.3	1.88-2.68	0.9-1.1	0.42-0.44	1.06-1.36
収縮期の心室中隔の厚さ (mm)	—	2.22-3.38	—	0.89-0.93	1.4-1.9
左心耳の長さ (mm)	4.3-5.9	4.61-5.29	—	—	—
大動脈直径 (mm)	3.7-6	4.4-4.9	—	—	—
心拍数 (回/分)	137-201	—	327-417	—	—

参考文献

1. Adamcak A, Otten B. Rodent therapeutics. *Vet Clin North Am Exotic Anim Pract* 2000;3: 221-237, viii.
2. Allen DG, Pringle JK, Smith DA, eds. *Handbook of Veterinary Drugs*. JB Lippincott Co: Philadelphia; 1993.
3. Anderson NL. Basic husbandry and medicine of pocket pets. In: Birchard SJ, Sherding RG, eds. *Saunders Manual of Small Animal Practice*. Philadelphia: WB Saunders Co; 1994:1363-1389.
4. ARC Recommended Anesthetics in Rodents. http://www.utsouthwestern.edu/vgn/images/portal/cit_56417/5/54/537421ARC_Recommended_Anesthetics_in_Rodents.pdf. Accessed December 16, 2010.
5. Battles AH. The biology, care and diseases of the Syrian hamster. *Compend Cont Educ Pract Vet* 1985;7:815-825.
6. Bauck L, Boyer TH, Brown SA, et al. *Exotic Animal Formulary*. Lakewood, CO: American Animal Hospital Association; 1995:46.
7. Baumans V, Havenaar R, Van Herck H, et al. The effectiveness of Ivomec and Neguvon on the control of murine mites. *Lab Anim* 1988;22:243-245.
8. Beck W, Pantchev N. *Praktische Parasitologie bei Heimtieren*. Hanover: Schlueter sche-Verlagsgeschellschaft MBH & Co; 2006.
9. Bihun C, Bauck L. Basic anatomy, physiology, husbandry, and clinical techniques. In: Quesenberry KE, Carpenter JW, eds. *Ferrets, Rabbits, and Rodents: Clinical Medicine and Surgery*. 2nd ed. St Louis: WB Saunders Co; 2004:286-298.
10. Bishop CR. Reproductive medicine of rabbits and rodents. *Vet Clin North Am Exotic Anim Pract* 2002;5:507-535.
11. Bishop CR, Fischer J, Brossoit A, et al. Standardization of renal physiology parameters in guinea pigs via urinalysis. *Proc Annu Conf Assoc Avian Vet/Assoc Exotic Mam Vet* (Specialty Session) 2010;49-52.
12. Bistner SI, Ford RB. *Kirk's and Bistner's Handbook of Veterinary Procedures and Emergency Treatment*. 6th ed. Philadelphia: WB Saunders Co; 1994:844-847.
13. Burgmann P, Percy DH. Antimicrobial drug use in rodents and rabbits. In: Prescott JF, Baggot JD, eds. *Antimicrobial Therapy in Veterinary Medicine*. 2nd ed. Ames: Iowa State University Press; 1993:524-541.
14. Burke TJ. "Wet tail" in hamsters and other diarrheas of small rodents. In: Bonagura JD, ed. *Kirk's Current Veterinary Therapy XII: Small Animal Practice*. Philadelphia: WB Saunders Co; 1995:1336-1339.
15. Capello V. Pet hamster medicine and surgery—Part III: infectious, parasitic and metabolic diseases. *Exotic DVM* 2002;3:27-32.
16. Carpenter JW. Personal communication. 2011.
17. Carter KK, Hietala S, Brooks DL, et al. Tylosin concentrations in rat serum and lung tissue after administration in drinking water. *Lab Anim Sci* 1987;37:468-470.
18. Collins BR. Common diseases and medical management of rodents and lagomorphs. In: Jacobson ER, Kollias GV, Jr, eds. *Exotic Animals*. New York: Churchill Livingstone; 1988:261-316.
19. Collins BR. Antimicrobial drug use in rabbits, rodents, and other small mammals. In: *Antimicrobial Therapy in Caged Birds and Exotic Pets*. Trenton: Veterinary Learning Systems Co; 1995:3-10.
20. Cray C. Novel diagnostics for exotic mammals. *Proc Annu Conf Assoc Avian Vet/Assoc Exotic Mam Vet* (Specialty Session) 2006;75-82.
21. Cruz JL, Loste JM, Burzaco OH. Observations on the use of medetomidine/ketamine and its reversal with atipamezole for chemical restraint in the mouse. *Lab Anim* 1998;32:18-22.
22. Donnelly TM. Nasal lesions in gerbils. *Lab Anim* 1997; Feb:17-18.
23. Donnelly TM. Disease problems of chinchillas. In: Quesenberry KE, Carpenter JW, eds. *Ferrets, Rabbits, and Rodents: Clinical Medicine and Surgery*. 2nd ed. St Louis: WB Saunders Co; 2004:255-265.

24. Eisele PH. Anesthesia for small mammals. *Proc North Am Vet Conf* 1997;785-791.
25. Ewringmann A, Glöckner B. *Leitsymptome bei Meerschweinchen, Chinchilla und Degu: Diagnostischer Leitfaden und Therapie*. Stuttgart: Enke Publishing; 2005.
26. Ewringmann A, Glöckner B. *Leitsymptome bei Hamster, Ratte, Mause und Rennmaus: Diagnostischer Leitfaden und Therapie*. Stuttgart: Enke Publishing; 2008.
27. Flecknell PA. Analgesia of small mammals. *Vet Clin North Am Exotic Anim Pract* 2001;4:47-56.
28. Glen JB. Animal studies of the anesthetic activity of ICI 35 865. *Br J Anaesth* 1980;56:617-627.
29. Göbel T, Ewringmann A. *Heimtierkrankheiten: Kleinsäuger, Amphibien, Reptilien*. Stuttgart: UTB Publishing; 2005.
30. Goswick SM, Brenner GM. Activities of azithromycin and amphotericin B against *Naegleria fowleri* in vitro and in a mouse model of primary amebic meningoencephalitis. *Antimicrob Agents Chemother* 2003;47:524-528.
31. Granson HJ. Gabapentin for tail trauma in a Syrian hamster (*Mesocricetus auratus*). *Proc Annu Conf Assoc Avian Vet/Assoc Exotic Mam Vet* (Specialty Session) 2010;107-108.
32. Guzman-Silva MA, Pollastri CE, Pantaleão JAS, et al. Tramadol minimizes potential pain during post-oophorectomy in Wistar rats. *Proc 6th World Congr Altern Anim Use Life Sci*. Tokyo: AATEX 14; 2007:91-92.
33. Harkness JE. *A Practitioner's Guide to Domestic Rodents*. Lakewood, CO: American Animal Hospital Association; 1993.
34. Harkness JE, Wagner JE. *The Biology and Medicine of Rabbits and Rodents*. 4th ed. Philadelphia: Williams & Wilkins; 1995.
35. Harrenstien L. Critical care of ferrets, rabbits, and rodents. *Semin Avian Exotic Pet Med* 1994;3:217-228.
36. Hawkins MG, Pascoe PJ. Anesthesia, analgesia, and sedation of small mammals. In: Quesenberry KE, Carpenter JW, eds. *Ferrets, Rabbits, and Rodents: Clinical Medicine and Surgery*: St Louis: Saunders/Elsevier; 2012:429-451.
37. Heard DJ. Principles and techniques of anesthesia and analgesia for exotic practice. *Vet Clin North Am Small Anim Pract* 1993;23:1301-1327.
38. Heatley JJ. Small exotic mammal cardiovascular disease. *Proc Annu Conf Assoc Avian Vet/Assoc Exotic Mam Vet* (Specialty Session) 2007;69-78.
39. Hoefer H. Common problems in guinea pigs. *Proc North Am Vet Conf* 1999;831-832.
40. Hoefer H. Diagnosis and management of chinchilla diseases. *Proc North Am Vet Conf* 1999;833-835.
41. Hoefer HL. Chinchillas. *Vet Clin North Am Small Anim Pract* 1994;24:103-111.
42. Hoefer HL. Skin diseases and treatment in small mammals. *Proc North Am Vet Conf* 2004;1391-1392.
43. Huerkamp MJ. Anesthesia and postoperative management of rabbits and pocket pets. In: Bonagura JD, ed. *Kirk's Current Veterinary Therapy XII: Small Animal Practice*. Philadelphia: WB Saunders Co; 1995:1322-1327.
44. Jenkins JR. Husbandry and common diseases of the chinchilla (*Chinchilla laniger*). *J Small Exotic Anim Med* 1992;2:15-17.
45. Jepson L. *Exotic Animal Medicine: A Quick Reference Guide*. New York: WB Saunders Co; 2009:93-173.
46. Johnson-Delaney C. Guinea pigs. In: *Exotic Companion Medicine Handbook for Veterinarians*. Lake Worth, FL: Wingers Publishing; 1996:10-19.
47. Johnson-Delaney C. Prairie dogs. In: *Exotic Companion Medicine Handbook for Veterinarians*. Lake Worth, FL: Wingers Publishing; 1996:17-25.
48. Johnson-Delaney C. Small rodents. In: *Exotic Companion Medicine Handbook for Veterinarians*. Lake Worth, FL: Wingers Publishing; 1996:2-10.
49. Johnson-Delaney C. Special rodents. In: *Exotic Companion Medicine Handbook for Veterinarians*. Lake Worth, FL: Wingers Publishing; 1996:8-35.
50. Johnson-Delaney C. Postoperative management of small mammals. *Exotic DVM* 1999;1.5:19-21.

51. Klement P, Augustine JM, Delaney KM, et al. An oral ivermectin regimen that eradicates pinworms (*Syphacia* sp.) in rats and mice. *Lab Anim Sci* 1996;46:286-290.
52. Laird KL, Swindle MM, Flecknell PA. *Handbook of Rodent and Rabbit Medicine*. New York: Pergamon; 1996.
53. Lennox AM. Sedation of exotic companion mammals. *Proc Annu Conf Assoc Avian Vet/Assoc Exotic Mam Vet* (Specialty Session) 2010;117-120.
54. Levin L. Pain control in laboratory animals. *Sci Anim Care* 1994;5:1-4.
55. Liles JH, Flecknell PA. A comparison of the effects of buprenorphine, carprofen, and flunixin following laparotomy in rats. *J Vet Pharmacol Therap* 1994;17:284-290.
56. Mayer J. The use of GnRH to treat cystic ovaries in a guinea pig. *Exotic DVM* 2003;5.5:36.
57. Mayer J. Personal observation. 2011.
58. Mayer J, Wagner R. Clinical aspects of hyperthyroidism in the guinea pig. *Proc Annu Conf Assoc Avian Vet/Assoc Exotic Mam Vet* (Specialty Session) 2009;69-73.
59. Mayer J, Sato A, Kiupel M, DeCubellis J, Donnelly T. Use of cabergoline in the treatment of a pituitary adenoma in a rat. *J Am Vet Med Assoc* 2011;239:656-660.
60. McClure JT, Rosin E. Comparison of amikacin dosing regimens in neutropenic guinea pigs with *Escherichia coli* infection. *Am J Vet Res* 1998;59:750-755.
61. McCoy J, Jori F, Stem C. Tranquillization of cane rats with a depot neuroleptic. *J Vet Pharmacol Therap* 1997;20:233-239.
62. Mitchell EB, Zhender A, Hsu A, et al. Pimobendan: treatment of heart failure in small mammals. *Proc Annu Conf Assoc Avian Vet/Assoc Exotic Mam Vet* (Specialty Session) 2008; 71-79.
63. Mitchell MA, Tully TN, Jr, eds. *Manual of Exotic Pet Practice*. St Louis: Saunders/Elsevier; 2009.
64. Morgan RJ, Eddy LB, Solie TN, et al. Ketamine-acepromazine as an anaesthetic agent for chinchillas (*Chinchilla laniger*). *Lab Anim* 1981;15:282-283.
65. Morrisey JK. Personal communication. 2004.
66. Morrisey JK, Carpenter JW. Formulary. In: Quesenberry KE, Carpenter JW, eds. *Ferrets, Rabbits, and Rodents: Clinical Medicine and Surgery*. 3rd ed. St Louis: Saunders/Elsevier; 2012:566-575.
67. Ness RD. Rodents. In: Carpenter JW, ed. *Exotic Animal Formulary*. 3rd ed. St Louis: Saunders/Elsevier; 2005:375-408.
68. Ogino K, Hatanaka K, Kawamura M, et al. Evaluation of pharmacological profile of meloxicam as an anti-inflammatory agent, with particular reference to its relative selectivity for cyclooxygenase-2 over cyclooxygenase-1. *Pharmacology* 1997;55:44-53.
69. Oglesbee B. Emergency medicine of pocket pets. In: Bonagura JD, ed. *Kirk's Current Veterinary Therapy XII: Small Animal Practice*. Philadelphia: WB Saunders Co; 1995:1328-1331.
70. Pollock C. Postoperative management of the exotic animal patient. *Vet Clin North Am Exotic Anim Pract* 2002;5:183-212.
71. Pollock C. Personal communication. 2004.
72. Quesenberry KE. Guinea pigs. *Vet Clin North Am Small Anim Pract* 1994;24:67-87.
73. Quesenberry KE. Medical management of gerbils, hamsters, and guinea pigs. *Proc 21st Annu Waltham/OSU Symp* 1997;51-55.
74. Redrobe S. Imaging techniques in small mammals. *Semin Avian Exotic Pet Med* 2001;10: 187-197.
75. Redrobe S. Soft tissue surgery of rabbits and rodents. *Semin Avian Exotic Pet Med* 2002;11: 231-245.
76. Richardson VCG. *Diseases of Domestic Guinea Pigs*. Oxford: Blackwell Scientific Publications; 1992.
77. Richardson VCG. *Diseases of Small Domestic Rodents*. Malden, MA: Blackwell Scientific Publications; 1997.
78. Schoeb TR. Respiratory diseases of rodents. *Vet Clin North Am Exotic Anim Pract* 2000;3: 481-496.

79. Schuchman SM. Individual care and treatment of rabbits, mice, rats, guinea pigs, hamsters, and gerbils. In: Kirk RW, ed. *Current Veterinary Therapy X: Small Animal Practice*. Philadelphia: WB Saunders Co; 1989:738-765.
80. Schweigart G. *Arzneimittelanwendung bei Nagetieren und Kaninchen Handbücher für die Heimtierpraxis*. 2nd ed. Berlin: Veterinärmedizinischer Fachverlag; 2009.
81. Smith DA, Burgmann PM. Formulary. In: Hillyer EV, Quesenberry KE, eds. *Ferrets, Rabbits, and Rodents: Clinical Medicine and Surgery*. Philadelphia: WB Saunders Co; 1997:392-404.
82. Taffs LF. Further studies on the efficacy of thiabendazole given in the diet of mice infected with *H. nana, S. obvelata,* and *A. tetraptera. Vet Rec* 1976;99:143-144.
83. Tell LA. Medical management of prairie dogs. *Proc North Am Vet Conf* 1995;721-724.
84. Tynes VV. Drug therapy in pet rodents. *Vet Med* 1998;(Nov):988-991.
85. Walter T, Chan TR, Weichman BM. Effects of analgesics on bradykinin-induced writhing in mice. *Agents Actions* 1989;27:375-377.
86. Williams BH. Diseases of rodents. *Proc North Am Vet Conf* 1995;690-691.

第9章 ウサギ

Christine V. Fiorello
Stephen J. Divers

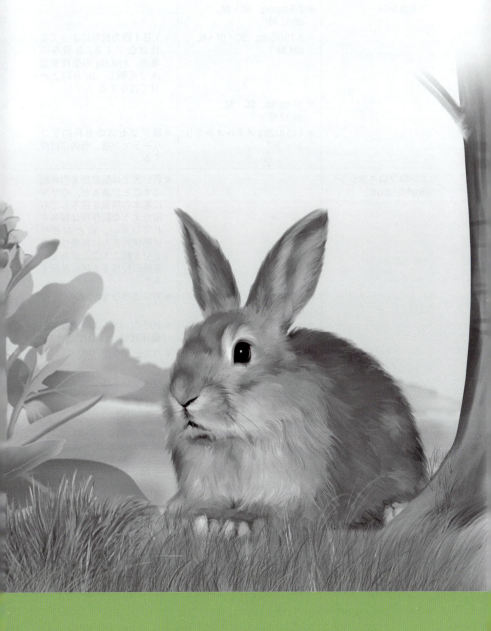

表 9-1　ウサギの抗菌薬[a]

薬　剤	用　量	特徴など
アジスロマイシン	● 4-5 mg/kg, IM, q48 時, 7 日[26]	● ウサギ梅毒に有効である
	● 15-30 mg/kg, PO, q24 時, 15 日[104]	● PD。肺の感染症に適切な投与量
アミカシン	● 2-5 mg/kg, SC・IM, q8-12 時[62]	
	● 8-16 mg/kg, SC・IM・IV, q24 時[79]	● 1 日 1 回の投与によって毒性は低下する。IV 投与の場合, 4 mL/kg の生理食塩水で希釈し, 20 分以上かけて投与する
	● 10 mg/kg, SC・IM, q8-12 時[6]	
	● 1.25 g/20 g メチルメタクリレート[14]	● 顎アブセスの外科的デブリードマン後, 骨内に投与する
エンロフロキサシン[b] (Baytril, Bayer)	—	● 若い犬では関節症を引き起こすことがあるが, ウサギに基本の用量を投与しても似たような副作用は報告されていない。SC と IM 投与は筋壊死または無菌性膿瘍を引き起こすことがある。非経口投与する前に希釈する[79]
	● 5 mg/kg, IM・IV, q12-24 時[44]	● アンゴラウサギ (PD)
	● 5 mg/kg, PO・SC・IM・IV, q12 時[18, 19, 23]	● PD[19, 23]。パスツレラ症への臨床試験, 14 日間続ける[18]
	● 5-10 mg/kg, PO・SC・IM, q12 時[30]	● パスツレラ症
	● 5-20 mg/kg, PO・IM, q12 時, 14-30 日[144]	● パスツレラ症
	● 200 mg/L, 飲料水, 14 日[18]	
オキシテトラサイクリン	● 15 mg/kg, IM, q8 時[108]	● PD。8 時間ごとの 30 mg/kg, IM 投与で食欲不振と下痢がみられる。組織に炎症が起こり得る
	● 25 mg/kg, SC, q24 時[130]	
	● 50 mg/kg, PO, q12 時[22]	
	● 1 mg/mL, 飲料水[22]	
オフロキサシン[b] (Ocuflox, Allergan)	● 20 mg/kg, SC, q8 時[106]	● 泌尿生殖器, 皮膚, 呼吸器感染症

表 9-1　ウサギの抗菌薬[a]（続き）

薬　剤	用　量	特徴など
クロラムフェニコール	—	● アメリカでは，食用への投与が禁止されている
	● 25 mg/kg，PO，q8-12 時[144]	
	● 30 mg/kg，PO，q12 時[81]	
	● 30 mg/kg，SC・IM・IV，q8-12 時[81, 144]	
	● 50 mg/kg，PO・SC・IM・IV，q8 時[71]	
	● 55 mg/kg，PO，q12 時，4 週[153]	● ウサギ梅毒に有効である
クロルテトラサイクリン	● 50 mg/kg，PO，q24 時[22]	
ゲンタマイシン	—	● 適応はまれ。注意して投与する
	● 4 mg/kg，SC・IM，q24 時[22]	
	● 5-8 mg/kg，SC・IM・IV，q8-24 時[79]	● 1 日 1 回投与により毒性を低下させることができる。IV 投与の場合 4 mL/kg の生理食塩水で希釈し，20 分以上かけて投与する
	● 1 g/20 g メチルメタクリレート[14]	● 顎アブセスの外科的デブリードマン後，骨内へ投与する
ジフロキサシン[b]（Dicural，Fort Dodge）	● 5 mg/kg，IM・IV，q24 時[3]	● PD。Echerichia coli 感染症に適切な用量
シプロフロキサシン[b]（Cipro，Bayer; Ciloxan，Alcon）	—	● 幼若動物に関節症をもたらすことがある[158]
	● 5-20 mg/kg，PO，q12 時[144]	● 水の中の懸濁液は 14 日間安定している
	● 10-20 mg/kg，PO，q12 時[71]	
	● 1 滴，局所投与，q8-12 時[58]	● 鼻腔内パスツレラ症。投与後，最低でも 6 時間は治療濃度が涙液層内に維持される（涙液は鼻腔内に排泄される）
スルファキノキサリン	● 1 mg/mL，飲料水[22]	
	● 0.6 g/kg，餌[22]	
スルファジアジン銀クリーム（Silvadene，Marion）	● 局所投与，q24 時[82]	● 摂取しても下痢を起こさない
スルファジメトキシン	● 10-15 mg/kg，PO，q12 時[62]	

（続く）

表 9-1　ウサギの抗菌薬[a]（続き）

薬　剤	用　量	特徴など
スルファメタジン	● 1 mg/mL，飲料水[22] ● 5-10 g/kg，餌[22]	
セファゾリン	● 2 g/20 g メチルメタクリレート[14]	●顎アブセスの外科的デブリードマン後，骨内へ投与する
セファレキシン	― ● 15 mg/kg，SC，q12 時[60]	●セファロスポリン系のPO投与は推奨されない[60] ●アメリカでは非経口薬は入手できない。一般的に推奨されない
セファロチン	● 12.5 mg/kg，IM，q6 時，6 日[144] ● 2 g/20 g メチルメタクリレート[14]	●セファロスポリン系の投与は一般的に推奨されない[60]。アメリカでは入手できない ●顎アブセスの外科的デブリードマン後，骨内へ投与する
セフォタキシム	● 50 mg/kg，IM，q8 時[141]	●肺炎球菌性心内膜炎
セフタジジム	● 50 mg/kg，IM・IV，q3 時[1] ● 100 mg/kg，IM，q12 時[182]	●PD
セフチオフル	● 2 g/20 g メチルメタクリレート[14]	●顎アブセスの外科的デブリードマン後，骨内へ投与する
セフトリアキソン（Rocephin，Roche）	● 40 mg/kg，IM，q12 時，2 日[93] または 3 日[141]	●ウサギ梅毒に有効である[93]。肺炎球菌性心内膜炎[141]
タイロシン（Tylan，Elanco）	● 10 mg/kg，PO・SC・IM，q12 時[22] ● 10 mg/kg，PO・SC・IM，q24 時[34]	
チルミコシン（Micotil，Elanco）	● 12.5 mg/kg，PO，q24 時，7 日[55] ● 25 mg/kg，SC，単回投与[110]	●PD ●パスツレラ症。注意して投与する。最低でも1頭のウサギの死，何症例かのヒトの死が報告されている[28]。貧血と白血球減少症が関連する

表 9-1　ウサギの抗菌薬[a]（続き）

薬　剤	用　量	特徴など
テトラサイクリン	● 50 mg/kg, PO, q8-12 時[22] ● 50-100 mg/kg, PO, q8 時[144] ● 250-1,000 mg/L, 飲料水[56]	● 800-1,600 mg/L でも治療濃度に達しない[139]。パスツレラ症の臨床試験において 250 mg/L のは用量無効であった[130]
ドキシサイクリン	● 2.5 mg/kg, PO, q12 時[28] ● 4 mg/kg, PO, q24 時[130]	
トブラマイシン （Nebcin, Lilly）	● 1 g/20 g メチルメタクリレート[14] ● 硫酸カルシウムペレット内に 10 %[123]	● 顎アブセスの外科的デブリードマン後，骨内へ投与する ● 骨髄炎治療のための生分解性インプラント
トリメトプリム・サルファ剤	● 15 mg/kg, PO, q12 時[22] ● 30 mg/kg, PO・SC・IM, q12 時[62, 81, 144]	● SC 投与は組織壊死を引き起こすことがある[62]
ネチルマイシン （Netromycin, Schering）	● 6-8 mg/kg, SC・IM・IV, q24 時[160]	● IV 投与の場合，希釈して 20 分以上かけて投与する
バンコマイシン	● 50 mg/kg, IV q8 時[125] ● 10 mg バンコマイシン＋ 50 mg DL-ラクチド-co-グリコリド共重合体[172]	● PD ● 骨髄炎。56 日間，局所に有効である
フラゾリドン	● 5 mg/kg, PO, q24 時, 14 日[22] ● 5.5 g/L, 飲料水[22] ● 50 mg/kg, 餌[22]	
フロルフェニコール	―	● アメリカではクロラムフェニコールの類似薬の食用への投与は禁止されている
	● 25 mg/kg, IM・IV, q6 時[92] ● 30 mg/kg, PO, IV q8 時[2]	● PD ● PD

（続く）

表 9-1　ウサギの抗菌薬[a]（続き）

薬　剤	用　量	特徴など
ペニシリン G	—	● いかなる剤形であってもウサギに PO 投与してはならない
● ベンザチン製剤	● 42,000-6 万 U/kg, IM, q48 時[56]	● ベンザチン製剤は他の剤形よりも低い血中濃度となるため，高感受性菌にのみ有効である
	● 42,000-84,000 U/kg, SC, q7 日, 3 週[144]	
● プロカイン製剤	● 4 万 U/kg, IM, q24 時, 5-7 日[49]	● ウサギ梅毒
	● 42,000-84,000 U/kg, SC・IM, q24 時[56]	
	● 6 万 U/kg, IM, q8 時[178]	● PD
マルボフロキサシン[b]	—	● 上部気道感染症の原因となる細菌に対して検査された 9 つの抗菌薬のうち，最も最小発育阻止濃度（MIC）が低い[152]
	● 2 mg/kg, IM・IV, q24 時[4]	● Pasteurella 感染症は PD
	● 5 mg/kg, PO, q24 時, 10 日[31]	● PD
ミノサイクリン	● 6 mg/kg, IV q8 時[125]	● PD
メトロニダゾール	● 20 mg/kg, PO, q12 時[30, 71]	
	● 40 mg/kg, PO, q24 時, 3 日[22]	
モキシフロキサシン[b]	● 5 mg/kg, PO・IM, q24 時, 10 日[47]	● 感受性菌（細菌によっては高用量を必要とする）
	● 40 mg/kg, IV, q12 時, 2 回, その後 q24 時[133]	● 細菌性髄膜炎
リファンピン（R）／アジスロマイシン（A）	● (R) 40 mg/kg, PO, q12 時 ＋(A) 50 mg/kg, PO, q24 時[159]	● Staphylococcus 性骨髄炎
リファンピン（R）／クラリスロマイシン（C）	● (R) 40 mg/kg＋ (C) 80 mg/kg, PO, q12 時[159]	● Staphylococcus 性骨髄炎

a：抗菌薬の投与によって腸性毒血症が生じることがある（表 9-13 参照）。治療中および治療後の食欲，便の状態を注意深く観察する
b：食用へのフルオロキノロン系の投与は厳しく禁止されている。ヒトの食用となるウサギにこれらの薬剤を投与してはならない

表 9-2　ウサギの抗真菌薬

薬　剤	用　量	特徴など
アムホテリシン B	—	●重度の真菌感染症。フルコナゾールと併用する[155]。潜在的に神経毒性と肝毒性がある
●デソキシコール製剤	●1 mg/kg, IV, q24 時[155]	
●リポソーム製剤	●5 mg/kg, IV, q24 時[140]	●侵襲性アスペルギルス症
アルバコナゾール	●5 mg/kg, PO, q24 時[115]	●クリプトコッカス髄膜炎
イトラコナゾール	●20 mg/kg, PO, q24 時[175] ●40 mg/kg, PO, q24 時[137]	●*Aspergillus* 性肺炎 ●侵襲性アスペルギルス症
グリセオフルビン	●12.5-25 mg/kg, PO, q12-24 時, 30-45 日[82, 144]	●皮膚糸状菌症の進行症例。よりよい吸収性を有するウルトラマイクロ製剤 (Gris-PEG, Allergan Herbert) は、用量を半減させることができる
クロトリマゾール (Lotrimin, Schering)	●局所投与[64]	●限局性皮膚糸状菌症
ケトコナゾール	●10-40 mg/kg, PO, q24 時, 14 日[62]	●皮膚糸状菌症
石灰硫黄合剤 (2-3 %)	●局所投与, q5-7 日, 4 週[144]	●皮膚糸状菌症。注意して投与する
テルビナフィン	—	●他剤を組み合わせた治療の一部としての投与が最適である。単独投与した場合、作用は少ない[90, 161]
	●100 mg/kg, PO, q12 時, 21 日[161]	●コクシジウム性髄膜炎にはフルコナゾールよりも効果が少ない
	●100 mg/kg, PO, q24 時をアムホテリシン B 0.4 mg/kg, IV, q24 時と併用する[90]	●侵襲性アスペルギルス症
ナイスタチン	●20 mg/kg, PO, q12 時, 10 日[70]	●*Cyniclomyces guttulatus* の増殖
フルコナゾール	●5 mg/kg, PO, q24 時[115] ●25-43 mg/kg, IV (ゆっくり投与), q12 時[103] ●37.5 mg/kg, PO, q12 時[9] ●80 mg/kg, PO, q24 時, 21 日[161]	●クリプトコッカス髄膜炎 ●全身性真菌症 ●*Aspergillus* 性角膜炎 ●コクシジウム性髄膜炎。症状を抑えることは可能だが完治はしない

(続く)

表 9-2 ウサギの抗真菌薬（続き）

薬剤	用量	特徴など
ポサコナゾール	● 20 mg/kg, PO, q24 時[175]	● *Aspergillus* 性肺炎
ミカファンギン	● 0.25-2 mg/kg, IV, q24 時[140]	● 全身性カンジダ症
ミコナゾール（Conofite, Schering-Plough）	● 局所投与, q24 時, 14-28 日[62]	● 限局性皮膚糸状菌症
ミコナゾール／クロルヘキシジンシャンプー	● 1 日 1 回, 薬浴[83]	● 皮膚糸状菌症

表 9-3　ウサギの抗寄生虫薬

薬　剤	用　量	特徴など
アルベンダゾール	● 7.5-20 mg/kg，PO，q24 時[21]，3-14 日[60]	● エンセファリトゾーン症。注意して投与する。死亡例も報告されている
アンプロリウム（9.6％）	● 0.5 mL/pint，飲料水，10 日[62, 71] ● 5 mL/gal，飲料水，21 日[144]	● コクシジウム症
イベルメクチン	― ● 0.1-0.2 mg/kg，SC，14 日後に繰り返す[17] ● 0.2-0.4 mg/kg，SC，q10-14 日[120] ● 0.4 mg/kg，PO・SC，q7-14 日[71] ● 0.4 mg/kg，SC，q7 日，2-3 週[144] ● 0.4 mg/kg，SC，q80 時，3 回[85] ● 0.6 mg/kg，SC，q14 日[118]	● 外部寄生虫 ● 耳ダニ，臨床試験 ● ヒゼンダニ症
イミダクロプリド（Advantage，Bayer）	● 10-16 mg/kg（0.4 mL 単回量，10％溶液），単回局所投与[60, 76, 120]	● ノミ成虫駆虫薬
イミダクロプリド 8.8％・ペルメトリン 44％（Advantix，Bayer）	● 11-16.6 mg/kg，単回局所投与[15]	● *Leporacarus gibbus*（ウサギ毛ダニ）
イミダクロプリド（I）10％・モキシデクチン（M）1％（Advocate，Bayer）	●（I）10 mg/kg ＋（M）1 mg/kg，局所投与，q4 週，3 回[83]	● *Psoroptes* ダニ
エプリノメクチン	● 0.2-0.3 mg/kg，SC，単回投与[135] ● 2 mg/kg，単回局所投与[179]	● *Psoroptes* ダニ ● *Psoroptes* ダニ
エモデプシド 2.1％・プラジクアンテル 8.6％（Profender，Bayer）	● 0.14 mL/kg，単回局所投与[113]	● *Trichostrongylus colubriformis*
オキシベンダゾール	● 30 mg/kg，PO，q24 時，7-14 日，その後 15 mg/kg，PO，q24 時，30-60 日[28]	● エンセファリトゾーン症。有効性の高い治療法は特定されていない。骨髄抑制が報告されているため，治療中の症例に血液検査（CBC）でモニタリングを行うことが推奨される
カルバリル粉末 5％	● 局所投与，q7 日[120]	● 外部寄生虫。投与は控えめにする

（続く）

表9-3 ウサギの抗寄生虫薬（続き）

薬 剤	用 量	特徴など
ジクラズリル	● 4 mg/kg，SC[136] ● 1 ppm，餌内[62, 173]	● コクシジウム症
シロマジン6％ (Rearguard, Novartis)	● 局所投与，q6-10週[83]	● ハエウジ症の予防
スルファキノキサリン	● 0.02-0.05％，飲料水[56] ● 0.025-0.1％，飲料水[144] ● 0.04-0.1％，飲料水[62] ● 0.1-0.15％，飲料水[56] ● 1 mg/mL，飲料水[20] ● 0.025-0.03％，餌，4-6週[144] ● 125-250 ppm，餌[62]	● コクシジウム症予防 ● 離乳期は4-8週間，2週単位で濃度を調整する ● コクシジウム症 ● コクシジウム症の治療 ● 離乳期に投与する
スルファジミジン	● 100-233 mg/L，飲料水[60]	● コクシジウム症
スルファジメトキシン	● 50 mg/kg，PO，単回投与，その後25 mg/kg，q24時，10-20日[62, 71]	● コクシジウム症
スルファメタジン	● 100 mg/kg，PO，q24時[56] ● 0.77 g/L，飲料水[56] ● 0.5-1％，餌[56]	● コクシジウム症
スルファメトキシン	● 50 mg/kg，PO単回投与，その後25 mg/kg，PO，q24時，10-20日[20]	● コクシジウム症
スルファメラジン	● 100 mg/kg，PO[56] ● 0.05-0.15％，飲料水[56]	● コクシジウム症
石灰硫黄合剤（2-3％）	● 1-2回の浸漬／週，28日[144] ● 浸漬q7日，4-6週[120, 144]	● 外部寄生虫。幼若動物
セラメクチン (Revolution, Pfizer)	● 12 mg/kg，頚の基部に局所投与[89] ● 20 mg/kg，局所投与，q7日[29] ● 30 mg (8-14 mg/kg)，局所投与，q30日，2回[46, 98] ● 30 mg (6-18 mg/kg)，単回局所投与[98, 112]	● ツメダニ症 ● PD：ノミのまん延。この用量を長期繰り返し投与したウサギの安全性を評価する研究が必要である[29] ● 疥癬ダニ ● キュウセンヒゼンダニ

表 9-3　ウサギの抗寄生虫薬（続き）

薬剤	用量	特徴など
チアベンダゾール	● 25-50 mg/kg，PO[56] ● 50-100 mg/kg，PO，q24 時，5 日[6] ● 0.1 %，餌，3 カ月[130]	
チアベンダゾール・デキサメタゾン・ネオマイシン（Tresaderm, MSD-AgVet）	● 各耳に 3 滴 q12 時，7-14 日[30]	● 耳ダニにはイベルメクチンも併用する
デコキネート（Deccox, Rhone-Poulenc）	● 62.5 ppm，餌[62] ● 72-200 ppm，餌[114]	● コクシジウム症
ドラメクチン	● 0.2 mg/kg，IM，単回投与[84] ● 0.3 mg/kg，SC[57]	● キュウセンヒゼンダニ ● PD
トルトラズリル	● 2.5-5 mg/kg，PO[149] ● 10 mg/kg，PO[73, 88] ● 25 ppm，餌（または 25 mg/kg，PO），q24 時，2 日，5 日後に繰り返す[60] ● 50 ppm 飲料水[24]	● 腸管内コクシジウム症 ● PD[88]。Eimeria tenella によるコクシジウム症[73] ● コクシジウム症 ● Eimeria stiedae による肝コクシジウム症
ピペラジン	● 200 mg/kg，PO，14-21 日後に繰り返す[71, 144] ● 500 mg/kg，PO，2 日[96] ● 750 mg/kg，PO，2 日[96] ● 2-5 mg/mL，飲料水，7 日[71]	● クエン酸製剤と併用する ● 成熟動物。アジピン酸製剤と併用する ● 幼若動物
ピランテルパモ酸塩	● 5-10 mg/kg，PO・SC・IM，10 日後に繰り返す[120] ● 5-10 mg/kg，PO，14-21 日後に繰り返す[144]	
ピレスリン	● 子犬／子猫の用量を局所投与，q7 日[118, 120]	● ノミのコントロール
フィプロニル（Frontline, Merial）	● 禁忌[118]	● 神経症状，死をもたらすことがある
フェバンテル・ピランテルパモ酸塩・プラジクアンテル（Drontal Plus, Bayer）	● 1/2 錠/5 kg，PO，単回投与[113]	● 子犬および小型犬（2-25 lb）用の錠剤を使用する。線虫，条虫に有効である

（続く）

表 9-3　ウサギの抗寄生虫薬（続き）

薬　剤	用　量	特徴など
フェンベンダゾール	—	●まれであるが，副作用として貧血および動脈炎が報告されている[a]
	●5 mg/kg，PO[130]	
	●5-20 mg/kg，PO，q24 時，5 日。14 日後に繰り返す[113]	●線虫。*Passalurus ambiguous* には 20 mg/kg を投与する
	●10 mg/kg，q24 時，PO，14 日後に繰り返す，prn[71]	
	●別のウサギと一緒にする 7 日前と 2 日後に 20 mg/kg，PO，q24 時を投与する[165]	●エンセファリトゾーン症の予防
	●20 mg/kg，PO，q24 時，28 日[165]	●エンセファリトゾーン症の治療。すべての寄生虫を駆除できない
	●50 ppm，餌内，2-6 週[129]	
プラジクアンテル（Droncit，Bayer）	●5-10 mg/kg，PO・SC・IM，10 日後に繰り返す[6]	●条虫，吸虫
	●10 mg/kg，PO，単回投与[113]	●条虫
メトロニダゾール	●20 mg/kg，PO，q12 時[120]	●抗原虫薬
モキシデクチン	●0.2 mg/kg，PO，10 日後に繰り返す[174]	●キュウセンヒゼンダニ症
	●0.3 mg/kg，SC[57]	●PD
モネンシン（CoBan 60，Elanco）	●0.002-0.004 ％，餌[62]	●コクシジウム症
ラサロシド	●120 ppm，餌[62]	●コクシジウム症
ルフェヌロン（Program，Novartis）	●30 mg/kg，PO，q30 日[118]	●ノミ卵駆虫薬
ロフェナイド（Rofenaid 40，Roche）	●62.5-250 ppm，餌[62]	●コクシジウム症

a：J. Graham, M. M. Garner. Personal communication, 2012.

表 9-4　ウサギの鎮静薬，麻酔薬，鎮痛薬

薬　剤	用　量	特徴など
アセチルサリチル酸 （アスピリン）	● 10-100 mg/kg, PO, q8-12 時[120] ● 100 mg/kg, PO, q8-24 時[52, 81] ● 100 mg/kg, PO, q48 時[62]	●抗炎症薬
アセトアミノフェン （Tylenol, McNeil）	― ● 200-500 mg/kg, PO[56] ● 1-2 mg/mL, 飲料水[74]	●短期間投与。注意して投与する[105] ●鎮痛薬
アセトアミノフェン／コデイン	● 1 mL エリキシル /100 mL, 飲料水[180]	●鎮痛薬
アセプロマジン	― ● 0.25-1 mg/kg, IM[62, 67, 82, 180] ● 1-5 mg/kg, SC・IM[56]	●組み合わせはケタミン／アセプロマジン，ケタミン／キシラジン／アセプロマジン参照 ●麻酔前投与薬。鎮静薬。トランキライザー ●麻酔前投与薬。用量の下限量が推奨される
アチパメゾール （Antisedan, Pfizer）	● メデトミジンまたはデクスメデトミジンと同量をSC・IV・IP 投与する（メデトミジン 5倍またはデクスメデトミジン 10倍の用量）[120]	●メデトミジンとデクスメデトミジンと拮抗する[50]
アトラクリウム	● 0.1 mg/kg, IV[164]	●眼科手術に適応。補助換気を必要とする
アトロピン	― ● 0.1-0.5 mg/kg, SC・IM[120] ● 0.1-3 mg/kg, SC[62] ● 0.8-1 mg/kg, IM[66]	●多くのウサギは血清アトロピナーゼを有するため，非常に高用量を投与する
アルフェンタニル （Alfenta, Taylor）	● 0.03-0.07 mg/kg, IV[180]	●手術中の鎮痛薬で，作用時間は 45 分間
イソフルラン	● 導入 3-5 %，維持 1.5-1.75 %[56] ● 導入 3-5 %，維持 2-3 %[62]	●最適な吸入麻酔薬。最小肺胞内濃度（MAC）2.05 %

(続く)

表 9-4　ウサギの鎮静薬，麻酔薬，鎮痛薬（続き）

薬剤	用量	特徴など
イブプロフェン	― ● 2-7.5 mg/kg, PO, q4 時[120] ● 7.5 mg/kg, PO, q6-8 時[160]	● 鎮痛作用。非ステロイド性抗炎症薬（NSAID）。消化器系の副作用が起こり得る
エンフルラン	● 効果が発現するまで投与[40]	● 麻酔薬。MAC 2.9％
オキシモルフォン	● 0.05-0.2 mg/kg, SC・IM, q8-12 時[66, 67]	● 鎮痛作用
ガバペンチン (Neurontin, Pfizer)	● ウサギの用量は確立されていない ● 25 mg/kg, SC[95]	● 犬猫の慢性または神経の痛みの補助的治療では 3 mg/kg, PO, q24 時，犬猫の難治性発作の補助的治療では 10-30 mg/kg, PO, q8 時で投与する[142] ● ヒトの血中濃度に近い用量を投与する
カルプロフェン (Rimadyl, Pfizer)	― ● 1-2.2 mg/kg, PO, q12 時[120] ● 1.5 mg/kg, PO, q12 時[60, 67] ● 2.2 mg/kg, PO, q12 時[138] ● 2-4 mg/kg, SC, q24 時[60] ● 4 mg/kg, SC・IM, q24 時[67]	● NSAID。慢性的関節痛
キシラジン	― ● 1-5 mg/kg, SC・IM[43]	● 組み合わせはケタミン／キシラジン参照 ● 麻酔前投与薬。トランキライザー。用量の下限量が推奨される。適応はまれである
グリコピロレート (Robinul-V, Fort Dodge)	● 0.01-0.02 mg/kg, SC[74] ● 0.01-0.1 mg/kg, SC・IM[25]	● 麻酔前投与薬 ● 流涎と徐脈を予防するための麻酔前投与薬
クロルプロマジン	● 1-10 mg/kg, IM・IV[56]	● 麻酔前投与薬。用量の下限量が一般的に推奨される
ケタミン	― ● 15-20 mg/kg, IV[56] ● 20-50 mg/kg, IM[56] ● 35-50 mg/kg, IM[180]	● 組み合わせは以下参照。他剤と併用するべきである ● 60 分間の鎮静作用

表 9-4　ウサギの鎮静薬，麻酔薬，鎮痛薬（続き）

薬　剤	用　量	特徴など
ケタミン(K)／アセプロマジン(A)	・(K) 25-40 mg/kg＋(A) 0.25-1 mg/kg，IM・IV[67] ・(K) 40 mg/kg＋(A) 0.5-1 mg/kg，IM[81]	・麻酔作用 ・麻酔作用
ケタミン(K)／キシラジン(X)	― ・(K) 10 mg/kg＋(X) 3 mg/kg，IV[51, 81] ・(K) 30-40 mg/kg＋(X) 3-5 mg/kg，IM[56] ・(K) 35 mg/kg＋(X) 5 mg/kg，IM[100]	・麻酔作用。徐脈が起こり得る。ケタミン／ジアゼパム／イソフルランの組み合わせが推奨される。適応はまれである
ケタミン(K)／キシラジン(X)／アセプロマジン(A)	・(K) 35 mg/kg＋(X) 5 mg/kg＋(A) 0.75 mg/kg，IM[100]	・麻酔作用。徐脈が起こり得る。ケタミン／ジアゼパム／イソフルランの組み合わせが推奨される。適応はまれである
ケタミン(K)／キシラジン(X)／ブトルファノール(B)	・(K) 35 mg/kg＋(X) 5 mg/kg＋(B) 0.1 mg/kg，IM[107]	・麻酔作用。徐脈が起こり得る。ケタミン／ジアゼパム／イソフルランの組み合わせが推奨される。適応はまれである
ケタミン(K)／ジアゼパム(D)	・(K) 10 mg/kg＋(D) 0.5 mg/kg，IV[119] ・(D) 0.2-0.5 mg/kg，IV，その後(K) 10-15 mg/kg，IV，効果が発現するまで投与[66] ・(K) 15 mg/kg＋(D) 0.3 mg/kg，IM[116] ・(K) 20-30 mg/kg，IM，次に5-10分かけて(D) 0.5 mg/kg，IV[71] ・(K) 20-30 mg/kg＋(D) 1-3 mg/kg，IM[71] ・(K) 20-40 mg/kg＋(D) 1-5 mg/kg，IM[67] ・(K) 30-40 mg/kg＋(D) 2-5 mg/kg，IM[30]	・麻酔作用。両薬剤投与後，イソフルランを投与する ・鎮静作用。麻酔にはイソフルランを投与する ・麻酔作用。両薬剤投与後，イソフルランを投与する ・麻酔作用。一般的にイソフルランと併用する。歯科処置（イソフルランの有無に関わらず） ・麻酔作用。イソフルランと併用する ・外科麻酔。ジアゼパムは用量の下限量が推奨される[147]。前述したケタミン／ジアゼパムの組み合わせが推奨される

（続く）

表 9-4　ウサギの鎮静薬，麻酔薬，鎮痛薬（続き）

薬剤	用量	特徴など
ケタミン(K)／ミダゾラム(Mi)	● (K) 25 mg/kg＋(Mi) 2-5 mg/kg, IM[129] ● (K) 15 mg/kg, IM＋(Mi) 3 mg/kg, IM[59]	● ミダゾラムは＜2 mg/kg[28]で投与するのが推奨される ● 麻酔導入薬
ケタミン(K)／メデトミジン(Me)[a]	● (K) 15 mg/kg＋(Me) 0.25 mg/kg, SC[132], IM[59] ● (K) 5 mg/kg, IV[68]＋(Me) 0.35 mg/kg, IM	● 麻酔導入薬。喉頭けいれんがよく認められる ● 外科麻酔薬
ケトプロフェン (Ketofen, Fort Dodge)	● 1 mg/kg, IM, q12-24 時[138] ● 3 mg/kg, SC・IM, q24 時[67]	● 筋骨格系の疼痛。NSAID
ケトプロフェン 2.5 %ジェル(Menarini, France)	● 局所投与, q6-12 時[8]	● 筋骨格系の疼痛
ジアゼパム	― ● 1-3 mg/kg, IM[62] ● 1-5 mg/kg, IM[30], IV[56, 67] ● 1 mg/kg, 洞空内[41]	● 組み合わせはケタミン／ジアゼパム参照 ● 麻酔前投与薬。トランキライザー ● 麻酔前投与薬。トランキライザー ● 発作。IV 投与の代替法
セボフルラン	● 効果が発現するまで投与[7]	● 麻酔作用。MAC＝3.7 %[156]
チアミラール	● 15-25 mg/kg, IV, 効果が発現まで[180]	
チオペンタール	● 15-30 mg/kg, IV, 効果が発現するまで投与[180]	
チレタミン・ゾラゼパム (Telazol, Fort Dodge)	● 3 mg/kg, IM[62]	● 吸入麻酔前の鎮静。チレタミンは 32 mg/kg で重度の腎尿細管壊死を引き起こし，7.5 mg/kg で軽度のネフローゼを引き起こす[38]。一般的にウサギには推奨されない
デクスメデトミジン[a] (Dexdomitor, Orion)	―	● メデトミジンに類似したα₂作動薬[a]
トラマドール	● 4.4 mg/kg, IV[42] ● 11 mg/kg, PO[162]	● イソフルラン節約効果をもたらさない ● PD，ヒトの数値に基づく，適切な血中濃度に達しなかった
ナルブフィン(Nubain, Dupont)	● 1-2 mg/kg, IM・IV, q4-5 時[66]	● 鎮痛作用

表 9-4 ウサギの鎮静薬，麻酔薬，鎮痛薬（続き）

薬 剤	用 量	特徴など
ナロキソン	● 0.01-0.1 mg/kg，IM・IV[56]	●麻薬と拮抗する。鎮痛作用も拮抗することに注意する。疼痛を伴う処置後の投与は突然の疼痛による呼吸停止，カテコラミンの放出増加，致死性の不整脈を引き起こすことがあるため，避ける[25]
ナロルフィン	1-5 mg/kg，IV[56]	●麻薬と拮抗する
ヒドロモルフォン	● 0.05-0.2 mg/kg，SC・IM，q6-8 時[28]	●鎮痛作用
ピロキシカム (Feldene, Pfizer)	● 0.2 mg/kg，PO，q8 時[74,117]	●鎮痛作用。NSAID
フェンタニル	—	●組み合わせはメデトミジン／フェンタニル／ミダゾラムなど参照
	● 0.0074 mg/kg，IV[101]	
	● 30-100 μg/kg/分，持続点滴[25]	●鎮痛薬
フェンタニル(F)・ドロペリドール(D) (0.05 mg [F] ＋2.5 mg [D])，(Innovar-Vet, Schering-Plough)	● 0.15-0.44 mL/kg，IM[180]	●最適投与量は 0.22 mL/kg。注射部位に筋肉壊死をもたらすことがある
フェンタニルパッチ	1/2 パッチ/中型サイズのウサギ(3kg)，3 日[148]	●麻酔前投与薬。パッチを切らない。未使用の部位をおおう
	● 25 μg パッチ，3 日[53]	●[注意] 急速な発毛により血中濃度が低下する
フェンタニル・フルアニゾン (Hypnorm, Janssen)	● 0.2-0.3 mL/kg[60]	●麻酔前投与薬。鎮痛，鎮静作用
ブトルファノール	—	●組み合わせはケタミン／キシラジン／ブトルファノールなど参照
	● 0.1-0.5 mg/kg，SC・IM・IV，q4 時[52,67,81]	●鎮痛薬
	● 0.1-1 mg/kg，SC・IM・IV，q4-6 時[120]	
	● 1-5 mg/kg，SC，q4-6 時[13]	●低用量の投与が推奨される[28]

（続く）

表9-4　ウサギの鎮静薬，麻酔薬，鎮痛薬（続き）

薬剤	用量	特徴など
ブトルファノール(B)／ミダゾラム(Mi)	● (B) 0.3-0.5 mg/kg＋(Mi) 0.1-0.5 mg/kg, IM[48]	● 鎮静作用または麻酔前投与薬
ブピバカイン 0.125 %	● 1 mg/kg[28]	● 硬膜外麻酔。保存料を含まない生理食塩水でのみ希釈する。総量は 0.33 mL/kg を超えてはならない
ブプレノルフィン	● 0.01-0.05 mg/kg, SC・IV・IP, q6-12 時[52, 62]	● 鎮痛薬
	● 0.012 mg/kg[28]	● 硬膜外麻酔。保存料を含まない生理食塩水でのみ希釈する。総量は 0.33 mL/kg を超えてはならない
	● 0.02-0.1 mg/kg, SC・IV[81]	
	● 0.03 mg/kg, SC, 麻酔導入 1 時間前に投与[122]	● 麻酔前投与薬
	● 0.03 mg/kg, IM, q12 時[35]	● 術後鎮痛薬
	● 0.5 mg/kg, 経直腸投与, q12 時[74]	
フルニキシンメグルミン (Banamine, Schering)	—	● 鎮痛作用。NSAID[117]
	● 0.3-2 mg/kg, PO・IM・IV, q12-24 時[138]	● 投与は 3 日までとする
	● 1.1 mg/kg, SC・IM, q12 時[52, 81]	
	● 1-2 mg/kg, SC, q12-24 時[66]	
フルマゼニル	● 0.01-0.1 mg/kg, IM・IV[25]	● ベンゾジアゼピン系と拮抗
プロポフォール	—	● 組み合わせはメデトミジン／プロポフォール参照
	● 2-3 mg/kg, IV[129]	● 麻酔前投与薬の後に導入する。約 1 mg/kg, IV, q15 分で維持する
	● 3-6 mg/kg, IV[67]	
	● 7.5-15 mg/kg, IV[33]	
	● 16±5 mg/kg, IV[7]	● 麻酔導入
プロマジン	● 1-2 mg/kg, IM・IV[56]	● 麻酔前投与薬
ペンタゾシン (Talwin-V, Upjohn)	● 5-10 mg/kg, IM・IV, q2-4 時[180]	● 鎮痛作用
ペントバルビタール	● 20-45 mg/kg, IV・IP[62]	● わずかな鎮痛作用。自律神経系の抑制。推奨されていない

表 9-4　ウサギの鎮静薬，麻酔薬，鎮痛薬（続き）

薬　剤	用　量	特徴など
ミダゾラム (Versed, Roche)	—	●組み合わせはケタミン／ミダゾラム，ブトルファノール／ミダゾラム，メデトミジン／フェンタニル／ミダゾラム参照。ジアゼパムよりも効果が強く，短時間作用型である。水溶性。IM投与の場合，ジアゼパムよりも急速に吸収され疼痛が少ない
	● 0.5-2 mg/kg, IM・IV・IP[102]	●麻酔前投与薬。トランキライザー
	● 1-2 mg/kg, IM・IV・IP[62, 82, 120]	●麻酔前投与薬。トランキライザー
メデトミジン (Me)[a]／フェンタニル (F)／ミダゾラム (Mi)	(Me) 0.2 mg/kg＋ (F) 0.02 mg/kg＋ (Mi) 1 mg/kg, IM[69]	麻酔作用。気管挿管と酸素吸入が必要である
メデトミジン (Me)[a]／プロポフォール (P)	(Me) 0.35 mg/kg, IM＋ (P) 3 mg/kg, IV[68]	外科麻酔。メデトミジンの高用量投与に注意する[50]
メペリジン (Demerol, Winthrop-Breon)	● 5-10 mg/kg, SC・IP, q2-3 時[62]	●鎮痛作用
	● 5-25 mg/kg, SC・IM・IV[56]	
	● 10 mg/kg, SC・IM, q2-3 時[52, 67]	●鎮痛作用
	● 0.2 mg/mL, 飲料水[74]	
メロキシカム (Metacam, Boehringer Ingelheim Vetmedica)	—	● NSAID。鎮痛作用。解熱作用。骨関節炎と術後疼痛に投与する。嗜好性のよい PO 投与薬である
	● 0.2 mg/kg, SC・IM, q24 時[67]	
	● 0.3 mg/kg, PO, q24 時, 10 日[32]	● PD，より高用量が必要となり得る（≧0.5 mg/kg）[28]が，効果および安全性についての研究は行われていない[32]
	● 0.3 mg/kg, PO, q24 時[67]	
	● 0.3-1.5 mg/kg, PO, q24 時, 5 日[170]	● PD。高用量は少ないサンプル数の結果に基づいているが，効果および安全性についての研究は行われていない[170]

（続く）

表 9-4　ウサギの鎮静薬，麻酔薬，鎮痛薬（続き）

薬　剤	用　量	特徴など
モルヒネ	● 0.1 mg/kg[28]	●硬膜外麻酔。保存料を含まない生理食塩水でのみ希釈する。総量は 0.33 mL/kg を超えてはならない
	● 1.2-5 mg/kg，SC・IM，q2-4 時[180]	●鎮痛作用
	● 2-5 mg/kg，SC・IM，q2-4 時[52, 67, 81]	
	● 5-10 mg/kg，SC・IM，q4 時[56]	
ヨヒンビン（Yobine, Lloyd）	● 0.2-1 mg/kg，IM・IV[56]	●キシラジンと拮抗する
リドカイン	—	●局所，表面，硬膜外麻酔
● 1.5 %	● 0.4 mL/kg，硬膜外麻酔[151]	●硬膜外麻酔
● 10 %	●声門に局所投与[74]	●気管挿管を容易にする

a：メデトミジンは現在アメリカで市販されていないが調剤薬局によって入手できる。表示の用量は，ラセミ化合物のメデトミジンの活性光学異性体であるα_2作動薬のデクスメデトミジンとの活用可能性のガイドとして記載されている。メデトミジンの半量で投与されるが，濃度が高いため同じ用量である。メデトミジンと同様の効果が予想されるがウサギへのデクスメデトミジンの効果と安全性の情報は限られ，今日までウサギに臨床的に投与されることは多くない。両薬剤の v/v の効果は同等ではないことがあるため，デクスメデトミジンの用量は臨床的反応によって調整する必要がある

表 9-5　ウサギの眼科薬

薬剤	用量	特徴など
アジスロマイシン1％	●点眼，q12時，2日，その後q24時，5日[5]	●細菌性結膜炎
アトロピン1％	●点眼，q12時，prn[86]	●散瞳。全身的作用が起こり得る
アトロピン1％／フェニレフリン10％	●点眼[62]	●非アルビノの眼の散瞳
アムホテリシンB（リポソーム製剤）(A)／モキシフロキサシン(Mo)	●0.05 mL 内に (A) 10 μg ＋ 0.05 mL 内に (Mo) 100 μg，硝子体内に投与[37]	●モキシフロキサシンはアムホテリシンBの作用を増強する
ガチフロキサシン0.3％（Zymar, Allergan）	●点眼，q8時[143]	●細菌性結膜炎
顆粒球マクロファージコロニー刺激因子（rhuGM-CSF）	●点眼，1滴，q6時[16]	●表面性角膜損傷。4.8％溶液を使用する（pH7.4 に緩衝化した 33μL 生理食塩水内に 16μg rhuGM-CSF）
ケトロラックトロメタミン0.1％	●点眼[176]	●非ステロイド性抗炎症薬（NSAID）
ゲンタマイシン（Tiacil, Virbac）	●点眼，q8時[60]	●細菌性結膜炎
酢酸プレドニゾロン1％点眼液	●点眼，q6-12時[86]	●眼球の炎症。ウサギはステロイド薬感受性である[79]。細心の注意をして点眼する
シアノアクリレート接着剤（Vetbond, 3M）	●角膜潰瘍部に局所投与[131]	●角膜潰瘍の治療。最小限の炎症を引き起こす
シクロスポリンA0.05％（Restasis, Allergan）	●点眼，q12時[168]	●自己免疫涙腺炎によるドライアイ
シクロスポリンA0.2％（Optimmune, Schering-Plough）	●点眼，q12時[169]	●ウサギにおいて涙液産生量の増加が認められる
ジクロフェナクナトリウム0.1％	●点眼[176]	●NSAID
ジクロルフェナミド（Daranide, Merck）	●1-2 mg/kg，PO，q24時[91]	●緑内障

（続く）

表 9-5　ウサギの眼科薬（続き）

薬　剤	用　量	特徴など
シプロフロキサシン 0.3 %（Ciloxan, Alcon）	●点眼，q8-12 時[86] ●2 滴，局所投与，q1 時，7-14 時間[134]	●感受性感染症 ●眼内穿通性の損傷，房水および硝子体内への良好な移行を示す
組織プラスミノーゲン活性体	●25 μg，眼内注射[164]	●眼内フィブリン
チモロール 0.5 %（Timoptic, Merck）	●点眼，q12 時[87]	●緑内障
ドルゾラミド（Trusopt, Merck）	●点眼，q8-12 時[86]	●緑内障
トロバフロキサシン 0.5 %	●点眼[10, 124]	●広域スペクトル[10]。25 μg まで静脈内投与が安全である[124]
トロピカミド 1 %	●点眼[62]	●散瞳
フェニレフリン 10 %	― ●点眼[78]	●組み合わせはアトロピン／フェニレフリン参照 ●散瞳
フシジン酸（Fucithalmic, Leo）	●点眼，q12-24 時[60]	●細菌性結膜炎
フルルビプロフェンナトリウム 0.03 %	●点眼[94]	●NSAID
ベシフロキサシン 0.6 %（Besivance, Bausch & Lomb）	●点眼，q12 時[143]	●細菌性結膜炎。全身性吸収は最小限である
ベタキソロール 0.5 %（Betoptic, Alcon）	●点眼，q12 時[87]	●緑内障。ウサギの眼内圧を効果的に低下させる
ポリミキシン B・バシトラシン・ネオマイシン	●点眼，q6 時[86]	●感受性感染症。角膜潰瘍
ミカファンギン 0.1 %	●0.5 mL，結膜下投与，q24 時，3 週[72]	●Candida 性角膜炎
メチプラノロール 0.1 %／ピロカルピン 2 %	●点眼，q8-12 時[39]	●緑内障
モキシフロキサシン 0.5 %（Vigamox, Alcon）	●点眼，q6 時[109, 127]	●細菌性結膜炎
ラクリチン	●点眼，q8-12 時，14 日[154]	●ドライアイ。シクロスポリンに比べて涙液量の増加をもたらす

表 9-6　ウサギの各種薬剤

薬　剤	用　量	特徴など
EDTA カルシウム（エデト酸カルシウム2ナトリウム）（Calcium Disodium Versenate, 3M）	● 13-27 mg/kg，SC・IV[60] ● 27 mg/kg，SC，q6-12 時，prn[120, 166]	● キレート療法 ● 鉛中毒症。0.45％ NaCl/2.5％ ブドウ糖液で＜10 mg/mL に希釈する
アドレナリン	● 0.2 mg/kg，IV[147] ● 0.2-0.4 mg/kg，気管内投与[147]	● 心停止 ● 心停止
エナラプリル	● 0.1-0.5 mg/kg，PO，q24-48 時[83]	● 低血圧の副作用に注意する
オキシトシン	● 0.1-3 U/kg，SC・IM[60, 62]	● 産道が閉塞していない，分娩が遅延している時に投与する。乳汁分泌欠如
オメプラゾール	● 20 mg/kg，SC，q12 時[99]	● 胃粘膜保護薬
活性炭（1 g/水 5 mL）	● 1 g/kg，PO，q4-6 時[77, 128]	● 毒物の消化管吸収を低下させることがある
クエン酸カリウム	● 33 mg/kg，q8 時[180]	● 尿結石。カルシウム性の結石形成を低下し得る
組み換え型エポエチンアルファ（Epogen, Amgen）	● 50-150 U/kg，SC，q2-3 日[21]	● 生合成型エリスロポエチン。貧血の治療。PCV が正常になるまで使用し，その後は7日ごとに最低でも4週間投与する
コレスチラミン（Questran Light, Squibb）	● 2 g/羽，PO，q24 時，18-21 日[62]	● 不適切な抗菌薬投与後に毒物を吸収するためのイオン交換樹脂である。腸性毒血症の治療に使用する。水 20 mL で強制投与する。便秘が起こり得る
サクシマー（DMSA）	● 1,050 mg/m²，PO，1週，その後 700 mg/m²，2週[181]	● 鉛中毒症
シクリジン	● 8 mg/羽，PO，q12 時[60]	● 斜頚
ジゴキシン	● 0.005-0.01 mg/kg，PO，q12-24 時[120]	● うっ血性心不全。心房細動
シサプリド（Propulsid, Janssen）	● 0.5 mg/kg，PO，q8-12 時[71]	● 消化管運動を促進する
ジフェンヒドラミン	● 2 mg/kg，PO・SC，q8-12 時[120]	● 斜頚
シメチコン（Mylanta, Johnson & Johnson）	● 65-130 mg/羽，PO，q1 時，2-3 回[97]	● 過剰なガスによる腹部の不快感を低下し得る

（続く）

表 9-6 ウサギの各種薬剤（続き）

薬剤	用量	特徴など
シメチジン	● 5-10 mg/kg, PO・SC・IM・IV, q6-12 時[6,83]	● 胃潰瘍，十二指腸潰瘍
重炭酸ナトリウム	● 2 mEq/kg, IV・IP[63]	● ケトアシドーシス（妊娠中毒症）。用量はおおよその目安である
食糞	● 新鮮な盲腸便を温かい生理食塩水で混ぜ，ガーゼでこし，強制給餌する[74]	● 腸性毒血症。ドナー動物にエリザベスカラーをつけることでサンプル採取が容易になる
シリマリン（オオアザミ）	● 4-15 mg/kg, PO, q8-12 時[83] ● 20-50 mg/kg, PO, q24 時[142]	● 肝疾患の補助的治療に用いる栄養補助食品。肝保護剤。ウサギにおける用量は確立されていない。推奨量は小型動物用である
ジルチアゼム	● 0.5-1 mg/kg, PO, q12-24 時[120]	● 肥大型心筋症のためのCa チャネルブロッカー
水酸化アルミニウム	● 30-60 mg/kg, PO, q8-12 時[21]	● リン結合薬。腎不全による高リン血症
スクラルファート（Carafate, Hoechst Marion Roussel）	● 25 mg/kg, PO, q8-12 時[62]	● 消化管潰瘍。他の経口薬に影響し得る
スタノゾロール（Winstrol-V, Upjohn）	● 1-2 mg, PO, 単回投与[62]	● 外科手術または罹患後の食欲を刺激する
スルファサラジン（Azulfidine, Pharmacia）	● 砕いた 500 mg 錠を 1/8-1/4/羽, q8-24 時[97]	● 腸管粘膜の炎症を低下し得る
セベラマー	● 動物における用量は確立されていない。ヒトの用量は 2-4 カプセル, PO, q8 時である[142]	● 慢性腎不全に関連する高リン血症のためのリン結合薬。ビタミンKの吸収に影響し得るため，血液凝固検査を実施するべきである。薬剤は全身性吸収されないため，毒性がみられにくい
セルロース粉末（Unifiber, Niche）	● 小さじ 1/2-1 杯/回[145]	● 経腸栄養を摂取しているウサギの非水溶性の繊維源。細い給餌チューブも通過する
多硫酸グリコサミノグリカン（Adequan, Luitpold）	● 2.2 mg/kg, SC・IM, q3 日, 21-28 日, その後 q14 日[82]	● 非感染性，外傷性または変性関節疾患

表 9-6　ウサギの各種薬剤（続き）

薬 剤	用 量	特徴など
デキサメタゾン	—	ステロイド薬がウサギに適応されるのはまれである。ウサギはステロイド薬感受性動物である[79]。投与は細心の注意を払い，胃を保護する薬剤と併用することを検討する
	● 0.2-0.6 mg/kg，SC・IM・IV[56]	● 抗炎症性作用
	● 0.5-2 mg/kg，PO・SC，その後 q12 時，3-14 日に漸減する[61]	
	● 2 mg/kg，IM・IV[30]	● ショック。効果は賛否両論である
デキストラン鉄	● 4-6 mg/kg，IM，単回投与[120]	● 鉄欠乏性貧血（治療または予防）
ドキサプラム	● 2-5 mg/kg，SC・IV，q15 分[74]	● 呼吸促進薬
ナンドロロン（Deca-Duraboline，Organon）	● 2 mg/kg，SC・IM[60]	● タンパク同化ステロイド薬。食欲増進薬。貧血，特に慢性腎不全における貧血の補助治療に投与する
乳酸菌	—	● 腸炎の治療の手助けとなり得る[144]。効力は確定されていない
	● 抗菌薬療法中に PO 投与し，その後，休薬してから 5-7 日後に投与する[34]	● 抗菌薬治療の前後 2 時間投与する
乳酸リンゲル液	● 60-90 mL/kg[12]	● ショックの治療
	● 100-150 mL/kg/日，持続点滴または SC，q6-12 時に分割投与[102]	● 維持輸液療法
バリウム	● 10-14 mL/kg，PO[144]	● 消化管造影検査
ビタミン A	● 500-1,000 U/kg，IM[120]	
ビタミン C（アスコルビン酸）	● 100 mg/kg，PO，q12 時[20]	● 栄養サプリメント剤
ビタミン K	● 1-10 mg/kg，IM，prn[160]	● 出血障害，中毒症
ヒト絨毛性性腺刺激ホルモン（hCG）	● 20-25 U/羽，IV[62]	● 排卵
ヒドロキシジン	● 2 mg/kg，PO，q8-12 時[120]	● 抗ヒスタミン薬。止痒作用

（続く）

表 9-6　ウサギの各種薬剤（続き）

薬　剤	用　量	特徴など
ピモベンダン	● 0.1-0.3 mg/kg, PO, q12-24 時[120]	● ホスホジエステラーゼ阻害薬。拡張型心筋症または僧帽弁疾患における心収縮を増加させる（監訳注：現在はトロポニン C の Ca^{2+} 感受性を増加させることにより収縮を増加させると考えられている）
ファモチジン	● 0.5 mg/kg, PO・SC・IV, q12 時[48]	
プレドニゾロン	― ● 0.25-0.5 mg/kg, PO, q12 時, 3 日, その後 q24 時, 3 日, その後 q48 時[144] ● 0.5-2 mg/kg, PO, q12 時[120]	● デキサメタゾン参照 ● 無反応性の斜頚の治療（パスツレラ症ではない場合）。抗菌薬を併用する
プレドニゾン	― ● 0.5-2 mg/kg, PO[6, 30]	● デキサメタゾン参照 ● 抗炎症性作用
プロクロペラジン（Compazine, SmithKline Beecham）	● 0.2-0.5 mg/kg, PO, q8 時[60]	● 斜頚。30 mg/kg の 8 時間ごとで, ヒトの内耳迷路障害の治療に用いる
フロセミド	― ● 0.3-2 mg/kg, SC・IM・IV, prn[60] ● 1-3 mg/kg, PO, q8-24 時, prn[120] ● 1-4 mg/kg, SC・IM・IV, q4-6 時, prn[63, 120] ● 2-5 mg/kg, PO・SC・IM・IV, q12 時, prn[120]	● ループ利尿薬
ヘタスターチ（Hespan, DuPont）	● 5 mL/kg, IV, 5-10 分かけて投与。必要であれば繰り返す[102] ● 20 mL/kg, IV[126]	● 低タンパク血症の動物では用量を増加させる。内毒素血症に有益となりうる
ベナゼプリル	● 0.25-0.5 mg/kg, PO, q24 時[120]	● 血管拡張薬。エナラプリルより神経毒性が少ない
ベラパミル（Isoptin, Knoll）	● 2.5-25 μg/kg/時, IP[163] ● 0.2 mg/kg, SC, q8 時, 9 回[60, 62, 82]	● 術後に投与することで, 癒着形成を減らす ● 遅い Ca チャネルのブロッカー

表 9-6　ウサギの各種薬剤（続き）

薬　剤	用　量	特徴など
マレイン酸クロルフェナミン	● 0.2-0.4 mg/kg，PO，q12 時[60]	● 抗ヒスタミン薬
ミルタザピン	● 0.3-0.5 mg/kg，PO，q24 時[146]	● 食欲増進薬。ウサギの投与量は確立されていない。記載した用量は猫用である
メクリジン（Antivert, Roering）	● 2-12 mg/kg，PO，q24 時[62] ● 12.5-25 mg/kg，PO，q8-12 時[82]	● 斜頸による方向感覚や転がりを抑える（小動物の乗り物酔いを予防する）
メトクロプラミド	● 0.2-0.5 mg/kg，PO・SC，q6-8 時[71] ● 0.2-1 mg/kg，PO・SC，q6-8 時[62] ● 0.5 mg/kg，PO・SC，q4-12 時[82]	● 消化管運動を促進する
輸血（全血）	● 10-20 mL/kg，速度は 22 mL/kg/時を超えてはならない[102]	● 特に繰り返し輸血をする場合，クロスマッチ検査の実施が推奨される
ラニチジン（Zantac, Glaxo Wellcome）	● 2 mg/kg，IV，q24 時[60] ● 2-5 mg/kg，PO，q12 時[60]	● 胃潰瘍（食欲不振のウサギに多い）
リドカイン	● 1-2 mg/kg，IV（ボーラス投与）[148] ● 2-4 mg/kg，気管内投与[148]	● 不整脈 ● 不整脈
硫酸コンドロイチン（Cosequin, Nutramax）	● 猫と同様の用量で経験的に投与する[171]	● 関節炎。栄養補助食品
硫酸鉄	● 4-6 mg/kg，PO，q24 時[21]	● 鉄欠乏性貧血
レベチラセタム（Keppra, UCB）	● 20 mg/kg，PO，q8 時[11]	● 抗けいれん薬。ウサギの用量は確立されていないが，PD は犬と類似する
ロペラミド	● 0.1 mg/kg，PO，q8 時，3 日，その後 q24 時，2 日[62]	● 腸疾患（非特異性下痢）。1 mL の水に混ぜる

表 9-7　ウサギの血液検査値および血清生化学検査値[45, 60, 71, 81]

測定項目	正常値
血液学	
RBC ($10^6/\mu L$)	4-8
Hgb (g/dL)	8-17.5
PCV (%)	30-50
MCV (fL)	58-75
MCH (pg)	17.5-23.5
MCHC (g/dL)	29-37
WBC ($10^3/\mu L$)	5-12
偽好酸球（好中球）(%)	35-55
リンパ球 (%)	25-60
単球 (%)	2-10
好酸球 (%)	0-5
好塩基球 (%)	2-8
血小板 ($10^3/\mu L$)	290-650
網状赤血球 (%)	2-4
生化学	
総タンパク質 (g/dL)	5.4-7.5
アルブミン (g/dL)	2.5-5
グロブリン (g/dL)	1.5-3.5
AST (U/L)	14-113
ALT (U/L)	14-80
ALP (U/L)	4-70
LDH (U/L)	34-129
コレステロール (mg/dL)	12-116
トリグリセリド (mg/dL)	124-156
総ビリルビン (mg/dL)	0-0.75
グルコース (mg/dL)	75-150
アミラーゼ (U/L)	200-500
BUN (mg/dL)	15-50

表 9-7　ウサギの血液検査値および血清生化学検査値[45, 60, 71, 81]（続き）

測定項目	正常値
クレアチニン (mg/dL)	0.5-2.6
Na (mEq/L)	138-155
Cl (mEq/L)	92-112
K (mEq/L)	3.5-7
P (mg/dL)	2.3-6.9
Ca (mg/dL)	8-14.8
カリウム (mEq/L)	3.5-7
T_3 (ng/dL)	130-430
T_4 (μg/dL)	1.7-2.4
胆汁酸 (μmol/L)	＜40
血漿ビタミンA (μg/mL)	30-80
ビタミンD_3 (pmol/L)	20-45（放し飼い，屋外飼育）
血漿ビタミンE (μg/mL)	＞1
重炭酸塩 (mEq/L)	16.2-31.8
総脂質 (mg/dL)	280-350

表 9-8　ウサギの生物学および生理学的データ[61]

指　標	正常値
成熟動物の体重（雄）	1.5-5 kg
成熟動物の体重（雌）	1.5-6 kg
出生時の体重	30-80 g
呼吸数	30-60 回/分
1 回換気量	4-6 mL/kg
心拍数	130-325 回/分
直腸温	38.5-40 ℃ (101.3-104 ℉)
寿命	5-6 年（最大 15 年）
摂食量	50 g/kg/日
飲水量	100 mL/kg/日
消化管通過時間	4-5 時間
繁殖開始時期（雄）	6-10 カ月
繁殖開始時期（雌）	4-9 カ月
雌動物の繁殖時期	4 カ月-3.75 年
繁殖サイクル	排卵誘発
妊娠期間	29-35 日
産子数	4-10 羽
離乳期	4-6 週
歯式	I2/1 C0/0 P3/2 M3/3

表 9-9　ウサギの尿検査[144, 150]

測定項目	正常値
尿量	
大型種	20-350 mL/kg/日
平均型種	130 mL/kg/日
比重	1.003-1.051
pH	7.7-9.6
結晶	リン酸アンモニウムマグネシウム，炭酸カルシウム一水和物，無水炭酸カルシウム
円柱，上皮または細菌	認められないまたはまれ
リンパ球または赤血球	ときどき認められる
アルブミン	若いウサギでときどき認められる
タンパク質：クレアチニン比	0.11-0.47
タンパク質 (g/L, 参照含有量)	0.57-10.66
タンパク質（マルティスティックス尿検査試験紙）	陰性から＋＋＋

表 9-10　ウサギの脳脊髄液組成[80, 177]

測定項目	正常値
WBC	≦4 細胞数/μL (*Encephalitozoon. cuniculi* 陽性のウサギでは 1-97 細胞数/μL)
ALP	5 U/dL
Ca	5.4 mEq/L
炭酸ガス	41.2-48.5 mL %
Cl	127 mEq/L
コレステロール	33 mg/dL
クレアチニン	17 mg/dL
グルコース	75 mg/dL
乳酸	1.4-4 mg/dL
Mg	2.2 mEq/L
非タンパク性窒素	5.6-16.8 mg/dL
P	2.3 mEq/L
K	3 mEq/L
総タンパク質	13-59 mg/dL (*E. cuniculi* 陽性の場合，31-154 mg/dL)
Na	149 mEq/L
BUN	20 mg/dL

表 9-11　ウサギの心電図測定値[54, 75]

測定項目	正常値
心拍数	198-330 回 / 分[a]
測定（第Ⅱ誘導）	
P 波	
持続時間（幅）	0.01-0.05 秒
振幅（高さ）	0.04-0.12 mv
P-R 間隔	
持続時間	0.04-0.08 秒
QRS 群	
持続時間	0.02-0.06 秒
R 波振幅	0.03-0.039 mv
Q-T 間隔	
持続時間	0.08-0.16 秒
T 波	
振幅（高さ）	0.05-0.17 mv
電気軸（正面図）	-43 度から＋80 度
拡張期の心室中隔の厚さ	0.143-0.310 cm
収縮期の心室中隔の厚さ	0.217-0.403 cm
拡張期の左心室内径	1.187-1.906 cm
収縮期の左心室内径	0.783-1.353 cm
拡張期の左心室自由壁	0.16-0.28 cm
収縮期の左心室自由壁	0.243-0.455 cm
短縮率	22.6-36.83 %
駆出率	49.07-70 %
大動脈直径	0.673-0.980 cm
左心耳径	0.753-1.200 cm
左心耳径：大動脈直径	0.94-1.54
僧帽弁 E 点・心室中隔間隔	0.120-0.233 cm
ドプラー心拍数	115-234 回 / 分
大動脈流出最大速度	0.56-1.06 m/ 秒
肺動脈流出最大速度	0.34-0.84 m/ 秒
僧帽弁 E 波最大速度	0.41-0.83 m/ 秒

（続く）

表 9-11　ウサギにおける心電図測定値[54,75]（続き）

測定項目	正常値
僧帽弁A波最大速度	0.19-0.44 m/秒
僧帽弁E波最大速度：A波最大速度	1.34-3.55

a：心電図検査に慣れているウサギでは低値が認められることがある

表 9-12　成熟動物の雌雄鑑別[157]

雄	雌
●陰茎を確認するために，陰茎包皮を引っ張る ●精巣を触診する ●肛門性器間距離が長い	●腟と尿道は共通の開口部を有する（犬猫と同様） ●泌尿生殖器開口部から陰茎のような構造物は存在しない ●肛門性器間距離が短い

表 9-13　ウサギに有毒な薬物[a]

薬　剤	副作用・有害作用
アモキシシリン[71]	腸炎。腸性毒血症
アモキシシリン・クラブラン酸[71]	腸炎。腸性毒血症
アンピシリン[27,60]	腸炎。特に経口投与の場合に腸性毒血症の高いリスクがある
エリスロマイシン[27]	腸炎。腸性毒血症
クリンダマイシン[27,60]	腸炎。腸性毒血症，高リスク
セファロスポリン系[60]	腸炎。経口投与の場合，腸性毒血症
チレタミン[38]	神経毒性
プロカイン[61]	0.4 mg/kg が致死量になることもある
ペニシリン[27,60]	腸炎。経口投与の場合，腸性毒血症
リンコマイシン[27,60]	腸炎。腸性毒血症，高リスク

a：ペニシリン／ストレプトマイシン，トリメトプリム／スルファメトキサゾール，テトラサイクリン，ゲンタマイシンを投与されているウサギに抗菌薬関連性の大腸炎が起こるとの報告がある。一般的に経口投与よりも非経口投与が推奨される

表 9-14 ウサギの胃内のうっ滞／閉塞および毛髪胃石の治療[a,30,62,71,97,111,119,144,167]

治療	特徴など
鎮痛薬	● 腹部の違和感のために投与され，そのため食欲が刺激される
抗菌薬	● 適応例にのみ投与する。一般的に選択される薬剤はエンロフロキサシンまたはトリメトプリム・サルファ剤である。便が通過するまで非経口投与する。嫌気性菌の異常増殖にメトロニダゾールが適応される
運動	● 運動量の増加は毛髪胃石の通過の手助けとなり得る
輸液療法	● 維持量の 2-3 倍投与による再水和（PO・SC・IV 投与）は重要である ● 維持量は 50-100 mL/kg/ 日である
経口（胃）水和	● どんな胃内容物でも再水和することが大切である ● バランスのとれた電解質液を投与する
グルーミング	● ブラッシングは問題悪化を防ぐのに有効となり得る ● 毛の長い，または抜け毛の多い個体には定期的なブラッシングを行い，予防する
栄養的サポート	● 食欲不振時に大切となる。肝リピドーシス予防に有効である ● 補助的給餌 ≈ 10-15 mL/kg，q8-12 時，Critical Care for Herbivores（Oxbow Pet Products） ● 新鮮な葉物（パセリ，ロメインレタス，ニンジンの葉，ケール，シラントロ），チモシーまたは干し草を不断給餌する。ペレットの給餌は控える ● 必要に応じてビタミンのサプリメント（特にビタミン B 群）を与える
消化管運動性促進薬	● 胃内容排出を促す ● シサプリド（0.5 mg/kg，PO，q8-12 時） ● メトクロプラミド（0.2-0.5 mg/kg，PO・SC，q6-8 時）
その他の治療（表 9-6 参照）	● コレスチラミン：腸性毒血症の治療・予防 ● シメチコン：過剰なガスによる腹部の違和感を低下し得る ● スルファサラジン：腸管粘膜の炎症を低下し得る
緩下剤（猫用）	● 効力があいまいなため，石油系の下剤は適応されない
酵素サプリメント	● ブロメライン（パイナップルのフレッシュジュース）のようなタンパク分解性酵素は，毛髪胃石の症例へ経験的に使用されてきた。しかし，効力はあいまいなため一般的に推奨されない

a：治療と並行して原因（例：退屈，ストレス，過剰な脱毛，不適切な粗飼料の給餌，栄養的欠乏性または不均衡，肥満）を改善することが重要である。外科治療はもはや初期治療として行われず，完全閉塞の症例以外では適応がまれである

表 9-15 ウサギの気管支肺胞洗浄（BAL）[a, 65]

BAL パラメーター	結果および特徴
容量	40-76 %の回復＝1.2-2.3 mL
白血球数	200-700/μL，大部分はマクロファージである
偽好酸球	0-28/μL（0-5 %）
リンパ球	15-98/μL（4-30 %）
マクロファージ	180-602/μL（69-94 %）
好酸球	0-60/μL（0-12 %）

a：ニュージーランドホワイトウサギに行った気管支鏡による気管支肺胞洗浄では，左右の気管支に3 mLの滅菌食塩水が投与された

表 9-16 正常なペットウサギの行動観察[a]

行動	行動の評価	％
警戒する	警戒しているが非活動的	24.2
社交的	休息，グルーミングを含む社交的交流	16.5
グルーミング	自身のグルーミング	16
休息	自身で休息	12.3
摂食	牧草以外の摂食	8.4
跳躍	跳躍	6.4
草を食べる	草を食べる	3.4
遊ぶ	玩具で遊ぶ	2.8
飲水	飲水	2
その他の行動	におい付け	0.9
	走る，速い跳躍	0.7
	後肢で起立する	0.7
	スタンピング	0.5
	排便，排尿	0.5
	掘る	0.5
	ストレッチする，震える	0.1
隠れる行動	観察者から隠れる	4

a：多くの行動を呈した97羽のウサギに対して10分間の観察時間中，30秒ごとに評価して得られた結果である[121]

表 9-17　70羽の健康なウサギの結膜の微生物叢[36]

微生物	サンプル採取した眼球に占める割合 (%)
Staphylococcus spp，特に *S. capitis* と *S. xylosus*	56
Micrococcus spp	25
Bacillus spp	19
Stomotococcus mucilaginosus	8
Neisseria spp	8
Corynebacterium spp	6
Streptococcus viridans	6
Pasteurella spp	6
Moraxella spp	4
Weeksella spp	3
Aeromonas salmonicida	2
Flavobacterium indologenes	1
Lactobacillus spp	1

参考文献

1. Abd El-Aty AM, Goudah A, Abo El-Sooud K. Pharmacokinetics, intramuscular bioavailability and tissue residue profiles of ceftazidime in a rabbit model. *Dtsch Tierarztl Wochenschr* 2001;108:168-171.
2. Abd El-Aty AM, Goudah A, Abo El-Sooud K, et al. Pharmacokinetics and bioavailability of florfenicol following intravenous, intramuscular, and oral administration in rabbits. *Vet Res Commun* 2004;28:515-524.
3. Abd El-Aty AM, Goudah A, Ismail M, et al. Disposition kinetics of difloxacin in rabbits after intravenous and intramuscular injection of Dicural. *Vet Res Commun* 2005;29:297-304.
4. Abo-El-Sooud K, Goudah A. Influence of *Pasteurella multocida* infection on the pharmacokinetic behavior of marbofloxacin after intravenous and intramuscular administrations in rabbits. *J Vet Pharmacol Ther* 2009;33:63-68.
5. Akpek EK, Vittitow J, Verhoeven RS, et al. Ocular surface distribution and pharmacokinetics of a novel ophthalmic 1% azithromycin formulation. *J Ocul Pharmacol Ther* 2009; 25:433-440.
6. Allen DG, Pringle JK, Smith DA. *Handbook of Veterinary Drugs*. Philadelphia: JB Lippincott Co; 1993.
7. Allweiler S, Leach MC, Flecknell PA. The use of propofol and sevoflurane for surgical anaesthesia in New Zealand white rabbits. *Lab Anim* 2010;44:113-117.
8. Audeval-Gerard C, Nivet C, el Amrani A, et al. Pharmacokinetics of ketoprofen in rabbits after single topical application. *Eur J Drug Metab Pharmacokinet* 2000;25:227-230.
9. Avunduk AM, Beuerman RW, Warnel ED, et al. Comparison of efficacy of topical and oral fluconazole treatment in experimental *Aspergillus* keratitis. *Curr Eye Res* 2003;26:113-117.
10. Barequet IS, Denton P, Osterhout GJ, et al. Treatment of experimental bacterial keratitis with topical trovafloxacin. *Arch Ophthalmol* 2004;122:65-69.
11. Benedetti M, Coupez R, Whomsley R, et al. Comparative pharmacokinetics and metabolism of levetiracetam, a new anti-epileptic agent, in mouse, rat, rabbit, and dog. *Xenobiotic* 2004;34:281-300.
12. Bennett RA. Rabbit and rodent orthopedics. *Proc North Am Vet Conf* 1998:773-774.
13. Bennett RA. Soft tissue surgery in rabbits. *Proc North Am Vet Conf* 1998:775-776.
14. Bennett RA. Treatment of abscesses in the head of rabbits. *Proc North Am Vet Conf* 1999: 821-823.
15. Birke L, Molina P, Baker D, et al. Comparison of selamectin and imidacloprid plus permethrin in eliminating *Leporacarus gibbus* infestation in laboratory rabbits. *J Am Assoc Lab Anim Sci* 2009;48:757-762.
16. Blair MJ, Render JA, Morreale R, et al. Granulocyte macrophage colony stimulating factor: effect on corneal wound healing. *Vet Comp Ophthalmol* 1997;7:168-172.
17. Bowman DD, Fogelson ML, Carbone LG. Effect of ivermectin on the control of ear mites (*Psoroptes cuniculi*) in naturally infested rabbits. *Am J Vet Res* 1992;53:105-109.
18. Broome RL, Brooks DL. Efficacy of enrofloxacin in the treatment of respiratory pasteurellosis in rabbits. *Lab Anim Sci* 1991;41:572-576.
19. Broome RL, Brooks DL, Babish JG, et al. Pharmacokinetic properties of enrofloxacin in rabbits. *Am J Vet Res* 1991;52:1835-1841.
20. Brown SA. Intermittent soft stools in rabbits. *Proc North Am Vet Conf* 1996:849-850.
21. Brown SA. Rabbit urinary tract disease. *Proc North Am Vet Conf* 1997:785-787.
22. Burgmann P, Percey DH. Antimicrobial drug use in rodents and rabbits. In: Prescott JF, Baggot JD, eds. *Antimicrobial Therapy in Veterinary Medicine*. Ames: Iowa State University Press; 1993:524-541.
23. Cabanes A, Arboix M, Anton JMG, et al. Pharmacokinetics of enrofloxacin after intravenous and intramuscular injection in rabbits. *Am J Vet Res* 1992;53:2090-2093.
24. Cam Y, Atasever A, Eraslan G, et al. Experimental infection in rabbits and the effect of treatment with toltrazuril and ivermectin. *Exper Parasitol* 2008;119:164-172.

25. Cantwell S. Ferret, rabbit, and rodent anesthesia. *Vet Clin North Am Exotic Anim Pract* 2001;4:169-191.
26. Carceles CM, Fernandez-Varon E, Marin P, et al. Tissue disposition of azithromycin after intravenous and intramuscular administration to rabbits. *Vet J* 2007;174:154-159.
27. Carman RJ. Antibiotic-associated diarrhea of rabbits. *J Small Exotic Anim Med* 1993;2:69-71.
28. Carpenter JW, MG Hawkins. Personal communication. 2011.
29. Carpenter JW, Dryden M, KuKanich B. Efficacy and pharmacokinetics of topical administration of selamectin in flea-infested rabbits. *Am J Vet Res* 2012. In press.
30. Carpenter JW, Mashima TY, Gentz EJ, et al. Caring for rabbits: an overview and formulary. *Vet Med* 1995;April:340-364.
31. Carpenter JW, Pollock CG, Koch DE, et al. Single- and multiple-dose pharmacokinetics of marbofloxacin after oral administration to rabbits. *Am J Vet Res* 2009;70:522-526.
32. Carpenter JW, Pollock CG, Koch DE, et al. Single- and multiple-dose pharmacokinetics of meloxicam after oral administration to the rabbit *(Oryctolagus cuniculus)*. *J Zoo Wildl Med* 2009;40:601-606.
33. Cocksholt ID, Douglas EJ, Plummer GF, et al. The pharmacokinetics of propofol in laboratory animals. *Xenobiotica* 1992;22:369-375.
34. Collins BR. Antimicrobial drug use in rabbits, rodents, and other small mammals. In: *Antimicrobial Therapy in Caged Birds and Exotic Pets*. Trenton: Veterinary Learning Systems Co; 1995:3-10.
35. Cooper CS, Metcalf-Pate KA, Barat CE, et al. Comparison of side effects between buprenorphine and meloxicam used postoperatively in Dutch belted rabbits *(Oryctolagus cuniculus)*. *J Am Assoc Lab Anim Sci* 2009;48:279-285.
36. Cooper S, McLellan G, Rycroft A. Conjunctival flora observed in 70 healthy domestic rabbits *(Oryctolagus cuniculus)*. *Vet Rec* 2001;149:232-235.
37. Deren YT, Ozdek S, Kalkanci A, et al. Comparison of antifungal efficacies of moxifloxacin, liposomal amphotericin B, and combination treatment in experimental *Candida albicans* endophthalmitis in rabbits. *Can J Microbiol* 2010;56:1-7.
38. Doerning BJ, Brammer DW, Chrisp CE, et al. Nephrotoxicity of tiletamine in New Zealand white rabbits. *Lab Anim Sci* 1992;42:267-269.
39. Drago F, Emmi I, Marino V. Effects of beta-blockers association with pilocarpine on rabbit intraocular pressure and heart rate. *Pharm Res* 1997;35:299-302.
40. Drummond JC. MAC for halothane, enflurane, and isoflurane in the New Zealand white rabbit: and a test for the validity of MAC determinations. *Anesthesiology* 1985;62:336-338.
41. Dundaroz R, DeGim T, Sizlan A, et al. Intracavernous application of diazepam: an alternative route of the seizure treatment—an experimental study in rabbits. *Pediatr Int* 2002;44:163-167.
42. Egger CM, Souza MJ, Greenacre CB, et al. Effect of intravenous administration of tramadol hydrochloride on the minimum alveolar concentration of isoflurane in rabbits. *Am J Vet Res* 2009;70:945-949.
43. Eisle PH. Anesthesia for the rabbit. *Proc North Am Vet Conf* 1997;792-794.
44. Elmas M, Uney K, Yazar E, et al. Pharmacokinetics of enrofloxacin following intravenous and intramuscular administration in Angora rabbits. *Res Vet Sci* 2007;82:242-245.
45. Fairham J, Harcourt-Brown F. Preliminary investigation of the vitamin D status of pet rabbits. *Vet Rec* 1999;145:452-454.
46. Farmaki R, Koutinas AF, Papazahariadou MG, et al. Effectiveness of a selamectin spot-on formulation in rabbits with sarcoptic mange. *Vet Rec* 2009;164:431-432.
47. Fernandez-Varon E, Bovaira MJ, Espuny A, et al. Pharmacokinetic-pharmacodynamic integration of moxifloxacin in rabbits after intravenous, intramuscular and oral administration. *J Vet Pharmacol Ther* 2005;28:343-348.
48. Fiorello CV. Personal observation. 2011.
49. Fish RE, Besch-Williford C. Reproductive disorders in the rabbit and guinea pig. In: Kirk RW, Bonagura JD, eds. *Kirk's Current Veterinary Therapy XI: Small Animal Practice*. Philadelphia: WB Saunders Co; 1992:1175-1179.

50. Flecknell P. Medetomidine and atipamezole: potential uses in laboratory animals. *Lab Anim* 1997;26:21-25.
51. Flecknell PA. *Laboratory Animal Anesthesia*. London: Academic Press, 1987.
52. Flecknell PA. Post-operative analgesia in rabbits and rodents. *Lab Anim* 1991;20:34-37.
53. Foley P, Henderson A, Bissonette E, et al. Evaluation of fentanyl transdermal patches in rabbits: blood concentrations and physiologic response. *Comp Med* 2001;51:239-244.
54. Fontes-Sousa AP, Brás-Silva C, Moura C, et al. M-mode and Doppler echocardiographic reference values for male New Zealand white rabbits. *Am J Vet Res* 2006;67:1725-1729.
55. Gallina G, Lucatello L, Drigo I, et al. Kinetics and intrapulmonary disposition of tilmicosin after single and repeated oral bolus administrations to rabbits. *Vet Res Commun* 2010;34: S69-S72.
56. Gillett CS. Selected drug dosages and clinical reference data. In: Manning PJ, Ringler DH, Newcomer CE, eds. *The Biology of the Laboratory Rabbit*. 2nd ed. San Diego: Academic Press; 1994:467-472.
57. Gokbulut C, Biligili A, Kart A, et al. Plasma dispositions of ivermectin, doramectin and moxidectin following subcutaneous administration in rabbits. *Lab Anim* 2010;44:138-142.
58. Green LC, Callegan MC, Engel LS, et al. Pharmacokinetics of topically applied ciprofloxacin in rabbit tears. *Jpn J Ophthalmol* 1996;40:123-126.
59. Grint NJ, Murison PJ. A comparison of ketamine-midazolam and ketamine-medetomidine combinations for induction of anaesthesia in rabbits. *Vet Anaesth Analg* 2008;35:113-121.
60. Harcourt-Brown F. *Textbook of Rabbit Medicine*. Oxford: Butterworth-Heinemann; 2002.
61. Harkness JE, Wagner JE. *The Biology and Medicine of Rabbits and Rodents*. 3rd ed. Philadelphia: Lea and Febiger; 1989.
62. Harkness JE, Wagner JE. *The Biology and Medicine of Rabbits and Rodents*. 4th ed. Philadelphia: Williams & Wilkins; 1995.
63. Harrenstien L. Critical care of ferrets, rabbits, and rodents. *Semin Avian Exotic Pet Med* 1994;3:217-228.
64. Harvey C. Rabbit and rodent skin diseases. *Semin Avian Exotic Pet Med* 1995;4:195-204.
65. Hawkins MG, Vernau W, Drazenovich TL, et al. Results of cytologic and microbiologic analysis of bronchoalveolar lavage fluid in New Zealand white rabbits. *Am J Vet Res* 2008;69: 572-578.
66. Heard DJ. Principles and techniques of anesthesia and analgesia for exotic practice. *Vet Clin North Am Small Anim Pract* 1993;23:1301-1327.
67. Heard DJ. Anesthesia, analgesia, and sedation of small mammals. In: Quesenberry KE, Carpenter JW, eds. *Ferrets, Rabbits, and Rodents: Clinical Medicine and Surgery*. 2nd ed. St Louis: WB Saunders Co; 2004:356-369.
68. Hellebrekers LJ, de Boer EJW, van Zuylen MA, et al. A comparison between medetomidine-ketamine and medetomidine-propofol anaesthesia in rabbits. *Lab Anim* 1997;31:58-69.
69. Henke J, Astner S, Brill T, et al. Comparative study of three intramuscular anaesthetic combinations (medetomidine-ketamine, medetomidine-fentanyl-midazolam and xylazine-ketamine) in rabbits. *Vet Anaesth Analg* 2005;32:261-270.
70. Hersey-Benner C. Diarrhea in a rabbit. *Lab Anim* 2008;37:347-349.
71. Hillyer EV. Pet rabbits. *Vet Clin North Am Small Anim Pract* 1994;24:25-64.
72. Hiraoka T, Kaji Y, Wakabayashi T, et al. Comparison of micafungin and fluconazole for experimental *Candida* keratitis in rabbits. *Cornea* 2007;26:336-342.
73. Hu L, Liu C, Shang C, et al. Pharmacokinetics and improved bioavailability of toltrazuril after oral administration to rabbits. *J Vet Pharmacol Ther* 2010;33:503-506.
74. Huerkamp MJ. Anesthesia and postoperative management of rabbits and pocket pets. In: Bonagura JD, ed. *Kirk's Current Veterinary Therapy XII: Small Animal Practice*. Philadelphia: WB Saunders Co; 1995:1322-1327.
75. Huston SM, Quesenberry KE. Cardiovascular and lymphoproliferative diseases In: Quesenberry KE, Carpenter JW, eds. *Ferrets, Rabbits, and Rodents: Clinical Medicine and Surgery*. 2nd ed. St Louis: WB Saunders Co; 2004:211-220.

76. Hutchinson MJ, Jacobs DE, Bell GD, et al. Evaluation of imidacloprid for the treatment and prevention of cat flea *(Ctenocephalides felis felis)* infestations on rabbits. *Vet Rec* 2001;148: 695-696.
77. Idid S, Lee C. Effects of Fuller's Earth and activated charcoal on oral absorption of paraquat in rabbits. *Clin Exp Pharmacol Physiol* 1996;23:679-681.
78. Ivey E. Personal communication. 2002.
79. Ivey ES, Morrisey JK. Therapeutics for rabbits. *Vet Clin North Am Exotic Anim Pract* 2000;3:183-220.
80. Jass A, Matiasek K, Henke J, et al. Analysis of cerebrospinal fluid in healthy rabbits and rabbits with clinically suspected encephalitozoonosis. *Vet Rec* 2008;162:618-622.
81. Jenkins J. Rabbits. In: Jenkins JR, Brown SA, eds. *A Practitioner's Guide to Rabbits and Ferrets*. Lakewood, CO: American Animal Hospital Association; 1993:1-42.
82. Jenkins J. *Rabbit Drug Doses*. Lakewood, CO: American Animal Hospital Association; 1995.
83. Jepson L. *Exotic Animal Medicine: A Quick Reference Guide*. Philadelphia: Saunders/Elsevier; 2009.
84. Kanbur M, Atalay O, Ica A, et al. The curative and antioxidative efficiency of doramectin and doramectin+vitamin AD_3E treatment on *Psoroptes cuniculi* infestation in rabbits. *Res Vet Sci* 2008;85:291-293.
85. Kaya D, Inceboz T, Kolatan E, et al. Comparison of efficacy of ivermectin and doramectin against mange mite *(Sarcoptes scabiei)* in naturally infested rabbits in Turkey. *Vet Ital* 2010;46:51-56.
86. Kern TJ. Rabbit and rodent ophthalmology. *Semin Avian Exotic Pet Med* 1997;6:138-145.
87. Kiel JW, Patel P. Effects of timolol and betaxolol on choroidal blood flow in the rabbit. *Exp Eye Res* 1998;67:501-507.
88. Kim MS, Lim JH, Hwang YH, et al. Plasma disposition of toltrazuril and its metabolites, toltrazuril sulfoxide and toltrazuril sulfone, in rabbits after oral administration. *Vet Parasitol* 2010;169:51-56.
89. Kim SH, Lee JY, Jun HK, et al. Efficacy of selamectin in the treatment of cheyletiellosis in pet rabbits. *Vet Dermatol* 2008;19:26-27.
90. Kirkpatrick WR, Vallor AC, McAtee RK, et al. Combination therapy with terbinafine and amphotericin B in a rabbit model of experimental invasive aspergillosis. *Antimicrob Agents Chemother* 2005;49:4751-4753.
91. Kirschner SE. Ophthalmologic diseases in small mammals. In: Hillyer EV, Quesenberry KE, eds. *Ferrets, Rabbits, and Rodents: Clinical Medicine and Surgery*. Philadelphia: WB Saunders Co; 1997:339-345.
92. Koc F, Ozturk M, Kadioglu Y, et al. Pharmacokinetics of florfenicol after intravenous and intramuscular administration in New Zealand white rabbits. *Res Vet Sci* 2009;87: 102-105.
93. Korting HC, Walther D, Riethmüller U, et al. Ceftriaxone given repeatedly cures manifest syphilis in the rabbit. *Chemother* 1987;33:376-380.
94. Kosravi E, Elena P, Hariton C. Allergic conjunctivitis and uveitis models: reappraisal with some marketed drugs. *Inflamm Res* 1995;44:47-54.
95. Kozer E, Levicheck Z, Hoshino N, et al. The effect of amitriptyline, gabapentin, and carbamazepine on morphine-induced hypercarbia in rabbits. *Anesth Analg* 2008;107:1216-1222.
96. Kraus AL, Wesbroth SH, Flatt RE, et al. Biology and diseases of rabbits. In: Fox JG, Cohen BJ, Loew FM, eds. *Laboratory Animal Medicine*. Orlando: Academic Press; 2000:207-240.
97. Krempels D, Cotter M, Stanzione G. Ileus in domestic rabbits. *Exotic DVM* 2000;2:19-21.
98. Kurtdede A, Karaer Z, Acar A, et al. Use of selamectin for the treatment of psoroptic and sarcoptic mite infestation in rabbits. *Vet Dermatol* 2007;18:18-22.
99. Lee M, Kallal S, Feldman M. Omeprazole prevents indomethacin-induced gastric ulcers in rabbits. *Aliment Pharmacol Ther* 1996;10:571-576.
100. Lipman NS, Marini RP, Erdman SE. A comparison of ketamine/xylazine and ketamine/xylazine/acepromazine anesthesia in the rabbit. *Lab Anim Sci* 1990;40:395-398.

101. Lipman NS, Marini RP, Flecknell PA. Anesthesia and analgesia in rabbits. In: Kohn DF, Wixson SK, White WJ, et al, eds. *Anesthesia and Analgesia in Laboratory Animals*. New York: Academic Press; 1997:205-232.
102. Longley L. *Anaesthesia of Exotic Pets*. Philadelphia: Saunders/Elsevier; 2008.
103. Louie A, Liu QF, Drusano GL, et al. Pharmacokinetic studies of fluconazole in rabbits characterizing doses which achieve peak levels in serum and area under the concentration-time curve values which mimic those of high-dose fluconazole in humans. *Antimicrob Agents Chemother* 1998;42:1512-1514.
104. Lukehart SA, Fohn MJ, Baker-Zander SA. Efficacy of azithromycin for therapy of active syphilis in the rabbit model. *J Antimicrob Chemother* 1990;25:91-99.
105. Maciejewska-Paszek I, Pawlowska-Góral K, Kostrzewski M, et al. The influence of small doses of paracetamol on rabbit liver. *Exp Toxicol Pathol* 2007;59:139-141.
106. Marangos MN, Zhu Z, Nicolau DP, et al. Disposition of ofloxacin in female New Zealand white rabbits. *J Vet Pharmacol Ther* 1997;20:17-20.
107. Marini RP, Avison DL, Corning BF, et al. Ketamine-xylazine-butorphanol: a new anesthetic combination for rabbits. *Lab Anim Sci* 1992;42:57-62.
108. McElroy DE, Ravis WR, Clark CH. Pharmacokinetics of oxytetracycline hydrochloride in rabbits. *Am J Vet Res* 1987;48:1261-1263.
109. McGee DH, Holt WF, Kastner PR, et al. Safety of moxifloxacin as shown in animal and in vitro studies. *Surv Ophthalmol* 2005;50(Suppl 1):S46-54.
110. McKay SG, Morck DW, Merrill JK, et al. Use of tilmicosin for treatment of pasteurellosis in rabbits. *Am J Vet Res* 1996;57:1180-1184.
111. McNitt JI, Cheeke PR. *Rabbit Production*. Danville, IL: Interstate Printers & Publishers; 1996.
112. McTier TL, Hair JA, Walstrom DJ, et al. Efficacy and safety of topical administration of selamectin for treatment of ear mite infestation in rabbits. *J Am Vet Med Assoc* 2003;223:322-324.
113. Mencke N, Bach T. Managing gastrointestinal helminths in small mammals. *Comp Cont Educ Pract* 2007;29:13-16.
114. Mercier P, Morel-Saives A, Verdelhan S, et al. Tolerance of decoquinate in the rabbit. *Proc 8th World Rabbit Congr* 2004;597-600.
115. Miller JL, Schell WA, Wills EA, et al. In vitro and in vivo efficacies of the new triazole albaconazole against *Cryptococcus neoformans*. *Antimicrob Agents Chemother* 2004;48:384-387.
116. Millis DL, Walshaw R. Elective castrations and ovariohysterectomies in pet rabbits. *J Am Anim Hosp Assoc* 1992;28:491-498.
117. More RC, Kody MH, Kabo JM, et al. The effects of two nonsteroidal antiinflammatory drugs on limb swelling, joint stiffness, and bone torsional strength following fracture in a rabbit model. *Clin Orthop Relat Res* 1989; Oct:306-311.
118. Morrisey JK. Ectoparasites of small mammals. *Proc North Am Vet Conf* 1998;844-845.
119. Morrisey JK. Personal communication. 2004.
120. Morrisey JK, Carpenter JW. Formulary. In: Quesenberry KE, Carpenter JW, eds. *Ferrets, Rabbits, and Rodents: Clinical Medicine and Surgery*. 3rd ed. St Louis: Saunders/Elsevier; 2012:566-575.
121. Mullan S, Main D. Behaviour and personality of pet rabbits and their interactions with their owners. *Vet Rec* 2007;160:516-520.
122. Murphy KL, Roughan JV, Baxter MG, et al. Anaesthesia with a combination of ketamine and medetomidine in the rabbit: effect of premedication with buprenorphine. *Vet Anaesth Analg* 2010;37:222-229.
123. Nelson CL, McLaren SG, Skinner RA, et al. The treatment of experimental osteomyelitis by surgical debridement and the implantation of calcium sulfate tobramycin pellets. *J Orthop Res* 2002;20:643-647.
124. Ng EW, Joo MJ, Au Eong KG, et al. Ocular toxicity of intravitreal trovafloxacin in the pigmented rabbit. *Curr Eye Res* 2003;27:387-393.
125. Nicolau DP, Freeman CD, Nightingale CH, et al. Pharmacokinetics of minocycline and vancomycin in rabbits. *Lab Anim Sci* 1993;43:222-225.

126. Nielson VG, Sidhartha T, Brix AE, et al. Hextend® (hetastarch solution) decreases multiple organ injury and xanthine oxidase release after hepatoenteric ischemia-reperfusion in rabbits. *Crit Care Med* 1997;25:1565-1574.
127. Norcross EW, Sanders ME, Moore Q, et al. Comparative efficacy of besifloxacin and other fluoroquinolones in a prophylaxis model of penicillin-resistant *Streptococcus pneumoniae* rabbit endophthalmitis. *J Ocul Pharmacol Ther* 2010;26:237-243.
128. Ofoefule SI, Onuoha LC, Okonta MJ, et al. Effect of activated charcoal on isoniazid absorption in rabbits. *Boll Chim Farm* 2001;140:183-186.
129. Okerman L. *Diseases of Domestic Rabbits*. 2nd ed. Oxford: Blackwell Scientific Publications; 1994.
130. Okerman L, Devriese LA, Gevaert D, et al. In vivo activity of orally administered antibiotics and chemotherapeutics against acute septicaemic pasteurellosis in rabbits. *Lab Anim* 1990;24:341-344.
131. Ollivier F, Delverdier M, Regnier A. Tolerance of the rabbit cornea to an n-butyl-ester cyanoacrylate adhesive (Vetbond®). *Vet Ophthalmol* 2001;4:261-266.
132. Orr HE, Roughan JV, Flecknell PA. Assessment of ketamine and medetomidine anaesthesia in the domestic rabbit. *Vet Anaesth Analg* 2005;32:271-279.
133. Ostergaard C, Sorensen TK, Knudsen JD, et al. Evaluation of moxifloxacin, a new 8-methoxyquinolone, for treatment of meningitis caused by a penicillin-resistant pneumococcus in rabbits. *Antimicrob Agents Chemother* 1998;42:1706-1712.
134. Ozturk F, Kurt E, Inan UU, et al. The effects of prolonged acute use and inflammation on the ocular penetration of topical ciprofloxacin. *Int J Pharm* 2000;204:97-100.
135. Pan B, Wang M, Xu F, et al. Efficacy of an injectable formulation of eprinomectin against *Psoroptes cuniculi*, the ear mange mite in rabbits. *Vet Parasitol* 2006;137:386-390.
136. Pan BL, Zhang YF, Suo X, et al. Effect of subcutaneously administered diclazuril on the output of *Eimeria* species oocysts by experimentally infected rabbits. *Vet Rec* 2008;162:153-155.
137. Patterson TF, Fothergill AW, Rinaldi MG. Efficacy of itraconazole solution in a rabbit model of invasive aspergillosis. *Antimicrob Agents Chemother* 1993;37:2307-2310.
138. Paul-Murphy J, Ramer JC. Urgent care of the pet rabbit. *Vet Clin North Am Exotic Anim Pract* 1998;1:127-152.
139. Percy DH, Black WD. Pharmacokinetics of tetracycline in the domestic rabbit following intravenous or oral administration. *Can J Vet Res* 1988;52:5-11.
140. Petraitis V, Petraitiene R, Groll AH, et al. Comparative antifungal activities and plasma pharmacokinetics of micafungin (FK463) against disseminated candidiasis and invasive pulmonary aspergillosis in persistently neutropenic rabbits. *Antimicrob Agents Chemother* 2002;46:1857-1869.
141. Pichardo C, Docobo-Pérez F, Pachón-Ibáñez ME, et al. Efficacy of beta-lactams against experimental pneumococcal endocarditis caused by strains with different susceptibilities to penicillin. *J Antimicrob Chemother* 2005;56:732-737.
142. Plumb D. *Plumb's Veterinary Drug Handbook*. 5th ed. Ames: Blackwell Publishing; 2005.
143. Proksch JW, Ward KW. Ocular pharmacokinetics/pharmacodynamics of besifloxacin, moxifloxacin, and gatifloxacin following topical administration to pigmented rabbits. *J Ocul Pharmacol Ther* 2010;26:449-458.
144. Quesenberry KE. Rabbits. In: Birchard SJ, Sherding RG, eds. *Saunders Manual of Small Animal Practice*. Philadelphia: WB Saunders Co; 1994:1345-1362.
145. Quesenberry KE. Personal communication. 2002.
146. Quimby JM, Gustafson DL, Samber BJ, et al. Studies on the pharmacokinetics and pharmacodynamics of mirtazapine in healthy young cats. *J Vet Pharmacol Ther* 2010;epub.
147. Ramer JC, Paul-Murphy J, Benson KG. Evaluating and stabilizing critically ill rabbits—Part I. *Comp Cont Educ Pract* 1999;21:30-33.
148. Ramer JC, Paul-Murphy J, Benson KG. Evaluating and stabilizing critically ill rabbits—Part II. *Comp Cont Educ Pract* 1999;21:36-40.

149. Redrobe S, Gakos G, Elliot SC, et al. Comparison of toltrazuril and sulphadimethoxine in the treatment of intestinal coccidiosis in pet rabbits. *Vet Rec* 2010;167:287-290.
150. Reusch B, Murray J, Papsouliotis K, et al. Urinary protein:creatinine ratio in rabbits in relation to their serological status to *Encephalitozoon cuniculi*. *Vet Rec* 2009;164:293-295.
151. Rosenthal K. Epidural anesthesia. *Proc North Am Vet Conf* 1996:876.
152. Rougier S, Galland D, Boucher S, et al. Epidemiology and susceptibility of pathogenic bacteria responsible for upper respiratory tract infections in pet rabbits. *Vet Microbiol* 2006;115: 192-198.
153. Saito K, Hasegawa A. Chloramphenicol treatment for rabbit syphilis. *J Vet Med Sci* 2004;66:1301-1304.
154. Samudre S, Lattanzio F, Lossen V, et al. Lacritin, a novel human tear glycoprotein, promotes sustained basal tearing and is well-tolerated. *Invest Ophthalmol Vis Sci* 2010;epub 10.1167/ivos.10-6220.
155. Sanati H, Ramos C, Bayer A, et al. Combination therapy with amphotericin B and fluconazole against invasive candidiasis in neutropenic-mouse and infective-endocarditis rabbit models. *Antimicrob Agents Chemother* 1997;41:1345-1348.
156. Scheller MS, Daidman LJ, Partridge BL. MAC of sevoflurane in humans and the New Zealand white rabbit. *Can J Anesth* 1988;35:153-156.
157. Schuchman SM. Individual care and treatment of rabbits, mice, guinea pigs, hamsters, and gerbils. In: Kirk RW, ed. *Current Veterinary Therapy X: Small Animal Practice*. Philadelphia: WB Saunders Co; 1989:738-765.
158. Sharpnack DD, Mastin JP, Childress CP, et al. Quinolone arthropathy in juvenile New Zealand white rabbits. *Lab Anim Sci* 1994;44:436-442.
159. Shirtliff M, Mader J, Calhoun J. Oral rifampin plus azithromycin or clarithromycin to treat osteomyelitis in rabbits. *Clin Orthop* 1999;359:229-236.
160. Smith DA, Burgmann PM. Formulary. In: Hillyer EV, Quesenberry KE, eds. *Ferrets, Rabbits, and Rodents: Clinical Medicine and Surgery*. Philadelphia: WB Saunders Co; 1997:392-403.
161. Sorensen KN, Sobel RA, Clemons KV, et al. Comparative efficacies of terbinafine and fluconazole in treatment of experimental coccidioidal meningitis in a rabbit model. *Antimicrob Agents Chemother* 2000;44:3087-3091.
162. Souza MJ, Greenacre CB, Cox SK. Pharmacokinetics of orally administered tramadol in domestic rabbits *(Oryctolagus cuniculus)*. *Am J Vet Res* 2008;69:979-982.
163. Steinleitner A, Lambert H, Kazensky C, et al. Reduction of primary postoperative adhesion formation under calcium channel blockade in the rabbit. *J Surg Res* 1990;48:42-45.
164. Stiles J, Didier E, Ritchie B, et al. *Encephalitozoon cuniculi* in the lens of a rabbit with phacoclastic uveitis: confirmation and treatment. *Vet Comp Ophthalmol* 1997;7:233-238.
165. Suter C, Muller-Doblies UU, Hatt JM, et al. Prevention and treatment of *Encephalitozoon cuniculi* infection in rabbits with fenbendazole. *Vet Rec* 2001;148:478-480.
166. Swartout MS, Gerken DF. Lead-induced toxicosis in two domestic rabbits. *J Am Vet Med Assoc* 1987;191:717-719.
167. Taylor KH. Orphan rabbits. In: Gage LJ, ed. *Hand-rearing Wild and Domestic Mammals*. Ames: Iowa State Press; 2002:5-12.
168. Thomas P, Samant D, Zhu Z, et al. Long-term topical cyclosporine treatment improves tear production and reduces keratoconjunctivitis in rabbits with induced autoimmune dacryoadenitis. *J Ocul Pharmacol Ther* 2009;25:285-291.
169. Toshida H, Nakayasu K, Kanai A. Effect of cyclosporine A eyedrops on tear secretion in the rabbit. *Jpn J Ophthalmol* 1998;42:168-173.
170. Turner P, Chen H, Taylor W. Pharmacokinetics of meloxicam in rabbits after single and repeat oral dosing. *Comp Med* 2006;56:63-67.
171. Uebelhart D, Thonar EJ, Zhang JW, et al. Protective effect of exogenous chondroitin 4, 6-sulfate in the acute degradation of articular cartilage in the rabbit. *Osteoarthr Cartilage* 1998;6(Suppl A):6-13.

172. Ueng SW, Yuan LJ, Lee N, et al. In vivo study of hot compressing molded 50:50 poly (DL-lactide-co-glycolide) antibiotic beads in rabbits. *J Orthop Res* 2002;20:654-661.
173. Vanparijs O, Desplenter L, Marsboom R. Efficacy of diclazuril in the control of intestinal coccidiosis in rabbits. *Vet Parasitol* 1989;34:185-190.
174. Wagner R, Wendlberger U. Field efficacy of moxidectin in dogs and rabbits naturally infested with *Sarcoptes* spp., *Demodex* spp., and *Psoroptes* spp. mites. *Vet Parasitol* 2000;93:149-158.
175. Walsh TJ, Petraitis V, Petraitiene R, et al. Experimental pulmonary aspergillosis due to *Aspergillus terreus*: pathogenesis and treatment of an emerging fungal pathogen resistant to amphotericin B. *J Infect Dis* 2003;188:305-319.
176. Waterbury L, Flach A. Comparison of ketorolac tromethamine, diclofenac sodium, and loteprednol etabonate in an animal model of ocular inflammation. *J Ocul Pharmacol Ther* 2006;22:155-159.
177. Weisbroth SH, Flatt RE, Kraus AL. *The Biology of the Laboratory Rabbit*. New York: Academic Press; 1975.
178. Welch WD, Lu YS, Bawdon RE. Pharmacokinetics of penicillin-G in serum and nasal washings of *Pasteurella multocida*-free and -infected rabbits. *Lab Anim Sci* 1987;37:65-68.
179. Wen H, Pan B, Wang F, et al. The effect of self-licking behavior on pharmacokinetics of eprinomectin and clinical efficacy against *Psoroptes cuniculi* in topically administered rabbits. *Parasitol Res* 2010;106:607-613.
180. Wixson SK. Anesthesia and analgesia. In: Manning PJ, Ringler DH, Newcomer CE, eds. *The Biology of the Laboratory Rabbit*. 2nd ed. San Diego: Academic Press; 1994.
181. Yu GY, Yan CH, Yu XG, et al. Effects of chelation therapy with succimer in young rabbits of moderate lead poisoning. *Zhonghua Yu Fang Yi Xue Za Zhi* 2009;43:8-13.
182. Zhou JY, Xu PF, Chen H, et al. Therapeutic effect of ceftazidime in a rabbit model of peritonitis caused by *Escherichia coli* producing CTX-M-14 extended-spectrum beta-lactamase. *Zhonghua Jie He He Hu Xi Za Zhi* 2005;28:689-693.

第10章 フェレット

James K. Morrisey

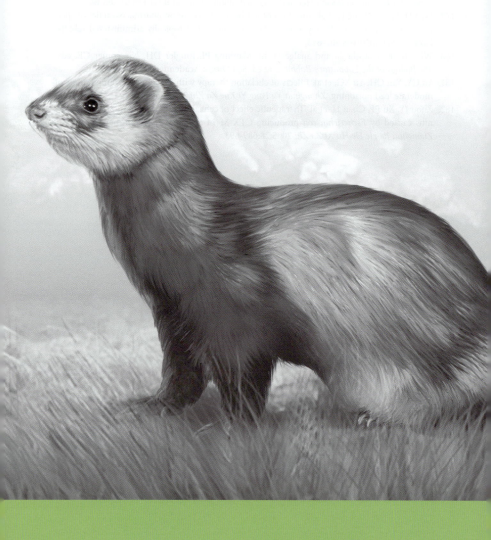

表 10-1　フェレットの抗菌薬，抗真菌薬

薬　剤	用　量	特徴など
アジスロマイシン	● 5 mg/kg，PO，q24 時[77]	
アミカシン	● 8-16 mg/kg，SC・IM・IV，q8-24 時に分割投与[65, 100] ● 10-15 mg/kg，SC・IM，q12 時[11]	● 潜在的な耳毒性および腎毒性
アムホテリシン B	● 0.4-0.8 mg/kg，IV，q7 日[10]	● ブラストミセス症。高窒素血症に注意する。総量 7-25 mg の範囲で投与可能
アモキシシリン	ー ● 20 mg/kg，PO・SC，q12 時[38] ● 30 mg/kg，PO，q8 時[29]，21 日	● Helicobacter には，メトロニダゾールと次サリチル酸ビスマスを併用することができる ● Helicobacter
アモキシシリン・クラブラン酸 (Clavamox, Pfizer)	● 12.5 mg/kg，PO，q12 時[13] ● 13-25 mg/kg，PO，q8-12 時[38]	
アンピシリン	● 5-30 mg/kg，SC・IM・IV，q8-12 時[11, 63]	
エリスロマイシン	● 10 mg/kg，PO，q6 時[10] ● 220 g/t，餌[27]	● 集団内での Campylobacter による下痢のコントロール
エンロフロキサシン (Baytril, Bayer)	● 5-10 mg/kg，PO・SC・IM，q12 時[13] ● 8.5 mg/kg，PO，q24 時または，4.25 mg/kg，PO，q12 時で分割投与[50] ● 10-20 mg/kg，PO・SC・IM，q12 時[100] ● 10-30 mg/kg，PO・SC・IM，q24 時[86]	● IM 投与は短時間で効果が認められる（一般的には単回投与）。注射薬は嗜好性のよい液体であれば，PO 投与ができる[13]。PO 投与用の液体も調剤できる ● Helicobacter には，次サリチル酸ビスマスと併用することができる
オキシテトラサイクリン	● 20 mg/kg，PO，q8 時[10, 13, 17]	

(続く)

表 10-1　フェレットの抗菌薬，抗真菌薬（続き）

薬　剤	用　量	特徴など
クラリスロマイシン	● 12.5 mg/kg, PO, q8-12 時, 14 日[50, 56] ● 50 mg/kg, PO, q24 時または 25 mg/kg, PO, q12 時, 14 日に分割投与[63]	● *Helicobacter*。クエン酸ラニチジンビスマスを併用する ● *Helicobacter*。オメプラゾールまたはラニチジンと，メトロニダゾールを併用する
グリセオフルビン	● 25 mg/kg, PO, q12[65]-24 時[38]	● 難治性皮膚糸状菌症。石灰硫黄合剤を7日ごとに使用する[38]
クリンダマイシン	● 5.5-10 mg/kg, PO, q12 時[13] ● 12.5 mg/kg, PO, q12 時[102]	● 嫌気性菌感染症。骨および歯科疾患 ● トキソプラズマ症
クロキサシリン	● 10 mg/kg, PO・IM・IV, q6 時[10]	
クロラムフェニコール	● 25-50 mg/kg, PO, q12 時[13] ● 30-50 mg/kg, SC・IM・IV, q12 時[11, 17] ● 50 mg/kg, PO・SC・IM・IV, q12 時[37, 38]	● 増殖性腸疾患は，最低でも 14 日間投与する[37, 38]
ケトコナゾール	● 10-30 mg/kg, PO, q8 時[10] ● 10-30 mg/kg, PO, q12-24 時[100] ● 10-50 mg/kg, PO, q12-24 時[51]	
ゲンタマイシン	● 2 mg/kg, PO, q12 時, 10-14 日[20] ● 2-4 mg/kg, SC・IM・IV, q12 時[13] ● 5 mg/kg, SC・IM, q24 時[17]	● 非経口薬を PO 投与することができる。クロラムフェニコールに反応しない増殖性大腸炎に投与する[11, 20] ● IV 投与する場合は，生理食塩水で希釈し，20 分以上かけて投与する
シプロフロキサシン (Cipro, Bayer)	― ● 5-15 mg/kg, PO, q12 時[13] ● 10-30 mg/kg, PO, q24 時[17]	● 500 mg の錠剤を 10 mL の水に混ぜる（50 mg/mL） ● 嗜好性をよくするために味付けをする
スルファジメトキシン	● 25 mg/kg, PO・SC・IM, q24 時[13] ● 30-50 mg/kg, PO, q12-24 時[17]	

表 10-1 フェレットの抗菌薬，抗真菌薬（続き）

薬剤	用量	特徴など
スルファソキサゾール	● 50 mg/kg，PO，q8 時[13]	
スルファメタジン	● 1-5 mg/mL，飲料水[62]	
石灰硫黄合剤	● 浸漬，q7 日[38]	● 皮膚糸状菌症。グリセオフルビン参照
セファドロキシル	● 15-20 mg/kg，PO，q12 時[13]	
セファレキシン	● 15-25 mg/kg，PO，q12 時[13] ● 15-30 mg/kg，PO，q8 時[38]	
セファロリジン	● 10-25 mg/kg，SC・IM，q24 時，5-7 日[89]	● 皮膚炎
タイロシン (Tylan, Elanco)	● 5-10 mg/kg，IM・IV，q12 時[17] ● 10 mg/kg，PO・SC，q8-12 時[13, 17, 63]	
テトラサイクリン	● 20 mg/kg，PO，q8 時[17] ● 25 mg/kg，PO，q12 時[10]	
トリメトプリム・サルファ剤	● 5 mg/kg，PO，q24 時[31] ● 15 mg/kg，IV，q12 時[8] ● 15-30 mg/kg，PO・SC，q12 時[38]	● 腎盂腎炎
ネオマイシン	● 10-20 mg/kg，PO，q6 時[10, 17]	● 潜在的に神経毒性および神経筋遮断
ネチルマイシン (Netromycin, Schering)	● 6-8 mg/kg，SC・IM・IV，q24 時[47]	● 重度のブドウ球菌感染症
ペニシリン G (ナトリウム／カリウム)	● 2 万 U/kg IM，q12 時[51] ● 4 万-44,000 U/kg，SC[65]・IM，q24 時[10, 11, 13]	
ペンタミジンイセチオン酸塩	● 3-4 mg/kg，SC，q48 時[42]	● *Pneumocystis* 肺炎
メトロニダゾール	— ● 15-20 mg/kg，PO，q12 時[11] ● 20 mg/kg，PO，q12 時[38, 39] ● 50 mg/kg，PO，q24 時[17]	● 嫌気性菌感染症。*Helicobacter* には，アモキシシリンと次サリチル酸ビスマスを併用することができる
リンコマイシン	● 11 mg/kg，PO，q8 時[13]	

表 10-2　フェレットの抗寄生虫薬

薬　剤	用　量	特徴など
アミトラズ（Mitaban, Upjohn）	● 患部に局所投与，q7-14 日，3-6 回[61, 63]	● 毛包虫症。希釈せずに投与する
	● 0.0125％溶液，q7 日，3 回，その後 0.0375％，q7 日，3 回[69]	● 二次的に発症した毛包虫症
アンプロリウム	● 19 mg/kg，PO，q24 時[13]	● コクシジウム症
	● 100 mg/kg，PO，餌または飲料水，7 日[42]	● *Isospora*
イベルメクチン	● 0.05 mg/kg，PO，q30 日[38, 94]	● 犬糸状虫症予防。カに吸血される 1 カ月前から 2 カ月後まで定期的に投与を続ける
	● 0.05 mg/kg，PO，q30 日，検査で陰性となるまで継続投与[97]	● 犬糸状虫症の治療として推奨される。プレドニゾロン（1 mg/kg/日）を併用する
	● 0.05 mg/kg，PO・SC[26, 94]	● 犬糸状虫ミクロフィラリア駆虫薬。成虫駆虫治療後 3-4 週間
	● 0.05-0.3 mg/kg，PO，q24 時を皮膚掻爬試験で陰性と出てから 1 カ月間続ける[8]	● 毛包虫症
	● 0.055 mg/頭，PO，q30 日[38]	● 犬糸状虫症の予防薬（Heartgard，Merial）。小型猫の用量を用いる
	● 0.2-0.5 mg/kg，SC，q14 日，3 回[38]	● ヒゼンダニ症
	● 0.4 mg/kg，PO・SC，14-28 日後に繰り返す[38, 83]	● 耳ダニ症，ダニ
	● 0.5-1 mg/kg，耳内，14 日後に繰り返す[13, 38]	● 耳ダニ症。両耳に半量ずつ投与する。同居している犬猫も同時に治療する
イミダクロプリド（Advantage，Bayer）	● 猫用製剤を背部へ 2，3 カ所に分けて投与，q30 日[61]	● ノミ成虫の駆虫薬
	● 0.1 mL，局所投与，q30 日[100]	● 小型の猫・子猫用のバイアルを投与する
	● 0.4 mL，局所投与，q30 日[51]	
イミダクロプリド・モキシデクチン（Advantage Multi，Bayer）	● 1.9-3.3 μg/kg，局所投与，q30 日[77]	● 犬糸状虫症予防
カルバリル粉末（5％）	● 局所投与，q7 日，3-6 回[13]	● 外部寄生虫
スルファジメトキシン	● 20-50 mg/kg，PO，q24 時[9]	● コクシジウム症
	● 50 mg/kg，PO，その後 25 mg/kg，q24 時，9 日[10]	

表 10-2　フェレットの抗寄生虫薬（続き）

薬 剤	用 量	特徴など
石灰硫黄合剤	● 1：40 の希釈液に浸漬，q7 日，6 週[100]	● 毛包虫症[26]
セラメクチン (Revolution, Pfizer)	● 6-10 mg/kg，局所投与[62, 63]	● 外部寄生虫（ノミ，シラミ，毛包虫を除く多くのダニ）。10-12 mg/kg の用量も推奨されている
	● 15 mg，局所投与，q30 日[21]	● 耳ダニ症，ノミ
	● 18 mg/kg，局所投与[77]	● 犬糸状虫症予防
チアベンダゾール・デキサメタゾン・ネオマイシン (Tresaderm, Merial)	● 両耳に各 2 滴，q24 時，7 日，休薬 7 日間，投薬 7 日間[73]	● 耳ダニ症
デコキネート	● 0.5 mg/kg，PO，最低でも 2 週間[77]	● コクシジウム症，フェレットの大型グループ
パラモマイシン	● 165 mg/kg，PO，q12 時，5 日[77]	● クリプトスポリジウム症。治療法となる可能性がある。重度の腎疾患が起こり得るため，注意して投与する
ピペラジン	● 50-100 mg/kg，PO，q14 日[13]	● 腸管内寄生線虫
ピランテルパモ酸塩	● 4.4 mg/kg，PO，14 日後に繰り返す[13]	
ピリメタミン	● 0.5 mg/kg，PO，q12 時[42]	● トキソプラズマ症。抗原虫薬
ピレスリン	● 局所投与，q7 日，prn[61]	● ノミ。子犬と子猫に安全な製品を使用する
フィプロニル (Frontline, Merial)	● スプレーを 1 回噴霧または猫用ピペットの 1/5-1/2 量を局所投与，q60 日[61]	● ノミ成虫の駆虫薬
	● 0.2-0.4 mL，局所投与，q30 日[100]	
フェンベンダゾール	● 20 mg/kg，PO，q24 時，5 日[62]	
	● 50 mg/kg，PO，q24 時，30 日[1]	● *Mesocestoides* 感染症
プラジクアンテル (Droncit, Bayer)	● 5-10 mg/kg，PO・SC，10[65]-14[10] 日後に繰り返す	● 条虫
	● 25 mg/kg，PO，3 日[77]	● 吸虫
ミルベマイシンオキシム (Interceptor, Novartis)	● 1.15-2.33 mg/kg，PO，q30 日[91]	● 犬糸状虫症予防

（続く）

表 10-2 フェレットの抗寄生虫薬（続き）

薬　剤	用　量	特徴など
メトロニダゾール	● 15-20 mg/kg，PO，q12 時，14 日[10]	● 消化管内寄生原虫
メベンダゾール	● 50 mg/kg，PO，q12 時，2 日[42]	● 線虫
メラルソミン二塩酸塩 （駆虫薬，Merial）	● 2.5 mg/kg，IM，単回投与，30 日後に 24 時間間隔で 2 回繰り返し投与する[13]	● 犬糸状虫の成虫駆除薬。一般的に投与しない。治療後にプレドニゾン（1 mg/kg，q24 時，4 カ月）を投与する
モキシデクチン	● 0.1 mL，SC[97]	● 犬糸状虫症の治療（単回投与）または予防（6 カ月ごとに投与）に用いる
	● 0.17 mg，SC，単回投与[77]	● 犬糸状虫の成虫駆虫薬
ルフェヌロン （Program，Novartis）	● 30-45 mg/kg，PO，q30 日[47]	● ノミ虫卵駆虫薬

表 10-3　フェレットの鎮静薬，麻酔薬

薬　剤	用　量	特徴など
アセプロマジン	—	●組み合わせはケタミン／アセプロマジン参照
	● 0.1-0.25 mg/kg，SC・IM[10, 24]	●麻酔前投与薬。軽度の鎮静作用
	● 0.2-0.5 mg/kg，SC・IM[24]	●トランキライザー
アチパメゾール （Antisedan，Pfizer）	0.4 mg/kg，IM[19]	メデトミジン[a]とデクスメデトミジン[a]の拮抗薬。メデトミジンまたはデクスメデトミジンと同量を SC，IV，IP 投与する（用量はメデトミジンの 5 倍量，デクスメデトミジンの 10 倍量となる）
	● 1 mg/kg，SC・IV・IP[23]	
アトロピン	● 0.04-0.05 mg/kg，SC・IM・IV[22, 35, 38]	●麻酔前投与薬。徐脈。過流涎
アルファキサロン・アルファドロン （Saffan，Glaxovet）	● 6-8 mg/kg，IM[55]	●麻酔作用。試験的に投与されることが多い。アメリカでは入手できない
	● 8-12 mg/kg，IV[15]	
イソフルラン	●導入 5 %，維持 2-3 %[11]	●最適な吸入麻酔薬
エトミデート	● 1 mg/kg，IV[45]	●重症動物への麻酔導入，気管挿管
エンフルラン	●維持 2 %[19]	●麻酔薬
キシラジン	—	●組み合わせはケタミン／キシラジン参照
	● 0.1-0.5 mg/kg，SC・IM[65]	●トランキライザー。低血圧，徐脈，不整脈を引き起こすことがある。罹患動物には注意して投与する
クエン酸フェンタニル・フルアニゾン （Hypnorm，Janssen）	● 0.3 mg/kg，IM[19]	●麻酔作用。アメリカでは入手できない
グリコピロレート	● 0.01 mg/kg，IM[35]	●麻酔前投与薬。徐脈。過流涎
ケタミン	—	●組み合わせは以下参照
	● 10-20 mg/kg，IM[24]	●トランキライザー
	● ≦20 mg/kg，IM[35]	●導入。高用量投与で，呼吸停止を引き起こすことがある
	● 30-60 mg/kg，IM[24]	●麻酔作用

（続く）

表 10-3　フェレットの鎮静薬，麻酔薬（続き）

薬剤	用量	特徴など
ケタミン (K) ／アセプロマジン (A)	● (K) 20-35 mg/kg＋(A) 0.2-0.35 mg/kg, SC・IM[38]	●麻酔作用
ケタミン (K) ／キシラジン (X)	● (K) 10-25 mg/kg＋(X) 1-2 mg/kg, IM[38, 60]	●麻酔作用。罹患動物には投与しない[38]。不整脈を引き起こすことがある[60]
ケタミン (K) ／ジアゼパム (D)	● (K) 10-20 mg/kg＋(D) 1-2 mg/kg, IM[38]	●麻酔作用。鎮痛作用は乏しい[60]
	● (K) 25-35 mg/kg＋(D) 2-3 mg/kg, IM[10, 60]	
	● 0.1 mL/kg, IV[19]	●麻酔導入。麻酔前投与薬によって気管挿管が可能となる。ケタミン 100 mg/mL とジアゼパム 5 mg/mL を同量で混合する
ケタミン (K) ／デクスメデトミジン (D)	● (K) 5 mg/kg, IM＋(D) 0.03 mg/kg, IM[87]	●アメリカでメデトミジンは現在市販されていない。投与量がメデトミジンの半量となるデクスメデトミジンが有効である[a]
ケタミン (K) ／ミダゾラム (M)	● (K) 5-10 mg/kg＋(M) 0.25-0.5 mg/kg, IV[63]	
	● 0.1 mL/kg, IV[19]	●麻酔導入。ケタミン 100 mg/mL とミダゾラム 5 mg/mL を同量で混合する
ケタミン (K) ／メデトミジン (M) またはデクスメデトミジン (D) ／ブトルファノール (B)	—	●アメリカでメデトミジンは現在市販されていない。用量がメデトミジンの半量となるデクスメデトミジンが有効である[a]
	● (K) 5 mg/kg＋(M) 0.08 mg/kg または (D) 0.04 mg/kg＋(B) 0.1 mg/kg, IM[19]	●麻酔導入
ジアゼパム	—	●組み合わせはケタミン／ジアゼパム参照
	● 0.5 mg/kg, PO・IM・IV, q6-8 時[76]	●尿道閉塞の症例で平滑筋を弛緩させる
	● 0.5-1 mg/kg/時, 持続点滴[4]	●発作コントロール
	● ≦1 mg/kg, IM[11]	●食欲を刺激する
	● 1 mg/頭, IV[38]	●発作コントロール。1-2 回ボーラス投与する
	● 1-1.5 mg/時, 持続点滴[38]	●てんかんの発作重積をコントロールする
	● 1-2 mg/kg, IM[11, 24]	●トランキライザー。発作コントロール[4]

表 10-3　フェレットの鎮静薬，麻酔薬（続き）

薬　剤	用　量	特徴など
セボフルラン	● 効果が発現するまで投与[63]	● 麻酔作用
チオペンタール（2 %）	● 8-12 mg/kg, IV[18, 19]	● 麻酔導入
チレタミン・ゾラゼパム (Telazol, Fort Dodge)	● 12-22 mg/kg, IM[74]	● マイナーな外科処置は 22 mg/kg で可能になる。より高用量投与で，覚醒までの時間が延長する。筋弛緩作用は乏しい。適応はまれ
デクスメデトミジン (Dexdomitor, Orion)[a]	● 0.04-0.1 mg/kg, IM[64]	● メデトミジンに類似する α_2 作動薬。徐脈やその他の副作用が発現するため，一般的には投与しない
ナロキソン（Narcan, Dupont）	● 0.01-0.03 mg/kg, IM・IV[15] ● 0.04 mg/kg, SC・IM・IV[12]	● オピオイドと拮抗する。1 mg/kg まで投与できる[55]
フェンタニル・ドロペリドール（Innovar-Vet, Schering Plough）	● 0.15 mL/kg, IM[24]	● マイナーな外科処置で用いる。深い鎮静作用
ブピバカイン	● 1 mg/kg, 硬膜外麻酔[64] ● 1-1.5 mg/kg, SC, 浸潤[45]	● 硬膜外麻酔・鎮痛作用 ● 局所麻酔。作用は数時間続く
プロポフォール	● 1-3 mg/kg, IV[53] ● 2-5 mg/kg, IV[18, 19] ● 5-8 mg/kg, IV[15]	● 麻酔導入 ● 麻酔導入
ペントバルビタール	● 1-2 mg/kg, PO, q12 時[13]	● 発作コントロール。経口エリキシル剤を使用する
ミダゾラム（Versed, Roche）	— ● 0.25-0.3 mg/kg, SC・IM[45]	● 組み合わせはケタミン／ミダゾラム参照 ● 軽度な鎮静作用。麻酔前投与薬
モルヒネ	● 0.1 mg/kg[90]	● 硬膜外麻酔。鎮痛作用については表 10-4 参照
ヨヒンビン（Yobine, Lloyd）	● 0.2 mg/kg, IV[15] ● 0.5-1 mg/kg, IM[15, 65, 95]	● キシラジンと拮抗する
リドカイン	● 総量 1-2 mg/kg, SC[45]	● 局所麻酔。1-2 % 溶液を使用する。15-30 分間持続する

a：デクスメデトミジン（0.5 mg/mL）は α_2 作動薬であり，ラセミ化合物のメデトミジンの活性光学異性体である。メデトミジン（1 mg/mL）の半量で投与されるが，同じ用量である。メデトミジン（現在市販されていないが多くの調剤薬局で入手できる）と同様の効果が予想されるが，フェレットへのデクスメデトミジンの効果と安全性の情報は限られており，今日まで臨床的にフェレットへ投与されることはほとんどない。両薬剤の v/v の効果は同等ではないことがあるため，デクスメデトミジンの用量は臨床的反応によって調整する必要がある

表 10-4 フェレットの鎮痛薬

薬剤	用量	特徴など
アセチルサリチル酸（アスピリン）	● 0.5-22 mg/kg, PO, q8-24 時[38] ● 10-20 mg/kg, PO, q24 時[100]	● 抗炎症薬。鎮痛作用。解熱作用
イブプロフェン	● 1 mg/kg, PO, q12-24 時[63]	● 非ステロイド性抗炎症薬（NSAID）
オキシモルフォン	● 0.05-0.2 mg/kg, SC・IM・IV, q8-12 時[35, 45]	● 鎮痛作用
ガバペンチン	● 3-5 mg/kg, PO, q8-24 時[64]	● 神経向性の疼痛。より高用量の投与は鎮静作用を引き起こすことがある
カルプロフェン（Rimadyl, Pfizer）	● 1 mg/kg, PO, q12-24 時[13] ● 1-5 mg/kg, PO, q12-24 時[12]	● NSAID。胃炎または腸炎の動物には注意して投与する
クエン酸フェンタニル	● 1.25-5μg/kg/時, IV, 持続点滴[a] ● 10-30μg/kg/時, IV, 持続点滴[a]	● 術後鎮痛作用 ● 鎮痛作用, 手術中の用量。5-10μg/kg, IV の負荷後に実施する
ケタミン	● 0.1-0.4μg/kg/時, IV, 持続点滴[a] ● 0.3-1.2μg/kg/時, IV, 持続点滴[a]	● 術後鎮痛作用 ● 鎮痛作用, 手術中の用量。2-5μg/kg, IV の負荷後に実施する
ケトプロフェン（Ketofen, Fort Dodge）	● 1-3 mg/kg, PO・SC・IM, q24 時[65]	● NSAID。胃炎または腸炎または 5 日間を超える投与は注意する
トラマドール	● 5 mg/kg, PO, q12-24 時[45]	● 鎮痛作用。NSAID と相乗作用
ナルブフィン（Nubain, Endo Labs）	● 0.5-1.5 mg/kg, IM・IV, q2-3 時[35]	● 鎮痛作用
ヒドロモルフォン	● 0.1-0.2 mg/kg, SC・IM・IV[51]	● オピオイド
ブトルファノール	— ● 0.05-0.5 mg/kg, SC・IM, q8-12 時[13, 55] ● 0.1-0.5 mg/kg, SC・IM・IV, q4-6 時[12, 15]	● 麻酔薬との組み合わせはケタミン／メデトミジンまたはデクスメデトミジン／ブトルファノール（表 10-3）参照

表 10-4　フェレットの鎮痛薬

薬　剤	用　量	特徴など
ブプレノルフィン	● 12μg/kg，硬膜外投与[a] ● 0.01-0.03 mg/kg，SC・IM・IV，q8-12 時[35, 55] ● 0.01-0.05 mg/kg，SC・IM[100]，IV[13]，q8-12 時	
フルニキシンメグルミン（Bunamine, Schering）	● 0.3 mg/kg，PO・SC，q24 時[13] ● 0.5-2 mg/kg，SC・IV，q12-24 時[35]	● NSAID。胃炎または腸炎の動物には注意して投与する。5 日間を超える投与は注意する。PO 投与は注射薬を嗜好性のよいシロップと混合する
ペンタゾシン（Talwin, Sanofi Winthrop）	● 5-10 mg/kg，IM，q4 時[35]	● 鎮痛作用
メペリジン（Demerol, Winthrop-Breon）	● 5-10 mg/kg，SC・IM・IV，q2-4 時[35]	● 鎮痛作用
メロキシカム（Metacam, Boehringer Ingelheim）	● 0.2 mg/kg，PO・SC・IM，q24 時[41, 45]	● NSAID。肝臓および腎臓の評価を行う
モルヒネ	● 0.2-2 mg/kg，IM[15] ● 0.5-5 mg/kg，SC・IM，q2-6 時[35]	● 鎮痛作用

a：M Hawkins. Personal communication. 2011.

表10-5 フェレットの心血管作用薬

薬 剤	用 量	特徴など
アテノロール (Tenormin, ICI)	● 3.125-6.25 mg/kg, PO, q24 時[49, 75] ● 6.25 mg/頭, PO, q24 時[13, 93]	● 肥大型心筋症のβ遮断薬
アドレナリン	● 0.02 mg/kg, SC・IM・IV・IT[79]	● 心停止。アナフィラキシー反応
アトロピン	● 0.02-0.04 mg/kg, SC・IM[13] ● 0.1 mg/kg, IT[70]	● 徐脈
アミノフィリン	● 4 mg/kg, PO・IM・IV, q12 時[13] ● 4.4-6.6 mg/kg, PO・IM, q12 時[38]	● 気管支拡張薬
エナラプリル (Enacard, Merck)	● 0.25-0.5 mg/kg, PO, q24-48 時[13, 83, 93] ● 2.5 mg 錠の 1/8/頭, PO, q24 時[38]	● 拡張型心筋症の血管拡張薬。腎疾患がある場合は投与しない[7]
カプトプリル (Capoten, Squibb)	● 12.5 mg 錠の 1/8/頭, PO, q48 時[38]	● 血管拡張薬。記載した用量は初期量で，投与間隔を 12-24 時間とし，1 日の投与量を徐々に増加させる。無気力を引き起こすことがある
ジゴキシン (Cardoxin, Evsco)	● 0.005-0.01 mg/kg, PO, q12-24 時[13, 83] ● 0.01 mg/kg, PO, q12 時, 除脂肪体重の 75 % から開始する[38]	● 陽性変力作用があり，拡張型心筋症の治療に用いる。血中濃度をモニタリングする
ジルチアゼム (Cardizem, Marion Merrill Dow)	● 1.5-7.5 mg/kg, PO, q12 時[13, 92]	● 肥大型心筋症で用いる Ca チャネル拮抗薬
テオフィリン	● 4.25 mg/kg, PO, q8-12 時[13]	● 気管支拡張薬。エリキシル剤を使用する
ドキサプラム	● 1-2 mg/kg, IV[22] ● 5-11 mg/kg, IV[10]	● 呼吸促進薬
ニトログリセリン (2 %) 軟膏 (Nitrol, Savage)	● 1/16-1/8 インチ/頭, q12-24 時[11]	● 心筋症の血管拡張薬。毛刈りした大腿部内側または耳介に塗布する

表 10-5 フェレットの心血管作用薬（続き）

薬剤	用量	特徴など
ピモベンダン	● 0.5 mg/kg, q12 時[97] ● 0.625-1.25 mg/kg, q12 時[49]	● ホスホジエステラーゼ阻害薬。拡張型心筋症または僧帽弁疾患において心収縮力を増加させる（監訳注：現在はトロポニンCのCa^{2+}感受性を増加させることにより心収縮を増加させると考えられている）
フロセミド	● 1-4 mg/kg, PO・SC・IM・IV, q8-12 時[13]	● 利尿薬。重度の心疾患には高用量を投与する
プロプラノロール (Inderal, Wyeth-Ayerst)	● 0.2-1 mg/kg, PO, q8-12 時[38] ● 2 mg/kg, PO・SC, q12 時[10, 11]	● 肥大型心筋症のβ遮断薬。無気力，食欲低下を引き起こすことがある[11]
ベナゼプリル	● 0.25-0.5 mg/kg, PO, q24 時[49, 97]	● 血管拡張薬。エナラプリルよりも腎毒性が低い

表10-6　フェレットの副腎疾患治療薬

薬　剤	用　量	特徴など
アナストロゾール (Armidex, Astrazeneca Pharmaceuticals)	● 0.1 mg/kg, PO, q24時[85,99]	● エストロジェン阻害薬。アロマターゼ酵素を阻害し，ホルモン前駆体からの変換を抑える。症状が消失してからも7日間投与し，7日間休薬というような投与計画をたてる。飼い主が妊娠している場合は，薬剤の取り扱いを避けるように伝える
デスロレリン (Surelorin, Peptech Animal Health)	● 4.7 mg, 移植, SC[98]	● 副腎疾患の治療。10-18カ月間持続する。アメリカでは入手できない。輸入しなくてはならない
ビカルタミド (Casodex, Astrazeneca Pharmaceuticals)	● 5 mg/kg, PO, q24時[85,99]	● テストステロン阻害薬。標的組織の受容体に結合することでアンドロジェンを競合阻害する。症状が消失してからも7日間投与し，7日間休薬というような投与計画をたてる。飼い主が妊娠している場合は，薬剤の取り扱いを避けるように伝える
ピバリン酸デオキシコルチコステロン (DOCP)	● 2 mg/kg, IM, q21日[32]	● 両側性副腎摘出の手術後に続発する副腎機能低下症
フィナステリド	● 5 mg/kg, PO, q24時[84]	● 前立腺肥大症の治療に用いる。副腎疾患にも投与する
フルタミド (Eulexin, Schering)	● 10 mg/kg, PO, q12-24時[13,80]	● アンドロジェン阻害薬。尿道周囲にある前立腺肥大を減少させる。生涯にわたる治療が必要である。乳腺腫瘍と関連する[44]
ミトタン (o,p'-DDD) (Lysodren, Bristol-Myers)	―	● 副腎皮質機能亢進症。効果はバラツキがあり，副腎摘出術や前述の薬剤の代わりになるほどの信頼性はない。その多くが満足のいく結果が認められず，投与は推奨されない

表10-6 フェレットの副腎疾患治療薬（続き）

薬剤	用量	特徴など
メラトニン	・0.5-1 mg/頭，PO，q24時[81]，prn ・5.4 mg，移植，SC[67]	・副腎皮質機能亢進症の対症療法。腫瘍の成長には影響しない ・6-12カ月間持続すると考えられる
リュープロレリン酢酸塩	―	・長時間作用型GnRH類似体であり、黄体形成ホルモン（LH）と卵胞刺激ホルモン（FSH）の初期の刺激および抑制を引き起こすことがある。副腎疾患の疼痛緩和治療として用いる（腫瘍は消失しない）。臨床症状が緩和されるまで28日ごとに投与し、その後6-8週まで間隔を空けることができる。この治療は生涯にわたる。高用量の投与では12-48時間以内に前立腺を縮小させることがあり、尿道閉塞した症例で尿量が改善される。等分して用意し、投与するまで冷凍する（冷凍による薬剤の効果の低下が疑われる）。非常に高価である
・Lupron, Depot 30日（TAP）	・100μg/kg，IM，q4-8週[3] ・100μg/頭＜1 kg，IM，q4-6週[43] ・200μg/頭＞1 kg，IM，q4-6週[43] ・250μg/kg，IM[76]	
・Lupron, Depot 4カ月（TAP）	・2 mg/kg，SC・IM，q16週[99]	

表 10-7　フェレットの各種薬剤[a]

薬剤	用量	特徴など
EDTA カルシウム	● 20-30 mg/kg, SC, q12 時[63]	● 重金属中毒の治療
L-アスパラギナーゼ	● 400 U/kg, SC・IM[5]	● 抗腫瘍性
Nutri-Cal (EVSCO)	● 1-3 mL/頭, PO, q6-8 時[38]	● 栄養サプリメント
Pet-Tinic (SmithKline)	● 0.2 mL/kg, PO, q24 時[38]	● 貧血への栄養・鉄サプリメント
アザチオプリン (Imuran, GlaxoSmithKline)	● 0.9 mg/kg, PO, q24-72 時[14]	● 免疫抑制薬。慢性肝炎に投与できる
アドレナリン	● 0.02 mg/kg, SC・IM・IV[79]・IT[64]	● 重度のワクチンアレルギー反応。心停止
アトロピン	● 5-10 mg/kg, SC・IM[13]	● 有機リン酸中毒
アポモルヒネ	● 0.7 mg/kg, SC[28] ● 5 mg/kg, SC[10]	● 催吐作用 ● 催吐作用。興奮を生じることがある
アマンタジン (Symmetrel, Endo Labs)	● エアロゾル, 6 mg/kg, q12 時[7]	● インフルエンザ。実験的抗ウイルス作用
イオヘキソール	● 0.25-0.5 mL/kg[4] ● 10 mL/kg, PO[34]	● 脊髄造影検査 ● 消化管造影検査。水と1:1で希釈できる
イソトレチノイン	● 2 mg/kg, PO, q24 時[5]	● 皮膚上皮向性リンパ腫
インスリン (NPH)	● 0.1 U/頭, SC, q12 時[48] ● 0.5-6 U/kg（または効果が発現するまで投与）, SC[13]	● 糖尿病。ケトアシドーシス。血糖値をモニターする
インスリン（ウルトラレンテ）	● 0.1 U/頭, SC, q24 時[84]	● 糖尿病。血糖値をモニターする
ウルソデオキシコール酸 (Actigall, Ciba)	● 15 mg/kg, PO, q12 時[14]	● 慢性肝炎の治療
エポエチンアルファ (Epogen, Amgen)	● 50-150 U/kg, PO・IM, q48 時[13]	● 赤血球産生。望ましいPCV値まで達したら，維持量として7日ごとに投与する
塩酸ラニチジン (Zantac, Glaxo Wellcome)	● 3.5 mg/kg, PO, q12 時[39]	● 胃酸分泌を阻害する。消化管潰瘍
オキシグロビン (OPK Biotech)	● 6-15 mL/kg, IV, 4 時以上かけて投与[71]	● ヘモグロビンポリマー。貧血治療。現在，新しい製造会社がアメリカ食品医薬品局（FDA）に検査を依頼している

表10-7　フェレットの各種薬剤[a]（続き）

薬　剤	用　量	特徴など
オキシトシン	● 0.2-3 U/kg，SC・IM[11]	● 難産の胎子を排出させる。乳汁分泌を刺激する[11]
オセルタミビル	● 5 mg/kg，PO，q12時，10日[7]	● インフルエンザ治療薬
オメプラゾール（Prilosec, Astra Merck）	● 0.7 mg/kg，PO，q24時[30] ● 4 mg/kg，PO，q24時[39] ● 1/2 カプセル/頭，PO，q24時，28日[56]	● プロトンポンプ阻害薬。胃酸分泌を低下させる ● *Helicobacter* にはクラリスロマイシンとメトロニダゾールを併用する ● *Helicobacter* にはクラリスロマイシンとメトロニダゾールを併用する
カオリン・ペクチン	● 1-2 mL/kg，PO，q2-6時，prn[13]	● 消化管保護薬
過酸化水素（3％）	● 2.2 mL/kg，PO[79]	● 催吐薬
活性炭	● 1-3 g/kg，PO[82]	
クエン酸ラニチジンビスマス（Pylorid, Glaxo Wellcome）	● 24 mg/kg，PO，q8時[56]	● *Helicobacter*。クラリスロマイシンと併用する。アメリカでは入手できない
クロラムブシル	● 1 mg/kg，PO[5] ● 20 mg/m^2，PO[101]	● 抗腫瘍性。リンパ腫への抗がん剤治療プロトコールに含まれる
クロルフェニラミン（Chlor-Trimeton, Squibb）	● 1-2 mg/kg，PO，q8-12時[13, 38]	● 抗ヒスタミン作用。摂食や睡眠に影響するくしゃみや咳をコントロールする[38]
コバラミン	● 25 μg/kg，SC，q7日，6週，その後q14日，6週，その後q30日[41]	● 慢性下痢。コバラミン吸収不良を伴う
ザナミビル	● 12.5 mg/kg，鼻腔内のみ[7]	● インフルエンザ治療薬。アマンタジンと併用することでより効果が認められる

（続く）

表10-7　フェレットの各種薬剤[a]（続き）

薬剤	用量	特徴など
ジアゾキシド（Proglycem, Medical Market Specialties）	● 5-30 mg/kg，PO，q12 時[58, 84] ● 10 mg/kg，PO，q24 時または q8-12 時に分割投与[36, 38]	● インスリノーマ。インスリンブロッカー。高血圧，無気力，沈うつ，吐き気を引き起こすことがある[34]。効果は最小限との意見もある
次クエン酸ビスマス	● 6 mg/kg，PO，q12 時[102]	● Helicobacter にはエンロフロキサシン 4.25 mg/kg，q12 時を併用する
シクロスポリン	● 4-6 mg/kg，PO，q12 時[54]	● 赤芽球癆
シクロホスファミド	● 10 mg/kg，PO・SC[12] ● 200 mg/m², PO・SC[5]	● 抗腫瘍性。リンパ腫で治療効果がなかった場合や，再発した場合に，高用量を投与する
シサプリド（Propulsid, Janssen）	● 0.5 mg/kg，PO，q8-12 時[78]	● 制吐薬。運動性促進作用。現在アメリカでは入手できない。使用する場合には，調剤する
次サリチル酸ビスマス（Pepto-Bismol, Procter & Gamble）	● 0.25 mL/kg，PO，q4-6 時[37, 38] ● 0.5-1 mL/kg，PO，q6-8 時[100] ● 17.5 mg/kg，PO，q8-12 時[29, 50]	● 消化管潰瘍。Helicobacter のコロニー形成を予防する[37, 38]
ジフェンヒドラミン	● 0.5-2 mg/kg，PO・IM・IV，q8-12 時[13, 38]	● 抗ヒスタミン作用。摂食や睡眠に影響するくしゃみや咳をコントロールする[38]。前回のワクチン接種時にアレルギー反応が認められた場合，接種前もしくはワクチン反応の治療として高用量を IM 投与する
シメチジン（Tagamet, SmithKline）	● 5-10 mg/kg，PO・SC・IM，q8 時[13, 52] ● 10 mg/kg，PO，IV，q8 時[37, 38]	● H_2 ブロッカー。酸分泌を阻害する。消化管潰瘍。嗜好性は悪い。ゆっくり IV 投与する

表10-7　フェレットの各種薬剤[a]（続き）

薬　剤	用　量	特徴など
臭化カリウム	—	●発作コントロール
	●22-30 mg/kg，q24時，PO[4]	●フェノバルビタールと併用した場合の用量
	●70-80 mg/kg，q24時，PO[4]	●単独使用した場合の用量
醸造用酵母	●小さじ1/8-1/4杯，PO，q12時[38]	●インスリノーマの動物のグルコースとインスリン値を安定化させるクロム源である
スクラルファート（Carafate，Hoechst Marion Roussel）	●25-125 mg/kg，PO，q8-12時[52]	●消化管潰瘍。食事前に投与する。pHを酸性にする必要がある
	●75 mg/kg，PO，q4-6時[100]	
	●100 mg/kg，PO，q8-12時[51]	
	●1g錠剤の1/8/頭，PO，q6時[37, 38]	
スタノゾロール（Winstrol，Upjohn）	●0.5 mg/kg，PO・SC，q12時[10]	●貧血。タンパク同化ステロイド。肝疾患の動物には注意して投与する
性腺刺激ホルモン放出ホルモン（GnRH）（Cystorelin，Sanofi）	●20μg/頭，SC・IM[36, 38]	●発情期から10日後に発情を停止させる。必要に応じて2週間後に繰り返し投与する[38]
ソーパルメット	●0.15 mL/頭，PO，q12時[91]	●前立腺肥大症に関連する排尿障害のホメオパシーレメディー
チロキシン	●0.2-0.4 mg/kg，q12時[44]	●甲状腺機能低下症。用量の調節および漸減は，必要に応じて行う
テオフィリンエリキシル	●4.25 mg/kg，PO，q8-12時[13]	●気管支拡張薬
デカン酸ナンドロロン	●1-5 mg/kg，IM，q7日[44]	●タンパク同化ステロイド
デキサメタゾン	●0.5 mg/kg，SC・IM・IV[13]	
	●1 mg/kg，IM[38]	●副腎摘出の手術後に用いる。プレドニゾンを併用する
デキサメタゾンリン酸エステルナトリウム	●1-2 mg/kg，IV[4]	●脳浮腫の治療
	●2 mg/kg，IM・IV[33]	●ワクチン性アナフィラキシー反応
	●4-8 mg/kg，IM・IV[13]	●ショック療法
デキストラン鉄	●10 mg/頭，IM，単回投与[13]	●鉄欠乏性貧血。出血

（続く）

表 10-7　フェレットの各種薬剤[a]（続き）

薬　剤	用　量	特徴など
ドキサプラム	● 1-2 mg/kg，IV[22] ● 5-11 mg/kg，IV[10]	● 呼吸促進薬
ドキソルビシン	● 1 mg/kg，IV，q21日，4回[5] ● 20-30 mg/m^2，IV[101]	● 抗腫瘍性。リンパ腫で治療効果がなかった場合や，再発した場合に投与する
吐根（7％）	● 2.2-6.6 mL/頭，PO[28]	● 催吐薬
バリウム（20％）	● 2-5 mL/kg，PO[39] ● 15 mL/kg，PO[37, 38]	● 消化管造影検査
ビタミンB複合体	● 1-2 mg/kg，IM，prn[13]	● チアミン含有量によって投与量は異なる
ビタミンC	● 50-100 mg/kg，PO，q12時[42]	● リンパ腫の補助的治療
ビタミンK	―	● 猫の用量を使用する[52]
ヒト絨毛性性腺刺激ホルモン（hCG）（Pregnyl, Organon）	― ● 50-100 U/頭，IM[31] ● 100 U/頭，IM[36, 38, 59] ● 100-200 U/頭，IM[10] ● 1,000 U/頭，IM[84]	● 排卵誘発および高エストロジェン血症の予防として，発情期開始日から10日以上経過してから投与する。必要に応じて1-2週間後に繰り返し投与する[36, 38]
ヒドロキシジン（Atarax, Roerig）	● 2 mg/kg，PO，q8時[10, 13]	● 抗ヒスタミン作用。掻痒症。眠気を生じることがある
ヒドロコルチゾンコハク酸エステルナトリウム	● 25-40 mg/kg，IV[13]	● ショック
ビンクリスチン	● 0.12 mg/kg，IV[5] ● 0.2 mg/kg，IV[5] ● 0.75 mg/m^2，IV[5]	● 最小限の骨髄抑制
ファモチジン（Pepcid, Merck）	● 0.25-0.5 mg/kg，PO・SC・IV，q24時[13]	● 胃酸分泌を阻害する。消化管潰瘍

表 10-7　フェレットの各種薬剤[a]（続き）

薬　剤	用　量	特徴など
フェノキシベンザミン（Dibenzyline, SmithKline Beecham）	● 3.75-7.5 mg/頭, PO, q24-72 時[76]	● α遮断薬。尿道閉塞の症例で平滑筋を弛緩させる。消化器系または心血管系の副作用が起こり得る
フェノバルビタール	● 1-2 mg/kg, PO, q8-12 時[51, 100] ● 2-10 mg/kg/時, 持続点滴, IV[4]	● 発作コントロール ● ジアゼパムが無効な場合の発作コントロール
ブドウ糖 50 %	● 0.25-2 mL, IV[53] ● 1.25-5 %, IV[53]	● 低血糖にボーラス投与。効果が発現するまで投与する ● 低血糖または食欲不振動物への点滴
プラゾシン（Minipress, Pfizer）	● 0.05-0.1 mg/kg, PO, q8 時[76]	● α遮断薬。尿道閉塞の症例で平滑筋を弛緩させる。消化器系または心血管系の副作用が起こり得る
フルドロコルチゾン（Florinef, SquibbMark）	● 0.05-0.1 mg/kg, PO, q24 時または q12 時に分ける[64]	● 副腎摘出の手術後に, ミネラルコルチコイドの代替として投与する
フルニキシンメグルミン（Banamine, Schering）	― ● 1 mg/kg, SC・IM[28] ● 2.5 mg/頭 SC・IM, q12時, prn[31]	● NSAID, 表 10-4 も参照 ● 内毒素血症で産生されたプロスタグランジンによる低血圧を予防する ● 乳腺炎の炎症を低下させる
フルルビプロフェンナトリウム	● 1-2 滴, q12-24 時[42]	● 眼科疾患の炎症
ブレオマイシン（Blenoxane, BristolMyersSquibb）	● 10 U/m^2, SC[100]	● 扁平上皮癌の治療
プレドニゾロンコハク酸エステルナトリウム	● 22 mg/kg, IV[38]	● 輸血前に投与する。ゆっくり投与する

（続く）

表 10-7　フェレットの各種薬剤[a]（続き）

薬　剤	用　量	特徴など
プレドニゾン	● 0.25 mg/kg, PO, q12時, 5日, 次に0.1 mg/kg, q12時, 10日[38]	● 副腎摘出の手術後。デキサメタゾンの初期量を投与後に投与する
	● 0.25-1 mg/kg, PO, q12時に分ける[36, 38]	● インスリノーマ。必要に応じて4 mg/kg/日まで徐々に増量する。ジアゾキシドと併用した場合は, 2 mg/kg/日まで増量できる[38]
	● 0.5 mg/kg, PO, q12時, 7-10日, その後q24時, 7-10日, その後q48時, 7-10日[64]	● 副腎摘出の手術後
	● 1 mg/kg, PO, q24時 7-14日[38]	● 犬糸状虫の成虫駆除治療に続けて行う。血栓塞栓症
	● 1.25-2.5 mg/kg, PO, q24時[72]	● 好酸球性胃腸炎。臨床症状が和らぐまで治療する。徐々にq48時まで減らす[72]
	● 2 mg/kg, PO, q24時[100]	● リンパ腫の苦痛緩和治療
	● 2.2 mg/kg, PO[100], q24時, prn	● 慢性炎症性腸疾患の抗炎症薬
プロスタグランジン（PG） $F_{2\alpha}$（Lutalyse, Upjohn）	● 0.1-0.5 mg/頭, IM, prn[9]	● 子宮炎。壊死性のデブリを排泄する
	● 0.5 mg/頭, IM[9]	● 1キットならば41日目に分娩を誘発させる。6Uのオキシトシンを1-4時間後に投与する
フロセミド	● 1-4 mg/kg, PO・SC・IM・IV, q8-12時[7]	● 利尿薬
	● 2 mg/kg, PO・SC・IM・IV, q8-12時[38, 93]	
プロリジェストン	● 50 mg, SC[76]	● 未避妊雌が10日間, 発情期の状態が続いた場合に排卵誘発をする。アメリカでは入手できない
ペニシラミン	● 10 mg/kg, PO, q24時[42]	● 銅中毒症
ヘパリン	● 100 U/頭（0.45-1.35 kg）, SC, q24時, 21日[93]	● 犬糸状虫症の治療に投与することがある
	● 200 U/kg, SC・IM, q12時, 5日[38]	● 血栓塞栓症を起こしにくくする。犬糸状虫の成虫駆虫薬を投与する前日から開始する

表10-7　フェレットの各種薬剤[a]（続き）

薬剤	用量	特徴など
マンニトール	● 0.5-1 g/kg, IV[4]	● 20分以上かけて投与する
ミソプロストール (Cytotech, Searle)	● 1-5μg/kg, PO, q8時[64]	● 胃潰瘍
メトクロプラミド	● 0.2-1 mg/kg, PO・SC・IM, q6-8時[83]	● 制吐薬。運動性促進作用
メトトレキサート	● 0.5 mg/kg, IV[5]	● 抗腫瘍性
毛球緩下剤（猫用）	● 1-2 mL/頭, PO, q48時[11]	● 毛球の予防薬
ラクツロースシロップ (Cephulac, Merrill Dow)	● 0.15-0.75 mL/kg, PO, q12時[13]	● 肝疾患で血中アンモニアを吸収する。高用量で軟便を起こすことがある
ロペラミド	● 0.2 mg/kg, PO, q12時[13]	● 抗下痢薬

a：リンパ腫の抗がん剤プロトコールについては表10-13参照

表 10-8 フェレットの血液検査値および血清生化学検査値[16, 25, 40, 57, 66, 96, 102]

測定項目	雌	雄
血液学		
RBC ($10^6/\mu$L)	6.77-9.76	7.1-13.2
Hgb (g/dL)	11.9-17.4	12-18.5
PCV (%)	34.6-55	33.6-61
MCV (fL)	44.4-53.7	42.6-52.5
MCH (pg)	16.4-19.4	13.7-19.7
MCHC (g/dL)	33.2-42.2	30.3-34.9
WBC ($10^3/\mu$L)	2.5-18.2	4.4-19.1
好中球 (%)	12-84	11-82
桿状好中球 (%)	0-4.2	0-2.2
リンパ球 (%)	12-95	12-73
単球 (%)	1-8	0-9
好酸球 (%)	0-9	0-8.5
好塩基球 (%)	0-2.9	0-2.7
血小板 ($10^3/\mu$L)	264-910	297-730
網状赤血球 (%)	2-14	1-12
生化学		
総タンパク質 (g/dL)	5.1-7.2	5.3-7.4
アルブミン (g/dL)	3.2-4.1	2.8-4.2
グロブリン (g/dL)	2.2-3.2	2-4
A：G 比	1-1.6	0.8-2.1
AST (U/L)	40-120	28-248
ALT (U/L)	54-280	54-289
ALP (U/L)	3-62	11-120
GGT (U/L)	0-5	0-5
LDH (U/L)	—	241-752
コレステロール (mg/dL)	122-296	64-221
トリグリセリド (mg/dL)	—	10-32
総ビリルビン (mg/dL)	0-1	0-0.1
グルコース (mg/dL)	85-207	62.5-198

表 10-8 フェレットの血液検査値および血清生化学検査値[16, 25, 40, 57, 66, 96, 102]（続き）

測定項目	雌	雄
リパーゼ (U/L)	—	0-200
BUN (mg/dL)	10-45	11-42
クレアチニン (mg/dL)	0.2-1	0.2-1
Na (mEq/L)	142-156	137-162
Cl (mEq/L)	112-124	102-126
K (mEq/L)	4.2-7.7	4.1-7.3
P (mg/dL)	4.2-10.1	4-8.7
Ca (mg/dL)	8-10.2	8.3-11.8
炭酸ガス (mEq/L)	16.5-27.8	12.2-28

表 10-9　フェレットの生物学および生理学的データ[2, 25, 44, 57, 66, 88]

項　目	正常値
成熟動物の体重（雄）	1-2 kg
成熟動物の体重（雌）	0.5-1 kg
出生時体重	6-12 g
7日齢の体重	平均 30 g
14日齢の体重	60-70 g
性成熟	4-8 カ月（通常は出生後，初めての春を迎えた後）
繁殖サイクル	排卵誘発性
妊娠期間	42±2 日
産子数	1-18 頭（平均 8 頭，初産では 10 頭）
離乳時期	6-8 週
開眼時期	34 日
聴覚	32 日
寿命	5-8 年（アメリカでの平均）
摂食量	43 g/kg/日
飲水量	75-100 mL/日
消化管通過時間	3-4 時間
経腸栄養要求量	2,000-3,000 kcal/kg/日
歯式	2（I 3/3 C 1/1 P 3/3 M 1/2）＝34
乳歯萌出	20-28 日
永久歯萌出	50-74 日
犬歯萌出	50 日
臼歯萌出（第一から第四臼歯）	53-74 日
心拍数	200-400 回/分
平均収縮期血圧	133-161 mmHg
呼吸数	33-36 回/分
直腸温	37.8-40 ℃（100-104°F）
血液量	60-80 mL（体重 5-7 %）
眼圧	22.8±5.5 mmHg

表 10-9　フェレットの生物学および生理学的データ[2, 25, 44, 57, 66, 88]（続き）

項　目	正常値
気管チューブの太さ	内径 2-4 mm
プロトロンビン時間 (PT)	8-16.5 秒
部分的トロンボプラスチン時間 (PTT)	16-25 秒

表 10-10 フェレットの尿検査値[79, 96]

測定項目	雄	雌
尿量 (mL/24 時間)	26 (8-48)	28 (8-140)
Na (mmoL/24 時間)	1.9 (0.4-6.7)	1.5 (0.2-5.6)
Ca (mmoL/24 時間)	2.9 (1-9.6)	2.1 (0.9-5.4)
Cl (mmoL/24 時間)	2.4 (0.7-8.5)	1.9 (0.3-7.8)
pH	6.5-7.5[a]	6.5-7.5[a]
タンパク質 (mg/dL)	7-33	0-32
外因性クレアチニンクリアランス (mL/分/kg)[b]	—	3.32±2.16
インスリンクリアランス (mL/分/kg)	—	3.02±1.78

a：尿 pH は食事によって変動し得る。高品質な肉中心の食事を与えているフェレットの正常な尿 pH は約 6 である
b：内因性クレアチニンクリアランス (mL/分/kg) = 2.5±0.93

表 10-11 フェレットのワクチンプログラムおよび予防[11, 16, 64, 79]

年齢	推奨例
4-6 週齢	母動物がワクチン未接種の場合，CDV ワクチン[a]
6-8 週齢	CDV ワクチン[a, b]。身体検査。糞便検査
10-11 週齢	CDV ワクチン[a, b, c]。身体検査。糞便検査
12-14 週齢	CDV ワクチン[a, b, c]。狂犬病ワクチン[d]。身体検査。糞便検査 (オプション)
4-8 カ月齢	避妊／去勢。臭腺の除去 (オプション)。犬糸状虫およびノミ予防を開始する (風土病)
1 歳齢	CDV 追加免疫[a, e]。狂犬病追加免疫[d]。身体検査。必要であれば歯科予防および便検査。血液検査 (CBC)。犬糸状虫およびノミ予防
2 歳齢	CDV 追加免疫[a, e, f]。狂犬病追加免疫[d]。身体検査。必要であれば歯科予防および便検査。CBC。犬糸状虫およびノミ予防
3 歳齢以上 (6 カ月ごと)	CDV 追加免疫 (毎年)[a, e, f]。狂犬病追加免疫 (毎年)[d]。身体検査。必要であれば歯科予防および便検査。CBC。血糖値を含めた血清生化学検査。犬糸状虫およびノミ予防

a：CDV，犬ジステンパーウイルス。Purevax (Merial) は唯一フェレットに承認されている CDV ワクチンである。フェレットに承認されていないが Galaxy-D (Solvay) も同じく使用されている
b：Purevax は 8 週齢で接種し，その後 3 週間おきに，3 回接種することが推奨されている
c：ワクチンはフェレットが 12-14 週齢になるまで一般的に 2-3 週間おきに接種する
d：不活化ウイルスワクチン (Imrab 3, Rhône Merieux) のみ使用するべきである。ワクチン反応を減らすために，数日は間隔をあけ，別のワクチンを接種するべきである
e：しばらくワクチンを接種していない成熟動物は，14-28 日間ずつ空けながら 2 種類のワクチン接種から開始するべきである
f：狂犬病およびジステンパー力価は評価段階にあり，高齢動物への追加接種のスケジュールが変わることもある

表 10-12　フェレットの内分泌疾患の臨床症状と治療[46, 48, 68, 80]

疾　患	臨床症状	好発性別／年齢	診断指標	治　療	予　後
高エストロジェン血症（副腎機能亢進症も参照）	●重症度はさまざまである。蒼白な可視粘膜、外陰部腫大、脆弱、食欲不振、体重減少、尾部および腹部の脱毛、メレナ、紫斑 ●収縮期雑音、弱い脈拍、頻脈、後肢麻痺、病気が進行すると全身性感染症を引き起こす ●病気の進行度は持続的な発情／卵巣遺残関連疾患よりも副腎皮質性の方がゆっくりである	●持続的な発情期の後に起こり得る（例：>3週齢） ●卵巣組織が遺残している避妊フェレットに認められることがある（通常は春の終わり）	●非再生性貧血 ●血小板減少症 ●白血球減少症	●支持療法、輸血（PCV<20％の場合）、および卵巣子宮摘出術、または遺残している卵巣組織の外科的切除 ●外科手術前の初期に保存療法（例：hCG、GnRH、支持療法）を推奨する臨床家もいる	●PCV>20％の場合、中等度から良好である ●PCV14-19％の場合、注意が必要である ●PCV<14％の場合、深刻な状況である
膵内分泌新生物（インスリノーマ）	●一過性脆弱化、無気力、流涎、運動失調、後肢麻痺、発作 ●運動または絶食の後に頻繁に発現する	●好発性別は報告されていない ●通常は年齢>3歳齢	●複数の症例で血糖値が≦60-70mg/dLより低いことが頻繁にある） ●血液検査（CBC）、血清生化学検査（血糖値を除く）、X線画像、超音波画像は通常正常である ●血中インスリン値は信頼できないが、250-300pmol/Lはおそらく異常である	●正常血糖値に達することが目的である ●膵臓結節の外科的切除と薬物療法（例：プレドニゾン）の併用は、最善な安定化に必要である ●自宅での効果的な管理のために、投薬順守は重要である	●治療によって安定化は可能であるが、疾患は通常慢性的であり、最終的には致死的となる ●ゆっくり転移する傾向にある（原発は膵臓内）

（続く）

表 10-12 フェレットの内分泌疾患の臨床症状と治療[46, 48, 68, 80]（続き）

疾患	臨床症状	好発性別／年齢	診断指標	治療	予後
副腎皮質疾患（副腎皮質機能亢進症）	● 高エストロゲン血症参照 ● 両側性の脱毛が尾からはじまり、頭側方向に進行する ● 本疾患の避妊雌の9割以上に、外陰部の腫大が認められる ● 掻痒症がときどき認められる ● 前立腺肥大（排尿障害、無尿）を引き起こす ● 副腎の腫大が触診できることがある（左側が一般的に影響を受ける）	● 避妊された成熟雌と去勢雄。1例の未去勢のフェレットが報告されている ● 発症の平均年齢は2-4歳齢	● CBC、血清生化学検査は通常正常 ● 腫大した副腎がX線画像上に認められるのはまれ ● 多くの場合、超音波検査で診断が可能である ● 血中エストラジオール、アンドロステネジオン、17-OHプロジェステロンの上昇が診断の指標となる ● 必要になることはまれであるが、皮膚生検での所見（角化亢進、表皮非薄化）がみられる ● ACTH刺激試験とデキサメタゾン抑制試験は診断に有効ではない	● 片側性の場合、罹患した副腎の摘出術。両側性の場合、大きい方の副腎の完全摘出と小さい方の減量手術。右副腎の摘出は困難 ● リューププロレリンまたはメラトニンは臨床症状を抑制させることもあるが、腫瘍の成長を抑えることはできない。ミトタン治療は信頼性に欠ける ● デスロレリンは10-18カ月持続するインプラントである。臨床症状を抑制させるが、腫瘍の成長を抑えることはできない ● その他の薬物療法は表10-6参照	● 組織学的診断は一般的に副腎皮質の過形成、腺腫または副腎癌である ● 副腎摘出を行った場合、予後は良好である ● 転移はまれである
糖尿病	● 飼育フェレットにおける未公表の報告がある ● 多尿、多渇、多食、脱水、体重減少	● 不明	● 高血糖、尿糖、ケトン尿	● インスリン（猫のプロトコールに従う）	● 治療によって中等度

表 10–13　フェレットのリンパ腫の抗がん剤治療プロトコール[a]

プロトコールⅠ[11, 101]			
週	日	薬剤	用量
1	1	プレドニゾン	1-2 mg/kg PO, q12 時，治療中継続する
	1	ビンクリスチン	0.025 mg/kg, IV
	3	シクロホスファミド	10 mg/kg, PO・SC
2	8	ビンクリスチン	0.025 mg/kg, IV
3	15	ビンクリスチン	0.025 mg/kg, IV
4	22	ビンクリスチン	0.025 mg/kg, IV
	24	シクロホスファミド	10 mg/kg PO, SC
7	46	シクロホスファミド	10 mg/kg PO, SC
9	63	プレドニゾン	その後の4週間をかけて用量を徐々にゼロに減らす

プロトコールⅡ[b, 83, 101]		
週	薬剤	用量
1	ビンクリスチン	0.025 mg/kg, IV
	L-アスパラギナーゼ	400 U/kg, IP
	プレドニゾン	1 mg/kg, PO, q24 時,治療中継続する
2	シクロホスファミド	10 mg/kg, SC
3	ドキソルビシン	1 mg/kg, IV
4-6	上記の1-3週と同様だが，L-アスパラギナーゼは休薬する	—
8	ビンクリスチン	0.025 mg/kg, IV
10	シクロホスファミド	10 mg/kg, SC
12	ビンクリスチン	0.025 mg/kg, IV
14	メトトレキサート	0.5 mg/kg, IV

(続く)

表10-13 フェレットのリンパ腫の抗がん剤治療プロトコール[a]（続き）

週	薬剤	用量
	プロトコールⅢ[c]	
1	L-アスパラギナーゼ	10,000 U/m², SC
	チトキシン	250 mg/m², PO・SC（NaCl 50 mL/kg, SC）
	プレドニゾン	2 mg/kg, PO, 7日間, その後治療中, q48時
2	L-アスパラギナーゼ	1万 U/m², SC
	血液検査（CBC）[d]の実施	
3	L-アスパラギナーゼ	1万 U/m², SC
	シトサール	300 mg/m², SC, 2日（100 mgを水1 mLで希釈する）
4	CBC[d]の実施	
5	チトキシン	250 mg/m², PO・SC（NaCl 50 mL/kg, SC）
7	メトトレキサート	0.8 mg/kg, IM
	CBC[d]の実施	
8	CBC[d]の実施	
9	チトキシン	250 mg/m², PO・SC（NaCl 50 mL/kg, SC）
11	シトサール	300 mg/m², SC, 2日（100 mgを水1 mLで希釈する）
	ロイケラン	1錠/頭, POまたは1/2錠/頭, PO, 2日
12	CBC[d]の実施	
13	チトキシン	250 mg/m², PO, SC（NaCl 50 mL/kg, SC）
15	プロカルバジン	50 mg/m², PO, q24時, 14日
16	CBC[d]の実施	
17	CBC[d]の実施	
18	チトキシン	250 mg/m², PO・SC（NaCl 50 mL/kg, SC）
20	シトサール	300 mg/m², SC, 2日（100 mgを水1 mLで希釈する）
	ロイケラン	1錠/頭, POまたは1/2錠/頭, PO, 2日
23	チトキシン	250 mg/m², PO・SC（NaCl 50 mL/kg, SC）
26	プロカルバジン	50 mg/m², PO, q24時, 14日
27	CBC[d]および血清生化学検査の実施	寛解が認められない場合, 20-26週目のサイクルを3回続ける

表 10-13　フェレットのリンパ腫の抗がん剤治療プロトコール[a]（続き）

週	薬 剤	用 量
	プロトコールIV[5]	
3日間	L-アスパラギナーゼ	400 U/kg, SC（ジフェンヒドラミンで前投与する）
1	ビンクリスチン	0.12 mg/kg, IV
	プレドニゾン	1 mg/kg, PO, q24時, 治療中継続する
	シクロホスファミド	10 mg/kg, PO
2	ビンクリスチン	0.12 mg/kg, IV
3	ビンクリスチン	0.12 mg/kg, IV
4	ビンクリスチン	0.12 mg/kg, IV
	シクロホスファミド	10 mg/kg, PO
7, 10, 13 など	ビンクリスチン	0.12 mg/kg, IV
	シクロホスファミド	10 mg/kg, PO
		1年間は3週間ごとの治療を継続し, その後は4-6週間ごとに減らす
救命治療	ドキソルビシン	1-2 mg/kg, IV（20分以上かけて投与）

a：治療中は週ごとにCBCをチェックする。治療休止後, CBCのモニターを継続し3カ月ごとに身体検査を行う
b：プロトコールは14週目以降, 隔週で行うことにより, 治療が集中的になることを避ける
c：J. Mayer. No-IV chemotherqpy protocol. personal communication. 2009.
d：CBCで重度の骨髄抑制が認められる場合, その後の治療で投与するすべての骨髄抑制薬を25％減量する

参考文献

1. Ahlgrim KA. Personal communication. 2003.
2. Andrews PLR. The physiology of the ferret. In: Fox JG, ed. *Biology and Diseases of the Ferret*. Philadelphia: Lea and Febiger; 1988:100-134.
3. Antinoff N. Neoplasia in ferrets. In: Bonagura JD, ed. *Kirk's Current Veterinary Therapy XIII: Small Animal Practice*. Philadelphia:WB Saunders Co; 2000:1149-1152.
4. Antinoff N. Musculoskeletal and neurologic diseases. In: Quesenberry KE, Carpenter JW, eds. *Ferrets, Rabbits, and Rodents: Clinical Medicine and Surgery*. 2nd ed. St Louis: WB Saunders Co; 2004:115-120.
5. Antinoff N, Hahn K. Ferret oncology. *Vet Clin North Am Exotic Anim Pract* 2004;7:579-626.
6. Barron HW, Rosenthal KL. Respiratory diseases. In: Quesenberry KE, Carpenter JW, eds. *Ferrets, Rabbits, and Rodents: Clinical Medicine and Surgery*. 3rd ed. St Louis: Saunders/Elsevier; 2012:78-85.
7. Bartlett LW. Ferret soft tissue surgery. *Semin Avian Exotic Pet Med* 2002;11:221-230.
8. Beaufrere H, Neta M, Smith DA. Demodectic mange associated with lymphoma in a ferret. *J Exotic Pet Med* 2009;18:57-61.
9. Bell JA. Periparturient and neonatal diseases. In: Quesenberry KE, Carpenter JW, eds. *Ferrets, Rabbits, and Rodents: Clinical Medicine and Surgery*. 2nd ed. St Louis: WB Saunders Co; 2004:50-57.
10. Besch-Williford CL. Biology and medicine of the ferret. *Vet Clin North Am Small Anim Pract* 1987;17:1155-1183.
11. Brown SA. Ferrets. In: Jenkins JR, Brown SA. *A Practitioner's Guide to Rabbits and Ferrets*. Lakewood, CO: American Animal Hospital Association; 1993:43-111.
12. Brown SA. Clinical techniques in the ferret. *Semin Avian Exotic Pet Med* 1997;6:75-85.
13. Brown SA. Ferret drug dosages. In: Antinoff N, Bauck L, Boyer TH, et al, eds. *Exotic Formulary*. 2nd ed. Lakewood, CO: American Animal Hospital Association; 1999:43-61.
14. Burgess M, Garner M. Clinical aspects of inflammatory bowel disease in ferrets. *Exotic DVM* 2002;4.2:29-34.
15. Cantwell SL. Ferret, rabbit, and rodent anesthesia. *Vet Clin North Am Exotic Anim Pract* 2001;4:169-191.
16. Carpenter JW, Harms CA, Harrenstien L. Biology and medicine of the domestic ferret: an overview. *J Small Exotic Anim Med* 1994;2:151-162.
17. Collins BR. Antimicrobial drug use in rabbits, rodents, and other small mammals. In: *Antimicrobial Therapy in Caged Birds and Exotic Pets*. Trenton: Veterinary Learning Systems; 1995:3-10.
18. Cornick-Seahorn J. Anesthesia for small animals. *Proc North Am Vet Conf* 2001;845-847.
19. Evans AT, Springsteen KK. Anesthesia of ferrets. *Semin Avian Exotic Pet Med* 1998;7:48-52.
20. Finkler MR. Ferret colitis. In: Kirk RW, Bonagura JD, eds. *Kirk's Current Veterinary Therapy XI: Small Animal Practice*. Philadelphia: WB Saunders Co; 1992:1180-1181.
21. Fisher M, Beck W, Hutchinson MJ. Efficacy and safety of selamectin (Stronghold®/Revolution™) used off-label in exotic pets. *Intern J Appl Res Vet Med* 2007:5:87-96.
22. Flecknell PA. *Laboratory Animal Anesthesia*. San Diego: Academic Press; 1987.
23. Flecknell PA. Medetomidine and atipamezole: potential uses in laboratory animals. *Lab Anim* 1997;26:21-25.
24. Fox JG. Anesthesia and surgery. In: Fox JG, ed. *Biology and Diseases of the Ferret*. Philadelphia: Lea and Febiger; 1988:289-302.
25. Fox JG. Normal clinical and biological parameters. In: Fox JG, ed. *Biology and Diseases of the Ferret*. Philadelphia: Lea and Febiger; 1988:159-173.
26. Fox JG. Parasitic diseases. In: Fox JG, ed. *Biology and Diseases of the Ferret*. Philadelphia: Lea and Febiger; 1988:235-247.
27. Fox JG. Bacterial and mycoplasmal diseases. In: Fox JG, ed. *Biology and Diseases of the Ferret*. 2nd ed. Philadelphia: Williams & Wilkins; 1998:321-354.

28. Fox JG. Diseases of the gastrointestinal system. In: Fox JG, ed. *Biology and Diseases of the Ferret*. 2nd ed. Philadelphia: Williams & Wilkins; 1998:273-290.
29. Fox JG, Lee A. The role of *Helicobacter* species in newly recognized gastrointestinal diseases of animals. *Lab Anim Sci* 1997;47:222-227.
30. Fox JG, Marini RP. *Helicobacter mustelae* infection in ferrets: pathogenesis, epizootiology, diagnosis, and treatment. *Semin Avian Exotic Pet Med* 2001:10:36-44.
31. Fox JG, Pearson RC, Bell JA. Disease of the genitourinary system. In: Fox JG, ed. *Biology and Diseases of the Ferret*. 2nd ed. Philadelphia: Williams & Wilkins; 1998:247-272.
32. Goett SD, Degner DA. Suspected adrenocortical insufficiency subsequent to bilateral adrenalectomy in a ferret. *Exotic DVM* 2003;5.1:15-18.
33. Greenacre CB. Incidence of adverse events in ferrets vaccinated with distemper or rabies vaccine: 143 cases (1995-2001). *J Am Vet Med Assoc* 2003;223:663-665.
34. Harrenstien L. Critical care of ferrets, rabbits, and rodents. *Semin Avian Exotic Pet Med* 1994;3:217-228.
35. Heard DJ. Principles and techniques of anesthesia and analgesia for exotic practice. *Vet Clin North Am Small Anim Pract* 1993;23:1301-1327.
36. Hillyer EV. Ferret endocrinology. In: Kirk RW, Bonagura JD, eds. *Kirk's Current Veterinary Therapy XI: Small Animal Practice*. Philadelphia: WB Saunders Co; 1992:1185-1188.
37. Hillyer EV. Gastrointestinal diseases of ferrets (*Mustela putorius furo*). *J Small Exotic Anim Med* 1992;2:44-45.
38. Hillyer EV, Brown SA. Ferrets. In: Birchard SJ, Sherding RG, eds. *Saunders Manual of Small Animal Practice*. Philadelphia: WB Saunders Co; 1994:1317-1344.
39. Hoefer HL, Bell JA. Gastrointestinal diseases. In: Quesenberry KE, Carpenter JW, eds. *Ferrets, Rabbits, and Rodents: Clinical Medicine and Surgery*. 2nd ed. St Louis: WB Saunders Co; 2004:25-40.
40. Hoover JP, Baldwin CA. Changes in physiologic and clinicopathologic values in ferrets from 12 to 47 weeks of age. *Comp Anim Pract* 1998;2:40-44.
41. Hoppes SM. The senior ferret. *Vet Clin North Am Exotic Anim Pract* 2010;13:107-121.
42. Jepson L. Ferrets. In: *Exotic Animal Medicine*. Philadelphia: Saunders/Elsevier; 2009:1-44.
43. Johnson-Delaney C. Medical therapies for ferret adrenal disease. *Semin Avian Exotic Pet Med* 2004:13:3-7.
44. Johnson-Delaney C. Ferrets. *Exotic Companion Medicine Handbook*. Lake Worth, FL: Zoological Education Network; 2005:1-42.
45. Johnson-Delaney C. Ferrets: anaesthesia and analgesia. In: Keeble E, Meredith A, eds. *BSAVA Manual of Rodents and Ferrets*. Gloucester, UK: British Small Animal Veterinary Association; 2009:245-253.
46. Kawasaki TA. Laboratory parameters in disease states in ferrets. *Proc North Am Vet Conf* 1992;663-667.
47. Kelleher SA. Skin disease of ferrets. *Semin Avian Exotic Pet Med* 2002;11:136-140.
48. Kolmstetter CM, Carpenter JW, Morrisey JK. Diagnosis and treatment of ferret endocrine diseases. *Vet Med* 1995;Dec:1104-1110.
49. Kraus MS, Morrisey JK. Cardiovascular and other diseases. In: Quesenberry KE, Carpenter JW, eds. *Ferrets, Rabbits, and Rodents: Clinical Medicine and Surgery*. 3rd ed. St Louis: Saunders/Elsevier; 2012:62-77.
50. Lennox AM. Working up mystery anemia in ferrets. *Exotic DVM* 2004;6.3:22-26.
51. Lewington JH. Appendix. In: Lewington JH, ed. *Ferret Husbandry, Medicine and Surgery*. Oxford: Butterworth Heinemann; 2000:273-282.
52. Lightfoot TL. Common ferret syndromes. *Proc North Am Vet Conf* 1999;839-842.
53. Longley L. Ferret anaesthesia. In: Longley L, ed. *Anaesthesia of Exotic Pets*. Philadelphia: Saunders/Elsevier; 2008:85-95.
54. Malka S, Hawkins MG, Zabolotzky SM, et al. Immune-mediated pure red cell aplasia in a domestic ferret. *J Am Vet Med Assoc* 2010;237:695-700.

55. Marini RP, Fox JG. Anesthesia, surgery, and biomethodology. In: Fox JG, ed. *Biology and Diseases of the Ferret*. 2nd ed. Philadelphia: Williams & Wilkins; 1998:449-484.
56. Marini RP, Fox JG, Taylor NS, et al. Ranitidine bismuth citrate and clarithromycin, alone or in combination, for eradication of *Helicobacter mustelae* infection in ferrets. *Am J Vet Res* 1999;60:1280-1286.
57. Marini RP, Otto G, Erdman S, et al. Biology and diseases of ferrets. In: Fox JG, Anderson LC, Loew FM, et al, eds. *Laboratory Animal Medicine*. San Diego: Academic Press; 2002:483-517.
58. Marini RP, Ryden EB, Rosenblad WD, et al. Functional islet cell tumor in six ferrets. *J Am Vet Med Assoc* 1993;202:430-433.
59. Mead RA, Joseph MM, Neirinckx S. Optimal dose of human chorionic gonadotropin for inducing ovulation in the ferret. *J Zoo Biol* 1988;7:263-267.
60. Moreland AF, Glaser C. Evaluation of ketamine, ketamine-xylazine and ketamine-diazepam anesthesia in the ferret. *Lab Anim Sci* 1985;35:287-290.
61. Morrisey JK. Parasites of ferrets, rabbits, and rodents. *Semin Avian Exotic Pet Med* 1996;5:106-114.
62. Morrisey JK. Ectoparasites of ferrets and rabbits. *Proc North Am Vet Conf* 1998;844-845.
63. Morrisey JK. Ferrets: therapeutics. In: Keeble E, Meredith A, eds. *BSAVA Manual of Rodents and Ferrets*. Gloucester, UK: British Small Animal Veterinary Association; 2009:237-244.
64. Morrisey JK. Personal observation. 2011.
65. Morrisey JK, Carpenter JW. Formulary. In: Quesenberry KE, Carpenter JW, eds. *Ferrets, Rabbits, and Rodents: Clinical Medicine and Surgery*. 3rd ed. St Louis: Saunders/Elsevier; 2012:566-575.
66. Morrisey JK, Ramer JC. Ferrets: clinical pathology and sample collection. *Vet Clin North Am Exotic Anim Pract* 1999;2:553-564.
67. Murray J. Melatonin implants: an option for use in the treatment of adrenal disease in ferrets. *Exotic Mam Med Surg* 2005;3:1-6.
68. Neuwirth L, Isaza R, Bellah J, et al. Adrenal neoplasia in seven ferrets. *Vet Radiol Ultrasound* 1993;34:340-346.
69. Noli C, VanderHorst HH, Willemse T. Demodicosis in ferrets. *Vet Quart* 1996;18:28-31.
70. Orcutt CJ. Emergency and critical care of ferrets. *Vet Clin North Am Exotic Anim Pract* 1998;1:99-126.
71. Orcutt CJ. Update on Oxyglobin use in ferrets. *Exotic DVM* 2001;3.3:29-30.
72. Palley LS, Fox JG. Eosinophilic gastroenteritis in the ferret. In: Kirk RW, Bonagura JD, eds. *Kirk's Current Veterinary Therapy XI: Small Animal Practice*. Philadelphia: WB Saunders Co; 1992:1182-1184.
73. Patterson MM, Kirchain SM. Comparison of three treatments for control of ear mites in ferrets. *Lab Anim Sci* 1999;49:655-657.
74. Payton AJ, Pick JR. Evaluation of a combination of tiletamine and zolazepam as an anesthetic for ferrets. *Lab Anim Sci* 1989;39:243-246.
75. Petrie JP, Morrisey JK. Cardiovascular and other diseases. In: Quesenberry KE, Carpenter JW, eds. *Ferrets, Rabbits, and Rodents: Clinical Medicine and Surgery*. 2nd ed. St Louis: WB Saunders Co; 2004:58-71.
76. Pollock CG. Disorders of the urinary and reproductive systems. In: Quesenberry KE, Carpenter JW, eds. *Ferrets, Rabbits, and Rodents: Clinical Medicine and Surgery*. 3rd ed. St Louis: Saunders/Elsevier; 2012:46-61.
77. Powers LV. Bacterial and parasitic diseases of ferrets. *Vet Clin North Am Exotic Anim Pract* 2009;12:531-561.
78. Quesenberry KE. Gastrointestinal disorders of ferrets. *Proc North Am Vet Conf* 1996;870-871.
79. Quesenberry KE. Basic approach to veterinary care. In: Hillyer EV, Quesenberry KE, eds. *Ferrets, Rabbits, and Rodents: Clinical Medicine and Surgery*. Philadelphia: WB Saunders Co; 1997:14-25.

80. Quesenberry KE, Rosenthal KL. Endocrine diseases. In: Quesenberry KE, Carpenter JW, eds. *Ferrets, Rabbits, and Rodents: Clinical Medicine and Surgery.* 2nd ed. Philadelphia: WB Saunders Co; 2004:79-90.
81. Ramer JC, Benson KG, Morrisey JK, et al. Effects of melatonin administration on the clinical course of adrenocortical disease in domestic ferrets. *J Am Vet Med Assoc* 2006;229:1743-1748.
82. Richardson J, Balabuszko R. Managing ferret toxicoses. *Exotic DVM* 2000;2.4:23-26.
83. Rosenthal K. Ferrets. *Vet Clin North Am Small Anim Pract* 1994;24:1-23.
84. Rosenthal K. Endocrine disorders of ferrets: insulinoma and adrenal gland disease. *Proc 21st Annu Waltham/OSU Symp Treat Small Anim Dis: Exotics* 1997;35-38.
85. Rosenthal K. Adrenal gland disease in ferrets. *Proc North Am Vet Conf* 2000;1015-1016.
86. Rosenthal K. Antibiotic treatment protocols for small mammal bacterial diseases. *Proc North Am Vet Conf* 2000;1021-1022.
87. Rosenthal KL. Personal communication. 2011.
88. Sapienza JS, Porcher D, Collins BR, et al. Tonometry in clinically normal ferrets (*Mustela putorius furo*). *Prog Vet Comp Ophthalmol* 1991;1:291-294.
89. Scott D. Dermatoses of pet rodents, rabbits, and ferrets. In: Scott D, Miller W, Ariffen C, eds. *Small Animal Dermatology.* 5th ed. Philadelphia: WB Saunders Co; 1995:1127-1137.
90. Sladky KK, Horne WA, Goodrowe KL, et al. Evaluation of epidural morphine for postoperative analgesia in ferrets (*Mustela putorius furo*). *Contemp Top Lab Anim Sci* 2000;39:33-38.
91. Stahl SJ. Personal communication. 2003.
92. Stamoulis ME. Cardiac disease in ferrets. *Semin Avian Exotic Pet Med* 1995;4:43-48.
93. Stamoulis ME, Miller MS, Hillyer EV. Cardiovascular diseases. In: Hillyer EV, Quesenberry KE, eds. *Ferrets, Rabbits, and Rodents: Clinical Medicine and Surgery.* Philadelphia: WB Saunders Co; 1997:63-76.
94. Supakorndej P, McCall JW, Lewis RE, et al. Biology, diagnosis, and prevention of heartworm infection in ferrets. *Proc Heartworm Symp* 1992;59-69.
95. Sylvina TJ, Berman NG, Fox JG. Effects of yohimbine on bradycardia and duration of recumbency in ketamine/xylazine anesthetized ferrets. *Lab Anim Sci* 1990;40:178-182.
96. Thornton PC, Wright PA, Sacra PJ, et al. The ferret, *Mustela putorius furo*, as a new species in toxicology. *Lab Anim* 1979;13:119-124.
97. Wagner RA. Ferret cardiology. *Vet Clin North Am Exotic Anim Pract* 2009;12:115-134.
98. Wagner RA, Piche CA, Jöchle W, et al. Clinical and endocrine responses to treatment with deslorelin acetate implants in ferrets with adrenocortical disease. *Am J Vet Res* 2005;66: 910-914.
99. Weiss C. Medical management of ferret adrenal tumors and hyperplasia. *Exotic DVM* 1999;1.5:38-39.
100. Williams BH. Therapeutics in ferrets. *Vet Clin North Am Exotic Anim Pract* 2000;3:131-153.
101. Williams BH, Weiss CA. Neoplasia. In: Quesenberry KE, Carpenter JW, eds. *Ferrets, Rabbits, and Rodents: Clinical Medicine and Surgery.* 2nd ed. St Louis: WB Saunders Co; 2004:91-106.
102. Wolf TM. Ferrets. In: Mitchell MA, Tully TN Jr, eds. *Manual of Exotic Pet Practice.* St Louis: Saunders/Elsevier; 2009:345-374.

第11章 ミニブタ

Valarie V. Tynes

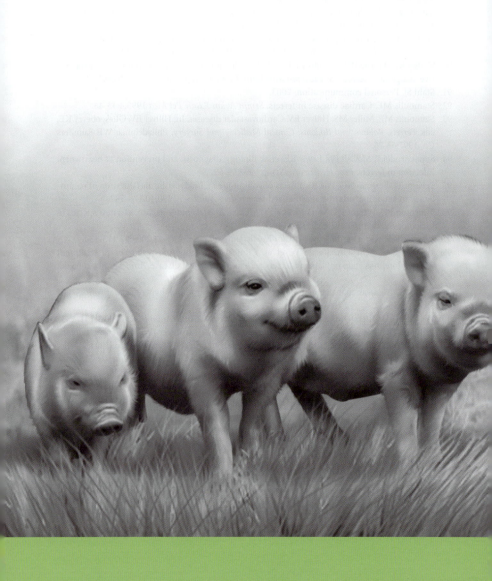

表 11-1　ミニブタの抗菌薬[a]

薬剤	用量	特徴など
アプラマイシン（Apralan, Elanco）	● 10-20 mg/kg, PO, q12-24 時[9]	
アモキシシリン	● 10 mg/kg, PO, q8[19]-12 時[28]	
アモキシシリン・クラブラン酸（Clavamox, Pfizer）	● 11-13 mg/kg, PO, q12[19]-24 時[9]	
アンピシリン 　● ナトリウム 　● 三水和物	 ● 10-20 mg/kg, IV, q6-8 時[11] ● 6.5 mg/kg, IM, q24 時[9]	
エンロフロキサシン（Baytril, Bayer）	● 2.5-5 mg/kg, IM, q24 時[23, 32]	● 食用への承認外使用は禁止されている
クリンダマイシン	● 11-33 mg/kg, q12 時, PO[19]	● 牙（犬歯）の膿瘍
ゲンタマイシン	● 5 mg/kg, PO, q24 時[9] ● 1.1-2.2 mg/kg, 3 日, 飲料水[23]	● 大腸菌症，豚赤痢
スペクチノマイシン（Spectam, Merial）	● 6.6-22 mg/kg, IM, q24 時[11]	
セファレキシン	● 30 mg/kg, PO, q8-12 時[19]	
セフチオフル（Naxcel, Pfizer） 　● 長時間作用型（Excede, Pfizer）	● 1.1-2.2 mg/kg, IM, q24 時, 7 日[5] ● 3-10 mg/kg, IM, q24 時[9] ● 5 mg/kg, IM, q5-7 日[23]	● 各注射部位での投与量が 2 mL を超えてはならない
セフトリアキソン	● 50-75 mg/kg, IM・IV, q24 時[28]	
セフラジン（Velosef, Bristol-Myers Squibb）	● 25-50 mg/kg, PO, q12 時[28]	
タイロシン（Tylan, Elanco）	● 9 mg/kg, IM, q12-24 時[9]	
テトラサイクリン 　● 長時間作用型	● 10-20 mg/kg, IM, q24 時[9] ● 20 mg/kg, IM, q48 時[9]	
トリメトプリム・スルファジアジン	● 5 mg/kg, IM, q24 時[28] ● 25-50 mg/kg, PO, q24 時[28]	
ネオマイシン	● 10 mg/kg, PO, q6 時[9]	

（続く）

表 11-1　ミニブタの抗菌薬[a]（続き）

薬剤	用量	特徴など
プロカインペニシリンG	● 15,000-25,000 U/kg, IM, q24 時[23] ● 2 万-45,000 U/kg, IM, q24 時[9] ● 2 万-6 万 U/kg, IM, q24 時[11]	
フロルフェニコール （Nuflor, Intervet）	● 20 mg/kg, PO, q12 時または IM・IV, q6-8 時[16] ● 400 mg/gal, 飲料水, q24 時, 5 日[23]	
メトロニダゾール	● 20 mg/kg, PO, q12 時[15]	● 食用への投与は禁止されている
リンコマイシン	● 10 mg/kg, IM, q24 時[9] ● 11 mg/kg, IM, q12-24 時[23] ● 8.4 mg/kg, q24 時, 飲料水, 5-10 日[23]	*Mycoplasma* ● 豚赤痢

a：食用には投与しない

表 11-2　ミニブタの抗寄生虫薬[a]

薬剤	用量	特徴など
イベルメクチン	● 0.3 mg/kg，PO・SC・IM[5, 13, 25]	● ヒゼンダニ症には10-14日後に繰り返す。ヒゼンダニ症の治療にPO投与は無効である
ジクロルボス	● 20 mg/kg，PO[2, 25]	
スルファジメトキシン（Albon，Pfizer）	● 25 mg/kg，PO[2]	
ドラメクチン	● 0.3 mg/kg，IM[13]	● イベルメクチンと同様
ピペラジン	● 200 mg/kg，PO[2] ● 110 mg/kg，飲料水[23]	
ピランテルパモ酸塩	● 6.6 mg/kg，PO，必要に応じて繰り返す[5] ● 22 mg/kg，餌，単回投与[23]	● 重度の寄生が疑われる場合，最初に記載した用量の半量を投与する。7-10日後，記載した用量を繰り返し投与する[19]
フェンベンダゾール	● 3 mg/kg，PO，q24時，3日[13] ● 10 mg/kg，PO，q24時，3日[5]	● 鞭虫
レバミゾール	● 10 mg/kg，PO[2] ● 8 mg/kg，飲料水[23, 25]	

a：食用には投与しない

表11-3　ミニブタの鎮静薬，麻酔薬[a]

薬剤	用量	特徴など
アザペロン (Stresnil, Schering-Plough)	● 0.25-0.5 mg/kg, IM[5] ● 2 mg/kg, IM[5]	● 運動失調をもたらさない，リラックス，鎮静作用 ● 運動失調を伴う鎮静作用
亜酸化窒素	―	● イソフルラン導入前の亜酸化窒素と酸素は同じ濃度（1-2L/分）とする。マスク導入時，動物を落ち着かせる[29]
アセプロマジン	● 0.03-1.1 mg/kg, IM[5]	● トランキライザー
アチパメゾール	● IM投与量は特徴など参照	● メデトミジンとデクスメデトミジンおよび潜在的にその他のα_2作動薬と拮抗する。用量はメデトミジン（1 mg/mL），またはデクスメデトミジン（0.5 mg/mL）と同じである[19]
アトロピン	― ● 0.04 mg/kg, SC・IM・IV[5,7]	● 組み合わせはデトミジン／ブトルファノール／ミダゾラム／アトロピン参照 ● 麻酔前投与薬。徐脈と過流涎を抑える
イソフルラン	● 導入4-5％[5,8,14] または効果が発現するまで投与[29]	● 罹患動物，衰弱動物，8週齢未満の動物に推奨される
塩酸プロマジン	● 0.4-1 mg/kg, IV[12] ● 0.5-2 mg/kg, IM[12]	● 鎮静作用 ● 鎮静作用
キシラジン	― ● 0.5-3 mg/kg, IM[4]	● 組み合わせはグアイフェネシン／ケタミン／キシラジン，チレタミン・ゾラゼパム／キシラジン参照 ● 鎮静作用。トランキライザー。深い鎮静作用がまれに起こる
グアイフェネシン(G)／ケタミン(K)／キシラジン(X)	● 0.5-1 mL/kg, IV, 効果が発現するまで投与[12,34]	● 導入はグアイフェネシン5％，ケタミン1-2 mg/mL，キシラジン1 mg/mLとする。その後，2.2 mL/kg/時で維持する
グリコピロレート	● 0.005-0.01 mg/kg, SC・IM・IV[7]	● 麻酔前投与薬。徐脈。過流涎
ケタミン	● 他剤と併用する	● 組み合わせは以下参照。また，グアイフェネシン／ケタミン／キシラジン，チレタミン・ゾラゼパム／ケタミン／キシラジンの組み合わせも参照

表 11-3　ミニブタの鎮静薬，麻酔薬[a]

薬剤	用量	特徴など
ケタミン（続き）	—	●特に単独のIM投与では乏しい筋弛緩，内臓痛の乏しい鎮痛，また覚醒時に暴れることがある。他剤と併用する。豚の麻酔で有用な交感神経緊張を増加させる[5,19]
ケタミン(K)／キシラジン(X)	●(K) 1-2 mg/kg＋(X) 0.5 mg/kg, IV[12] ●(K) 5-20 mg/kg＋(X) 1-2 mg/kg, IM[7] ●(X) 2.2 mg/kg, IM, その後(K) 12-20 mg/kg, IM[5]	●トランキライザー。鎮静作用 ●麻酔作用。覚醒時に暴れることがある ●短時間麻酔作用。必要に応じてケタミン 2-4 mg/kg, IV投与により作用が延長する
ケタミン(K)／キシラジン(X)／ブトルファノール(B)	●(K) 11 mg/kg＋(X) 2 mg/kg＋(B) 0.22 mg/kg, IM[7]	●麻酔作用。ブトルファノールは鎮痛作用を増強する
ケタミン(K)／ジアゼパム(D)	— ●(K) 10-18 mg/kg＋(D) 1-2 mg/kg, IM[34] ●(D) 1-2 mg/kg, IM, その後, (K) 12-20 mg/kg, IM[5]	●短時間の麻酔作用。必要に応じてケタミン 2-4 mg/kg, IV投与により作用が延長する。鎮痛作用はない。ケタミン単独投与よりもスムーズな覚醒がみられる[5]
ケタミン(K)／ミダゾラム(Mi)	●(K) 3-5 mg/kg＋(Mi) 0.1-0.3 mg/kg, IM[20]	
ジアゼパム	— ●0.1-0.5 mg/kg, PO[22,32] ●0.5-1.5 mg/kg, IV[29] ●0.5-8.5 mg/kg, IM[7]	●組み合わせはケタミン／ジアゼパム参照 ●車での移動または診察時の鎮静化 ●鎮静作用 ●鎮静作用
チアミラール	●1.5-2.5 mg/kg, IV[12]	●導入
チレタミン・ゾラゼパム (Telazol, Fort Dodge)	— —	●組み合わせは以下参照 ●乏しい筋弛緩作用。覚醒時に暴れることがある[5,7]。単独投与は避ける

（続く）

表 11-3　ミニブタの鎮静薬，麻酔薬[a]

薬剤	用量	特徴など
チレタミン・ゾラゼパム (T) ／キシラジン (X)	—	●麻酔作用。迅速な導入。乏しい筋弛緩作用。覚醒時に暴れることがある
	● (T) 2 mg/kg＋ (X) 2 mg/kg, IV[5]	
	● (X) 2.2 mg/kg, その後 (T) 2-6 mg/kg, IM[7, 12]	●麻酔作用は 30-40 分間持続する
チレタミン・ゾラゼパム (T) ／ケタミン (K) ／キシラジン (X)	—	●チレタミン・ゾラゼパム 500 mg を滅菌水の代わりにケタミン (100 mg/mL) 2.5 mL とキシラジン (100 mg/mL) 2.5 mL で再構成する。混合液はそれぞれ 50 mg/mL 含む。覚醒時に暴れることがある
	● 0.006-0.013 mL/kg, IM[14]	●トランキライザー。鎮静作用
	● 0.022-0.044 mL (2.2-4.4 mg/kg), IM[5]	●導入。必要に応じ 2.2 mg/kg, IV で維持する
	● 0.02-0.026 mL/kg, IM[14]	●深い鎮静作用
	● 0.03 mL/kg, IM[19]	●深い鎮静作用
チレタミン・ゾラゼパム (T) ／デトミジン (De) ／ブトルファノール (B)	● (T) 0.6 mg/kg＋ (De) 0.12 mg/kg＋ (B) 0.3 mg/kg, IM[22]	●良好な鎮痛を伴う麻酔作用
デクスメデトミジン (Dexdomitor, Pfizer)[b]	—	●メデトミジンの代わりとなり得る。メデトミジンの約半量を投与する[19]
デトミジン (Dormosedan, Pfizer)	—	●組み合わせはチレタミン・ゾラゼパム／デトミジン／ブトルファノールなど参照
デトミジン (De) ／ブトルファノール (B)	● (De) 0.02-0.06 mg/kg＋ (B) 0.2-0.4 mg/kg, IM[20]	●鎮痛を伴う麻酔作用
デトミジン (De) ／ブトルファノール (B) ／ミダゾラム (Mi) ／アトロピン (A)	● (De) 0.125 mg/kg＋ (B) 0.3 mg/kg＋ (Mi) 0.3 mg/kg＋ (A) 0.06 mg/kg, IM[7]	●麻酔作用。ヨヒンビンまたはアチパメゾールがデトミジンと拮抗し，ナロキソンがブトルファノールと拮抗する。必要であればフルマゼニルでミダゾラムと拮抗させる
ナロキソン (P/M Naloxone, Schering-Plough)	● 総量 4 mg, IV[7]	●麻酔薬と拮抗する。必要に応じて効果が発現するまで投与する
フェンタニル・ドロペリドール (Innovar-Vet, Schering Plough)	● 1 mL/10-14 kg, IM[34]	●鎮静作用, 20 分間で最大効果
	● 1 mL/12-25 kg, IM[5]	●トランキライザー。マイナーな処置

表 11-3　ミニブタの鎮静薬，麻酔薬[a]

薬剤	用量	特徴など
ブトルファノール	—	●組み合わせはデトミジン／ブトルファノール，ケタミン／キシラジン／ブトルファノール，メデトミジン／ブトルファノール／ミダゾラム，チレタミン・ゾラゼパム／テトミジン／ブトルファノール参照。鎮痛作用の用量は表 11-4 参照
フルマゼニル	●1 mg/10-15 mg ミダゾラム，IM[7]	●ミダゾラムと拮抗する。その他に投与している薬剤がケタミンのみの場合，注意して投与する
ペントバルビタール	●10 mg/kg，IV，効果が発現するまで投与[20]	●鎮痛を伴う麻酔作用
ミダゾラム (Versed, Roche)	— ●0.1-0.5 mg/kg，IM[28] ●0.2-0.4 mg/kg，鼻腔内[19]	●組み合わせはデトミジン／ブトルファノール／ミダゾラム／アトロピン，ケタミン／ミダゾラム参照 ●鎮静作用 ●鎮静作用
メデトミジン(Me)[c]／ブトルファノール(B)／ミダゾラム(Mi)	●(Me) 0.04-0.07 mg/kg＋ (B) 0.15-0.3 mg/kg＋ (Mi) 0.08-0.3 mg/kg[22]	●おとなしい動物は，用量を投与を少なくする。メデトミジンは現在市販されていないが，多くの調剤薬局で入手できる。デクスメデトミジン参照
ヨヒンビン (Antagonil, Wildlife Laboratories)	●0.125-0.3 mg/kg，IV[7, 22, 23]	●キシラジンとデトミジンに拮抗する
リドカイン	●局所投与[17]	●喉頭けいれんを予防するために気管挿管 2 分前に喉頭に噴霧する
リドカイン・プリロカイン (EMLA クリーム，AstraZeneca)	●局所投与[17]	●静脈内注射を容易にするため麻酔前投与時に皮膚に塗布する。効果の発現に 20-30 分間かかることがある

[a]：食用には投与しない
[b]：α_2 作動薬であり，ラセミ化合物のメデトミジンの活性光学異性体である。メデトミジンの半量で投与されるが，同じ用量である。メデトミジン（現在市販されていないが多くの調剤薬局で入手できる）と同様の効果が予想されるがミニブタへのデクスメデトミジンの効果と安全性の情報は少なく，今日までミニブタに臨床的に投与されることはほとんどない。両薬剤の効果は同等ではないことがあるため，デクスメデトミジンの用量は臨床的反応によって調整する必要がある
[c]：現在市販されていないが調剤薬局により多くの濃度に調剤可能である（例：Diamondback Drugs, www.diamondbackdrugs.com; Wildlife Pharmaceuticals, www.wildpharm.com）

表 11-4　ミニブタの鎮静薬，麻酔薬[a]

薬剤	用量	特徴など
アスピリン	● 10 mg/kg，PO，q6-8 時[20]	● 抗炎症，解熱作用。腸溶性錠剤
イブプロフェン[b]	● 10 mg/kg，PO，q6-8 時[20]	
エトドラク[b]	● 10-15 mg/kg，PO，q24 時[20]	
オキシモルフォン	● 0.1-0.2 mg/kg，SC・IM・IV，0.05-0.1 mg/kg，q1-2 時で再投与[20]	
カルプロフェン[b]	● 2.2 mg/kg，q12 時，PO[20] ● 2-4 mg/kg，q24 時，SC・IV[17] ● 4.4 mg/kg，q24 時，PO[20]	
経皮貼布フェンタニル	● 12 または 25 μg/時 /25-80 kg[20]	● 激しい痛み，長引く痛み，もしくは経口，注射用鎮痛薬が使用できない場合。手術の 12 時間前に貼布する[20]。72 時間まで効果が持続することがある
ケトプロフェン[b]	● 1 mg/kg，PO，q24 時，5 日間まで[20] ● 3 mg/kg，SC・IM・IV，q24 時[20]	
デキサメタゾン	● 0.01-0.04 mg/kg，IM・IV，q24 時[20] ● 0.07-0.15 mg/kg，PO，q12-24 時[20]	● 関節炎の治療に用いる抗炎症薬 ● 関節炎の治療に用いる抗炎症薬
トラマドール	● 2-4 mg/kg，PO，q6-24 時[20]	
ヒドロモルフォン	● 0.1-0.2 mg/kg，IV，q2 時[20] ● 0.2 mg/kg，SC・IM，q4-6 時[20]	
フェニルブタゾン	● 4 mg/kg，IV，q24 時[23] ● 4-8 mg/kg，PO，q12 時[28]	● 抗炎症，解熱作用
フェンタニル	● 0.02-0.05 mg/kg，IM・IV[17]	
ブトルファノール	● 0.05-0.2 mg/kg，SC・IV，q3-4 時[10] ● 0.2-0.4 mg/kg，SC・IM・IV，q2-6 時[20]	
ブプレノルフィン	● 0.005-0.01 mg/kg，IM，q12 時[10]，IV，q8-12 時[17] ● 0.01-0.05 mg/kg，SC・IM・IV，q6-12 時[20]	

表 11-4　ミニブタの鎮静薬，麻酔薬[a]

薬剤	用量	特徴など
フルニキシンメグルミン (Banamine, Schering Plough)	● 0.5-1 mg/kg，SC・IV，q12-24 時[10] ● 1.1 mg/kg，SC・IM・IV，q12-24 時[20]	
プレドニゾン	● 初期 0.5-1 mg/kg，PO，q12-24 時，その後 q48 時に漸減する[20]	● 関節炎の治療に用いる抗炎症薬
ペンタゾシン (Talwin-V, Pharmacia & Upjohn)	● 2-5 mg/kg，IM，q4 時[10, 17]	
メペリジン (Demerol, Winthrop Breon)	● 2-10 mg/kg，IM，q4 時[10]	
メロキシカム (Metacam, Boehringer Ingelheim)[b]	● 0.1 mg/kg，PO，q24 時[20] ● 0.4 mg/kg，IM，q24 時[20]	
モルヒネ	● 0.05-0.1 mg/kg，IV，prn[19] ● 0.1-0.2 mg/kg（最大量 20 mg），IM，q4 時または必要に応じて投与[10, 19]	

a：食用には投与しない
b：消化器障害や胃潰瘍の可能性があるが，ペットとして飼育されているミニブタでは一般的ではない．食物と消化管保護薬を一緒に投与するべきである

表 11-5　ミニブタの各種薬剤[a]

薬剤	用量	特徴など
アタパルジャイト（Kaopectate, Upjohn）	● 2.2 mL/kg, PO[2]	● 消化管保護薬。下痢
オキシトシン	● 5-10 U/頭, IM[23] ● 10-20 U/頭, IM[3]	● 産道閉塞がない場合の難産 ● 産道閉塞がない場合の難産
過酸化水素	● 1 mL/5 kg, PO[29]	● 嘔吐を誘発する。個体によってはより高用量を必要とする
グルコサミン（G）／硫酸コンドロイチン（C）	● (G) 4 mg/kg＋(C) 1.3 mg/kg, q12 時[20] ● (G) 12 mg/kg＋(C) 3.8 mg/kg, PO, q12 時, 4 週間[20]	● 維持量 ● 初期投与量
多硫酸グリコサミノグリカン（Adequan, Novartis）	● 4.4 mg/kg, IM, 単回投与, その後 3.3 mg/kg, q4 日, 7 回[15]	● 3, 4 回の治療まで効果が現れないことがある。はじめの 8 回の治療後に良好な臨床結果が得られたならば, 間隔を 1 カ月, 週ごとにひろげ, その後月 2 回, さらに維持量として必要に応じて 1 月ごとに減らす[15]
ダントロレンナトリウム（Dantrium, Procter & Gamble）	● 1-3 mg/kg, IV[23] ● 2-5 mg/kg, PO・IV, q8 時[8] ● 5 mg/kg, PO[23]	● 悪性高熱の治療 ● 悪性高熱 ● 悪性高熱の予防
デキサメタゾン	● 0.1 mg/kg, IM・IV[21]	● ショック。喉頭水腫
デキストラン鉄	● 出生数日間は 25 mg/頭, IM[15], 2-3 週間後に繰り返せる[5]	● 幼若ブタの鉄欠乏症。ミニブタではまれ
吐根シロップ	● 7-15 mL/頭, PO[29]	● 嘔吐を誘発する
ファモチジン	● 0.1-0.2 mg/kg, PO・SC・IM・IV, q12 時[19]	● 胃酸分泌を低下させる
ブドウ糖	― ● 5％溶液を 20 mL/kg, IP[5] ● 10％溶液を 10 mL/kg, IP[5]	● 低血糖新生子
プロスタグランジン（PG）F$_{2\alpha}$（Lutalyse, Pharmacia & Upjohn）	● 5 mg/頭, IM[3]	● 出産予定日の 3 日以内に投与した場合, 24-30 時間に分娩を誘発する。妊娠 12 日目以降は流産を起こす
ペントバルビタール	● 1 mL/5 kg[19]	● 安楽死薬

表 11-5　ミニブタの各種薬剤[a]（続き）

薬剤	用量	特徴など
メトクロプラミド	● 0.2-0.5 mg/kg, q6-8時, PO・IM・IV[19]	● 術後の腸閉塞を予防する。けいれんを防ぐため、下限量から投与を開始する

a：食用には投与しない

表 11-6　ミニブタの血液検査値および血清生化学検査値[6]

測定項目	平均（参照値）[a]
血液学	
RBC ($10^6/\mu L$)	5.7 (3.6-7.8)
Hgb (g/dL)	12 (7.8-16.2)
PCV (%)	36 (22-50)
MCV (fL)	63 (55-71)
MCH (pg)	21 (18-24)
MCHC (g/dL)	33.5 (31-36)
WBC ($10^3/\mu L$)	11.5 (5.2-17.9)
分葉好中球 ($10^3/\mu L$)	5.7 (0-11.4)
桿状好中球 ($10^3/\mu L$)	0.03 (0-0.19)
リンパ球 ($10^3/\mu L$)	5.3 (0.8-9.8)
単球 ($10^3/\mu L$)	0.2 (0-0.67)
好酸球 ($10^3/\mu L$)	0.14 (0-0.73)
好塩基球 ($10^3/\mu L$)	0.15 (0-0.61)
血小板 ($10^3/\mu L$)	310 (204-518)
フィブリノーゲン (g/L)	2 (1-4)
生化学	
総タンパク質 (g/dL)	7.7 (6.6-8.9)
アルブミン (g/dL)	4.3 (3.6-5)
AST (U/L)	32 (16-64)
ALT (U/L)	53 (11-95)
ALP (U/L)	65 (27-160)
GGT (U/L)	35 (15-56)
総ビリルビン (mg/dL)	0.25 (0.2-0.45)
グルコース (mg/dL)	105 (60-175)
BUN (mg/dL)	9.7 (4.2-15.1)
クレアチニン (mEq/dL)	1.7 (1-2.3)
Na (mEq/L)	144 (139-149)
Cl (mEq/L)	110 (106-113)
K (mEq/L)	4.3 (3.7-5)

表 11-6　ミニブタの血液検査値および血清生化学検査値[6]（続き）

測定項目	平均（参照値）[a]
クレアチンキナーゼ（U/L）	701 (213-2,852)
TCO_2（mEq/L）	24 (8-31)

a：n＝100，2-10歳齢までの健康なベトナムポットベリーピッグ

表 11-7　ミニブタの尿検査値[1, 13, 19, 33]

項目	参照値
尿比重	1.010-1.050
pH	6.9（範囲 5-8）
色	黄褐色。若干の濁り
タンパク質	陰性 - 微量
赤血球（/HPF）	0-5
白血球（/HPF）	0-5
結晶	食事関連性のシュウ酸カルシウムまたは三リン酸結晶
細菌	尿中に多数。多数の WBC が認められる場合，問題となる

表 11-8　ミニブタの生物学および生理学的データ[5]

項目	数値
寿命（年）	8-20[13]（平均 15-18）[19]
呼吸数（回/分）	
新生子	50-60
離乳したブタ	25-40
10-15 週齢	30-40
15-26 週齢	25-35
雌ブタ，雄ブタ	13-18
心拍数（回/分）	
新生子	200-250
離乳したブタ	90-100
10-15 週齢	80-90
15-26 週齢	75-85
雌ブタ，雄ブタ	70-80
直腸温[18]	37.6℃（99.7°F）。日中は体温変動が起こる。加齢とともに体温は低下する
体重	
出生時	250-450 g
成熟[30]	34-91 kg（平均 55 kg）
繁殖	
成熟	
●雄ブタ	3 カ月齢
●未経産ブタ	3.5-4 カ月齢
発情サイクル	18-24 日（平均 21 日）
スタンディング発情持続時間	1-3 日
排卵	
●未経産ブタ	発情開始から 24-36 時間後
●雌ブタ	発情開始から 30-44 時間後
妊娠期間	112-116 日（平均 114 日）
産子数	4-15 頭（平均 6-8 頭）

表 11-9　ミニブタに推奨の予防獣医学[4, 13, 24, 26, 31]

推奨される最低限のワクチン

ペットブタ	
豚丹毒	8-12週齢。3週間後に追加接種する。半年ごとまたは1年ごとに再接種する
レプトスピラ症	8-12週齢。3週間後に追加接種する。半年ごとまたは1年ごとに再接種する
肺炎 　(*Actinobacillus pleuropneumoniae*)	8-12週齢。3週間後に追加接種する。半年ごとまたは1年ごとに再接種する
繁殖ブタ	
豚丹毒	8-12週齢。3週間後に追加接種する。繁殖の3週間前に再接種する
レプトスピラ症	8-12週齢。3週間後に追加接種する。繁殖の3週間前に再接種する
パルボウィルス	5-6カ月齢。3週間後に追加接種する。繁殖の3-8週間前に再接種する。雄ブタは半年ごとに再接種するべきである
肺炎 　(*Actinobacillus pleuropneumoniae*)	雌ブタ：出産する5週間前と2週間前に接種する
	子ブタ：3-8週齢。3週間後に追加接種する

その他の疾患のワクチン

大腸菌症（子ブタ下痢症） (*Escherichia coli*)	雌ブタ：初産の5週間前と2週間前に接種，その後の出産では2週間前に接種する
その他の腸炎（ロタウイルス，TGEウイルス，*Clostridium*，*Salmonella*）	雌ブタ：出産の5週間前と2週間前に接種する
萎縮性鼻炎 (*Bordetella bronchiseptica*, *Pasteurella multocida* [types A and D])	雌ブタ：初産の7週間前と3週間前に接種，その後の出産では3週間前に接種する
	子ブタ；1週齢。3週間後に追加接種する
	雄ブタ：半年ごとまたは1年ごとに接種する
肺炎（*Mycoplasma hyopneumoniae*）	雌ブタ：初産の5，2週間前に接種，その後の出産では2週間前に接種する
	子ブタ：1週齢。2-3週間後に追加接種する
	雄ブタ：半年ごとまたは1年ごとに接種する
破傷風トキソイド	外科手術または外傷後に接種する，もしくは曝露が疑われる場合は1年ごとに接種する

（続く）

表 11-9 ミニブタに推奨の予防獣医学[4, 13, 24, 26, 31]（続き）

破傷風抗毒素	外科手術，歯科処置，外傷後に 500-1,500 U（体重による）を投与する。破傷風ワクチンが未接種であり，曝露が疑われる場合に接種する

新生子へのケア

1-7 日齢の推奨される環境温度	33-35 ℃（91-95 ℉）。離乳するまでの 4-6 週間は 1 週間ごとに 1.7-2.8 ℃（3-5 ℉）低くしていく
初乳	出生後 12 時間以内に 15-20 mL を 2-3 回で与える
デキストラン鉄補給	1 日齢で 25 mg/頭，IM[15]。3 週齢になると繰り返すことができる[5]
その他のケア	臍帯を切断しヨードに漬ける
去勢	3 カ月齢未満で行う
卵巣摘出術	成熟した雌ブタにおける子宮癌の高い発生率により，推奨されていない[19, 32]
卵巣子宮摘出術	3-4 カ月齢，しかし 6 週齢で行うこともある
牙（犬歯）除去	推奨されない
牙（犬歯）トリミング	必要に応じて行う

糞便検査

幼若ブタ（6 週齢-6 カ月齢）	隔月ごとに行う
成熟ブタ	曝露の可能性がある場合，半年ごとに行う

表 11-10 ミニブタの血液採取部位[27, 29, 33]

穿刺部位	コメント
前大静脈	安全な採血のために，麻酔が必要となる
右腕頭静脈	多くのブタは麻酔が必要となる
右外頚静脈	麻酔がかかっていれば容易である
橈側皮静脈	薄い皮膚では困難である。切皮が必要になることがある。輸液や薬剤投与のためのカテーテル装着に適している
外側耳介静脈	衰弱したブタまたは非常に協力的なブタでは最も容易な方法である。少量の血液採取に適している。カテーテル装着にも使用できるが，維持することは困難である
皮下腹部静脈	意識下のブタでも見やすく，採取しやすい

表 11-11　ミニブタに推奨の給餌方法[30]

- ペットのミニブタにはミニブタ専用フードを与えるべきである
- 1日摂取量は成長時期に応じて体重の1-2％が通常の適切量である
- 食事量を決める際には現在の身体の状態がどうであるかが最も重要な点になる
- 可能であれば食事量を1日2，3回に分けて与える。理想は食事を草で覆われた場所に置く，もしくは玩具やあさる必要がある箱に入れて与える
- ミニブタ専用フードの製造会社の例：

Heartland Animal Health, Inc
www.healthypigs.com

Mazuri Exotic Animal Feeds
www.mazuri.com

Ross Mill Farm's
Champions Choice
www.rossmillfarm.com

表 11-12　ミニブタの経口投与[32]

- 可能であれば小児用の液体製剤を選択する
- 好む食材と混ぜて与える。多くのブタは以下のような甘い食材を好む
  - ひと切れのパンに塗ったジャムやゼリー
  - フルーツ味のゼラチン
  - ピーナッツバター
  - パン，クッキー，ペーストリーなど
  - フルーツジュース
- 苦味のある薬剤の場合，パンに塗ったピーナッツバターとゼリーが推奨される。薬剤の味を覚えた場合，同じように提供するとおそらく拒否する。投与のたびに食材を変更できるように準備をしておく
- 小さな錠剤はブドウのなかに入れると多くの個体に容易に与えることができる
- 薬剤は甘いフルーツジュースに混ぜてキューブ状に冷凍することができる

参考文献

1. Almond GW, Stevens JB. Urinalysis techniques for swine practitioners. *Compend Contin Educ Vet* 1995;17:121-129.
2. Boldrick L. *Veterinary Care of Pot-bellied Pet Pigs*. Orange, CA: All Publishing Co; 1993: 122-123.
3. Braun W, Jr. Reproduction in the potbellied pigs. *Vet Med* 1993;88:429-434.
4. Braun WF, Jr. Potbellied pigs: general medical care. In: Bonagura JD, ed. *Kirk's Current Veterinary Therapy XII—Small Animal Practice*. Philadelphia: WB Saunders Co; 1995:1388-1392.
5. Braun WF, Jr, Casteel SW. Potbellied pigs—miniature porcine pets. *Vet Clin North Am Small Anim Pract* 1993;23:1149-1177.
6. Brockus CW, Mahaffey EA, Bush S, et al. Hematologic and serum biochemical reference intervals for Vietnamese potbellied pigs (*Sus scrofa*). *Comp Clin Path* 2005;13:162-165.
7. Calle PP, Morris PJ. Anesthesia for nondomestic suids. In: Fowler ME, Miller RE, eds. *Zoo and Wild Animal Medicine: Current Therapy 4*. Philadelphia: WB Saunders Co; 1999:639-646.
8. Claxton-Gill MS, Cornick-Seahorn JL, Gamboa JC, et al. Suspected malignant hyperthermia syndrome in a miniature pot-bellied pig anesthetized with isoflurane. *J Am Vet Med Assoc* 1993;203:1434-1436.
9. Friendship RM. Antimicrobial drug use in swine. In: Prescott JF, Baggot JD, eds. *Antimicrobial Therapy in Veterinary Medicine*. 4th ed. Ames: Iowa State University Press; 2006:535-543.
10. Heard DJ. Principles and techniques of anesthesia and analgesia for exotic practice. *Vet Clin North Am Small Anim Pract* 1993;23:1301-1327.
11. Howard JL. Common antimicrobial dosages. In: Howard J, ed. *Current Veterinary Therapy 4—Food Animal Practice*. Philadelphia: WB Saunders Co; 1999:26.
12. Johnson L. Physical and chemical restraint of miniature pet pigs. In: Reeves DE, ed. *Care and Management of Miniature Pet Pigs*. Santa Barbara: Veterinary Practice Publishing Co; 1993:59-66.
13. Kahn CM, ed. *The Merck Veterinary Manual*. 10th ed. Whitehouse Station, NJ: Merck & Co. Inc; 2010:1713-1721, 2823.
14. Ko JCH, Thurman JC, Tranquilli GJ, et al. Problems encountered when anesthetizing potbellied pigs. *Vet Med* 1993;88:435-440.
15. Lawhorn B. Personal communication. 2010.
16. Liu J, Fung K, Chen Z, et al. Pharmacokinetics of florfenicol in healthy pigs and in pigs experimentally infected with *Actinobacillus pleuropneumoniae*. *Antimicrob Agents Chemother* 2003;47:820-823.
17. Longley L. Fancy pigs anaesthesia. In: Longley L, ed. *Anaesthesia of Exotic Pets*. New York: Elsevier; 2008:112-126.
18. Lord LK, Wittum TE, Anderson DE, et al. Resting rectal temperature of Vietnamese potbellied pigs. *J Am Vet Med Assoc* 1999;215:342-344.
19. Mozzachio K. Personal communication. 2010.
20. Mozzachio K, Tynes VV. Recognition and treatment of pain in the miniature pig. In: Eggers C, Doherty T, eds. *Pain Management in Veterinary Practice*. Ames: Wiley Blackwell; In press.
21. Murison PJ. Delayed dyspnoea in pigs possibly associated with endotracheal intubation. *Vet Anaesth Anal* 2001;28:226.
22. Padilla LR, Ko JCH. Non-domestic suids. In: West G, Heard D, Caulkett N, eds. *Zoo Animal and Wildlife Immobilization and Anesthesia*. Ames: Blackwell; 2007:567-577.
23. Papich MG. *Saunders Handbook of Veterinary Drugs*. 2nd ed. St. Louis: WB Saunders Co; 2007.
24. Reeves DE. Neonatal care of miniature pigs. In: Reeves DE, ed. *Care and Management of Miniature Pet Pigs*. Santa Barbara: Veterinary Practice Publishing Co; 1993:41-45.
25. Reeves DE. Parasite control in miniature pet pigs. In: Reeves DE, ed. *Care and Management of Miniature Pet Pigs*. Santa Barbara: Veterinary Practice Publishing Co; 1993:101-107.

26. Reeves DE. Vaccination schedule for miniature pigs. In: Reeves DE, ed. *Care and Management of Miniature Pet Pigs*. Santa Barbara: Veterinary Practice Publishing Co; 1993:109-111.
27. Snook CS. Use of the subcutaneous abdominal vein for blood sampling and intravenous catheterization in potbellied pigs. *J Am Vet Med Assoc* 2001;219:809-810.
28. Swindle MM. Minipigs as pets. *Proc North Am Vet Conf* 1993;648-649.
29. Tynes VV. Emergency care for potbellied pigs. *Vet Clin North Am Exotic Anim Pract* 1998;1:177-189.
30. Tynes VV. Potbellied pig husbandry and nutrition. *Vet Clin North Am Exotic Anim Pract* 1999;2:193-207.
31. Tynes VV. Vaccinating the pet potbellied pig. *Exotic DVM* 2000;2.1:11-13.
32. Tynes VV. Personal observation. 2011.
33. Van Metre DC, Angelos SM. Miniature pigs. *Vet Clin North Am Exotic Anim Pract* 1999;2:519-537.
34. Wertz EM, Wagner AE. Anesthesia in potbellied pigs. *Compend Contin Educ Vet* 1995;17:369-383.

第12章 霊長類

Celia R. Valverde
Marie-Josee Lemoy

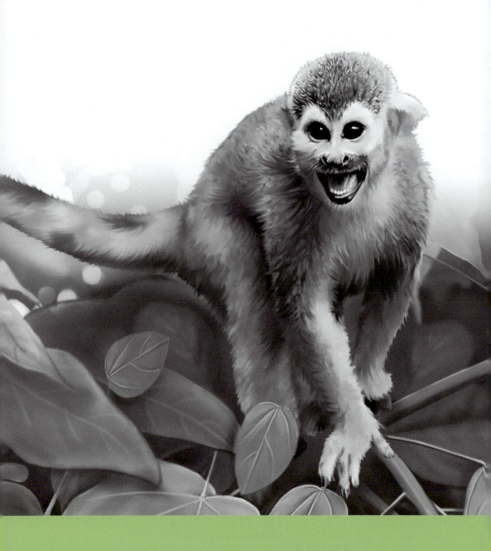

表 12-1　霊長類の抗菌薬，抗真菌薬

薬　剤	用　量	種／特徴など
アジスロマイシン	● 5-10 mg/kg, PO, q24 時[3] ● 20 mg/kg, PO, q24 時[77] ● 25-50 mg/kg, SC, q24 時, 7 日[112] ● 40 mg/kg, SC・IM, 単回投与, その後, 20 mg/kg, q24 時, 2-5 日[19]	● チンパンジー ● マカク：*Lawsonia intracellularis* ● マカク：抗マラリア性
アミカシン	● 2.3 mg/kg, IM, q24 時[3, 65, 145] ● 5 mg/kg, IM, q8 時[3]	● キツネザル，チンパンジー
アムホテリシン B	● 0.25-1 mg/kg, IV, q24 時[67]	
アモキシシリン	● 6.7-13.3 mg/kg, PO・IM, q8 時[3, 19] ● 11 mg/kg, PO, q12 時[39] ● 11 mg/kg, SC・IM, q24 時[39] ● 15 mg/kg, SC, q48 時, 3 回[58] ● 500 mg/頭, PO・IM・IV[3]	● マカク：デポー製剤 ● チンパンジー
アモキシシリン三水和物・クラブラン酸カリウム	● 6.5-13.5 mg/kg, PO, q8 時[19] ● 13.75 mg/kg, PO, q12 時[3] ● 15 mg/kg, PO, q12 時[135] ● 62.5 mg, PO, q12 時[101]	● マカク ● チンパンジー ● キツネザル
アンピシリン	● 20 mg/kg, PO・IM・IV, q8 時[3, 67] ● 25-50 mg/kg/日, IM・IV, q6-8 時に分割投与[3, 19] ● 50-100 mg/kg, IM, q12 時, 7-10 日[65]	● チンパンジー

（続く）

表12-1 霊長類の抗菌薬，抗真菌薬（続き）

薬 剤	用 量	種／特徴など
イソニアジド	● 5 mg/kg, PO, q24時[3] ● 15 mg/kg, PO, q24時[146]	● マカク：抗酸菌症。エタンブトール，リファンピンを併用する。6週間後に10 mg/kgに減らす。1年間治療を継続する。ピリドキシンで補う。イソニアジドによる予防は賛否両論ある。予防することで感染が隠れ，ツベルクリン反応検査による検出を妨げる。イソニアジドはツベルクリン反応検査の偽陰性に関連している[73]
	● 30-50 mg/kg, PO, q24時[3]	● チンパンジー：活動性ツベルクリン反応検査を9カ月間。予防。300 mg/日，PO
イトラコナゾール	● 10 mg/kg, PO, q24時	● 真菌（酵母菌）性胃腸炎
イミペネム	● 10 mg/kg, IV[131] ● 25 mg/kg, IV, q12時[36] ● 500-1,000 mg, IM・IV, q8時[132]	● マカク，チンパンジー（PD） ● 30分以上かけて投与する ● チンパンジー：メチシリン耐性 Staphylococcus aureus（MRSA）
エタンブトール	● 22.5 mg/kg, PO, q24時[146]	● マカク：抗酸菌症。イソニアジド，リファンピンを併用する。6週間後15 mg/kgに減らす。1年間治療を継続する。ヒト以外の霊長類の結核の治療は，保菌状態が維持され薬剤耐性をもたらす可能性があるため，賛否両論ある[73]
エリスロマイシン	● 35 mg/kg, PO, q8時[3] ● 40 mg/kg, PO・IM, q8-12時[18] ● 75 mg/kg, PO, q12時, 10日[65]	● 多くの霊長類：Campylobacter 関連性の下痢
エリスロマイシンエチルコハク酸エステル（小児用懸濁液；EryPed Drops, Abbott）	● 20 mg/kg, PO, q12時[116]	● タマリン：クロストリジウム性腸炎

表 12-1　霊長類の抗菌薬，抗真菌薬（続き）

薬　剤	用　量	種／特徴など
エンロフロキサシン（Baytril, Bayer）	● 5 mg/kg, PO・IM, q24 時, 10 日[6, 33, 53]	● 多くの霊長類：*Shigella flexneri*。注射薬を PO 投与する
	● 5 mg/kg, 経鼻胃または経口胃カテーテルを使用, q24 時, 10 日[85]	● マカク（PD）：*Shigella* 性胃腸炎
	● 5 mg/kg, PO・IM, q12-24 時[3]	
オキサシリン	● 16.5 mg/kg, SC・IM, q8 時[18]	
オキシテトラサイクリン	● 10 mg/kg, SC・IM, q24 時[32, 135]	
	● 250-300 mg/日, PO・IM, q8-24 時に分割投与[3]	● チンパンジー
カナマイシン	● 7.5 mg/kg, IM, q12 時[67]	
クラリスロマイシン	● 10 mg/kg, PO, q12 時, 7 日[25]	
	● 10 mg/kg, PO, q12 時, 10 日[25]	● マカク：*Helicobacter pylori* 感染症の治療。オメプラゾール，アモキシシリン，次サリチル酸ビスマスと併用する
	● 20 mg/kg, PO, q24 時[5]	● マカク（PD）
	● 250-500 mg/頭, PO, q12 時[3]	● チンパンジー
グリセオフルビン	● 20 mg/kg, PO, q24 時[67]	
	● 200 mg/kg, PO, 単回投与, q10 日[67]	
	● 500 mg/日, PO, q6-24 時[3]	● チンパンジー
クリンダマイシン	● 10 mg/kg, PO, q12 時[135]	
	● 12.5 mg/kg, IM, q8 時[32]	
	● 150-300 mg/頭, PO, q6 時[3]	● チンパンジー
	● 300-600 mg/頭, IM, q8-12 時[3]	● チンパンジー
クロラムフェニコールコハク酸エステルナトリウム	● 20 mg/kg, IM, q12 時[3, 39]	
	● 33 mg/kg, IM, q8 時[3]	
	● 50-100 mg/kg, SC・IM・IV, q8 時[51, 67]	
	● 110 mg/kg, IM, q6 時, 5-10 日[51]	● 肺炎球菌性髄膜脳炎
ケトコナゾール	● 5-10 mg/kg, PO, q12 時[3, 18]	● カンジダ症
	● 200-400 mg/日, PO[3]	● チンパンジー

（続く）

表 12-1　霊長類の抗菌薬，抗真菌薬（続き）

薬　剤	用　量	種／特徴など
ゲンタマイシン	● 1-2 mg/kg，IM・IV，q8 時，5-7 日[65] ● 2-3 mg/kg，IM・IV，q12 時，5-7 日[65] ● 2-4 mg/kg，IM，q12 時[3] ● 3 mg/kg，IM，q6-8 時[140]	●ヒヒ（PD）
シプロフロキサシン	● 10 mg/kg，PO，q12 時[3, 19] ● 10-25 mg/kg，PO，q12 時[58] ● 16-20 mg/kg，PO，q12 時[65] ● 250 mg/頭，PO，単回投与，その後 125 mg，q12 時[75]	●マカク：以下の PD 用量に基づく[75]。粉砕した錠剤を水に溶かす ●マカク（PD）：体重 5.1-13 kg
スルファサラジン	― ● 20 mg/kg，PO，q24 時，28 日，その後，40 mg/kg，PO，q24 時，prn[102] ● 30 mg/kg，PO，q12 時[61] ● 50 mg/kg，PO，q24 時，10 週[91]	●消化管における抗菌作用，抗炎症作用 ●ニシローランドゴリラ：反応性関節炎 ●クモザル ●ワタボウシタマリン：慢性大腸炎
スルファメタジン	● 66 mg/kg，PO，q12 時[20]	
スルフィソキサゾール	● 50 mg/kg，PO，q24 時[58]	●マカク
セファゾリンナトリウム	● 25 mg/kg，IM・IV，q12 時，7-10 日[19, 65]	●マカク，チンパンジー
セファレキシン	● 20 mg/kg，PO，q12 時[32] ● 30 mg/kg，PO，q12 時[3, 19]	
セファロチン	● 25 mg/kg，IM，q12 時[121]	
セファロリジン	● 20 mg/kg，IM，q12 時[32]	
セフォタキシム	● 50 mg/kg，IM・IV，q8 時[18] ● 100-200 mg/kg，IV，q6-8 時[107] ● 1 g/頭，IM・IV，q6-12 時[3]	●チンパンジー
セフタジジム	● 50 mg/kg，IM・IV，q8 時[29]	●キツネザル
セフチゾキシム （Cefizox, Fujisawa）	● 75-100 mg/kg，IM，q12 時，7 日[65]	

表 12-1　霊長類の抗菌薬，抗真菌薬（続き）

薬　剤	用　量	種／特徴など
セフトリアキソン	● 10 mg/kg，IV[131] ● 50 mg/kg，IM，q24 時[3, 19] ● 50-100 mg/kg，IM・IV，q12-24 時[107]	● マカク，チンパンジー：PD ● マカク ● 類人猿：細菌性髄膜炎。脳脊髄液内への優れた浸透性がある。一時的な自己限定性の下痢が副作用としてみられる
タイロシン（Tylan, Elanco）	● 5 mg/kg，PO，q1 時[64] ● 10 mg/kg，IM，q12 時[51] ● 20 mg/kg，IM，q24 時[13, 19]	● *Clostridium*。メトロニダゾールと併用する ● マカク：慢性下痢[13]
テトラサイクリン	● 20-25 mg/kg，PO，q8-12 時，7-10 日[3, 65] ● 25 mg/kg，IM・IV，q12 時[65]	● 多くの霊長類
ドキシサイクリン	● 2.5 mg/kg，PO，q12 時，1 日，その後 2.5 mg/kg，PO，q24 時[3] ● 3-4 mg/kg，PO，q12 時[65] ● 5 mg/kg，PO，q12 時[19] ● 60 mg/頭，PO，単回投与，その後，30 mg/頭，q12 時[75]	 ● マカク：以下の PD 用量に基づく[75] ● マカク（PD）：体重 5.1-13 kg
トリメトプリム・サルファ剤	● 24 mg/kg，PO，q12 時[39] ● 25 mg/kg，SC・IM，q24 時[29] ● 27 mg/kg，SC，q24 時[39] ● 50 mg/kg，PO，q12 時[29]	 ● キツネザル ● キツネザル
トリメトプリム・スルファジアジン	● 15 mg/kg，PO，q12 時[135] ● 24-48 mg/kg，SC[51] ● 30 mg/kg，SC，q24 時[135]	
トリメトプリム・スルファメトキサゾール	● 15 mg/kg，PO・IM，q12 時，または，30 mg/kg，PO・IM，q24 時[70] ● 50 mg/kg，PO，q24 時[29] ● 4 mg/kg，PO・SC，q8 時[3, 19] ● 800 mg/頭，PO，q12 時[3]	● 原猿 ● キツネザル ● トリメトプリムに基づく ● チンパンジー：スルファメトキサゾールに基づく

（続く）

表 12-1　霊長類の抗菌薬，抗真菌薬（続き）

薬　剤	用　量	種／特徴など
ナイスタチン	● 10万 U/頭，PO，q8時[3, 19] ● 20万 U/頭，PO，q6時[39] ● 50万-100万 U/頭，PO，q8時[3]	● 消化管カンジダ症。臨床的改善が認められてから，48時間後まで継続する ● チンパンジー
ニトロフラゾン	● 11 mg/kg，PO，q24時[51]	
ニトロフラントイン	● 2-4 mg/kg，IM・IV，q8時[67]	
ネオマイシン	● 10 mg/kg，PO，q12時[32] ● 50 mg/kg，PO，q12時[3]	
ノルフロキサシン (Noroxin, Roberts)	● 25 mg/kg，経鼻胃カテーテル，q12時[43] ● 25-30 mg/kg，PO，q12時[116]	● マカク（PD） ● タマリン
パルミチン酸クロラムフェニコール	● 25 mg/kg，PO，q8時[3] ● 50 mg/kg，PO，q12時[32]	● 乳子
バンコマイシン	● 20 mg/kg，IM・IV，q12時[18] ● 40 mg/kg/日，IV，持続点滴[36] ● 500 mg/頭，PO，q6時[3]	● チンパンジー
ピペラシリンナトリウム	● 80-100 mg/kg，IM・IV，q8時，7-10日[65] ● 100-150 mg/kg，IM・IV，q12時[65]	
フラゾリドン	● 5 mg/kg，PO，q6時，7日[65] ● 10 mg/kg，PO，q12時[3] ● 10-15 mg/kg，PO，q24時[95] ● 20-40 mg/kg，PO，q6時[67] ● 100 mg/頭，PO，q6時[3]	● チンパンジー
フルコナゾール	● 2-3 mg/kg，PO，q24時，30日[47] ● 18 mg/kg，PO，q24時[8]	● マカク：コクシジオイデス症。長期間の治療が必要となる。再発が起こり得る ● アレンモンキー：全身性真菌症。フルシトシンと併用する。単独でも有効となり得る
フルシトシン (Ancobon, Roche)	● 50-150 mg/kg/日，PO，q6時に分割投与[3] ● 143 mg/kg，PO，q24時[8]	● チンパンジー ● アレンモンキー：全身性真菌症。フルコナゾールと併用する

表 12-1　霊長類の抗菌薬，抗真菌薬（続き）

薬　剤	用　量	種／特徴など
プロカインペニシリンG	● 2万 U/kg, IM, q12時[67] ● 2万-4万 U/kg, SC・IM, q12時[18] ● 22,000 U/kg, IM, q24時[3] ● 5万-6万 U/kg, SC・IM, q24時[101]	 ● マカク, リスザル ● チンパンジー ● キツネザル
ペニシリンGベンザチン水和物	● 2万-6万 U/kg, SC・IM, q24時[18] ● 4万 U/kg, IM, q72時[67]	
ミノサイクリン	● 2 mg/kg, PO, q12時[70] ● 15 mg/kg, PO, q12時, 7日[65, 72]	● 原猿 ● キツネザル[72]
メチシリンナトリウム	● 50 mg/kg, IM, q12時, 7日[51]	
メトロニダゾール	● 12.5-15 mg/kg, PO, q12時[64] ● 25 mg/kg, PO, q12時[99] ● 50 mg/kg, PO または経口胃カテーテルによって q24時[18]	● *Clostridium*。タイロシンと併用する ● コロブス亜科：胃腸炎 ● マカク：胃腸炎。炎症性腸疾患
リファンピン	● 22.5 mg/kg, PO, q24時[146] ● 600 mg, PO, IV, q24時[3]	● マカク：抗酸菌症。エタンブトール，イソニアジドを併用する。6週間後に15 mg/kgに減らす。1年間治療を継続する。人体への悪影響および薬剤耐性株を誘導する可能性があることから，本剤の使用は賛否両論ある[73] ● チンパンジー
リンコマイシン	● 5-10 mg/kg, IM, q12時[65]	

表 12-2　霊長類の抗寄生虫薬

薬　剤	用　量	種／特徴など
アジスロマイシン	● 25-50 mg/kg, SC, q24 時[112] ● 初日 40 mg/kg, IM, q24 時, 2-5 日目 20 mg/kg[18]	● マカク：抗マラリア作用 ● *Cryptosporidium parvum*。効果は限定的である
アミトラズ	● 250 ppm を 2-5 分間, 浸漬, 4 回, q14 日または皮膚病変が良化するまで[63]	● タマリン：毛包虫症。毛刈りまたは薬浴は行わない。治療後, 洗い流さない。温風ドライヤーで乾燥させる。運動失調（一時的）が起こり得る
アルベンダゾール	● 10 mg/kg, PO[70] ● 10 mg/kg, PO, q12 時[148] ● 25 mg/kg, PO, q12 時, 5 日[147] ● 28.5 mg/頭, PO, q12 時, 10 日, 3 回, 10 日の間隔を空けながら[150]	● 原猿：線虫症 ● マカク ● *Filaroides* ● アカエリマキキツネザル：皮下嚢虫症。さらにプラジクアンテルを 23 mg/頭, PO, q10 日, 3 回投与する
イオドキノール（ジヨードヒドロキシキノリン）(Yodoxin, Glenwood)	―	● 類人猿：吸収性は最小限である。侵襲性疾患には他剤と併用する。*Balantidium coli* には 14-21 日間, *Entamoeba* には 21 日間投与する
	● 12-16 mg/kg, PO, q8 時[133]	● 類人猿（新生子, 幼若動物）
	● 20 mg/kg, PO, q12 時, 21 日[67]	● 腸アメーバ症。*Balantidium*。被嚢型の治療にはメトロニダゾールと併用する[18]
	● 30-40 mg/kg, PO, q24 時, 3-21 日[87]	● 類人猿
	● 35-50 mg/kg, PO, q24 時, 21 日[133]	● 類人猿（幼若動物）
	● 630 mg/頭, PO, q8 時, 20 日[3]	● チンパンジー
イベルメクチン	● 0.2 mg/kg, PO・SC・IM[10, 29, 65, 147] ● 0.3 mg/kg, PO, q7 日, 4 回[66]	● 10-14 日後に繰り返すことができる ● マーモセット：*Gongylonema* sp
オキシテトラサイクリン	● 1,500 mg/頭, q24 時, IV, 持続点滴[133]	● ゴリラ：*Balantidium coli*。歩行不能動物
オキシベンダゾール	● 10 mg/kg, PO, q24 日[66]	● リスザル：*Encephalitozoon cuniculi*
キナクリン (Atabrine, Winthrop)	● 2 mg/kg, PO, q8 時, 7 日[133]	● 類人猿：*Giardia*。最大量 300 mg/日

表 12-2　霊長類の抗寄生虫薬（続き）

薬　剤	用　量	種／特徴など
クロロキン（Aralen, Sanofi）	● 10 mg/kg，PO・IM，単回投与，その6時間後，5 mg/kg，その後，5 mg/kg，q24時，2日[147]	● マラリア（*Plasmodium* sp）。プリマキンと併用する
ジエチルカルバマジン	● 6-20 mg/kg，PO，q24時，6-15日[134, 147] ● 20-40 mg/kg，PO，q24時，7-21日[65] ● 50 mg/kg，PO，q24時，10日[26]	● ヨザル：フィラリア症（例：*Dipetalonema*） ● リスザル：フィラリア症。ミクロフィラリアと成虫に有効である。治療後，12-24週間はミクロフィラリア陰性であった
ジクロルボス	● 10-15 mg/kg，PO，q24時，2-3日[54]	● 消化管内線虫症
スルファジアジン	— ● 25-50 mg/kg，PO，q6時[133] ● 100 mg/kg，PO，q24時[147]	● *Toxoplasma*。ピリメタミンと併用する ● 類人猿：最大量は1回につき6g/頭
スルファジメトキシン	● 50 mg/kg，PO，単回投与，その後，25 mg/kg，q24時[147]	● コクシジウム症
チアベンダゾール	● 50 mg/kg，PO，q24時，2日[147] ● 75-100 mg/kg，PO，21日後に繰り返す[54] ● 100 mg/kg，PO，単回投与，14日後に繰り返す[10]	● *Strongyloides*，*Necator* ● フクロウザル
テトラサイクリン	● 15 mg/kg，PO，q8時，10-14日[133] ● 25-50 mg/kg，PO，q24時，5-10日[87] ● 500-1,000 mg/頭，PO，q8時，10-14日[133]	● 類人猿（新生子，幼若動物）：*Balantidium coli* ● 類人猿：*Entamoeba*，*Balantidium* ● 類人猿（成熟動物）：*Balantidium coli*
ドキシサイクリン	● 5 mg/kg，PO，単回投与，その後，2.5 mg/kg，PO，q24時[147]	● *Balantidium*
トリメトプリム・サルファ剤	● 30 mg/kg，PO，q6時，14日[133]	● 類人猿：*Pneumocystis carinii*
ニクロサミン	● 150 mg/kg，単回投与[134] ● 166 mg/kg[147]	● フクロウザル：腸管内の条虫症 ● 新世界ザル：条虫，裸頭条虫

（続く）

表 12-2 霊長類の抗寄生虫薬（続き）

薬　剤	用　量	種／特徴など
ネオアルスフェナミン	● 20 mg/kg, IP, q5 日[96]	● リスザル：ヘモバルトネラ症。滅菌蒸留水に溶解し，希釈したヒ素化合物（0.5 mL/回）
パロモマイシン (Humatin, Park Davis)	● 10 mg/kg, PO, q8 時, 5-10 日[133] ● 10-20 mg/kg, PO, q12 時, 5-10 日[93] ● 12.5-15 mg/kg, PO, q12 時, 5-10 日[147] ● 25-30 mg/kg, q12 時, 5-10 日[134] ● 100 mg/kg, q24 時, 10 日[46]	● 類人猿：*Entamoeba* ● *Balantidium coli* ● 新世界ザル：アメーバ症。最小限の吸収。侵襲性疾患は他剤を併用する ● フクロウザル：腸管アメーバ症 ● オナガザル，類人猿：本剤の抗原虫作用は原虫の種類と宿主動物に関係している
ピペラジン	● 65 mg/kg, PO, q24 時, 10 日[54]	
ピランテルパモ酸塩	● 5-10 mg/kg, PO, 3 日[70] ● 6 mg/kg, PO[29] ● 10 mg/kg, PO, 3 週間後に繰り返す[3] ● 11 mg/kg, PO, 単回投与[147] ● 11 mg/kg, PO, 14 日後に繰り返す[10]	● 原猿：線虫 ● キツネザル ● チンパンジー ● *Necator*。鞭虫 ● フクロウザル
ピリメタミン (Daraprim, Glaxo Wellcome)	● 2 mg/kg, PO, q24 時, 3 日, その後, 1 mg/kg, PO, q24 時, 28 日[133, 147] ● 10 mg/kg, q24 時[112]	● 類人猿：*Toxoplasma*。最大量は 1-3 日目で 100 mg/頭, q24 時, 28 日間, 25 mg/頭, q24 時である。スルファジアジンと併用する。葉酸のサプリメントを投与する ● *Plasmodium*。葉酸の拮抗薬。葉酸欠乏症の症状をモニタリングする
フェンベンダゾール	● 50 mg/kg, PO, q24 時, 3 日[3, 29] ● 50 mg/kg, PO, q24 時, 14 日[147]	● チンパンジー，キツネザル ● *Filaroides*

表 12-2　霊長類の抗寄生虫薬（続き）

薬　剤	用　量	種／特徴など
プラジクアンテル （Droncit, Bayer）	● 5 mg/kg, PO・IM・SC, 単回投与[3, 19] ● 15-20 mg/kg, PO・IM[147] ● 20 mg/kg, PO, q8 時, 3 回[3] ● 23 mg/頭, PO, q10 日, 3 回[150] ● 40 mg/kg, PO・IM[147]	 ● いくつかの条虫 ● チンパンジー ● アカエリマキキツネザル：皮下嚢虫症。アルベンダゾール（28.5 mg/頭, PO, q12 時, 10 日, 3 回, 10 日間隔）を併用する ● 吸虫
フラゾリドン	― ● 5 mg/kg, PO, q6 時, 7 日[133] ● 100 mg/頭, PO, q6 時, 7 日[133]	● 類人猿：*Giardia*。嗜好性はよいが他剤より効力は低い ● 類人猿（幼若動物） ● 類人猿（成熟動物）
プリマキン	● 0.3 mg/kg, PO, q24 時, 14 日[147]	● *Plasmodium*。クロロキンと併用する
ペンタミジンイセチオン酸塩 （NebuPent, Fujisawa）	● 4 mg/kg, IM・IV, q24 時, 14 日[133]	● 類人猿：*Pneumocystis*。ゆっくり IV 点滴。低血圧, 心不整脈が起こり得る
メトロニダゾール	● 17.5-25 mg/kg, PO, q12 時, 10 日[147] ● 30-50 mg/kg, PO, q12 時, 5-10 日[93, 147] ● 35 mg/kg, PO, q24 時[104]	● 腸管内の鞭毛虫とアメーバ ● *Balantidium coli* ● マカク：*Trichomonas vaginalis*
メフロキン	● 25 mg/kg, PO, 単回投与[18]	● 抗マラリア作用

（続く）

表 12-2　霊長類の抗寄生虫薬（続き）

薬　剤	用　量	種／特徴など
メベンダゾール	● 10-20 mg/kg，PO，q12 時，3 日，14 日後に繰り返す[69]	● 原猿：消化管内線虫症
	● 15 mg/kg，PO，q24 時，3 日[147]	● *Strongyloides*, *Necator*, *Pterygodermatitis*, *Trichuris*
	● 22 mg/kg，PO，q24 時，3 日，14 日後に繰り返す[39]	
	● 50 mg/kg，PO，q12 時，3 日[3]	
	● 70 mg/kg，PO，q24 時，3 日[98]	● 新世界ザル：口腔旋尾線虫症。定期的に治療する
	● 100 mg/kg，PO，q24 時，隔週投与[98]	● マーモセット：鉤頭虫による死亡を防ぐ。消化管内の虫体の外科的摘出が推奨される
	● 100 mg/kg，PO，q12 時，3 日[3]	● モンキー：*Trichuris*
	● 100 mg/頭，PO，q12 時，3 日[3]	● チンパンジー
レバミゾール	● 2.5 mg/kg，PO，q24 時，14 日[69]	● 原猿：*Physaloptera*
	● 4-5 mg/kg，PO，q24 時，6 日[98]	● サキ：口腔旋尾線虫症
	● 5 mg/kg，PO，21 日後に繰り返す[54]	
	● 7.5 mg/kg，SC，14 日後に繰り返す[51]	
	● 10 mg/kg，PO[147]	● *Strongyloides*, *Filaroides*, *Trichuris*
ロンネル (Ectoral, Mallinckrodt)	● 55 mg/kg，PO，q48 時，4 回，その後，q7 日，3 カ月[147]	● ハイダニ
	● 局所投与[147]	● 外部寄生性ダニ

表 12-3　霊長類の鎮静薬，麻酔薬，鎮痛薬

薬　剤	用　量	種／特徴など
亜酸化窒素（N_2O）	● O_2 とともに 60 % まで（最小総量，200 mL/kg/分）[60] ● 1 MAC＝200 %[109] ● 30 %，N_2O はエンフルランの MAC を 1.46 % に減らした（1.84 % から）[130]	● O_2 分析装置の使用が望ましい ● マカク ● マカク
アセチルサリチル酸（アスピリン）	― ● 5-10 mg/kg，PO，q4-6 時[3, 52] ● 25 mg/kg，坐薬[109]	● 鎮痛作用。抗炎症作用。解熱作用 ● モンキー，チンパンジー
アセトアミノフェン（Children's Tylenol Grape Suspension, McNeil Consumer Products）	● 5-10 mg/kg，PO，q6 時[67] ● 15-20 mg/kg，坐薬[111] ● 500-1,000 mg/頭，PO，q8 時[3]	● マカク，新世界ザル[111]：鎮痛，解熱作用 ● チンパンジー（成熟動物）
アセプロマジン	― ● 0.1-0.5 mg/kg，PO・SC・IM・IV[3] ● 0.2 mg/kg，IM[34]	● 組み合わせはブトルファノール／アセプロマジン，ケタミン／アセプロマジン参照 ● チンパンジー（成熟動物） ● 中等度の鎮静作用。不動化作用はない
アチパメゾール（Antisedan, Pfizer）	● IM 投与のみ	● 特異的 α_2 遮断薬。キシラジンの拮抗には，メデトミジンとデクスメデトミジンよりも特異的に作用する。アチパメゾールはメデトミジン，デクスメデトミジンと同量を投与するが，異なる濃度で製造されていることに注意する
アトラクリウム	● 0.09-1.5 mg/kg，IV[9]	● マカク：非脱分極性神経筋遮断薬。高用量は心臓血管系にヒスタミン様作用（平均動脈血圧の突然の一時的低下や心拍数の増加），顔面紅潮をもたらす
アトロピン	● 0.02-0.05 mg/kg，SC・IM・IV[109, 111] ● 0.04 mg/kg，SC・IM・IV[54] ● 0.05 mg/kg，IM[34]	● 新世界ザル：抗コリン作用 ● マカク，ヒヒ ● チンパンジー

（続く）

表12-3　霊長類の鎮静薬，麻酔薬，鎮痛薬（続き）

薬剤	用量	種/特徴など
アルファキサロン・アルファドロン	―	注射用ステロイド性麻酔薬。アメリカでは入手できない[111]
	10-12 mg/kg，IV[34]	短時間作用型の外科麻酔薬（5-10分）[34]
	10-12 mg/kg，IV[37]，0.2 mg/kg/分の持続点滴。または4 mg/kg/20分の断続的ボーラス投与[24]	旧世界ザル：5-10分持続する外科麻酔薬
	12-18 mg/kg，IM・IV[34, 108, 142]	マーモセット，小型霊長類：深い鎮静，麻酔作用
イソフルラン	0.5-0.7％イソフルランと8 μg/kg フェンタニル[137]	バランスのとれた麻酔薬
	100％酸素の下，1-2％。麻酔維持は N_2O と酸素が2：1の下，0.8-1.25％で補助する[111]	ヒヒ
	維持 1-3％[111]	マーモセット，チンパンジー
	1 MAC＝1.28-1.46％[129, 136]	マカク：吸入麻酔薬。心血管抑制はないが深い呼吸抑制をもたらす。モルヒネ 2 mg/kg，IV と併用した場合，MAC を55％減らせる[129]
	マスク導入3％，維持 0.5％[111]	ガラゴ：マスク装着のための鎮静としてケタミン10-15 mg/kg，IM 投与
	マスク導入4.5％，維持 0.5-3％[111]	リスザル：導入は2分もかからない
イブプロフェン	7 mg/kg，PO，q12時[3, 34]	非ステロイド性抗炎症薬（NSAID）。鎮痛作用
	200-400 mg/頭，PO，q8時[3]	チンパンジー
エトミデート	―	平均動脈血圧，心拍数，心筋収縮を低下させる。全身の動脈コンプライアンスを増加させる
	1 mg/kg，IV[28]	導入
	100 μg/kg/分，IV，持続点滴[28]	維持
エンフルラン	1 MAC＝1.84％[136]	吸入麻酔薬。イソフルランまたはセボフルランが推奨される

表 12-3　霊長類の鎮静薬，麻酔薬，鎮痛薬（続き）

薬　剤	用　量	種／特徴など
オキシモルフォン	—	オピオイド鎮痛薬
	0.025 mg/kg，SC・IM・IV，q4-6 時[3]	新世界ザル
	0.075 mg/kg，IM，q4-6 時[111]	新世界ザル
	0.15 mg/kg，SC・IM・IV，q4-6 時[34, 61]	旧世界ザル
	1-1.5 mg/頭，SC・IM，q4 時[111]	チンパンジー[111]
カルフェンタニル	0.3 µg/kg，IV[109]	アカゲザル：強力なオピオイド。中等度の鎮静および鎮痛作用。軽度の呼吸抑制
カルプロフェン	2-4 mg/kg，PO・SC，q12-24 時[34, 113]	NSAID。鎮痛作用
	3-4 mg/kg，SC，IV[31]	術前薬
キシラジン	—	組み合わせはケタミン／キシラジン参照
	0.5 mg/kg，IM[3]，IV[109]	軽度から中等度の鎮静作用。いくらかの鎮痛作用
	1.1 mg/kg，IV[3]	チンパンジー
	2.2 mg，kg，IM[3]	チンパンジー
グリコピロレート酸塩	0.005-0.01 mg/kg，IM[109]	抗コリン作用
クロルプロマジン	1-6 mg/kg，PO・IM[44]	麻酔前投与薬
経皮貼布フェンタニル	25 µg/kg/時（5-10 kg），50 µg/kg/時（10 kg），q48-72 時[3]	オピオイド鎮痛薬

（続く）

表12-3 霊長類の鎮静薬，麻酔薬，鎮痛薬（続き）

薬　剤	用　量	種／特徴など
ケタミン	—	● トランキライザー。麻酔作用。動物が大きくなるにつれて用量も増加する。単独投与した場合，キツネザルに発作をもたらす。組み合わせは以下参照
	● 5 mg/kg, IM[52]	● 類人猿：不動化。続いて吸入麻酔を行う。野生のマウンテンゴリラの不動化に使用する。ケタミンはチレタミン・ゾラゼパムよりも覚醒時間が短い[125]
	● 5-25 mg/kg, IM[7, 34, 143]	● 大型の霊長類：中等度の鎮静，不動化，軽度の鎮痛作用
	● 10-15 mg/kg, IM[52]	● 新世界ザル[3]，中型の霊長類（10-30 kg）：不動化。続いて吸入麻酔を行う[34]
ケタミン(K)／アセプロマジン(A)	● (K) 4 mg/kg＋ (A) 0.04 mg/kg, IM[29]	● キツネザル
ケタミン(K)／キシラジン(X)	● (K) 10 mg/kg＋ (X) 0.5 mg/kg, IM[32]	● 30-40分間持続する，良好な筋弛緩を伴う外科麻酔薬。キシラジンはアチパメゾールによって拮抗する[34]，もしくはヨヒンビンでの拮抗が推奨される
	● (K) 10-20 mg/kg, IM＋ (X) 3 mg/kg, IM[3]	● 新世界ザル
	● (K) 15-20 mg/kg, IM＋ (X) 1 mg/kg, IM[3]	● チンパンジー
ケタミン(K)／ジアゼパム(D)	● (K) 15 mg/kg＋(D) 1 mg/kg, IM[32]	● 30-40分間持続する，良好な筋弛緩を伴う外科麻酔薬[33, 34]
ケタミン(K)／ミダゾラム(Mi)	● (K) 8 mg/kg, IM＋ (Mi) 0.2 mg/kg[4]	● マカク
	● (K) 10 mg/kg＋(Mi) 1 mg/kg, IM[40]	● マーモセット
	● (K) 15 mg/kg, IM＋ (Mi) 0.05-0.2 mg, SC・IM[60]・IV[62]	

表12-3　霊長類の鎮静薬，麻酔薬，鎮痛薬（続き）

薬剤	用量	種／特徴など
ケタミン(K)／メデトミジン(Me)[a]	—	● アメリカではメデトミジンは現在市販されていないが調剤可能である[a]。デクスメデトミジンの代替薬となる
	● (K) 2-6 mg/kg, IM＋(Me) 0.03-0.06 mg/kg, IM[83]	● チンパンジー
	● (K) 5-7.5 mg/kg, IM＋(Me) 0.033-0.075 mg/kg, IM[122]	● 小型の霊長類には高用量を投与する
	● (K) 5-10 mg/kg, IM＋(Me) 0.05-0.1 mg/kg, IM・IV[21]	
ケタミン(K)／メデトミジン(Me)[a]／ブトルファノール(B)	—	● アメリカではメデトミジンは現在市販されていないが調剤可能である[a]。デクスメデトミジンの代替薬となる
	● (K) 3 mg/kg, IM＋(Me) 0.04 mg/kg, IM＋(B) 0.4 mg/kg, IM[144]	● ワオキツネザル：麻酔作用。作用時間が長い。特異的拮抗薬によって急速かつ完全な拮抗作用が得られる
ケトプロフェン	● 2 mg/kg, IM・IV, q24時[34]	● NSAID。鎮痛作用
	● 5 mg/kg, IM, q6-8時[113]	
ケトロラック (Torador, Syntex)	● 0.5-1 mg/kg, SC・IM, q8-12時[111]	● NSAID
	● 初回 15-30 mg/頭[113]，その後 10-15 mg/頭, q8時[3, 111]	● マカク，ヒヒ
	● 15-30 mg/頭, IM[36, 111]	● ヒヒ
	● 30 mg/頭, PO, q6時または単回投与，60 mg[3, 111]	● チンパンジー
サクシニルコリン	● 2 mg/kg, IV[50]	● 非脱分極性神経筋遮断薬。補助換気を必要とする。注意して投与する
ジアゼパム	—	● アジュバントとして使用することが多い。組み合わせはケタミン／ジアゼパム参照
	● 0.1-0.5 mg/kg, IM[52]	● キツネザル：ケタミン誘発性の発作を予防する
	● 0.25-0.5 mg/kg, IM・IV[59]	
	● 0.5-1 mg/kg, PO[52]	● 鎮静作用。麻酔の30-60分前に少量の食物または水とともに投与する。鎮静レベルは多様である。覚醒まで長い
	● 1 mg/kg, IM[34]	● 単独投与では，鎮静作用が不十分である

（続く）

表12-3　霊長類の鎮静薬，麻酔薬，鎮痛薬（続き）

薬剤	用量	種／特徴など
セボフルラン	● 1 MAC＝2 %[126] ● マスク導入8 %，維持 2.5 %[80, 126]	● マカク ● ガーネットガラゴ：急速な導入および覚醒。著しい心肺機能への影響はない。麻酔30分以内で体温，WBC，Ca，総タンパク質量の著しい低下
セレコキシブ	● 5 mg/kg[19] ● 200 mg/頭，PO，q12-24時[3]	● NSAID。鎮痛作用 ● チンパンジー（成熟動物）
チアミラールナトリウム	● 15-25 mg/kg，IV，効果が発現するまで投与[3, 67]	● バルビツレート系麻酔薬
チオペンタール	● 3-5 mg，kg，IV[111]	● バルビツレート系麻酔薬。吸入麻酔のための導入薬。人体用医薬品のみ入手できる
	● 10-15 mg/kg，IV，投与。ケタミンと併用の場合，5-7 mg/kg，IV[109] ● 15-17 mg/kg/時，IV，持続点滴[109]	
	● 15-20 mg/kg，IV[33]	● バルビツレート系麻酔薬。外科麻酔，5-10分。ケタミンやその他の麻酔前投与薬を投与した場合，用量を最低でも50 %減らすべきである
	● 25 mg/kg，IV，効果が発現まで投与[67]	
チオペントン	―	● チオペンタール参照
チレタミン・ゾラゼパム（Telazol，Fort Dodge）	● 1-2.5 mg/kg，IM[3] ● 1.5-3 mg/kg，IM[16] ● 3-5 mg/kg，IM[82, 123]	● 新世界ザル ● マカク ● 類人猿：ゴリラは覚醒時に，重度の運動失調を呈し，負傷するリスクが伴う[55]
	● 4-6 mg/kg，IM[23]	● マカク，ヒヒ，パタスザル：それぞれの鎮静作用時間は45，60，100分である。顕著な低体温が報告されている[88]
ツボクラリン	● 0.09 mg/kg，IV[50]	● 非脱分極性神経筋遮断薬。補助換気が必要となる。注意して投与する
デクスメデトミジン（Dexdomitor，Pfizer）[a]	―	● メデトミジンに代わるα_2作動薬

表 12-3　霊長類の鎮静薬，麻酔薬，鎮痛薬（続き）

薬剤	用量	種／特徴など
デラコキシブ （Deramaxx, Novartis）	● 4 mg/kg，PO，q24 時[3]	● NSAID。鎮痛作用。慢性症例には 2 mg/kg
トラマドール	● 1-2 mg/kg，SC・IV[34] ● 2 mg/kg，PO，q12 時[34]	● 持続時間は不明である
ドロペリドール	● 2.5-10 mg，IM[3]	● チンパンジー（成熟動物）：処置の 30-60 分前に投与する
ドロペリドール（D）／ カルフェンタニル（C）	● (D) 2.5 mg，PO＋ (C) 2μg/kg，PO，経粘膜投与[74]	● チンパンジー，ボノボ（＞20 kg）：吹き矢によるストレスを消失または最小限にするために使用する。25 分後にチレタミン・ゾラゼパムとナルトレキソンを混合したものを吹き矢で投与する。ドロペリドールはグレープジュース内および経粘膜投与する。カルフェンタニルはハンドシリンジを介して直接口腔粘膜上に投与する。SpO_2 の低下を伴う呼吸抑制がみられることがある。補助換気を行う。 ［注意］ドロペリドール／カルフェンタニルは，チレタミン・ゾラゼパムまたはケタミンの麻酔前投与薬としてのみ使用する。動物が麻酔ステージ 4-5 に到達した場合または投与後 25 分で拮抗薬を投与するべきである。拮抗にはナルトレキソンをカルフェンタニルの投与量の 100 倍投与する（単位は mg）
ナプロキセン	―	● NSAID。鎮痛作用。解熱作用
	● 5 mg/kg，PO，24 時[3]	● チンパンジー
	● 10 mg/kg，PO，q12 時[65, 72]	● キツネザル
ナルブフィン	● 0.5 mg/kg，IM・IV，q3-6 時[52]	
	● 2.5-5 mg/kg，IM，q3-4 時[3]	● 作動薬 - 拮抗薬オピオイド
	● 10 mg/ 頭，SC・IM・IV，q3-6 時[3]，prn	● チンパンジー

（続く）

表 12-3 霊長類の鎮静薬，麻酔薬，鎮痛薬（続き）

薬剤	用量	種/特徴など
ナロキソン	—	オピオイド拮抗薬。拮抗薬。短時間作用型のため，呼吸抑制の再発予防に追加投与が必要となり得る[111]
	0.015 mg/kg，SC・IM・IV[111]	チンパンジー
	0.1 mg/kg，SC・IM・IV，prn[3]	
	0.1-0.2 mg/kg，IM・IV[111]	
ネオスチグミン	0.1 mg/kg，IV[52]	抗コリンエステラーゼ。非脱分極性神経筋遮断薬。副作用として顕著な徐脈がみられる。抗コリン薬と併用も可能である
パラセタモール	5-10 mg/kg，PO，q6 時[135]	鎮痛作用
パンクロオニウム	0.04-0.1 mg/kg，IV[109]	非脱分極性神経筋遮断薬。補助換気を必要とする。注意して投与する
フェンタニル	—	組み合わせは以下参照
	0.13，0.26，0.39 μg/kg/分，IV，持続点滴[92]	イソフルラン，MAC（1.53 %±0.07 %）と併用する。フェンタニル節約効果によりイソフルラン MAC をそれぞれ 19，44，59 に低下させた
	5-10 μg/kg/時，IV，持続点滴[3]	チンパンジー
	5-10 μg/kg，IV，ボーラス投与[109,137]，または 10-25 μg/kg/時，持続点滴[81]	アカゲザル，ヒヒ：イソフルランと併用する。副作用として徐脈，低血圧がある
フェンタニル・ドロペリドール（Innovar-Vet, Janssen）	0.05-0.1 mL/kg，IM・IV[67]	麻酔前投与薬。霊長類は犬よりも本剤に感受性がある[30]。高用量は呼吸抑制をもたらす
	0.1-0.3 mL/kg，SC・IM[109]	マイナー処置
フェンタニル・フルアニゾン（Hypnorm, Janssen）	0.3 mL/kg，SC・IM[109]	重度な鎮静作用と良好な鎮痛作用[34]
フェンタニル(F)／ベクロニウム(V)／ミダゾラム(Mi)	(F) 1-5 μg/kg/時＋(V) 1-3 mg/kg/時＋(Mi) 0.05-0.1 mg/kg/時，IV，持続点滴[48]	オランウータン：不動化

表 12-3　霊長類の鎮静薬，麻酔薬，鎮痛薬（続き）

薬　剤	用　量	種／特徴など
ブトルファノール	—	●霊長類においてブトルファノールは他の動物種と異なる受容体への作用を示す。μ受容体は，拮抗薬として作用するよりも中等度の効力を有する作用薬として働く。受容体結合に関する研究によると，ブトルファノールのμ選択性はκの 12 倍であり，δの 34 倍である[55]。重度な呼吸抑制を引き起こすことがある
	● 0.01 mg/kg, IV, q3-4 時[34]	●作用持続時間は不明である
	● 0.02 mg/kg, SC, q6 時[111]	●新世界ザル
	● 0.02 mg/kg, IM[111]	
	● 0.025 mg/kg, IM, q3-4 時[117]	●チンパンジー：投与総量が 0.3 mg を超えてはならない
	● 0.05 mg/kg, IM, q8 時[3]	
	● 0.1-0.2 mg/kg, IM, q12-48 時[52]	
ブトルファノール(B)／アセプロマジン(A)	● (B) 0.013 mg/kg＋(A) 0.02 mg/kg, IM[15]	●マカク：吸入麻酔薬のための麻酔前投与薬
ブピバカイン (0.25 %)	● 1 mg/kg, 局所浸潤[109]	●肋間神経ブロック
ブピバカイン (0.5 %)	● 1.2 mg/kg, 硬膜外麻酔[45]	●アカゲザル：硬膜外麻酔
ブプレノルフィン	—	●作動薬 - 拮抗薬オピオイド。鎮痛作用[61]
	● 0.005-0.01 mg/kg, SC・IM・IV, q6-12 時[33, 34, 60]	●類人猿
	● 0.01-0.03 mg/kg, IM, q6-12 時[111, 117]	●ガラゴ，フクロウザル，リスザル
	● 0.015 mg/kg, IM, q6-8 時[111]	●新世界ザル
	● 0.02 mg/kg, SC, q6 時[111]	●新世界ザル
	● 0.3 mg/kg, IM, q8 時[3]	●チンパンジー
フルニキシンメグルミン	● 0.3-1 mg/kg, SC, IV, q12-24 時[52]	●NSAID。鎮痛作用
	● 0.5 mg/kg, IM, q24 時[29]	●原猿
	● 0.5-2 mg/kg, SC・IV, q24 時[34]	
	● 2 mg/kg, IM, q12 時[3]	
フルマゼニル	● 0.025 mg/kg, IV[56]	●ベンゾジアゼピンと拮抗する

（続く）

表 12-3 霊長類の鎮静薬，麻酔薬，鎮痛薬（続き）

薬 剤	用 量	種／特徴など
プロポフォール	● 2.5-5 mg/kg，IV，ボーラス投与。0.3-0.4 mg/kg/分，持続点滴[11, 38, 109, 111, 119]	● ヒヒ，マカク
	● 7-8 mg/kg，IV[34]	● マーモセット，大型の霊長類：麻酔の導入および維持。適切な外科麻酔薬および急速でスムーズな覚醒[38, 44]
	● 1-2 mg/kg，IV，ボーラス投与，続けて効果が発現するまで点滴する[109]	● チンパンジー
	● 2 mg/kg，IV，ボーラス投与，0.2 mg/kg/分の持続点滴で維持[28]	● 平均動脈血圧，心拍数，心筋収縮を低下させる。全身の動脈コンプライアンスを増加させる
	● 5 mg/kg，IV，ボーラス投与，0.4 mg/kg/分の持続点滴で維持[37]	● マカクザル
ベクロニウム (Norcuron，Organon)	● 0.04-0.06 mg/kg，IV[111]	● 非脱分極性神経筋遮断薬。補助換気を必要とする。血行力学的効果はない
ペチジン（メペリジン）	—	● メペリジン参照
ペンタゾシン	● 2-5 mg/kg，IM・IV，q4 時[34, 52]	● 鎮痛作用

表12-3　霊長類の鎮静薬，麻酔薬，鎮痛薬（続き）

薬　剤	用　量	種／特徴など
ペントバルビタールナトリウム	—	●霊長類間で効果にバラツキがある。重度の呼吸抑制が起こることがある。麻酔深度を調節することができない。覚醒までの時間が長い
	●15 mg/kg，IV，効果が発現するまでゆっくり投与[111]	●新世界ザル
	●20-30 mg/kg，IV。ケタミン20 mg/kg，IMを前投与している場合，11 mg/kgに減らす[111]	
	●25 mg/kg，IV（成熟動物），15 mg/kg，IV（幼若動物），効果が発現するまでゆっくり投与[111]	●ヒヒ
	●25-35 mg/kg，IV[33, 34]	●30-60分の簡易的外科麻酔薬だが高用量で重度の呼吸抑制が起こりやすい。覚醒までの時間は長引くことがあり，特に用量を増やした場合に認められる。ケタミンやその他の麻酔前投与薬を投与した場合は，用量を最低でも50％減らすべきである
	●100 mg/頭，ゆっくりIV[111]	●チンパンジー：50 mg/分を超えてはならない
ペントバルビトン	—	●ペントバルビタール参照
ミダゾラム	—	●組み合わせはフェンタニル／ベクロニウム／ミダゾラムとケタミン／ミダゾラム参照
	●0.05-0.1 mg/kg，IM・IV[3]	
	●0.1-0.5 mg/kg，IM[52]	●キツネザル：ケタミン誘発性の発作を予防する
	●0.2-0.4 mg/kg，IV，ボーラス投与[109]	●フェンタニル（1-2μg/kg，IV，ボーラス投与）とのバランス麻酔
	●1-2.5 mg/頭，IV[3]	●チンパンジー
	●5 mg/頭，IM[3]	●チンパンジー
メデトミジン[a]	—	●α$_2$作動薬。アメリカでは現在市販されていないが，調剤が可能である[a]

（続く）

表 12-3　霊長類の鎮静薬，麻酔薬，鎮痛薬（続き）

薬剤	用量	種／特徴など
メトヘキシトン	● 10 mg/kg, IV[34]	● 外科麻酔薬，5-10 分。麻酔前投与薬にケタミンを投与した場合，用量を最低でも 50％まで減らす
メペリジン	● 2-4 mg/kg, IM・IV, q2-4 時[34] または q3-4 時[52, 117]	● 鎮痛作用。[注意] 健康な動物での突然死が報告されている[117]
	● 50-150 mg/頭, PO, q3-4 時[3]	● チンパンジー
メロキシカム (Metacam, Boehringer Ingelheim)	● 0.1-0.2 mg/kg, PO・SC, q24 時[34]	● NSAID。鎮痛作用
モルヒネ	—	● オピオイド鎮痛薬。用量依存性の呼吸抑制。特に新世界ザルで注意して投与する。目および鼻周囲に重度の掻痒症が起こり得る[55]
	● 0.125-1 mg/kg, IV[109]	● リスザル
	● 0.5 mg/kg/日, IV, 持続点滴[110]	● ヒヒ
	● 1-2 mg/kg, PO・SC・IM・IV, q4 時[34, 117]	
モルヒネ（保存料なし）	● 0.01 mg/kg[109]	● くも膜下鎮痛作用
	● 0.1 mg/kg または 0.5 mg/kg/日, 48 時間持続点滴する[109]	● 硬膜外鎮痛作用
ヨヒンビン	● 0.5 mg/kg, IV, または, 1 mg/kg, IM[111]	● キシラジン拮抗薬

a：メデトミジンは現在市販されていないが，調剤薬局（例：Diamondback Drugs, www.diamondbackdrugs.com; Wildlife Pharmaceuticals, www.wildpharm.com）によって入手できる。ここで記載している用量はデクスメデトミジンの使用ガイドである。デクスメデトミジンは α_2 作動薬でありラセミ化合物のメデトミジンの活性光学異性体である。通常，メデトミジンの用量の半量が必要であるが濃度の違いにより，同じ用量となる。メデトミジンと同様の効果が予想されるが，霊長類への投与における効果や安全性についてのデータは少ない。両薬剤の v/v の効果は同等ではないことがあるため，デクスメデトミジンの用量は臨床的な反応によって調整する必要がある

表 12-4　霊長類の各種薬剤

薬剤	用量	種／特徴など
亜鉛	● 2.5 μg/頭，pO，q24 時，3 日[3]	
アザチオプリン	● 1-2 mg/kg，PO，q24 時[3]	● 免疫抑制剤。プリン拮抗薬
アセチルシステイン （Mucomyst, Apothecon）	● 50-60 mL/時，ネブライザーを使用，30-60 分，q12 時[67]	● 粘液溶解薬
アミノフィリン	● 10 mg/kg，IV[29] ● 25-100 mg/頭，PO，q12 時[67]	● キツネザル：気管支拡張作用 ● 気管支拡張作用
イソプロテレノール	● 0.01-0.03 μg/kg/分，IV，持続点滴[106] ● 0.05-2 μg/kg/分，IV，持続点滴[3]	● 非選択的β作動薬
インスリン（NPH）	● 0.25-0.5 U/kg/日，SC，開始量[65] ● 1.25 U/動物，IM[13]，q12 時[9]	● 糖尿病。ケトアシドーシス ● マカクザル：短時間および長時間作用型のインスリンを組み合わせる（70：30）。用量は非常にさまざまであり（個体，疾患の状態，併発疾患による），標準的ガイドラインによって調整するべきである
飲料水（オレンジ味） （Tang）	● PO，prn[18, 35]	● 経口水和溶液にするために電解質塩を混入する
飲料水（チェリー味） （Koolaid）	● PO，prn[35]	● 嗜好性をよくするために薬剤と混ぜる。通常の濃度の4倍に混合する
飲料水（ブドウ味） （Syrpalta, Emerson）	● PO，prn[103]	● 液体製剤や粉砕した錠剤の嗜好性をよくするために必要なだけ混合する
エナラプリル （Enacard, Merck）	● 0.015-0.125 mg/kg，PO，q12-24 時[97] ● 0.3 mg/kg，PO，IV[118]	● ニシローランドゴリラ：降圧薬 ● アンジオテンシン変換酵素（ACE）阻害薬。バランス血管拡張薬
アドレナリン	● 0.2-0.4 mg/kg，5 mL の滅菌水で希釈する，≧3 kg の場合，IT[36] ● 0.5-1 mL，IV[36]	● 心停止 ● 1 万倍希釈
エフェドリン	● 1.25-2.5 mg/kg，IV[36, 109] ● 12 mg/kg，PO，q4 時[67]	● マカク，ヒヒ：昇圧薬。徐脈を伴う低血圧 ● 鼻づまり。気管支収縮

表 12-4 霊長類の各種薬剤（続き）

薬剤	用量	種／特徴など
塩化カルシウム	● 10-20 mg/kg, IV（ゆっくり投与）[118]	● 低カルシウム血症の緊急治療（心拍数を注意してモニタリングする）。強心薬。アミノグリコシド誘発性ショックと拮抗する
オキシトシン	● 0.5-1 U/分, IV, 持続点滴[3] ● 2 U/頭, IM[18]	● チンパンジー ● マカク：妊娠後期の中絶誘発（子宮頸の開口）。2時間ごとに繰り返し，最大3回まで行う。母体を注意して観察する。鎮痛薬を併用する。遺残胎盤の排除（12-24時間以内）。陣痛微弱
	● 5-20 U/頭, IM・IV[95]	● 陣痛微弱
	● 5-30 U/頭, SC・IV, prn[3]	● チンパンジー
オメプラゾール	● 0.4 mg/kg, PO, q12時[25]	● マカク：胃酸抑制。プロトンポンプ阻害薬。*Helicobacter pylori* 感染症の4剤併用治療のひとつとして使用する
オンダンセトロン	● 1-2 mg/kg, PO, 2回，放射線治療の前後に行う[94]	● マカク：制吐薬
カオリン・ペクチン	● 0.5-1 mL/kg, PO, q2-6時[61]	● 腸管保護薬
カプトプリル	● 1 mg/kg, PO[118]	● ACE阻害薬。血管拡張薬
グアンファシン	―	● 自傷行動。深い鎮静を伴うことなく不安感を低下させる
	● 0.3 mg/kg, PO・IM, q12時，5-10日，その後30日かけて0.15 mg/kg, q24時に漸減する[90]	● ヒヒ
	● 0.5 mg/kg, PO・IM, q12時，5-10日，その後30日かけて0.25 mg/kg, q24時に漸減する[90]	● マカク
組み換え型エリスロポエチン	● 50-100 U/kg, SC・IV, 3回/週[3]	● 非再生性貧血の治療
グリコピロロレート	● 0.005-0.01 mg/kg, IM[109]	● 抗コリン作動薬
グリピジド (Glucotrol, Pfizer)	● 1.1 mg/kg, PO, q24時[42]	● ティティモンキー：スルホニル尿素系抗糖尿病薬。インスリン非依存性糖尿病

表 12-4　霊長類の各種薬剤（続き）

薬剤	用量	種／特徴など
グルコン酸カルシウム	● 200 mg/kg，SC・IM・IV[118]	● 低カルシウム血症。高カリウム血症。栄養性二次性上皮小体機能亢進症の予防および治療
クロルフェニラミン	● 0.5 mg/kg，q24 時，PO，分割投与[67]	● 抗ヒスタミン薬。H_1 受容体拮抗薬
クロルプロマジン	● 1-3 mg/kg，IM[95]	● 制吐薬
ジゴキシン	● 2-12 μg/kg，IM・IV，q12-24 時に分割投与[3]	● 維持
シサプリド (Propulsid, Janssen)	● 0.2 mg/kg，PO，q12 時[57]	● マカク：消化管運動を促進する。アメリカでは入手が制限されている。調剤可能である
次サリチル酸ビスマス	― ● 10 mg/kg，PO，q12 時[25] ● 17.5 mg/kg，PO，q6-8 時[65] ● 40 mg/kg，PO，q8-12 時[3]	● 腸管保護薬。消化管潰瘍
ジフェノキシレート・アトロピン (Lomotil, Searle)	● 1 mL/頭，PO，q8 時[52]	● アヘン剤。抗下痢薬
ジフェンヒドラミン	● 5 mg/kg，IM[29] ● 5 mg/kg/日，PO・IM・IV，q6-8 時[3] ● 25-50 mg/頭，PO・IM・IV，q6-8 時[3]	● キツネザル：抗ヒスタミン作用 ● チンパンジー（成熟動物）
シメチジン	● 10 mg/kg，PO[3]，SC・IM，q8 時[14]	● H_2 受容体拮抗薬。消化管潰瘍
ジメルカプトコハク酸 (DMSA) (Chemet, McNeil)	● 10 mg/kg，PO，q8 時，5 日，その後 q12 時，14 日[149]	● チンパンジー：鉛キレート化
酒石酸水素ヒドロコドン	● 5 mg/頭，PO，q4-6 時[3]	● チンパンジー（成熟動物）
スクラルファート	● 0.5 g/頭，PO，維持，q12 時，活動性潰瘍，q6 時，4-6 週間[3]	● 多くの霊長類：胃潰瘍の予防または治療
スルファサラジン	● 表 12-1 参照	● 抗菌薬，抗炎症薬
多硫酸グリコサミノグリカン (Adequan, Luitpold Pharmaceuticals)	● 2 mg/kg，IM，q3-5 日，2-3 カ月[3]	● 非感染性の変性性または外傷性関節炎に投与するタンパク質分解酵素阻害薬

(続く)

表 12-4　霊長類の各種薬剤（続き）

薬剤	用量	種／特徴など
デキサメタゾン	● 0.25-1 mg/kg, PO・IM[95] ● ≦2 mg/kg, PO・IM・IV[67]	● 抗炎症薬 ● 抗炎症薬
ドキサプラム	● 2 mg/kg, IV[32]	● 呼吸刺激
ドパミン	● 2-5μg/kg/分, IV, 持続点滴[109]	● 低用量または中用量の投与は心刺激（陽性変力作用）をもたらし, さらに腎臓と腸間膜の血管拡張をもたらす. 心収縮の増加および腎かん流と尿量の増加を引き起こす
	● 10μg/kg/分, IV, 持続点滴[36]	● 高用量の投与は末梢抵抗および腎血管収縮をもたらす. 心停止後に徐脈
ドブタミン	● 2-10μg/kg/分, IV, 持続点滴[109]	● β_1作動薬。心拍出量を増加させる
トリアムシノロン	● 0.2-2 mg/kg, IM, q3日, prn[105]	● 抗ヒスタミン作用
トリプトファン	● 100mg/頭, PO, q12時[141]	● マカク：自傷行動。嗜好性のよい市販の霊長類用トリーツに加える
トリメプラジン (Temaril P, Pfizer)	● 1-2mg/kg, PO, q6時[67]	● 抗ヒスタミン作用
トルブタミン	● 250 mg/頭, q24時, その後100 mg/頭, q48時[49, 139]	● オマキザル：経口血糖降下薬。インスリン非依存性糖尿病
ニトロプルシド	● 1-4μg/kg/分, IV, 持続点滴[109]	● 血管拡張薬。降圧薬
ノルアドレナリン	● 0.05-0.1μg/kg/分, IV, 持続点滴[36]	● 低血圧
パロキセチン (Paxil, SmithKline Beecham)	● 0.3 mg/kg, PO, q12時[138]	● 抗不安作用
ハロペリドール (Haldol, McNeil)	● 0.03-0.05 mg/kg, IM, q12時[18] ● 0.5-2 mg/kg, IM[118]	● マカク：自傷行動 ● ベルベット, グリーンモンキー：抗不安作用
ビタミンC（アスコルビン酸）	― ● 4-10 mg/kg, PO, q24時[65] ● 4-25 mg/kg, PO, q24時[3] ● 25 mg/kg, IM, q12時, 5日[114] ● 30 mg/kg, IM, q24時[3] ● 30-100 mg/kg, PO, q24時[27]	● ビタミンC欠乏症 ● チンパンジー ● マカク ● マカク（幼若動物）

表 12-4　霊長類の各種薬剤（続き）

薬剤	用量	種／特徴など
ビタミン D_3	● 20 U/kg, PO, q24 時[3] ● 250 U/頭, PO, q24 時[135]	● チンパンジー ● マーモセット：紫外線曝露のない室内飼育の動物の1日必要量である
	● 2,000 U/kg, 餌, q24 時[65]	
	● 4 カ月齢で 5,000 U のデポ型エルゴカルシフェロール（ごま油）IM, 単回投与および 4 カ月齢から離乳までに, 400 U カルシフェロール, PO, q24 時[71]	● チンパンジー（新生子），オランウータン（新生子）：くる病の予防。臨床所見，X 線画像，25 (OH) ビタミン D_3 の血中濃度をモニタリングする
	● 5,000 U のデポ型エルゴカルシフェロール（ごま油）IM, 単回投与および 400 U カルシフェロール, PO, q24 時を臨床所見や X 線画像の異常が認められなくなるまで続ける[71]	● チンパンジー（新生子），オランウータン（新生子）：くる病の予防。臨床所見，X 線画像，25 (OH) ビタミン D_3 の血中濃度をモニタリングする
ビタミン E (E) ／セレニウム (S)	● (E) 3.75 U/kg ＋ (S) 1.15 mg/kg, IM, q3 日, 30 日[120]	● ビタミン E/ セレニウム反応性ミオパシー，神経障害
ビタミン K_1	● 1 mg/kg, PO・IM, q8 時[3] ● 1-5 mg/頭, IM, q24 時[3]	● チンパンジー
ヒト絨毛性性腺刺激ホルモン (hCG)	● 250 U, IM[118]	● リスザル：40％のサルで排卵を誘発させた
ヒドロコルチゾンナトリウムコハク酸エステル	● 5 mg/頭, IM・IV, q12 時[3]	● チンパンジー（成熟動物）
ピリドキシン	● 3.5 mg/kg, 餌[54]	● イソニアジド治療中のサプリメント
ファモチジン (Pepcid, Merck)	● 0.5-0.8 mg/kg, PO, q24 時[99]	● 軽度な胃腸炎。消化管潰瘍
フェニトイン	● 2.5 mg/kg, PO, q12 時, 漸増[3]	● 強心抗不整脈薬
フェニレフリン	● 1-2 μg/kg, IV, ボーラス投与, 続いて 0.5-1 μg/kg/分, IV, 持続点滴[36, 109]	● 低血圧
フェニレフリン (Neo-Synephrine, Winthrop)	● 鼻腔内, q6 時[64]	● 鼻づまり
フェノバルビタール	● 0.6 mg/kg, PO, q24 時[69]	● 原猿

（続く）

表 12-4　霊長類の各種薬剤（続き）

薬剤	用量	種／特徴など
フルオキセチン (Prozac, Eli Lilly)	● 0.45 mg/kg, PO, q24 時[138] ● 2 mg/kg, PO, または経鼻胃挿管, q24 時[81]	● 抗不安薬 ● アカゲザル（幼若動物）
プレドニゾロンコハク酸エステルナトリウム (Solu-Delta Cortef, Upjohn)	● 1-15 mg/kg, IV[95] ● 10 mg/kg, IV[29]	● すべての霊長類：ショック ● キツネザル：ショック
プレドニゾン	● 0.5-1 mg/kg, PO, q12 時, 3-5 日，その後，q24 時，3-5 日，その後，q48 時，10 日，その後半量にする，q48 時[61, 65] ● 0.5-2 mg/kg, PO[3]	● 疼痛，炎症には低用量を投与する．自己免疫疾患，炎症性腸疾患などでは高用量で投与する
プロクロルペラジン	● 0.12 mg/kg, IM・IV[3]	● 制吐薬
プロスタグランジン(PG)$F_{2\alpha}$	● 1 mg/kg, IM, q24 時[3]	● 化学的に分娩を誘発する前に子宮頸部を柔らかくする
フロセミド	● 1-2 mg/kg, IV[36, 134] ● 1-4 mg/kg, IV[3] ● 2 mg/kg, PO[67] ● 2-4 mg/kg, IM, q8 時[3] ● 2-4 mg/kg, PO, q12-24 時[134]	● 利尿薬．心不全．肺水腫 ● ループ利尿薬 ● フクロウザル
プロタミン	● 1 mg/80 U ヘパリン, IV[109] ● 4 mg/kg, IV[48]	● 重度の低血圧を防ぐためにゆっくり投与する ● プロタミン 1 mg は 115 U のブタ腸管または 90 U のウシ肺ヘパリンを中和化する．低血圧，徐脈，呼吸困難，アナフィラキシーを引き起こすことがある．活性部分的トロンボプラスチン時間および活性凝固時間をモニタリングする
マンニトール (25 %)	● 0.25-1 g/kg, IV, 20 分以上かけてボーラス投与[18]	● 浸透圧性利尿薬．頭蓋内圧を低下させる
メトクロプラミド	● 0.2-0.5 mg/kg, IM, q8-24 時[3]	● 制吐薬．上部消化管の運動性を刺激する
メドロキシプロジェステロン酢酸エステル	— ● 5-10 mg/頭, PO, q24 時, 5-10 日[3] ● 150 mg/頭, IM, q3 カ月[3]	● 避妊薬 ● チンパンジー
葉酸	● 0.04-0.2 mg/kg, PO, q24 時[65]	● ピリメタミン治療中のサプリメント

表 12-4　霊長類の各種薬剤（続き）

薬剤	用量	種／特徴など
ラニチジン	● 0.5 mg/kg，PO，q12 時[18]	● 抗潰瘍薬。H_2 受容体拮抗薬
リドカイン	● 20-50 ug/kg/分，IV，持続点滴[109] ● 1-2 mg/kg，IV，ボーラス投与[36]	● 心室性不整脈。心室期外収縮
硫酸アトロピン	● 0.02-0.05 mg/kg，SC・IM・IV[109]	● 抗コリン作動薬。分泌を低下させる。徐脈を予防する
リュープロレリン	● 0.3 mg/kg，IM，q4 週[3]	
レボチロキシン	● 0.01 mg/kg，PO，q12 時[79] ● 0.05 mg/頭，PO，q24 時[78]	● 甲状腺機能低下症 ● ゴリラ：甲状腺機能低下症。初期投与後，30 日間隔で 0.025 mg，q24 時，最大 0.1 mg，q24 時まで増量する。TSH と T_4 を 6-8 週ごとにモニタリングする
ロペラミド	● 0.04 mg/kg，PO，q8 時[3]	

表 12-5　霊長類の血液検査値および血清生化学検査値[65]

測定項目	ヒト (*Papio* spp)	オマキザル (*Cebus* sp)	チンパンジー (*Pan troglodytes*)	コモンマーモセット (*Callithrix* sp)	キツネザル (*Lemur* spp)
血液学					
RBC ($10^6/\mu L$)	4.5-4.8	6	5.03-6.05	6.9	6.2-9.8
Hgb (g/dL)	13	14-17	12.5-14.5	15.1-15.5	15.6-20.2
PCV (%)	44.7	45-53	39.7-44.1	45-48	48-53
WBC ($10^3/\mu L$)	14.1	5-24	7.4-17.6	7-12	6.2-16.9
好中球 (%)	60.5	55	37.4-66.6	28-55	14-40
リンパ球 (%)	36	41	29-57	43-67	49-81
単球 (%)	1.5	1.8	0-2.3	0.4-2.1	4
好酸球 (%)	1.5	1.6	0-5.8	0.5-0.6	0-4
好塩基球 (%)	0.4	<1	0-0.7	0.3-1.3	<1
血小板 ($10^3/\mu L$)	406	108-187	216-482	390-490	—
生化学					
総タンパク質 (g/dL)	6-7	7.5-8.7	6.7-8.1	7	7.8
AST (U/L)	22-28	—	4-13.4	160-182	20.3

測定項目	アカゲザル (*Macaca mulatta*)	クモザル (*Ateles spp.*)	リスザル (*Saimiri sciureus*)	タマリン (*Saguinus spp.*)
ALT (U/L)	12-20	—	1.4-10	54.6
LDH (U/L)	244-1100	—	161-257	180-210
コレステロール (mg/dL)	60-134	170-254	—	—
ビリルビン (mg/dL)	0.3-0.4	—	0.06-0.28	—
グルコース (mg/dL)	80-95	44-94	62-94	—
BUN (mg/dL)	8-14	24-44	9-19	18.1
P (mg/dL)	5.5-8.5	7	3.6-6	4.3-7.6
Ca (mg/dL)	8-10	10	8-10	10-12.3
血液学				
RBC (10⁶/μL)	4.5-6	5.5	7.1-10.9	6.6
Hgb (g/dL)	12.7	16	12.9-17	15.5
PCV (%)	39-43	35-40	43-56	45
WBC (10³/μL)	11.5-12.4	10-12	5.1-10.9	12.6-14.4
好中球 (%)	20-56	52	36-66	43-64
リンパ球 (%)	40-76	40	27-55	34-49
単球 (%)	0-2	3	0-6	2-5
好酸球 (%)	1-3	5	0-11	1-1.2

(続く)

表 12-5 霊長類の血液検査値および血清生化学検査値[65]（続き）

測定項目	アカゲザル (Macaca mulatta)	クモザル (Ateles spp)	リスザル (Saimiri sciureus)	タマリン (Saguinus spp)
好塩基球 (%)	0-1	0-1	<1	0.1
血小板 ($10^3/\mu L$)	130-144	239-343	112	331-650

生化学

測定項目	アカゲザル (Macaca mulatta)	クモザル (Ateles spp)	リスザル (Saimiri sciureus)	タマリン (Saguinus spp)
総タンパク質 (g/dL)	6.1-7.1	10.2	6.9-8.1	6.2-8.6
AST (U/L)	20-34	—	56-118	49-59
ALT (U/L)	145-171	—	59-99	7-14
LDH (U/L)	201-665	—	271-490	—
コレステロール (mg/dL)	94-162	—	127-207	69
ビリルビン (mg/dL)	0.10-0.66	—	0.1-0.53	0.14-0.26
グルコース (mg/dL)	53-87	82.3	52-108	125-189
BUN (mg/dL)	14.2-19.6	25.9	23-39	6-12
P (mg/dL)	4-6	—	3.3-7.7	3-6
Ca (mg/dL)	8.1-11.3	12.8	8.3-9.7	10

表12-6　霊長類における生物学および生理学的データ[65]

種	体温℃(°F)	呼吸数(回数/分)	心拍数(回数/分)	平均体重(kg, 雄/雌)	発情期間(日)	妊娠期間(日)	離乳時期(日)	寿命(最長, 年)
ヒヒ (*Papio* sp)	36-39 (96.8-102.2)	29	80-200	21/12-15	31	175-180	180-456	40-45
オマキザル (*Cebus* sp)	37-38.5 (98.6-101.3)	30-50	165-225	3.8/2.7	16-20	160	270	46
チンパンジー (*Pan troglodytes*)	35.5-37.8 (95.9-100)	35-60	80-150	42/31	36	228	547-1,460	≧53
コモンマーモセット (*Callithrix* sp)	35.4-39.7 (95.7-103.5)	20-50	240-350	0.31/0.29	16	148	60-180	12
キツネザル (*Lemur* sp)	37.9-38.1 (100.2-100.6)	—	168-210	2.9/2.5	39	135	105	27
アカゲザル (*Macaca mulatta*)	36-40 (96.8-104)	10-25	150-333	6.2/3	28	167	210-425	30
クモザル (*Ateles* sp)	36-39.4 (96.8-102.9)	18-30	160-210	6.2/5.8	26	229	365	20
リスザル (*Saimiri sciureus*)	33.5-38.8 (92.3-101.8)	20-50	225-350	0.75/0.58	18	170	182	20
タマリン (*Saguinus* sp)	39.3-40.1 (102.7-104.2)	—	—	0.45/0.51	16	145	60-90	13

表 12-7　霊長類に推奨の予防獣医学[65, 68, 106]

検査	スケジュール	コメント
身体検査	毎年	血液検査（CBC），血清生化学検査，歯科予防などを含む
ツベルクリン皮膚検査 (Intradermal Mammalian Tuberculin, Synbiotics)	0.1 mL, ID, 25-27G 針使用。毎年検査する	旧世界ザル，類人猿：測定は 24, 48, 72 時間後に行う。陽性反応は紅斑として現れ，硬化・浮腫が 48 時間以上持続することもある。1 回の検査で，最低でも 1,500 U のツベルクリン製品の使用が推奨される（Mammalin Old Tuberculin-OT）。眼瞼内の検査部位は保定なしで観察できる。その他の検査部位には腹部，胸部，前腕が含まれる。新規に導入された霊長類は検疫期間の 90 日間でツベルクリン検査を 14 日ごとに 3 回行う。定住した霊長類の調査には 3 カ月ごとの検査をし，結核の感染が不明なヒトとの接触がある場合にも行う。霊長類と霊長類に接触するヒトへのツベルクリン検査は閉鎖施設で毎年行うべきである。偽陽性（特にオランウータン）および偽陰性（アネルギー動物）が起こり得る。陽性反応が認められた場合は参考文献を参照する[115]
	0.05 mL, ID, 28G 針使用。毎年検査する	新世界ザル・旧世界ザル，類人猿と同様の所見および推奨。新規に導入された霊長類は検疫期間の 90 日間でツベルクリン検査を 14 日ごとに 3 回行う。定住した霊長類への調査は施設によって異なり，研究目的，集団の数，曝露の可能性によって年 1-4 回とさまざまである[17, 89]
全血インターフェロンガンマ免疫測定法 (Primagam)	全血 1-2 mL，ツベルクリン皮膚検査と並行して行う	最適な診断を行うために，検疫期間中の検査は開始時と終了時の 2 回行うことが推奨される。ゴリラ，チンパンジー，オランウータン，テナガザル，マンドリル，マカクザル，ベルベット，ゲノン，リスザル，ラングール，マーモセットに実施できる。カニクイザルへの信頼性は低い[17, 84]。非ヒト霊長類の結核の検出はツベルクリン皮膚検査と Primagam 検査を並行して行うことで，感受性と特異性が最も高い結果を得られる[41, 124]
糞便検査	3-12 カ月ごとに行う	原虫検出は新鮮便の直接法で行う。寄生虫卵の検出は浮遊法または沈殿法で行う。原虫シストの特定にトリクロム染色ができる。屋外飼育動物にイベルメクチンを 4-12 カ月ごとに，投与して予防する施設もある[19]
糞便培養	初期スクリーニング，その後必要に応じて行う	*Salmonella*, *Shigella*, *Campylobacter*, *Yersinia* の培養を行う。*Salmonella*, *Shigella* のキャリアー検出には 3 検体以上が必要となる。無症状キャリヤーもいる。感染性腸炎が疑われる場合，直接法の糞便スメアを染色し，白血球と赤血球を特定する

表 12-8　霊長類に推奨の予防接種[a]

種	予防接種	用量／スケジュール	コメント
原猿			原猿における特別な勧告はない[2]
	狂犬病		不活化ワクチンのみ。現地の狂犬病発生状況に基づいて使用している施設もある[2]
	破傷風	破傷風トキソイド	使用している施設もある[2]
新世界ザル	はしか	ヒト弱毒化ワクチン（Attenuvax, Merck），0.25 mL，SC，6カ月齢[19, 89]	新世界ザルにおけるはしかは重症疾患であり，高い罹患率および死亡率と関連している。マーモセット科においてウイルスは消化管を標的にする[89]。弱毒化されたはしか／おたふく／風疹ワクチンが入手できるが，推奨はまれである
	狂犬病	不活化ワクチン 1 mL，IM（大腿四頭筋）を曝露の 2, 7, 12, 19, 33 日後およびヒト狂犬病免疫グロブリンを曝露の5日後に IM，単回投与する	オマキザル：狂犬病のコウモリと直接接触したサルへの曝露後の予防。曝露から67日後までに狂犬病ウイルス中和抗体を>0.05 U/mL 産生，維持した[76]。AVMA によって認可されていない。狂犬病が風土病の地域で使用する施設もある。不活化ワクチンのみ使用する
	破傷風	ヒト破傷風トキソイド，2, 4, 6, 18 カ月齢，その後 4-6 歳齢，14-16 歳齢，その後 10 年ごとに追加接種を行う[65, 86]	新世界ザルは Clostridium tetani に感受性である。屋外飼育動物への予防接種は推奨される[127]。3 種混合ワクチン（ジフテリア，破傷風，百日咳）は投与するべきではない（多くの副作用が報告されている）[135]
旧世界ザル	はしか	ヒト弱毒化ワクチン（Attenuvax, Merck），6カ月齢，その後 5-7 カ月後に追加接種する[68]	ジステンパー－はしかワクチン（Vanguard V）[22] は現在入手できない。Attenuvax はアメリカで入手できない
	狂犬病	1 歳齢，3 年ごとに追加接種を行う[12]	生ワクチンのみ使用する[12]
	破傷風	ウマ破傷風トキソイド。6 カ月齢，18 カ月齢に追加接種，その後 5 年ごとに行う[19]	屋外飼育動物のみ推奨される[19, 128]

（続く）

表 12-8　霊長類に推奨の予防接種[a]（続き）

種	予防接種	用量／スケジュール	コメント
類人猿	はしか	ヒト弱毒化ワクチン（Attenuvax, Merck）	選択肢のひとつ。妊娠動物および胎子におけるウイルスの排泄リスクや感受性は定量化されていない[1]。アメリカでは入手できない
	ポリオ	改良型-経口生ワクチン（OPV），単回投与[100]	ワクチン接種後，最低でも9年間は中和抗体が存続する[100]
		2，4，18カ月齢，その後4-6歳齢および14-16歳齢[65, 86]	ヒトのワクチンスケジュールに基づく。推奨される投与方法や頻度については現在のヒト小児科学に従うとよい
	狂犬病	2歳齢で1mL，IM，その後1-3年ごとに行う[1, 12]	不活化ワクチン製剤のみ使用する。現地の狂犬病疫学状況に基づく[1, 12]
	破傷風	1歳齢で破傷風トキソイドを1mL，IM，その後5年ごとまたは1-10年ごとに行う[1, 12]	3種混合ワクチン（ジフテリア，破傷風，百日咳）は投与するべきではない（多くの副作用が報告されている）[135]
		2，4，6，18カ月齢，その後4-6歳齢および14-16歳齢，その後10年ごとに追加接種を行う[65, 86]	ヒトのワクチンスケジュールに基づく
	肺炎球菌	若齢期に1回，ボノボとオランウータンは老齢期に追加接種[1]	
	インフルエンザ	毎年[1]	ボノボ：インフルエンザの流行前の初秋[1]

a：すべてのプロトコールはリスク・利益の評価に基づくべきである。曝露レベル，屋内・屋外飼育，研究目的を考慮する

表 12-9　非ヒト霊長類研究所

研究所	検査内容
Analytics Incorporated 200 Girard Street, Suite 200 Gaithersburg, MD 20877, USA TEL：301-921-0168 FAX：301-977-0433	特殊な血清生化学検査
BioReliance Corp Simian Diagnostic Laboratory 14920 Broschart Road Rockville, MD 20850, USA TEL：301-738-1000 800-804-3586 FAX：301-610-2590 E-mail：info@bioreliance.com URL：www.bioreliance.com	フィロウイルススクリーニング。マカク抗体パネル（ヘルペス B, SIV, SRV, STLV-1）。アフリカ種抗体パネル（SA8, SA11, SIV, STLV-1）。ヒヒ抗体パネル（HVP2, SA11, SIV, STLV-1）。レトロウイルス抗体パネル（泡沫状ウイルス，SIV, SRV, STLV-1）。モンキーポックス
California National Primate Research Center (CNPRC) University of California 1 Shields Ave Davis, CA 95616, USA TEL：530-752-0447 URL：www.primate.ucdavis.edu	ホルモンおよび免疫アッセイ，フローサイトメトリー，ルーチンの臨床検査
Cornell University Animal Health Diagnostic Center Upper Tower Road Ithaca, NY 14853, USA TEL：607-275-0622 FAX：607-275-0720 URL：www.ahdc.vet.cornell.edu	比較凝固検査
Esoterix Clinical Trial Services A division of LabCorp（see below） TEL：908-709-5725 FAX：908-709-5791	各種臨床検査
LabCorp 1904 Alexander Drive RTP, NC 27709, USA TEL：800-533-0567 URL：www.labcorp.com	各種臨床検査，特殊な血清生化学検査
National B Virus Resource Center Viral Immunology Center Georgia State University 50 Decatur Street Atlanta, GA 30303, USA TEL：404-413-6550 FAX：404-413-6556 E-mail：bvirus@gsu.edu	オナガザルのヘルペスウイルス 1（ヘルペス B）検査

（続く）

表 12-9　非ヒト霊長類研究所（続き）

研究所	検査内容
Pathogen Detection Laboratory University of California, Davis Road 98 & Hutchinson Davis, CA 95616, USA TEL：530-752-8242 FAX：530-752-4816 URL：http://srl.primate.ucdavis.edu	以下のウイルスに関する臨床検査，相談，解釈を行う。サルレトロウイルスタイプ D（SRV），サル免疫不全ウイルス（SIV），サル T 細胞リンパ向性ウイルス（STLV），サル泡沫状ウイルス（SFV），RhCMV，RRV，Primagam，SV40
Penn State College of Agricultural Sciences E. coli Reference Center 104 Wiley Lab, Wiley Lane University Park, PA 16802, USA TEL：814-863-2167 FAX：814-865-9895	病原性 Escherichia coli
USDA, APHIS, National Veterinary Services Laboratories PO, Box 844 1920 Dayton Ave Ames, IA 50010, USA TEL：515-337-7266	Mycobacterium 検査および分離（PCR，培養，AFB スメア）
Virus Reference Labs 7540 Louis Pasteur, Suite 205 San Antonio, TX 78229, USA TEL：210-614-7350 FAX：210-614-7355	各種ウイルス検出
Zoologix 9811 Owensmouth Avenue, Suite 4 Chatsworth, CA 91311, USA TEL：818-717-8880 URL：www.zoologix.com	非ヒト霊長類 PCR 分析

参考文献

1. American Association of Zoo Veterinarians Web site. Guidelines for Ape, Preventive Health program. Available at: www.aazv.org/displaycommon.cfm?an=1&subarticlenbr=281. Accessed Nov 12, 2010.
2. American Association of Zoo Veterinarians Web site. Recommended Prosimian Preshipment, Quarantine, and Preventive Medicine Guidelines. Available at: www.aazv.org/displaycommon.cfm?an=1&subarticlenbr=280. Accessed Nov12, 2010.
3. Association of Primate Veterinarians Website. Primate Formulary. Alamogordo Primate Facility. Available at www.primatevets.org/pub_downloads.aspx. Accessed Nov 9, 2010.
4. Authier S, Charaud F, Legaspi M, et al. Comparison of three anesthetics protocols for intra-duodenal drug administration using endoscopy in rhesus monkeys. *J Am Assoc Lab Anim Sci* 2006;45:73-79.
5. Badyal DK, Garg SK. Effect of clarithromycin on the pharmacokinetics of carbamazepine in rhesus monkeys. *Methods Find Clin Pharmacol* 2000;222:581-584.
6. Banish LD, Sims R, Bush M, et al. Clearance of *Shigella flexneri* carriers in a zoologic collection of primates. *J Am Vet Med Assoc* 1993;203:133-136.
7. Banknieder AR, Phillips JM, Jackson KT, et al. Comparison of ketamine with the combination of ketamine and xylazine for effective anesthesia in the rhesus monkey (*Macaca mulatta*). *Lab Anim* 1978;28:196-197.
8. Barrie MT, Stadler CK. Successful treatment of *Cryptococcus neoformans* infection in an Allen's swamp monkey (*Allenopithecus nigroviridus*) using fluconazole and flucytosine. *J Zoo Wildl Med* 1995;26:109-114.
9. Belmont M, Beemer G, Bownes P, et al. Comparative pharmacology of atracurium and one of its isomers, 51W89, in rhesus macaques. (Abstract). *Anesthesiology* 1993;79:A947.
10. Bentzel DE, Bacon DJ. Comparison of various anthelmintic therapies for the treatment of *Trypanoxyuris microon* infection in owl monkeys (*Aotus nancymae*). *Comp Med* 2007;57:206-209.
11. Benveniste H, Fowler JS, Rooney WD, et al. MRI study. Maternal-fetal in vivo imaging: a combined PET and MRI study. *J Nucl Med* 2003;44:1522-1530.
12. Bernacky BJ, Gibson SV, Keeling ME, et al. Nonhuman primates. In: Fox JG, Anderson LC, Loew FM, et al. *Laboratory Animal Medicine*. 2nd ed. San Diego: Elsevier Science; 2002:676-791.
13. Blackwood RS, Tarara RP, Christe KL, et al. Effects of the macrolide drug tylosin on chronic diarrhea in rhesus macaques (*Macaca mulatta*). *Comp Med* 2008;58:81-87.
14. Bohm RP Jr, Dennis V, Blanchard JL, et al. Clinical outcome of a protocol to produce immunosuppression in rhesus monkeys (*Macaca mulatta*): application to infectious disease and gene therapy studies. *J Med Primatol* 1999;28:344-352.
15. Bohm RP Jr, Rockar RA, Ratterree MS, et al. A method of video-assisted thoracoscopic surgery for collection of thymic biopsies in rhesus monkeys (*Macaca mulatta*). *Contemp Top Lab Anim Sci* 2000;39:24-26.
16. Booker JL, Erickson HH, Fitzpatrick EL. Cardiodynamics in the rhesus macaque during dissociative anesthesia. *Am J Vet Res* 1982;43:671-676.
17. Bushmitz M, Lecu A, Verreck F, et al. Guidelines for the prevention and control of tuberculosis in non-human primates: recommendations of the European Primate Veterinary Association working group on tuberculosis. *J Med Primatol* 2009;38:59-69.
18. California National Primate Research Center. *California National Primate Research Center Formulary*. Davis: University of California; (no date).
19. California National Primate Research Center. *Veterinary Pharmaceutical Formulary and Clinical Reference Handbook*. Davis: University of California; 2009.
20. Canadian Council on Animal Care. *Guide to the Care and Use of Experimental Animals*. Vol I, II. Ontario: Canadian Council on Animal Care; 1984.
21. Capuano SV, Lerche NW, Valverde CR. Cardiovascular, respiratory, thermoregulatory, sedative, and analgesic effects of intravenous administration of medetomidine in rhesus macaques (*Macaca mulatta*). *Lab Anim Sci* 1999;49:537-544.

22. Christe KL, McChesney MB, Spinner A, et al. Comparative efficacy of a canine distemper-measles and a standard measles vaccine for immunization of rhesus macaques (*Macaca mulatta*). *Comp Med* 2002;52:467-472.
23. Cohen BJ, Bree MM. Chemical and physical restraint of nonhuman primates. *J Med Primatol* 1978;7:193-201.
24. Cookson JH, Mills FJ. Continuous infusion anaesthesia in baboons with alphaxolone-alphadolone. *Lab Anim* 1983;17:196-197.
25. Dubois A, Berg DE, Fiala N, et al. Cure of *Helicobacter pylori* infection by omeprazole-clarithromycin-based therapy in nonhuman primates. *J Gastroenterol* 1998;33:18-22.
26. Eberhard ML. Chemotherapy of filariasis in squirrel monkeys (*Saimiri sciureus*). *Lab Anim Sci* 1982;32:397-400.
27. Eisele PH, Morgan JP, Line AS, et al. Skeletal lesions and anemia associated with ascorbic acid deficiency in juvenile rhesus monkeys. *Lab Anim Sci* 1992;42:245-249.
28. Fanton JW, Zar SR, Ewert DL, et al. Cardiovascular responses to propofol and etomidate in long-term instrumented rhesus macaques (*Macaca mulatta*). *Comp Med* 2000;5:303-308.
29. Feeser P, White F. Medical management of *Lemur catta*, *Varecia variegata*, and *Propithecus verreauxi* in natural habitat enclosures. *Proc Annu Conf Am Assoc Zoo Vet/Am Assoc Wildl Vet* 1992;320-323.
30. Field WE, Yelnosky J, Mundy J, et al. Use of droperidol and fentanyl for analgesia and sedation of primates. *J Am Vet Med Assoc* 1966;149:896-901.
31. Flecknell P. Clinical experience with NSAIDs in macaques. *Lab Primate Newsl* 2005;44:4.
32. Flecknell PA. *Laboratory Animal Anaesthesia*. London: Academic Press; 1987.
33. Flecknell PA. *Laboratory Animal Anaesthesia*. 2nd ed. London: Academic Press; 1996.
34. Flecknell PA. *Laboratory Animal Anaesthesia*. 3rd ed. Boston: Elsevier/Academic Press; 2009.
35. Foltin RW. Getting cynomolgus to take their medicine. *Lab Primate Newsl* 1997;36:4-5.
36. Fortman JD, Hewett TA, Bennett BT, eds. *The Laboratory Nonhuman Primate*. Boca Raton, FL: CRC Press; 2002.
37. Foster A, Zeller W, Pfannkuch H. Effect of thiopental, saffan, and propofol anesthesia on cardiovascular parameters and bronchial smooth muscle in the rhesus monkey. *Lab Anim Sci* 1996;46:327-334.
38. Fowler KA, Huerkamp MJ, Pullium JK, et al. Anesthetic protocol: propofol use in rhesus macaques (*Macaca mulatta*) during magnetic resonance imaging with stereotactic head frame application. *Brain Res Brain Res Protoc* 2001;7:87-93.
39. Fraser CM, Bergeron JA, Mays A, et al, eds. Diseases of nonhuman primates. In: *The Merck Veterinary Manual*. 7th ed. Rathway, NJ: Merck & Co; 1991:1032-1036.
40. Furtado MM, Nunes AL, Intelizano TR, et al. Comparison of racemic ketamine versus (S+) ketamine when combined with midazolam for anesthesia of *Callithrix jacchus* and *Callithrix penicillata*. *J Zoo Wildl Med* 2010;41:389-394.
41. Garcia MA, Yee J, Bouley DM, et al. Diagnosis of tuberculosis in macaques, using whole-blood in vitro interferon-gamma (Primagam) testing. *Comp Med* 2004;54:86-92.
42. Gilardi KVK, Valverde CR. Glucose control with glipizide therapy in a diabetic dusky titi monkey (*Callicebus moloch*). *J Zoo Wildl Med* 1995;26:82-86.
43. Gilfillan EC, Pelak BA, Bland JA, et al. Pharmacokinetic studies of norfloxacin in laboratory animals. *Chemotherapy* 1984;30:288-296.
44. Glen JB. Animal studies of the anaesthetic activity of ICI 35 868. *Br J Anaesth* 1980;52:731-742.
45. Golub MS, Germann SL. Perinatal bupivacaine and infant behavior in rhesus monkeys. *Neurotoxicol Terat* 1998;20:29-41.
46. Gracenea M, Gomez MS, Fernandez J, et al. Secnidazole vs. paromomycin: comparative antiprotozoan treatment in captive monkeys. *J Med Primatol* 1998;27:38-43.
47. Graybill JR, Griffith L, Sun SH. Fluconazole therapy for coccidioidomycosis in Japanese macaques. *Rev Infect Dis* 1990;12Suppl3:S286-290.
48. Greenberg MJ, Janssen DL, Jamieson SW, et al. Surgical repair of an atrial septal defect in a juvenile Sumatran orangutan (*Pongo pygmaeus sumatraensis*). *J Zoo Wildl Med* 1999;30:256-261.

49. Greenwood AG, Taylor DC. Control of diabetes in a capuchin monkey with tolbutamide. *Vet Rec* 1977;101:407-408.
50. Hawk CT, Leary SL, eds. *Formulary for Laboratory Animals*. Ames: Iowa State University Press; 1995.
51. Hawk CT, Leary SL, eds. *Formulary for Laboratory Animals*. 2nd ed. Ames: Iowa State University Press; 1999.
52. Heard DJ. Principles and techniques of anesthesia and analgesia for exotic practice. *Vet Clin North Am Small Anim Pract* 1993;23:1301-1327.
53. Hilton K, Hasselschwert D, Handt L, et al. A pharmacokinetics study of enrofloxacin and its active metabolite ciprofloxacin after oral and intramuscular dosing of enrofloxacin in rhesus monkeys (*Macaca mulatta*). *J Med Primatol* 2008;37:177-183.
54. Holmes DD. *Clinical Laboratory Animal Medicine*. Ames: Iowa State University Press; 1984.
55. Horne WA. Primate anesthesia. *Vet Clin North Am Exotic Anim Pract* 2001;24:239-266.
56. Horne WA, Wolfe BA, Norton TM, et al. Comparison of the cardiopulmonary effects of medetomidine-ketamine and medetomidine-Telazol induction on maintenance isoflurane anesthesia in the chimpanzee. *Proc Annu Conf Am Assoc Zoo Vet* 1998;22-25.
57. Hotchkiss CE. Use of cisapride for the treatment of intestinal pseudo-obstruction in a stumptail macaque (*Macaca arctoides*). *J Zoo Wildl Med* 1995;26:98-101.
58. Hrapkiewicz K, Medina L. Nonhuman primates. In: *Clinical Laboratory Animal Medicine*. 3rd ed. Ames: Blackwell Publishing; 2007:280-329.
59. Ialeggio DM. Practical medicine of primate pets. *Compend Cont Educ Pract Vet* 1989;11:1252-1258.
60. Institutional Animal Care and Use Committee of the University of California San Francisco. Nonhuman Primate Formulary. Anesthesia and Analgesia in Laboratory Animals at UCSF. Available at http://www.iacuc.ucsf.edu/Proc/awNHPFrm.asp. Accessed Jan 18, 2011.
61. Isaza R, Baker B, Dunker F. Medical management of inflammatory bowel disease in a spider monkey. *J Am Vet Med Assoc* 1992;200:1543.
62. Jacobs B, Harris GC, Allada V, et al. Midazolam as an effective intravenous adjuvant to prolonged ketamine sedation in young rhesus (*Macaca mulatta*) and vervet (*Cercopithecus aethiops sabaeus*) monkeys: a preliminary report. *J Med Primatol* 1993;29:291-298.
63. James SB, Raphael BL. Demodicosis in red-handed tamarins (*Saguinus midas*). *J Zoo Wildl Med* 2000;31:251-254.
64. James SB, Calle PP, Raphael BL, et al. A survey for fecal *Clostridium perfringens* and *C. difficile* toxins in primate feces at the Wildlife Conservation Park/Bronx Zoo. *Proc Annu Conf Am Assoc Zoo Vet* 1998;119-121.
65. Johnson-Delaney CA. Primates. *Vet Clin North Am Small Anim Pract* 1994;24:121-156.
66. Johnson-Delaney CA. Parasites of captive nonhuman primates. *Vet Clin North Am Exotic Animal Pract* 2009;12:563-581.
67. Johnson DK, Russell RJ, Stunkard JA. *A Guide to Diagnosis, Treatment and Husbandry of Nonhuman Primates*. Edwardsville, KS: Veterinary Medicine Publishing Co; 1981.
68. Junge RE. Preventative medicine recommendations. Philadelphia: American Association of Zoo Veterinarians Infectious Disease Committee; 1991.
69. Junge RE. Diseases of prosimians. In: Fowler ME, Miller RE, eds. *Zoo and Wild Animal Medicine: Current Therapy 4*. Philadelphia: WB Saunders Co; 1999:365-368.
70. Junge RE. Prosimians. In: Fowler ME, Miller RE, eds. *Zoo and Wild Animal Medicine*. 5th ed. Philadelphia: WB Saunders Co; 2003:334-346.
71. Junge RE, Gannon FH, Porton I, et al. Management and prevention of vitamin D deficiency rickets in captive-born juvenile chimpanzees (*Pan troglodytes*). *J Zoo Wildl Med* 2000;31:361-369.
72. Junge RE, Mehren KG, Meehan TP, et al. Periarticular hyperostosis and renal disease in six black lemurs of two family groups. *J Am Vet Med Assoc* 1994;205:1024-1029.
73. Kalter SS, Millstein CH, Boncyk LH, et al. Tuberculosis in nonhuman primates as a threat to humans. *Dev Biol Stand* 1978;41:85-91.
74. Kearns KS, Swenson B, Ramsay EC. Oral induction of anesthesia with droperidol and transmucosal carfentanil citrate in chimpanzees (*Pan troglodytes*). *J Zoo Wildl Med* 2000;31:185-189.

75. Kelly DJ, Chulay JD, Mikesell P, et al. Serum concentrations of penicillin, doxycycline, and ciprofloxacin during prolonged therapy in rhesus monkeys. *J Infect Dis* 1992;166:1184-1187.
76. Kenny DE, Knightly F, Baier J, et al. Exposure of hooded capuchin monkeys (*Cebus apella cay*) to a rabid bat at a zoological park. *J Zoo Wildl Med* 2001;32:123-126.
77. Lafortune M, Wellehan JF, Jacobson ER, et al. Proliferative enteritis associated with *Lawsonia intracellularis* in a Japanese macaque (*Macaca fuscata*). *J Zoo Wildl Med* 2004;35:549-552.
78. Lair S, Cranshaw GJ, Mehren KG, et al. Diagnosis of hypothyroidism in a Western lowland gorilla (*Gorilla gorilla gorilla*) using human thyroid-stimulating hormone assay. *J Zoo Wildl Med* 1999;30:537-540.
79. Lamberski N. Hypothyroidism in white-faced saki monkeys (*Pithecia pithecia*). *Proc North Am Vet Conf* 1998;876.
80. Langan GP, Harvey RC, O'Rourke D, et al. Cardiopulmonary effects of sevoflurane in Garnett's greater bush baby (*Otolemur garnettii*). *Comp Med* 2000;50:639-643.
81. Laudenslager ML, Clarke AS. Antidepressant treatment during social challenge prior to 1 year of age affects immune and endocrine responses in adult macaques. *Psych Res* 2000;95:25-34.
82. Lee DR, Guhad FA. Medical management of captive chimpanzees. American Society of Primatologists. In: *The Care and Management of Captive Chimpanzees*. Vol 2. San Antonio: Wiley-Liss; 2001.
83. Lewis JCM. Medetomidine-ketamine anaesthesia in the chimpanzee (*Pan troglodytes*). *J Vet Anaesthesiol* 1993;20:18-20.
84. Lincoln Park Zoo Web site. Common chimpanzee (*Pan troglodytes*) preventive veterinary program for zoos. Available at: www.lpzoo.org/chimp-ssp/password/SOC_chimp.pdf. Accessed Nov 12, 2010.
85. Line AS, Paul-Murphy J, Aucoin DP, et al. Enrofloxacin treatment of long-tailed macaques with acute bacillary dysentery due to multiresistant *Shigella flexneri* IV. *Lab Anim Sci* 1992;42:240-244.
86. Loomis MR. Update of vaccination recommendations for nonhuman primates. *Proc Annu Conf Am Assoc Zoo Vet* 1990;257-260.
87. Loomis MR. Great apes. In: Fowler ME, Miller RE, eds. *Zoo and Wild Animal Medicine*. 5th ed. Philadelphia: WB Saunders Co; 2003:381-397.
88. Lopez KR, Gibbs PH, Reed DS. A comparison of body temperature changes due to the administration of ketamine-acepromazine and tiletamine-zolazepam anesthetics in cynomolgus macaques. *Contemp Top Lab Anim Sci* 2002;41:47-50.
89. Ludlage E, Mansfield K. Clinical care and diseases of the common marmoset (*Callithrix jacchus*). *Comp Med* 2003;53:369-382.
90. Macy JD, Beattie TA, Morgenstern SE, et al. Use of guanfacine to control self-injurious behavior in two rhesus macaques (*Macaca mulatta*) and one baboon (*Papio anubis*). *Comp Med* 2000;50:419-425.
91. Madara JL, Podolsky DK, King NW, et al. Characterization of spontaneous colitis in cotton-top tamarins (*Saguinus oedipus*) and its response to sulfasalazine. *Gastroenterology* 1985;88:13-19.
92. Mama KR, Valverde CR, Steffey EP, et al. Effect of fentanyl on minimum alveolar concentration of isoflurane in rhesus macaques. (Abstract). *Vet Anaesth Analg* 2000;27:58.
93. Marks SK. Disease review: balantidiasis. American Association of Zoo Veterinarians Infectious Disease Committee. Philadelphia: American Association of Zoo Veterinarians; 1994.
94. Martin C, Roman V, Agay D, et al. Anti-emetic effect of ondansetron and granisetron after exposure to mixed neutron and gamma irradiation. *Radiat Res* 1998;149:631-636.
95. Melby EC, Altman NH, eds. *CRC Handbook of Laboratory Animal Science*. Vol 3. Cleveland: CRC Press; 1976.
96. Michel J-C, de Thoisy B, Contamin H. Chemotherapy of haemobartonellosis in squirrel monkeys (*Saimiri sciureus*). *J Med Primatol* 2000;29:85-87.
97. Miller CL, Schwartz AM, Barnhart JS Jr, et al. Chronic hypertension with subsequent congestive heart failure in a Western lowland gorilla (*Gorilla gorilla gorilla*). *J Zoo Wildl Med*

1999;30:262-267.
98. Montali RJ, Bush M. Diseases of callitrichidae. In: Fowler ME, ed. *Zoo and Wild Animal Medicine: Current Therapy 4*. Philadelphia: WB Saunders Co; 1999:369-376.
99. Morris PJ. Clinical update: gastrointestinal disease syndromes in colobinae. *Proc North Am Vet Conf* 1996;903-904.
100. Mugisha L, Pauli G, Opuda-Asido J, et al. Evaluation of poliovirus antibody titers in orally vaccinated semi-captive chimpanzees in Uganda. *J Med Primatol* 2010;39:123-128.
101. Neiffer DL, Klein EC. Interstitial cell tumor in a black-and-white ruffed lemur (*Varecia variegatus variegatus*). *J Zoo Wildl Med* 2001;32:260-267.
102. Neiffer DL, Rothschild BM, Marks SK, et al. Management of reactive arthritis in a juvenile gorilla (*Gorilla gorilla gorilla*) with long-term sulfasalazine therapy. *J Zoo Wildl Med* 2000;31:539-551.
103. Orkin JL. Getting cynomolgus to take their medicine. *Lab Primate Newsl* 1997;36:4-5.
104. Patton DL, Cosgrove YT, Agnew KJ, et al. Development of a nonhuman primate model for *Trichomonas vaginalis* infection. *Sex Transm Dis* 2006;33:743-746.
105. Patton DL, Sweney YC, Bohannon NJ, et al. Effects of doxycycline and anti-inflammatory agents on experimentally induced chlamydial upper genital tract infection in female macaques. *J Infect Dis* 1997;175:648-654.
106. Paul-Murphy J. Preventative medicine program for non-human primates. *Proc North Am Vet Conf* 1992;736-738.
107. Pernikoff DS, Orkin J. Bacterial meningitis syndrome: an overall review of the disease complex and considerations of cross infectivity between great apes and man. *Proc Annu Conf Am Assoc Zoo Vet* 1991;235-241.
108. Phillips IR, Grist SM. Clinical use of CT.1341 anaesthetic ("Saffan") in marmosets. *Lab Anim* 1975;9:57-60.
109. Popilskis SJ, Kohn DF. Anesthesia and analgesia in nonhuman primates. In: Kohn DF, Wixson SK, White WJ, et al, eds. *Anesthesia and Analgesia in Laboratory Animals*. New York: Academic Press; 1997:233-255.
110. Popilskis S, Daniel S, Smiley R. Effects of epidural versus intravenous morphine analgesia on postoperative catecholamine response in baboons. *Proc 5th Internat Congr Vet Anesth* (Guelph, Canada); 1994.
111. Popilskis SJ, Lee DR, Elmore DB. Anesthesia and analgesia in nonhuman primates. In: Fish RE, Brown MJ, Danneman PJ, et al, eds. *Anesthesia and Analgesia in Laboratory Animals*. 2nd ed. New York: Academic Press; 2008;336-363.
112. Puri SK, Singh N. Azithromycin: antimalarial profile against blood-and sporozoite-induced infections in mice and monkeys. *Exp Parasitol* 2000;94:8-14.
113. Ramer JC, Emerson C, Paul-Murphy J. Analgesia in nonhuman primates. *Proc Annu Conf Am Assoc Zoo Vet* 1998;480-483.
114. Ratterree MS, Didier PJ, Blanchard JL, et al. Vitamin C deficiency in captive nonhuman primates fed commercial primate diet. *Lab Anim Sci* 1990;40:165-168.
115. Roberts JA. Primates: quarantine. In: Fowler ME, ed. *Zoo and Wild Animal Medicine: Current Therapy 3*. Philadelphia: WB Saunders Co; 1993;326-331.
116. Rolland RM, Chalifoux LV, Snook SS, et al. Five spontaneous deaths associated with *Clostridium difficile* in a colony of cotton-top tamarins. *Lab Anim Sci* 1997;47:472-476.
117. Rosenberg DP. Nonhuman primate analgesia. *Lab Anim* 1991;20:22-32.
118. Rossoff IS, ed. *Handbook of Veterinary Drugs and Chemicals*. Taylorville, IL: Pharatox Publishing Co; 1994.
119. Sainsbury AW, Eaton BD, Cooper JE. An investigation into the use of propofol in long-tailed macaques (*Macaca fascicularis*). *J Vet Anaesth* 1991;18:38-41.
120. Salles CJ, Valls X, Marco A, et al. Anemia, myopathy, and/or steatitis in New World monkeys. *Proc Annu Conf Am Assoc Zoo Vet* 1998;74-78.
121. Saslaw S, Carlisle HN. Studies on therapy of staphylococcal infections in monkeys. VIII. Comparison of cephalothin, cephaloridine, cefazolin, cephacetrile, and cephanone. *J Infect*

Dis 1973;128 Suppl:S373-378.
122. Schaftenaar W. Evaluation of four years experience with medetomidine-ketamine anaesthesia in zoo animals. *Eur Conf Assoc Zoo Wildl Vet* 1996;32-38.
123. Schobert E. Telazol® use in wild and exotic animals. *Vet Med* 1987;82:1080-1088.
124. Shipley ST, Coksaygan T, Johnson DK, et al. Diagnosis and prevention of tuberculosis in a recently imported rhesus macaque (*Macaca mulatta*). *J Med Primatol* 2008;37:20-24.
125. Sleeman JM, Cameron K, Mudakikwa AB, et al. Field anesthesia of free-living mountain gorillas (*Gorilla gorilla beringei*) from the Virunga volcano region. *J Zoo Wildl Med* 2000;31:9-14.
126. Soma LR, Tierney WJ, Satoh N. Sevoflurane anesthesia in the monkey: the effects of multiples of MAC. *Hiroshima J Anesth* 1998;24:3-14.
127. Southers JL, Ford EW. Preventive medicine. In: Bennet TB, Abee CR, Henrickson R, eds. *Nonhuman Primates in Biomedical Research, Biology and Management*. San Diego: Academic Press; 1995:257-270.
128. Springer DA, Phillippi-Falkenstein K, Smith G. Retrospective analysis of wound characteristics and tetanus development in captive macaques. *J Zoo Wildl Med* 2009;40:95-102.
129. Steffey EP, Baggot JD, Eisele JH, et al. Morphine-isoflurane interaction in dogs, swine and rhesus monkeys. *J Vet Pharmacol Therap* 1994;17:202-210.
130. Steffey EP, Gillespie JR, Berry JD, et al. Cardiovascular effects of the addition of N_2O to halothane in stump-tailed macaques during spontaneous and controlled ventilation. *J Am Vet Med Assoc* 1974;165:834-837.
131. Sundelof JG, Hajdu R, Gill CJ, et al. Pharmacokinetics of L-749,345, a long-acting carbapenem antibiotic, in primates. *Antimicrob Agents Chemother* 1997;41:1743-1748.
132. Sundelof JG, Thompson R, White KM, et al. Pharmacokinetics in nonhuman primates of a prototype carbapenem active against methicillin-resistant *Staphylococcus aureus*. *Antimicrob Agents Chemother* 1996;40:795-798.
133. Swenson RB. Protozoal parasites of great apes. In: Fowler ME, ed. *Zoo and Wild Animal Medicine: Current Therapy 3*. Philadelphia: WB Saunders Co; 1993:352-355.
134. Tantaléan M, Gozalo A. Parasites of the *Aotus* monkey. In: Baer JF, Weller RE, Kakoma I, eds. *Aotus: The Owl Monkey*. San Diego: Academic Press; 1994:353-374.
135. Thorton SM. Primates. In: Meredith A, Redrobe S, eds. *BSAVA Manual of Exotic Pets*. 4th ed. Quedgeley, GB: British Small Animal Veterinary Association; 2002:127-137.
136. Tinker JH, Sharbrough FW, Michenfelder JD. Anterior shift of the dominant EEG rhythm during anesthesia in the Java monkey (*Macaca fascicularis*): correlation with anesthetic potency. *Anesthesiology* 1977;46:252-259.
137. Valverde CR, Mama KR, Kollias-Baker C, et al. Pharmacokinetics and cardiopulmonary effects of fentanyl in isoflurane-anesthetized rhesus monkeys (*Macaca mulatta*). *Am J Vet Res* 2000;61:931-934.
138. Wallace RS, Bell B, Prosen H, et al. Behavioral and medical therapy for self-mutilation and generalized anxiety in a bonobo. *Proc Annu Conf Am Assoc Zoo Vet* 1998;393-395.
139. Walzer C. Diabetes in primates. In: Fowler ME, Miller RE, eds. *Zoo and Wild Animal Medicine: Current Therapy 4*. Philadelphia: WB Saunders Co; 1999:397-400.
140. Watson JR, Stoskopf MK, Rozmiarek H, et al. Kinetic study of serum gentamicin concentrations in baboons after single-dose administration. *Am J Vet Res* 1991;52:1285-1287.
141. Weld KP, Mench JA, Woodward RA, et al. Effect of tryptophan treatment on self-biting and central nervous system serotonin metabolism in rhesus monkeys (*Macaca mulatta*). *Neuropsychopharmacology* 1998;19:314-321.
142. Whelan G, James MF, Samson NA, et al. Anaesthesia of the common marmoset (*Callithrix jacchus*) using continuous intravenous infusion of alphaxalone/alphadalone. *Lab Anim* 1999;33:24-29.
143. White GL, Cummings JF. A comparison of ketamine and ketamine-xylazine in the baboon. *Vet Med Small Anim Clin* 1979;74:392-396.

144. Williams CV, Glenn KM, Levine JF, et al. Comparison of the efficacy and cardiorespiratory effects of medetomidine-based anesthetic protocols in ring-tailed lemurs (*Lemur catta*). *J Zoo Wildl Med* 2003;34:163-170.
145. Wissman M, Parsons B. Surgical removal of a lipoma-like mass in a lemur (*Lemur fulvus fulvus*). *J Small Exotic Anim Med* 1992;2:8-12.
146. Wolf RH, Gibson SV, Watson EA, et al. Multidrug chemotherapy of tuberculosis in rhesus monkeys. *Lab Anim Sci* 1988;38:25-33.
147. Wolff PL. Parasites of the new world primates. In: Fowler ME, ed. *Zoo and Wild Animal Medicine: Current Therapy 3*. Philadelphia: WB Saunders Co; 1993;378-389.
148. Yamano K, Kanetoshi A, Goto A, et al. Japanese monkey (*Macaca fuscata*) with alveolar echinococcosis after treatment with albendazole for 10 years: serodiagnosis and determination of albendazole metabolites. *Parasitol Res* 2009;106:69-74.
149. Young LA, Lung NP, Isaza R, et al. Anemia in a chimpanzee (*Pan troglodytes*) associated with lead toxicity and uterine leiomyoma. *Proc Annu Conf Am Assoc Zoo Vet* 1994;287.
150. Young LA, Morris PJ, Keener L, et al. Subcutaneous *Taenia crassipes* cysticercosis in a red ruffed lemur *(Varecia variegata rubra)*. *Proc Annu Conf Am Assoc Zoo Vet* 2000;251-252.

第 13 章 野生動物

David L. McRuer
Natalie H. Hall

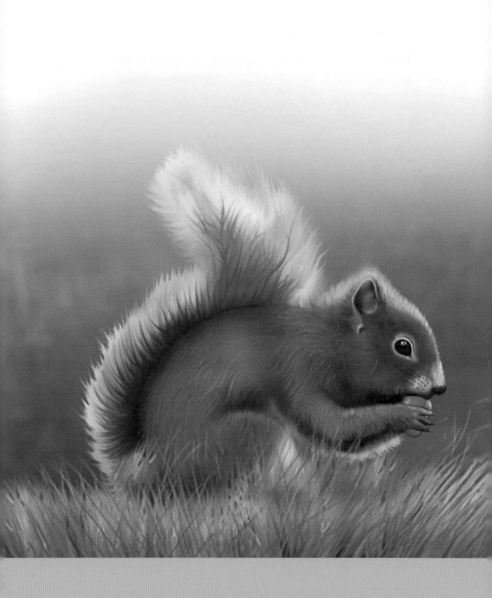

表13-1 罹患した野生動物，負傷した野生動物，親のいない野生動物のケア[a]

本表に記載している情報はトリアージに役立ち，負傷した，または親のいない野生動物に基本的なケアを施すことを目的としている．獣医師には，できるだけ早急にこれらの野生動物を経験豊富な専門医や野生動物リハビリ施設に移送もしくは相談することが強く勧められる．さらに，野生動物に関わる者はアメリカ各州およびアメリカ司法省に許可要件について問い合わせるべきである．狂犬病媒介種や野生哺乳類による咬傷によってヒトまたは家庭のペットに神経症状が認められた場合，現地の保健局（衛生局）に連絡を取り，適切な狂犬病予防処置を行う必要がある

A. 規制および報告
 a. 許可：野生動物の入院に関わる法律および許可要件についてアメリカ各州およびアメリカ司法省に問い合わせる．許可がない場合，動物の状態を安定させ，できる限り早急に許可施設へ移送する
 b. 動物種の報告：報告義務のある絶滅危惧種についてアメリカ各州の野生動物保護の担当部署に問い合わせる．州によって報告義務のある動物種は異なる
 c. 違法行為：非狩猟動物における銃創のような違法行為による負傷は現地，アメリカ各州またはアメリカ野生動物管理局まで報告する
 d. 報告義務のある疾病：野生動物に報告義務のある疾病または海外疾病が診断された場合，USDA-APHIS Area Veterinarian-in-charge (http://www.aphis.usda.gov/animal_health/area_offices/) に報告する
 e. 標識鳥：標識鳥の番号は US Geological Survey Bird Banding Laboratory (http://www.pwrc.usgs.gov/bbl/) に報告する
 f. 狂犬病媒介種には近づかないように国民に勧告し，現地の管理局に連絡する．コウモリは絶対に素手で取り扱ってはならない．救助者が狂犬病媒介種を取り扱った場合は，現地の保健局に狂犬病曝露の可能性（咬傷，皮膚損傷部位または粘膜部位の唾液の接触）について報告する

B. 動物の背景
 a. 動物は本当に親がいないのであろうか？　もしいるならば親は最適なケアを子に与えるため，巣または救助した場所に戻す．人の匂いによって母親が子を拒絶することはない
  ⅰ. 巣立ったばかりのヒナ鳥は完全なる飛行能力が得られるまで通常は地上で過ごす．親は餌を与え，保護し続ける
  ⅱ. 成熟したウサギとシカは通常，1日の大半を子から離れている．親は元の場所へ数時間後に戻る．幼若なウサギの「ミルクライン」をチェックし，最近哺乳したかを確認する
 b. 正確な情報を得る．動物はいつ保護されたのか？　正確な場所は？　周囲の状況は？　獣医療または支持的ケアは受けているのか？
 c. 保護後，新たに情報が必要な場合もあるため，救助者の名前，住所，電話番号を控えておく

（続く）

表 13-1	罹患した野生動物，負傷した野生動物，親のいない野生動物のケア[a]（続き）

C. 初期のトリアージ
  a. 動物は獣医学的にどのような問題があるのか？　治療可能であり，リハビリ期間（数カ月に及ぶことがある）を生き抜き，野生に返すまたは教育プログラムに入れることはできるか？　残念ながら通常安楽死が必要となることもある
  b. 生命に関わる問題点から対処する。ABC（気道確保，呼吸，心拍，脈拍）を確認する。必要であれば心肺蘇生を行う
  c. 出血を管理する。体重の1％以上の出血は緊急を要する状態と考えられている。羽が折れ出血している場合は定常圧力をかけながら毛包からまっすぐ引き抜く。出血部位に直接圧力をかける。必要であればアドレナリン局所投与，焼灼，結紮を行う
  d. ショック状態を評価する。新生子は低血糖，低体温の有無を確認する。臨床所見は肢先の冷え，青白い可視粘膜，速い心拍数が含まれる。必要であれば輸液，保温を行い，低血糖は静脈内または経口ブドウ糖で治療する。高体温は輸液で治療し涼しい場所に動物を置き，冷たい水を四肢にかける
  e. 動物の状態が安定したら全身の診察を行う。動物のストレスを最小限にするため，診察はすぐ行わず，おおまかに行うだけなど，数段階に分け少しずつ行っていく
   i．可能であれば，動物種，雌雄，ライフステージ，体調，体重を確認する
   ii．人獣共通感染症，感染症の可能性があるか？　必要があれば隔離する

D. 治療およびサポートケアプランを実施する
  a. 多くの野生動物は入院中，10％脱水していると仮定する。水分補給のための水溶液および電解質サポート（補正晶質液，2.5％ブドウ糖，乳酸リンゲル液，0.9％生理食塩水）を最初の24-48時間，非経口的に行う。または電解質液（Abbott），ゲータレード（Gatorade），Bounce Back（Manna Pro）を用いて経口的に行う。体液が喪失し続ける場合は治療も続ける。多くの鳥類，爬虫類，哺乳類はそれぞれ40-60 mL/kg/日，10-25 mL/kg/日，60 mL/kg/日の輸液維持量でトリアージできる
  b. 新生子は27-32℃（80-90℉）で保温する。保温マットは低い温度に設定し，熱傷を予防する。また温熱や温水入りのボトルをタオルでおおい使用する
  c. 感染症を治療，かつ予防する。多くの開放性創傷は抗菌薬治療を必要とする
  d. 必要であれば鎮痛薬および抗炎症薬を使用する。非ステロイド性抗炎症薬は軟部組織損傷，頭部外傷，脊髄損傷に有効である。ステロイド薬は哺乳類の急性の脊髄損傷やショックに有効であるが，鳥類での使用は賛否両論ある。オピオイドは重度な軟部組織損傷や骨折に有効である
  e. 栄養プランを立てる（食事，飼育ガイドラインについてはAppendices参照）。1日に必要なカロリーを計算する。新生子を除き，動物が再水分補給されている最初の24時間は食物を与えてはならない。衰弱動物はリフィーディング症候群を予防するために特別食（Emeraid Nutritional Care System [Lafeber]）が必要となり得る
  f. 新生子は排泄を促すために食事後，肛門や生殖器を湿らせたコットンや清潔なティッシュで優しくこする必要がある
  g. 適切な飼育場所を決める。主な目的は動物の安全確保とストレスを軽減することであり，騒音と視覚的な刺激を防ぐ。一般的にヒトや家畜との接触を最小限にする

表 13-1	罹患した野生動物，負傷した野生動物，親のいない野生動物のケア[a]（続き）

E. リハビリ
  a. International Wildlife Rehabilitation Council（707-864-1761；www.iwrc-online.org）または National Wildlife Rehabilitators Association（320-259-4086；www.nwrawildlife.org）に連絡し，近くのリハビリ施設を探す
  b. 治療の継続のために資格のあるリハビリテーターに引き渡し，野生に返す準備を行う
  c. リハビリテーターは動物栄養や自然生息に関する知識があることが多いため，初期の支持的ケアの提供が可能である

F. 野生に返す基準
  a. 野生に返すためには動物が以下の基準に見合ってなければならない
    i. 初期の疾患や損傷が解決されており，再発のリスクはない
    ii. 二次的な問題がすべて解決している
    iii. 野生に返す動物の存在が野生動物集団，ヒト，環境にとって反自然的な影響を与えない。病原体の拡散やその他の方法で疾病発生に関係しない。人獣共通感染症のリスクをもたない
    iv. 動物が捕食動物を効率よく避けることができる
    v. 動物が野生界で，採食行動または狩猟行動を行うことができる
    vi. 動物が集団内で合理的に機能し，繁殖も可能である
  b. 保護の取り組みや安全性への考慮による特別な指示がない限り，動物は捕獲した場所に返すべきである。動物は自然環境および種の生存に最適な生息地に返すべきであるが，交通，人，ペットが多い地域は避ける。生息地は環境収容力のある地域でなくてはならない。昼行性動物は朝，夜行性動物は夕暮れ時に野生に返すようにする。狂犬病媒介動物種とシカを野生に返す場合には，現地および州の法律を確認する
  c. 何かしらの理由により野生に戻すことができない動物は教育，繁殖または研究プログラムに入れない限り，安楽死するべきである

[a]：参考文献
・National Wildlife Rehabilitation Association—http://www.nwrawildlife.org/home.asp
・International Wildlife Rehabilitation Council—http://theiwrc.org/
・Wildlife Center of Virginia—www.wildlifecenter.org
・Wildlife Disease Information Node—http://wildlifedisease.nbii.gov/
・USGS National Wildlife Health Center—http://www.nwhc.usgs.gov/
・U.S. Fish and Wildlife Service—http://www.fws.gov/
・Southeastern Cooperative Wildlife Disease Study—http://www.scwds.org/
・Birds of North America Online—http://bna.birds.cornell.edu/bna/
・World Organization for Animal Health—http://www.oie.int/eng/en_index.htm
・National Association of State Public Health Veterinarians—http://www.nasphv.org/

表13-2	肉食動物／草食動物に推奨の飼育管理[2-4, 6-8, 10-12, 17-19, 21, 23, 25, 26, 29, 31, 32, 36, 38, 44]	
トピック		メモ[a,b]
給餌ガイドライン		
		すべての幼若な肉食動物は給餌後，排尿・排便を促すために肛門性器部を刺激する必要がある。1頭だけの動物を飼育，野生に返すことは非常に困難である
アナグマ		Esbilac (PetAg) または Zoologic Milk Matrix 42/25 (76 %) ＋30/55 (24 %) (PetAg)。1日2-3回。8-10週目で離乳し，犬または猫用の缶詰またはドライフードと本来の食事を与える
ボブキャット，カナダオオヤマネコ		KMR (PetAg)，Esbilac (PetAg)，Zoologic Milk Matrix 42/25 (PetAg)，ヨーグルト。代用ミルクを与えていない場合，1日250 mgのタウリンを与える。フォーミュラを皿から飲めるまで子猫用の哺乳瓶で与える。体重の15-20 %/日を分割投与する。5週目で離乳を開始し，子猫用フードまたはフォーミュラに浸したMazuri Feline Diet およびげっ歯類を与える。徐々に生きたげっ歯類を与えていく
コヨーテ		Esbilac (PetAg)，Zoologic Milk Matrix 30/55 (51 %) ＋42/25 (37 %) ＋33/40 (12 %) (PetAg) または Fox Valley 34/40。1日2-4回。5-7週目で離乳し，子犬用の缶詰またはドライフードおよびげっ歯類（皮なしラットをみじん切りしたものや裏ごししたマウス）を5 %果物と5 %野菜とともに与える。10歳齢で裏ごししたげっ歯類（またはドッグフード）をかじらせることもできる。徐々に生きたげっ歯類を与えていく
ハイイロギツネ，アカギツネ		Esbilac (PetAg)，Zoologic Milk Matrix 33/40 (56 %) ＋20/14 (26 %) ＋42/25 (18 %) (PetAg) または Fox Valley 35/32，子猫用哺乳瓶を使用する。開眼後は皿でフォーミュラを与える。新生子には給餌ごとに体重の5 %を与える。動物100-200 g を1日7-8回。動物200-400 g を1日6回。動物400-900 g を1日5回。動物900-1,000 g を1日4回。10歳齢で裏ごししたげっ歯類（またはドッグフード）をかじらせることもできる。3週目で離乳し，フォーミュラに浸した子犬用フードを浅い皿で与える。6週目でフォーミュラを減らし，成犬フード，解凍ラット・マウス，果物を徐々に与えはじめる。7-8週目で離乳し，子犬用の缶詰とドライフード，げっ歯類（例，裏ごしマウス）を5 %果物と5 %野菜とともに与える。徐々に生きたげっ歯類を与える。成熟動物には成犬用フードを解凍ラット・マウスと10 %野菜を与える

表 13-2	肉食動物／草食動物に推奨の飼育管理[2-4, 6-8, 10-12, 17-19, 21, 23, 25, 26, 29, 31, 32, 36, 38, 44] (続き)
トピック	メモ[a, b]
アライグマ	KMR (PetAg), Zoologic Milk Matrix 42/25 (100 %) (PetAg), Zoologic Milk Matrix 42/25 (87 %) ＋20/14 (13 %) または Fox Valley 40/25。*Baylisascaris procyonis* のリスクがあるため，ラテックス製手袋を着用する。閉眼または視力がまだ弱い場合，経鼻食道の強制給餌を 8-, 10-, 12-Fr の赤色ゴム製カテーテルで行う。または皿で与える。3-4 週齢まで体重の 5 %，1 日 6 回，500 g になるまで給餌し，その後 4 回に減らす。400 g でアライグマ用マッシュ（浸した子犬用フード，Gerber 高タンパク質ベビーシリアル，KMR 粉末，オートミール様の柔らかさにするために水を加える）の給餌を開始する。800 g で 1 日 3 回，1,000 g で 1 日 2 回，1,100 g で 1 日 1 回に給餌回数を減らし，1,200 g で完全に離乳する。1,200 g でマッシュフードに固い犬用フードを追加し，2 kg で固い子犬用フード，マウス・魚のような完全体餌動物，10 %果物と野菜を与える
スカンク	Esbilac (PetAg), Zoologic Milk Matrix 30/55 (78 %) (PetAg) ＋脱脂粉乳 (22 %) または Fox Valley 32：45。年齢によって 1 日 2-4 回与える。*Baylisascaris columnaris* のリスクがあるため，ラテックス製手袋を着用する。6-8 週目で離乳し，子犬用ドライフード，げっ歯類ペレット，本来の食事を与える。10 %野菜と 5 %果物を追加する。成熟動物にドッグフード，解凍げっ歯類，卵，昆虫，ミミズ，果物，ベリーを与える
カワウソ	Zoologic Milk Matrix 30/55 (100 %) (PetAg)。Fox Valley 30/50。3 割 Esbilac (PetAg) ＋1 割 ヘビークリーム＋4 割 水。4 週齢未満の動物は体重 4 oz ごとに大さじ 2 杯を 5-7 回に分割投与する。日中は 2-3 時間ごとに給餌し，最後の給餌は午後 10 時にする。4 週齢では 1 oz を 1 日 3-6 回給餌する。6 週齢では 2.5 oz を 1 日 4 回給餌する。8 週齢ではフォーミュラにライスシリアルを少量加え，成熟動物用フードを少量導入する。10 週齢では生魚，オタマジャクシ，子猫用フードを加える。給餌間にスメルト（魚）と子猫用ドライフードを自由摂食させる。飲料水も提供する。7 カ月齢で約 14 lb (6.4 kg) の体重となり，4 oz 猫用 Hill's Science Diet の缶詰＋3/4 lb カペリン＋3/4 lb スメルト＋4 ベビーキャロットを 24 時間で 3 回に分けて与えることができる。成熟動物の食事は主に魚（大きければ切る）であるが，鶏頭，ゆで卵，コオロギ，ジャイアントミールワーム，マウスなどを時折代わりに与える
クリティカルケア	重症の成熟動物にはチューブを介して，Lafeber Emeraid carnivore formula，Oxbow carnivore care または Hill's a/d のような肉食動物用フードを与える

(続く)

表 13-2 肉食動物／草食動物に推奨の飼育管理[2-4, 6-8, 10-12, 17-19, 21, 23, 25, 26, 29, 31, 32, 36, 38, 44] (続き)

トピック	メモ[a, b]
飼育環境	刷り込みまたは馴化した動物は野生に返すべきではない。刷り込みを防ぐためにヒトとの接触を制限し，動物にヒトの声が聞こえる場所で会話するのをやめる。自動給餌器を使用して食事を与えるか，もしくは目隠しをしながら行う。 新生子は 29.4 ℃（85 °F）で湿度 60-70 ％に保ち，新生子用保育器または小型ケージ内で飼育する。幼若動物はケージ内に段ボール製の箱を入れ，タオルで覆い，面積の半分に保温パッドを敷く。幼若動物の鳴き声は無視する。開眼するまでケージ内に水を提供しない。離乳期は屋外の柵内に移動でき，保温を徐々に減らしていく。離乳後は完全な屋外飼育が可能であり，隠れる場所（丸太・小屋）を設置する。小屋のなかで成熟動物を飼育する場合，刺激やストレスを軽減するために入口にタオルをかけておく アライグマの前肢は発達しており，ドアや錠を開けることができる。ケージ内にタオルやトイレを入れ，可能であれば小さいハンモックを設置する。頑丈な食器を使用するべきである。*Baylisascaris procyonis* の虫卵は実質的に駆除が不可能であり，環境中に何年も存在することができる。破棄可能な小屋もしくは火炎消毒が可能な小屋で飼育する カワウソは 3 カ月齢になるまで水を導入するべきではない。カワウソの子は溺れやすいため，水を小さいボウルから与えはじめる。確実に起立できることを確認し，水のなかで泡をブクブクできるようになったらプールの大きさを拡大してもよい。能力に応じて水槽サイズを拡大する。泳いだ後は必ずタオルで体を拭く。カワウソは非常に好奇心が高いため，安全な玩具を導入する
安全な保定	動物の保定時には必ず，皮製手袋の下にラテックス製手袋を着用する。スカンクのようにスプレーする動物種の取り扱い時には目の保護もする アナグマ，キツネ，コヨーテ，オオヤマネコ：体重 1 kg 以下の幼若動物は長い皮製手袋の下にラテックス手袋を着用し，分厚いタオルまたは毛布にくるんで取り扱う。長時間の処置または気性が荒い成熟動物には，注射／吸入麻酔薬を組み合わせて麻酔を行う。体重 3 kg 以上の大きな動物にはスクイーズケージ，ネット，シリンジ棒を使用して注射する。動物が振りむき，咬まれることがあるため，頚部をつかむことを避ける。頚部の後ろの頭部，骨盤の背部を押さえ，保定者が怪我をしないように，後肢を保定者の腹部から離す。咬むのを予防するためにマズルを使用する

表 13–2　肉食動物／草食動物に推奨の飼育管理[2-4, 6-8, 10-12, 17-19, 21, 23, 25, 26, 29, 31, 32, 36, 38, 44] (続き)

トピック	メモ[a, b]
	アライグマ：幼若動物は頚部の根元を保定または前肢の肩部分を片手ずつ押さえながら保定できる。動物は鳴き，手袋をつかもうとしたり，咬もうとし，扱い方によって排尿することがある。成熟動物には薬剤または薬剤とガス麻酔の組み合わせを使用して保定する
	スカンク：ムスク腺からのスプレーを防ぐため，取り扱いの回数を制限する。幼若動物はタオルまたはプラスチック製シートをかぶせ，後肢の間に尾を入れ，スプレーされる可能性を減らす。成熟動物には薬剤またはガス麻酔を使用して保定する
	カワウソ：自然防御反応として咬む，つかむ，身をよじる，などがあり，大怪我をすることがある。成熟動物の保定は麻酔をする必要がある
身体的所見	
	アナグマの年齢：新生子は 90-100 g である。歯の萌出は 4 週齢。開眼は 5 週齢。離乳は 2-3 カ月で開始。完全離乳は 5-6 カ月。成熟動物の体重：夏は 6-8 kg，秋は 8-12 kg
	ボブキャット／カナダオオヤマネコの年齢：開眼は生後 11-14 日。ボブキャットの乳歯の萌出は，切歯 11-14 日齢，犬歯 11-14 日齢，小臼歯 4-7 週齢である。永久歯の萌出は，切歯 17-21 日齢，犬歯 22 週齢，小臼歯 24-29 週齢，臼歯 23-28 週齢である。ボブキャットの体重は，新生子 283-368 g，成熟動物 4-15 kg。オオヤマネコの体重は，新生子 197-211 g。成熟動物 5.1-17.2 kg
	コヨーテの年齢：新生子 250-300 g。開眼 13-14 日齢。切歯と犬歯の萌出は 2-3 週齢。成熟動物の体重 9-16 kg
	キツネの年齢：新生子の体重は 100 g，目が見えない，耳が聞こえない，体長 10 cm，黒い短毛。開眼 11-14 週齢。4 週齢までに歩行しはじめ毛が抜けはじめる。乳歯の萌出は，切歯 18-22 日齢，犬歯 21-22 日齢，小臼歯 22-29 週齢。永久歯の萌出は，切歯 15-18 週齢，犬歯 17-19 週齢，小臼歯 15-22 週齢，臼歯 16-27 週齢。5-6 週齢で体重 600-700 g。8-20 週齢で完全離乳し，鼻と耳は長く，鋭く伸び，親から狩りを学ぶ。6 カ月齢までに体重は最低でも 3.5 kg になり，親と離れる準備ができるが 1 年間は離れないことが多い。成熟動物の体重は 3-10 kg（ハイイロギツネは通常アカギツネよりも一般的に小型である）

(続く)

表13-2 肉食動物／草食動物に推奨の飼育管理[2-4, 6-8, 10-12, 17-19, 21, 23, 25, 26, 29, 31, 32, 36, 38, 44]（続き）

トピック	メモ[a, b]
	アライグマの年齢：新生子60-75g，背中の毛はまばら，目と耳は閉じている。2週齢で顔面と背中の毛は生えそろう。1.5-3週齢で耳と目は開口する。3週齢で尾の毛は生えそろう。3-4週齢で活発に身動きし，鳴くが四肢に体重をかけることはできない。4週齢で乳歯が萌出する。4-6週齢で歩きはじめる。6週齢で第2-4小臼歯が萌出する。8週齢で乳歯の第1臼歯と第1切歯が萌出する。10週齢で永久歯の第2切歯と第1切歯が萌出する。12週齢で永久歯の第3切歯が萌出する。14週齢で永久歯の犬歯が萌出する。16週齢までに多くが離乳する。成熟動物は体重12kgまでなる
	スカンクの年齢：開眼22-35日齢。開耳24-27日齢。ムスク腺の完全な形成は28日齢。離乳は2カ月齢。成熟動物は1.2-2.5kgから秋には5.3kgになる
	カワウソの年齢：開眼時期は31-33日齢であるが，50-60日齢まで焦点が合わない。36日齢で不安定な動きをしながら歩行する。60日齢で水中に頭を入れる。57-60日齢で固形物を食べはじめる。出生体重は128g。体重の推移は，1週齢266g，2週齢515g，3週齢660-900g，4週齢757-1,180g，5週齢997-1,560g，6週齢1,200-1,428g，7週齢1,160-2,072g，8週齢1,650-1,907g，9週齢1,914-2,300g，10週齢1,670-2,420g，成熟動物は15kgになる
静脈穿刺	内側伏在静脈，腹側伏在静脈，頚静脈，橈側皮静脈，腹側尾骨静脈，大腿静脈，前大静脈（カワウソ）
輸液療法	肩甲骨の間の皮下に投与する。内側および腹側伏在静脈，橈側皮静脈，頚静脈に投与する。小型の重症動物には骨内投与する 維持量：60mL/kg/日 ヘタスターチ用量：10-15mL/kg/日
野生に返す時期	幼若動物を野生に返す時期または体重：アナグマは5カ月まで。クロクマは45kgまで。ボブキャット／オオヤマネコは4-5カ月まで。コヨーテは5-6カ月まで。キツネは5-6カ月まで。アライグマは3.5kgまで。スカンクは3-4カ月まで。カワウソは7-12カ月まで

a：本表は負傷した野生動物へのケアに関する一般的なガイドラインである。できるだけ早く経験のあるリハビリテーターに動物を移送することが獣医師に強く勧められ，また疑問点があればリハビリテーターに連絡することも勧められる。野生動物に関わる場合はアメリカ各州および管理局に連絡し，許可要件を確認する必要がある
b：母親から離れた野生の哺乳類へ過剰に給餌することは避ける

表 13-3　オポッサムに推奨の飼育管理[9-10,12,14,17,20-21,27,31,33,36,43]

トピック	メモ[a]
給餌ガイドライン	
巣立っていない動物（新生子）	新生子は排尿・排便を促すために，柔らかいガーゼまたはティッシュを使用して肛門性器部を刺激する必要がある
	新生子：3.5Frの赤色ラバーチューブを用いて20-35gを給餌する。36-60gの新生子は5Frチューブを使用する，もしくはすべての新生子にスタイレットなしのIVカテーテルを使用する。新生子が10-20gの場合は0.5mL 5回/日，21-30gでは0.5-1mL 5回/日，31-54gでは1.5-2mL 3回/日，55-74gでは2.5-3.5mL 2回/日，75-100gでは4-5mL 1回/日を給餌する。フォーミュラ：開眼前にEsbilac粉末（PetAg）を2割，Zoologic Milk Matrix 30/55粉末（PetAg）を1割，温水，小さじ1/2杯の第二リン酸カルシウム（26：18.5）粉末（UPCO）を4割給餌する。開眼後，Esbilac粉末を1割，温水，小さじ1/2杯の第二リン酸カルシウムを2割給餌する。体重の8％以上を給餌すると，下痢をすることがある
離乳動物	体重が45gになると離乳を開始する。離乳食は大さじ2杯の子オポッサム用のチューブ栄養フォーミュラ，大さじ1杯のベビーライスシリアル，大さじ2杯の高品質の子犬用フードをすりつぶして与える。胃の状態を確認し，チューブによる給餌を減らして過剰給餌を予防する。55-75gに成長したら軟らかい食事を与え，自由飲水できるようにする。75-100gに成長したら細かく切ったマウスを与える。100gに成長するまでに完全離乳する。カルシウムのサプリメントの給餌が推奨されている
若齢動物	体重100-200gに成長した個体を指す。若齢動物の食事は大さじ4杯のふやかした子犬用缶詰，大さじ1杯の猫用缶詰，小さく切った軟らかい野菜（例：ブロッコリー，ニンジン，カリフラワー，スイートポテト，スカッシュ）を数個，1-2かけらを細かく切った果物，骨を含んだマウスのミンチの1/5である
成熟動物	大さじ6杯の猫用ドライフード，1/2カップの野菜の小さいぶつ切り，2-3個の小さい果物，大さじ7杯の犬用缶詰，数匹のミミズ，1個の殻付きの固ゆで卵，1匹の完全体マウスを給餌する。カルシウムのサプリメントの給餌が推奨される
クリティカルケア	
	Emerald Lafeber肉食動物用フォーミュラ，Oxbow肉食動物用フォーミュラまたはHill's a/d犬猫用クリティカルケアのような高タンパク質フードをシリンジまたはチューブで給餌する

（続く）

表 13-3　オポッサムに推奨の飼育管理[9-10, 12, 14, 17, 20-21, 27, 31, 33, 36, 43]（続き）

トピック	メモ[a]
飼育環境	
	頑丈な箱または水槽を用意し，35℃（95℉）以下に温める。タオルや小さい箱で巣・袋をつくる。歩きはじめたら頭が入らないような網目の網で張ったケージに入れる。肢の外傷を防ぐために新聞紙を下に敷き詰める。爪が引っ掛かる可能性のあるパイル生地や輪のついたタオルは避ける。開眼する少し前（45gになる前）に似たようなサイズの個体を一緒にする。共食いを防ぐために詰め込み過ぎず，負傷している動物は隔離する。成熟動物は隠れ場所のある頑丈な囲いのなかで飼育する
安全な保定	
	歯と爪による傷を予防するために，肘までの長さの皮手袋が必要である。成熟動物の診察には麻酔が必要な場合もある
身体的所見	
	乳子は60日間乳首に吸いついている。約63日齢で開眼し，87-104日齢で離乳する。20g以下のオポッサムはチューブ給餌が困難なため，安楽死が推奨される。顎を損傷させないように注意して乳首から離す。死亡した母親から乳を飲んでいた場合は，予防として抗菌薬を投与する
	上恥骨は腹部の尾側で触診できる。肛門生殖器開口部が別々にあるのではなく，総排泄腔が存在する。体温は33-36℃（91.4-96.8℉）と幅広い。*Besnoitia darlingi* の寄生によって全身性，び漫性の小結節が皮下組織に触診でき，X線画像でも確認できる。寿命は野生で1-2年，飼育下で2-3年である
静脈穿刺	
	両側尾骨および腹側尾静脈・動脈，橈側皮静脈，伏在静脈，雌では育子嚢静脈
輸液療法	
	部位：SC，肩甲骨上・肩甲骨下，側面。部位ごとに100-200 mL
	維持速度：60 mL/kg/日

表 13-3　オポッサムに推奨の飼育管理[9-10, 12, 14, 17, 20-21, 27, 31, 33, 36, 43]（続き）

トピック	メモ[a]
野生に返すためのアドバイス	
	自主摂食し，屋外に順応し，最低でも 4-5 カ月齢（≧500 g）であるならば野生に返す
よく使用する薬剤	
	アモキシシリン：10 mg/kg，PO，q12 時
	イトラコナゾール：消化管カンジダ症に 5 mg/kg，PO，q24 時，5 日
	カルプロフェン：1 mg/kg，PO・SC，q12-24 時
	ジアゼパム：0.5-2 mg/kg，PO・IM・IV，単回投与
	セフチオフル：2 mg/kg，IM，q24 時，7-10 日
	ナイスタチン：5 万 U，PO，q8 時を消化管カンジダ症の乳子に投与
	ブプレノルフィン：0.01 mg/kg，SC・IM，q6-8 時
	メロキシカム：0.2 mg/kg，PO・SC，q24 時

a：本表は負傷した野生動物へのケアに関する一般的なガイドラインである。できるだけ早く経験のあるリハビリテーターに動物を移送することが獣医師に強く勧められ，また疑問点があればリハビリテーターに連絡することも勧められる。野生動物に関わる場合はアメリカ各州および管理局に連絡し，許可要件を確認する必要がある

表 13-4　ワタオウサギに推奨の飼育管理[4, 12, 21, 24, 29, 31, 33-37]

トピック	メモ[a-c]

給餌ガイドライン

巣立っていない動物	新生子は排尿・排便を促すために，柔らかいガーゼまたはティッシュを使用して肛門性器部を刺激する必要がある Esbilac (PetAg) と Multi Milk (PetAg) 3：2 (1.91 kcal/mL)。Esbilac powder, Multi Milk 粉末, 水 1：1：1.5 (2.01 kcal/mL)。KMR (PetAg), Multi Milk 粉末 2：1 (1.73 kcal/mL)。Esbilac 粉末, 生クリーム, 水 1：0.25：1 (1.93 kcal/mL)。給餌前に電解質 (Pedialyte, Abbott) を SC または PO 投与によって低体温，脱水を補正する。初回の給餌はフォーミュラと電解質を1：1にする。給餌を良好に受け入れていれば次回の給餌はフォーミュラだけを与える。BAR を呈してる場合，ウサギの口角に1または3 mL シリンジでチューブ給餌する。衰弱している場合，ゴム製チューブを用いる。各給餌で 100-125 mL/kg を与える。給餌後は顔を拭きとり，肛門生殖器部を刺激し，排尿・排便を促す
離乳動物	ワタオウサギは体重 150-200 g で離乳する。開眼後，粗飼料を提供する。粗飼料を摂食したならば，フォーミュラの給餌を1日1回に減らす。さらに 5-7 日後に完全離乳する。入手できるならば，成熟動物の盲腸便を完全離乳するまでに 2-3 回/週与える
若齢・成熟動物	葉物，チモシー／カモガヤ／オーツ（アルファルファではない）のような高品質な干し草，粗飼料，レタス（アイスバーグではない），ケール，ブロッコリー，パセリ，シラントロ，タンポポの葉，コラード，カラシナ，カブラ菜を含む粗飼料を与える。リンゴ，ニンジン（高糖分），加工シリアルは避ける

クリティカルケア

	摂食しない場合，若齢・成熟動物に Oxbow Herbivore Critical Care または Lafeber Emeraid Herbivore Nutritional Care をシリンジで給餌する

飼育環境

	新生子は 26.7-29.4 ℃ (80-85 ℉) で保温する。離乳動物は 21-23.9 ℃ (70-75 ℉) で保温する。離乳後は屋外で飼育し，肢の負傷を防ぐために固い床材もある，底がワイヤー網のケージ内に入れる。ストレスを予防するために隠れ場所をつくり，ケージを覆う

安全なハンドリングおよび保定

	成熟動物にはタオルまたは薄手の手袋を使用する。抱き上げる前にタオルで覆い，ストレスを軽減する。後躯で蹴り，背中を負傷しないように保定する。過度な取り扱いを避け，長時間保定する際は麻酔薬を投与する

表 13-4　ワタオウサギに推奨の飼育管理[4, 12, 21, 24, 29, 31, 33-37]（続き）

トピック	メモ[a-c]
身体的所見	体温は 37.5-39.5 ℃（100-103 °F）となるべきである。鼻呼吸は必須である。嘔吐できない。盲腸便（大型の軟らかい茶色-緑色便）は正常であり，夜間に排便し，摂食する。新しく捕獲した新生子は「ミルクライン（ウサギを垂直方向に持ち上げたときに腹部の皮膚に透き通って認められる白線）」を確認し，認められた場合は最近哺乳したことを示しているため，巣に戻すべきである。新生子（まだ巣のなか）は背中に濃い青灰色の毛がうっすらと生えており，眼は閉じ，耳は後ろに平らであり体長は 5 cm（約 2 インチ）である。体長 10 cm（約 4 インチ），耳は立ち上がり，素早く跳ぶことができる幼若なウサギは最低でも 3 週齢であり，自立している
静脈穿刺	頸静脈，橈側皮静脈，大腿静脈，内側伏在静脈
輸液療法	部位：橈側皮静脈または内側伏在静脈（膝上に目視できる）に IV カテーテルを設置する。SC 投与は肩甲骨間に行う 維持速度は飲水量（100-150 mL/kg/日）に基づき，24 時間かけて 2，3 回同量を投与するべきである
自然界	雌は給餌と給餌の間は子を長時間放置し，犬，猫，人のような捕食動物がいると巣に近づかない。子を巣から持ち去る前に，母親から本当に離ればなれになっているのかを確認する
野生に返すためのアドバイス	生後 5 週齢で離乳し，野外気温に順応しているならば野生に返す。隠れ場所の多い茂みに，午前中の早い時間帯に返す
よく使用する薬剤	不適切な抗菌薬療法は腸内菌共生バランス失調をもたらすため，アモキシシリン，ペニシリン，アンピシリン，クリンダマイシン，リンコマイシン，エリスロマイシン，セファロスポリンのような狭域スペクトルの抗菌薬の使用は避ける。薬剤は第 9 章参照

a：本表は負傷した野生動物へのケアに関する一般的なガイドラインである。できるだけ早く経験のあるリハビリテーターに動物を移送することが獣医師に強く勧められ，また疑問点があればリハビリテーターに連絡することも勧められる。野生動物に関わる場合はアメリカ各州および管理局に連絡し，許可要件を確認する必要がある
b：母親から離れた野生の哺乳類に過剰に給餌することは避ける
c：個体間の強暴な行動を予防するために，離乳前に同居していなかったウサギ同志を同じケージ内で飼育することは避ける

表 13-5　野生のげっ歯類に推奨の飼育管理[4,6,10,11,21,28,33,36]

トピック	メモ[a]
給餌ガイドライン	
新生子	新生子は排尿・排便を促すために，柔らかいガーゼまたはティッシュを使用して肛門性器部を刺激する必要がある
	新生子は一般的に1日に 0.4-0.8 kcal/g のエネルギーが必要である
	ビーバー：Esbilac (PetAg) と Multi Milk (PetAg) 2：1 または Esbilac と Zoologic 30/55 (PetAg) と水を 2：2：3 とする。1日 3-4 回給餌する
	リス：Esbilac, Multi Milk, Zoologic 30/55 を水と 1：1 に混ぜる。Fox Valley 32/40 を水と 3：1 に混ぜる。シリンジにフォーミュラを入れて動物を腹臥位にさせ，シリンジを前肢で支えられるようにする。1日 6-8 回給餌する
	ウッドチャック／マーモット：Esbilac または Zoologic 33/40 と水を 4：5 にする。1日 2-4 回給餌する
	新生子にフォーミュラを与える前に経口電解質液で再水和する。フォーミュラ投与は，フォーミュラ：電解質 1：3 から開始し，次に 1：1，その次は 3：1 で給餌する。膨満または下痢／嘔吐が認められた場合，問題がみられる前の比率に戻す。初期は給餌ごとの給餌量は体重の 5％を超えてはならない。動物が 100 g を超えたら 7％に増量する
離乳動物	ビーバー：8週齢で離乳し，げっ歯類用ペレットや自然界での食物（木，枝，濃い葉物など）を与える
	リス：6週齢までに離乳し，げっ歯類用ペレット，野菜，果物，多種類のナッツ類や穀類を与える
	ウッドチャック／マーモット：6-8週齢で離乳し，げっ歯類またはウサギ用ペレットと自然界での食物（野菜，新鮮な草，タンポポ，穀類，果物，種子，ナッツ類）を与える
成熟動物	げっ歯類用ペレット，野菜，穀類，果物，ナッツ類。ビーバー，ウッドチャック，マーモットには自然界での食物（ビーバーには枝も）を与える
クリティカルケア	
	摂食していない場合，幼若・成熟動物に Oxbow Herbivore Critical Care または Lafeber Emerald Herbivore Nutritional Care を草食動物にチューブ給餌する。雑食動物には草食動物用と肉食動物用フォーミュラの両方を与える

表 13-5　野生のげっ歯類に推奨の飼育管理[4, 6, 10, 11, 21, 28, 33, 36]（続き）

トピック	メモ[a]
飼育環境[b]	新生子は 30-32 ℃（85-90 ℉）の保育器で飼育し，湿度は 70-80 % にする。若齢動物は咬みちぎれない素材で，逃走できないつくりのワイヤーケージまたは水槽内で飼育し，タオルの入った隠れ場所も提供する。紙またはタオルをケージ内に敷く。馴化・刷り込みを防ぐためにヒトとの接触を最小限にする。成熟動物は咬みちぎれない，ワイヤーケージ・クレート・囲い内で飼育し，隠れ場所と木登り用の枝を提供する
安全なハンドリングおよび保定	成熟個体では激しく咬むことがある。肘まである皮手袋の着用をする。大型のげっ歯類の初期の保定にはネットを使用する。大型ビーバーの初期の保定には締め縄付きの捕獲棒が適切である
身体的所見	新生子は低体温および低血糖を評価する。低体温の動物は給餌前に保温する。ノミ寄生は一般にみられ，手による除去が安全である。木登りをする動物種は落下による顔面，鼻部，骨盤，脊椎の外傷がよくみられる リスの年齢評価：新生子では体表がピンク色で無毛，目と耳はふさがっている。1-2 週齢では体毛が認められ，体色は濃くなり，眼瞼が確認できる。2-3 週齢では体毛の配色は成熟動物に似る，下切歯が萌出する。3-4 週齢では眼の縁が開く。4-5 週齢では開眼する。5-6 週齢では上切歯が萌出し，耳は開口する。ジリスは 6-7 週齢で離乳をする。樹上生リスは 10 週齢で離乳をする
静脈穿刺部位	小型げっ歯類は通常麻酔下で前大静脈から静脈穿刺する。大型げっ歯類は頚静脈，橈側皮静脈，内側および外側伏在静脈から静脈穿刺ができる。ビーバーは尾静脈から静脈穿刺ができる
輸液療法	新生子および小型種の成熟個体は SC または PO 投与を行う。大型種の成熟個体は，弱っている場合に橈側皮静脈または伏在静脈へのカテーテル設置が可能である 維持速度：50-100 mL/kg/日

（続く）

表 13-5　野生のげっ歯類に推奨の飼育管理[4, 6, 10, 11, 21, 28, 33, 36]（続き）

トピック	メモ[a]
野生に返すためのアドバイス	
	リスは 12-14（通常 10）週齢で野生に返す。ウッドチャックとマーモットは 14-16 週齢で野生に返す。隠れ場所となる茂みのある場所，木登り用の木がある場所に日中の早い時間に野生に返す
よく使用する薬剤	
	不適切な抗菌薬療法は腸内菌共生バランス失調をもたらすため，アモキシシリン，ペニシリン，アンピシリン，クリンダマイシン，リンコマイシン，エリスロマイシン，セファロスポリンのような狭域スペクトルの抗菌薬の使用は避ける。薬剤は第 8 章参照

a：本表は負傷した野生動物へのケアに関する一般的なガイドラインである。できるだけ早く，経験のあるリハビリテーターに動物を移送することが獣医師に強く勧められ，また疑問点があればリハビリテーターに連絡することも勧められる。野生動物に関わる場合はアメリカ各州および管理局に連絡し，許可要件を確認する必要がある
b：個体間の強暴な行動を予防するために，離乳前に同居していなかったリス同士を同じケージ内で飼育することは避ける

表 13-6　猛禽類に推奨の飼育管理[1, 5, 10, 15, 16, 28-30, 41, 42]

トピック	メモ[a]
動物種の識別	
	猛禽類の図鑑：Sibley Birds of North America[42]，Peterson Field Guides-Hawks[5]，National Geographic Field Guide to the Birds of North America[30] は一例である。Cornell Ornithology Lab's Birds of North America online：http://bna.birds.cornell.edu/bna/ も参照する
給餌ガイドライン	
ヒナ鳥（巣立っていない）	同種の成熟動物パペットまたは鈍角なピンセットを用いて人工給餌する。刷り込みを防ぐために人間の頭と体をシーツで覆うか変装する。水分含量を増加させるために水に漬けた無毛，みじん切りにした餌動物を与える。満足するまで 3-4 回/日給餌する。体重の約 20-25 ％を給餌する。ふ化間もないヒナ鳥は成熟個体の要求量の 2-3 倍必要である。窒息を防ぐため，声門の上に食物が乗らないように注意する
ヒナ鳥（巣立ったばかり）	巣立っていないヒナ鳥のように人工給餌から開始する。摂食状況がよければ完全体の餌動物を小さく切り，人工給餌前に朝，平らな皿のうえに置き，自主摂食をする機会を与える。補助なしで摂食しているならば完全体を与える前に徐々に餌動物のサイズを大きくする。若齢の猛禽類は完全に成長しない限り，完全体の餌動物を咬みちぎることができない。1日に体重の約 20-25 ％を与える
成熟動物	多くの猛禽類は毎日朝 1 回だけ給餌する。フクロウは夕方給餌する。食欲が乏しい動物は一口サイズに切った完全体の餌動物，または内臓がむき出しになった餌動物に興味を示すことがある
	フクロウ，タカ，ハヤブサ：＜0.5 kg。1 日にマウス 1 匹を与える
	フクロウ，タカ，ハヤブサ：0.5-1.5 kg。1 日にマウス 2-3 匹，ラット 1/2-1 匹，ヒナ鳥 2 羽またはウズラ 1/2 羽を与える
	ワシ：1 日に大型ラット 1 匹，マウス 8 匹，中型サイズの魚（250-300 g）1 匹を与える
	ミサゴ：1 日に中型サイズの魚（200-275 g）1 匹を与える
	ハゲワシ：毛髪胃石を防ぐために給餌前に食物の皮をはぐ。1 日にマウス 5 匹，ラット 1 匹，中型サイズの魚 1 匹を与える。内臓をむき出しにする
	上記の推奨例は長年にわたるリハビリ経験に基づいており，初期段階で応用できる。猛禽類のエネルギー要求量は基礎代謝率（BMR＝k× $BW^{0.75}$，k＝78，BW＝kg）および維持エネルギー要求量（MER＝エネルギー要求量×BMR，エネルギー要求量：飢餓＝0.6，軽度外傷＝1.1，重度外傷＝1.5-2，成長期＝2.5，敗血症＝1.5，熱傷＝2）によって計算することもできる。典型的なマウスは 55-65 kcal である
	冷凍の魚は VitaHawk（DB Scientific） または Sea Tabs（Pacific Research Laboratories）のようなサプリメントを併用し，低チアミンを補正する

（続く）

表13-6　猛禽類に推奨の飼育管理[1, 5, 10, 15, 16, 28-30, 41, 42]

トピック	メモ[a]
クリティカルケア	急速輸液とリフィーディングのアルゴリズムは表13-1参照
	チューブ給餌する場合，1日量のフォーミュラを2（推奨回数）-4回に分け，各給餌は最大量（40 mL/kgまたは体重の5％）を与える。逆流を防ぐために，ケージへ戻す前に最後の処置で赤色ゴム製カテーテルを使用してフォーミュラをそ嚢内に入れる。給餌中は逆流に注意する。逆流が起こった場合，直ちに中断し，綿棒を用いて口腔内をきれいにし，次の給餌量を減らす
屋内飼育環境	立位の動物はクレート内または床に新聞紙を敷き詰めてある固い壁のケージ内に，頑丈な止まり木を設置する。出口をタオルで覆い，静かな部屋に入れる。尾がケージの角やケージの床に当たり，羽毛の損傷が起こると飛行または野生に返す時期に影響するため，尾の長い動物には保護を施す。長期間飼育する場合，趾皮膚炎を予防するために様々な質感の止まり木に変える（止まり木のカバーとしてAstroturf，麻のロープ，天然木・樹皮が例として挙げられる）。ヒナ鳥は止まり木とタオル・シーツでドーナツ型にした巣が必要である。ヒナ鳥は腹臥位で寝る。成熟個体の横臥位はタオルを丸め，ドーナツ型にして動物を囲んで支える。重症動物は26.7-29.4℃（80-85℉）の保育器で飼育し，補助換気を行う。すべての猛禽類はできるだけ早く経験の豊富なリハビリテーターに移送し，治療を継続し野生に返す前の飛行訓練を行うべきである
安全なハンドリングおよび保定	皮手袋（小型種にはガーデニング用手袋，大型のタカやワシには肘の長さまたはそれ以上の長さの手袋），目の保護マスクを着用する。ワシのような大型猛禽類には溶接用のジャケットを着用することもある。猛禽類は自己防衛に爪を使うだけでなく，嘴を使うこともある。まず翼と脚を抑え，次に頭部を抑える。肢の損傷が認められる場合は体を抑える。抑える前にタオルを体にかぶせて翼の動きを抑える。ハゲワシの防御行動には逆流がある。動物の頚部を伸ばすことで逆流を抑えることができる。取り扱い中は動物の眼をフードまたは薄い布で覆いストレスを軽減する

表 13-6　猛禽類に推奨の飼育管理[1, 5, 10, 15, 16, 28-30, 41, 42]

トピック	メモ[a]
身体的所見	脈絡網膜剝離や網膜櫛出血を含む眼球の病変が外傷動物に多く認められるため，必ず眼底を観察する。衝突損傷によって胸郭入口に鎖骨と烏口骨の骨折が触診できる。非対称の翼の下垂は筋骨格系または神経系の損傷を示す。趾皮膚炎(趾瘤症)は長時間地上で過ごす，または飼育下での不適切な止まり木や不適切な運動療法のために引き起こすことがある。歯垢はトリコモナス症，*Capillaria* sp, *Candida albicans*, 電気ショック，身体的外傷，細菌の混合感染，アスペルギルス症，ヘルペスウイルス，鳥ポックスウイルス，低ビタミン血症などによって起こり得る
静脈穿刺部位	頸静脈(右側が大きい)，片方の翼の尺側皮静脈，内側中足静脈(爪に注意して処置する)
輸液療法	尺骨顆の末梢または脛足根骨の基部に骨内カテーテルの設置(上腕骨や大腿骨のような含気骨を避ける)。IVカテーテルは内側中足静脈，尺骨皮静脈，頸静脈に設置する。SC投与は内側大腿骨が体幹部に接する部位である鼠径部・大腿前部の皮下が推奨される。体腔と気囊に挿入しないように注意する。経口輸液療法は直立状態を維持でき，逆流や誤嚥しない消化管機能を有する動物にのみ行う 維持：60-100 mL/kg/日 ヘタスターチ：10-15 mL/kg，IV，q8時 図13-1 猛禽類の急速輸液およびリフィーディングのアルゴリズム参照
野生に返すためのアドバイス	多くの鳥は朝に野生に返すことが望ましい。フクロウは夕方に行う。動物種に適した生息地に返す。冬眠する鳥を秋に返す準備ができていない場合には，冬期は飼育する必要がある

[a]：本表は負傷した野生動物へのケアに関する一般的なガイドラインである。できるだけ早く経験のあるリハビリテーターに動物を移送することが獣医師に強く勧められ，また疑問点があればリハビリテーターに連絡することも勧められる。野生動物に関わる場合はアメリカ各州および管理局に連絡し，許可要件を確認する必要がある

図13-1 猛禽類の輸液およびリフィーディングアルゴリズム

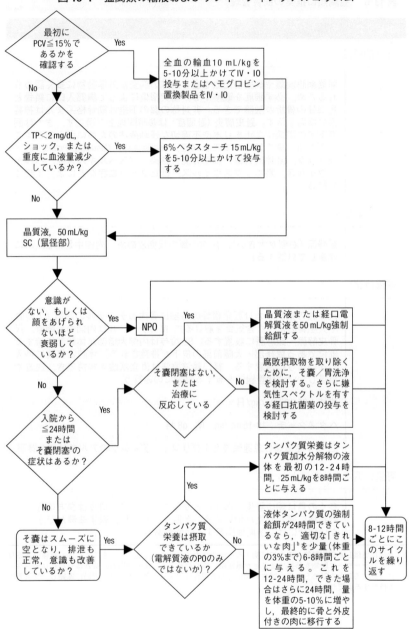

a：そ嚢（または胃）の閉塞の症状として数時間そ嚢が空にならない，口臭，無気力，排便量の減少などが挙げられる
b：「きれいな肉」とは骨と外皮が取り除かれた肉である
作成者：Scott Ford（DVM, Dipl ABVP-Avian, Avian Specialty Veterinary Services of Alaska）

表 13-7　野生の晩成鳥に推奨の飼育管理[7, 13, 16, 22, 24, 28, 29, 39, 40]

トピック	メモ[a, b]

年齢／食事

ふ化したばかりのヒナ鳥	羽がない，または少量の羽毛。球形の体。脆弱な脚，座ることができない。眼を閉じている。午前7時 - 午後9時に口を大きく開けている場合は15分ごとに給餌する
ヒナ鳥（巣立っていない）	刺毛が認められる。無毛の部分も認められる。頭部に羽毛が認められる。尾がない，または刺毛のみ。止まり木に立てない。開眼している。午前7時 - 午後9時，20-30分ごとに給餌する
ヒナ鳥（巣立ったばかり）	羽で覆われる。尾の羽は短い。初めての飛行の試み。自力で木に止まり，跳べる。羽づくろいする。自由摂食のほか，午前7時 - 午後9時，40-60分ごとに給餌する
成熟個体	羽で覆われる。防衛行動。飛行できる。若齢個体は親からの給餌が多い。若齢個体は午前7時 - 午後9時に2-4時間ごと，給餌し，さらに自主摂食するまで自由摂食も行う。自主摂食しない場合，成熟個体は強制給餌または手から給餌を行う

クリティカルケア

エネルギー要求量は基礎代謝率（BMR＝k×BW$^{0.75}$。k＝129，BW＝kg単位の体重）および維持エネルギー要求量（MER＝エネルギー要求量×BMR。エネルギー要求量：飢餓＝0.6，軽度外傷＝1.1，重度外傷＝1.5-2，成長期＝2.5，敗血症＝1.5，熱傷＝2）によって計算することもできる
フォーミュラの必要量を1日2-4回に分け，給餌ごとに最大量を与える。多くの鳥は体重の5％，ハトは体重の10％を与える。次の給餌前にそ嚢がもうすぐ空になることを確認する。逆流を防ぐために，ケージに戻す前の最後の処置で金属製給餌チューブまたは小型のゴム製給餌チューブを使用してフォーミュラをそ嚢内に入れる

（続く）

表 13-7　野生の晩成鳥に推奨の飼育管理[7, 13, 16, 22, 24, 28, 29, 39, 40]（続き）

トピック	メモ[a, b]
飼育環境	ふ化したばかりのヒナと巣立っしていないヒナ鳥はガニ股を防ぐために湾曲した巣の形をした寝床のなかに置く必要がある。保育器は 26-32 ℃（80-90 °F）に維持する。巣立ったヒナ鳥には巣を置き，歩行できる空間や止まり木に立てる空間を与え，保育器を 21-26 ℃（70-80 °F）に維持する。若齢，成熟個体は枝があり，簡単に清掃できるケージに入れ，ストレスを軽減するために静かな環境に置く。ストレスやケージ内における外傷を防ぐためにケージを薄いシーツで覆う。飛行を練習している若齢個体は運動できる十分な空間を与える。囲いは羽の損傷を防ぐために角を柔らかくしておく。立位になれない損傷または罹患した成熟個体は直立できるように巣の形をした寝床のなかに置く。成熟個体の飼育場所は 21-26 ℃（70-80 °F）に維持する。キツツキとシルスイキツツキは両側性突起物のある長い舌を持つ。この突起物が布（タオルのような）と引っかかり，舌の裂離を引き起こすことがある。これらの鳥類は損傷を予防するために，飼育場所や巣に新聞紙を敷きつめる
安全な保定	薄い皮手袋を着用する。取り扱いによってストレスを感じること，興奮することがある。注意深く観察し，必要であれば段階を踏んで処置を行う。小型鳥は人差し指と中指で頭の基部を固定し，鳥の背中は手の平のなかに入れる。きつくつかむと呼吸を抑制させてしまうことがある。小さめのハト，ハトや似たような鳥は軽いタオルでつかむ
身体的所見	翼の下垂は筋骨格系または神経系の損傷を現していることが多い。鎖骨，肩甲骨，烏口骨の骨折は衝突による損傷でよく認められ，水平飛行はできるが垂直飛行ができないことが特徴である。捕食動物による刺創を注意深く観察し，猫の攻撃を受けた個体は予防として抗菌薬療法を行う。フィンチの *Mycoplasma* 感染症では眼の痂皮や鼻汁が一般的所見である。鳥ポックスウイルス病変は無毛部位に一般的に認められる。ウエストナイルウイルスによって神経症状が認められる（特にカラスやその他のカラス科で多く認められる）が，その他の鳥類では症状が不明瞭なことがある
静脈穿刺	右側頸静脈。大型鳥は代わりに尺骨皮静脈が使用できる

表 13-7　野生の晩成鳥に推奨の飼育管理[7,13,16,22,24,28,29,39,40]（続き）

トピック	メモ[a,b]
輸液療法	小型の鳥への輸液療法は，PO 投与または脚が体幹部と接する大腿前部の SC 投与に限定される．大型動物は尺骨顆の末梢または脛足根骨の基部に骨内カテーテルを設置できる． 維持速度：75-100 mL/kg/日
野生に返すためのアドバイス	昼行性動物は食物が豊富で捕食動物から身を守れる場所に，朝に野生に返す．夜行性動物は夕方に返す

a：本表は負傷した野生動物へのケアに関する一般的なガイドラインである．できるだけ早く経験のあるリハビリテーターに動物を移送することが獣医師に強く勧められ，また疑問点があればリハビリテーターに連絡することも勧められる．野生動物に関わる場合はアメリカ各州および管理局に連絡し，許可要件を確認する必要がある

b：推奨される適切な食事については Exotic Animal Formulary 第 3 版[4] の付録 99-101 参照

参考文献

1. Arent LR. *Raptors in Captivity*. Blaine, WA: Hancock House Publishers; 2007.
2. Beckwith S. Rehabilitation of orphan river otters. *Nat Wildl Rehab Symp* 2003;21:51-60.
3. Bekoff M, Jamieson R. Physical development in coyotes (*Canis latrans*) with a comparison to other canids. *J Mam* 1975;56:685-692.
4. Carpenter JW. *Exotic Animal Formulary*. 3rd ed. St Louis: Saunders/Elsevier; 2005.
5. Clark WS, Wheeler BK. *Peterson Field Guides—Hawks*. New York: Houghton Mifflin Co; 1987.
6. Derrell CJ, Olfert ED. Rodents. In: Fowler ME, ed. *Zoo and Wild Animal Medicine*. 2nd ed. Philadelphia: WB Saunders Co; 1986:727-747.
7. Evans RH. Care and feeding of orphan mammals and birds. In: Kirk RB, ed. *Current Veterinary Therapy IX: Small Animal Practice*. Philadelphia: WB Saunders Co; 1986:775-787.
8. Fairbrother A, Locke LN, Hoff GL, eds. *Noninfectious Diseases of Wildlife*. 2nd ed. Ames: Iowa State University Press; 1996.
9. Fowler ME, Cubas ZS, eds. *Biology, Medicine, and Surgery of South American Wild Animals*. Ames: Iowa State University Press; 2001.
10. Fowler ME, Miller RE, eds. *Zoo and Wild Animal Medicine*. 5th ed. St Louis: WB Saunders Co; 2003.
11. Fox Valley Animal Nutrition, Inc. (Lake Zurich, IL). Web site. Available at: http://www.foxvalleynutrition.com/main/home.asp. Accessed Jan 10, 2011.
12. Gage LJ. *Hand-Rearing Wild and Domestic Mammals*. Ames: Iowa State University Press; 2002.
13. Gage LJ, Duerr RS. *Hand-Rearing Birds*. Ames: Blackwell Publishing; 2007.
14. Gamble KC. Marsupial care and husbandry. *Vet Clin North Am Exotic Anim Pract* 2004;7:283-298.
15. Graham JE, Heatley JJ. Emergency care of raptors. *Vet Clin North Am Exotic Anim Pract* 2007;10:395-418.
16. Harrison GJ, Lightfoot TL, eds. *Clinical Avian Medicine*. Palm Beach: Spix Publishing; 2006.
17. Hill's Pet Nutrition, Inc. (Topeka, KS) Web site. Available at: http://www.hillspet.com. Accessed Jan 19, 2011.
18. Jackson DL, Gluesing EA, Jacobson HA. Dental eruption in bobcats. *J Wildl Manage* 1988;52:515-517.
19. Johnson V, Adams P, Goodrich P, et al. *Wild Animal Care and Rehabilitation Manual*. Kalamazoo: Beech Leaf Press; 1991.
20. Johnson-Delaney CA. What every veterinarian needs to know about Virginia opossums. *Exotic DVM* 2005;6:38-43.
21. Lafeber Company (Cornell, IL) Web site. Available at: http://www.lafebervet.com. Accessed Jan 14, 2011.
22. Lambert Kay (Kansas City, MO) Web site. Mother's Helper puppy formula mix. Available at: http://www.lambertkay.com. Accessed Jan 18, 2011.
23. Linhart SB. Dentition and pelage in the juvenile red fox (*Vulpes vulpes*). *J Mam* 1968;49:526-528.
24. Luther E. *Answering the Call of the Wild*. Toronto: Toronto Wildlife Center; 2010.
25. Marcum D. *Rehabilitation of North American Wild Mammals: Feeding and Nutrition*. Suisan, CA: International Wildlife Rehabilitation Council; 1997.
26. Mazuri (St Louis, MO) Web site. Mazuri Exotic Feline diet. Available at: https://www.mazuri.com. Accessed Jan 11, 2011.
27. McRuer DL, Jones KD. Behavioral and nutritional aspects of the Virginian opossum (*Didelphis virginiana*). *Vet Clin North Am Exotic Anim Pract* 2009;12:217-236.
28. Mitchell MA, Tully T Jr, eds. *Manual of Exotic Pet Practice*. St Louis: Saunders/Elsevier; 2009.
29. Moore AT, Joosten S. *Principles of Wildlife Rehabilitation*. St Cloud, MN: National Wildlife Rehabilitation Association; 1997.
30. National Geographic Society. *National Geographic Field Guide to the Birds of North America*. 2nd ed. Washington, DC: National Geographic Society; 1999.

31. Nelson R, Couto CG, eds. *Small Animal Internal Medicine*. 2nd ed. St Louis: Mosby; 1998.
32. Nowak RM. *Walker's Mammals of the World*. 6th ed. Baltimore: The Johns Hopkins University Press; 1999.
33. Oxbow Animal Health (Murdock, NE) Web site. Available at: http://www.oxbowanimalhealth.com. Accessed Jan 14, 2011.
34. Paul-Murphy J. Critical care of the rabbit. *Vet Clin North Am Exotic Anim Pract* 2007;10:437-461.
35. Pedialyte (Columbus, OH) Web site. Pedialyte. Available at: http://pedialyte.com/. Accessed Jan 19, 2011.
36. PetAg (Hampshire, IL) Web site. Zoologic milk matrix formulation and mixing guide. Available at: http://www.petag.com/zoologic.asp. Accessed Jan 10, 2011.
37. Quesenberry KE, Carpenter JW, eds. *Ferrets, Rabbits, and Rodents: Clinical Medicine and Surgery*. 2nd ed. St Louis: WB Saunders Co; 2004.
38. Reed-Smith J, Ball J. *North American River Otter Husbandry Notebook*. 2nd ed. Grand Rapids: John Ball Zoological Garden; 2001.
39. Reptarium Web site. Available at: http://www.reptarium.com/. Accessed Jan 18, 2011.
40. Samour JH, ed. *Avian Medicine*. 2nd ed. Philadelphia: Mosby Elsevier; 2008.
41. Scott D. *Raptor Rehabilitation*. Raleigh: Lulu; 2010.
42. Sibley DA. *Sibley Birds of North America*. New York: Alfred A Knopf, Inc; 2000.
43. UPCO (St Louis, MO) Web site. Available at: http://www.upco.com/. Accessed Jan 20, 2011.
44. Williams ES, Barker IK, eds. *Infectious Diseases of Wild Mammals*. 3rd ed. Ames: Iowa State University Press; 2001.

Appendices

Julie Swenson
James W. Carpenter

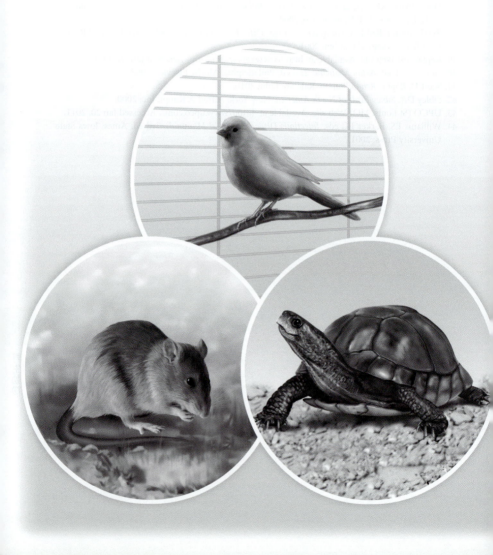

表 A-1　エキゾチックアニマルの抗菌薬の分類

タイプ	抗菌薬
ベンジルペニシリン系[a]	ペニシリン G ベンザチン水和物
	プロカインペニシリン G
広域スペクトルのペニシリン系[a]	
アミノペニシリン	アモキシシリン
	アンピシリン
抗緑膿菌性ペニシリン	
カルボキシペニシリン	カルベニシリン
	チカルシリン
ピペラジンペニシリン	ピペラシリン
カルバペネム系[b]	イミペネム
	メロペネム
βラクタマーゼ阻害薬	アンピシリン・スルバクタム
	ピペラシリン・タゾバクタム
クラブラン酸	アモキシシリン・クラブラン酸
	チカルシリン・クラブラン酸
第 1 世代セファロスポリン系[a]	セファドロキシル
	セファゾリン
	セフォベシン
	セファレキシン
	セポドキシム
第 3 世代セファロスポリン系[a]	セフィキシム
	セフォタキシム
	セフタジジム
	セフチオフル
第 4 世代セファロスポリン系[a]	セフェピム
	セフピロム

（続く）

表 A-1　エキゾチックアニマルの抗菌薬の分類（続き）

タイプ	抗菌薬
マクロライド系[b]	クラリスロマイシン
	エリスロマイシン
	チルミコシン
	タイロシン
アザライド	アジスロマイシン
ケトライド[b]	テリスロマイシン
テトラサイクリン系[b]	クロルテトラサイクリン
	ドキシサイクリン
	オキシテトラサイクリン
	テトラサイクリン
クロラムフェニコール（またはその誘導体）[b]	クロラムフェニコール
	フロルフェニコール
リンコサミド系[c]	クリンダマイシン
	リンコマイシン
	ピルリマイシン
アミノグリコシド系[a]	アミカシン
	ゲンタマイシン
	カナマイシン
	ネオマイシン
	ストレプトマイシン
	トブラマイシン
アミノシクリトール系[b]	スペクチノマイシン
ニトロイミダゾール[d]	メトロニダゾール
	ロニダゾール

表 A-1　エキゾチックアニマルの抗菌薬の分類（続き）

タイプ	抗菌薬
スルフォンアミド系[b]	スルファクロルピリダジン
	スルファジアジン
	スルファジメトキシン
	スルファメタジン
	スルファメトキサゾール
	スルファキノキサリン
	スルファチアゾール
	スルフィソキサゾール
トリメトプリム[a]	トリメトプリム
トリメトプリム・サルファ剤[a]	トリメトプリム・スルファジアジン
	トリメトプリム・スルファメトキサゾール
キノロン系[b]	ナリジクス酸
フルオロキノロン系[a]	シプロキサシン
	ダノフロキサシン
	ジフロキサシン
	エンロフロキサシン
	マルボフロキサシン
	オルビフロキサシン

a：殺菌性
b：静菌性
c：静菌性または殺菌性
d：アメーバ，*Giardia*，*Trichomonas*，多くの偏性嫌気性菌に対して殺菌性に働く。多くの好気性菌または通性嫌気性菌に対しては不活性である

表 A-2　エキゾチックアニマルの原因微生物別の抗菌薬選択

細　菌	抗菌薬
グラム陽性菌	
グラム陽性菌（一般的）	●アミノグリコシド系（選択）（アミカシン，ゲンタマイシン） ●アザライド系（例：アジスロマイシン） ●セファロスポリン系 ●クロラムフェニコール ●エリスロマイシン ●フロルフェニコール ●フルオロキノロン系 ●リンコサミド系 ●マクロライド系 ●ペニシリン系 ●テトラサイクリン系
Staphylococcus spp	●アミノグリコシド系（選択）（アミカシン，ゲンタマイシン） ●アジスロマイシン ●βラクタム系（早期世代） ●セファロスポリン系（セフポドキシム，セフォベシン） ●クロラムフェニコール ●クリンダマイシン ●フルオロキノロン系 ●リンコサミド系 ●マクロライド系 ●ペニシリン・βラクタマーゼ阻害薬（アンピシリン・スルバクタム，アモキシシリン・クラブラン酸，ピペラシリン・タゾバクタム，チカルシリン・クラブラン酸） ●トリメトプリム・サルファ剤
Streptococcus spp	●アジスロマイシン ●βラクタム系（早期世代） ●セファロスポリン系 ●クロラムフェニコール ●クリンダマイシン ●リンコサミド系 ●マクロライド系 ●ペニシリン系 ●テトラサイクリン系 ●トリメトプリム・サルファ剤

表 A-2　エキゾチックアニマルの原因微生物別の抗菌薬選択（続き）

細　菌	抗菌薬
Clostridium spp，その他の好気性菌	●アジスロマイシン ●セファロスポリン系（セフォテタン，セフォキシチン） ●クロラムフェニコール ●クリンダマイシン ●エリスロマイシン ●フロルフェニコール ●リンコマイシン ●メトロニダゾール[a] ●ペニシリン系（アモキシシリン・クラブラン酸） ●テトラサイクリン系
グラム陰性菌	
腸内細菌（一般的）	●アミノグリコシド系（アミカシン，ゲンタマイシン） ●アザライド系 ●カルバペネム系 ●セファロスポリン系（第3，4世代） ●フルオロキノロン系 ●ペニシリン系（広域スペクトル） ●トリメトプリム・サルファ剤
Campylobacter spp	●アモキシシリン ●アジスロマイシン ●セフトリアゾン ●クロラムフェニコール ●クリンダマイシン ●ドキシサイクリン ●エリスロマイシン ●フルオロキノロン系 ●フラゾリドン ●ゲンタマイシン ●ネオマイシン
Pasteurella spp（耐性が起こり得る）	●アミノグリコシド系（アミカシン，ゲンタマイシン） ●クロラムフェニコール系（クロラムフェニコール，フロルフェニコール） ●エリスロマイシン ●フルオロキノロン系 ●ペニシリン系 ●スルフォンアミド系 ●トリメトプリム・サルファ剤 ●テトラサイクリン系

（続く）

表 A-2　エキゾチックアニマルの原因微生物別の抗菌薬選択（続き）

細菌	抗菌薬
Pseudomonas spp （耐性であることが多い）	●アミノグリコシド系（多くの場合，後期世代のβラクタム系と併用する） ●カルバペネム系 ●セフタジジム，第4世代セファロスポリン系（多くの場合，アミノグリコシド系と併用する） ●クロラムフェニコール ●フルオロキノロン系 ●ペニシリン系（後期世代）（カルベニシリン，チカルシリン。多くの場合，アミノグリコシド系と併用する）
Salmonella spp	●アミノグリコシド系 ●クロラムフェニコール ●フルオロキノロン系 ●ペニシリン系（後期世代） ●トリメトプリム・サルファ剤
Chlamydia/Chlamydophila	●アジスロマイシン ●エンロフロキサシン（vs. いくつかの種） ●エリスロマイシン ●テトラサイクリン系（ドキシサイクリン）
Mycoplasma spp	●アジスロマイシン ●クロラムフェニコール ●クリンダマイシン ●エンロフロキサシン ●リンコサミド系 ●マクロライド系 ●テトラサイクリン系

a：多くの偏性嫌気性菌に有効である。多くの好気性菌または通性嫌気性菌に無効である

表 A-3　エキゾチックアニマルの感染部位別の抗菌薬選択[a,b]

感染部位	抗菌薬
菌血症，敗血症	
好気性菌	アミノグリコシド系，ペニシリンまたはセファロスポリン
	セファロスポリン系（第3世代）
	エンロフロキサシン，アモキシシリン
	ペニシリン系（ペニシリン，アモキシシリン，アモキシシリン・クラブラン酸，アンピシリン・スルバクタム）
嫌気性菌	アジスロマイシン
	セフォキシチン，セフォテタン
	クロラムフェニコール
	クリンダマイシン
	フロルフェニコール
	メトロニダゾール
	ペニシリン
軟部組織	アジスロマイシン
	セファロスポリン系
	クリンダマイシンまたはメトロニダゾール（vs. 嫌気性菌）
	エンロフロキサシン
	エンロフロキサシン，メトロニダゾール（vs. 複数の好気性，嫌気性菌感染症）
	マルボフロキサシン
	ペニシリン／βラクタマーゼ阻害薬（アモキシシリン・クラブラン酸）
	テトラサイクリン系
	トリメトプリム・サルファ剤
呼吸器	アジスロマイシン
	セファロスポリン系
	クロラムフェニコール
	クリンダマイシン（嫌気性菌を含む）
	エンロフロキサシン（vs. *Mycoplasma* など）

（続く）

表 A-3　エキゾチックアニマルの感染部位別の抗菌薬選択[a,b]（続き）

感染部位	抗菌薬
消化管	フロルフェニコール
	マクロライド系（vs.*Mycoplasma*）
	メトロニダゾール（vs. 嫌気性菌）
	ペニシリン系
	テトラサイクリン系（vs.*Mycoplasma*, *Chlamydia*／*Chlamydophila*）
	トリメトプリム・サルファ剤
	アモキシシリン
	セファロスポリン系
	エンロフロキサシン
	メトロニダゾール（嫌気性菌）
	ネオマイシン
	テトラサイクリン系
	トリメトプリム・サルファ剤
皮膚	アモキシシリン・クラブラン酸
	アジスロマイシン
	セファロスポリン系
	クリンダマイシン
	エンロフロキサシン
	エリスロマイシン
	リンコマイシン
	マルボフロキサシン
	トリメトプリム・サルファ剤
骨，関節	アミノグリコシド系
	アジスロマイシン
	セファロスポリン系
	セファロスポリン系（第3世代），クリンダマイシン（vs. 嫌気性菌）
	クリンダマイシン

表 A-3　エキゾチックアニマルの感染部位別の抗菌薬選択[a,b]（続き）

感染部位	抗菌薬
骨，関節 （続き）	フルオロキノロン系
	リンコサミド系
	ペニシリン系（広域スペクトル）
	ペニシリン系，クリンダマイシン（vs. 嫌気性菌）
尿管	セファロスポリン系（セファレキシン，セファドロキシル，セファゾリン）
	フルオロキノロン系
	ペニシリン系（アンピシリン，アモキシシリン，アモキシシリン・クラブラン酸）
	スルフィソキサゾール
	テトラサイクリン系
	トリメトプリム・サルファ剤
中枢神経系	アジスロマイシン
	セファロスポリン系（第3世代）（セフポドキシム，セフォベシンを除く）
	クロラムフェニコール（脳炎）
	フロルフェニコール
	フルオロキノロン系（髄膜炎）
	メトロニダゾール（vs. 嫌気性菌）
	ペニシリン系（炎症の場合）
	トリメトプリム・サルファ剤
生殖器	アモキシシリン・クラブラン酸
	クロラムフェニコール
	クリンダマイシン（vs. 嫌気性菌）
	エンロフロキサシン
	フロルフェニコール
	トリメトプリム・サルファ剤

a：最終的な治療は細菌培養と感受性試験に基づき，宿主動物によって決定する
b：以下から抜粋：Allen DG, Pringle JK, Smith D. Handbook of Veterinary Drugs . Philadelphia：JB Lippincott Co；1993；Gilbert DN, Moellering RC Jr, Sande MA. The Sanford Guide to Antimicrobial Therapy 2003 . 33rd ed. Hyde Park, VT：Antimicrobial Therapy, Inc；2003；Prescott JF, Baggot JD, Walker RD. Antimicrobial Therapy in Veterinary Medicine . Ames：Iowa State University Press；2000；Greene CE, ed. Infectious Diseases of the Dog and Cat . 3rd ed. St. Louis：Saunders/Elsevier；2006；and Dr. B. Kukanich, personal communication, 2011.

表A-4　エキゾチックアニマルの抗菌薬の組み合わせ[a]

抗菌薬	相乗作用または組み合わせ
アミノグリコシド系（アミカシン，ゲンタマイシン）[b]	セファロスポリン系，クリンダマイシン，フルオロキノロン系，リンコマイシン，メトロニダゾール，ペニシリン系（カルベニシリン，ピペラシリン，チカルシリン，アモキシシリン，アンピシリン），トリメトプリム・サルファ剤
アモキシシリン	クラブラン酸
アンピシリン	スルバクタム
セファロスポリン	アミノグリコシド系[b]，クリンダマイシン，フルオロキノロン系，メトロニダゾール，半合成ペニシリン系
クリンダマイシン	アミノグリコシド系，セファロスポリン系（第3世代），エンロフロキサシン，ペニシリン系
フルオロキノロン系（エンロフロキサシン，シプロフロキサシン，マルボフロキサシン）	アミノグリコシド系[b]，セファロスポリン系（第3世代），クリンダマイシン，メトロニダゾール，ペニシリン系（広域スペクトル）
リンコマイシン	スペクチノマイシン，アミノグリコシド系[b]
メトロニダゾール	アミカシン，アジスロマイシン，カルベニシリン，セファゾリン，セフォタキシム，クロラムフェニコール，エンロフロキサシン，ゲンタマイシン，マルボフロキサシン，適応があればその他も
オルメトプリム	スルファジメトキシン
ペニシリン系（カルベニシリン，ピペラシリン，アンピシリン）	アミノグリコシド系[b]，フルオロキノロン系
早期世代ペニシリン系，	アミノグリコシド系[b]，第3世代セファロスポリン系，フルオロキノロン系
チカルシリン	クラブラン酸
トリメトプリム	スルファジアジン，スルファメトキサゾール
タイロシン	オキシテトラサイクリン

a：治療で相乗作用が有益と考えられる場合，複数の細菌が感染している場合の治療，経験的治療を拡大する場合，抗菌薬の耐性を予防する場合に適応する
b：一般的にアミカシンを選択し，場合によってゲンタマイシンを選択する

表 A-5　エキゾチックアニマルの検査機関

検査機関	試験／検査方法
AMR Laboratories PO Box 656 Plymouth Meeting, PA 19462 USA (877) 424-1212 www.amrlabs.com	鳥類：雌雄鑑別
Animal Health Diagnostic Center College of Veterinary Medicine Cornell University PO Box 5786 Ithaca, NY 14852 USA (607) 253-3900 http://ahdc.vet.cornell.edu	一般：血液検査（一般，生化学検査），組織病理学，微生物学，剖検，寄生虫学，ウイルス学 鳥類：*Chlamydophila*, *Cryptosporidium*, *Giardia*, *Mycoplasma*, インフルエンザウイルス，ウエストナイルウイルス，血中鉛／亜鉛 爬虫類：*Cryptosporidium*, *Salmonella*
Antech Diagnostics 10 Executive Boulevard Farmingdale, NY 11735 USA (800) 745-4725（West） (800) 872-1001（East） (800) 341-3440（Canada） www.antechdiagnostics.com	一般：血液検査（一般，生化学検査），微生物学，ウイルス学 鳥類：*Mycoplasma*, *Aspergillus*, *Chlamydophila*, ポリオーマウイルス，オウム類嘴羽毛病，ウエストナイルウイルス，雌雄鑑別，血中鉛／亜鉛 哺乳類：*Encephalitozoon*, *Pasteurella*, フェレットの副腎パネル，フェレットジステンパー力価 爬虫類：*Mycoplasma*
Avian Biotech International Animal Genetics, Inc. 1336 Timberlane Road Tallahassee, FL 32312 USA (800) 514-9672 (850) 386-1145 www.avianbiotech.com	鳥類：*Aspergillus*, *Candida*, *Chlamydophila*, *Cryptosporidium*, *Giardia*, *Mycobacterium*, ポリオーマウイルス，オウム類嘴羽毛病，インフルエンザウイルス，ウエストナイルウイルス，パチェコ氏病，雌雄鑑別
Avian & Exotic Animal Clin Path Labs 2712 North Highway 68 Wilmington, OH 45177 USA (937) 383-3347 (800) 350-1122 www.avianexoticlab.com	一般：血液検査（一般，生化学検査），組織病理学，微生物学，寄生虫学，毒性学，ウイルス学 鳥類：*Chlamydophila*, *Cryptosporidium*, *Giardia*, 血中鉛／亜鉛 爬虫類：*Cryptosporidium*
Avian and Wildlife Laboratory Division of Comparative Pathology University of Miami School of Medicine 1611 NW 12 th Avenue Miami, FL 33136 USA (305) 585-6303 http://pathology.med.miami.edu/x133.xml	一般：血液検査（一般，生化学検査），電気泳動法 鳥類：*Aspergillus*, *Chlamydophila*, *Cryptosporidium*, 雌雄鑑別，ポリオーマウイルス，オウム類嘴羽毛病
Bioreliance 14920 Broschart Road Rockville, MD USA (800) 553-5372 www.bioreliance.com	一般：血液検査（一般，生化学検査），微生物学，寄生虫学 哺乳類：*Encephalitozoon*, *Helicobacter*, *Mycoplasma*, ティザー病

（続く）

表 A-5　エキゾチックアニマルの検査機関 (続き)

検査機関	試験／検査方法
Charles River Labs 251 Ballardvale Street Wilmington,MA 01887 USA (877) 274-8371 www.criver.com	一般：血液検査（一般，生化学検査），微生物学，寄生虫学 哺乳類：*Helicobacter*，*Lawsonia intracellularis*，*Pasteurella*，*Salmonella*，*Mycoplasma*，アリューシャン病ウイルス，フェレット腸コロナウイルス，フェレットロタウイルス，インフルエンザウイルス
Diagnostic Center for Population and Animal Health Michigan State University 4125 Beaumont Road Lansing,MI 48910 USA (517) 353-1683 www.animalhealth.msu.edu	一般：血液検査（一般，生化学検査），組織病理学，微生物学，剖検，毒性学，ウイルス学 鳥類：*Chlamydophila*，*Mycoplasma*，インフルエンザウイルス，ウエストナイルウイルス，血中鉛 哺乳類：フェレット腸コロナウイルス，フェレットロタウイルス 爬虫類：*Mycoplasma*，*Salmonella*
Diagnostics Services College of Veterinary Medicine University of Tennessee 2407 River Drive Knoxville,TN 37996 USA (865) 974-8387 www.vet.utk.edu/diagnostic	一般：血液検査（一般，生化学検査），内分泌学，組織病理学，微生物学，剖検，寄生虫学，毒性学，ウイルス学 鳥類：*Aspergillus*，*Chlamydophila*，*Cryptosporidium*，*Giardia*，パチェコ氏病，雌雄鑑別，血中鉛／亜鉛 哺乳類：*Encephalitozoon*，フェレット副腎パネル 爬虫類：ヘビパラミクソウイルス
Georgia Veterinary Diagnostic Laboratories College of Veterinary Medicine University of Georgia 501 DW Brooks Drive Athens,GA 30602 USA (706) 542-5568 www.vet.uga.edu/dlab	一般：血液検査（一般，生化学検査），組織病理学，微生物学，剖検，寄生虫学，毒性学，ウイルス学 鳥類：*Aspergillus*，*Chlamydophila*，*Cryptosporidium*，*Mycobacterium*，インフルエンザウイルス，ウエストナイルウイルス，パチェコ氏病，血中鉛／亜鉛 哺乳類：*Encephalitozoon*，*Francisella tularensis*，*Helicobacter*，*Mycoplasma*，*Pasteurella*，狂犬病ウイルス，センダイウイルス，ティザー病 爬虫類：*Cryptosporidium*，*Salmonella*，アデノウイルス 水生動物：水生細菌，真菌の培養（*Mycobacterium*，*Mycoplasma*を含む）

表 A-5　エキゾチックアニマルの検査機関（続き）

検査機関	試験／検査方法
Kansas State Veterinary Diagnostic Laboratory College of Veterinary Medicine Kansas State University 1800 Denison Avenue Manhattan, KS 66506 USA (866) 512-5650 www.vet.k-state.edu/depts/dmp/service	一般：血液検査（一般，生化学検査），組織病理学，微生物学，剖検，寄生虫学，毒性学，ウイルス学 鳥類：*Aspergillus*, *Bordetella*, *Chlamydophila*, *Cryptosporidium*, インフルエンザウイルス，ウエストナイルウイルス，血中鉛 哺乳類：狂犬病ウイルス 爬虫類：*Salmonella*
National Veterinary Services Laboratory USDA-APHIS-VS-NVSL PO Box 844 Ames, IA 50010 USA (515) 337-7266 www.aphis.usda.gov/animal_health/lab_info_services/about_nvsl.shtml	一般：微生物学，ウイルス学 鳥類：*Chlamydophila*, *Mycobacterium*, *Mycoplasma*, インフルエンザウイルス，ウエストナイルウイルス 哺乳類：*Francisella tularensis* 爬虫類：*Mycoplasma*, *Salmonella*
Northwest ZooPath 654 West Main Street Monroe, WA 98272 USA (360) 794-0630 www.zoopath.com	一般：病理学
Research Associates Laboratory 14556 Midway Road Dallas, TX 75224 USA (972) 960-2221 http://vetdna.com	一般：微生物学，ウイルス学 鳥類：*Aspergillus*, *Bordetella*, *Candida*, *Chlamydophila*, *Cryptosporidium*, 胃イースト菌, *Helicobacter*, *Mycobacterium*, ボルナウイルス，インフルエンザウイルス，ポリオーマウイルス，オウム類嘴羽毛病ウイルス，ウエストナイルウイルス，雌雄鑑別 哺乳類：*Encephalitozoon*, *Helicobacter*, *Lawsonia intracellularis*, *Pasteurella*, *Mycoplasma*, アリューシャン病ウイルス 爬虫類・両生類：ツボカビ, *Cryptosporidium*, *Mycoplasma*, *Salmonella*, カメヘルペスウイルス，フィブロパピローマ症，ラナウイルス 水生動物：コイヘルペスウイルス，コイポックスウイルス
Texas Veterinary Medical Diagnostic Laboratory Texas A ＆ M University 1 Sippel Road College Station, TX 77843 USA (979) 845-3414 (888) 646-5623 http://tvmdl.tamu.edu	一般：血液検査（一般，生化学検査），組織病理学，微生物学，剖検，毒性学，ウイルス学 鳥類：*Aspergillus*, *Chlamydophila*, *Cryptosporidium*, *Mycobacterium*, *Mycoplasma*, ポリオーマウイルス，オウム類嘴羽毛病ウイルス，ウエストナイルウイルス，パチェコ病，血中鉛／亜鉛 哺乳類：*Encephalitozoon*, *Mycoplasma* 爬虫類：*Cryptosporidium*, *Mycoplasma*, *Salmonella*

（続く）

表 A-5　エキゾチックアニマルの検査機関（続き）

検査機関	試験／検査方法
Veterinary Medical Diagnostic Lab College of Veterinary Medicine University of Missouri PO Box 6023 Columbia,MO 65205 USA (573) 882-6811 http://vmdl.missouri.edu	一般：組織病理学，微生物学，剖検，毒性学，ウイルス学 鳥類：*Chlamydophila*, *Mycoplasma*, インフルエンザウイルス，ウエストナイルウイルス，血中鉛／亜鉛 爬虫類：*Mycoplasma*, *Salmonella*
Veterinary Molecular Diagnostics, Inc 5989 Meijer Drive, Suite 5 Milford,OH 45150 USA (513) 576-1808 www.vmdlabs.com	一般：分子診断検査 鳥類：*Aspergillus*, *Bordetella*, *Chlamydophila*, *Mycobacterium*, 胃イースト菌, *Mycoplasma*, アデノウイルス，ボルナウイルス，コロナウイルス，インフルエンザウイルス，パラミクソウイルス，ポリオーマウイルス，オウム類嘴羽毛病ウイルス，オウムヘルペスウイルス，ウエストナイルウイルス，雌雄鑑別 哺乳類：*Helicobacter*, アリューシャン病ウイルス 爬虫類：*Cryptosporidium*, *Mycoplasma*, フトアゴヒゲトカゲ，アタデノウイルス
Wisconsin Veterinary Diagnostic Laboratory University of Wisconsin 455 Easterday Ln Madison,WI 53706 USA (608) 262-5432 (800) 608-8387 www.wvdl.wisc.edu	一般：組織病理学，微生物学，剖検，ウイルス学 鳥類：*Bordetella*, *Chlamydophila*, *Mycoplasma*, インフルエンザウイルス，ポリオーマウイルス，ウエストナイルウイルス 爬虫類：*Mycoplasma*, *Salmonella*
Zoo/Exotic Pathology Service 2825 Kovr Drive West Sacramento,CA 95605 USA (916) 725-5100 www.zooexotic.com	一般：病理学
Zoogen, Inc 1046 Olive Drive,Suite 1 Davis,CA 95616 USA (530) 750-5757 (800) 955-2473 www.cgguy.com	鳥類：雌雄鑑別 爬虫類：雌雄鑑別

表 A–5　エキゾチックアニマルの検査機関（続き）

検査機関	試験／検査方法
Zoologix, Inc 9811 Owensmouth Ave Suite 4 Chatsworth, CA 91311 USA (818) 717-8880 www.zoologix.com	鳥類：*Aspergillus, Bordetella, Candida, Cryptosporidium, Mycobacterium, Mycoplasma*，インフルエンザウイルス，ポリオーマウイルス，オウム類嘴羽毛病ウイルス，ウエストナイルウイルス，パチェコ病 哺乳類：*Francisella tularensis, Giardia, Helicobacter, Lawsonia intracellularis, Mycoplasma, Pasteurella, Salmonella*，アリューシャン病ウイルス，狂犬病ウイルス，ティザー病 爬虫類・両生類：ツボカビ，*Cryptosporidium, Mycoplasma, Salmonella*
Zoo Medicine Service College of Veterinary Medicine University of Florida PO Box 100126 Gainesville, FL 32610 USA (352) 392-4700 (ext.5700) www.vetmed.ufl.edu/college/ departments/sacs/research	爬虫類：*Mycoplasma*，アデノウイルス，ヘルペスウイルス，封入体病，パラミクソウイルス

表 A-6　エキゾチックアニマルの獣医師のための専門協会 [a]

団体名	URL
American Association of Wildlife Veterinarians	www.aawv.net
American Association of Zoo Veterinarians	www.aazv.org
American Board of Veterinary Practitioners	www.abvp.com
American College of Zoological Medicine	www.aczm.org
American Society of Laboratory Animal Practitioners	www.aslap.org
Association of Amphibian and Reptilian Veterinarians	www.arav.org
Association of Avian Veterinarians	www.aav.org
Association of Exotic Mammal Veterinarians	www.aemv.org
Association of Primate Veterinarians	www.primatevets.org
Association of Sugar Glider Veterinarians	www.asgv.org
Association of Zoo Veterinary Technicians	www.azvt.org
British Veterinary Zoological Society	www.bvzs.org
Canadian Association of Zoo and Wildlife Veterinarians	www.cazwv.org
European Association of Zoo and Wildlife Veterinarians	www.eazwv.org
International Association for Aquatic Animal Medicine	www.iaaam.org
National Wildlife Rehabilitators Association	www.nwrawildlife.org

a：2010 年 11 月 15 日現在の URL

表 A-7　エキゾチックアニマルのオンライン資料[a]

サイト名	URL	内容
American Society for the Prevention of Cruelty to Animals	www.aspca.org	Animal Poison Control Center が設けられ，一般的なペット飼育方法が記載されている
Amphibian Diseases Home Page	www.jcu.edu.au/school/phtm/PHTM/frogs/ampdis.htm	オーストラリアのホームページで，両生類の疾患について最近の情報が記載されている
Animal Diversity Web	http://animaldiversity.ummz.umich.edu	University of Michigan Museum of Zoology のホームページであり，分類について記載されている
Armed Forces Institute of Pathology	www.afip.org/consultation/vetpath	Annual Pathology of Laboratory Animals Course からの詳しい情報が記載されている
Avibase	http://avibase.bsc-eoc.org	分類学の情報や世界の鳥類の写真が記載されている検索データベース
Biodidac	http://biodidac.bio.uottawa.ca	生物学に関するデジタル資料が記載されている。解剖の図式も記載されている
BioOne	www.bioone.org	生物科学研究ジャーナルを集めたデータベース。エキゾチックジャーナルを多く含む
Center for Agricultural Bioscience International	www.cabi.org	農業および生物科学ジャーナルを集めたデータベース。エキゾチックジャーナルを多く含む
Convention on International Trade in Endangered Species	www.cites.org	野生動物および植物の国際貿易に関する政府間の国際協定
The Colyer Institute	www.colyerinstitute.org	エキゾチックアニマルの口腔疾患および栄養に関する研究所
Dental Anatomy	http://arbl.cvmbs.colostate.edu/hbooks/pathphys/digestion/pregastric/dentalanat.html	ウサギおよびげっ歯類の歯科解剖学に関する情報を含む。Colorado State University のホームページ
Exotic DVM	www.exoticdvm.com	Exotic DVM 雑誌のホームページ
Exotic Pet Vet Net	www.exoticpetvet.net	エキゾチックアニマルの獣医師による記事を集めたホームページ
The Humane Society	www.humanesociety.org	多くのエキゾチックアニマルのケアが記載してある

（続く）

表 A-7　エキゾチックアニマルのオンライン資料[a]（続き）

サイト名	URL	内容
International Species Information System	www.isis.org	動物管理のプロのためのグローバルネットワーク
International Union for the Conservation of Nature	www.iucn.org	環境と開発の挑戦への実用的解決方法を追求するための団体。IUCN Red List of Threatened Species を作成している
International Veterinary Information System	www.ivis.org	多くの書籍に無料でアクセスできる獣医学書籍出版社
An Introduction to Ratite Ranching and Medicine	http://instruction.cvhs.okstate.edu/kocan/ostrich/ostbk2a1.htm	Oklahoma State University のホームページで，走鳥類獣医学の電子書籍をみることができる
ISI Web of Knowledge	www.isiwebofknowledge.com	学問的影響をもたらす科学的研究ジャーナルを含むデータベース。エキゾチックジャーナルを多く含む
Medirabbit	www.medirabbit.com	ウサギの獣医学に関する記事と動画が掲載されている
The Merck Veterinary Manual	www.merckvetmanual.com/mvm/index.jsp	オンラインの Merck Veterinary Manual であり，エキゾチックアニマルの正常な生理学的指標も含む
Pathology of the Domestic Ferret	www.afip.org/consultation/vetpath/ferrets/index.html	Dr.Bruce Williams による家庭飼育のフェレットの病理学的情報
PubMed	www.pubmed.org	U.S.National Library of Medicine のデジタルアーカイブ。エキゾチックジャーナルを多く含む
Research Animal Diagnostic Laboratory	www.radil.missouri.edu/teachresources.html	University of Missouri のホームページで，Diseases of Research Animals と Laboratory Animal Parasitology Color Plates を含んだ，教育資料である
Tufts University Open Courseware, Zoological Medicine Course	http://ocw.tufts.edu/Course/60	Tufts University Collegeof Veterinary Medicine の Zoological Medicine Course の内容にアクセスできる
University of Pennsylvania Computer Aided Learning	http://research.vet.upenn.edu/Home/tabid/5849/Default.aspx	University of Pennsylvania School of Veterinary Medicine の Computer Aided Learning Program である。Special Species Clinical Pathology および Special Species Radiology Sections を含む

表 A-7　エキゾチックアニマルのオンライン資料[a]（続き）

サイト名	URL	内容
USDA APHIS	www.aphis.usda.gov	アメリカ農務省，動植物衛生検査部
Veterinary Information Network	www.vin.com	獣医コンサルタントの会員登録制ネットワーク。動物園およびエキゾチックアニマルの大規模な情報源
Veterinary Partner	www.veterinarypartner.com	Veterinary Information Network のパートナーであり，疾病に関する情報やハンドアウトを提供している
Animal Health（OIE）	www.oie.int	世界の動物衛生を改善することを目的とする団体

a：2010 年 11 月 15 日現在のホームページ。Elsevier Inc. および本書（原書：EXOTIC ANIMAL FORMULARY FOURTH EDITION）の編集者は上記のホームページすべてを閲覧できていないことをご了承ください

表 A-8　エキゾチックアニマルの飼育管理に関するホームページ[a]

カテゴリー	サイト名	URL	内容
水生動物	American Goldfish Association	www.americangoldfish.org	金魚愛好家のための団体。管理およびケアについての情報が記載されている
	Fish Channel	www.fishchannel.com	熱帯動物および海水動物に関するホームページであり，種特異的な情報を多く含む
	Fish Lore	www.fishlore.com	熱帯魚，淡水魚，海水魚に関する情報が記載されている
	Fish Tank Guide	www.fish-tank-guide.com	基本的な水槽の管理，魚のケア，獣医学情報が記載されている。また，一般的な水槽魚に関する種特異的な情報も含む
	International Fancy Guppy Association	www.ifga.org	Fancy Show Guppy のための団体。グッピーの初心者向け情報や獣医学情報が記載されている
爬虫類，両生類	Bearded Dragon Care	www.beardeddragoncare.net	トカゲ飼育者のためにフトアゴヒゲトカゲのケア方法が記載されている
	Boa Tips	www.boatips.com	ペット用ヘビのホームページ。管理，ケア方法，さらに種特異的な情報や画像を提供している
	Box Turtle Care and Conservation	www.boxturtlesite.info	アメリカハコガメの自然界での生息や飼育方法が記載されている
	Chameleon Information Network	www.animalarkshelter.org/cin	カメレオンに関するホームページ。管理およびケアに関する記事が記載されている。
	Frog World	www.frogworld.net	多くのカエル種に関するホームページ。自然界での生息，管理，ケア方法が記載されている
	Global Gecko Association	www.gekkota.com	ヤモリ愛好家のための団体。分類学的に整理された写真と種別のケアシートが記載されている
	Green Iguana Society	www.greenigsociety.org	イグアナのケア方法に関する品質情報を提供している団体。管理，ケア方法，獣医学的情報も含む

表 A-8　エキゾチックアニマルの飼育管理に関するホームページ[a]（続き）

カテゴリー	サイト名	URL	内容
爬虫類, 両生類（続き）	Lizard-landscapes.com	www.lizard-landscapes.com	多くの爬虫類の管理およびケア方法を記載している。ケージの景観作りに関する情報を含む
	The Lizard Lounge	www.the-lizard-lounge.com	多くのトカゲ種に関する管理, ケア方法, 分類学, 写真, 自然界における生息, 獣医学情報を含む
	Melissa Kaplan'sHerp Care Collection	www.anapsid.org	両生類, 爬虫類, 無脊椎動物の管理およびケア方法が記載されている
	Pet Snake Care	www.petsnakecare.net	管理およびケア方法, 種特異的写真や情報を含む
	Poison Dart Frogs	www.poisondartfrog.co.uk	*Dendrobates* 種の管理およびケア方法に関する情報を含む
	Reptile Web	www.reptilesweb.com	世界の爬虫類, 両生類情報センター。爬虫類, 両生類, 無脊椎動物への管理およびケア方法が記載されている
	Snake Tracks	http://snaketracks.com	ペット用ヘビに関するホームページであり, フォーラム, ケア, 種の特定を含む
	Tortoise Trust	www.tortoisetrust.org	カメに関するホームページであり, ケアと管理に関する記事が記載されている
	World Chelonian Trust	www.chelonia.org	カメに関するホームページであり, ケアとカメの分類が記載されている
鳥類	American Budgerigar Society	www.abs1.org	セキセイインコの飼育, 繁殖, 展示に関する情報を提供する団体
	American Federation of Aviculture	www.afabirds.org	非営利団体であり, 鳥類飼育のあらゆる側面を示し, 鳥類の飼育や繁殖について, 教育する場を提供することを目的としている
	African Love Bird Society	www.africanlovebirdsociety.com	ボタンインコの飼育, 繁殖, 展示に関する団体である。管理方法やケアに関する情報, 9種についての情報が記載されている

（続く）

表 A-8　エキゾチックアニマルの飼育管理に関するホームページ[a]（続き）

カテゴリー	サイト名	URL	内容
鳥類（続き）	American Dove Association	www.doveline.com	ハト愛好家のための団体。管理方法やケアに関する情報，亜種に関する情報が記載されている
	American Ostrich Association	www.ostriches.org	最高品質のアメリカダチョウ製品の基準を設け，産業の長期生存を保証するための団体
	Foraging For Parrots	http://foragingforparrots.com	オウム科のための餌あさり玩具のつくり方が記載されている
	International Parrotlet Society	www.parrotletranch.com/ips.html	3属すべてのパロットレットへの適切なケア，保全，繁殖，展示，保護，保存に関して教育する団体
	National Cockatiel Society	www.cockatiels.org	オカメインコへの適切なケア，ハンドリング，保全，繁殖に関する情報を提供している団体
	National Finch and Softbill Society	www.nfss.org	フィンチやソフトビルの飼育や繁殖をすることの喜びを推進する団体
	North American Cockatiel Society	www.cockatiel.org	ペット用オカメインコの飼い主のための団体。オカメインコの管理，ケア，遺伝学，突然変異に関する情報を含む
	Parrot A.L.E.R.T.	http://parrotalert.org	Avian Love（鳥類愛），Education（教育），Resource Team（研究チーム）。複数の動物種へのケアを含む
	Parrot Outreach Society	www.parrotoutreachsociety.org	鳥類の里親を探す手助けをする団体。鳥類への基本的なケアに関する情報も含む
	Wings Central	www.wingscentral.org	African Parrot Society がスポンサーのホームページで，すべてのオウム科に関する情報である。管理およびケアに関する情報や複数の種特異的な情報を含む
	World Parrot Trust	www.parrots.org	すべての野生のオウム科動物種の生存を促進し，家庭内の鳥類の福祉を支持する団体

表 A-8　エキゾチックアニマルの飼育管理に関するホームページ[a]（続き）

カテゴリー	サイト名	URL	内容
哺乳類	American Fancy Rat and Mouse Association	www.afrma.org	ドブネズミとマウスをショーまたはペット用に繁殖および展示することを推進し，促進する団体
	American Ferret Association	www.ferret.org	番組，ニュースレター，立法の教育委員会やその他の場所で，家庭用フェレットをコンパニオンアニマルとして推進する団体
	American Gerbil Society	http://agsgerbils.org	ジャービルの繁殖者，飼育者，愛好家をサポートし，教育を提供する団体
	American Rabbit Breeders Association	www.arba.net	家庭用ウサギとケイビーの推進，発展，改善を提供する団体
	Cheeky Chinchilla	www.cheekychinchillas.com	チンチラの管理およびケアに関する情報
	Ferret Central	www.ferretcentral.org	フェレットの管理およびケアに関する情報
	Ferret Universe	www.ferretuniverse.com	フェレットの管理およびケアに関する情報
	Ferret Village	www.ferretvillage.org	フェレットに関する掲示板
	Gerbil Care	www.gerbilcare.org	ジャービルの管理およびケアに関する情報
	Guinea Lynx	www.guinealynx.info	モルモットの管理およびケアに関する情報
	Hamsterific	www.hamsterific.com	ハムスターの管理およびケアに関する情報
	Hamster Hideout	www.hamsterhideout.com	ハムスターの管理およびケアに関する情報
	House Rabbit Society	www.rabbit.org	アニマルシェルターからウサギを保護し，ウサギへのケアや行動について教育する団体
	International Ferret Congress	www.ferretcongress.org	コンパニオンアニマルの家庭用フェレットの福祉を増進する団体

（続く）

表 A-8　エキゾチックアニマルの飼育管理に関するホームページ[a]（続き）

カテゴリー	サイト名	URL	内容
哺乳類（続き）	International Hedgehog Association	http://hedgehogclub.com	ハリネズミへのケアと改善を教育する団体
	My House Rabbit	www.myhouserabbit.com	家庭用ウサギを祝い，ウサギへのケアと行動について教育する団体
	North American Sugar Glider Association	www.mynasga.org	ペットとしてフクロモモンガの飼育を検討している人に情報を提供する団体
	Pet Hamster Care	http://pethamstercare.com	ハムスターの管理およびケアに関する情報
	Rat Guide	www.ratguide.com	ペット用ラットの健康，薬物使用，繁殖，責任あるケアに関する一般人のガイド
	Sugarglider	www.sugarglider.com	フクロモモンガの管理およびケアに関する情報
	Weasel Words	www.weaselwords.com	フェレットの管理およびケアに関する情報

a：2010年11月15日現在のホームページ。Elsevier Inc. および本書（原書：EXOTIC ANIMAL FORMULARY FOURTH EDITION）の編集者は上記のホームページすべてを閲覧できていないため，情報の正確さが確定できないことをご了承ください

表 A-9　エキゾチックアニマルに使用される薬剤の投与量[a]

マウス，ジャービル，ハムスター，ラット

薬剤名	濃度	投与経路	25g	50g	75g	100g	125g	150g	250g	500g
アドレナリン	0.01mg/mL	IV, IM, IO	0.01	0.02	0.02	0.03	0.04	0.05	0.08	0.15
アトロピン	0.54mg/mL	IM, SC	0.03	0.04	0.06	0.07	0.09	0.11	0.19	0.37
グリコピロレート	0.2mg/mL	IM, SC	0.01	0.01	0.01	0.01	0.02	0.02	0.03	0.05
ジアゼパム	5mg/mL	IV, IM, IO	0.01	0.03	0.05	0.06	0.08	0.09	0.15	0.3
デキサメタゾンSP	4mg/mL	IV, IM	0.03	0.06	0.09	0.13	0.16	0.19	0.32	0.63
ドキサプラム	20mg/mL	IV, SC	0.02	0.03	0.04	0.05	0.07	0.08	0.13	0.25
フロセミド	5mg/mL	IV, IM, SC	0.02	0.04	0.06	0.08	0.1	0.12	0.2	0.4

モルモット，チンチラ

薬剤名	0.5kg	1kg	1.5kg
アドレナリン	0.15	0.3	0.45
アトロピン	0.37	0.74	1.11
グリコピロレート	0.05	0.1	0.15
ジアゼパム	0.3	0.6	0.9
デキサメタゾンSP	0.63	1.25	1.87
ドキサプラム	0.25	0.5	0.75
フロセミド	0.4	0.8	0.12

ウサギ

薬剤名	濃度	投与経路	0.5kg	1kg	1.5kg	2kg	3kg	4kg	5kg
アドレナリン	1mg/mL	IV, IM, IO	0.5	1.0	1.5	2.0	3.0	4.0	5.0
アトロピン	0.54mg/mL	IM, SC	0.5	0.9	1.4	1.9	2.8	3.7	4.6
グリコピロレート	0.2mg/mL	IM, SC	0.05	0.1	0.15	0.2	0.3	0.4	0.5
ジアゼパム	55mg/mL	IV, IM, IO	0.3	0.6	0.9	1.2	1.8	2.4	3.0
ジフェンヒドラミン	50mg/mL	IV, IM	—	—	—	—	—	—	—

フェレット

薬剤名	0.5kg	1kg	1.5kg	2kg
アドレナリン	0.1	0.2	0.3	0.4
アトロピン	0.05	0.1	0.15	0.2
グリコピロレート	0.03	0.05	0.08	0.1
ジアゼパム	0.2	0.4	0.6	0.8
ジフェンヒドラミン	0.02	0.04	0.06	0.08

（続く）

表A-9 エキゾチックアニマルに使用される薬剤の投与量[a]（続き）

薬剤名	濃度	投与経路	ウサギ							フェレット		
			0.5kg	1kg	1.5kg	2kg	3kg	4kg	5kg	1kg	1.5kg	2kg
デキサメタゾンSP	4mg/mL	IV, IM	0.25	0.5	0.75	1.0	1.5	2.0	2.5	2.0	3.0	4.0
ドキサプラム	20mg/mL	IV, SC	0.13	0.25	0.38	0.5	0.75	1.0	1.3	0.1	0.15	0.2
フロセミド	50mg/mL	IV, IM, SC	0.04	0.08	0.12	0.16	0.24	0.32	0.4	0.08	0.12	0.16

薬剤名	濃度	投与経路	鳥類										
			0.05kg	0.1kg	0.2kg	0.3kg	0.4kg	0.5kg	0.6kg	0.7kg	0.8kg	0.9kg	1.0kg
アドレナリン	1mg/mL	IV, IM, IO	0.05	0.1	0.2	0.3	0.4	0.5	0.6	0.7	0.8	0.9	1.0
アトロピン	0.54mg/mL	IM, SC	0.05	0.09	0.19	0.28	0.37	0.46	0.56	0.65	0.74	0.83	0.93
グルコン酸カルシウム	100mg/mL	IV, IM	0.05	0.1	0.2	0.3	0.4	0.5	0.6	0.7	0.8	0.9	1.0
ジアゼパム	5mg/mL	IV, IM, IO	0.01	0.02	0.04	0.06	0.08	0.1	0.12	0.14	0.16	0.18	0.2
デキサメタゾンSP	4mg/mL	IV, IM	0.05	0.1	0.2	0.3	0.4	0.5	0.6	0.7	0.8	0.9	1.0
ドキサプラム	20mg/mL	IV, IM, IO	0.05	0.1	0.2	0.3	0.4	0.5	0.6	0.7	0.8	0.9	1.0

薬剤名	濃度	投与経路	爬虫類										
			0.1kg	0.25kg	0.5kg	0.75kg	1kg	2kg	3kg	4kg	5kg	6kg	7kg
アトロピン	0.54mg/mL	IV, IM, SC	0.01	0.02	0.04	0.06	0.07	0.15	0.22	0.3	0.37	0.44	0.52
グリコピロレート	0.2mg/mL	IV, IM	0.01	0.02	0.03	0.04	0.05	0.1	0.15	0.2	0.25	0.3	0.35

			0.1	0.3	0.5	0.75	1.0	2.0	3.0	4.0	5.0	6.0	7.0
グルコン酸カルシウム	100mg/mL	IV, IO, SC	0.05	0.12	0.25	0.38	0.5	1.0	1.5	2.0	2.5	3.0	3.5
ジアゼパム	5mg/mL	IV, IM, ICe	0.05	0.12	0.25	0.38	0.5	1.0	1.5	2.0	2.5	3.0	3.5
デキサメタゾン SP	4mg/mL	IV, IM	0.01	0.02	0.03	0.05	0.06	0.13	0.19	0.25	0.31	0.38	0.44

a：Kottwitz J, Kelleher S. Emergency Drugs より抜粋：エキゾチックアニマルの早見表。*Exotic DVM* 2003.5.5：23-25

表 A-10　エキゾチックアニマルの輸液

種　類	溶　液	Na$^+$ (mEq/L)	K$^+$ (mEq/L)	Cl$^-$ (mEq/L)	Ca^{2+} (mEq/L)	Mg^{2+} (mEq/L)	緩衝剤 (mEq/L)	浸透圧 (mOsm/L)	pH
晶質液	リンゲル液	147	4	156	4	0	0	310	5-7.5
	乳酸リンゲル液	130	4	109	3	0	28（乳酸）	275	6-7.5
	0.9％NaCl	154	0	154	0	0	0	308	4.5
	5％ブドウ糖	0	0	0	0	0	0	252	4-6.5
	2.5％ブドウ糖／0.45％NaCl	77	0	77	0	0	0	280	4.5
	電解質液	140	5	98	0	3	27（酢酸） 23（グルコン酸）	294	4-6.5
	補正晶質液	140	5	98	0	3	27（酢酸） 23（グルコン酸）	294	6.6
コロイド液	デキストラン6％／0.9％NaCl	154	0	154	0	0	0	310	3-7.0
	ヘタスターチ	154	0	154	0	0	0	309	5.5
	ペンタスターチ	154	0	154	0	0	0	326	5
	ヘモグロビングルタマー	—	—	—	—	—	—	300	7.8

表 A-11　略語一覧

a.c.	食前	o.d.	右眼
a.d.	右耳	o.s.	左眼
ad lib	随意	o.u.	両眼
adm	投与	oz	オンス
aq	水	p.c.	食後
a.s.	左耳	PO (p.o.)	経口
a.u.	両耳	prn (p.r.n.)	必要に応じて
b.i.d.	1日2回	q. (q)	ごと
c.	併用	q.d.	毎日
cap (s)	カプセル	q4h	4時間ごと，など
cc	立方センチメートル	q24h	1日1回
disp	調剤	q.i.d.	1日4回
fl oz	液量オンス	q.o.d.	隔日
g (gm)	グラム	q.s.	十分量
gr	グレイン	®	商標登録名
gtt (s)	滴	SC (SQ)	皮下内
h (hr)	時間	Sig:	飼い主への指示
h.s.	就寝時	sol'n	溶液
IM	筋肉内	stat	早急に
inj	注射	susp	懸濁液
IP	腹腔内	tab (s)	錠剤
IV	静脈内	Tbs	大さじ
kg	キログラム	t.i.d.	1日3回
lb	ポンド	tsp	小さじ
mg	ミリグラム	ut dict.	指示通り
mL	ミリリットル		

表 A-12　重さ，液体量，長さ，パーセンテージ，ミリグラム等量の変換

重さ

1 ミリグラム (mg) ＝1,000 μg (mcg orig) ＝0.015 グレイン
1 グレイン (gr) ＝64.8mg (≈65mg)
1 グラム (g) ＝15.43 グレイン (≈15 グレイン) ＝1,000mg
1 キログラム (kg) ＝1,000g＝2.2lb
1 オンス (oz) ＝28.35g
1 ポンド (lb) ＝454g＝16oz＝ 0.45kg
2.2 ポンド＝1kg

液体量

1 滴＝0.05 (1/20) ミリリットル (mL)
1 立方センチメートル (cc) ＝1mL
1 リットル (L) ＝1,000mL
1 小さじ (tsp) ＝5mL
1 大さじ (Tbs) ＝15mL
1 液体オンス (fl oz) ＝29.57mL (≈30mL)
1 パイント＝473.2mL (≈473mL)
1 クオート＝2 パイント＝32fl oz＝0.946L
1 ガロン＝4 クオート＝3.785L
1 カップ＝8fl oz＝237mL＝16Tbs

長さ

1 ミリメートル (mm) ＝0.039inches (in)
1 センチメートル (cm) ＝0.39in
1 メートル (m) ＝39.37in
1 インチ (in) ＝2.54cm
1 フィート (ft) ＝30.48cm
1 ヤード (yd) ＝91.44cm

パーセンテージ等価

0.1 ％溶液＝1mg/mL
1 ％溶液＝10mg/mL
10 ％溶液＝100mg/mL

ミリグラム等量

1mEq Na＝23mg Na＝58.5mg NaCl
1g Na＝2.54g Na C＝43mEq Na
1g NaCl＝0.39g Na＝17mEq Na
1mEq K＝39mg K＝74.5mg KCl
1g K＝1.91g KCl＝26mEq K
1g KCl 0.52g K＝13mEq K
1mEq Ca＝20mg Ca
1g Ca＝50mEq Ca
1mEq Mg＝0.12g $MgSO_4.7H_2O$
1g Mg＝10.2g $MgSO_4.7H_2O$＝82mEq Mg

表 A-13　摂氏，華氏温度の変換表[a]

℃	℉	℃	℉	℃	℉
0	32.0	17	62.6	34	93.2
1	33.8	18	64.4	35	95.0
2	35.6	19	66.2	36	96.8
3	37.4	20	68.0	37	98.6
4	39.2	21	69.8	38	100.4
5	41.0	22	71.6	39	102.2
6	42.8	23	73.4	40	104.0
7	44.6	24	75.2	41	105.8
8	46.4	25	77.0	42	107.6
9	48.2	26	78.8	43	109.4
10	50.0	27	80.6	44	111.2
11	51.8	28	82.4	45	113.0
12	53.6	29	84.2	46	114.8
13	55.4	30	86.0	47	116.6
14	57.2	31	87.8	48	118.4
15	59.0	32	89.6	49	120.2
16	60.8	33	91.4	50	122.0

a：変換式　℃＝5/9×(℉－32)，℉＝9/5×(℃)＋32

表 A-14　臨床化学の国際 (SI) 単位系の換算係数[a]

成分	慣用 (USA) 単位	換算係数 (x)	SI 単位
総タンパク質	g/dL	10	g/L
アルブミン	g/dL	10	g/L
AST (SGOT)	U/L	1.0	IU/L
ALT (SGPT)	U/L	1.0	IU/L
ALP	U/L	1.0	IU/L
コレステロール	mg/dL	0.02586	mmol/L
トリグリセリド	mg/dL	0.011	mmol/L
ビリルビン	mg/dL	17.10	μmol/L
グルコース	mg/dL	0.05551	mmol/L
アミラーゼ	U/L	1.0	IU/L
リパーゼ			
Sigma Tietz	U/dL	280	IU/L
Cherry—Crandall	U/L	1.0	IU/L
尿素窒素	mg/dL	0.3570	mmol/L[b]
クレアチニン	mg/dL	88.40	μmol/L
Na	mEq/L	1.0	mmol/L
Cl	mEq/L	1.0	mmol/L
K	mEq/L	1.0	mmol/L
Mg	mEq/L	0.5	mmol/L
Fe	μg/dL	0.1791	μmol/L
P (無機リンとして)	mg/dL	0.3229	mmol/L
Ca	mg/dL	0.2495	mmol/L
クレアチニンキナーゼ	U/L	1.0	IU/L
尿酸	mg/dL	59.48	umol/L
浸透圧	mOsm/kg	1.0	mmol/kg
二酸化炭素	mEq/L	1.0	mmol/L
アンモニア (NH$_3$)	g/dL	0.5871	μmol/L

表 A-14　臨床化学の国際 (SI) 単位系の換算係数[a]（続き）

成分	慣用 (USA) 単位	換算係数 (x)	SI 単位
銅	g/dL	0.16	mol/L
コルチゾール	g/dL	27.59	nmol/L
フィブリノーゲン	mg/dL	0.01	g/L
総脂質	mg/dL	0.01	g/L
トリヨードサイロニン (T_3)	g/dL	15.6	nmol/L
チロキシン (T_4)	g/dL	12.87	nmol/L

a：抜粋元；Veterinary Laboratory Medicine：Interpretation and Diagnosis, Meyer D.H., Harvey J.W., 3 rd ed., Copyright,2004（Elsevier 社からの許可済）

表 A-15　血液学の国際 (SI) 単位系の換算係数[a]

成分	慣用 (USA) 単位	換算係数 (x)	SI 単位
赤血球 (RBC)	$\times 10^6/\mu L$	—	$\times 10^{12}/L$
ヘモグロビン (Hgb)	g/dL	10	g/L
平均赤血球容積 (MCV)	fL	—	fL
平均赤血球ヘモグロビン量 (MCH)	pg	—	pg
平均赤血球ヘモグロビン濃度 (MCHC)	g/dL	10	g/L
白血球 (WBC)	$\times 10^3/\mu L$	—	$\times 10^9/L$
好中球 (分葉)	$\times 10^3/\mu L$	—	$\times 10^9/L$
好中球 (桿状)	$\times 10^3/\mu L$	—	$\times 10^9/L$
リンパ球	$\times 10^3/\mu L$	—	$\times 10^9/L$
単球	$\times 10^3/\mu L$	—	$\times 10^9/L$
好酸球	$\times 10^3/\mu L$	—	$\times 10^9/L$
好塩基球	$\times 10^3/\mu L$	—	$\times 10^9/L$
血小板	$\times 10^3/\mu L$	—	$\times 10^9/L$
網状赤血球	%	—	%

a：抜粋元；Veterinary Laboratory Medicine：Interpretation and Diagnosis, Meyer D.H. Harvey J.W., 3 rd ed., Copyright, 2004 (Elsevier 社からの許可済)

INDEX

第1章　無脊椎動物

- 2-フェノキシエタノール······················24
- MS-222·····························24, 26
- アジ化ナトリウム··························24
- アミトラズ································22
- イオヘキソール····························28
- イソフルラン······························24
- イトラコナゾール··························19
- イベルメクチン····························22
- ウィンターセイボリーエキス···············19
- エタノール································24
- エタノール・メントール····················24
- 塩化カリウム······························24
- 塩化ベンザルコニウム·····················19
- 塩化マグネシウム··························25
- 塩素／塩素中和剤··························28
- エンロフロキサシン·······················19
- オキシテトラサイクリン···················19
- オキソリン酸······························20
- 過酸化水素································28
- 活性炭····································28
- 過マンガン酸カリウム·····················22
- ギ酸······································22
- キシラジン································25
- クロム酸··································22
- クロラムフェニコール·····················20
- クロレトン································25
- ケタミン··································25
- 氷··25
- 酸素······································28
- ジアトリゾ酸メグルミンナトリウム········28
- 重炭酸ナトリウム錠······················25
- 硝化細菌··································28
- スルファジアジン銀クリーム···············20
- スルファジメトキシン·····················20
- スルファジメトキシン・オルメトプリム
  ··20
- スルファメトキサゾール・トリメトプリム
  ··20
- ゼオライト（例：クリノプチライト）·······28
- セフタジジム······························20
- セボフルラン······························25
- タイロシン································20
- 淡水······································22
- チオ硫酸ナトリウム·······················29
- チモール··································22
- 丁子油（オイゲノール）····················26
- テトラサイクリン··························21
- トリス EDTA・ネオマイシン···············21
- トリカインメタンスルフォネート··········26
- トリトン X-100····························22
- トリフルラリン····························21
- ナイスタチン······························21
- 二酸化炭素································26
- ニトロフラゾン····························21
- ヒドロキシルアミン（塩酸塩）··············26
- 氷酢酸····································22
- ブトルファノール··························26
- フマギリン································22
- フラゾリドン······························21
- フルコナゾール····························21
- プロカイン································26
- プロピレンフェノキシエタノール··········26
- ベンゾカイン···························27, 29
- ペントバルビタールナトリウム···········27
- ポビドンヨード····························22
- ホルマリン·······························21, 22
- ミネラルオイル····························29
- ミルベマイシンオキシム···················22
- メタクリル酸メチル·······················29
- メトロニダゾール··························22
- メントール································23
- ヨード（5％ルゴール溶液）·················21
- リドカイン································27
- 硫酸バリウム······························29
- 硫酸マグネシウム··························27
- レバミゾール······························23

第2章　魚類

- 3種抗菌薬軟膏（硫酸ポリミキシン B，バシトラシン，硫酸ネオマイシン）·········36
- LRH-A····································56
- MS-222·································52, 54
- アクリフラビン····························36
- アジスロマイシン··························36
- アズトレオナム····························36
- アセト氷酢酸······························45
- アチパメゾール····························52
- アドレナリン······························56
- アトロピン································56
- アミカシン································36
- アモキシシリン····························36
- アルベンダゾール··························45
- アンピシリン······························36
- イソフルラン······························52
- イトラコナゾール··························36
- イベルメクチン····························45
- エタノール································52
- エトミデート······························52
- エナメクチン······························45
- エリスロマイシン··························37
- 塩化ベンザルコニウム·····················37
- 塩素／塩素中和剤··························56
- エンロフロキサシン·······················37
- オイゲノール···························52, 53
- オキシテトラサイクリン···················38
- オキソリン酸······························38
- 過酸化水素······························45, 56
- 活性炭····································56
- 過マンガン酸カリウム·················39, 45

キナルジン硫酸塩	52	マラカイトグリーン（亜鉛を含まない）	44
強化ヨウ素	39	ミコナゾール	44
グルカン	56	メチルテストステロン	59
クロサンテル・メベンダゾール	45	メチレンブルー	44, 49
クロラミン-T	39, 45	メデトミジン	52, 55
クロラムフェニコール	39	メトミデート	55
クロロキン二リン酸塩	46	メトロニダゾール	50
ケタミン	52	メベンダゾール	45, 50
ケトコナゾール	39	リドカイン	55
ゲンタマイシン	40	硫酸銅	51
コイ脳下垂体エキス	56	硫酸カナマイシン	44
コナゾール	40	リン酸ジメチル	51
サラフロキサシン	40	ルフェヌロン	51
酸素	57	レセルピン	59
塩（塩化ナトリウム）	46, 57	レバミゾール	51
ジフルベンズロン	46		
ジフロキサシン	40	**第3章　両生類**	
シプロフロキサシン	40		
ジメトリダゾール	46	亜塩素酸ナトリウム（NaOCl$_2$）	77
重炭酸ナトリウム	53	アクリフラビン	79
重炭酸ナトリウム錠	53	アチパメゾール	83
硝化細菌	57	アトロピン	88
スルファジアジン銀クリーム	40	アミカシン	74
スルファジメトキシン・オルメトプリム	40	アムホテリシン B	77
ゼオライト（クリノプチライト）	57	アルファキサン	83
セフタジジム	40	イソニアジド	74
淡水	46	イソフルラン	83
チアベンダゾール	46	イトラコナゾール	77
チアンフェニコール	40	イベルメクチン	79, 80
チオ硫酸ナトリウム	58	塩化ベンザルコニウム	77, 79
丁子油（オイゲノール）	53	エンロフロキサシン	74
デキサメタゾン	58	エンロフロキサシン・スルファジアジン銀溶液	74
デクスメデトミジン	53	オキシテトラサイクリン	74, 79
ドキサプラム	58	オクスフェンダゾール	79
トブラマイシン	41	過マンガン酸カリウム	77, 79
トリカインメタンスルフォネート	54	カルベニシリン	74
トリクロルホン（ホスホン酸ジメチル）	47	グルコン酸カルシウム	88
トリメトプリム・スルファメトキサゾール	41	グルビオン酸カルシウム	88
ナリジクス酸	41	クロラムフェニコール	74, 77
ニクロサミド	47	ケタミン	83
二酸化炭素	54	ケトコナゾール	77
ニトロフラゾン	41	ゲンタマイシン	75
ニフルピリノール	41	酸素	88
ネオマイシン	41	ジアゼパム	83
ピランテルパモ酸塩	47	シアノアクリレート接着剤	88
ハロペリドール	58	塩（塩化ナトリウム）	79
ヒドロコルチゾン	58	シプロフロキサシン	75
ヒト絨毛性性腺刺激ホルモン（hCG）	58	重篤症例用の食事	88
ピペラジン	47	●Carnivore Critical Care	88
フェノキシエタノール	54	●Emeraid for Carnivores	88
フェンベンダゾール	47	●Feline Clinical CareLiquid	88
ブトルファノール	54	●Hill's Feline a/d	88
プラジクアンテル	48	蒸留水	79
フラゾリドン	42	スルファジアジン	75, 79
フルメキン	42	スルファジアジン銀	75
フロセミド	58	スルファメタジン	75, 79
ブロノポール	42	セフタジジム	75
プロポフォール	54	セボフルラン	83
フロルフェニコール	43	セラメクチン	79
ベカプレルミン	58	体温上昇	78
ベンゾカイン	54	チアベンダゾール	79
ペントバルビタール	55	チオ硫酸ナトリウム	88
ホルマリン	43, 49	丁子油（オイゲノール）	84
マラカイトグリーン	49	チレタミン・ゾラゼパム	84
		デキサメタゾン	88

テトラサイクリン	75, 79	L-アスパラギナーゼ	146
ドキシサイクリン	75, 89	ReptiVite	140
ドキシサイクリン1％ゲル	75	S-アデノシルメチオニン	146
トリカインメタンスルフォネート	84	アシクロビル	112
トリメトプリム・サルファ剤	76, 79	アジスロマイシン	105
トリメトプリム・スルファジアジン	76	アセプロマジン	122, 125
トリメトプリム・スルファメトキサゾール	76	アチパメゾール	122
トルナフタート	78	アドレナリン	122
ナイスタチン1％クリーム	78	アトロピン	122, 146
ナロルフィン	85	アミカシン	105
ニトロフラゾン	76	アミドトリゾ酸	146
ニフルピリノール	76	アミノフィリン	146
妊馬血清性腺刺激ホルモン（PMSG）	87	アムホテリシンB	113
パロモマイシン	80	アモキシシリン	105
ビタミンAゲルキャップ	89	アルギニンバソトシン	137
ビタミンA	89	アルファキサロン	122
ビタミンB_1	89	アルベンダゾール	115
ビタミンD_3	89	アロプリノール	146
ビタミンE（アルファトコフェロール）	89	アンピシリン	106
ブドウ糖5％溶液	90	イオヘキソール	146
ヒト絨毛性性腺刺激ホルモン（hCG）	87	維持晶質液	141
ピペラシリン	76	イソフルラン	123
ピペラジン	80	イトラコナゾール	113
ピランテルパモ酸塩	80	イベルメクチン	115
フィゾスチグミン（点眼薬）	89	イミダクロプリド・モキシデクチン	115
フェバンテル	80	インスリン	137
フェンベンダゾール	80	ウシ由来重合ヘモグロビン	141
ブトルファノール	85	エトドラク	134
プラジクアンテル	80	エトルフィン	123
フルコナゾール	78	エモデプシド・プラジクアンテル	115
フロルフェニコール	78	塩化カリウム	146
ヘタスターチ	90	塩化ナトリウム	141
ベンゾカイン	86	エンロフロキサシン	106
ペントバルビタールナトリウム	86	オオアザミ	147
ポナズリル	80	オキシテトラサイクリン	107
ポリミキシンB・バシトラシン・ネオマイシン	76	オキシトシン	137
ホルマリン	80	オキシモルフォン	134
マーキュロクロム	78	オクスフェンダゾール	115
マラカイトグリーン	78, 81	オリーブオイル	116
ミコナゾール	78	カナマイシン	107
メチレンブルー	78, 90	ガラミン	123
メトキシフルラン	86	カルシウム	141
メトロニダゾール	76, 80, 81	カルシトニン	138
メロキシカム	86, 90	カルバリル粉末	116
モキシデクチン	81	カルプロフェン	134
モルヒネ	86	カルベニシリン	107
リドカイン	86	カルボプラチン	147
リファンピン	76	キシラジン	123
硫酸銅	81	キナクリン	116
両生類用リンゲル液（ARS）	90	クラリスロマイシン	107
レバミゾール	82	グリコピロレート	124
ロニダゾール	82	グリセオフルビン	113
		グリセロリン酸カルシウム・乳酸カルシウム	141
第4章　爬虫類		クリンダマイシン	107
		グルコン酸カルシウム	141
Carnivore Care	140	グルコン酸カルシウム・ボログルコン酸	142
Clinicare　犬猫用	140	グルビオン酸カルシウム	142
Critical Care fo Herbivores	140	クロトリマゾール	113
EDTAカルシウム	146	クロラムフェニコール	107
Emerald Exotic Carnivore	140	クロラムブシル	147
Emerald Herbivore	140	クロルテトラサイクリン	107
Emerald Omnivore	140	クロルプロマジン	124
F10 スーパーコンセントレイト消毒	113	クロルヘキシジン	108, 114
K-Yゼリー	146	クロルヘキシジン溶液	112

INDEX

クロロキン・・・・・・・・・・・・・・・・・・・・・116
ケタミン・・・・・・・・・・・・・・・・・・・・124-126
ケトコナゾール・・・・・・・・・・・・・・・・・114
ケトプロフェン・・・・・・・・・・・・・・・・・134
ゲンタマイシン・・・・・・・・・・・・・・・・・108
ゲンタマイシン・ベタメタゾン点眼薬・・・108
ゲンタマイシン眼軟膏／点眼薬・・・・・・・・108
サクシニルコリン・・・・・・・・・・・・・・・127
ジアゼパム・・・・・・・・・・・・・・・・126, 127
ジオクチルソジウムスルホサクシネート
・・・・・・・・・・・・・・・・・・・・・・・・・・・・147
シクロホスファミド・・・・・・・・・・・・・・147
ジクロルボス・・・・・・・・・・・・・・・・・・・116
シサプリド・・・・・・・・・・・・・・・・・・・・・147
シスプラチン・・・・・・・・・・・・・・・・・・・147
ジソプロフォール・・・・・・・・・・・・・・・128
ジヒドロストレプトマイシン・・・・・・・・108
シプロフロキサシン・・・・・・・・・・・・・・108
シプロフロキサシン眼軟膏／点眼薬・・・・108
シメチジン・・・・・・・・・・・・・・・・・・・・・147
ジメトリダゾール・・・・・・・・・・・・・・・116
重炭酸ナトリウム・・・・・・・・・・・・・・・147
水酸化アルミニウム・・・・・・・・・・・・・・147
スクラルファート・・・・・・・・・・・・・・・147
スタノゾロール・・・・・・・・・・・・・・・・・138
ストレプトマイシン・・・・・・・・・・・・・・108
スピラマイシン・・・・・・・・・・・・・・・・・116
スルファキノキサリン・・・・・・・・・・・・116
スルファジアジン・・・・・・・・・・・・・・・109
スルファジアジン銀クリーム・・・・・・・・109
スルファジアジン・スルファメラジン・・・117
スルファジミジン・・・・・・・・・・・・・・・117
スルファジメトキシン・・・・・・・・109, 117
スルファメタジン・・・・・・・・・・・・・・・117
スルファメトキシジアジン・・・・・・・・・117
セファレキシン・・・・・・・・・・・・・・・・・109
セファロチン・・・・・・・・・・・・・・・・・・・109
セフォタキシム・・・・・・・・・・・・・・・・・109
セフォペラゾン・・・・・・・・・・・・・・・・・109
セフタジジム・・・・・・・・・・・・・・・・・・・109
セフチオフルナトリウム・・・・・・・・・・・109
セフロキシム・・・・・・・・・・・・・・・・・・・109
セレニウム・・・・・・・・・・・・・・・・・・・・・142
タイロシン・・・・・・・・・・・・・・・・・・・・・109
ダノフロキサシン・・・・・・・・・・・・・・・110
タモキシフェン60日間放出ペレット・・・147
炭酸カルシウム・・・・・・・・・・・・・・・・・142
チアベンダゾール・・・・・・・・・・・114, 117
チカルシン・・・・・・・・・・・・・・・・・・・・・110
デキサメタゾン・・・・・・・・・・・・・・・・・138
デキサメタゾンリン酸エステルナトリウム
・・・・・・・・・・・・・・・・・・・・・・・・・・・・138
デキストラン鉄・・・・・・・・・・・・・・・・・142
デクスメデトミジン・・・・・・・・・・・・・・129
電解質液・・・・・・・・・・・・・・・・・・・・・・・142
ドキサプラム・・・・・・・・・・・・・・・・・・・129
ドキシサイクリン・・・・・・・・・・・・・・・110
ドキソルビシン・・・・・・・・・・・・・・・・・148
トブラマイシン・・・・・・・・・・・・・・・・・110
トラマドール・・・・・・・・・・・・・・・・・・・134
トリメトプリム・サルファ剤・・・・・・・・118
トリメトプリム・スルファジアジン・・・・110
トリメトプリム・スルファメトキサゾール
・・・・・・・・・・・・・・・・・・・・・・・・・・・・110
トルトラズリル・・・・・・・・・・・・・・・・・118
トルナフタート1％クリーム・・・・・・・・114

ナイスタチン・・・・・・・・・・・・・・・・・・・114
ナロキソン・・・・・・・・・・・・・・・・・・・・・129
ナンドロロン・・・・・・・・・・・・・・・・・・・138
ニトロフラゾン・・・・・・・・・・・・・・・・・118
乳酸リンゲル液・・・・・・・・・・・・・・・・・142
ネオスチグミン・・・・・・・・・・・・・・・・・129
爬虫類用リンゲル液・・・・・・・・・・・・・・142
ハロペリドール・・・・・・・・・・・・・・・・・129
パロモマイシン・・・・・・・・・・・・・・・・・118
ヒアルロニダーゼ・・・・・・・・・・・・・・・129
ビタミンA・・・・・・・・・・・・・・・・・・・・・143
ビタミンA・D_3・E・・・・・・・・・・・・・143
ビタミンB_1（チアミン）・・・・・・・・・・143
ビタミンB_{12}（シアノコバラミン）・・・143
ビタミンB複合体・・・・・・・・・・・・・・・143
ビタミンC・・・・・・・・・・・・・・・・・・・・・144
ビタミンD_3・・・・・・・・・・・・・・・・・・・144
ビタミンE・セレニウム・・・・・・・・・・・144
ビタミンK_1・・・・・・・・・・・・・・・・・・・144
ヒドロキシエチルデンプン・・・・・・・・・144
ヒドロクロロチアジド・・・・・・・・・・・・148
ピペラシリン・・・・・・・・・・・・・・・・・・・110
ピペラジン・・・・・・・・・・・・・・・・・・・・・118
ピモベンダン・・・・・・・・・・・・・・・・・・・148
ピランテルパモ酸塩・・・・・・・・・・・・・・118
ビレスリンスプレー・・・・・・・・・・・・・・119
ビンクリスチン・・・・・・・・・・・・・・・・・148
フィプロニル・・・・・・・・・・・・・・・・・・・119
フェンタニル・・・・・・・・・・・・・・・・・・・134
フェンベンダゾール・・・・・・・・・・・・・・119
ブドウ糖液・・・・・・・・・・・・・・・・・・・・・144
ブトルファノール・・・・・・・・126, 130, 134
ブピバカイン・・・・・・・・・・・・・・・・・・・135
ブプレノルフィン・・・・・・・・・・・・・・・135
プラジクアンテル・・・・・・・・・・・・・・・119
フルコナゾール・・・・・・・・・・・・・・・・・114
フルニキシンメグルミン・・・・・・・・・・・135
フルマゼニル・・・・・・・・・・・・・・・・・・・130
プレドニゾロン・・・・・・・・・・・・135, 138
プレドニゾロンコハク酸エステルナトリウム
・・・・・・・・・・・・・・・・・・・・・・・・・・・・138
プレドニゾン・・・・・・・・・・・・・・・・・・・138
フロセミド・・・・・・・・・・・・・・・・・・・・・138
プロパラカイン・・・・・・・・・・・・・・・・・135
プロベネシド・・・・・・・・・・・・・・・・・・・148
プロポフォール・・・・・・・・・・・・・126, 130
ペチジン・・・・・・・・・・・・・・・・・・・・・・・135
ペニシリンベンザチン水和物・・・・・・・・110
ペニシリンG・・・・・・・・・・・・・・・・・・・110
ペルメトリン・・・・・・・・・・・・・・・・・・・119
ペンタゾシン・・・・・・・・・・・・・・・・・・・135
ペントバルビタール・・・・・・・・・131, 148
補正晶質液・・・・・・・・・・・・・・・・・・・・・145
ポナズリル・・・・・・・・・・・・・・・・・・・・・119
ポビドンヨード溶液／軟膏・・・・・・・・・111
ボリコナゾール・・・・・・・・・・・・・・・・・114
マラカイトグリーン・・・・・・・・・・・・・・114
マルボフロキサシン・・・・・・・・・・・・・・111
ミコナゾール・・・・・・・・・・・・・・・・・・・114
水・・・・・・・・・・・・・・・・・・・・・・・・・・・・120
ミダゾラム・・・・・・・・・・・・・126, 130, 132
ミルベマイシン・・・・・・・・・・・・・・・・・120
メチマゾール・・・・・・・・・・・・・・・・・・・148
メチルプレドニゾロン・・・・・・・・・・・・138
メデトミジン・・・・・・・・・・・126, 130, 132
メトクロプラミド・・・・・・・・・・・・・・・148

メトトレキサート	148	アモキシシリンナトリウム	211
メトヘキシタール	133	アルサニル酸（アルサニルナトリウムまたは	
メトミデート	133	P-アミノ-ベンゼンアルサニル酸）	211
メトロニダゾール	110, 120, 145	アルファキサロン・アルファドロン	
メペリジン	135		279, 290
メベンダゾール	120	アルファクロラロース	279
メルファラン	148	アルベンダゾール	252
メロキシカム	135	アロエベラ	348
モルヒネ	136	アロプリノール	348
ヨード	145	アンピシリン三水和物	211
ヨード化合物	148	アンピシリンナトリウム	212
ヨヒンビン	133	アンプロリウム	252
ラクツロース	148	アムホテリシン B	239, 315, 335
リドカイン	133, 136	アムホテリシン B 軟膏	335
リュープロレリン酢酸塩	139	アムホテリシン B（3 %クリーム）	240
硫酸キニン	121	アムホテリシン B／タンパク質分解性鼻腔内	
硫酸バリウム	148	洗浄	240
硫酸ポリミキシン B, 亜鉛バシトラシン,		安息香酸エストラジオール	307
硫酸ネオマイシン軟膏	111	アンモニウム溶液	349
リンコマイシン	111	イオヘキソール	349
レスメトリンスプレー／シャンプー	121	イソクスプリン	349
レバミゾール	121	イソニアジド	212
レボチロキシン	139	イソフルラン	280, 335, 346
ロクロニウム	133	一酸化炭素（CO）	346
		イトラコナゾール	240, 341
第 5 章 鳥類		イブプロフェン	302
		イプロニダゾール	253
9, 10 アントラキノン	347	イベルメクチン	253, 335
^{99m}テクネチウム・ジエチレントリアミン五		イミキモドクリーム	250
酢酸（DTPA）	347	イムノレグリン	250
^{99m}テクネチウム・ジソフェニン	347	インスリン	307
Armor All プロテクタント	347	インターフェロンα_{2a}	250
d-ツボクラリン	335	ウンデシレン酸ボルデノン	307
EDTA カルシウム	318	エキナセア	251
EDTA-トロメタミンまたは EDTA-Tris	347	エタンブトール	212
L-カルニチン	329	エデト酸 2 ナトリウム点眼液	335
N-アセチル -L- システイン	315	エトルフィン／アセプロマジン	280
Skin-So-Soft	347	エトルフィン／アセプロマジン／キシラジン	
STA 溶液	239		280
アザペロン	278, 300	エトルフィン／ケタミン	280
亜酸化窒素	278	エナラプリル	349
亜酸化窒素／イソフルラン／ベクロニウム		エニルコナゾール	315
	278	エニルコナゾール乳剤	242
アシクロビル	249	エリスロマイシン	213, 315
アジスロマイシン	208	塩化カリウム	346
アスパラギナーゼ	339	塩化カルシウム	329
アスピリン（アセチルサリチル酸）	302	塩化ナトリウム	316
アセトアミノフェン	302	塩化ナトリウム（緩衝化塩タブレット）	329
アセプロマジン	278, 280, 289	塩基性硫酸鉄	348
アセマンナン	249, 339, 347	塩酸エトルフィン	280
アチパメゾール	278	塩酸キナクリン	254
アデニン・クエン酸ナトリウム水和物・クエ		塩酸ケタミン	281
ン酸水和物・ブドウ糖・リン酸二水素カ		塩酸シプロフロキサシン	335
リウム液（CPDA）	347	塩酸デクスメデトミジン	282
アドレナリン	344	塩酸ドキシサイクリン	316
アトロピン	335	塩酸ドパミン	282
アプラマイシン	208	塩酸トラゾリン	282
アマンタジン	250	塩酸トラマドール	283
アミカシン	208, 315, 341	塩酸ナルトレキソン	283, 323
アミトラズ	252	塩酸ナルブフィン	284
アミトリプチリン	323	塩酸ブスピロン	323
アミノフィリン	315, 344, 348	塩酸ブピバカイン	284
アミノペンタミド硫酸水素塩	345	塩酸ブプレノルフィン	285
アミノロイド	348	塩酸ブロムヘキシン	350
アモキシシリン・クラブラン酸	209	塩酸ミダゾラム	285
アモキシシリン三水和物	210	塩酸メトミデート	286

INDEX

塩酸メフロキン ... 254
塩酸メペリジン ... 286
塩酸ヨヒンビン ... 286
塩素（次亜塩素酸ナトリウム）... 213
エンロフロキサシン ... 214, 316, 341
オオバコ ... 350
オキシグロビン ... 344, 350
オキシテトラサイクリン ... 216, 316, 341
オキシテトラサイクリン・ポリミキシンB
 ... 335
オキシトシン ... 307
オキシブプロカイン ... 335
オクスフェンダゾール ... 255
オルビフロキサシン ... 217
オルメトプリム・スルフェジメトキシン
 ... 217
オレアンドマイシン ... 217
カオリン・ペクチン ... 350
活性炭 ... 318, 343
活性炭／電解質懸濁液 ... 343
ガドペンテト酸ジメグルミン ... 350
カナマイシン ... 217
ガバペンチン ... 287
カプリル酸 ... 242
カルシウム ... 329
カルシトニン ... 308
カルニダゾール ... 255
カルバマゼピン ... 323
カルバリル ... 256
カルフェンタニル ... 287
カルプロフェン ... 302
カルベニシリン ... 218, 316
カルボプラチン ... 339
カンベンダゾール ... 256
キシラジン ... 280, 287-291
グアイフェネシン ... 350
クエン酸 ... 350
クエン酸ガリウム-67（Ga-67）... 350
クエン酸タモキシフェン ... 308
クエン酸ブドウ糖抗凝固剤 ... 350
クエン酸フェンタニル ... 288
クラズリル ... 256
クラリスロマイシン ... 218
グリコサミノグリカン ... 350
グリコピロレート（グリコピロニウム）... 289
グリセオフルビン ... 242
グリピジド ... 351
クリンダマイシン ... 218, 341
グルコン酸カルシウム ... 329, 344
グルビオン酸カルシウム ... 329
クロキサシリン ... 219
クロタミトン ... 256
クロトリマゾール ... 243, 316
クロピドール ... 256
クロファジミン ... 219
クロミプラミン ... 324
クロラムフェニコール ... 316
クロラムフェニコールコハク酸エステルナト
 リウム ... 219
クロラムフェニコール点眼液 ... 336
クロラムブシル ... 339
クロルスロン ... 257
クロルテトラサイクリン ... 219
クロルプロマジン ... 325
クロルヘキシジン ... 220
経口電解質液 ... 343

ケタミン ... 289-293, 336
ケトコナゾール ... 243
ケトプロフェン ... 303
ゲムフィブロジル ... 351
ゲンタマイシン ... 221, 316, 341
ゲンチアナ・バイオレット（クリスタル・バ
 イオレット）... 351
甲状腺ホルモン放出ホルモン ... 308
甲状腺刺激ホルモン（チロトロピン：TSH）
 ... 308
紅茶（ブラック茶葉）... 319
酵母細胞誘導体 ... 351
骨セメント ... 341
コルヒチン ... 351
酢酸（アップルサイダー酢）... 351
酢酸（酢）... 244
酢酸プレドニゾロン ... 336
酢酸メゲストロール ... 308, 325
サクシマー ... 319
ジアゼパム ... 293, 325, 344
ジアトリゾ酸メグルミンナトリウム（37％ヨ
 ウ素）... 330
ジオクチルソジウムスルホサクシネート
 ... 351
ジクラズリル ... 257
シクロセリン ... 221
ジクロフェナク ... 303
シクロホスファミド ... 339
ジクロロフェン ... 257
ジゴキシン ... 352
シサプリド ... 352
次サリチル酸ビスマス ... 343, 352
シスプラチン ... 339
ジニトルミド ... 257
ジノプロストトロメタミン ... 308, 312
ジノプロストン ... 308, 312
ジピロン ... 303
ジフェノキシレート（アトロピン入り）... 352
ジフェンヒドラミン ... 319, 326, 339, 353
ジブレノルフィン ... 294
ジプロピオン酸イミドカルブ ... 257
シプロフロキサシン ... 221
シペルメトリン ... 257
脂肪酸（オメガ-3，オメガ-6）... 330
シメチジン ... 353
ジメチルスルホキシド（DMSO）... 304, 353
ジメトリダゾール ... 258
ジメルカプトコハク酸（DMSAまたはサクシ
 マー）... 319
ジメルカプロール ... 319
臭化カリウム ... 326
臭化デメカリウム ... 336
臭化ベクロニウム ... 336
シュウ酸チオフェンタニル（T）／メデトミジ
 ン（Me）... 294
シュウ酸チオフェンタニル（Th）／デクスメ
 デトミジン（D）／チレタミン・ゾラゼパム
 （Tz）... 295
酒石酸ブトルファノール ... 295
重炭酸ナトリウム ... 344
醸造酵母 ... 330
植物油 ... 353
シリマリン（オオアザミ）... 251, 340, 353
膵酵素粉末 ... 330
水酸化アルミニウム ... 353

水酸化マグネシウム(M)／活性炭(C)
　　　　　　　　　　　　　　　　319, 353
スクラルファート　　　　　　　　　　353
スタノゾロール　　　　　　　　　　　309
ストレプトマイシン　　　　　　　　　222
スピラマイシン　　　　　　　　　　　222
スペクチノマイシン　　　　　　222, 316
スルファキノキサリン　　　　　222, 259
スルファクロルピリダジン　　　222, 260
スルファクロロピラジン　　　　　　　259
スルファジアジン銀　　　　　　222, 244
スルファジミジンナトリウム　　　　　260
スルファジメトキシン　　　222, 260, 317
スルファジメトキシン・オルメトプリム
　　　　　　　　　　　　　　　　　　261
スルファメタジン　　　　　　　　　　261
スルフォンアミド　　　　　　　223, 261
セファゾリン　　　　　　　　　223, 341
セファドロキシル　　　　　　　　　　223
セファレキシン　　　　　　　　　　　223
セファロチン　　　　　　　　　　　　224
セフォキシチン　　　　　　　　　　　224
セフォタキシム　　　　　　224, 317, 341
セフォベシン　　　　　　　　　　　　224
セフキノム　　　　　　　　　　　　　225
セフタジジム　　　　　　　　　225, 342
セフチオフル　　　　　　　　　225, 342
セフトリアキソン　　　　　　　225, 317
セフラジン　　　　　　　　　　　　　226
セボフルラン　　　　　　　　　　　　296
セラメクチン　　　　　　　　　　　　262
セレコキシブ　　　　　　　　　　　　304
セレニウム　　　　　　　　　　　　　330
洗剤　　　　　　　　　　　　　343, 353
組織プラスミノーゲン活性体(rTPA)　336
ソマトスタチン　　　　　　　　　　　309
タイロード溶液　　　　　　　　　　　354
タイロシン　　　　　　　　226, 317, 336
多硫酸グリコサミノグリカン(PSGAG)
　　　　　　　　　　　　　　　　　　354
チアベンダゾール　　　　　　　　　　262
チアミン・ビタミンB₁　　　　　　　343
チアムリン　　　　　　　　　　　　　227
チアムリン・クロルテトラサイクリン　227
チカルシリン　　　　　　　　　　　　227
チカルシリン・クラブラン酸　　　　　227
チニダゾール　　　　　　　　　　　　262
チルミコシン　　　　　　　　　　　　227
チレタミン・ゾラゼパム　　291, 295, 296
テオフィリン　　　　　　　　　　　　354
デキサメタゾン　　　　　　　　　　　309
デキサメタゾンリン酸エステルナトリウム
　　　　　　　　　　　　　　　309, 344
デキサメタゾン点眼液　　　　　　　　336
デキストラン70　　　　　　　　344, 354
デキストラン鉄　　　　　　　　330, 343
デコキネート　　　　　　　　　　　　262
テストステロン　　　　　　　　　　　309
デスフルラン　　　　　　　　　　　　297
デスロレリン　　　　　　　　　　　　310
鉄　　　　　　　　　　　　　　　　　331
デトミジン　　　　　　　　　　　　　297
テトラカイン　　　　　　　　　　　　336
テトラサイクリン　　　　　　　　　　228
デフェリプロン　　　　　　　　　　　320
デルタメトリン　　　　　　　　　　　262

テルビナフィン　　　　　　　　244, 317
テルブタリン　　　　　　　317, 344, 354
デルマジノン　　　　　　　　　　　　326
ドキサプラム　　　　　　　　　　　　344
ドキシサイクリン　　　　　　　228, 230
ドキシサイクリンヒクレート　　　　　230
ドキセピン　　　　　　　　　　　　　326
ドキソルビシン　　　　　　　　　　　340
ドブタミン　　　　　　　　　　　　　298
トブラマイシン　　　　　　　　　　　230
ドラメクチン　　　　　　　　　　　　262
トリアムシノロン　　　　　　　310, 337
トリプシン・ペルーバルサム・ヒマシ油
　　　　　　　　　　　　　　　　　　354
トリメトプリム　　　　　　　　　　　231
トリメトプリム・スルファクロルピリダジン
　　　　　　　　　　　　　　　　　　263
トリメトプリム・スルファジアジン
　　　　　　　　　　　　　　　231, 263
トリメトプリム・スルファトロキサゾール
　　　　　　　　　　　　　　　　　　231
トリメトプリム・スルファメトキサゾール
　　　　　　　　　　　　　　　231, 263
トルトラズリル　　　　　　　　　　　263
ナイアシン(ニコチン酸)　　　　　　　331
ナイスタチン　　　　　　　　　　　　245
ナタマイシン　　　　　　　　　　　　337
ナラシン　　　　　　　　　　　　　　264
ナロキソン塩酸塩　　　　　　　298, 326
ニカルバジン　　　　　　　　　264, 354
ニクロサミド　　　　　　　　　　　　265
二酸化炭素(CO_2)　　　　　　　　 346
ニトロフラゾン　　　　　　　　　　　232
ニトロフラン　　　　　　　　　　　　232
乳酸カルシウム・グリセロリン酸カルシウム
　　　　　　　　　　　　　　　　　　331
乳酸菌　　　　　　　　　　　　　　　331
尿酸オキシダーゼ　　　　　　　　　　354
ニリン酸ジエチルスチルベストロール　310
ネオマイシン　　　　　　　　　　　　232
ネオマイシン・ポリミキシンB・グラミシジン
　　　　　　　　　　　　　　　　　　337
ノボビオシンナトリウム　　　　　　　233
ノルトリプチリン　　　　　　　　　　326
ノルフロキサシン　　　　　　　　　　233
パージニアマイシン　　　　　　　　　233
バシトラシンメチレンジサリチル酸　　233
バシトラシン・ネオマイシン・硫酸ポリミキシンB
　　　　　　　　　　　　　　　　　　337
パパイヤ酵素　　　　　　　　　　　　343
パルコナゾール　　　　　　　　　　　245
パルミチン酸クロラムフェニコール　　234
パロキセチン　　　　　　　　　　　　327
ハロフジノン　　　　　　　　　　　　265
ハロペリドール　　　　　　　　　　　327
パロモマイシン　　　　　　　　　　　265
ヒアルロニダーゼ　　　　　　　　　　355
ピーナッツバター　　　　　　　　　　355
ビオチン　　　　　　　　　　　　　　331
ハイグロマイシンB　　　　　　　　　265
ビタミンA　　　　　　　　　　　　　331
ビタミンB_1(チアミン)　　　　　　 331
ビタミンB_{12}(シアノコバラミン)　 332
ビタミンB複合体　　　　　　　　　　332
ビタミンC(アスコルビン酸)　　251, 332
ビタミンD_3　　　　　　　　　　　 332

ビタミンE······332
ビタミンE・γリノレイン酸（2％）・リノレイン酸（71％）······333
ビタミンK₁······320, 333
必須脂肪酸······333
ヒト絨毛性性腺刺激ホルモン（hCG）······310
ヒドロキシアパタイトセメント······342
ヒドロキシクロロキン硫酸塩······266
ヒドロキシジン······327, 355
ヒドロコルチゾン······310
ピペラシリン······234, 317
ピペラシリン・タゾバクタム······235
ピペラジン······266
ピペロニルブトキシド・ピレスリン······266
ピマリシン······245, 337
ピランテルパモ酸塩······266
ピリメタミン······267
ピレスリン······267
ピロキシカム······304
ビンクリスチン硫酸塩······340
ファムシクロビル······251
フィトナジオン······320, 333
フィプロニル······267
フェニルアルソン酸······268
フェニルブタゾン······304
フェニレフリン······337
フェノバルビタールナトリウム······328, 346
フェバンテル······268
フェンベンダゾール······268
副腎皮質刺激ホルモン（ACTH）······310
ブドウ糖······334, 344
フマギリン······337
プラジクアンテル······269
フラゾリドン······235
プラリドキシム（2-PAM）······320
プリマキン······270
フルオキセチン······328
フルコナゾール······246
フルシトシン······247
フルドロコルチゾン······310
フルニキシンメグルミン······304
フルベンダゾール······271
フルマゼニル······298
フルメキン······235
フルメタゾン······311
プレドニゾロン（プレドニゾン）······311
プレドニゾロンコハク酸エステルナトリウム······311, 344
プレドニゾン······311, 340
プロカインペニシリン······235
プロキシメタカイン（プロパラカイン）······338
プロスタグランジンE₂（ジノプロストン）······311
プロスタグランジンF₂α（ジノプロストトロメタミン）······311
フロセミド······355
プロブコール······356
プロプラノロール······356
プロベネシド······356
プロペントフィリン······356
プロポフォール······298
ヘキシルエーテル　ピロフェオフォルビド······340
ベクロニウム／亜酸化窒素／イソフルラン······338
ヘタスターチ······345, 356

ペニシラミン······320
ペニシリン······235
ペニシリンG······235
ペニシリン（ベンザチン製剤／プロカイン製剤）······256
ヘパリン······356
ヘパリン／アロエベラ······356
ヘミセルロース······334
ヘモグロビングルタマー-200······345, 357
ペルメトリン······271
ペルメトリン・ピペロニルブトキシド・メトプレン······271
ペンシクロビル······251
ベンゾカイン······299
ペントバルビタールナトリウム······300
ボツリヌスC型抗毒素······320
ポナズリル······271
ポビドンヨード······236, 247, 357
ポリコサノール······357
ポリコナゾール······248
ポリミキシンB······236
ポルフィマーナトリウム······340
ボログルコン酸カルシウム······334
マデュラマイシンアンモニウム······271
マラチオン······272
マルボフロキサシン······236
マレイン酸エルゴノビン······311
マンニトール······345, 357
ミコナゾール······248, 317, 338
ミコナゾール腟クリーム······338
ミネラルオイル······358
ミノサイクリン······236
ミボラマイシン······237
ミボレロン······311
ミルベマイシンオキシム······272
メシル酸ダノフロキサシン······237
メシル酸デフェロキサミン······321
メチルプレドニゾン酢酸エステル······312
滅菌水······317
メデトミジン······284, 292-294, 300
メトカルバモール······358
メトキシフルラン······346
メトクロプラミド······358
メトヘキシタルナトリウム······300
メトミデート／アザペロン······300
メドロキシプロゲステロン酢酸エステル······312
メトロニダゾール······237, 272
メベンダゾール······273
メラトニン······321
メラルソミン二塩酸······273
メロキシカム······305
メロペネム······237
モキシデクチン······274
モネンシン······274
モルヒネ硫酸塩······300
輸液剤······343, 345
葉酸······334
ヨード（20％ヨードナトリウム）······334
ヨード（ルゴールヨード）······334
ヨード溶液······248
ヨードチンキ······358
ラウリン酸ナンドロレン······312
ラクツロース······343, 358
ラサロシド······274
ラフォキサニド······274

リドカイン	301	デクスメデトミジン	470
リファブチン	237	ドキサプラム	472
リファンピシン	237	トリメトプリム・スルファメトキサゾール	
リファンピン	237		467
リファンピン／ピペラシリン	342	ナイスタチン	467
リファンピン／ペフロキサシン		ビタミンA	472
	342	ビタミンB複合体	472
リマンタジン	251	ビタミンE	472
硫酸アトロピン	301, 321, 345	ビタミンK	472
硫酸ゲンタマイシン	338	ピレスリン粉末	468
硫酸銅	359	フェバンテル／ピランテルパモ酸塩	468
硫酸ナトリウム	322	フェンベンダゾール	468
硫酸バリウム	359	ブトルファノール	470, 471
硫酸ビスマス	322	ブピバカイン	470
硫酸ポリミキシンB	317	ブプレノルフィン	470, 471
硫酸マグネシウム	322	フルオキセチン	472
硫酸マグネシウム（エプソン塩）	359	フルニキシンメグルミン	471
リュープロレリン酢酸塩	313	プレドニゾロン	472
リンコマイシン	238, 317	フロセミド	473
リンコマイシン・スペクチノマイシン	238	ペニシリン	
リン酸クロロキン	274	ミダゾラム	469, 470
レソランテル	275	メデトミジン	469, 470
レバミゾール	251, 275	メトクロプラミド	473
レブリン酸カルシウム	334	メトロニダゾール	467, 468
レボチロキシン（L-チロキシン）	314	メロキシカム	470, 471
レボノルゲストレル徐放性製剤	314	ヨヒンビン	470
ロテノン	276	リドカイン	470
ロニダゾール	276	リンコマイシン	467
ロピバカイン	301	レバミゾール	468
ロペニジン塩酸塩	277		
ロラゼパム	328		

第6章　フクロモモンガ

第7章　ハリネズミ

L-カルニチン	472	Carnivore Care	494
アセプロマジン	469, 470	アセプロマジン	490
アトロピン	472	アチパメゾール	490
アトロピン	469	アドレナリン	494
アミカシン硫酸塩	467	アトロピン	490, 494
アモキシシリン	467	アミカシン	485
アモキシシリン・クラブラン酸	467	アミトラズ	488
イソフルラン	469	アモキシシリン	485
イトラコナゾール	467	アモキシシリン・クラブラン酸	485
イベルメクチン	468	アンピシリン	485
エナラプリル	472	イソフルラン	490
エンフルラン	469	イトラコナゾール	487
エンロフロキサシン	467	イベルメクチン	488
オキシフェンダゾール	468	イミダクロプリド	488
カルシトニン	472	エナラプリル	494
カルバリル粉末	468	エニルコナゾール	487
キシラジン	469	エリスロポエチン	494
グリコピロレート	469	エリスロマイシン	485
グリセオフルビン	467	エンフルラン	490
グリセロリン酸カルシウム・乳酸	472	エンロフロキサシン	485
グルコン酸カルシウム	472	オキシテトラサイクリン	485
グルビオン酸カルシウム	472	オキシテトラサイクリン眼軟膏	485
ケタミン	469	カルプロフェン	493
ゲンタマイシン	467	キシラジン	490
ジアゼパム	469	クラリスロマイシン	485
シサプリド	472	グリコピロレート	494
シプロフロキサシン	467	グリセオフルビン（ミクロサイズ）	487
セファレキシン	467	クリンダマイシン	485
セボフルラン	469	グルコン酸カルシウム	494
セラメクチン	468	クロラムフェニコール	485
チレタミン・ゾラゼパム	469	クロルテトラサイクリン	485
デキサメタゾン	472	クロルヘキシジン	485, 486
		クロルヘキシジンシャンプー	486
		ケタミン	490-492

ケトコナゾール‥‥‥‥‥‥‥‥‥‥‥487
ゲンタマイシン‥‥‥‥‥‥‥‥‥‥‥486
ゲンタマイシン点眼薬‥‥‥‥‥‥‥‥486
ジアゼパム‥‥‥‥‥‥‥‥‥‥490, 491
シプロフロキサシン‥‥‥‥‥‥‥‥‥486
シメチジン‥‥‥‥‥‥‥‥‥‥‥‥‥494
水酸化アルミニウム‥‥‥‥‥‥‥‥‥494
スクラルファート‥‥‥‥‥‥‥‥‥‥494
スピラマイシン‥‥‥‥‥‥‥‥‥‥‥486
スルファジミジン‥‥‥‥‥‥‥‥‥‥488
スルファジメトキシン‥‥‥‥‥‥486, 488
石灰硫黄合剤‥‥‥‥‥‥‥‥‥‥‥‥487
セファレキシン‥‥‥‥‥‥‥‥‥‥‥486
セフチオフル‥‥‥‥‥‥‥‥‥‥‥‥486
セボフルラン‥‥‥‥‥‥‥‥‥‥‥‥491
セラメクチン‥‥‥‥‥‥‥‥‥‥‥‥488
タイロシン‥‥‥‥‥‥‥‥‥‥‥‥‥486
チレタミン・ゾラゼパム‥‥‥‥‥‥‥491
テオフィリン‥‥‥‥‥‥‥‥‥‥‥‥494
デキサメタゾン‥‥‥‥‥‥‥‥‥‥‥493
デキストラン鉄‥‥‥‥‥‥‥‥‥‥‥494
デクスメデトミジン‥‥‥‥‥‥‥‥‥491
ドキサプラム‥‥‥‥‥‥‥‥‥‥‥‥494
ドキシサイクリン‥‥‥‥‥‥‥‥‥‥486
トリアムシノロン‥‥‥‥‥‥‥‥‥‥493
トリメトプリム・サルファ剤‥‥‥‥‥486
ナイスタチン‥‥‥‥‥‥‥‥‥‥‥‥487
ナイスタチン・ネオマイシン・チオストレプ
　トン・トリアムシノロンクリーム‥‥486
ナロキソン‥‥‥‥‥‥‥‥‥‥491, 493
乳酸菌‥‥‥‥‥‥‥‥‥‥‥‥‥‥‥494
乳酸リンゲル液(LRS)‥‥‥‥‥‥‥‥494
ネオマイシン・チアベンダゾール・デキサメ
　タゾン溶液‥‥‥‥‥‥‥‥‥‥‥‥486
ノミ製品(猫用)‥‥‥‥‥‥‥‥‥‥488
ヒアルロニダーゼ‥‥‥‥‥‥‥‥‥‥494
ビタミンA‥‥‥‥‥‥‥‥‥‥‥‥‥494
ビタミンB複合体‥‥‥‥‥‥‥‥‥‥494
ビタミンC‥‥‥‥‥‥‥‥‥‥‥‥‥495
ヒドロモルフォン‥‥‥‥‥‥‥‥‥‥491
ピペラシリン‥‥‥‥‥‥‥‥‥‥‥‥486
ファモチジン‥‥‥‥‥‥‥‥‥‥‥‥495
フィプロニルスプレー‥‥‥‥‥‥‥‥488
フェンタニル‥‥‥‥‥‥‥‥‥‥491, 492
フェンベンダゾール‥‥‥‥‥‥‥‥‥488
ブトルファノール‥‥‥‥‥‥‥‥491, 493
ブピバカイン‥‥‥‥‥‥‥‥‥‥‥‥495
ブプレノルフィン‥‥‥‥‥‥‥491, 493
プラジクアンテル‥‥‥‥‥‥‥‥‥‥488
フルニキシンメグルミン‥‥‥‥‥‥‥493
プレドニゾロン‥‥‥‥‥‥‥‥‥‥‥493
フロセミド‥‥‥‥‥‥‥‥‥‥‥‥‥495
ヘタスターチ‥‥‥‥‥‥‥‥‥‥‥‥495
ペニシリンG‥‥‥‥‥‥‥‥‥‥‥‥487
ペルメトリン‥‥‥‥‥‥‥‥‥‥‥‥488
ポリミキシンB・バシトラシン・
　ネオマイシン眼軟膏‥‥‥‥‥‥‥‥487
マルチビタミン‥‥‥‥‥‥‥‥‥‥‥495
ミダゾラム‥‥‥‥‥‥‥‥‥‥‥‥‥491
ムピロシン‥‥‥‥‥‥‥‥‥‥‥‥‥487
メチルプレドニゾロン‥‥‥‥‥‥‥‥493
メデトミジン‥‥‥‥‥‥‥‥‥‥490, 492
メトクロプラミド‥‥‥‥‥‥‥‥‥‥495
メトロニダゾール‥‥‥‥‥‥‥‥487, 488
メベンダゾール‥‥‥‥‥‥‥‥‥‥‥489
メロキシカム‥‥‥‥‥‥‥‥‥‥‥‥493

ヨードチンキ‥‥‥‥‥‥‥‥‥‥‥‥487
ヨヒンビン‥‥‥‥‥‥‥‥‥‥‥‥‥492
ラクツロース‥‥‥‥‥‥‥‥‥‥‥‥495
ルフェヌロン‥‥‥‥‥‥‥‥‥‥‥‥489
レバミゾール‥‥‥‥‥‥‥‥‥‥‥‥489

第8章　げっ歯類

EDTAカルシウム‥‥‥‥‥‥‥‥‥‥530
アジスロマイシン‥‥‥‥‥‥‥‥‥‥507
アジピン酸ピペラジン‥‥‥‥‥‥‥‥514
アセトアミノフェン‥‥‥‥‥‥‥‥‥524
アセチルサリチル酸(アスピリン)‥‥‥524
アセチルシステイン‥‥‥‥‥‥‥‥‥530
アセプロマジン‥‥‥‥‥‥‥‥‥519, 520
アチパメゾール‥‥‥‥‥‥‥‥‥‥‥519
アテノロール‥‥‥‥‥‥‥‥‥‥‥‥527
アドレナリン‥‥‥‥‥‥‥‥‥‥527, 528
アトロピン‥‥‥‥‥‥‥‥‥519, 527, 528
アトロピン・フェニレフリン‥‥‥‥‥530
アミカシン‥‥‥‥‥‥‥‥‥‥‥‥‥507
アミトラズ‥‥‥‥‥‥‥‥‥‥‥‥‥514
アミノフィリン‥‥‥‥‥‥‥‥‥‥‥530
アムホテリシンB‥‥‥‥‥‥‥‥‥‥507
アモキシシリン・クラブラン酸‥‥‥‥507
アルベンダゾール‥‥‥‥‥‥‥‥‥‥514
アンピシリン‥‥‥‥‥‥‥‥‥‥‥‥507
イソフルラン‥‥‥‥‥‥‥‥‥‥‥‥519
イトラコナゾール‥‥‥‥‥‥‥‥‥‥507
イブプロフェン‥‥‥‥‥‥‥‥‥‥‥524
イベルメクチン‥‥‥‥‥‥‥‥‥‥‥514
イミダクロプリド‥‥‥‥‥‥‥‥‥‥515
イミダクロプリド・モキシデクチン‥‥515
インスリン‥‥‥‥‥‥‥‥‥‥‥‥‥530
エトミデート‥‥‥‥‥‥‥‥‥‥‥‥524
エナラプリル‥‥‥‥‥‥‥‥‥‥‥‥527
エニルコナゾール‥‥‥‥‥‥‥‥‥‥507
エフェドリン‥‥‥‥‥‥‥‥‥‥528, 530
エリスロマイシン‥‥‥‥‥‥‥‥‥‥507
塩酸キナクリン‥‥‥‥‥‥‥‥‥‥‥515
エンフルラン‥‥‥‥‥‥‥‥‥‥‥‥519
エンロフロキサシン‥‥‥‥‥‥‥‥‥508
オオアザミ‥‥‥‥‥‥‥‥‥‥‥‥‥530
オキシテトラサイクリン‥‥‥‥‥‥‥508
オキシトシン‥‥‥‥‥‥‥‥‥‥‥‥530
オキシモルフォン‥‥‥‥‥‥‥‥‥‥524
カオリンペクチン‥‥‥‥‥‥‥‥‥‥530
活性炭‥‥‥‥‥‥‥‥‥‥‥‥‥‥‥530
ガバペンチン‥‥‥‥‥‥‥‥‥‥‥‥524
カベルゴリン‥‥‥‥‥‥‥‥‥‥‥‥531
カルバリル粉末‥‥‥‥‥‥‥‥‥‥‥515
カルプロフェン‥‥‥‥‥‥‥‥‥‥‥524
カルベニシリン‥‥‥‥‥‥‥‥‥‥‥508
キシラジン‥‥‥‥‥‥‥‥‥‥519-521
キャプタン粉末‥‥‥‥‥‥‥‥‥‥‥508
クエン酸カリウム‥‥‥‥‥‥‥‥‥‥531
クエン酸ピペラジン‥‥‥‥‥‥‥‥‥515
グリコピロレート‥‥‥‥‥‥519, 527, 528
グリセオフルビン‥‥‥‥‥‥‥‥‥‥509
クリンダマイシン‥‥‥‥‥‥‥‥‥‥509
グルコン酸カルシウム‥‥‥‥‥‥‥‥528
クロラムフェニコール眼軟膏‥‥‥‥‥509
クロラムフェニコールコハク酸エステル
　ナトリウム‥‥‥‥‥‥‥‥‥‥‥‥509
クロルテトラサイクリン‥‥‥‥‥‥‥509
ケタミン‥‥‥‥‥‥‥‥‥‥‥‥519, 520

ケトコナゾール……509
ケトプロフェン……525
ゲンタマイシン……509
コデイン……525
ジアゼパム……520-522, 528
シクロホスファミド……531
ジクロルボスストリップ(長さ5cm)……515
ジゴキシン……527
シサプリド……531
ジフェニルヒダントイン……531
ジフェンヒドラミン……528, 531
シプロフロキサシン……510
シメチコン……531
シメチジン……531
ジメトリダゾール……515
シュードエフェドリン……531
ジルチアゼム……527
水酸化アルミニウム……531
水酸化マグネシウム……531
スクラルファート……531
スルファキノキサリン……510, 515
スルファジメトキシン……510, 515
スルファメタジン……510, 516
スルファメラジン……510, 516
性腺刺激ホルモン(GnRH)……530
石灰硫黄合剤ディップ……510, 516
セファレキシン……510
セファロリジン……510
セボフルラン……521
セラメクチン……516
タイロシン……510
タウリン……527
チアベンダゾール……516
チアミン……531
チレタミン・ゾラゼパム……521
テオフィリン……531
デキサメタゾン……528, 531
デクスメデトミジン……520, 521
テトラサイクリン……511
デポ型リュープロレリン酢酸塩……532
テルビナフィン……511
ドキサプラム……521
ドキシサイクリン……508, 511
ドパミン……527, 528
トラマドール……525
トリメトプリム・サルファ剤……511
トリロスタン……532
トルトラズリル……516
トレミフェン……532
トロピカミド……532
ナイスタチン……511
ナルブフィン……525
ナロキソン……521
ナロルフィン……521
ニテンピラム……516
ニトログリセリン軟膏……527
乳酸菌……532
乳酸リンゲル液……529, 532
ネオマイシン……512
ネオマイシン・デキサメタゾン・ポリミキシンB点眼液……532
ネチルミシン……512
パルミチン酸クロラムフェニコール……512
パルミチン酸ピポチアジン……521
バンコマイシン……512
ビタミンA……532

ビタミンB複合体……532
ビタミンC(アスコルビン酸)……529, 533
ビタミンD……533
ビタミンE・セレニウム……533
ビタミンK_1……533
ヒドララジン……533
ヒト絨毛性性腺刺激ホルモン(hCG)……533
ピモベンダン……527
ピランテルパモ酸塩……516
ピレスリンシャンプー……516
ピレスリン粉末……517
ピロキシカム……525
フィプロニル……517
フェノバルビタール……533
フェンパンテル……517
フェンタニル・ドロペリドール……522
フェンタニル・フルアニゾン……522
フェンタニル・フルアニゾン／ジアゼパム……522
フェンタニル・フルアニゾン／ミダゾラム……522
フェンベンダゾール……517
ブトルファノール……525
ブプレノルフィン……525
プラジクアンテル……517
フラゾリドン……512
フルオキセチン……533
フルニキシンメグルミン……526
プレドニゾン……526
フロセミド……527, 529, 533
プロポキスル……517
プロポフォール……522
ペチジン……526
ベナゼプリル……523
ペニシリンG……512
ペニシリンG(ベンザチン製剤／プロカイン製剤)……512
ヘパリン……534
ペルメトリン……517
ペンタゾシン……526
ペントバルビタール……523
マラチオンスプレー／ディップ……517
マラチオン粉末……517
マルボフロキサシン……512
マレイン酸クロルフェニラミン……534
ミダゾラム……520, 522, 523
ミトタン……534
メチマゾール……534
メチラポン……534
メデトミジン……520, 521, 523
メトクロプラミド……534
メトロニダゾール……513, 518
メペリジン……526
メロキシカム……526
モルヒネ……526
ヨード(I-131放射性)……534
ヨヒンビン……523
ラクツロース……534
リドカイン……527
硫酸バリウム……534
ルフェヌロン……513
レボチロキシン……534
ロペラミド……534

第9章　ウサギ

EDTA カルシウム（エデト酸カルシウム2ナトリウム）……573
アジスロマイシン……552, 556, 571
アセチルサリチル酸（アスピリン）……563
アセトアミノフェン……563
アセトアミノフェン・コデイン……563
アセプロマジン……563-565
アチパメゾール……563
アトラクリウム……563
アドレナリン……573
アトロピン……563, 571
アトロピン／フェニレフリン……571
アミカシン……552
アンプロリウム……559
アルバコナゾール……557
アルフェンタニル……563
アルベンダゾール……559
アムホテリシンB（デソキシコール製剤）……557
アムホテリシンB（リポソーム製剤）……557
アムホテリシンB（リポソーム製剤）／モキシフロキサシン……571
イソフルラン……563
イトラコナゾール……557
イブプロフェン……564
イベルメクチン……559
イミダクロプリド……559
イミダクロプリド・ペルメトリン……559
イミダクロプリド・モキシデクチン……559
エナラプリル……573
エプリノメクチン……559
エモデプシド・プラジクアンテル……559
エンフルラン……564
エンロフロキサシン……552
オキシテトラサイクリン……552
オキシトシン……573
オキシベンダゾール……559
オキシモルフォン……564
オフロキサシン……552
オメプラゾール……573
ガチフロキサシン……571
活性炭……573
ガバペンチン……564
顆粒球マクロファージコロニー刺激因子（rhuGM-CSF）……571
カルバリル粉末……559
カルプロフェン……564
キシラジン……564, 565
クエン酸カリウム……573
組み換え型エポエチンアルファ……573
グリコピロレート……564
グリセオフルビン……557
クロトリマゾール……557
クロラムフェニコール……553
クロルテトラサイクリン……553
クロルプロマジン……564
ケタミン……564, 565
ケタミン／メデトミジン……566
ケトコナゾール……557
ケトプロフェン……566
ケトプロフェン2.5%ジェル……566
ケトロラックトロメタミン……571
ゲンタマイシン……553, 571
コレスチラミン……573

酢酸プレドニゾロン1%点眼液……571
サクシマー（DMSA）……573
ジアゼパム……565, 566
シアノアクリレート接着剤……571
ジクラズリル……560
シクリジン……573
シクロスポリンA……571
ジクロフェナクナトリウム……571
ジクロルフェナミド……571
ジゴキシン……573
シサプリド……573
ジフェンヒドラミン……573
ジフロキサシン……553
シプロフロキサシン……553, 572
シメチコン……573
シメチジン……574
シリマリン（オオアザミ）……574
重炭酸ナトリウム……574
食糞……574
ジルチアゼム……574
シロマジン……560
水酸化アルミニウム……574
スクラルファート……574
スタノゾロール……574
スルファキノキサリン……553, 560
スルファサラジン……574
スルファジアジン銀クリーム……553
スルファジミジン……560
スルファジメトキシン……553, 560
スルファメタジン……554, 560
スルファメトキシン……560
スルファメラジン……560
石灰硫黄合剤……557, 560
セファゾリン……554
セファレキシン……554
セファロチン……554
セフォタキシム……554
セフタジジム……554
セフチオフル……554
セフトリアキソン……554
セベラマー……574
セボフルラン……566
セラメクチン……560
セルロース粉末……574
組織プラスミノーゲン活性体……572
タイロシン……554
多硫酸グリコサミノグリカン……574
チアベンダゾール……561
チアベンダゾール・デキサメタゾン・ネオマイシン……561
チアミラール……566
チオペンタール……566
チモロール……572
チルミコシン……554
チレタミン・ゾラゼパム……566
デキサメタゾン……575
デキストラン鉄……575
デクスメデトミジン……566
デコキネート……561
テトラサイクリン……555
テルビナフィン……557
ドキサプラム……575
ドキシサイクリン……555
トブラマイシン……555
トラマドール……566
ドラメクチン……561

トリメトプリム・サルファ剤‥‥‥‥‥555	マルボフロキサシン‥‥‥‥‥‥‥‥556
ドルゾラミド‥‥‥‥‥‥‥‥‥‥‥572	マレイン酸クロルフェナミン‥‥‥‥577
トルトラズリル‥‥‥‥‥‥‥‥‥‥561	ミカファンギン‥‥‥‥‥‥‥558, 572
トロバフロキサシン‥‥‥‥‥‥‥‥572	ミコナゾール‥‥‥‥‥‥‥‥‥‥‥558
トロピカミド‥‥‥‥‥‥‥‥‥‥‥572	ミコナゾール・クロルヘキシジンシャンプー
ナイスタチン‥‥‥‥‥‥‥‥‥‥‥557	‥‥‥‥‥‥‥‥‥‥‥‥‥‥‥‥558
ナルブフィン‥‥‥‥‥‥‥‥‥‥‥566	ミダゾラム‥‥‥‥‥‥566, 568, 569
ナロキソン‥‥‥‥‥‥‥‥‥‥‥‥567	ミノサイクリン‥‥‥‥‥‥‥‥‥‥556
ナロルフィン‥‥‥‥‥‥‥‥‥‥‥567	ミルタザピン‥‥‥‥‥‥‥‥‥‥‥577
ナンドロロン‥‥‥‥‥‥‥‥‥‥‥575	メクリジン‥‥‥‥‥‥‥‥‥‥‥‥577
乳酸菌‥‥‥‥‥‥‥‥‥‥‥‥‥‥575	メチプラノロール／ピロカルピン‥‥572
乳酸リンゲル液‥‥‥‥‥‥‥‥‥‥575	メデトミジン／フェンタニル／ミダゾラム
ネチルマイシン‥‥‥‥‥‥‥‥‥‥555	‥‥‥‥‥‥‥‥‥‥‥‥‥‥‥‥569
バリウム‥‥‥‥‥‥‥‥‥‥‥‥‥575	メデトミジン／プロポフォール‥‥‥569
バンコマイシン‥‥‥‥‥‥‥‥‥‥555	メトクロプラミド‥‥‥‥‥‥‥‥‥577
ビタミンA‥‥‥‥‥‥‥‥‥‥‥‥575	メトロニダゾール‥‥‥‥‥‥556, 562
ビタミンC（アスコルビン酸）‥‥‥575	メペリジン‥‥‥‥‥‥‥‥‥‥‥‥569
ビタミンK‥‥‥‥‥‥‥‥‥‥‥‥575	メロキシカム‥‥‥‥‥‥‥‥‥‥‥569
ヒドロキシジン‥‥‥‥‥‥‥‥‥‥575	モキシデクチン‥‥‥‥‥‥‥‥‥‥562
ヒドロモルフォン‥‥‥‥‥‥‥‥‥567	モキシフロキサシン‥‥‥‥‥556, 572
ヒト絨毛性性腺刺激ホルモン‥‥‥‥575	モネンシン‥‥‥‥‥‥‥‥‥‥‥‥562
ピペラジン‥‥‥‥‥‥‥‥‥‥‥‥561	モルヒネ‥‥‥‥‥‥‥‥‥‥‥‥‥570
ピモベンダン‥‥‥‥‥‥‥‥‥‥‥576	輸血（全血）‥‥‥‥‥‥‥‥‥‥‥577
ピランテルパモ酸塩‥‥‥‥‥‥‥‥561	ヨヒンビン‥‥‥‥‥‥‥‥‥‥‥‥570
ピレスリン‥‥‥‥‥‥‥‥‥‥‥‥561	ラクリチン‥‥‥‥‥‥‥‥‥‥‥‥572
ピロキシカム‥‥‥‥‥‥‥‥‥‥‥567	ラサロシド‥‥‥‥‥‥‥‥‥‥‥‥562
ファモチジン‥‥‥‥‥‥‥‥‥‥‥576	ラニチジン‥‥‥‥‥‥‥‥‥‥‥‥577
フィプロニル‥‥‥‥‥‥‥‥‥‥‥561	リドカイン‥‥‥‥‥‥‥‥‥570, 577
フェニレフリン‥‥‥‥‥‥‥‥‥‥572	リファンピン／アジスロマイシン‥‥556
フェバンテル・ピランテルパモ酸塩・プラジ	リファンピン／クラリスロマイシン‥556
クアンテル‥‥‥‥‥‥‥‥‥‥‥561	硫酸コンドロイチン‥‥‥‥‥‥‥‥577
フェンタニル‥‥‥‥‥‥‥‥567, 569	硫酸鉄‥‥‥‥‥‥‥‥‥‥‥‥‥‥577
フェンタニル(F)・ドロペリドール(D)	ルフェヌロン‥‥‥‥‥‥‥‥‥‥‥562
‥‥‥‥‥‥‥‥‥‥‥‥‥‥‥‥567	レベチラセタム‥‥‥‥‥‥‥‥‥‥577
フェンタニルパッチ‥‥‥‥‥‥‥‥567	ロフェナイド‥‥‥‥‥‥‥‥‥‥‥562
フェンタニル・フルアニゾン‥‥‥‥567	ロペラミド‥‥‥‥‥‥‥‥‥‥‥‥577
フェンベンダゾール‥‥‥‥‥‥‥‥562	
フシジン酸‥‥‥‥‥‥‥‥‥‥‥‥572	**第10章　フェレット**
ブトルファノール‥‥‥‥‥565, 567, 568	
ブピバカイン‥‥‥‥‥‥‥‥‥‥‥568	EDTAカルシウム‥‥‥‥‥‥‥‥‥612
ブプレノルフィン‥‥‥‥‥‥‥‥‥568	L-アスパラギナーゼ‥‥‥‥‥‥‥‥612
プラジクアンテル‥‥‥‥‥‥‥‥‥562	Nutri-Cal‥‥‥‥‥‥‥‥‥‥‥‥‥612
フラゾリドン‥‥‥‥‥‥‥‥‥‥‥555	Pet-Tinic‥‥‥‥‥‥‥‥‥‥‥‥‥612
フルコナゾール‥‥‥‥‥‥‥‥‥‥557	アザチオプリン‥‥‥‥‥‥‥‥‥‥612
フルニキシンメグルミン‥‥‥‥‥‥568	アジスロマイシン‥‥‥‥‥‥‥‥‥597
フルマゼニル‥‥‥‥‥‥‥‥‥‥‥568	アセチルサリチル酸（アスピリン）‥606
フルルビプロフェンナトリウム‥‥‥572	アセプロマジン‥‥‥‥‥‥‥603, 604
プレドニゾロン‥‥‥‥‥‥‥‥‥‥576	アチパメゾール‥‥‥‥‥‥‥‥‥‥603
プレドニゾン‥‥‥‥‥‥‥‥‥‥‥576	アテノロール‥‥‥‥‥‥‥‥‥‥‥608
プロクロペラジン‥‥‥‥‥‥‥‥‥576	アドレナリン‥‥‥‥‥‥‥‥608, 612
フロセミド‥‥‥‥‥‥‥‥‥‥‥‥576	アトロピン‥‥‥‥‥‥‥603, 608, 612
プロポフォール‥‥‥‥‥‥‥568, 569	アナストロゾール‥‥‥‥‥‥‥‥‥610
プロマジン‥‥‥‥‥‥‥‥‥‥‥‥568	アポモルヒネ‥‥‥‥‥‥‥‥‥‥‥612
フロルフェニコール‥‥‥‥‥‥‥‥555	アマンタジン‥‥‥‥‥‥‥‥‥‥‥612
ベシフロキサシン‥‥‥‥‥‥‥‥‥572	アミカシン‥‥‥‥‥‥‥‥‥‥‥‥597
ベタキソロール‥‥‥‥‥‥‥‥‥‥572	アミトラズ‥‥‥‥‥‥‥‥‥‥‥‥600
ヘタスターチ‥‥‥‥‥‥‥‥‥‥‥576	アミノフィリン‥‥‥‥‥‥‥‥‥‥608
ベナゼプリル‥‥‥‥‥‥‥‥‥‥‥576	アムホテリシンB‥‥‥‥‥‥‥‥‥597
ペニシリンG（ベンザチン製剤）‥‥556	アモキシシリン‥‥‥‥‥‥‥‥‥‥597
ペニシリンG（プロカイン製）‥‥‥556	アモキシシリン・クラブラン酸‥‥‥597
ベラパミル‥‥‥‥‥‥‥‥‥‥‥‥576	アルファキサロン・アルファドロン‥603
ペンタゾシン‥‥‥‥‥‥‥‥‥‥‥568	アンピシリン‥‥‥‥‥‥‥‥‥‥‥597
ペントバルビタール‥‥‥‥‥‥‥‥568	アンプロリウム‥‥‥‥‥‥‥‥‥‥600
ポサコナゾール‥‥‥‥‥‥‥‥‥‥558	イオヘキソール‥‥‥‥‥‥‥‥‥‥612
ポリミキシンB・バシトラシン・ネオマイシ	イソトレチノイン‥‥‥‥‥‥‥‥‥612
ン‥‥‥‥‥‥‥‥‥‥‥‥‥‥‥572	イソフルラン‥‥‥‥‥‥‥‥‥‥‥603

イブプロフェン	606	性腺刺激ホルモン放出ホルモン（GnRH）	615
イベルメクチン	606	石灰硫黄合剤	599, 601
イミダクロプリド	600	セファドロキシル	599
イミダクロプリド・モキシデクチン	600	セファレキシン	599
インスリン（NPH）	612	セファロリジン	599
インスリン（ウルトラレンテ）	612	セボフルラン	605
ウルソデオキシコール酸	612	セラメクチン	601
エトミデート	603	ソーパルメット	615
エナラプリル	608	タイロシン	599
エポエチンアルファ	612	チアベンダゾール・デキサメタゾン・ネオマイシン	601
エリスロマイシン	597	チオペンタール	605
塩酸ラニチジン	612	チレタミン・ゾラゼパム	605
エンフルラン	603	チロキシン	615
エンロフロキサシン	597	テオフィリン	608
オキシグロビン	612	テオフィリンエリキシル	615
オキシテトラサイクリン	597	デカン酸ナンドロロン	615
オキシトシン	613	デキサメタゾン	615
オキシモルフォン	606	デキサメタゾンリン酸エステルナトリウム	615
オセルタミビル	613	デキストラン鉄	615
オメプラゾール	613	デクスメデトミジン	604, 605
カオリン・ペクチン	613	デコキネート	601
過酸化水素	613	デスロレリン	610
活性炭	613	テトラサイクリン	599
ガバペンチン	606	ドキサプラム	608, 616
カプトプリル	608	ドキソルビシン	616
カルバリル粉末	600	吐根	616
カルプロフェン	606	トラマドール	606
キシラジン	603, 604	トリメトプリム・サルファ剤	599
クエン酸フェンタニル	606	ナルブフィン	606
クエン酸フェンタニル・フルアニゾン	603	ナロキソン	605
クエン酸ラニチジンビスマス	613	ニトログリセリン軟膏	608
クラリスロマイシン	598	ネオマイシン	599
グリコピロレート	603	ネチルマイシン	599
グリセオフルビン	598	パラモマイシン	601
クリンダマイシン	598	バリウム	616
クロキサシリン	598	ビカルタミド	610
クロラムフェニコール	598	ビタミンB複合体	616
クロラムブシル	613	ビタミンC	616
クロルフェニラミン	613	ビタミンK	616
ケタミン	603, 604, 606	ヒドロキシジン	616
ケタミン／メデトミジンまたはデクスメデトミジン／ブトルファノール	604	ヒドロコルチゾンコハク酸エステルナトリウム	616
ケトコナゾール	598	ヒドロモルフォン	606
ケトプロフェン	606	ヒト絨毛性性腺刺激ホルモン（hCG）	616
ゲンタマイシン	598	ピバリン酸コルチコステロン	610
コバラミン	613	ピペラジン	601
ザナミビル	613	ピモベンダン	609
ジアゼパム	604	ピランテルパモ酸塩	601
ジアゾキシド	614	ピリメタミン	601
次クエン酸ビスマス	614	ピレスリン	601
次サリチル酸ビスマス	614	ビンクリスチン	616
シクロスポリン	614	ファモチジン	616
シクロホスファミド	614	フィナステリド	610
ジゴキシン	608	フィプロニル	601
シサプリド	614	フェノキシベンザミン	617
ジフェンヒドラミン	614	フェノバルビタール	605
シプロフロキサシン	598	フェンタニル・ドロペリドール	605
シメチジン	614	フェンベンダゾール	601
臭化カリウム	615	ブドウ糖	617
醸造用酵母	615	ブトルファノール	606
ジルチアゼム	608	ブピバカイン	605
スクラルファート	615	ブプレノルフィン	607
スタノゾール	615	プラジクアンテル	601
スルファジメトキシン	598, 600		
スルファソキサゾール	599		
スルファメタジン	599		

プラゾシン	617	塩酸ブロマジン	638
フルタミド	610	エンロフロキサシン	635
フルドロコルチゾン	617	オキシトシン	644
フルニキシンメグルミン	607, 617	オキシモルフォン	642
フルルビプロフェンナトリウム	617	過酸化水素	644
フルオマイシン	617	カルプロフェン	642
プレドニゾロンコハク酸エステルナトリウム	617	キシラジン	638–640
プレドニゾン	618	グアイフェネシン／ケタミン／キシラジン	638
プロスタグランジン（PG）$F_{2\alpha}$	618	グリコピロレート	638
フロセミド	609, 618	クリンダマイシン	635
プロプラノロール	609	グルコサミン／硫酸コンドロイチン	644
プロポフォール	605	経皮貼布フェンタニル	642
プロリジェストン	618	ケタミン	638, 640
ベナゼプリル	609	ケトプロフェン	642
ペニシラミン	618	ゲンタマイシン	635
ペニシリンG（ナトリウム／カリウム）	599	ジアゼパム	639
ヘパリン	618	ジクロルボス	637
ペンタゾシン	607	スペクチノマイシン	635
ペンタミジンイセチオン酸塩	599	スルファジメトキシン	637
ペントバルビタール	605	セファレキシン	635
マンニトール	619	セフチオフル	635
ミソプロストール	619	セフチオフル（長時間作用型）	635
ミダゾラム	604, 605	セフトリアキソン	635
ミトタン	610	セフラジン	635
ミルベマイシンオキシム	601	タイロシン	635
メトクロプラミド	619	多硫酸グリコサミノグリカン	644
メトトレキサート	619	ダントロレンナトリウム	644
メトロニダゾール	599, 602	チアミラール	639
メペリジン	607	チレタミン・ゾラゼパム	639
メベンダゾール	602	デキサメタゾン	642, 644
メラトニン	611	デキストラン鉄	644
メラルソミン二塩酸塩	602	デクスメデトミジン	640
メロキシカム	607	デトミジン	640
毛球緩下剤（猫用）	619	テトラサイクリン	635
モキシデクチン	602	テトラサイクリン（長時間作用型）	635
モルヒネ	605, 640	吐根シロップ	644
ヨヒンビン	605	トラマドール	642
ラクツロースシロップ	619	ドラメクチン	637
リドカイン	605	トリメトプリム・スルファジアジン	635
リュープロレリン酢酸塩（Lupron, Depot 30日, TAP）	611	ナロキソン	640
		ネオマイシン	635
リュープロレリン酢酸塩（Lupron, Depot 4カ月, TAP）	611	ヒドロモルフォン	642
		ピペラジン	637
リンコマイシン	599	ピランテルパモ酸塩	637
ルフェヌロン	602	ファモチジン	644
ロペラミド	619	フェニルブタゾン	642
		フェンタニル	640
		フェンタニル・ドロペリドール	641
		フェンベンダゾール	637

第11章　ミニブタ

アザペロン	638	ブドウ糖	644
亜酸化窒素	638	ブトルファノール	639–642
アスピリン	642	ブプレノルフィン	642
アセプロマジン	638	フルニキシンメグルミン	643
アタパルジャイト	644	フルマゼニル	641
アチパメゾール	638	プレドニゾン	643
アトロピン	638, 640	プロカインペニシリンG	636
アブラマイシン	635	プロスタグランジン（PG）$F_{2\alpha}$	644
アモキシシリン	635	フロルフェニコール	636
アモキシシリン・クラブラン酸	635	ペンタゾシン	643
アンピシリン（ナトリウム）	635	ペントバルビタール	641, 644
アンピシリン（三水和物）	635	ミダゾラム	639–641
イソフルラン	638	メデトミジン／ブトルファノール／ミダゾラム	641
イブプロフェン	642		
イベルメクチン	637	メトクロプラミド	645
エトドラク	642	メトロニダゾール	636

メペリジン	643
メロキシカム	643
モルヒネ	643
ヨヒンビン	641
リドカイン	641
リドカイン・プリロカイン	641
リンコマイシン	636
レバミゾール	637

第12章 霊長類

亜鉛	679
アザチオプリン	679
亜酸化窒素（N_2O）	667
アジスロマイシン	655, 662
アセチルサリチル酸（アスピリン）	667
アセチルシステイン	679
アセトアミノフェン	667
アセプロマジン	667, 670, 675
アチパメゾール	667
アトラクリウム	667
アドレナリン	679
アトロピン	667
アミカシン	655
アミトラズ	662
アミノフィリン	679
アムホテリシンB	655
アモキシシリン	655
アモキシシリン三水和物・クラブラン酸カリウム	655
アルファキサロン・アルファドロン	668
アルベンダゾール	662
アンピシリン	655
イオドキノール（ジヨードヒドロキシキノリン）	662
イソニアジド	656
イソフルラン	668
イソプロテレノール	679
イトラコナゾール	656
イブプロフェン	668
イベルメクチン	662
イミペネム	656
飲料水（オレンジ味）	679
飲料水（チェリー味）	679
飲料水（ブドウ味）	679
インスリン（NPH）	679
エタンブトール	656
エトミデート	668
エナラプリル	679
エフェドリン	679
エリスロマイシン	656
エリスロマイシンエチルコハク酸エステル	656
塩化カルシウム	680
エンフルラン	668
エンロフロキサシン	657
オキサシリン	657
オキシテトラサイクリン	657, 662
オキシトシン	657
オキシベンダゾール	662
オキシモルフォン	669
オメプラゾール	680
オンダンセトロン	680
カオリン・ペクチン	680
カナマイシン	657
カプトプリル	680

カルフェンタニル	669, 673
カルプロフェン	669
キシラジン	669, 670
キナクリン	662
グアンファシン	680
組み換え型エリスロポエチン	680
クラリスロマイシン	657
グリコピロレート	680
グリコピロレート酸塩	669
グリセオフルビン	657
グリピジド	680
クリンダマイシン	657
グルコン酸カルシウム	681
クロラムフェニコールコハク酸エステルナトリウム	657
クロルフェニラミン	681
クロルプロマジン	669, 681
クロロキン	663
経皮貼布フェンタニル	669
ケタミン	670, 671
ケトコナゾール	658
ケトプロフェン	671
ケトロラック	671
ゲンタマイシン	658
サクシニルコリン	671
ジアゼパム	670, 671
ジエチルカルバマジン	663
ジクロルボス	663
ジゴキシン	681
シサプリド	681
次サリチル酸ビスマス	681
ジフェノキシレート・アトロピン	681
ジフェンヒドラミン	681
シプロフロキサシン	658
シメチジン	681
ジメルカプトコハク酸（DMSA）	681
酒石酸水素ヒドロコドン	681
スクラルファート	681
スルファサラジン	658, 681
スルファジアジン	663
スルファジメトキシン	663
スルファメタジン	658
スルフィキソキサゾール	658
セファゾリンナトリウム	658
セファレキシン	658
セファロチン	658
セファロリジン	658
セフォタキシム	658
セフタジジム	658
セフトリアキソン	659
セボフルラン	672
セレコキシブ	672
タイロシン	659
多硫酸グリコサミノグリカン	681
チアベンダゾール	663
チアミラールナトリウム	672
チオペンタール	672
チオペントン	672
チレタミン・ゾラゼパム	672
ツボクラリン	672
デキサメタゾン	682
デクスメデトミジン	672
テトラサイクリン	659, 663
デラコキシブ	673
ドキサプラム	682

ドキシサイクリン	659, 663	ブピバカイン	675
ドパミン	682	ブプレノルフィン	675
ドブタミン	682	プラジクアンテル	665
トラマドール	673	フラゾリドン	660, 665
トリアムシノロン	682	プリマキン	665
トリプトファン	682	フルオキセチン	684
トリメトプリム・サルファ剤	659, 663	フルコナゾール	660
トリメトプリム・スルファジアジン	659	フルシトシン	660
トリメトプリム・スルファメトキサゾール	659	フルニキシンメグルミン	675
トリメプラジン	682	フルマゼニル	675
トルブタミン	682	プレドニゾロンコハク酸エステルナトリウム	684
ドロペリドール	673	プレドニゾン	684
ナイスタチン	660	プロカインペニシリンG	661
ナプロキセン	673	プロクロルペラジン	684
ナルブフィン	673	プロスタグランジン (PG) $F_{2\alpha}$	684
ナロキソン	674	フロセミド	684
ニクロサミド	663	プロタミン	684
ニトロフラゾン	660	プロポフォール	676
ニトロフラントイン	660	ベクロニウム	676
ニトロプルシド	682	ペチジン (メペリジン)	676
ネオアルスフェナミン	664	ペニシリンGベンザチン水和物	661
ネオスチグミン	674	ペンタゾシン	676
ネオマイシン	660	ペンタミジンイセチオン酸塩	665
ノルアドレナリン	682	ペントバルビタールナトリウム	677
ノルフロキサシン	660	ペントバルビトン	677
パラセタモール	674	マンニトール	684
パルミチン酸クロラムフェニコール	660	ミダゾラム	670, 674, 677
パロキセチン	682	ミノサイクリン	661
ハロペリドール	682	メチシリンナトリウム	661
パロモマイシン	664	メデトミジン	671, 677
パンクロオニウム	674	メトクロプラミド	684
バンコマイシン	660	メトヘキシトン	678
ビタミンC (アスコルビン酸)	682	メドロキシプロゲステロン酢酸エステル	684
ビタミンD_3	683	メトロニダゾール	661, 665
ビタミンE／セレニウム	683	メフロキン	665
ビタミンK_1	683	メペリジン	676, 678
ヒト絨毛性性腺刺激ホルモン (hCG)	683	メベンダゾール	666
ヒドロコルチゾンコハク酸エステルナトリウム	683	メロキシカム	678
ピペラシリンナトリウム	660	モルヒネ	678
ピペラジン	664	モルヒネ (保存料なし)	678
ピランテルパモ酸塩	664	葉酸	684
ピリドキシン	683	ヨヒンビン	678
ピリメタミン	664	ラニチジン	685
ファモチジン	683	リドカイン	685
フェニトイン	683	リファンピン	661
フェニレフリン	683	リンコマイシン	661
フェノバルビタール	683	レバミゾール	666
フェンタニル	674	レボチロキシン	685
フェンタニル・ドロペリドール	674	硫酸アトロピン	685
フェンタニル・フルアニゾン	674	リュープロレリン	685
フェンベンダゾール	664	ロペラミド	685
ブトルファノール	671, 675	ロンネル	666

[監訳者プロフィール]

金田　剛治（かねだ・たけはる）

日本獣医畜産大学（現 日本獣医生命科学大学）獣医畜産学部獣医学科卒業，同大学大学院獣医学研究科博士課程修了，獣医師，博士（獣医学）。

動物病院勤務を経て，研究・教育の道に進む。現在，日本獣医生命科学大学 獣医学科 獣医薬理学研究室 教授。獣医学科と獣医保健看護学科において薬理学と毒性学の教育に従事。専門は平滑筋薬理学。

[翻訳者プロフィール]

河原　めぐみ（かわはら・めぐみ）

北里大学獣医畜産学部獣医学科卒業。獣医師。

動物病院勤務を経て，翻訳業の傍ら，主婦業と2人の娘の育児に奮闘中。

エキゾチックアニマルの治療薬ガイド

2016年12月1日　第1刷発行
2020年 7 月1日　第2刷発行

著　者	James W. Carpenter（ジェームス・カーペンター）
監訳者	金田剛治
翻訳者	河原めぐみ
発行所	エルゼビア・ジャパン株式会社
編集・発売元	株式会社 緑書房

代表取締役　森田　猛

〒103-0004
東京都中央区東日本橋3丁目4番14号
TEL 03-6833-0560
http://www.pet-honpo.com

日本語版編集	石井秀昌
カバーデザイン	尾田直美
印刷・製本	シナノパブリッシングプレス

ISBN978-4-89531-248-6
落丁・乱丁本はお取り替え致します。
©Elsevier Japan KK. Printed in Japan

本書の複製権・翻訳権・上映権・譲渡権・貸与権・公衆通信権（送信可能化権を含む）は，エルゼビア・ジャパン株式会社が保有します。本書のコピー，スキャン，デジタル化等の無断複製は著作権法上の例外を除き禁じられています。違法ダウンロードはもとより，代行業者等の第三者によるスキャンやデジタル化はたとえ個人や家庭内での利用でも一切認められていません。著作権者の許諾を得ないで無断で複製した場合や違法ダウンロードした場合は，著作権侵害として刑事告発，損害賠償請求などの法的措置をとることがあります。

JCOPY〈出版者著作権管理機構　委託出版物〉
本書の無断複製は，著作権法上での例外を除き禁じられています。
本書を複製される場合は，そのつど事前に，出版者著作権管理機構（電話03-5244-5088，FAX03-5244-5089, e-mail：info@jcopy.or.jp）の許諾を得てください。